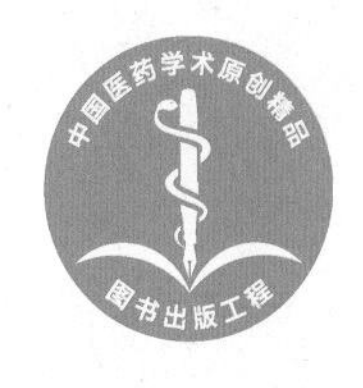

Diagnosis and Treatment of Movement Disorders and Mental Disorders in Children

儿童运动障碍和精神障碍的诊断与治疗

第2版

主编 陈秀洁

副主编 张 剑 柴 瑛 郭 津

编 者（按姓氏笔画排序）

马冬梅 刘晓佩 李晓光
吴青伟 宋福祥 张 伟
陈秀洁 范艳萍 庞 伟
侯晓飞 徐 磊 郭 津
康贝贝
（佳木斯大学康复医学院）
张 剑 柴 瑛
（佳木斯大学临床医学院）

人民卫生出版社

图书在版编目（CIP）数据

儿童运动障碍和精神障碍的诊断与治疗/陈秀洁主编. —2版. —北京：人民卫生出版社，2016

ISBN 978-7-117-23931-8

Ⅰ. ①儿…　Ⅱ. ①陈…　Ⅲ. ①儿童-运动障碍-诊疗②儿童-精神障碍-诊疗　Ⅳ. ①R748②R749. 94

中国版本图书馆 CIP 数据核字（2017）第 011001 号

儿童运动障碍和精神障碍的
诊断与治疗
第 2 版

主　　编：陈秀洁
出版发行：人民卫生出版社（中继线 010-59780011）
地　　址：北京市朝阳区潘家园南里 19 号
邮　　编：100021
E - mail：pmph @ pmph. com
购书热线：010-59787592　010-59787584　010-65264830
印　　刷：北京顶佳世纪印刷有限公司
经　　销：新华书店
开　　本：889 × 1194　1/16　　印张：37
字　　数：1146 千字
版　　次：2009 年 1 月第 1 版　　2017 年 5 月第 2 版
　　　　　2017 年 5 月第 2 版第 1 次印刷（总第 2 次印刷）
标准书号：ISBN 978-7-117-23931-8/R · 23932
定　　价：158. 00 元
打击盗版举报电话：010-59787491　E-mail：WQ @ pmph. com
（凡属印装质量问题请与本社市场营销中心联系退换）

主编简介

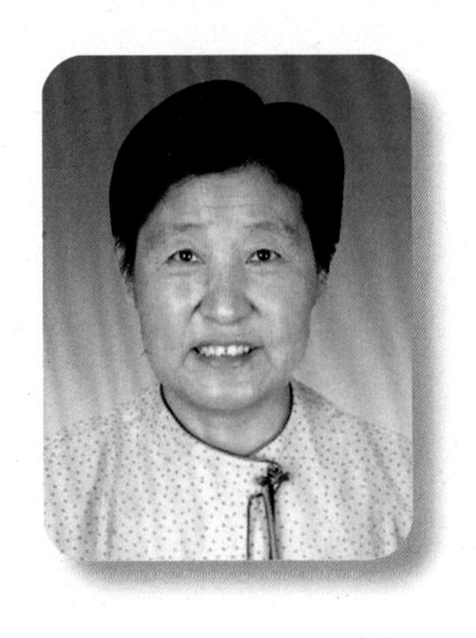

陈秀洁，女，1944 年 1 月出生于黑龙江省，1967 年毕业于佳木斯医学院。

曾任黑龙江省小儿脑性瘫痪防治疗育中心副主任、业务副院长、黑龙江省小儿神经精神病研究所副所长；在职期间为佳木斯大学康复医学院硕士研究生导师。

现任“中国残疾人康复协会脑瘫康复专业委员会”副主任委员；“中国康复医学会儿童康复专业委员会”专家组成员。

毕业至今始终从事儿科学临床工作，近20 年专门从事小儿脑性瘫痪的诊治、教学及科研工作。为全国第一所专门从事小儿脑性瘫痪诊治的“黑龙江省小儿脑性瘫痪防治疗育中心”的创始人之一，为该“中心”的建设和发展乃至全国小儿脑性瘫痪的康复事业做出了卓越的贡献。经过多年临床实践，在各类型脑性瘫痪的分型、评定、设定治疗方案、实施训练方法等各方面具有相当丰富的经验。近年来，对精神发育迟缓、孤独症等患儿的诊断、治疗有一定研究。30 年来，诊治脑性瘫痪等病儿 5000 余例，积累了丰富的临床经验。阅读了大量的国内、外文献，在小儿脑性瘫痪康复领域有很高的造诣。

同时，为两个专业委员会和各届全国小儿脑性瘫痪学术研讨会做了大量工作。曾于 1986 年、1991 年、1999 年、2005 年四次东渡日本研修与考察小儿脑性瘫痪的诊疗技术，获日本札幌医科大学颁发的“访问研究员”证书。在日本期间曾参加了 Vojta 博士本人在京都举办的“Vojta 法讲习班”的学习。参与编写李树春教授主编的《小儿脑性瘫痪》一书；2004 年撰写出版了《小儿脑性瘫痪的神经发育学治疗法》一书，畅销全国，已经进行了三次印刷，并于 2012 年出版了第 2 版。2009 年著作出版《儿童运动障碍和精神障碍的诊断与治疗》一书，2014 年翻译出版日本原著《小儿的姿势》一书，2015 年著作出版《小儿脑性瘫痪运动治疗实践》一书。在国内各级杂志上发表论文 50 余篇；曾获北京市、黑龙江省、佳木斯市科技成果奖多项。

目前已经退休，但作为教授、主任医师，仍然被返聘在黑龙江省小儿脑性瘫痪防治疗育中心（佳木斯大学康复医学院），活跃在教学、医疗、科研第一线。

第 2 版前言

自2009 年《儿童运动障碍和精神障碍的诊断与治疗》第 1 版的出版，至今已经八年。该书得到了广大儿童康复医学工作者的首肯，成为我国广大儿童康复医学工作者从事儿童康复临床实践的重要参考书籍。作为本书的作者，我们感到十分的欣慰，由衷的感谢大家对本书的关注和欣赏。

目前，国家和各级政府对康复医学事业极为重视，不断出台各种支持康复医学事业的好政策，同时，国人对康复医学的认知水平也明显提高，新的康复医疗机构如雨后春笋般建立起来。近年来，各医学院校纷纷开设了康复医学专业，培养了大批康复医师和治疗师。加之，各专业委员会、各单位通过各种学习班研讨康复治疗技术和利用各种形式不断进行国际学术交流，使我国的康复医学理论水平和专业技术水平大幅提高。

相信不久的将来，在国家和各级政府的亲切关怀下，在广大康复医学工作者的积极努力下，随着康复医学知识的普及，康复专业技术人员技术水平的不断提高，我国的康复医学事业将会更加蓬勃发展。为残疾儿童提供优越的康复治疗条件和先进技术，为他们提高生活能力、学习能力和步入社会打下坚实的基础。

但是，康复医学事业在我国仍然是新兴的学科，在理论基础、临床实践技术方面尚需要提高，儿童家长也需要学习康复医学知识，以便进行家庭康复。因此，需要理论与实践结合的专业书籍供大家参考和借鉴。

第 2 版《儿童运动障碍和精神障碍的诊断与治疗》仍然秉承伦理与实践相结合的原则，全书分为三篇：第一篇为小儿运动发育与运动障碍篇，介绍了儿童运动发育机制、运动发育规律与顺序、运动障碍症状和引起运动障碍的疾病、小儿神经系统检查方法等，重点介绍了 ICF 框架下的运动功能的评定方法；第二篇为康复医学治疗方法篇，介绍了目前康复医学领域的主要治疗方法，包括物理治疗、作业治疗和语言治疗、感觉统合训练、手术治疗、辅助用具应用等，以及当前较为新颖的核心稳定、悬吊治疗和运动控制理论及应用，同时，也介绍了祖国传统医学康复手段等治疗方法；第三篇为儿童精神医学篇，重点介绍了儿童精神发育的过程及精神障碍的原因与疾病，其中主要为孤独症谱系障碍、注意力缺陷多动障碍、学习障碍及精神发育迟缓的诊断和治疗方法。书中应用了大量临床治疗场面的照片和图解，图文并茂，力求达到通俗易懂。

本书适用于广大儿童康复医学工作者、儿童保健医生、发育与行为儿科医生、小儿神经科医生、新生儿科医生、妇产科医生、全科医生、从事特殊教育的教师以及患儿家长等。

在书写和出版本书过程中，得到了各编者单位的大力支持；在手法操作、摄影等环节得到范艳萍、肖凤鸣等多人的大力协助，特此表示衷心的感谢。

由于作者水平有限，时间仓促，本书出版之际，恳切希望广大读者在阅读过程中不吝赐教，欢迎发送邮件至邮箱 renweifuer@ pmph. com，或扫描封底二维码，关注“人卫儿科”，对我们的工作予以批评指正，以期再版修订时进一步完善，更好地为大家服务。

陈秀洁

2017 年 5 月

第 1 版前言

在医学科学飞速发展的今天，康复医学已经成为医学领域的重要门类。儿童疾病谱也在改变，以脑性瘫痪为代表的运动障碍和以精神发育迟缓、孤独症等为代表的精神障碍患儿逐渐增多，无疑影响了儿童身心的正常发展，严重影响我国的人口素质，也给社会和家庭带来沉重负担。因此，目前对儿童运动障碍和精神障碍的诊断和治疗已经成为康复医学、小儿神经科、儿童保健学科的重要课题。

2006 年全国第二次残疾人口抽样调查统计结果为，截至当年 4 月 1 日，我国有残疾人 8296 万人，儿童为 1170 万人。儿童残疾中，肢体残疾 89 万，综合残疾 115 万，精神发育迟缓及其他精神残疾 774 万，可见儿童运动障碍与精神障碍的人数达千万左右。

我国政府越来越重视残疾人的康复工作，提出到 2015 年残疾人“人人享有康复服务”的目标。计划优先开展残疾儿童的抢救性康复工作，并逐步解决残疾儿童的教育问题。因此，儿童康复医学工作者的责任更加重大。

我国对于脑性瘫痪等运动障碍的治疗始于 20 世纪 80 年代初，随着临床实践经验的积累和深入研究与探讨，已经初步掌握了诊疗技术。但是，尚需进一步提高和规范。同时，儿童发育与行为学科也正在崛起，更需要相应的知识。为了为儿童康复事业贡献自己的绵薄之力，在总结多年的临床经验的基础上，撰写了这本参考书籍。

本书分为三篇：第一篇为基础篇，介绍了儿童运动发育机制、运动发育规律与顺序、运动障碍症状和引起运动障碍的疾病、小儿神经系统检查方法等，其中，重点介绍了脑性瘫痪的诊断和运动功能的评定方法；第二篇为治疗篇，介绍了目前康复医学领域的主要治疗方法，包括物理治疗、作业治疗和语言治疗等，其中，以一些广泛应用的治疗体系为依托叙述了具体的治疗方法，如 Bobath 法、Vojta 法、引导式教育等，同时，也介绍了祖国传统医学康复手段等治疗方法；第三篇为精神医学篇，重点介绍了儿童精神发育的过程及精神障碍的原因与疾病，其中主要为孤独症、注意力缺陷多动障碍、学习障碍及精神发育迟缓的诊断和治疗方法。书中应用了大量临床治疗场面的照片和图解，图文并茂，力求达到通俗易懂。

本书适用于广大儿童康复医学工作者、儿童保健医生、发育与行为儿科医生、小儿神经科医生、新生儿科医生、妇产科医生、全科医生、从事特殊教育的教师以及患儿家长等。

在书写和出版本书过程中，得到了人民卫生出版社大力支持；在手法操作、摄影、制图等环节得到范艳萍、吕洋、肖凤鸣等多人的大力协助，特此表示衷心的感谢。

由于本人水平有限，时间仓促，书中错误和不足之处在所难免，敬请专家和读者给予雅正。

陈秀洁

2008 年 5 月

目　录

第一篇　小儿运动发育与运动障碍

第二篇 康复医学治疗方法

第一篇

1

小儿运动发育与运动障碍

第一章

姿势与运动发育的机制

第一节　姿势与运动的概述

一、概　念

（一）运动的概念

人类的运动行为（behavior）可从运动（movement）、动作（motion）和活动（action，conduct）三个方面来记载。

1. 运动　运动的概念不能一概而论，从不同的角度来认识运动，则赋予运动以不同的概念。

（1）狭义的运动学观点：运动是指人类机体的各个部分在空间中的位置上和时间上发生变化的过程。

（2）运动力学观点：运动是由于机体各部分在空间位置发生变化而产生的躯干和四肢之间以及躯干和四肢与身体的支持面之间的动态变化着的力学关系。

（3）能量力学观点：运动是由于肌肉的收缩而产生了机体中力学能量的变化和化学能量的变化，将这种能量变化称为运动。

总之，运动是指身体的姿势即体位随着时间而出现连续变化的过程。可通过身体的轴与重力的关系（体位）、身体运动方向以及身体各部位的相对位置关系的变化来记录身体的运动过程，即进行中的运动，又称之为运动轨迹。另外，运动还包括由于活动中肌肉收缩而发生的能量变化的过程。

2. 动作　是指通过身体的运动而进行的工作，也可以说是由连续的身体运动组成了动作。从能量消耗方面来看，还应将动作看做效率、运动技能，通过运动可以产生疲劳等几个方面问题。也可以说动作是以机械或物体为对象的身体运动，是通过身体的运动来完成某一项具体工作或作业的运动。

3. 活动　是赋予某种社会文化意义或个人意志的动作，指达到一定目的的动作也称之为行为。

以眼球的运动为例，“向水平方向移动5度”属于运动，“视线的转移”属于动作，“甲在讲话时总是看着乙，甲讲完话后，乙开始出现相应的反应动作”这就是活动或行为。

（二）姿势的概念

姿势（position）是指机体在静止状态下为克服地心引力所采取的自然位置。人类从出生开始其姿势就按照一定的规律进行发育。为了便于研究婴幼儿的姿势发育过程，众多学者分别观察了各个月龄的正常婴幼儿在仰卧位、俯卧位、坐位、四点支持位、膝立位、单膝立位、立位等各种体位上的姿势，将大多数小儿（一般是75%）在各月龄和各种体位上所处的较为一致的姿势作为正常的标准，于是就总结出了当今在各种书籍中记载的婴幼儿的姿势发育的规律。

正常姿势是进行正常运动的先决条件，当一个人在进行运动时，必须使身体保持相应的姿势才能保证运动的正常进行，保持这种相应姿势则需要姿势控制机构正常发挥作用。换言之，人类必须在正常姿势控制机构的作用下，具有动态的姿势保持功能才能保证运动的正常进行。

（三）运动和姿势保持、动作、行为间的关系

身体的运动是由运动和姿势保持、动作、行为三个侧面组成，如果没有动作就不能形成行为，没有运动和姿势保持则动作就不能成立，三者之间是相互制约、相互依赖、相辅相成的关系。

二、运动的意义

(一) 运动的社会、生物学意义

运动是人和动物为了生存而必需进行的一种活动手段，只有正常地进行运动才能达到生活中与工作中的各种目的，同时，只有正常的运动才能保证有质量的生活和工作。

如果从社会学、生物学的角度来分析姿势与运动的话，就是要清楚知道以下几方面，即为什么要进行运动；在什么样的姿势下可以正常地进行运动；运动的最终目的是什么等。为了清楚地了解这些问题，还需要具体地去分析每个人的每一项姿势与运动的质与量，这一分析过程就是对姿势与运动的评定。

(二) 运动的神经生理学意义

神经系统的功能正常与否决定着运动与姿势的正常性与障碍程度，所以从神经生理学的角度去认识姿势与运动，就应该知道在正常情况下神经系统是如何调节与控制姿势与运动的；同时要知道当神经系统有疾病、损伤和发育迟缓时，姿势与运动会发生什么样的异常变化等。反之，可以根据姿势与运动的正常或异常状态来判断患儿的神经系统状况，这一判断过程就是对小儿发育状况的评定和对疾病的诊断。

(三) 运动的生理学意义

运动生理学主要是探讨人类处在各种姿势、各种运动之中和运动之后等各种情况时机体的呼吸系统、循环系统、消化系统及新陈代谢等方面的变化。同时通过对上述各项变化的分析结果来研究如何供给机体在运动中所消耗的能量和运动中骨骼和肌肉所需要的能量及其来源，从而了解为了保障运动的正常进行而需要进行的工作。

(四) 运动功能和解剖学意义

从运动功能和解剖学的角度来分析运动时，应了解以下几点。

1. 在维持人和动物的身体姿势时，机体各关节角度的大小。

2. 在运动中各个关节角度的变化情况，正常情况下，每个关节都有其相应的活动范围，可根据其活动范围的大小来判断肌张力等。

3. 在运动中各个关节角度的组合是用什么样的运动模式体现出来的。

4. 机体中有无数个关节，各个关节的构成方式又各有不同，所以在一项运动中因参与运动的肌肉的起止点不同、肌肉收缩方式的不同而使关节角度发生着不同的变化。

(五) 运动力学的意义

从运动力学的角度来分析运动时，则应将人的身体看做一个物体，要分析这一物体在运动中重心的变化和基底支持面的变化，同时要分析运动的方向性及在各种力学方面的变化。

(六) 对运动的综合认识

归纳运动的各方面意义来认识运动，如下所述：运动是人类具有一定社会和生物学意义的活动，运动取决于人类的机体在空间中力学的重力关系的改变。运动之所以能够进行，是因为机体具有可以抵抗重力保持身体姿势的姿势控制机构，并且有支持运动和这一机构的能量供给来源。另外，人类还具有能够引起运动的知觉、认知和调节情绪的功能，以及为了达到运动的目的而选择各种运动模式的功能。

三、运动的目的

对于人类来说，无论是有意识的运动还是无意识的运动，都具有一定的目的性。作为一个个体，其运动的目的无外乎三大类，即：生存、训练、满足和有目的的行为（图1-1）。

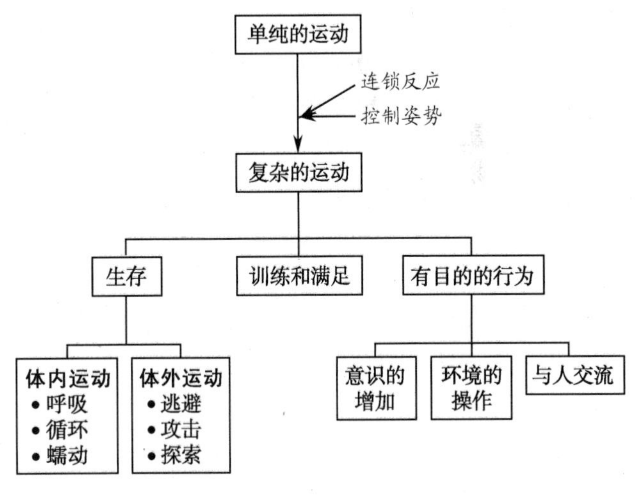

图1-1　图解运动的目的

(一) 生存运动

1. 单纯运动　是指以关节运动为单位的关节活动和肌肉构造的变化，这种运动在胎儿期即存在，出生后在姿势控制中发生连锁反应并逐渐发育成熟。

2. 内部运动　是指呼吸、循环运动和胃肠道的蠕动运动，这一运动受自主神经调节，并与脑干部的功能有关。

3. **逃避运动** 是一种防御反应，其代表运动是当有疼痛刺激时屈肌产生的反射性回缩动作。

4. **攻击运动** 是指四肢对外界活动性的反应，例如在运动中所产生的移动能力和上、下肢的支持能力等。

5. **探索运动** 是通过眼、口、手、足等身体末梢器官感知自己身体及其外界情况的活动，如觅食、吸吮反射，手与足的握持反射，眼球的凝视和追视等。

上述的内、外部活动共同维持着人类的生存功能，也是小儿运动发育的能量来源。

（二）有目的的行为

1. **意识的增加** 即空间认知能力的增加，认知能力是人类认识自己的身体像及身体各部分的位置关系的能力和对空间关系的感觉统合能力。

2. **环境的操作** 即适应环境的能力，是指人类为了顺应环境的变化很好地维持生存功能所产生的活动性。

3. **交流** 是个人与他人关系的社会性表现，其中有语言能力和其他表现个人意志的眼球活动、手势、身体语言等多种交流形式。

（三）训练、满足

是指复杂的运动经过反复多次的训练即反复多次的实践，逐渐地使之成熟，并使个体通过这种成熟的运动满足自己运动的目的。

人类的运动形式并不是一成不变的，随着年龄不断增大，身体不断发育，为了达到不断增加的各种各样的目的，其运动也随之变得复杂化和多样化起来。人类会为了生存而逐渐使运动由单纯的、无目的的运动而转向有目的的行为运动，并且使有目的行为运动在所有运动中所占的比例逐渐增多，使运动更加实用，更加有意义。

四、运动的起因

运动的起因有多种，包括有意识的运动和无意识的运动。顾名思义，有意识的运动是指运动是在运动主体的意识支配下产生的，而产生于运动主体的意识之外的运动则为无意识的运动。

以一个关节的运动为例可以见到运动的多种起因，例如，膝关节的伸展运动可以发生在如下几种情况下：用叩诊锤叩打股四头肌肌腱时；在膝部发生颤搐样不随意运动时；从座位上站起时；踢球时等上述各种不同的运动中都会发生膝关节的伸展运动。通过以下逐一分析上述各种膝关节的伸展运动可以了解到有意识的运动和无意识的运动实质。

（一）反射性运动

由于叩打股四头肌所引起的膝伸展运动称为膝腱反射，这种反射的中枢在脊髓，是一种单突触反射，是无意识的、反射性的运动。这一反射性运动是一种由于来自于身体以外的刺激，即叩击股四头肌而引发出来的不随意运动。由于这一运动的反射中枢还要受到其他神经传导路复杂地控制，所以即使是用同一强度的力量叩打两个人的股四头肌腱，这两个人的膝关节伸展程度的大小会因为作为其背景的中枢神经系统的整体状态的不同而不同，这就是在临床上应用膝腱反射的反应程度来判断肌张力情况的依据。

（二）无意识的运动

由于颤搐而导致膝关节的伸展运动也是无意识的运动，颤搐这一运动形式是因为视丘下部的病变而产生的不随意运动，是神经系统内部病态的、自发的活动而引起的随意控制的障碍形成的，而非有目的的运动。正常人不应出现这种运动，如果出现则表示疾病的状态。

（三）复杂运动中的一部分

从座位上站起时的膝关节伸展运动往往发生在当一个人在座位上想要去取高处的物品而欲站起来之时，这时，站起动作并不是一种单纯的膝关节伸展运动，而是在站起去取高处物品这一复杂运动中的一部分。在站起时首先需要将自己的上半身前倾，将体重负荷于两下肢上，然后再进行膝关节的伸展运动，之后才能站立起来。这种包括膝关节的伸展运动在内的身体的连续动作中发生的膝关节伸展运动常常是在要进行其他活动时而进行的无意识的活动。

（四）有意识的运动

踢球时所发生的膝关节的伸展运动是有意识的运动，因为在进行这一运动时需要踢球者首先去判断球的重量、距离等状态，然后根据球的重量和距离来决定膝关节伸展的幅度，如果球出现旋转时还需要慎重地选择膝关节的旋转方向等。另外，如果球是脏的，就可能产生不想去踢的主观意识，于是就可能不产生膝关节的伸展运动，在这种情况中，膝关节的不伸展则是有意识的行为。在踢球过程中，当用右下肢去踢球时，右下肢的活动是有意识的行为，而在与此同时进行的将身体的重心负荷于左下肢的姿势控制则是无意识的行为。另外，在踢球时还必须通过以视觉系统为中心的对各种与此活动相关的信息的处理和综合能力，从而选择膝关节伸展的速度、强度和时间，同时决定支持这一膝关节伸展运动姿势。可见踢球这一运动中存在着有意识的运动和无意识的运动以及包括膝关节伸展运动在内的多种运动形式。

如果从用足来活动一个物体，即具有“踢”的目的运动的角度来看运动行动的话，那么正常小儿在生后 3 个月时在仰卧位上就可能有了这一动作，是以双下肢的“踢蹬”运动形式体现出来的，在座位上则在 9 个月时可以见到这一动作。与这种“踢蹬”运动相比，坐位、立位的姿势保持机构的发育则要晚一些。

五、神经系统对运动的控制功能

运动有随意运动和反射性运动两种方式，两者都是在神经系统的控制和调节下进行的运动。

（一）随意运动

1. 随意运动的神经控制机构 随意运动是在人的意志作用下而进行的运动，是有意识的运动。随意运动的神经控制机构包括发现机制和调节机制两个方面。

（1）发现机制：发现机制的作用是引发进行运动的欲望和意图，有三方面因素。

1）由机体外的刺激而引发。

2）是因机体内有了饥饿、口渴、排泄等生理要求而引发。

3）是因为有了想要进行某项工作等的信息而引发。当机体有了要进行运动的欲望和意图后，再通过调节机制根据这一欲望和意图制定出具体的运动计划。

（2）调节机制：作用是通过各种调节功能来保证运动的程序和计划得以正确地实施，使运动得以顺利地进行。运动程序是指中枢神经系统在既往经验的基础之上通过其控制、调节、支配等作用所形成的姿势调节和运动调节的内部信息。

（3）随意运动的控制：因内、外部的刺激而产生了运动的要求和意图，此即发现机制。这种刺激激活了神经系统的网状激活系统，使中枢神经系统产生了觉醒活动。同时，因刺激而产生的冲动传递到大脑皮质，在中枢神经系统形成了知觉和认知，继而在大脑边缘系统（视丘及其相关领域）形成了特定的运动动机。这一过程又驱动了大脑皮质，由大脑皮质根据知觉和自身的判断来决定运动的样式，然后，从大脑皮质的联合区发出的信息通过三个途径向下传达，其一是经过基底核，其二是直接传达，其三个是经过新小脑，通过这三个途径将信息传达到大脑的运动区。而且，在这一传达过程的同时产生了运动的计划和程序。经过小脑的调节最后再从运动区向脑干和脊髓发出运动的指令，通过末梢神经传达到肌肉，即效应器而产生运动（图 1-2）。

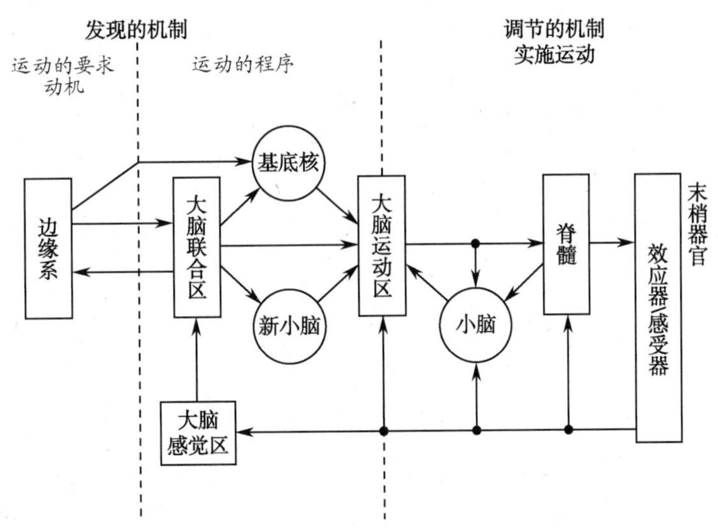

图 1-2 随意运动的神经控制机构

2. 大脑皮质至脊髓的经路

（1）锥体系（pyramidal system）：其上运动神经元由位于中央前回和中央旁小叶的巨型锥体细胞以及位于额、顶叶部分区域的锥体细胞的轴突共同组成，锥体束又分以下两种纤维。

1）皮质脊髓束（corticospinal tract）：为下行的纤维，由中央前回上、中部和中央旁小叶前半部等处的皮质锥体细胞的轴突集中组成，下行经内囊的前部、大脑脚底中3/5的外侧部和脑桥基底部至延髓椎体。在锥体的下端，75%～90%的纤维交叉到对侧，形成锥体交叉（pyramidal decussation）。交叉后的纤维继续于对侧的脊髓侧索内下行，称为皮质脊髓侧束。此束沿途发出侧支，逐节终止于脊髓前角细胞，支配四肢肌肉的运动。另外，皮质脊髓束的小部分未交叉的纤维在同侧脊髓前索内下行，称为皮质脊髓前束，该束仅上达胸节，并经白质前连合逐节交叉至对侧，终止于脊髓前角细胞，支配躯干和四肢骨骼肌的运动。在皮质脊髓前束中有部分纤维始终不交叉而止于同侧前角细胞，主要支配躯干肌。

可见，躯干肌是受两侧大脑皮层支配的，如果一侧皮质脊髓束在锥体交叉前受损，主要引起对侧的肢体瘫痪，而躯干肌肉的运动不受影响。若在锥体交叉后受损，主要引起同侧肢体瘫痪。

2）皮质核束（corticonuclear tract）：主要由中央前回下部的锥体细胞的轴突集合而成，下行经内囊的膝部至大脑脚底中3/5的内侧部，由此向下陆续分出纤维。纤维大部分终止于双侧的脑神经运动核，支配眼外肌、咀嚼肌、面部表情肌、胸锁乳突肌、斜方肌和咽喉肌。另有一小部分纤维交叉至对侧，终止于面神经运动核，支配面下部肌肉和舌下神经核。

（2）锥体外系（extrapyramidal system）：是指锥体系以外的一切影响和控制躯体运动的传导通路，包括大脑皮质、纹状体、黑质、红核、小脑和脑干网状结构以及它们的纤维联系。锥体外系最后经红核脊髓束、前庭脊髓束、网状脊髓束等中继，下行止于脑神经运动核和脊髓前角细胞。

锥体外系的功能主要是调节肌张力、协调肌肉活动、维持身体姿势和习惯性动作。同时协调锥体系的活动，与锥体系两者协同完成运动功能（图1-3）。

3. 开放控制和闭合控制

（1）开放控制体系：这一体系主要是控制有节律的运动，如踢球之类的急速运动，此类运动一般都是被事先决定好的，一旦运动开始就会不发生改变地继续下去，直至终了。这样的运动是由开放控制体系控制的运动，是由中枢直接给效应器以指令而形成的运动（图1-4a）。

（2）闭合控制体系：与开放式控制相反，是为了正确地进行有意图的运动的控制方法，是通过感觉的传入而进行的间歇性的反馈调节，是由中枢给效应器以指令后，效应器又将这一指令反馈回中枢，经中枢进行调整后再传给效应器，闭合地进行对运动的调节（图1-4b）。

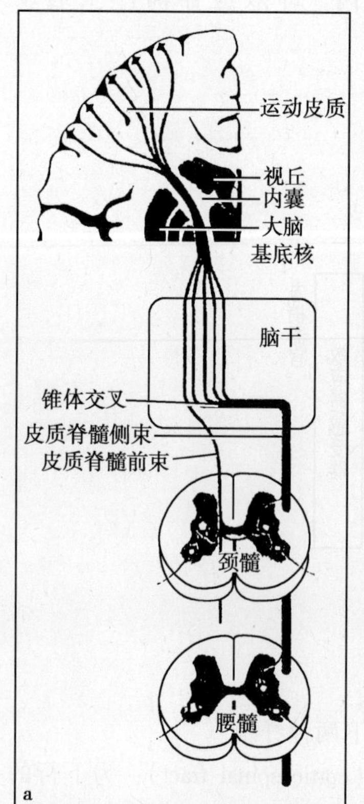

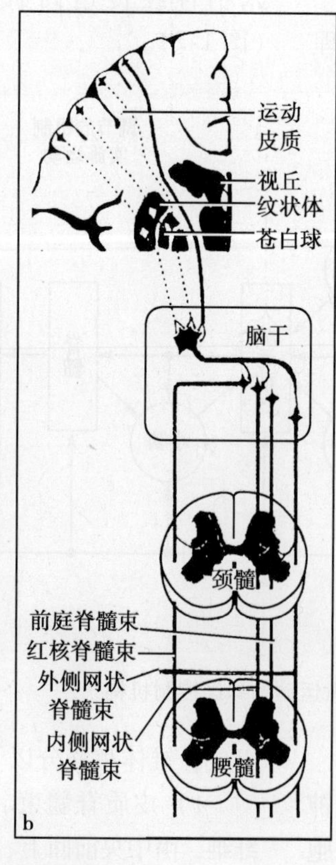

图1-3 大脑皮质至脊髓的经路

a. 锥体系；b. 锥体外系

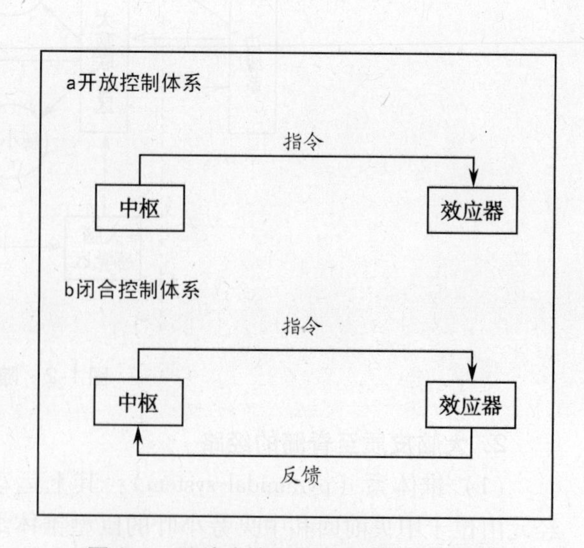

图1-4 开放式控制和闭合式控制示意图

（二）反射运动

1. 反射运动的概念　脊髓和脑干水平的运动控制主要是由通过反射进行的，由此所产生的运动即反射运动。反射运动是通过反射弧而产生的，反射弧是由感受器→传入神经纤维→中枢→传出神经纤维→效应器五部分组成。感受器接受各种刺激后产生的冲动后经传入神经纤维传入中枢，经过调节和控制后产生的信息经传出神经纤维传达到效应器产生应答反应，即发生各种形式的运动，如果这反射弧中的某一部分受到损伤或罹患疾病就会使反射运动的产生发生障碍。

2. 反射运动的分类

（1）脊髓反射：脊髓反射是指脊髓固有的反射，其反射弧并不经过脑，但是，在正常情况下，其反射活动是在脑的控制下进行的。脊髓反射可分为躯体反射和内脏反射，躯体反射是指骨骼肌的反射活动，与运动相关，主要包括以下几种。

1）牵张反射（stretch reflex，proprioceptive myotatic reflex）：属于单突触反射，是最常见的一种骨骼肌反射，其中包括两类。

①深反射：即深部腱反射（deep tendon reflex），是骨骼肌在被急速的牵拉时本身产生收缩的反射。当骨骼肌受到牵拉刺激（长度和张力改变）被肌肉内的固有感受器如肌纺锤（muscle spindle）、Golgi 腱器（Golgi tendon organ）所感知，将这一刺激信息通过传入神经纤维经脊髓的后根进入脊髓，在脊髓内与支配同一肌肉的、作为传出纤维的 α-运动神经和突触（synapse）相结合，作为应答反应产生该肌肉的收缩（图 1-5）。

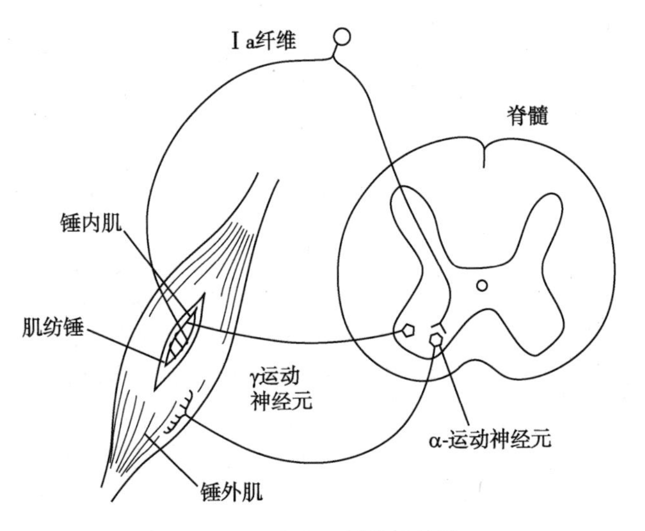

图 1-5　牵张反射的反射弧

肌纺锤（muscle spindle）在骨骼肌（锤外肌）之中，由被称为锤内肌的特别肌纤维构成，肌纺锤与锤外肌平行排列，在与锤外肌的伸张同时也发生伸张。由肌纺锤发出的感觉神经纤维根据其粗细程度区分为Ⅰa 群和Ⅱ群，两群肌纤维的作用是感受肌肉的长度和张力的变化。Ⅰa 群纤维的末端构成一次终末（环状螺旋终末，annulospiral ending），Ⅱ群纤维以二次终末（花柄终末，flower spray ending）的形式结束（图 1-6）。

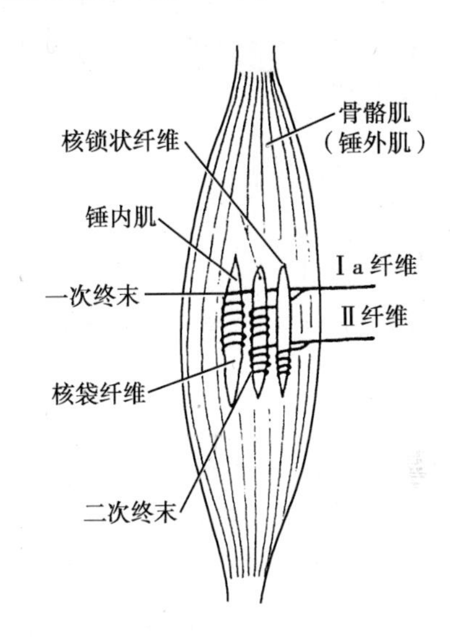

图 1-6　肌纺锤和感觉终末

Ⅰa 群纤维在脊髓内，在同一肌肉以及支配共动肌的运动神经元上直接形成兴奋性突触，此外，也通过中间神经元与拮抗肌的运动神经元进行抑制性结合，称这种既与兴奋性神经元结合，又与抑制性神经元结合的现象为相反神经支配（图 1-7）。

当肌肉被牵拉之时，一次终末处对刺激的域值较低，对肌肉的长度变化的变化速度非常敏感。尤其是快速地牵拉肌肉之时，例如在叩打肌腱之时，作为一次终末反应所产生的肌肉收缩就是发生了腱反射。

Ⅱ群纤维与Ⅰa 群纤维同样，在支配共动肌的运动神经元上直接形成兴奋性的突触，同时，也和支配拮抗肌的运动神经元形成抑制性突触，有很大直接参与肌肉牵张反射的可能性。另外，Ⅱ群纤维分布较为广泛，并形成作用时间较长的、多突触性的结合，所以与针对侵害刺激而发生的屈曲逃避反射有关。

在临床检查中应用的深部腱反射有膝腱反射、跟腱反射、肱二头肌反射、肱三头肌反射等，图 1-8 所示的是膝腱反射的反射弧。

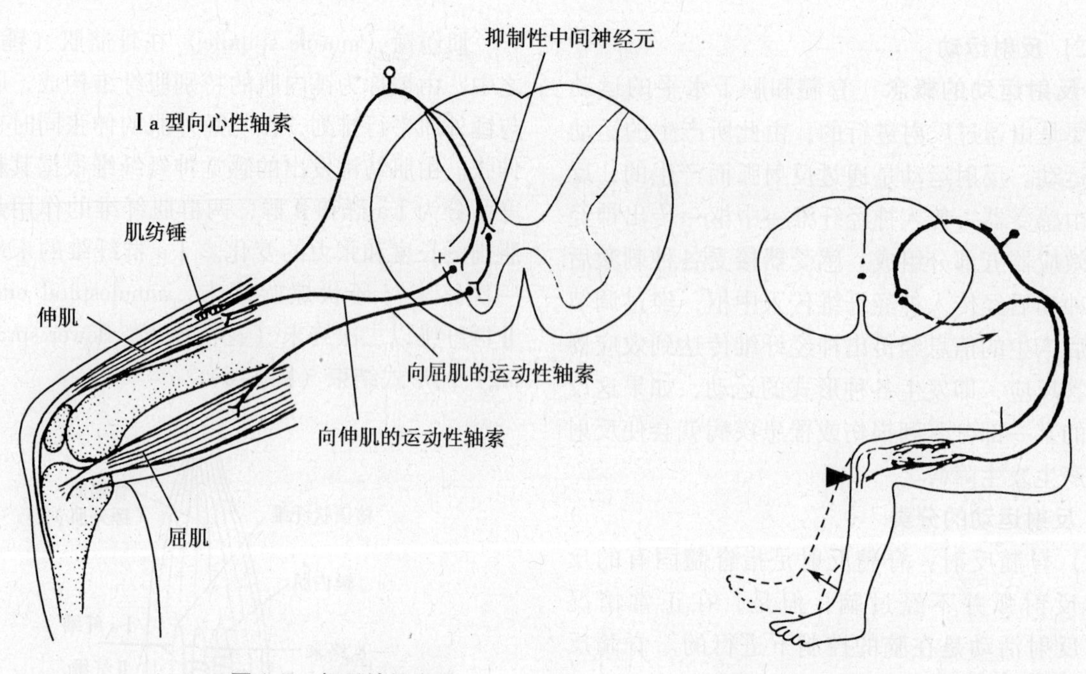

图 1-7 相反神经支配

图 1-8 膝腱反射的反射弧模式图

另外，牵张反射与γ-运动系（γ-motor system）相关，牵张反射本身是为了保持肌肉的一定长度的支持机构，这一机构和锤外肌及其他系统的运动神经即γ-运动神经元同样支配着锤内肌，通过调节锤内肌的长度和张力的方式维持这一机构的稳定性。当锤外肌收缩时，肌纺锤的长度缩短，使知觉信号的发生受到抑制，于是就不能维持运动中的牵张反射。与肌纺锤对于不能预知的运动也能发生反应同样，γ-运动神经元也必须与支配同一锤外肌的脊髓前角细胞（α-运动神经元）同时兴奋。在安静状态下，也可因γ-运动神经元的作用反射性地引起α-运动神经元所支配的锤外肌的收缩，使加在肌纺锤上的张力减少。当γ-系出现异常功能亢进时，可出现在去脑动物中所见到的挛缩，可以观察到因抗重力肌的张力增高而出现异常的姿势。

Golgi 腱器存在于连接骨骼肌的肌腱内，当肌肉被被动地牵拉或主动地收缩时，Golgi 腱器可以感知到肌腱紧张度的增加，其信息通过Ⅰb 感觉纤维传递，在脊髓内经过中间神经元使支配同一肌肉和共动肌的运动神经元受到抑制，使支配拮抗肌的运动神经元兴奋。当这一反射异常亢进时表现出的“折刀现象”，在去脑动物和脑性瘫痪痉挛型患儿身上可观察到。

牵张反射的临床意义在于，这一反射是由一个突触构成的最单纯的反射，无论是在运动和姿势保持方面，还是在与外来刺激和迷路刺激等有关的较复杂的反射、反应中，都是设定作为最终的共同通路的α-运动神经细胞的活动性的重要因素。脊髓的α-运动神经细胞除了接受来自大脑皮层、脑干等的上位中枢的直接赋活作用之外，也被红核、网状体、前庭神经等处来的间接赋活作用所促通或被抑制。神经系统各水平与运动障碍的关系如表 1-1 所示，并请参照图 1-3。牵张反射除了在脊髓以下的α-运动纤维的障碍（下位神经元的障碍）以外，也可因感觉纤维的损伤、肌肉疾病等使之消失或减弱。当上位中枢的抑制系统损伤（上位神经元的障碍）时则表现为亢进，也成为决定脑瘫痉挛型的一种症状。

②肌张力反射：肌张力反射通常只简称为肌张力，在生理学所说的肌张力是指被动地拉长或牵拉肌肉时所遇到的阻力，在临床上所说的肌张力是指活动肢体或按压肌肉时所感觉到的阻力。肌张力起着维持身体姿势的重要作用，人体在安静状态下，骨骼肌并不是完全松弛的，始终有一部分纤维在轮流地收缩，这样才可以使肌肉保持着一定的紧张度。这种部分肌肉收缩的现象是由于受γ-反射袢的影响，也可以说是一些下行的纤维束的作用，如网状脊髓束、前庭脊髓束等可以兴奋γ-运动神经元，引起梭内肌纤维的收缩，从而兴奋肌梭感受器。肌梭的兴奋又可以通过牵张反射弧的通路兴奋α-运动神经元，使相应的骨骼肌收缩，维持着肌肉的紧张度。

表 1-1　神经系统各水平和运动障碍

	末梢	脊髓	枕叶、脑干、小脑	幕上、间脑、基底核、大脑皮质	脑性瘫痪的类型
最终共同通路（α-运动神经）	肌力低下，紧张低下、腹壁反射消失	同左	肌力低下		
直接赋活通路（皮质脊髓束或锥体束、皮质球束）		肌力低下 腹壁反射消失 Babinski 征候	肌力低下，腹壁反射消失 Babinski 征候，反射低下，紧张低下	肌力低下，腹壁反射消失，Babinski 征候，反射低下，紧张低下，失行	痉挛型（pure spastic）
间接赋活通路（红核脊髓束、网状脊髓束、前庭脊髓束）		反射亢进，痉挛性，阵挛，折刀现象	反射亢进，痉挛性，阵挛，折刀现象，去脑姿势	反射亢进，痉挛性，阵挛，折刀现象，失行，去皮质姿势	强直型（rigido-spastic plastic）
小脑控制通路			失调症，测定障碍，意向性震颤，反射低下，紧张低下	失调症	共济失调型
基底核控制通路				挛缩，手足徐动，肌紧张异常，安静时震颤	不随意运动型
反射、反应		牵张反射，交叉性伸展反射	紧张性颈反射、迷路反射、矫正反应（迷路性、颈、身体）	视性矫正反应、平衡反应	

牵张反射可以被下行的纤维如网状脊髓束的冲动所抑制，也可以被锥体束、前庭脊髓束等冲动所易化。在正常情况下，这种易化和抑制保持着平衡，维持着正常的肌张力。当患有某些疾病时就会因这种平衡的被破坏而出现深反射亢进、肌张力增高，或者与此相反，肌张力和深反射减弱。

2）屈曲反射（flexion reflex）：是表现为逃避反射、皮肤反射等多突触性反射的总称。屈曲反射是发生学上最原始的反射之一，存在于所有的脊椎动物，在人类从胎生 7～8 周开始即可见到。当给四肢的皮肤以疼痛刺激时，四肢的屈肌会产生收缩，使肢体出现迅速地回缩动作，这就是屈曲反射。反射的发生是皮肤感受器、关节感受器感受到的感觉信息，经无髓纤维和小直径的有髓纤维传达到脊髓，在与几个突触结合之后，传达到前角的α-运动神经元。一般来说，其反射经路至少有 3 个神经元参加，即皮肤感受刺激的信息经后根传入脊髓后角，再经过中间神经元传递到前角的α-运动神经元。应答反应是受刺激侧的支配屈肌的神经元兴奋而引起同一侧肢体屈曲，屈曲反射属于保护性反射（图 1-9、图 1-10）。

3）交叉性伸展反射（crossed extension reflex）：是指当给一侧肢体以刺激时，在对侧肢体所产生的反应。这种在对侧肢体所产生的反应是通过脊髓反射路进行交换后（shunting）产生的反射。其感受感觉信息和传递经路与屈曲反射相同，其应答反应是由于相反神经支配的作用，被刺激的对侧肢体因支配屈肌的神经元抑制和支配伸肌的神经元兴奋的结果而引起伸展（见图 1-9）。可以说，交叉性伸展反射是双重相反神经支配的结果。这类反射在正常新生儿存在，其后 1～2 个月时消失。但是在病理状态下，如疾病、损伤和发育障碍等原因会导致该反射的消失时间延迟或消失后复又出现的现象。通过诱发肌电图的检查，当被动地屈曲或伸展一侧下肢时，可以测到对侧的腓肠肌的H波振幅发生改变，考虑这种改变是由于交叉性伸展反射的影响所致。

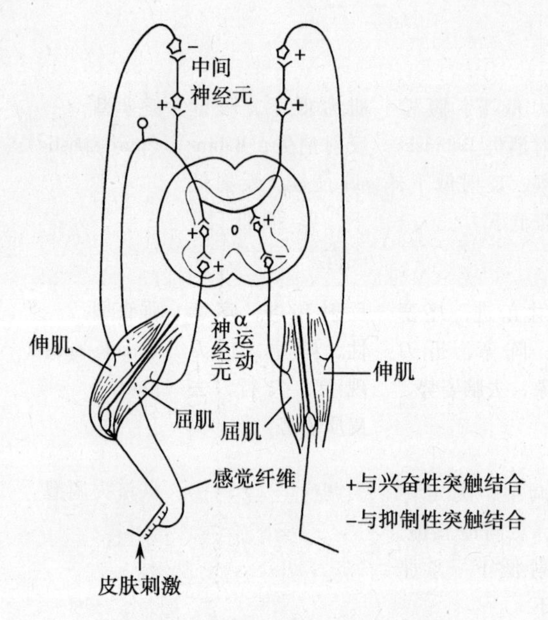

图1-9 屈曲反射和交叉伸展反射

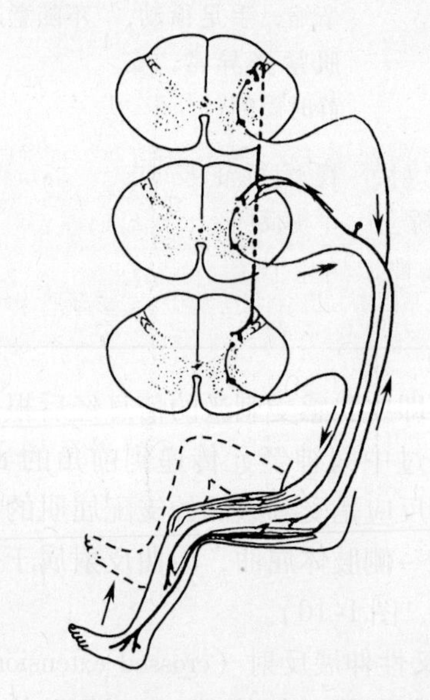

图1-10 屈曲反射的反射弧模式图

①交叉性伸展反射：仰卧位上，使一侧下肢呈屈曲位，对侧下肢呈伸展位，当被动地使处伸展位的下肢屈曲时，则原来处于屈曲位的下肢出现伸展。②交叉性屈曲反射：仰卧位上使两下肢均呈伸展位，当被动地使一侧下肢屈曲时，对侧下肢也出现屈曲。

当给手和足以疼痛刺激时，会出现作为逃避反应的屈曲活动，所以多数的皮肤反射或浅反射也包含在屈曲反射之中。皮肤反射的反应是局部性的，是因被刺激皮肤之下的肌肉发生了收缩活动而产生的。刺激正常人腹部的皮肤时出现腹肌的收缩，即腹壁反射。在刺激男性的大腿内侧皮肤时会引起提睾肌的收缩，即提睾反射。上述反射可因皮质脊髓束的障碍而消失，可以根据这一现象诊断上位中枢的障碍。另外，正常情况下，可因对足底部的刺激而引起局部性的脊髓反射，发生足趾的屈曲，当皮质脊髓束发生障碍时使局部的反射通路发生异常，出现比较原始的屈曲反射，即第一足趾的背屈，即Babinski反射。

由此可见，交叉伸展反射的消失时间超过生理的界限（消失时间延迟）、腹壁反射和提睾反射消失、Babinski反射阳性等对中枢神经系统异常的诊断具有很大的价值。

4）长脊髓反射：长脊髓反射是指在两侧上、下肢产生的通过颈髓和腰膨大部位的左右连合纤维而引起的应答所产生的反射活动。用去脑的猫进行试验，在刺激去脑猫的左前肢时，出现左前肢屈曲、右前肢伸展、左后肢伸展和右后肢屈曲的反应。刺激左后肢时，出现左后肢屈曲、右后肢伸展、左前肢伸展和右前肢屈曲的反应（图1-11）。

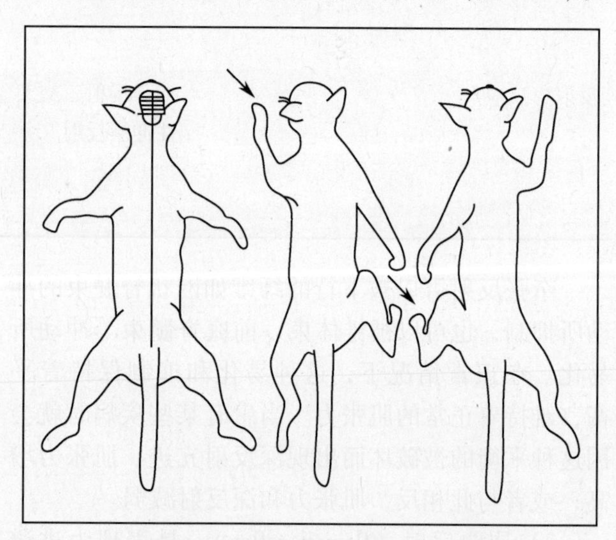

图1-11 猫除脑后的长脊髓反射示意图

在正常的人也可出现与上述的对去脑猫的刺激相同的反应，如果被动地使一个人的一侧上肢呈屈曲位或伸展位时，则可以在其腓肠肌测到因长脊髓反射的影响而发生的诱发肌电图的H波振幅的改变（图1-12）。

（2）姿势反射、矫正反应和平衡反应：姿势反射是动物为了保证在进行运动时适当的姿势通过反射而进行的准备活动，此反射即姿势反射、反应。

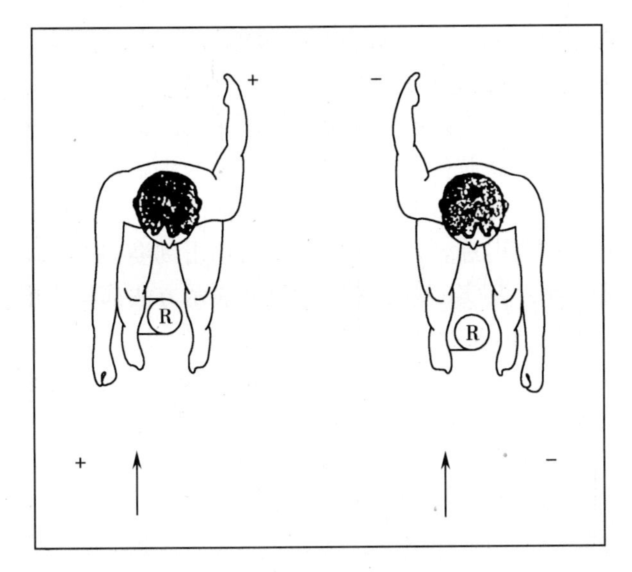

图 1-12　因肩关节的肢位不同对 H 波的影响
+：促进、-：抑制、R：诱发肌电图的记录

姿势反射、反应反映神经系统的成熟程度，并且随着小儿的生长发育而变化着，所以是运动发育诊断方面的重要指标，而且，姿势反射的异常模式也是诊断因脑损伤而导致的运动障碍的依据。所以，姿势反射在临床上是比较重要的检查项目。

矫正反应（righting reactions）是指人和动物可以通过视觉、迷路、本体感觉、皮肤等所感知到的感觉信息知道自己的姿势是否正确，并且在姿势异常的时可以产生使之恢复到正常的姿势的一种反应，即矫正反应。

平衡反应（equilibrium reactions）是指当人和动物的身体支持面倾斜，身体的重心发生移动时，为了保持平衡而发生的四肢的代偿性运动，调节肌肉的紧张，使身体姿势保持正常的反应。

矫正反应和平衡反应都是在身体姿势发生变化时机体所采取的应答反应，是身体或身体的某一部分变化为或者说是恢复原来姿势的反应。

3. 神经系统的不同水平对各种反射、反应的支配

- 大脑皮层：视性矫正反应、平衡反应、握持反射。
- 基底核：习惯动作、保持进行精细动作时的姿势。
- 中脑：迷路性矫正反应、颈和身体姿势变化而发生的矫正反应、交叉性移动模式。
- 脑桥、脊髓：紧张性颈反射、紧张性迷路反射、联合反应、同侧性移动模式。
- 脊髓：阳性支持反射、伸肌性突伸、交叉伸展反射、逃避反射、牵张反射。

反射性运动也可以区分为原始反射、姿势反射、矫正反应、平衡反应等，有相应的检查方法、反应的模式、存在的时间及临床意义等将在第三章中叙述。

六、随意运动与肌肉活动

随意运动是为了圆满地达成目的运动，在运动中又必须控制肌肉的活动，从功能、解剖学的观点来看，为了达到随意运动的目的就必须满足以下条件。

1. 主动肌和其他辅助肌肉的活动要形成适当的运动时相上的组合，只有各个肌肉的活动时相适当才能使其产生相应的活动。

2. 解剖学上所说的拮抗肌可以根据粗大运动的种类的不同或者呈弛缓状态，或者对由主动肌引起的活动进行适当地限制。

3. 固定肌，为了避免在主动肌或拮抗肌活动时在中间关节上产生不必要的活动，则由其他肌群来固定之，称这一固定中间关节活动的肌群为固定肌（fixator）。

4. 当四肢远位部运动时，身体的近位部和躯干必须被固定。

5. 身体对于随着身体的某一部分的活动而产生的重心移动，其本身可以通过自动地调节全身肌紧张的分布的方法来保证身体的重心线不脱离支持的基底面。

6. 由于固定各关节的抗重力机构的功能，使身体能够抵抗重力保持一定的姿势，肌肉活动的结果以运动模式表现出来，而控制和调节肌肉活动的则是神经系统。这种肌肉活动的控制能力从小儿出生后逐渐地出现，随着小儿的发育不断地出现各种各样的运动形式，有一些运动出现于婴儿早期，有的运动则要在生后数年才出现。另外即使是同一种运动形式，也会因不同的体位或出现或消失。

7. 姿势保持机构　生物体具有特有的姿势保持机构，以保证当身体出现了力学的不稳定的姿势时不至于倾倒，这一姿势保持机构包括两个方面。

（1）抗重力机构：抗重力机构又包括两方面，一是为了对抗重力、维持姿势所需要的肌力；二是为了对抗重力及固定关节而产生的相应的肌肉收缩。

（2）平衡反应：平衡反应可以调节身体的重心线使之保持在身体的基底支持面内，这一反应包括两方面，一是通过四肢和躯干的肌肉的紧张状态的改变来调节身体的平衡的反应，如矫正反应、倾斜反应。二是通过四肢的移动来调节身体的平衡的反应，如跳跃矫正反应、跨步矫正反应等。

七、对姿势与运动的分析方法

（一）运动、姿势量的分析

也称为顺序分析（sequence analysis），是记录随时间变化而引起的结构和功能之间关系的改变，在结构分析的基础上分层次观察各个水平面变化，并推测其性质。考察各阶段、各种状态下各种要素的统合和有机化的程度及其顺序。

评定小儿能否完成其相应月（年）龄的运动课题，一般是应用标准化的测定量表进行量化的测定，如丹佛发育筛查法、Gesell发育筛查法等。在这些量表中有标准化了的正常小儿的各月（年）龄的运动发育指标。这些指标是为了观察与评定方便，从小儿连续发生的运动行动的推移之中个别地抽出的项目，并不是孤立的存在着的指标。

（二）运动、姿势质的分析与记录

运动是因身体姿势的连续变化而产生的，而所说的姿势则是由身体各部位的相互关系决定的构造（attitude）和重心的关系所决定的体位（position）两方面组成。

结构和功能分析（structure-function analysis）：是首先选择对象的活动和行为，明确这些动作和活动具有什么样的功能和目的。其次要求对构成这种行为或动作的各种活动进行分析，根据动作的复杂性分析隶属层次上的结构和功能状况。

1. 构造 是指身体各部位间的相互关系，构造是由身体各个关节角度的组合表现出来的，将其总称为模式。所以说，所谓的运动就是身体的各关节的组合的连续变化。例如，用上肢的构造来表现各关节的组合的话，则可描述出肩关节90°外展、肘关节30°屈曲、腕关节45°背屈、掌指关节30°屈曲等。简单地说，也可用各关节的伸展与屈曲来表示，可描述为肩外展、肘屈曲、腕背屈、手指轻度屈曲等。在一些疾病的症状中，可出现屈曲-屈曲-屈曲或伸展-伸展-伸展的整体模式。如，非对称性紧张性颈反射（asymmetric tonic neck reflex，ATNR）的构造即是后头侧上、下肢的屈曲-屈曲-屈曲的整体模式和颜面侧上、下肢的伸展-伸展-伸展整体模式；而去脑强直（decerebrate rigidity）的姿势则表现为上、下肢均为伸展-伸展-伸展的整体模式；去皮质强直（decorticate rigidity）则表现为两上肢屈曲-屈曲-屈曲的整体模式和两下肢伸展-伸展-伸展的整体模式。

目前在实践中少用关节角度来表示构造，而多用诸如蛙状肢位（frog-leg posture）、去脑强直、角弓反张（opisthotonus）、去皮质强直、非对称性紧张性颈反射等名词来表示，或者用击剑姿势这一词来表示。其实，对于姿势的这些表示方法都是依据“构造”的观点。在康复医学和物理治疗之中，经常应用“运动模式”一词表达，这也是从构造的观点来表现的名称。

2. 姿位 所谓姿位就是指身体与本身重力间的关系，即一个人所处的仰卧位、俯卧位、坐位、立位等。例如让一个人呈两上肢放于体侧，两下肢伸直并拢的体位，即“立正”的姿势，即使是使一个人分别在仰卧位上和在立位上保持这种同样的姿势，但是作为背景的姿势保持的机制却是大不相同的。人类能够取各种各样的体位的能力，可因年龄和运动能力的不同而异。也就是说，是由发育的水平决定着人类取各种体位的能力。

（三）运动的测定（motography）

所谓运动的测定是将姿势、运动区分为各种构成因子，并且应用肌电图、身体重心仪、电角度计、步行分析仪等仪器进行运动中相关因素的数量化的测定。

也将运动测定称为转换分析（transition analysis），是采用数据或看得见的形式的转换方法，分析个体在自我调节过程中所显示出的变化原理、特征、机制。转换各种要素如个体的成熟度、最先出现的征象、环境的变化等方法和过程是相当复杂的。

由上述可见，对姿势、运动的评定的观点是多方面的，在实际评定时应该通过各个不同的方面对一个小儿的运动、姿势发育水平进行综合判断。

八、运动发育分析的临床应用

（一）从仰卧位到站立位的动作分析

从仰卧位到站立位的运动模式可分为从仰卧位至坐位和从坐位至站立位两个时相。各有3种理想的发育模式。

1. 1岁以后 先从仰卧位翻身成为俯卧位，然后成为四点支持位，再经高爬位后站起。

2. 3岁以后 先从仰卧位上抬起上身坐起，再从膝立位站起。

3. 6岁以后 首先从仰卧位坐起，然后再从蹲位直接站起（参考第二章）。

（二）抗重力协调运动能力的发育

在基本的站立姿势下，当肘关节进行从90°的屈曲状态向伸直位运动时，由于运动速度的不同，可以使上臂肌群的活动类型发生改变。对肘关节伸展运动的分析，可以看到上肢肌群的活动有三种类型。

1. 由于重力引起的前臂快速向下的运动（BA）　这是由于肱三头肌收缩所引起的。

2. 仅靠重力而引起的自由落体运动（FF）　是由于正在收缩的肱二头肌突然停止了收缩所致。

3. 抵抗重力而引起的缓慢的前臂下落运动（RA）　是由于肱二头肌的收缩逐渐减弱的结果。

采用肌电反馈装置分析运动类型，发现重力引起的快速下落运动最容易，抗重力引起的缓慢下落运动居中等，仅靠重力所致的自由下落运动较为困难。

可以用肌肉活动的抑制来解释这三种运动类型：BA无抑制，RA的抑制是缓慢的，FF的抑制是快速出现的。由此可见，肌肉活动的抑制过程与运动功能的发育是密切相关的。

小儿到了7~8岁时就具备了这三种运动形式，3~4岁时只能意识到BA类型。但是，在日常生活中，3岁的小儿也能使用FF运动类型。

对于感觉运动技能发育，能够通过语言和模仿随意地操作3岁时所获得的某些运动类型则要在4~5年以后。

（三）运动分析的步骤

1. 结构和功能分析　上述的通过语言提示进行肘关节伸展运动的速度控制试验中，采用肌电图运动学作为分析的手段，运动结构是肱二头肌和肱三头肌收缩的种类，得知BA、FF、RA是理想的肌电图类型，将这一过程称之为结构和功能分析。

2. 顺序分析　对各种肌肉的收缩类型及其可操作的年龄进行探讨，根据发育的年龄分析肌肉收缩类型发育的顺序，称之为顺序分析。

3. 转换分析　将这一日常动作行为转换成显而易见的、直观的肌电图图谱进行分析，称之为转换分析。

（庞　伟）

第二节　姿势与运动发育概述

一、生长发育的概念

（一）生长

生长（growth）指儿童身体的各器官、系统的长大，是指从受精卵开始，细胞体不断的分化、增殖的形态成长过程，使各个器官不断增大，机体不断长大、身体容量不断增加的过程。同时，身体构造也发生量的变化，并且可以应用相关的测量值来表示其量的变化。

生长的过程是经过反复的学习，获得功能和行动的过程。总之，可以说生长是身体和身体各器官的长大和生物学的成熟过程。

（二）发育

发育（development）是指组织、细胞、器官的分化与功能的成熟过程，是具有遗传因素的个体通过与环境之间的相互影响，使其各种各样的功能不断分化、复杂化，并进一步统合，使一个个体在功能方面能够有能力的生存于环境之中的过程。

在这里所说的"在功能方面有能力"，是说某一个人在某种环境中，具有能够迅速地、确实地自己满足自己的愿望和完成他人给予的课题的能力。同时，为了迅速地、确实地完成课题，个体不仅要掌握丰富的完成课题的方法，还要具有能够在丰富的方法中选择最有效的、最好的方法的能力。与此同时，还要不断地提高这种完成课题的能力，不断扩大对周围环境的适应能力。

也就是说发育是功能方面的成熟过程，是向功能分化和功能的阶段性统合方向变化的过程，也可以说是人类在生物学的成熟过程中由于不断获得经验而发生的行为上的变化过程。发育是随着生长而发生的，具有构造和功能两方面的方向性变化，即上述功能向着分化、多样化、复杂化变化的过程。发育遵循着统合性、连续性、相关性等法则。一般来说，生长和发育两者密切相关，生长是发育的物质基础，生长的量的变化可以在一定程度上反映身体器官、系统的成熟情况。

在通常说的"发育"这一名词中应该包括生长和发育两个方面的内容。生长和发育受遗传因素和后天因素的影响，两个因素之间又存在着相互影响、相互制约的关系。

（三）生长发育的关键时期

小儿发育的早期是在整个生长发育过程中的关键时期，在人类的生长发育过程中，器官生长和功能发育是一个连续过程，这一连续过程是在特定的、被限定的时期内迅速地进行着。在发育中需要相应的经验，即对新的功能的不断体验、学习和熟练的过程。如果能使这种经验充分地发挥相应的效果，必须要在一定的有效期间内，否则，如果是在这有效的期间之前或之后都会失去经验的效果。通常把这个一定的时期称为临界期（critical period），即小儿发育的早期。

二、姿势与运动发育的概念

（一）姿势、运动发育与神经系统的关系

姿势与运动发育是作为一个小儿个体的运动功能和姿势保持功能进行分化、复杂化、统合化的过程，使姿势与运动具有与月（年）龄相应的作用。即小儿具有无论在什么样的环境中都能确实地、迅速地完成对于小儿来说作为目标的保持姿势与运动课题能力的发育过程。

姿势与运动的发育是人类历经一生的一种过程，是伴随着中枢神经系统的逐渐成熟而出现的行动方面的变化，是小儿从出生开始随着身体的生长、神经系统的发育其姿势与运动从未成熟至逐渐成熟的过程。姿势与运动的发育从胎儿期即已经开始，胎儿期的运动发育具有相当重要的意义，因为这一时期的发育既为出生时的分娩活动做了准备，同时也在胎内储备了作为出生后运动发育基础的各种运动模式。人类的个体发育与神经系统的发育密切相关，新生儿的脑的重量是350～400g，生后6个月为出生时的2倍，7～8岁时脑的重量可以达到成人脑的重量的95%。随着神经系统髓鞘化的发育，姿势与运动的发育成为一种具有一定的方向性和顺序性的过程。人类的姿势与运动发育是一个复杂的过程，既有一定的规律性又会受很多因素的影响。为了掌握与判断小儿的姿势、运动的发育过程中正常与否，需要充分了解人类的正常的发育过程，并以此为标准来评价一个小儿的姿势与运动发育的状态。在此所叙述的姿势与运动发育包括姿势、粗大运动和精细运动几个方面的发育过程。姿势与运动两者是既相互影响又是密不可分的关系，所以不能将两者完全分割开来。

（二）姿势发育的推移

姿势发育的推移就是小儿从出生时所处的仰卧位逐渐向俯卧位、坐位、四点支持位、膝立位、单膝立位、立位等各个姿势水平即体位的发育过程。对在各体位中所研究的姿势的内容主要是在各种体位中所采取的头部、躯干与四肢的位置关系、头部、躯干及四肢与其支持面间的关系及身体的左右对称性等。

从构造、体位的观点来看，就是小儿要发育到可以自由地取各种各样的体位，并且可以根据有效率的构造自由自在地选择相应的体位。

（三）运动的熟练程度

从另一个角度来看，所谓运动的发育应该是运动的熟练程度的不断提高，而运动的熟练程度又是由速度、正确性、运动形式、适应性所决定的，上述四者之间的关系可以用如下的公式来表示。

运动的熟练程度＝速度×正确性×运动的形式×适应性

另外，运动发育的最高目标是要达到在各种情况下都能快速地、正确地完成课题，而且要使消耗的能量为最少。

以步行运动的发育为例，其发育成熟的指标相当多，例如，能够快速地步行、能够维持立位不跌跤的正确地步行、能够长时间的持续地步行、能够选择为了长时间地持续步行所采取的步行的样式、步行中尽量少消耗能量；另外在平坦的道路、坑坑洼洼的道路、坡道等不同的道路上都能够步行，即步行可以适应环境的变化等，都是步行运动的发育成熟的指标。

抓握物体的运动也可用同样的方法去考虑，如小儿能迅速地抓住一个物体，并可以握持住这一物体使其不从手中落下。随着年龄的增大可以抓握住任何大小、任何形状和轻、重不同的物体、可以长时间的、持续地握持物品等都是抓握运动的指标。

（四）运动发育的评定

如第一节中所述，在临床上用时间轴作为测定运动行动变化即运动发育程度的指标，如果被检查的小儿能完成高于自己的月（年）龄应该完成的课题，则认为该小儿的运动发育是超过正常水平。相反，如果被检查小儿不能完成相当于自己月（年）龄应该完成的课题，认为该小儿是运动发育落后。

目前，这种根据小儿能否完成沿着时间轴设定的运动课题来判断其运动发育水平的评定方法被广泛应用，国内、外的各康复设施都制定了本设施的评定标准，并且进行了标准化。

（五）动态的理论体系

最近，许多学者认为，运动发育是随着月（年）龄的增长而逐渐发育的，而且运动的成熟度不断提高，这不仅依赖于中枢神经系统的发育成熟状态，也与遗传因素有着密切的关系。

动态的理论体系（dynamic systems theory）认为运动的发育是一个动态的过程，运动本身不仅取决于存在身体内部的构成姿势、运动的各种因素，例如运动当时的体位、肌肉骨骼系统的成熟

状态、觉醒状态、运动的意图等之间的相互关系，而且还取决于是在什么样的情况下给予的运动课题内容。小儿在上述条件下，可以从自发的运动行动中不断地发育形成各种各样的运动行动。也就是说，在运动发育过程中，小儿自身或者适当地强化运动行动，或者形成新的运动行动，于是，运动不断地向高一阶段发育，这就是运动发育的理论基础。

三、姿势与运动发育的内容

（一）粗大运动发育

即粗大的身体控制能力（gross motor development），包括竖颈、翻身、坐、爬、扶站、抓站、步行、跑等各项运动的发育过程，也称移动运动发育。在观察分析这一运动发育过程时，除了要了解上述的动态的发育过程外，还要注意到静态的姿势的发育过程。

（二）精细运动的发育

运动发育还包括精细运动的调节（fime motor development），即手与上肢的功能发育过程，如手的抓握方式、握笔方式、操作各种物品的方式等。

四、姿势与运动发育的规律

（一）姿势、运动发育是抗重力的发育过程

小儿姿势与运动发育是随着小儿身体抗重力屈曲活动与抗重力伸展活动的逐渐发育进行的，即身体不断克服地心引力从水平位上逐渐抬起，发育成为与地面垂直位的过程。

（二）姿势与运动的发育顺序

1. 从头侧向尾侧发育 小儿的发育是从竖颈、抬头开始逐渐向坐、立方向发育的过程。也可以说脊柱的稳定性是从颈椎开始逐渐向胸、腰椎发育，从头侧向尾侧的发育过程。

2. 从近位端向远位端发育 即从中枢侧向末梢侧发育，如上肢的功能是首先获得肩胛带稳定性以后，手的精细运动功能才得以发育。下肢的功能则是在取得了髋关节稳定性以后，足的运动才得以发育。

3. 从整体性运动向分离性运动发育 小儿在开始运动的初期呈整体的运动模式状态，无论做什么动作都与全身有关，如翻身运动，在初期见不到体轴的回旋，全身似滚圆木样地翻转。随着生长发育，逐渐地出现肩胛带与骨盆带间的回旋运动，翻身运动开始出现分离动作。随着中枢神经系统的发育成熟，整体运动模式被抑制，出现选择性的、分离的运动模式。

4. 从矢状面向冠状面、再向水平面发育

（1）应用抗重力屈曲与抗重力伸展活动获得在矢状面上的姿势、运动的控制。

（2）利用侧屈运动学习并获得冠状面上的矫正反应的发育。

（3）通过体轴上的回旋运动获得在水平面上的姿势与运动的控制。

5. 由粗大运动向精细运动发育 运动的发育首先是粗大运动的发育，其后才是精细运动即手的运动的发育。

6. 由非对称姿势向对称姿势发育 小儿的姿势在出生3～4个月之前为非对称的姿势，随着非对称性紧张性颈反射的消失而向对称性姿势发育，其后呈功能的非对称姿势。

7. 从屈曲状态向伸展状态发育 小儿出生时是以全身屈曲状态占优势，随着生长发育逐渐地成为功能的伸展状态。

（三）姿势与运动的发育呈螺旋式上升过程

姿势与运动的发育过程不是境界分明的台阶式的上升过程，而是螺旋式的上升过程。例如，与运动有关的流涎出现在正常小儿的4～5个月，这是由于小儿刚刚开始竖颈，颈肌出现伸展活动，为了代偿这一活动小儿常出现张口动作，并因而出现流涎。至8个月左右，小儿已经可以取稳定的坐位，两只手也可以自由的活动，与此同时颈肌的活动也已经自如，张口的代偿动作消失，故流涎停止。当小儿发育到抓物站起的阶段时，因为需要用两只手用力去拉起并支持身体，手又失去了自由，又出现了张口的代偿动作而再次出现流涎。当发育至独站阶段，两只手彻底被解放，至此张口、流涎也彻底停止。

（四）身体重心和基底支持面积在姿势、运动发育过程中的变化

小儿在仰卧位和俯卧位上基底支持面积最大，身体的重心最低。随着生长发育，基底支持面积逐渐缩小，身体重心逐渐升高。小儿在俯卧位姿势与运动的发育过程中，基底支持面积和身体重心的变化过程表现得更为明显（图1-13）。

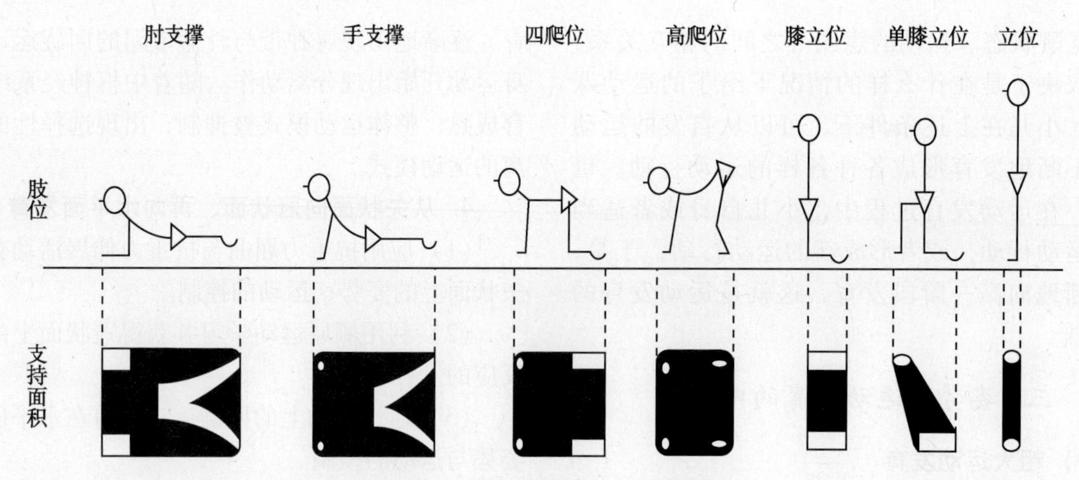

图1-13 俯卧位的姿势发育示意图

身体重心的升高有利于身体重心线离开基底支持面，而基底支持面积的缩小则有利于身体的移动。而且这两点变化会使身体的移动速度加快，所以步行的速度要快于背爬和腹爬的速度。但是移动速度增快并不是直线上升的，随着小儿年龄的增大，步行的移动速度会具有多样性，因为小儿已经可以根据不同情况自己调节步行的快和慢，也可以长时间持续地跑。

五、运动发育与欲望和要求的关系

在运动发育之中还需要重视的一点是，为了促进运动的发育，人类的个体需要具有运动的欲望和要求，小儿的行动需要在「欲望→行动→达到目标→满足」这一心理背景的重复过程中得到发育。运动发育也同样需要这一过程，而且要不断地将同样的运动行动进行强化或者向新的运动行动展开。这是非常重要的过程，否则，即使出现了新的运动行动，如果并未能达到目标，个体未得到满足，则这种行动也会消退。对于智能低下的小儿，运动发育迟缓的原因之一是因为其没有运动的欲望或欲望非常低，同时也由于缺乏达成运动目标的愿望和满足感，这些因素都影响着姿势与运动的发育。

在此所说的达到目标是指作为目标的课题在相应小儿的运动发育年龄可能完成的内容，为了使小儿得到完成的感觉即满足感，当课题的内容过度的高于小儿的运动发育月（年）龄时，则有必要将课题的内容进行详细的分解并给予提示，或者在实施课题时给予部分的协助，所谓协助就是帮助小儿向完成课题的方向努力，在物理治疗中将这种协助称为“自动协助运动”。协助者并不是要对小儿所有课题内容给予帮助，因为即使是反复数次地进行没有和小儿的欲望结合的被动运动，也不可能使这种运动结合到小儿的随意运动中去。也就是说要想使小儿得到自发运动和随意运动，非常需要小儿本身的自发的活动。被动运动和自动协助运动有很大的差别，因为在自动协助运动中，可以给予小儿使自己的身体活动的“自动”的欲望。这一点提示我们在进行运动治疗时，要在给予小儿协助的情况下尽量地诱导其进行自动的运动，即主动的活动。同时要诱发其活动的欲望，同时要使小儿明了运动的目的和为何要这样运动等，这样的训练要比单纯的被动训练效果好得多。

（庞 伟）

第二章

姿势与运动的发育

第一节 概 述

婴儿生后最初一年内，以卧位、坐位、膝立位到站立位等姿势运动发育为主，1 周岁以后到 6 周岁进入了步行、上下楼梯、跨越障碍物、单腿站立、跑、跳等运动能力发育阶段。1 周岁以内是生长发育的关键时期，此时期的姿势运动发育对以后移动运动能力发育具有重要的作用。

一、原始反射

原始反射（primitive reflex）是胎儿最早出现的运动形式，在婴儿的一定时期内仍持续存在，是一种避开有害刺激或保存生存状态的本能反应。

原始反射的出现标志着运动发育的开始，反射的出现提示了中枢神经系统的发育，而运动的发育标志了中枢神经系统的成熟度。

原始反射的消失则标志着中枢神经系统发育分化完成，标志着获得新运动功能的开始，因为新运动功能的开始必须首先抑制原始反射。

婴儿期的一定阶段内存在原始反射是正常现象，但是，如果在应该消失时仍然存在，则为异常表现，是病理性的。由于原始反射的持续存在会阻碍正常姿势反射和正常运动的发育，从而导致了姿势异常和运动障碍。所以，可以应用对原始反射的检查来判断神经系统发育成熟程度。

二、姿势运动发育分期

姿势运动发育分六个时期，各时期均有特征性的姿势和移动运动形式。

（一）姿势维持期

姿势维持期为姿势运动发育的第一阶段，时间范围是生后 1～3 个月，此期有两大特征，即生理性屈曲和原始反射，这是与生俱来的适合其生存的功能。

1. 生理性屈曲 生理性屈曲是胎儿期姿势的延伸，采用这种姿势在出生时能使其顺利地通过产道，出生后也有利于自我保护。婴儿在出生后无论在仰卧位上还是在俯卧位上都是处于屈曲状态，上下肢在中间关节处屈曲，躯干也呈屈曲状态。这是因为婴儿出生后失去了子宫的保护，不能从外界获得安全感，采用这种屈曲的姿势是用以加强身体各部位的联合，借以保持姿势的安定，因此具有重要的生理意义。

2. 原始反射 各种原始反射在发育学上具有重要意义，认为与摄取营养、避免危险等项关联的保护性机制有关。

反射是未经大脑思考的对刺激的瞬间反应，反射具有运动的方向性，如握持反射是向着屈曲的方向，而非对称性紧张性颈反射和拥抱反射则是向着伸展方向。婴儿经历了这两种类型的反射后，反射回路逐渐减弱，以屈曲占优势的情况也随之减弱。当大脑结构分化以后，对同一种刺激就会出现两种截然不同的反应，如让不同时期的小儿处在俯卧位上，如果处于姿势维持期，由于紧张性迷路反射的影响，会呈全身屈曲的状态，即头低臀高位。过了姿势维持期以后，紧张性迷路反射的影响消失，小儿会用肘或手支撑抬起头部，呈现出头高臀低位。

出生后的婴儿经历了仰卧位、俯卧位以及被人竖着抱起等姿势后，颈部周围的肌群逐渐协调收缩，使得头部能稳定地竖起。左右侧颈肌的协调使头部能保持在正中位上，而头部的对称性又可促使躯干的对称性，使两手能逐渐拿到胸前，并将两手合在一起，即正中位指向的发育。

（二）移动准备期

为姿势运动发育的第二阶段，时间范围是生后4~6个月，是为移动运动做准备的时期。是在获得了第一阶段的姿势对称性、抗重力姿势、头部和躯干伸展的基础上，开始向翻身和坐位能力发育的时期。

翻身运动是坐位的必要条件，需要具备如下几项能力：

1. 头颈部的控制 翻身时首先从仰卧位转向侧卧位，这样可使颈部稍稍屈曲回旋，然后再从侧卧位转向俯卧位，这时与前相反，颈部稍稍伸展并借助于躯干的回旋活动。通过频繁地哺乳、怀抱、在俯卧位上的抬头即颈部的屈曲、上抬等活动使颈部肌群出现同时收缩，促进了控制颈部功能的发育。完成翻身动作需要头部的悬空，还必须能够竖直的向前后左右方向伸出，前者在3个月时发育，后者在4个月时发育。

脑性瘫痪（以下简称脑瘫）患儿头部控制能力的发育未完善，难以控制头部，常以颈部屈曲、将头部抵在床面上的形式使整个躯体反转地进行翻身。

2. 四肢、躯干与头颈分离地独立活动 翻身时需要左右手与左右足能够经常变换不同的活动姿势，这种随意的不对称性动作可以促使姿势向对称性发育。要完成翻身动作，躯干和四肢必须不受颈部回旋的影响。

部分脑瘫患儿由于残留了非对称性紧张性颈反射，致使由于头部的活动而限制了四肢的活动，随意运动的控制受限，影响翻身运动的发育。

3. 髋关节的多轴性活动与下肢的分离运动 新生儿期的四肢活动由于受头颈部的影响，各关节很难出现分离运动。在髋关节屈曲时必然带有膝关节的屈曲，呈现髋关节、膝关节和踝关节的连带运动，即整体运动模式。翻身运动需要躯干和四肢的分离运动模式以及髋关节的多方向的活动，只有在躯干呈伸展位，下肢呈屈曲位时才容易进行翻身运动。

4. 躯干与骨盆的控制 翻身这一动作几乎涉及身体所有的姿势变换，最重要的是躯干的回旋。新生儿期四肢的主要活动是以屈曲和伸展为中心的，随着躯干稳定性的增加，四肢的活动朝向内收、外展进而向回旋方向发展，即运动类型的发育顺序是屈曲、伸展→内收外展→回旋（矢状面→冠状面→水平面）。婴儿通过坐位、屈膝位、站立位等不同阶段的反复训练，使得各种功能有机地结合在一起，从而完成这些运动动作的发育。为了完成躯干和骨盆的回旋动作，促使卧位时上肢和躯干的屈曲、伸展、侧屈等动作的发育具有重要意义。婴儿在仰卧位上3个月后可逐渐地将四肢和臀部抬高，6个月时可用两手去抓脚，同时可将身体反转成拱桥状。这些自然的动作实际都是一种训练方式，都是为躯干从前后、左右方向向站立做准备，也是为以后能自由地旋转和恢复原来的姿位的躯体活动做准备。

5. 上肢的支撑性 上肢支撑能力的获得是保证完成翻身运动的一个重要因素，是翻身的必要准备条件。因为翻身时需要用肘部抵压住床面使对侧身体离开床面。在此之前，婴儿在俯卧位上头部上抬，同时用双脚蹬着床面。当头部抬起时身体的重心向臀部下移。而双脚蹬着床面又使得身体重心向头部方向上移。这种动作的反复训练，使得肩胛带出现同时收缩。当肩胛带区域受到锻炼后，使得婴儿在仰卧位上能将双手伸向前方。仰卧位与俯卧位的伸手练习又使得在俯卧位上的用肘部支撑成为可能，最终能用手掌来支撑体重。

（三）屈膝坐位期

为姿势运动发育的第三阶段，时间范围是生后7~9个月，这一阶段是从最早的抗重力姿势即坐位转向更高级姿势的发育时期。从坐位向卧位，再从坐位站起等进行姿势转换要经历各种各样的中间姿势，并从而取得保持屈膝位姿势的能力。四爬运动、双膝立位、单膝立位都是以膝关节为支点的运动，所以屈膝位的动作控制也是姿势运动发育的重要阶段。在这一阶段重要的移动方式是四肢爬行移动，要完成四爬运动需要具备以下能力：

1. 单手的支撑性 小儿6~7个月时既能够用一只手支撑身体，而使另一只手抬起，如做不到这一动作就不能进行上肢的交互运动。上肢支撑能力的增强就是通过俯卧位上用手支撑进行体重移动、进行手的伸出运动以及从仰卧位或俯卧位转换为坐位等的频繁训练而获得的。在爬行的初期，需要将手抬起，使身体的重心移向臀部。反之，只有将体重向臀部移动，才能使手抬起。所以，单手的支撑性很重要。

2. 上肢伸向前方或侧方的降落伞反应 降落伞反应是一种保护性反应，在降落伞反应未发育成熟时，在四爬前进中，一旦一只手遇到障碍物就可能出现向前方跌倒的现象，结果会导致小儿惧怕四爬而减少对这一运动的兴趣，降落伞反应发育成熟就会避免这一情况。

3. 四点支持位的平衡能力 为了保证四爬的正常进行，必须具备四点支持位的平衡能力，否则，如果双手掌和双膝关节之间的间隔过大，虽然可以比较稳定保持静态的四点支持位，但对于四爬移动来说就显得费力而笨拙。此时，如果缩小上下肢间的距离，可以给身体重心的移动带来方便，但又会使四爬移动不稳定。因此，四爬移动需要这一姿位上的平衡反应能力的成熟。平衡反应能力对重心的移动非常重要，婴儿在发育过程中必须经历坐位平衡、四点支持位的平衡以及从四点支持位到坐位的姿势转换中的中间姿位的平衡反应能力的磨炼。

4. 骨盆和大腿的支持能力 不熟练的爬行移动和脑瘫患儿的爬行移动主要表现为腰部的左右摇摆，这是因为髋关节的屈肌、伸肌、外展肌等肌群在下肢的交互运动中对骨盆及其周围组织的支撑力不足的关系。在坐位的躯干回旋运动和伴有伸手动作的重心移动训练都是为提高骨盆的支撑能力做准备。

5. 下肢的交互运动和上肢的协调性 在四爬移动中，上下肢的协调交互运动可以保证身体的重心向前方移动。手和脚的协调性、下肢的交互运动是在仰卧位时手和足屈伸游戏以及双足的交互踢蹬过程中发展而来的。

6. 头和躯干的分离运动 对称性紧张性颈反射有助于保持抬头和伸手的四肢爬行姿势，但是如果这种反射过强，则会使爬行变成为兔跳样移动，这种运动模式对爬行移动起到了阻碍作用。所以，必须抑制对称性紧张性颈反射，使头颈部与躯干运动分离，实现上下肢的伸展和交互运动。

（四）屈膝站立期

为姿势运动发育的第四阶段，时间范围是生后10～12个月，这一阶段是不断训练和加强屈膝位的躯体控制能力，获得站立步行能力的时期。这一时期发育的重点是抓物、扶物站立和辅助步行（10～11个月）。完成辅助步行必需的能力有如下几点：

1. 站立位躯干的完全伸展和回旋 辅助步行就是借助于辅助具进行向侧方的步行，由于是垂直移动，所以必须具有保持躯干直立位的能力。只有躯干直立了，身体才会有旋转的余地和空间。在辅助站立中通过手伸向左右或后方的活动训练为躯干的直立和回旋做准备。

2. 立位髋关节的外展、前伸和膝关节的伸直位 由于辅助步行是横向移动，除了需要上肢的前伸外，还需要髋关节的外展和膝关节的伸直位，这样才能保证下肢负荷体重，正常小儿到5个月左右才具有这一能力。

3. 立位时重心向左右侧移动 辅助步行使得重心向前方或后方转移，其双足也能自由地张开并跟随移动。当小儿在扶物站立时进行头部的转动和伸手的动作可以导致身体重心在两脚掌之间移动。如果在扶物站立同时进行身体的前后摇晃，可以致使身体重心在两脚掌底之间的前后移动。

4. 踝关节背屈和脚掌足趾的平衡反应 扶物站立后的重心转移体验不仅增强了下肢的支撑力，也提高了当脚掌重心发生偏移时的平衡反应能力。例如，当躯体向后方倾倒时，可通过踝关节的背屈和足趾关节的伸展这一机制来防止跌倒。

5. 脚的迈步支撑反应 在站立时突然发生躯体重心的移动，为了防止跌倒，下肢可以自动做好防御准备，即向要跌倒的方向跨出一步的反应，此即跨步平衡反应。

6. 从屈膝位站起 在站立位上还可以练习下肢的支撑力、下肢的分离动作及平衡反应，在此基础上可以向站立位移行。与第三阶段同样，在向站立位发展时，也充分体验中间姿位的姿势状态，从而提高躯体的控制能力。

（五）双足步行期

为姿势运动发育的第五阶段，时间范围是生后12个月以后，这一阶段在经历了前述的自我姿势的调节、独立移动重心和扶物站立阶段之后，进入了步行期。步行期还需经历许多如下的发育阶段：

1. 挑担样步行 即在步行时用双上肢来维持平衡，上肢呈挑担样姿势，肩胛骨内收，脊背呈伸展状态，也有人称这种姿势为“熊步”或“高姿卫兵”。这种姿势容易保持躯干的稳定。随着躯干平衡能力的增强，这种姿势的必要性逐渐减少，双上肢平举的高度逐渐下降，行走时已经无需依靠上肢的辅助来保持身体的平衡。其后，大约在4岁时上肢的功能是帮助骨盆回旋，表现为手腕的甩动，在成熟的步态中，骨盆和肩胛带的运动是反方向的。

2. 骨盆回旋的发展 早期步行姿势的稳定是很重要的，必须依靠髋关节周围肌肉的同时收缩，并因而影响了骨盆的回旋。随着踝关节支撑力的增强，已经没有必要再进行髋关节的过度收缩了，于是就可以出现骨盆的回旋。其后，随着年龄的增长，腹部脂肪的减少，腹肌的力量作用增强，骨盆的回旋动作会不断加强。

3. 步幅由宽变窄 1周岁前后，婴儿的身体重心与成人相比相对较高，为了使步态稳定，从物理学角度来看双脚必须保持与地面的宽大的接触面积，即基底加宽。所以，在跨步时需要采用髋关节外展、外旋并增大步幅才能满足这一要求。随着步态平衡的稳定性增高，步幅逐渐变窄。

婴儿早期的四爬动作实际上是在训练重心向左右平行性的移动，为步行期的髋关节内收、内旋做准备的。

4. 脚掌着地的发展 足部运动需要髋关节外展、外旋，因而步行时需要髋关节和膝关节呈过度屈曲状态，使足上提，然后脚掌着地。当踝关节的支撑力得到加强后，就不需要髋关节和膝关节的过度屈曲了，到2岁左右，踝关节呈踢球样着地。其后，逐渐过渡到足跟着地、足尖离地的正常成人步态。

5. 站立位膝过伸 早期步行时，为了确保下肢能够支撑身体，站立时膝关节呈过度伸展状态，随着躯干的平衡和下肢支撑能力的增强，只在足跟着地的瞬间使得膝关节呈伸展位，而在步行周期的支撑相时膝关节变成轻度屈曲状态。这时的膝关节轻度屈曲不但能够缓冲足跟着地时的冲击力，还可以抑制重心的惯性移动。早期步行时身体重心向上下左右方向移动的幅度较大，能量消耗也较多。由于膝关节的轻度屈曲缓冲了重心的垂直偏移，故而不容易发生疲劳，使得儿童可以进行较长距离的步行。

6. 步速、步数和重心移动 由于婴儿的脚短小，早期步行时与地面的接触面积也较小，不易获得步态的平衡，只有靠增加步数来获得这种平衡，称之为小步跑。这种状态不仅步幅不一致，而且重心在上下左右偏移很大，容易发生疲劳，所以只能行走短距离。随着脚掌的增宽，支撑相时间相对延长，稳定性增加，逐渐变为缓慢步态。

（六）步行后的运动能力发育期

为姿势运动发育的第六阶段，在获得了双足步行的能力之后，还需要在实际应用中不断练习，逐渐增强步行能力。

1周岁以后出现了上台阶动作的发育，最初需要用手抓扶住楼梯的栏杆，至15个月时就可以脱离栏杆，但是上楼梯时是一只脚上一层楼梯后，另一只脚也要上同一层，两脚并上后再上另一层。到了3岁左右方能连续的、一只脚一层地上楼梯。上楼梯时身体重心的移动是和前进的方向一致的，而下楼梯时，重心的方向滞后，前进方向和身体重心的移动方向是相反的。可见，下楼梯动作对身体运动的平衡能力要求更高，所以下楼梯比上楼梯的发育要晚，要到5~6岁时。

上楼梯时必须具备的运动能力是通过在平地上跑、跳（2岁）、从高处向下跳（3岁）、单足站立（3岁半）、跳着走（5岁）等动作的发育过程而获得的。通过不断的移动运动能力的练习，运动姿势的转变加快，并逐渐出现有节奏感的运动，这一点将在本章第二节中的向立位转换的移动运动模式中进行清楚地叙述。

5~6岁时，儿童已经可以适应高低不平的路面，可在上面平稳地行走。

从上述的姿势运动发育过程可总结出其规律，即随着年龄的增长，运动能力的发育逐渐完成，运动技能逐步提高，运动操作步骤逐渐由繁到简，并向节约能量消耗、提高运动效率的方向发展。

（陈秀洁）

第二节 儿童移动运动的发育

一、移动运动的发育规律

婴幼儿的移动运动发育也同样有一定的规律，如图2-1所示。

在小儿的发育过程中，大部分的小儿的发育是按着上述中箭头所指的方向，但是，由于人种、地域、遗传因素、生活习惯、家庭对小儿的养育方式、气候条件等的不同，小儿的发育过程也各不相同。即使是在相同的条件下，小儿的发育也有明显的个体差异，有的小儿也可能会根据运动的目的和环境的变化而产生多种多样的姿势与运动的发育过程。所以在评定一个小儿的姿势与运动的发育状况时，下结论一定要慎重，必要时应对小儿进行跟踪观察，在动态地了解其发育过程之后再做出结论。

1. 运 动 模 式	仰卧、俯卧位→坐位、立位、步行、跑
2. 力 学 方 面	（1）稳定→不稳定 （2）重 心 点 ：低→高 （3）基底支持面积：大→小
3. 移 动 的 质 量	难→易
4. 移 动 的 速 度	慢→快
5. 上 肢 的 功 能	支持功能→自由（多样性）
6. 抗 重 力 机 构	未熟→高度
7. 主动肌、拮抗肌	（1）同时收缩→拮抗抑制 （2）未分化→分化

图2-1　婴幼儿的移动运动发育规律

二、移动运动的运动模式

运动模式（movement pattern）即运动的样式，主要是指在运动中头部、躯干和四肢的活动样式。

人类的姿位有三种，即：仰卧位、俯卧位及垂直位，在垂直位中还包括坐位、膝立位、单膝立位和立位，在不同的姿位上有着不同的移动运动模式。

婴幼儿从出生开始随着月龄的增大逐渐出现各种运动模式，大部分小儿的移动运动出现的顺序为，背爬→翻身→腹爬→向坐位转换→四爬→高爬→向立位转换→步行→跑、跳。

（一）仰卧位的移动运动模式

仰卧位的移动运动只有一种，即背爬运动，进行背爬运动时是用以两下肢同时伸展和同时屈曲的方式进行的相同肢体的、对称的运动模式（the same body symmetry movement patterns）。在这种运动中，小儿的头部固定在中间位上，两上、下肢有节律的进行活动。活动的方式是，当两上肢屈曲时则两下肢伸展，反之，当两上肢伸展时则两下肢屈曲，如此上、下肢交替的进行伸展和屈曲运动。这一运动是在身体左右对称的情况下，躯干的上部与下部或者说是躯干的头侧与尾侧两者之间进行着或接近或远离的运动模式。若以动物的运动做比喻的话，蛙、兔的跳跃就是属于这种运动模式，背爬运动出现于正常小儿6～7个月。

（二）俯卧位的移动运动模式

正常小儿俯卧位上的移动运动的发育顺序基本上是从向后退行开始的，其后进行腹爬，然后是四爬、高爬。

1. 向后退行　向后退行与仰卧位移动的背爬相似，是两侧肩同时屈曲的相同肢体的、对称的运动模式，出现时间大致与背爬相同。

2. 腹爬运动模式　腹爬运动模式可以有以下6种。

（1）尺蠖样爬行模式：是在小儿腹爬运动初期出现的一种爬运动模式，爬行时是以两侧上、下肢或同时屈曲，或同时伸展地驱动身体前进的运动方式，即在爬行时首先是两上肢屈曲、伸展，然后两下肢屈曲、伸展，用这样的活动方式牵拉身体，使其一屈一伸地前进。这一运动模式借助于被称作尺蠖的昆虫的移动方式而命名，大约出现在正常小儿6～7个月时。

这一运动模式与仰卧位的向后退行运动模式相同，但是，腹爬运动中的表现与在仰卧位的向后退行中的表现则不相同，向后退行运动中是以肩的单纯屈曲的一种运动模式为主，而腹爬运动中则表现为上、下肢的屈曲、伸展两种运动模式。

（2）单肘爬行模式：是用一侧肩的屈曲、伸展运动的形式和同侧的下肢的运动而进行的前进运动，即所谓的单肘爬前进运动模式。这种爬行方式是同侧性肢体的、左右非对称的运动模式（about ipsilateral limb of the asymmetric pattern of movement），具体地说是同侧的上、下肢一边进行交替的伸展、屈曲运动一边移动的左右非对称的运动模式，即在移动运动中当左上、下肢屈曲时，右上、下肢伸展，左上、下肢伸展时右上、下肢屈曲。这里所说的上肢屈曲也可以理解为是由于肩的屈曲而使上肢向头的上方（前方）方向活动。

（3）应用对侧上、下肢进行的爬行模式：爬行运动中只用一侧的上肢和对侧的下肢的屈曲、伸展活动来驱动身体前进的活动方式。

（4）两上肢交替运动、两下肢同时向前迈出的爬行运动模式：爬行中两侧上肢进行交替地向前伸出运动，两下肢则见不到交替运动，而是用同时向前迈出的运动方式。

（5）各种因素混合的腹爬运动模式：腹爬运动不符合上述的任何一种运动模式，是一种难以形容的腹爬运动模式。

上述5种爬行运动模式均为非典型的、未成熟的腹爬运动模式。

（6）四肢交叉、对角线的爬行运动模式：爬行方式是对侧上、下肢交互的、对角线的运动模式（on the side of the lower limbs interaction of diagonal movement patterns），是腹爬移动的成熟形式。即在小儿爬行时，当头部和胸部向顺时针方向（向右）回转时，则左上肢屈曲，右上肢伸展，继而左下肢伸展，右下肢屈曲，与此同时骨盆向逆时针方向回转的运动模式。这种运动模式是左右非对称的运动形式，而且，躯干的上部和下部的回转方向相反，运动中同一侧的上肢和下肢或接近或远离，而在对角线上的上、下肢则是在进行同一方向的活动。以动物的运动作比喻，马和狗等动物在缓慢地移动时就会表现为对侧上、下肢交替的运动形式，而在快走的时候则表现为相同肢体的左右对称运动形式。在人类，这种对称上、下肢的运动形式可于新生儿在水中游泳时见到，可见新生儿的神经系统已经有相当的发育。

从力学的观点来看，这种对侧上、下肢交互、对角线的运动模式比同侧性左右对称的运动模式和相同肢体的左右对称运动模式的重心点的高低和重心向左右的变动范围要小，而且基底支持面积的变动也小，所以是一种姿势稳定的移动运动模式。

腹爬运动在正常小儿一般是7～9个月时出现，其中所叙述的6种腹爬方式因为在小儿的发育过程中持续的时间较短，或者在有些小儿根本不出现，所以难以指出确切的时间规律。但是，上述所有的腹爬形式都是正常小儿可以出现的，千万不要认为是异常模式。

3. 四爬移动运动 当小儿发育至可用两手和两膝支撑的四点支持位时，首先是用髋关节的外旋、外展的方法保持较大的基底支持面积，然后会在此姿位上前后摇动身体，为体重的移动做准备。至9～10个月时在此姿位上的平衡和躯干回旋开始出现后，髋关节的外展、外旋减轻，两膝靠近，基底支持面缩小，于是小儿就可以开始进行四爬运动，正常的四爬运动也是对侧上、下肢交互的、对角线的运动模式。

4. 高爬移动运动 是用两手掌和两膝支持身体，肩与臀抬至空间，用两手和两膝进行「对侧上、下肢交互的、对角线的爬行模式」。高爬运动出现时间大约在小儿的11个月时，这种爬行模式只在部分小儿出现，而且即使出现，持续的时间也不长。

大多数小儿的俯卧位运动发育是依照上述的1→4的顺序，但是也有一部分小儿与此发育顺序不同，可能有的小儿未出现背爬即开始腹爬，也可能有的小儿在腹爬运动阶段，未经过上述的腹爬模式中的3或4等爬行模式而突然地、直接地就开始了交互、对角线的腹爬移动。还有可能有的小儿未经过腹爬移动的过程而突然地就开始了四爬移动。所以，在评价小儿的俯卧位移动运动的发育状态时要充分考虑到这种可能发生的不同发育过程，正确地评价一个小儿的发育过程。

（三）翻身运动模式

翻身运动也是移动运动的一种，和向坐位的转换运动同样，都是仰卧位和俯卧位上的共同的移动运动模式。这一运动必须具有体轴的回旋运动和四肢的交互运动相结合等移动运动的因素才能达成。所谓的体轴回旋是指使肩胛带和骨盆带两者之间错开位置的回旋活动，体轴回旋存在于所有的成熟的移动运动模式中。

1. 新生儿早期的翻身运动模式 因为此期的小儿运动功能尚未分化，可能出现以下两种情况。

（1）上半身出现回旋运动，但是下半身并不能回旋，因而身体不能成为侧卧位，所以很快又回到原来的仰卧位上。

（2）肩胛带和骨盆带同时回旋使身体成为侧卧位，但并不伴有体轴的回旋，呈现整体的运动模式。

2. 不成熟的翻身运动模式 翻身运动需要上肢进行较大的旋转动作，还需要应用在下方的肘与肩抬起身体的动作，在小儿初期的翻身运动中，上肢要进行很大的摆动，随着这一摆动活动体轴稍做回旋身体就可以翻转过来，在此时体轴回旋起到相当重要的作用。但是，此时期的小儿尚不能自己控制翻身运动，也不能使翻身运动在中途停下来，所以在翻身时很容易从床上掉下去。

3. 成熟的翻身运动模式 成熟的翻身运动模式既可能从肩胛带的扭转开始也可能从腰部或骨盆带的扭转开始，而且在中途可以变换回旋的主导部位，可以停止于任何姿位上，可以自由地变换姿位。

小儿的翻身运动在刚开始时期并不能向左、右两侧翻身，一般是首先在一定的时期内只向一侧翻身，过一时期才能向另一侧翻身，有的小儿向一侧翻身后约需1个月的时间才能向另一侧翻身。

（四）向坐位转换的运动模式

1. 正常小儿的向坐位转换模式　在小儿的生长发育过程中，从俯卧位转换为坐位是坐位形成的代表运动过程，有如下几种向坐位转换的运动模式。

（1）仰卧位→俯卧位→四点支持位→斜坐位→坐位的转换模式：小儿首先从仰卧位翻身变为俯卧位，然后用两上肢支撑身体，用两只手掌用力向前推，使自己的身体向后退，再用双膝制止住这一后退的力量，形成四点支持位。然后再在这一姿势上扭转腰部，用一侧臀部和同侧上肢支撑自己的身体形成侧坐位。最后，两臀着床，两手抬起成为无支持的坐位。在这个过程中，小儿的颜面扭转了90°（图2-2）。这一向坐位的转换过程大约在小儿的7～8个月时完成。

（2）仰卧位上坐起的运动模式　随着小儿的生长发育，不用再经俯卧位也可以向坐位转换，如在仰卧位上稍稍扭转上体的同时用一侧上肢支撑抬起身体而形成坐位。或者，从仰卧位变为侧卧位后用上肢支撑坐起。这两种向坐位的转换模式大约在小儿的10个月时完成。

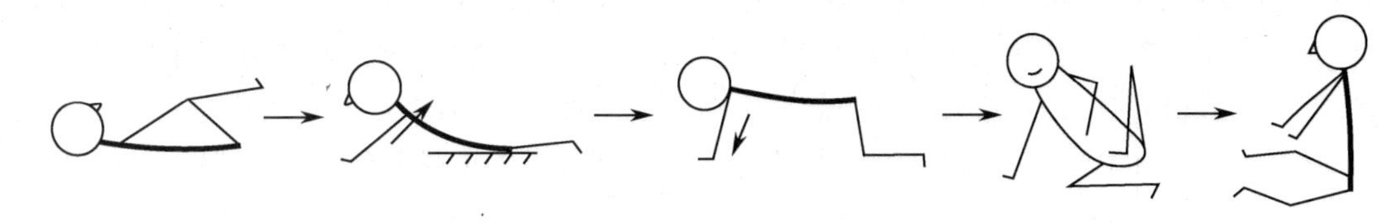

图2-2　从仰卧位向坐位转换的运动模式之一

2. 非典型的向坐位转换模式

（1）直接从仰卧位上坐起的模式：在由仰卧位坐起的过程中不经过翻身的动作，身体也不出现扭转活动，是在仰卧位上直接抬起上体并使之垂直后成为坐位（图2-3a）。

正常的小儿在5～6岁时可以用这种方式从仰卧位上直接地、对称地坐起来。患有小头畸形的小儿则多用这种方式由仰卧位转换为坐位。

（2）俯卧位上坐起的模式：小儿在俯卧位上将两下肢最大限度地分开，在不抬起腰部的状态下将上体逐渐地抬起变成垂直位，再将两下肢挪向前方而成为坐位（图2-3b）。

此种坐起的方式常见于肌张力低下的小儿，如精神发育迟缓儿、21-三体综合征的小儿等。

（3）俯卧位→四点支持位→W坐位的模式→无支持坐位：从俯卧位上首先屈曲上、下肢转换为四点支持位，用上肢和膝支撑身体后使身体的重心向骨盆方向移动，逐渐抬起身体而成为W坐位，然后再将两下肢挪向前方而成为无支持的坐位（图2-3c）。

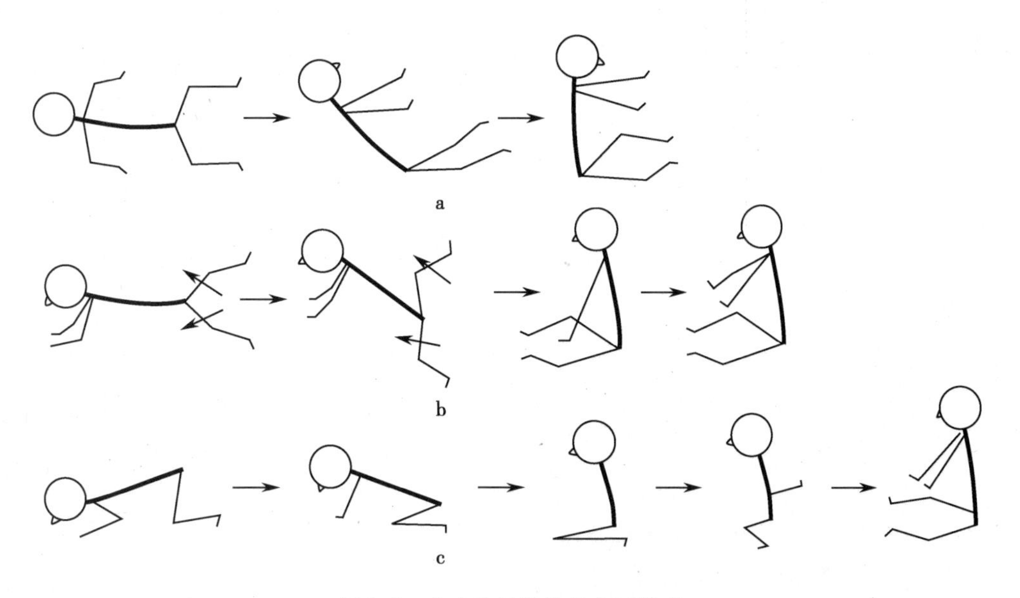

图2-3　向坐位转换的非典型模式

这种坐起模式常见于脑瘫患儿，当这类患儿用这一模式坐起时，因为不能扭转身体，所以只能把腰部笔直地拉向后方，但因有髋关节的内收和内旋，只能形成W坐位，难以再将两下肢挪向前方。

（五）垂直位上的移动运动模式

1. 坐位蹭行的运动模式 有一部分小儿在坐位上用一侧或两侧上肢和手支撑于床面上，稍稍地抬起臀部或者基本上不抬起臀部地向前或向后蹭着移动，称之位坐位蹭行，正常小儿在9～10个月时可出现这一运动模式。可能有的小儿只用这种运动方式进行移动，而不用腹爬等爬运动模式，之后直接地向站立运动发育。

2. 抓物或扶物站起运动模式 小儿从四点支持位上逐渐抬起身体，用一侧或两侧上肢抓住或扶持桌子或椅子，然后用上肢的力量将上体拉起，再用两侧或一侧上肢支撑上半身并将身体牵拉向上的同时，一侧下肢抬起成为单膝立位，然后再抬起另一侧足站立起来。这种运动模式在小儿10个月～1岁左右出现。

3. 向立位转换的移动运动模式

（1）从仰卧位向立位转换的运动模式

1）仰卧位→俯卧位→高爬位→立位的运动模式：从仰卧位上将躯干回旋180°成为俯卧位，然后双手支撑身体抬起上体并向后移动，同时双足着床成为高爬位，其后再向上抬起躯干成为半蹲位，最后从半蹲位上站立起来［图2-4（1）］。

2）仰卧位→侧坐位→膝立位→单膝立位→立位的运动模式：从仰卧位上用单侧肘部支撑身体一边使体干前后回旋90°，一边使身体成为侧坐位，其后再转换成为双膝立位。再从双膝立位上迈出一侧下肢转换为单膝立位，然后抬起上体同时迈出另一侧下肢站立起来［图2-4（2）］。

3）仰卧位→坐位→蹲位→立位的运动模式：从仰卧位上不进行躯干的回旋，而是屈曲髋关节直接转换成为坐位，然后不用手支撑地抬起臀部成为蹲位，再从蹲位上伸展髋关节站起来成为立位［图2-4（3)］。

从小儿的年龄来看，1、2岁的时候，只可能应用图2-4（1）的运动模式，到3岁时可以应用图2-4（2）的运动模式，同时也有时还会应用图2-4（1）的运动模式。5～6岁时可以应用图2-4（3）的运动模式，当然此时也可能还会应用图2-4（1）与图2-4（2）的运动模式。

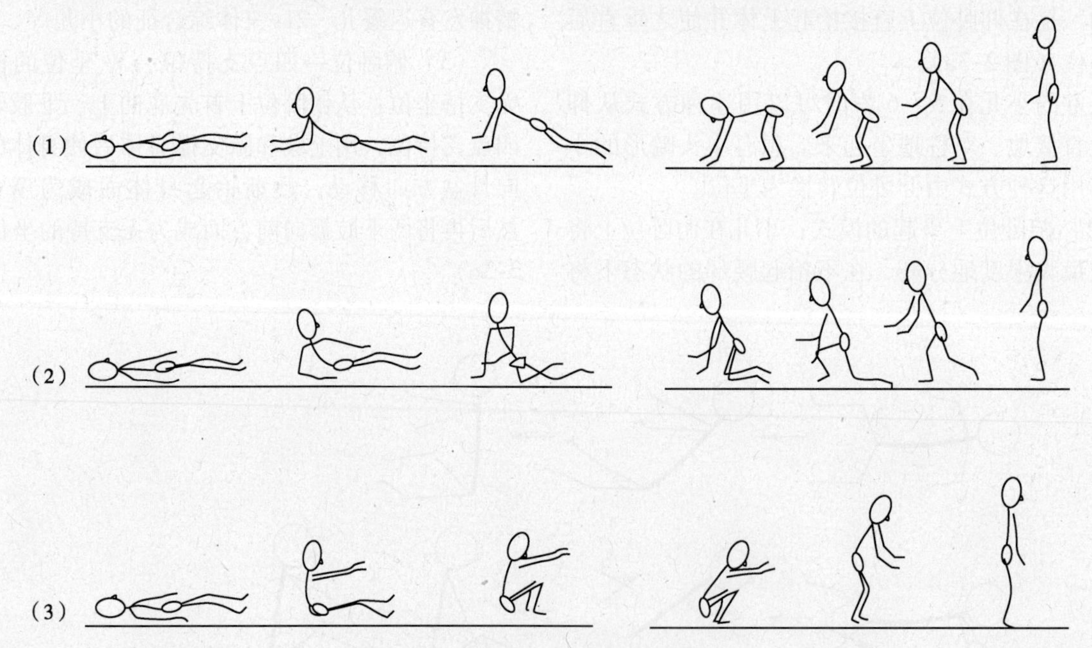

图2-4 从仰卧位向立位转换的模式

（2）从四点支持位转换为立位的运动模式

1）从四点支持位→单膝立位→高爬位→立位的运动模式：小儿从四点支持位上首先向前迈出一侧下肢，成为手支撑的单膝立位，然后再迈出另一侧下肢成为高爬位，再从高爬位上逐渐抬起身体成为立位（图2-5a-1、a-2、a-3）。

2）四点支持位→膝立位→单膝立位→立位的运动模式：小儿从四点支持位上臀部后移、抬起身体成为膝立位，然后向前迈出一足成为单膝立位，再从单膝立位上迈出另一侧下肢站起成为立位（图2-5b-1、b-2、b-3）。

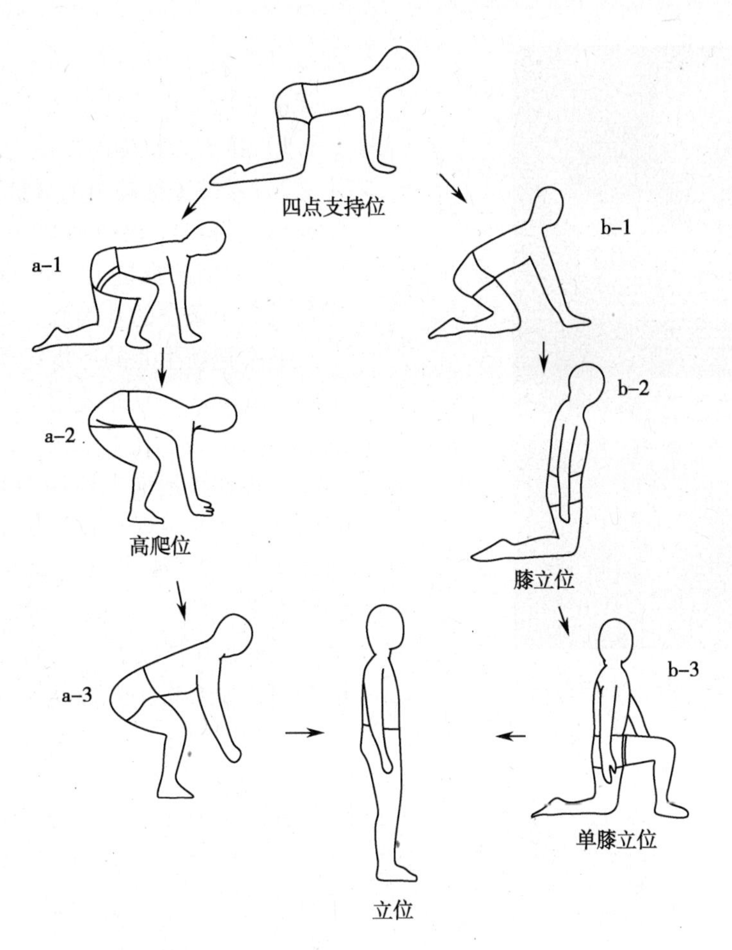

图 2-5 从四点支持位向立位转换的模式

上述两种运动模式中无论是从高爬位上还是从单膝立位上站起的过程中都有髋关节和膝关节屈曲和伸展的运动，在图 2-5 中，a-1 和 b-3 的运动模式基本相同，均为在一侧下肢向前方迈出时髋、膝关节呈屈曲状态。而 a-2 至 a-3 的运动过程与 b-1 至 b-2 是相同的，都是一边使两髋关节伸展一边使躯干成为垂直位。如果是从各关节的活动的角度来看这两种运动模式，可以说，两种站起的方式中是进行着同样的活动，也可以说是用同样的运动模式，只不过是在站起运动的过程中髋、膝关节屈曲、伸展运动的顺序不同。从四点支持位成为 a-1 时，是从用两手和两膝支持体重的姿位开始的，这种姿位的基底支持面积大，身体的重心点也低，是从这样的姿势上屈曲一侧髋、膝关节并向前迈出一足的运动过程。另一方面，从 b-2 向 b-3 移行时也是用一侧下肢负荷体重，但是此时身体重心要比 a-1 时高，基底支持面积也小，是在这种姿势上迈出对侧下肢。两种运动模式虽然相同，但是因为上述的区别，所以 1 岁的小儿只能进行 a 项运动模式，而 b 项运动模式则只有 3 岁以上的小儿才能进行。之所以有这一差别，是因为这项移动运动的发育与小儿的姿势保持机构是否成熟有关。

4. 步行运动模式

（1）小儿步行运动模式

1）高姿卫兵步行模式：小儿在刚刚开始学步时，常常出现将两上肢高举的步行姿势，称之为高姿卫兵（high guard）步行的模式（图 2-6）。

这种步行的模式是同侧的上、下肢一边进行交替地伸展、屈曲活动一边向前移动的非对称性运动模式。这种步行模式中，躯干的侧屈活动和摆动期中的下肢的活动都是呈现原始的屈肌模式，为了使身体取得平衡用高举的上肢来代偿之。步行时双肩和双侧骨盆之间无回旋，是同步的活动，即同侧的肩和骨盆同时向前或向后活动，没有交替的前后运动形式（图 2-7）。

小儿步行的开始时间存在着明显的个体差别，早者 8 个月，晚者可至 12 ~ 14 个月，均属正常范围。

2）对侧上、下肢交互的步行运动模式：小儿在 3 岁左右可以形成两上肢分别地在身体的一侧交替地摆动，对侧上、下肢交互的步行运动模式，在步行中同侧的肩与骨盆成反向的运动形式（图 2-8）。

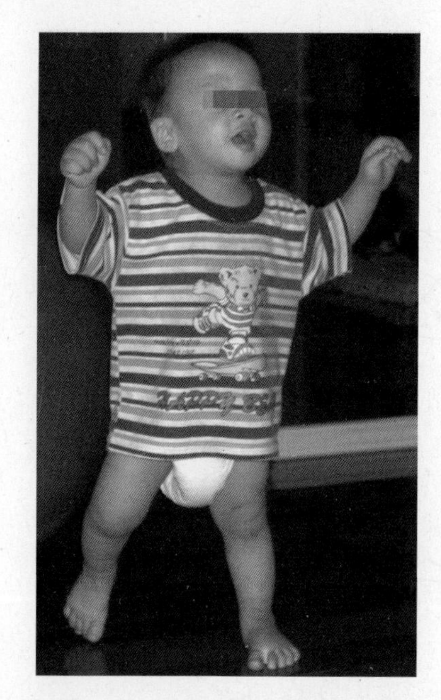

图 2-6 高姿卫兵姿势（挑担样步行）

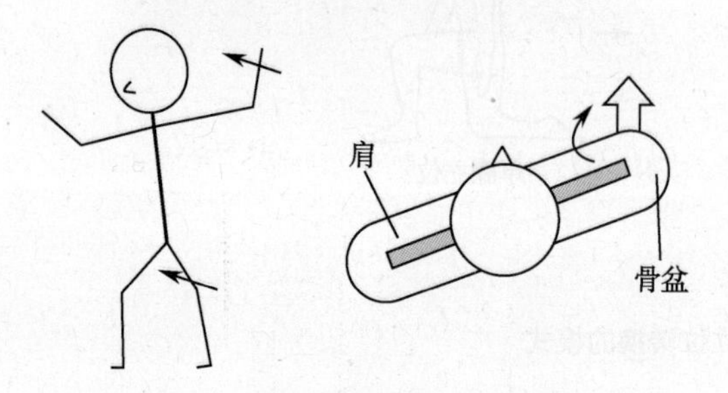

图 2-7 初期步行的肩与骨盆间关系

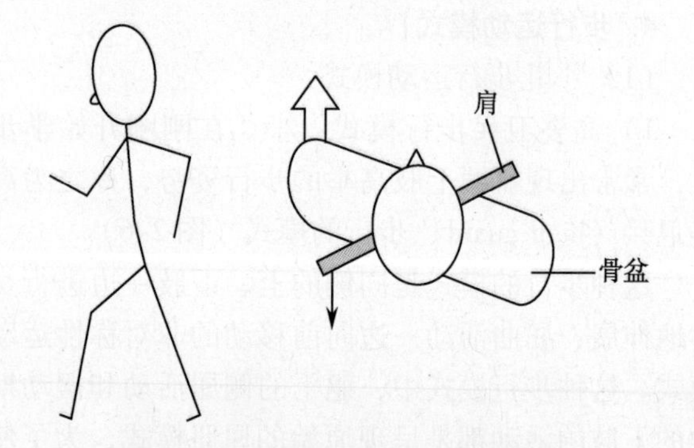

图 2-8 成熟步行的肩与骨盆间关系

3）实用、成熟的步行运动模式：小儿大约在6～7岁时转换为成熟的、实用的步行运动模式，其方式基本与上述的2）相同，但是较2）更为成熟与实用。

小儿的步行运动模式随着其月/年龄的推移而发生变化，四肢、躯干之间在活动上的相互关系是从开始时的相同肢体的屈曲、伸展的左右对称运动，或者同侧肢体的伸展、屈曲的交互的左右非对称运动向四肢交互的、对角线的步行运动模式发育的过程。

（2）迈步运动的发育过程：将下肢有节律的交互运动称为迈步运动（stepping movement），人类为了保证步行运动的进行必须具备如下条件：

1）抗重力机构的成熟。

2）维持平衡能力的成熟。

3）可以进行踏步运动。

4）向前的推进力：这种推进力则必须在具有上述的三个条件的基础之上才能发挥作用。

通常把新生儿的迈步运动称为自动步行（automatic walking），新生儿的抗重力机构和推进力尚未成熟，只不过是由检查者扶持其腋下使其足底着床，一边轻轻地向左右倾斜其身体一边再使前倾，这时新生儿会出现下肢交互地前行的动作，这就是自动步行。2～4个月时这种自动步行逐渐消失，而后在7～9个月时又出现，在3～4个月至7～9个月之间发生了交互运动消失的时期，但是在这一时期内，如果将小儿放入水中或者使其头部背屈，仍可以诱发出这一交互运动。

对于7～9个月的婴儿，只需将其躯干轻轻地前倾就会出现其下肢迈出的向前方的交互运动，称此为迈步反应。在这一时期抗重力机构正在向成熟发育的过程中，但是立位的平衡反应和推进力尚未成熟。至1岁半左右，立位的移动活动趋于稳定，下肢可见到有节律的交互运动，平衡和推进力也逐步趋向成熟。

以上叙述了正常小儿的移动运动模式的发育过程及其发育顺序，但是并不是所有的小儿都完全按着这一顺序发育。有的小儿可能不经过腹爬而突然开始四爬。在四爬运动中也可能不经过相同肢体的对称性运动模式而直接开始四肢交互的、对角线的四爬运动模式，或者不经过四爬而直接开始步行等。另外小儿并不是一掌握了后面的运动模式就再也不用之前的运动模式了，根据个体的需要，有时还会应用前面的运动模式，注意这并不是运动发育的倒退或迟缓。所以，对小儿的运动发育评价决不能凭一次短暂的观察就能下结论，要反复多次地进行。

（陈秀洁）

第三节 婴儿姿势的发育

一、仰卧位的姿势发育

• 新生儿：颜面经常向一侧扭转，上肢伸展，髋、膝踝关节屈曲，足放于床上。

• 1～2个月：近似于非对称性紧张性颈反射姿位，当头部转向一侧时，颜面侧上、下肢伸展，后头侧上、下肢屈曲。

• 3～4个月：接近四肢对称的姿位，髋关节进一步屈曲，两足可以抬起并离开床面。

• 4～5个月：头部居中，颜面处于正面。四肢呈屈曲对称姿势，足趾屈曲。髋关节与前1个月比较出现进一步地屈曲，臀部也可从床上抬起，膝关节伸展或屈曲，可以进行屈膝抬臀的所谓“搭桥”动作，基底支持面积缩小。

• 6～7个月：自己抓自己的脚，并可以抓脚入口。髋关节、躯干明显屈曲，膝关节仍然伸展，取「手—口—足」的姿势。臀部与肩部可以抬起，使基底支持面积进一步缩小，开始进行向俯卧位的翻身运动。

• 7～8个月：开始不喜欢仰卧位，将小儿放至仰卧位上他会立即翻身成为俯卧位。

• 6～7个月的小儿出现用两只手握持自己的两足放入自己口中的姿势，而且可以抓住两脚左右摇动自己的身体，这就表明仰卧位姿势的发育已经成熟。也可以说这一姿势是在为翻身运动做准备，这样的姿势不仅是将足高举，而且会使躯干的屈肌有力地收缩。另外如果可以保持这样的姿势，就可以不使两足落于体侧，从而容易使身体翻转成为侧卧位。然后，如果在侧卧位上能够在下肢与躯干的伸展相上用肘支撑躯干，则易于使身体移行至俯卧位，于是就能使小儿完成了翻身运动。小儿取「手—口—足」的姿势时基底支持面仅为背部，比新生儿时的基底支持面积明显缩小。而且此时身体的姿势呈左右对称，并且可以持续地维持着将下肢高举的姿势，说明姿势保持机构已经发育成熟。仰卧位姿势发育的推移总结如图2-9所示。

力学的变化	基底支持面：大→小 身体重心：低→高
构造的变化	屈曲占优势→各种各样的构造 单纯→复杂 限定→多彩
姿势控制机构	未熟→成熟

图2-9 仰卧位姿势发育的推移

二、俯卧位的姿势发育

• 新生儿：头部经常扭转向一侧，偶尔可有瞬间地抬起。上、下肢均屈曲，手与足接近躯干。同时，由于髋关节的屈曲而使臀部上举，身体呈现为头低臀高位（pelvic hight）。

• 1～2个月：可瞬间抬头至45°，两下肢稍外展，身体呈现为头臀同高位。

• 3个月：可抬头45°～90°，上、下肢由此前的屈曲状态开始逐渐向伸展弛缓，肘向肩的方向靠近，膝部也离开髋关节。开始可以以肘为支点支持躯干，身体呈现为头高臀低位。

• 3～4个月：可以用两肘支持体重，呈头部和颜面从床上抬起的两肘位支持姿势（two elbow support position）。胸部离开床面，抬头至90°，有时四肢完全伸展。

• 5个月：可以取用双前臂支持体重，下腹部着床的姿势，下肢可有快速地屈、伸活动。

• 6个月：可以用双手支持体重即手位（on hands），这一时期小儿可以出现在髋关节伸展状态下，膝关节或屈曲或伸展，两足绞在一起的动作。也可以上、下肢均离开床面，即所谓的飞机姿势或称游泳姿势。

• 7个月：可用一只手支持体重，另一只手抓取玩具。开始能动地进行向两侧翻身的运动，即在翻身运动中出现了肩关节和骨盆的分离活动。

• 8～10个月：可以取用两手两膝支持躯干的四点支持位。

• 9个月：开始向后退行的运动，部分小儿可以出现腹爬运动。

• 10个月：腹爬运动发育成熟，部分小儿可以出现四爬运动或抓物站起。

• 11～12个月：四爬运动和抓物站起运动发育成熟，部分小儿可以出现高爬运动。

• 12个月：仍有高爬运动，开始取立位或开始步行。

小儿在俯卧位上的姿势发育与仰卧位相同，随着月龄的增大其基底支持面逐渐缩小，身体重心逐渐升高，俯卧位的发育的推移情况请参照图1-13。

三、从仰卧位向坐位拉起的发育

• 出生时：上、下肢屈曲，颈部伸展。

• 生后24～72小时：下肢外展，肘伸展，颈部伸展。

• 2 个月：上肢伸展，下肢外展，颈部半伸展，颈部可有一过性的竖直、前屈。

• 3 个月：在拉起的中途，颈部与躯干延长线平行，竖颈时间较 2 个月时延长。

• 4 个月：颈部与躯干延长线平行，下肢有时屈曲。

• 5 ~ 6 个月：在拉起时颈部与躯干已经平行，四肢屈曲，小儿可与拉起的力量协力地起来。

• 6 个月：拉起时颈部可前屈。

• 7 个月：上肢屈曲，下肢伸展。

• 12 个月：下肢伸展，但是并不从床上抬起。

• 24 个月：上、下肢均伸展，在颈部与躯干平行的状态下坐起来。

四、坐位的姿势发育

• 新生儿：扶持坐位呈全前倾状态（图 2-10a）。

• 2 个月：扶持坐位呈半前倾状态，偶有颈部的竖直，仅可保持 2 秒。

• 3 个月：扶持坐位仍呈半前倾状态，颈部的竖直可保持 30 秒（图 2-10b）。

• 4 个月：扶持坐位仍呈稍前倾状态，开始竖颈，但头部有时出现摇晃现象。

• 5 个月：支持小儿的腰部可以坐，为扶腰坐姿势。

• 6 个月：无需扶持，小儿自己可用两只手支持呈拱背坐姿势（图 2-10c）。

• 7 个月：无需支持地取直腰坐位，可保持 1 分钟（图 2-10d）。

• 8 个月：在坐位上身体可以回旋，即扭身坐位或自由坐位，可以从俯卧位转换为坐位（图 2-10e）。

• 9 个月：可以在坐位上自由地玩耍，脊柱伸展至腰椎的下 1/3 处，两下肢轻度屈曲。

• 10 个月：稳定的坐位，可长时间的独坐，自由地玩耍（图 2-10f）。

• 11 个月：坐位的发育已经完成，各方向的平衡反应和保护伸展反应形成，可在坐位上缓慢抬起下肢。

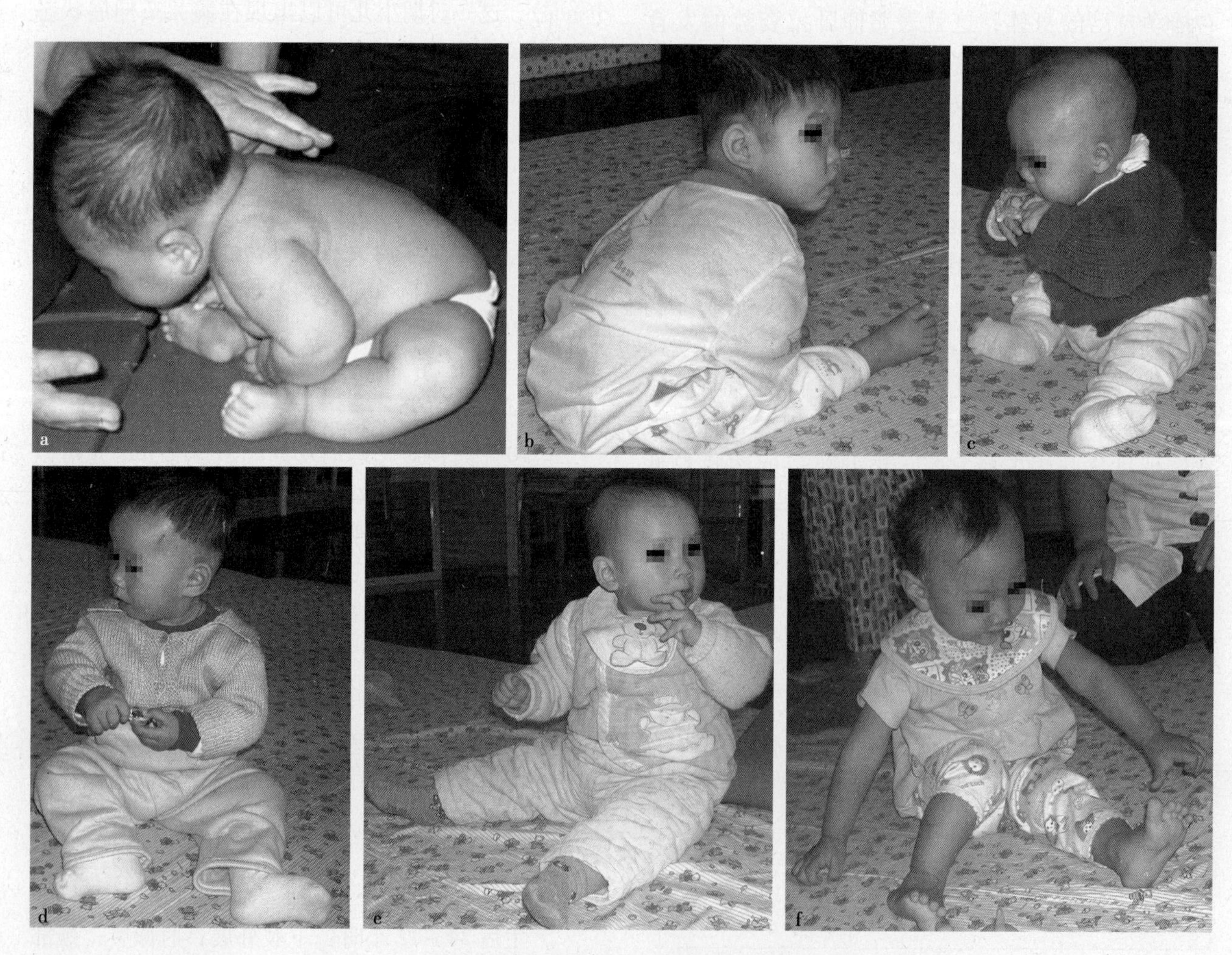

图 2-10 坐位的各个发育阶段示意图

五、立位、步行的姿势发育

• 新生儿：存在阳性支持反应和自动步行。

• 1～3 个月：扶持立位时两下肢呈半伸展半屈曲状态，一般 3 个月开始阴性支持阶段。

• 4 个月：扶持立位时两下肢仍呈屈曲位，偶可见足尖站立的状态。

• 5 个月：两下肢负荷体重的能力增强，稍加扶持即可站立。两下肢伸展如柱状，可负荷体重 1～2分钟，仍有足尖站立的状态。

• 6 个月：扶持立位时两下肢可负荷体重，可有跳跃动作，足尖站立状态消失。

• 7 个月：运动形式发生改变，扶持立位上常有自行下蹲后再站起的动作，即出现双下肢的反复的屈曲、伸展的动作。

• 8 个月：扶持立位上可以完全地负荷体重，喜欢不断地跳跃，可自己扶持物体站立。

• 9 个月：可抓物站起，检查者扶持小儿的两手时也可以站起。

• 10 个月：扶物站时可抬起一只脚，可以呈膝立位和单膝立位的姿势，并可在这两姿位上站起来。

• 11 个月：立位趋于稳定，可扶物向侧方行走。

• 12 个月：可独站，牵其一只手即可以行走，部分小儿可以开始独立步行。

• 14～15 个月：可独立步行数米，可爬上楼梯，可以自己从站立位转换为下蹲位。

• 18 个月：步行时仍偶有跌跤，牵其手可以上楼梯，开始笨拙地跑。

• 24 个月：可下楼梯（两步一阶），会跑步，可踢球，可扶栏杆两步一阶地上楼梯。

注：两步一阶即一足迈上或下到一级台阶后，另一足在前行中仍站于同一级台阶上，然后再开始下一步，而不是直接上或下至一级台阶上。

• 30 个月：可独自两步一阶地上楼梯，会滑滑梯，会故意用脚尖走路。

• 36 个月：可上、下楼梯，上的时候可一步一阶，下的时候则两步一阶，会骑三轮车。会单足站立，可从高处往下跳，基本形成成熟的步行模式。

• 48 个月：可以一步一阶地上、下楼梯，会用一只脚原地跳跃。

• 60 个月：可以跳着走路，会翻跟斗，会打秋千。

姿势与运动的发育是密不可分的关系，所以在以上叙述的姿势发育过程中有许多运动的发育过程，以便于学习理解。

（陈秀洁）

第四节　精细运动发育

精细运动即手和上肢的运动功能，上肢的精细运动功能是在人体获得了基本的姿势和移动能力发育的基础上发展起来的。另外，视觉功能的发育也同样受到姿势和移动能力发育的影响，而视觉功能反过来又可促进上肢精细动作的发育。因此，可以说，姿势和移动、上肢功能、视觉功能三者之间是一个相互作用、相互促进共同发育的过程。

一、精细运动发育过程

（一）上肢功能的发育

1. 上肢功能发育的特征　上肢由肩、肘和腕关节组成，使得手能够有很大的活动范围，从而进行各种操作。另外，肩关节本身也有很大的活动范围，从而可以使手伸向空间的不同位置。腕关节由桡骨、月状骨和舟状骨等组成，而肘关节又连接了尺骨和肱骨，这种结构可以缓冲腕关节所受到的冲击力，免于将其传递到肘关节和肩关节处，从而避免身体近端关节的损伤，可以说上肢是支撑性的辅助结构。

2. 上肢的神经支配　来自大脑皮层的运动神经支配远端关节和手指的分离运动，来自脑干的运动神经控制着姿势和近端关节，从而能满足对运动的精细调节和进行选择性运动。

3. 手的功能

（1）手的解剖学特点与功能的关系

1）操作便利：手掌呈拱形、手指能进行对掌运动，因此能够容易抓握住和把持住物体。

2）双侧性分担功能：用一只手按住物体，另一只手便能操作。

3）手指的数目与长度比：5 个手指从功能角度上是必要且充分的，另外拇指和示指的长度比例适宜等均便于精细运动的操作。

4）手掌的特殊结构：皮下组织、皮肤、指甲、汗腺等均有利于提高手的可操作性。

（2）手的功能

1）攻击动作：即手面向周围的环境，向环境靠近，是做伸出动作。

2）保护动作：即手指远离危险的环境，借以保护自己，是做屈曲动作。

3）识别能力：用手识别不同于用视觉去识别，通过用手触摸可以识别对象物或物体的属性，如物体的形状、性质、大小、质地等。

4）感知运动的变化：通过用手触摸可以知道手的动作以及身体各部位之间的空间位置关系，即手的位置觉功能。

（二）视觉功能的发育

1. 视觉的作用

（1）识别能力：眼与手同样有识别能力，但视觉起绝对优势作用。与触知觉相比，视觉也有有利的一面，因为视觉可以只凭远眺一下就可以识别对象或物体，不必须去用手触摸，因此视觉活动可以节约能量。另外，视觉的远眺可以使人们避开危险的环境，保存个体的生存。

（2）视觉信息可对情绪起安定作用：人类根据视觉信息把握状态可以得到安心感，如果蒙上眼睛治疗牙齿，会增加患者的恐惧感。

2. 视觉功能的发育

（1）反馈处理阶段：为从出生至2个月的时期，这时期只有瞳孔反射和眼睑反射等防御性的反应，眼球只能跟随头颈部的转动而转动，追视范围很小。当有强烈的物体刺激时可以获得视觉定位和注视，但由于眼球的控制尚不充分，眼球会向一侧固定，用单眼看物体。由于非对称性紧张性颈反射（ATNR）的影响，会妨碍眼球的自由活动，但有助于向上肢伸展的一侧注视。

此阶段的小儿在一定程度上通过视觉可以感知物体的存在，但无法进行细致的辨认。

（2）辨认物体阶段：为从3个月到6个月的时期，屈曲模式逐渐减轻，头部能在仰卧位时保持在正中位，眼球的控制能力不断增强。眼球可以自由地活动，能区别不同人的面孔，两眼可以注视物体。4个月左右，当头部能左右转动时就平稳地进入了追视和视线转移的发育阶段。

眼球的运动控制的发育顺序：首先是水平方向的运动，其次是垂直方向的追视运动，最后是斜向追视功能的发育。

（3）精细辨认物体阶段：小儿7个月以后，随着眼球追视功能的进一步发育，眼球的精细运动能力提高，开始能够辨认物体。6个月时眼睛已经能够快速的运动，并能够通过正确的调整眼球转动来辨认不同焦距的物体。在开始抓物以前，视线转移能力是眼球运动的最基本条件，其视线必须跟随物体和手的动作。

另外，要能安全地在周围环境中转动自己的身体，有必要具备环境空间深度的知觉，这就依靠眼球的调节辐辏运动来完成。所谓的辐辏运动是两眼朝向相反方向运动的形式，其难度高于眼球在水平方向上的追视运动。正确的空间深度知觉还有助于了解自身运动时与周围物体间的位置关系从而能感知物体的存在，以免发生碰撞。

（三）手和眼协调能力的发育分期

上肢功能的发育包括抓握、伸手、操作、注意等，根据其发育特征可分为如下4个阶段。

1. 第一期——手张开和双手会合期 为0～3个月的时期，此期上肢受生理性屈曲的影响明显，但是一旦紧张稍有缓解既可见到腕关节的背伸、手指张开的动作。再遇到外界刺激又会立即屈曲呈手握拳头的屈曲内收现象，称其为回卷现象（flexor recoil phenomenon）。

在仰卧位上稍有活动就会出现伸上肢的连带动作，而在俯卧位上，因有对称性紧张性颈反射的影响，不能做上肢的分离运动。

当在仰卧位上两肩胛带成为对称姿势后，手腕即可移到正中线位置，当手能够到口时首先必须是由视觉来确认手到口之间的身姿位置，然后会看到一只手，进而是另一只手。随着颈部控制能力的提高，可以看到自己移动中的手，视线也会从手移动到物体，再从物体移动到手。

上肢与躯干的分离运动、眼和手的协调运动发育的促进机制是，腕关节的无规律运动、拥抱反射、俯卧位的抬头和肩的压低等抗重力状态，使得身体各部位之间产生了相互作用。

2. 第二期——手功能开始发育期 为4～6个月的时期，随着翻身、坐起等运动能力的获得，开始了伸手、握持等手的功能发育时期。

（1）仰卧位上手伸向上方：当颈部、肩胛带、躯干的抗重力伸展活动发育后，身体的姿势位置对上肢的影响逐渐减弱，此时在仰卧位上能将手伸向上方。随着躯干稳定性的增加，上肢能够带动肩胛带一起向前。

（2）俯卧位上各关节间尚未出现分离运动：无论上肢还是下肢，只要有某一个关节出现伸展或屈曲动作就会引发其他所有关节的伸展或屈曲。同样，躯干的伸展活动也会诱发四肢的伸展活动，乃至全身。随着躯干抗重力伸展的幅度增加，为了使髋关节呈完全伸展状态，必须使身体的重心转移到臂部下方，这样就会使向前伸出一侧上肢的活动变得容易。

（3）视觉诱导的伸手和握持动作：这一时期眼球已经能够平稳的进行运动，能够完成视觉诱导的伸手和握持动作，能伸手抓住物体，能将物体放入口中，或边摇晃、拍打等。

这一阶段具有本能的握持反应，即在刺激桡侧手掌时会出现抓握动作，这是视觉诱导的手的方向性反应，也可以说是一种视觉诱导的握持能力获得前的伸手动作反应。

（4）感知觉和认知觉的产生：俯卧位上，在上臂的支撑下身体可以左右移动，促进了上臂回旋活动的练习，由于上臂的旋外动作使眼睛能够容易看到手内握持的物品。随着视线对手和物品两方面的注视，使得手的活动、手的感觉和视觉信息有机地结合在一起，最终经视觉神经通路，对物体产生了感知觉和认知觉。也就是，只要看到过的东西，就能回想出该物体的感觉、触觉和运动觉。

3. 第三期——手功能的多样化发展时期　为7～9个月的时期，进入了用手引导眼睛，手功能的多样化发展时期。此期婴儿采用坐位、四点支持位、膝立位等姿势，并且进行上述各种姿势的转换。在这一系列的转换动作中，要靠上肢伸展的动作去支撑身体，借以保护身体。这样就使手的功能得到了迅速的发展和提高。同时，随着抗重力伸展姿势的稳定发育，伸腕和伸手功能也得到了发展。

另外，通过四爬移动使手掌逐渐具备了支撑身体体重的能力，也促进了形成拱形形状、手指的伸展、外展也促进了手掌的桡侧和尺侧的功能分离，也进一步促进了手指对指功能的发育。

4. 第四期——上肢功能的熟练期　为10～12个月的时期，是手指操作等上肢精细动作发育的熟练阶段。

在坐位上已经不需要用手去支撑身体，使腕关节和手指的活动被解放出来，并因而使手指的功能得到了进一步的发育。当尺侧3个手指能够屈曲后，使尺侧有了稳定性，就能够完成用示指指物的动作。并且，可以将小的颗粒物放入小的容器中，即开始进行有目的的分离动作。

在站立位上，一开始时尚需要用上肢去维持平衡，如挑担样步行等。之后，上肢在步行中起到协调的作用，但也可以拿物步行等，完全被解放。

在手的动作开始前，一般是先由视觉去引导手指的活动，一旦习惯后，即使眼睛不看，手指也能顺利完成操作活动。

（四）手和眼协调能力的发育顺序

小儿到了12个月时，两手和两上下肢的运动协调能力得到了进一步发育，具体的发育顺序如下：

1. 从整体运动向分离运动发育　在眼球的运动和上肢的功能发育稳定的基础上，运动向进一步精细化发育。同时，随着躯干稳定性的增加，上肢的运动由整体连带运动逐渐向手指的精细运动分化发育。

2. 抓握的稳定点由近端逐渐向远端发育　手的抓握功能的发育顺序如下：

（1）手掌外旋抓握：由于躯干的稳定使肩可以活动，肩的活动带动上肢的活动，上肢的活动使手掌外旋抓握。

（2）手掌内旋抓握：手掌内旋抓握是以肘部和前臂为中心，肘部和前臂活动的前提是肩和上臂的稳定。

（3）三个手指的静态抓握：在肘部和前臂具有稳定性的基础上，促进了手指关节的发育，因而使得三指抓握成为可能。

（4）三个手指的动态抓握：当手指关节具有稳定性后可保障手指的运动，并因而使手指握笔使笔尖运动等动态的抓握方式得以发育。

3. 眼和手发育的共同形式　眼和手的发育过程具有共同的特征，即为无目的（random）→到达（reach）→抓握（grasp）→操作（manipulation）的顺序性发育过程，具体如表2-1所示。

4. 从手掌抓握向手指抓捏发展　又称为抓握手向抓捏手发展，即在上肢动作未分化前，是用整个手掌抓握，随着稳定点移向远端关节，开始用手指抓捏物品。

5. 从尺侧抓握向桡侧抓握发展　当前臂具备了旋转运动功能后，逐渐从尺侧抓握向桡侧抓握发展。

6. 从抓握向放开发展　人出生后首先学会的是抓握，随后才能学会将手中抓握的物品放开的动作。放开的动作比抓握的动作更为精细，更具有目的性。

7. 从手到眼的发育　婴儿早期对物体认识的主导是眼睛，手的活动主要是由本体感觉和触觉刺激来诱导。逐渐发展为由视觉刺激来诱导，最终发展成为只要触摸一下物体就会像用眼睛看见一样感知物体。

表2-1 眼与手发育的共同过程

发育的顺序	眼	上肢
无规则运动（无目的）	• 环境视觉为主：视觉反射、不规则的眼球转动	共同运动形式或反射 全伸展或全屈曲
定向运动（到达）	视觉发挥了定向作用	将上肢伸向目标物
紧紧抓住对象物（抓握）	• 视觉起固定作用：两眼注视物体	紧紧抓牢物体
操作阶段	• 视觉操作：调节、辐辏和视线转移	手指抓捏、回旋等精细动作

8. 从防御手到功能手的发展 手在遇到有害刺激时会出现回缩的防御反应，这是最初的反应，逐渐地向感觉手、探索手、功能手发展。

9. 利手的发育 当手能超过中线伸展时，就会出现一只手作为利手来应用。一般在4～6岁时就能辨别出哪一只手是利手，而另一只手就做为辅助手使用，两只手职责分明。

10. 手的运动与感情的分化发育 上肢的运动发育原则是分化，这一点可以通过身心活动来认识。如有的人以抬肩、握拳等活动来表示愤怒、不安等情绪。但是，随着姿势运动与感情的分离，这些动作逐渐不再被感情所支配。

二、手功能发育的具体顺序

手功能发育与粗大运动功能发育同样是随着小儿月龄和年龄的增长而逐渐地向成熟方向发育的过程。

• 新生儿：因握持反射的存在而出现反射性的强握，拇指内收，在被动地使其手张开时有抵抗。

• 2个月：两手开始偶尔地张开，张开的时间逐渐延长。

• 3个月：两手完全张开，并可以握住放入其手中的物品。可偶尔拽自己的衣服，但不灵活。

• 4个月：注视自己的手，两手可握在一起，手可入口。开始了正中位指向的发育和用手或口触物的动作。

• 5个月：可将自己手中任何的物品放入口，会用两只手进行各种动作，出现有意识的抓握动作，抓握方式是尺侧握。仰卧位上，可以将手伸向上方去触摸玩具，但是，尚不能准确地抓握。

• 6个月：是小儿的手的运动发育的转折时期，可以伸手抓住玩具，可以用全手握的方式握住玩具。可敲击桌上的玩具，可以拍打自己镜中的影像，可以将玩具从自己的一只手递向另一只手。

• 7个月：开始桡侧握物，可以以拇、示、中指三个手指为主抓取物品，可拾起掉下的物品。

• 8个月：仍为桡侧握，可用拇、示指拿起葡萄干大小的物品，同时其他三指处伸展位。偶尔可以用两只手牢固地握住玩具。

• 9个月：可以用拇、示指的末节的腹侧捏物；可随意地松开握在手中的物品；既可以用两只手也可以用一只手去握物；手可以伸过身体的中线，即对角线地伸出。

• 10个月：两只手出现协调动作，可以两只手各握一物品互相敲击玩耍；可以在桌面上用前臂支撑着身体地用拇指与示指对立捏物。

• 11个月：可用拇、示指的指尖捏物，但是捏物之后手仍要放在桌面上，不能拿起来。

• 12个月：可用拇、示指指尖呈钳形捏物，捏物之后手可以抬起并离开桌面。

• 15个月：可以把一小的物品放入杯或瓶中，也可以从杯或瓶中倒出物品。

• 18个月：可以搭2～3层积木；能把一只杯子中的水倒入另一杯子中。

• 21个月：可以搭4～6层积木；会用铅笔在纸上乱画。

• 2岁：可以将2～3块积木排列成一横列；可以拧开带螺旋的瓶盖并拿下来；可以一页一页地翻书；可将细绳穿入珠的小孔内。

• 2岁6个月：会用剪刀乱剪纸和布。

• 3岁：会用积木搭成门或隧道的形状，在搭积木时手可以不触到桌面；可以伸直上肢去抓球。

• 4岁：可以在上肢屈曲的状态下去抓取大球，并可从头顶上向外抛球。

• 5岁：可以使用剪刀剪各种物品。

• 6岁：可以用一只手去扶持物品用另一只手去做事；可以掷球、拍球；6～7岁阶段握笔的方式基本成熟，基本上与大人一样。

• 7 岁：可以使用锤子钉钉子；可以做投掷和击打球的游戏。

• 8 岁：可以用一只手去抓取球；可熟练地应用剪刀。

三、握笔方式的发育

Rosenbloom 对小儿握笔方式的发育过程进行了研究，并将小儿的这一发育过程区分为四个阶段。

1. 大鱼际在上的尺侧握笔阶段　平均月龄为 27 个月，握笔时是用尺侧的四个手指，即拇指不参与握笔的活动，书写时前臂呈旋前与旋后的中间位，大鱼际在上方。

2. 小鱼际在上的尺侧握笔阶段　平均月龄为 33 个月，握笔时仍然是用除拇指外的尺侧 4 个手指，但是在书写时前臂呈旋前位，小鱼际在上方。

3. 三角架式握笔阶段　平均月龄为 42 个月，握笔时已经开始用手的桡侧，即用拇、示、中指三个手指握笔。在书写时小儿的前臂和手不放在桌面之上，是靠腕关节和肘关节的活动来做写字运动。这样，上臂、前臂和手握住的笔三者形成类似三角架样的姿势，并因故而得名。

4. 成熟的握笔方式　大约平均为 68 个月，已经逐步发育为成熟的握笔方式，即用拇、示、中指握笔，前臂放于桌面上，书写时已经无需活动前臂，而是通过手的内部肌肉的活动来做写字运动。

上述的各阶段的平均发育时间是日本的前川喜平对 272 名 1 ~ 8 岁的正常小儿的握笔方式的发育过程进行跟踪调查而得出的结论，供读者参考。

（陈秀洁）

第三章

小儿神经系统检查方法

婴幼儿的神经系统检查不同于成人，因两者的神经系统症状差异很大，加上在检查时患儿的不配合，所以常应用一些与检查成人时所不同的检查工具和方法。对婴幼儿的神经系统检查首先要仔细地观察小儿，然后尽量在小儿不哭泣的情况下进行所要检查的项目。检查时为了避免患儿的恐惧最好是不穿白服，同时检查场所的氛围也要适合于小儿，如可以在游戏室内或特别的场所进行。检查的用具主要有叩诊锤、音叉、眼底镜、卷尺、小电筒等。此外，还应准备立方形的积木、小球、布娃娃、带响的玩具、可以引起小儿兴趣的动物画本以及诸如钱币、钥匙、纸、笔等在检查时应用的物品。

检查前应确定小儿有否智能障碍，可以根据婴幼儿对光、布娃娃等的注视和追视，对玩具的关心程度及反应情况等判定小儿的反应情况和认知功能情况。幼儿可以通过语言的发育情况、生活习惯、对简单的提问的回答情况来大体地判定智能发育情况。这些只是初步的判定方法，如果欲详知小儿的智能发育情况，应该应用智能测定量表进行测定。

第一节　体表、脑神经的观察与检查

一、体表的观察与检查

1. 颜貌　观察颜面左右是否对称，下颌是否短小，前额是否突出、人中的长度大小等。

2. 头部

（1）头部的形状：圆形、方形、三角形等。

（2）头部：有无下列情况，如尖顶、横径宽大、后头部扁平、舟状头等。

（3）头的大小：测量头围，检查颅骨有无变形等。

（4）头发：色泽是否是黄褐色，有无限局性白发，发际是否低位等。

（5）前囟门：大小，有否膨满或隆起，闭合情况，若已闭合询问闭合时间。

（6）颅缝：正常新生儿冠状缝可达4～5cm，若鳞状缝（顶颞缝）裂开则应注意是否有脑积水。正常情况下，6个月以后颅缝完全闭合，当颅内压增高时可使颅缝裂开，叩诊头部可有“破壶音”（Macewen征阳性）。

（7）头颅听诊：要在安静的场所，用钟罩式听诊器放于乳突后方或额、颞、眼窝及颈部的大血管处，正常婴幼儿约有50%～75%可在眼窝部听到收缩期杂音，6岁以后就不再容易听到。如果杂音粗糙响亮或两侧明显不对称，应考虑可能有动、静脉瘘等血管畸形，如在枕部听到杂音考虑可能有小脑肿瘤。

3. 眼睛

（1）两眼间距：是否过大，我国测定的小儿内眦距离的平均值是：新生儿2.3cm，3个月2.6cm，7个月2.7cm，1岁2.8cm，3岁3.1cm，5岁3.2cm，7岁3.3cm，成人3.4～3.6cm。

（2）有否斜视，眼球的大小及有否突出，眼裂大小，眼睑有无下垂，眉毛和睫毛有无异常等，若有需要可再进行其他必要的专科检查。

4. 鼻　有否畸形，如是否是鞍鼻等；鼻翼的大小，鼻根部有否隆起，鼻的横径是否有像被捏住样的狭窄（narrow pinched nose），是否是鸟嘴样鼻等。

5. 耳

（1）耳的位置：是否过低或过高，耳的位置的高低可根据耳上缘与双侧内眦水平线之间的关系来判断，如果耳的上缘低于双侧内眦水平线者为耳位低。

（2）耳廓：有否畸形，耳廓的大小，有无皮肤窦，有无耳孔等。

6. 口腔　口的大小，舌的大小，软腭及硬腭有否腭裂，有无高腭弓。悬雍垂有否分离，有无唇裂，牙齿的齿列是否整齐，齿龈有无隆起，舌系带的长短等。

7. 颈部

（1）有无短颈，翼状颈；甲状腺有无肿大。

（2）观察竖颈的情况：颈部有无过度屈曲或过度伸展，有否固定的向一侧扭转等。

8. 胸、腹部　有无胸廓变形，如漏斗胸、鸡胸、扁平胸，胸廓狭窄。另外观察胸骨的大小，有无两乳头距离过大，有无副乳等。腹部有无脐疝和腹股沟疝，有无腹直肌断离等。

9. 脊柱

（1）有无前弯、侧弯、后弯，有无脊柱裂、脊膜膨出，有无叩击痛。

（2）观察脊柱的伸展情况，已经伸展到的部位等。

10. 外阴部　男孩有无隐睾、小阴茎，女孩有无大阴唇形成缺陷等。

11. 四肢　有否左右非对称，有否肢体短小，手足的大小等。

12. 手和足

（1）手指的长短，有无多指和并指，第5指是否有短小和单一屈曲线。

（2）指甲的形成情况，有无手指和足趾骨的缺损等。

13. 手掌纹和足底纹　手掌有无通贯手掌纹，有无腕三叉线高的现象，有无指纹异常，有无指尖皮肤隆起的异常；足趾的踇趾球部有无涡状纹和蹄状纹等。

14. 皮肤　全身皮肤有无白斑、咖啡牛奶斑、局部性多毛、血管瘤、皮肤窦、皮质腺瘤、色素性斑块等。

15. 其他　有无先天性髋脱位（LCC）、O形腿、X形腿等。

二、脑神经检查

（一）嗅神经

如果新生儿的母亲是糖尿病患者，应对其嗅觉进行检查，因为这类小儿患先天性嗅球缺陷的较多。检查方法是将牙膏、香精、橘子等物品放于小儿的鼻子附近，观察小儿对其味道的反应，可以通过新生儿表情来判断。注意，不可用对三叉神经有刺激的物品，如氨水、浓酒精、胡椒、樟脑等物品。

（二）视神经

1. 视觉和视力　通过对小儿追视的检查可以判定其视觉的有无和视力的大体情况，同时也可了解小儿对外界的反应状态。婴幼儿检查追视应该用一个直径大于8cm的红色圆环，1个月的小儿在仰卧位上眼球可随环转动90°，即向左、右各转动45°，3个月时可达180°，即向左、右各转动90°。

在临床上常有家长因发现小儿不能追视而以为是视力问题而来就诊，其实这其中的大部分是精神发育迟缓的患儿。

视动性眼震检查法：对小儿的视力检查，可以根据其追视、注视、抓取小的物品等的情况来初步判定。需要确切的视力时可用视动性眼震（optokinetic nystagmus）的方法检查。具体方法是用眼运动带（optokinetic tape）进行检查，眼运动带是在一长条状的布上画上一定距离的条纹，检查时放在小儿眼前50cm处让小儿看，当向左、右方向活动眼运动带时，正常小儿则可以出现眼震，如果出现了眼震就说明小儿具有皮质性视觉。也可以根据眼运动带上的条纹间距的大小和放在小儿眼前的位置来大体上判断小儿的视力。

确切的视力检查对大龄儿可以应用视力表，对小龄儿则可以应用图画视力表来测定。例如，用Landolt环取代普通视力表的字，即将一端有缺损的大小不等的图形环按顺序排列，2～3岁的小儿可应用此视力表，通过其对缺损部位的判断的正确与否来判定视力。

2. 视野　当一小儿的眼球运动无异常，却发现其在看物品时需要转动颜面，应怀疑是否有视野的缺损，这时需要做视野的检查。

视野的检查方法：对小婴儿可以进行如下粗略的检查方法，扶持小儿使其呈坐位，家长在小儿的前方逗引之。检查者站在小儿的身后，用两个大小、颜色相同但不能发出声音的物体从小儿的背后缓慢地移动到小儿的视野内，如果小儿的视野是正常的，则会首先去看其中的一个物体，然后再去看另一个，同时会用手去抓取。要分别检查两侧眼睛的视野，物体在左右两侧的移动方向和速度要尽量一致。如果经多次试验，小儿都是只能看一侧的物体，而不看另一侧的物体，则可能不去看的一侧的视野有问题。

对于可以合作的幼儿，可以让小儿与检查者（这位检查者的视野一定要是正常的）相对而坐，两者的距离约 1m。让小儿用手遮住一只眼睛，检查者也闭上相对侧的眼睛（小儿遮左眼时检查者闭右眼），然后让小儿用一只眼睛注视与检查者相对的眼睛。在这种状态下，检查者的睁眼一侧的手指尖从视野外向内侧活动，并指导小儿在看见检查者的活动的手指时要告知检查者。如果小儿回答“看见了”的时候的时间和位置与检查者看见这一物品的时间和位置几乎一致，则判定小儿的视野是正常范围。

（三）动眼、滑车、展神经

动眼、滑车、展神经支配眼球的运动和瞳孔反射，所以通过对眼球的运动和瞳孔反射的检查可反映出这三对神经的正常与异常。

1. 斜视的鉴别 检查方法是，将一手电筒放在距离小儿眼睛 1m 之处，让小儿注视，正常时电筒反射的光点应该是出现在小儿两侧瞳孔的中心，出现了这种情况即可以认为小儿无斜视。因为婴幼儿的两眼窝间的距离相对较宽，常见有将两眼向内靠近的假性斜视。这种情况也可以用上述的手电筒的检查方法来鉴别，当让小儿注视时出现了由于将眼窝内侧的皮肤向内侧牵拉而见到了白色的眼球，这是正常现象，不要认为是斜视。

2. 眼球的运动

（1）检查眼球运动的方法：可应用上述方法，让小儿注视电筒，然后将电筒在距小儿眼睛 50cm 左右的地方前后移动，如果有两眼的共同偏视或单侧眼睛的共同视障碍时，应仔细检查辐辏反射和另一只眼睛的眼球运动情况。如果眼球的运动有障碍，则要分别检查上斜肌、下斜肌、上直肌、下直肌的功能，检查方法是首先让小儿坐于母亲的膝上，用母亲的肩固定小儿的颈部，然后让小儿的一只眼睛进行注视，这时将电筒上、下活动，对位于眼的内侧的下斜肌、上斜肌和位于眼外侧的上直肌、下直肌进行试验，图 3-1 示各眼肌的功能。

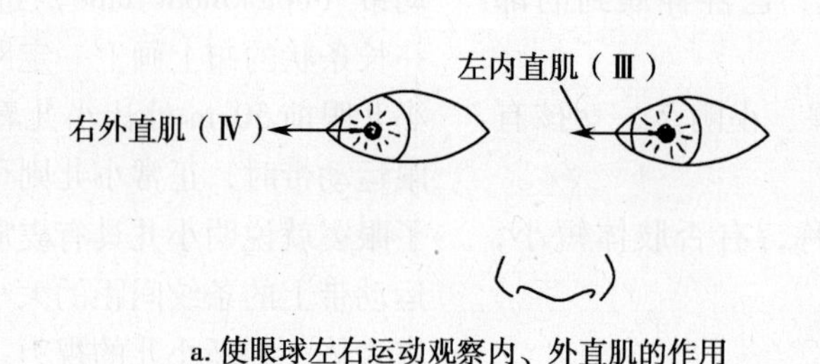

a. 使眼球左右运动观察内、外直肌的作用

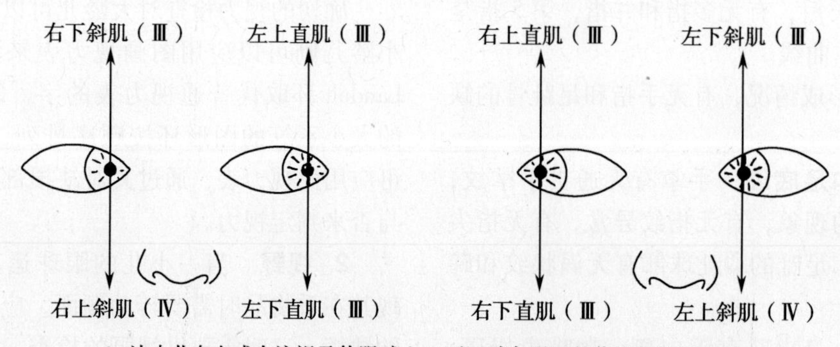

b. 让小儿向左或右注视及使眼球上、下运动各眼肌的作用如箭头所示

图 3-1 各眼肌的功能示意图

当小儿将眼球活动向内侧时，下斜肌的功能是使眼球向上方运动，而上斜肌的功能是使眼球向下方运动。然后再将注视目标（即电筒）的距离拉远（5m）和靠近（33cm），确定有无调节性内斜视和间歇性外斜视等。若有明确的包含有快相和慢相成分的眼震（fast，slow component）时，需要记录眼震的节律、震幅和方向。

（2）眼球震颤：应将眼球震颤区别为节律性眼震和钟摆样眼震两种类型，节律性眼震又分为快相和慢相，钟摆样眼震为眼球有规律的来回运动。小脑性眼震为快相，病变的部位与眼睛注视的方向一致，当这类患儿向病灶侧注视时，眼球的震颤更为明显。

急性小脑失调症、重症脑障碍的患者有时可以见到眼球在眼睛内似彷徨样向各方向转动，好像眼睛在进行扫描（eye roving）。先天性视力障碍则可见到细小的眼球震颤，小脑有障碍时，在欲使眼球与电筒的焦点吻合时会表现出吻合困难，呈现出逐渐地吻合样（gradually fit sample）的异常运动。

3. 瞳孔 检查两侧瞳孔的大小、左右对称性及对光反应，如果发现有一侧眼球凹陷、瞳孔缩小、异色症（heterochromia）、眼睑下垂时可怀疑为Horner综合征。若有瞳孔的对光反应减弱和一侧的瞳孔散大则可疑为动眼神经受压而致钩状回嵌入症（uncus herniation）。当动眼神经受压时最早受影响的是与收缩瞳孔有关的眼的肌肉纤维，所以，在眼睑下垂等其他的症状出现之前，即可见到瞳孔的散大和对光反应减弱，这些常成为脑疝的最初症状。

4. 与动眼神经有关的疾病与症状

（1）落日目或落日现象（sunset phenomenon）：两眼球出现不随意的下降，在眼内似太阳落下时的表现，称为落日目。常见于核黄疸、脑积水等疾病，但是在正常小儿的生后2～3个月时也可以见到，其后自动消失，为生理现象。

（2）Duane综合征：此征是因眼外直肌的大部分肌纤维出现先天性纤维化所致，表现为当眼球转向外侧时眼裂开大，当眼球转向内侧时眼裂缩窄，同时有眼球内陷。

（3）眼睑下垂：眼睑下垂见于Horner综合征、动眼神经麻痹、先天性眼睑下垂等。眼睑下垂要与因面神经麻痹中的眼轮匝肌（orbicularis oculi muscle）麻痹所致的眼裂开大相鉴别，还要与甲状腺功能亢进的眼睑反转（lid lag）相鉴别。另外，在Marcus Gunn现象（先天性下颌瞬目现象）中也有眼睑下垂，即所说的一张口即睁眼的现象。

先天性眼睑下垂在出生时即可见到，多数为遗传因素所致。

后天性眼睑下垂应该排除重症肌无力，此病开始发病时常从一侧出现眼睑下垂，眼睑下垂症状的轻重在一天内有差异，一般是早起时较轻微，越到下午越重，新斯的明试验阳性。

（4）Horner综合征：是因交感神经的障碍而使上睑板肌（superior tarsal muscle）麻痹所致，有轻度的眼睑下垂，但只是稍稍地覆盖瞳孔，患儿仍然可以随意地上举眼睑。

（5）动眼神经完全麻痹：当动眼神经完全麻痹时，提上睑肌（levator palpebrae superioris muscle）出现麻痹，眼睑完全下垂，眼裂闭锁。另外，上直肌、下直肌、内直肌也麻痹，所以在有眼睑下垂的同时，眼球稍稍向外侧偏斜。

（6）动眼神经部分麻痹。

（四）三叉神经

三叉神经的运动支支配咀嚼肌，检查此神经可将手放于小儿的面颊部，触摸在做咀嚼运动时咀嚼肌的收缩情况。当三叉神经有障碍时摸不到咀嚼肌的收缩，此神经的运动纤维受刺激时，咀嚼肌强直，发生牙关紧闭。

三叉神经的感觉纤维支配面部的感觉，面部的感觉刺激分别由三叉神经的眼支、上颌支、下颌支传入。面部感觉的检查比较困难，可以通过角膜反射的检查来了解三叉神经感觉支是否受损。

（五）面神经

在小儿的脑神经障碍之中，颜面神经麻痹比较多见，仅次于眼球的运动障碍，面神经的障碍部位有助于神经系统疾病的定位诊断。

1. 检查方法 检查时指示小儿向上方看，同时观察额头部的皱纹情况，再让小儿闭上眼睛做“兔眼”状（lagophthalmus）（眼睑闭合不全，是指上下眼睑不能完全闭合致使眼球暴露，俗称“兔眼”）或者让他说“衣—呲”等，通过观察颜面在上述情况时的活动情况来判断面神经的功能。

婴幼儿的面神经检查应该分别观察静止时和哭泣时的颜面活动、两侧鼻唇沟深浅度的对称情况、口角有无下垂等。面神经有障碍时障碍侧的鼻唇沟消失，口角下垂。在检查时如果见小儿颜面活动有障碍，但是在自发地笑时仍有表情，这是中枢性障碍，为情动性表现亢进（emotional hypermimia），在末梢性障碍中见不到这样的解离现象。

2. 与面神经麻痹相关的疾病

（1）面神经下颌缘支麻痹：小儿在静止时无异常，只表现在哭泣时麻痹侧的口角不能出现下降的活动，同时下方侧的口唇也不活动。

（2）两侧性面神经麻痹：可见小儿面无表情，仅在哭泣时见颜面潮红。

（3）Mobius综合征：此类患儿表现有两侧性的面神经麻痹，同时有展神经麻痹，内翻足、舌萎缩等。

（4）陈旧性面神经麻痹：因障碍侧的肌肉挛缩，所以在静止时口角下垂，与无障碍侧不同。这样的患儿可让小儿闭上眼睛后观察是否发生兔眼现象，另外，要观察静止时下眼睑的高度，让小儿说

"衣—呲"时观察颜面的活动等诊断是哪一侧有障碍。

(5)面神经与三叉神经同时障碍：当小儿在张开口的时候表现有颜面不对称的现象时，这现象不只是面神经的障碍所致，同时也有三叉神经运动核的麻痹。三叉神经麻痹的表现是让小儿张口时下颌向麻痹侧偏位。这种情况需要与面神经麻痹相鉴别，其方法是，观察小儿在张口时上、下门齿是否在相同的位置上，颜面神经麻痹时上下门齿的位置不变，而三叉神经麻痹时下颌上的门齿向麻痹侧偏位。

(六)听神经

听神经的功能包括两部分，即听力、听觉和前庭功能。

1. 听力和听觉

(1)检查方法：小儿的听力在生后6个月左右即可以通过各种声音来检查，如揉纸的声音、鼓声、铃声或带响的玩具的声音等，检查时发声的物品要放在小儿的视野以外，相距45cm之处。一般在4~6个月的小儿如果其他方面的发育正常，而对上述声音或呼其名字无反应时，应考虑是否有听力障碍。对于婴幼儿，可以应用游戏听力检查表(play-audiometer)做某种程度的听力检查。对于年长儿还可以应用音叉来鉴别耳聋是传导性的还是神经性，具体方法如下。

1)Rinne试验：将一正在震动着的音叉放在小儿的乳突处，让小儿听其声音，让他听不到时要告知检查者。在小儿自述听不到声音时立即将音叉移到外耳道口处，正常时应该是仍可听到音叉震动的声音。这种现象表示气传导大于骨传导，如果放到外耳道口时听不到声音，表明为传导性耳聋。

2)Weber试验：将正在震动着的音叉放在小儿的额部或头顶的正中部位，正常时应该是两侧耳朵听到的声音是相等的，感觉到声音是在头部的正中处传来，当一侧耳有传导性耳聋时声音偏向患侧，而当一侧耳有神经性耳聋时声音则偏向健侧。

(2)注意事项：在进行听力检查之前，应该首先对小儿的智能发育进行检查和询问，大部分智能低下的小儿或孤独症的小儿是因当家长呼其名字时无反应或无应答而被家长误认为是听力障碍而来就诊的。当小儿智能障碍又怀疑合并听力障碍时可以用耳蜗微电位、脑干听觉诱发电位等特殊的检查方法来诊断其听力。

2. 前庭神经 小儿的前庭功能检查比较困难，可以应用回转试验(rotating test)检查，方法是检查者托住小儿的腋下将小儿与自己面对面的垂直抱起，使其头部稍向前屈，然后检查者在数秒钟内与小儿同时在原地回转4~5圈。正常小儿在回转之时，出现眼球向回转方向的偏位和向相反方向的眼震。回转停止后，眼球偏位和眼震分别改变为向相反的方向。检查时要向左、右两方向回转，检查左、右两侧的前庭功能，回转试验的要点是，发生眼震方向和眼球偏位(barany chair)的方向相反。

(七)舌咽神经和迷走神经

1. 检查方法

(1)咽反射(palatal reflex)：检查方法是，用舌压板或棉签刺激软腭、悬雍垂，若见到软腭和悬雍垂的上举为阳性。该反射的传入神经纤维是舌咽神经，传出神经纤维是迷走神经。

(2)呕吐反射(gag reflex)：检查方法是，用舌压板或棉棒只刺激一侧的软腭和舌根部，若见咽部的肌肉收缩，舌根部上举即出现呕吐样反应为阳性。

2. 舌咽、迷走神经损害时的表现 当舌咽、迷走神经损害时可有吞咽困难、声音嘶哑，说话时有鼻音等症状，检查时可以发现咽后壁的感觉迟钝或消失。

(1)球麻痹：当两侧舌咽、迷走神经障碍时，出现吞咽、呼吸、循环和语言功能障碍，即所说的球麻痹(bulbar paralysis)，也称为急性延髓麻痹或"真性球麻痹"(true bulbar paralysis)。其实，球麻痹除了有两侧舌咽、迷走神经障碍之外，还有舌下神经的麻痹。

与真性球麻痹相对的则为"假性球麻痹"(the false bulbar paralysis)，即当病变发生在大脑的广范围或脑干的上段，由于双侧锥体束受累时，也可以见到吞咽障碍和软腭及舌的运动障碍的表现，但是，咽反射和呕吐反射并不消失，下颌反射亢进。

当患儿出现软腭和舌运动障碍和吞咽困难时需要鉴别"真"与"假"性球麻痹。

(2)单侧舌咽、迷走神经障碍：表现为患侧的软腭下垂，悬雍垂偏向健侧，发"啊"的声音时，咽部和悬雍垂偏向健侧，称其为"窗帘现象"。检查时可见患侧的咽反射和呕吐反射消失，软腭变低。

(八)副神经

副神经主要支配胸锁乳突肌和斜方肌的上部，检查时可以通过让小儿做耸肩、转头动作，观察胸锁乳突肌和斜方肌的收缩情况。斜方肌瘫痪时，患侧耸肩无力，举手不能过头。一侧胸锁乳突肌瘫痪时，头不能向对侧转动，双侧胸锁乳突肌无力时，头部不能保持直立位。

（九）舌下神经和舌症状

1. 检查方法　观察舌在静止状态下的位置，有无萎缩、有无肌束的震颤。另外要观察舌运动情况，如舌伸出时是否居中，并使舌向上、下、左、右活动观察其活动情况。

2. 舌下神经瘫的症状　当有单侧的舌下神经核、末梢神经障碍时，舌的表面可见到多量的皱纹，并有患侧的舌肌萎缩和运动障碍，舌伸出时舌尖被推向患侧。

舌下神经核障碍时会出现舌的肌束震颤，也称其为纤维性舌挛缩（tongue fasciculation），当用电筒照射舌的侧面时，可以见到水波样的肌束震颤。这种症状见于婴儿的进行性脊髓性肌萎缩症（infantile spinal progressive muscular atrophy）或称为Werdnig-Hoffmann病，以及脊髓空洞症（syringobulbia）。

舌下神经的核上性障碍临床表现较轻，有偏瘫侧的运动障碍，舌伸向健侧的运动发生困难。

呆小病和Beckwith综合征时可见巨舌症。肌强直（myotonia）时，用舌压板压住舌用叩诊锤叩打其一端，可以感觉到舌的硬直。

（陈秀洁）

第二节　运动功能检查

一、肌肉功能检查

（一）肌容积检查

观察与触摸小儿全身的肌肉，看有无肌肉萎缩或肥大，如果有全身性的肌肥大要考虑到是否是杜兴肌营养不良、先天性肌强直（myotonia conge-nita）、真性肥大性肌病（true hypertrophic myopathy）即de Lange综合征等。

（二）肌力的检查

1. 肌力检查方法　肌力是肌肉在收缩或紧张时所表现出来的能力，以肌肉最大兴奋时所能负荷的重量来表示。

（1）动态的肌力：应用徒手肌力检查法来判断肌力，即检查者用自己的双手，凭借自身的技能和判断力，根据肌力的判定标准，通过观察肢体主动运动的范围以及感觉肌肉收缩的力量来确定所检查肌肉或肌群的肌力是否正常，并判定其等级。

检查方法是指示小儿进行某种有目的的运动，检查者在其进行运动时给予抵抗。检查小儿正在进行运动中的动态的肌力（kinetic power），可让小儿对抗阻力进行向各个方向的运动，如各个肢体或躯干的上抬或屈-伸，肢体的内收-外展、旋前-旋后等。

（2）静态的肌力：检查方法是指示小儿对抗检查者的力量自己将某个关节固定在一定的位置上，检查者所感知的静态的肌力（static power）。肌力的测定应该针对某一块肌肉或某一组肌群，经常测定肌力的部位有肩、肘、腕、髋、膝、踝、手指、足趾等。

2. 肌力的分级及判断标准　目前国际上普遍应用的徒手肌力检查分级方法是1916年由美国哈佛大学教授Robert Lovett提出来的。1936年英国儿科治疗师Henry和Flerence创立了一种肌力百分数分级的方法。上述两者都是将肌力分为6级，其分级可以相对应（表3-1）。

表3-1　徒手肌力检查分级法

分级	标准	正常肌力（%）
0级	肌肉完全无收缩	0
1级	可以触到或见到肌肉的收缩，但是无关节的运动	10
2级	关节不抗重力全范围运动，即，当肢体能消除地心引力的影响而采取某种姿位时，可有主动运动	25
3级	关节抗重力全范围运动，可以克服地心引力进行主动运动，但是不能对抗检查者的阻力进行运动	50
4级	关节抗部分阻力全范围运动，可对抗检查者的力量和克服地心引力进行关节的运动，但肌力较正常稍弱	75
5级	关节抗充分阻力全范围运动	100

另外，还有一种补充分级法，即当肌力比标准肌力稍强或稍弱时，根据肢体活动范围占整个活动范围的百分比，用“+、-”表示（表3-2）。

表3-2　肌力补充分级法

分级	标准
0	没有可以测到的肌肉收缩
1	有轻微的肌肉收缩，但没有关节活动
1^{+}	有比较强的肌肉收缩，但没有关节活动
2^{-}	去除重力时关节能完成大部分范围的活动（ROM >50%）
2^{+}	去除重力时关节能完成全范围活动，同时抗重力时可以完成小部分范围的活动（ROM <50%）
3^{-}	抗重力时关节能完成大部分范围的活动（ROM >50%）
3^{+}	抗重力时关节能完成全范围活动，同时抗较小阻力时关节能完成部分范围的活动（ROM <50%）
4^{-}	抗部分阻力时关节能完成大部分范围的活动（ROM >50%）
4^{+}	抗充分阻力时关节能完成小部分范围的活动（ROM <50%）
5^{-}	抗充分阻力时关节能完成大小部分范围的活动（ROM >50%）
5	抗充分阻力时关节能完成最大范围的活动（ROM100%）

3. 瘫痪程度的区分　瘫痪程度的区分标准是1~0级为完全性瘫痪（paralysis），4~2级为不完全性瘫痪（paresis）。

• 0级：完全没有肌肉的收缩。

• 1级：又称为痕迹（trace），可见肌肉稍有收缩，但无关节活动。

• 2级：不良（poor），关节可在无重力的情况下进行活动。

• 3级：稍好（fair），关节可抵抗重力进行活动，但不能战胜抵抗进行运动。

• 4级：良好（good），可战胜若干抵抗进行运动，但不完全。

（三）肌张力检查

肌张力是指活动肢体或按压肌肉时所感觉到的阻力，可以通过如下三方面的情况来了解小儿的肌张力的情况。肌张力评定应包括静止性肌张力、姿势性肌张力和运动性肌张力。

1. 伸展性（extensibilite）　是在缓慢地、被动地屈曲或伸展被检查者的关节时所表现出的肌肉的最大伸展度，伸展性增大表示肌张力减低，伸展性减低表示肌张力亢进。

临床上用Window征即通过各关节角度的大小来衡量肌张力的情况。

（1）腕关节掌屈角：具体测量方法见本章第五节。

（2）足背屈角：小儿仰卧位，使髋、膝关节屈曲。检查者用一只手固定其小腿的远端，另一只手将足底推向背屈，测量从足的中立位开始背屈的角度（图3-2）。年长儿可令其坐于椅子上，髋、膝关节均屈曲90°向上方抬起其足部，测量足与地面形成的角度。

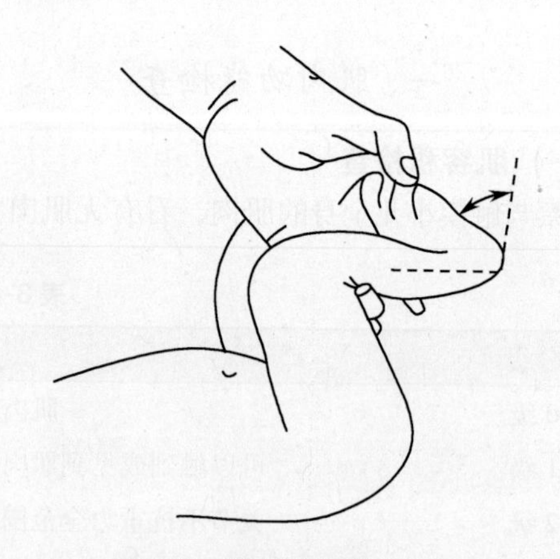

图3-2　足背屈角测定方法

（3）腘窝角：小儿仰卧位，一侧下肢伸展并放于床面上。检查者使另一侧的髋关节屈曲后，一只手握持大腿，另一只手握持小腿并向上方抬起小腿，在抬起的最大限度上测量大腿与小腿之间形成的角度（图3-3）。

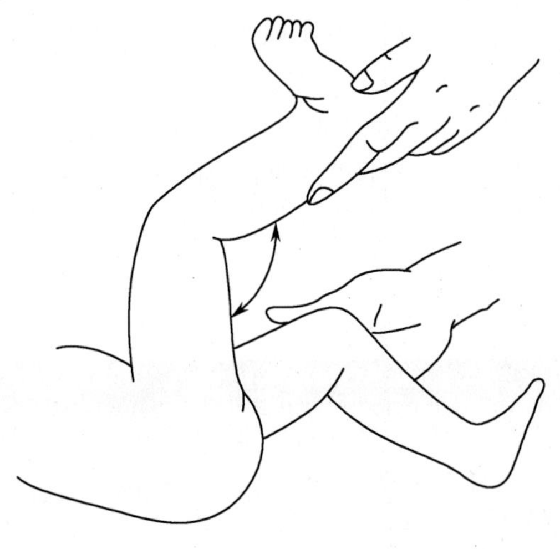

图 3-3 腘窝角测定方法

（4）内收肌角：也称为股角，小儿仰卧位，检查者用两手分别握持其大腿部，使其在床面上平行分开，测量两大腿之间形成的角度（图 3-4）。对于偏瘫或两侧下肢的肌肉痉挛有差异的患儿，应从两侧髂前上棘连线的耻骨中点向下画一垂直线，此线分别与两大腿间形成的角度为一侧的内收肌角。

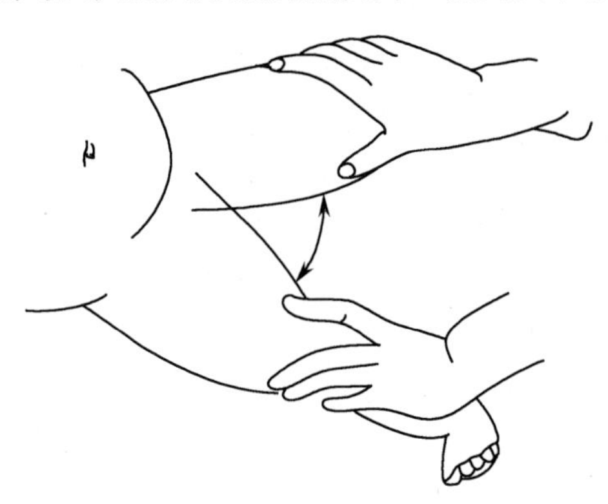

图 3-4 内收肌角测定方法

上述四项关节角度的不同月龄的正常范围以及关节角度的变化与肌张力的关系见表 3-3。

2. 被动性 在被动地活动小儿的肌肉使之做伸展运动时，根据其阻力的大小来判断肌张力，即运动性肌张力。

（1）检查方法：被动性（passivite）是从两个方面判定肌张力的大小。

1）被动活动的抵抗：当检查者被动地以各种速度活动被检查者的各关节时所产生的抵抗，根据检查者的手所感觉到的小儿的关节对活动的阻力，称其为被动性，活动关节的方式是，使肢体进行屈曲、伸展、旋前、旋后的活动。

2）摆动度：即摆动患儿的上、下肢，通过摆动的振幅的大小来了解肌张力情况。摆动度检查方法是，握持小儿的前臂摇晃其腕关节或者握持小腿摇动足部，根据手和足的摆动的振幅的大小来确定肌张力的情况，振幅大则表示肌张力减低，振幅小则表示肌张力增高。

（2）根据被动性区分肌张力

1）肌张力增高：被动性低下即表示肌张力增高，在临床上可有两种表现。

A. 痉挛性（spasticity）：是由于椎体束损害而引起的牵张反射亢进的症状，是痉挛型脑瘫的主要临床症状，检查时的客观指标有如下三种：a. 折刀现象：在被动地、急速地使小儿的肌肉做伸展运动时，在运动开始时阻力较大，在运动终末，关节伸展至最大限度时即阻力最大时，肌肉伸展的阻力突然减弱或消失，这种现象类似将水果刀从刀鞘中打开的过程，在开始时因有阻力而比较费力，到即将完全打开之时突然失去阻力而变得容易，并因此而被称为折刀现象。b. 摆动运动的振幅小。c. 深部腱反射亢进。

B. 强直（clasp knife）：是锥体外系损害的症状。a. 铅管样强直：由于伸肌与屈肌肌张力同样的增强，所以在做被动地活动肢体时如同弯曲铅管时的感觉一样，故而得名。b. 齿轮样强直：在强直性肌张力增强的基础上又伴有震颤，当进行被动运动时有旋转齿轮的顿挫样感觉，故称为齿轮样强直（cogwheel rigidity）。c. 腱反射不亢进：是因过紧张而致使腱反射难以被引出。

2）肌张力减低或低紧张：在抗重力姿势的发育中，正常的肌张力是支持生物体本身重量必不可缺少的因素之一，在临床上将超越生理界限的低紧张（hypotonia）称为“松软婴儿”，见于脑瘫的不随意运动型的早期、先天性肌肉疾病、末梢性瘫痪、精神发育迟缓等患儿。肌张力低下有如下表现：

A. 蛙状姿位：由于下肢的重量的关系，在仰卧位上髋关节呈外展、外旋、屈曲状态，膝关节也呈屈曲的姿位，似青蛙仰卧时的姿势，故而得名（图 3-5）。

B. W 状上肢：与蛙状姿位同样，由于上肢的重量的关系，在仰卧位上肩关节呈外展、外旋、屈曲，肘关节也呈屈曲的姿位，似“W”字样姿位（图 3-6）。

C. 对折状态：由于腰、腹部肌肉的张力低下，小儿在取坐位时，上半身向前方倾倒，胸腹部和头部可以紧贴大腿和床面，身体似从髋关节处折为两折（图3-7）。

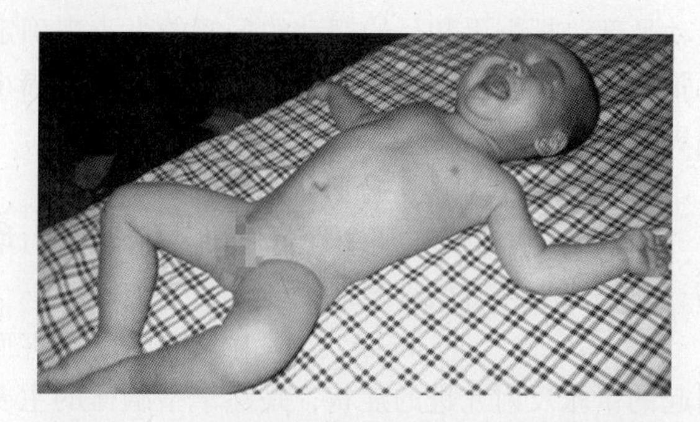

图3-5 蛙状姿位

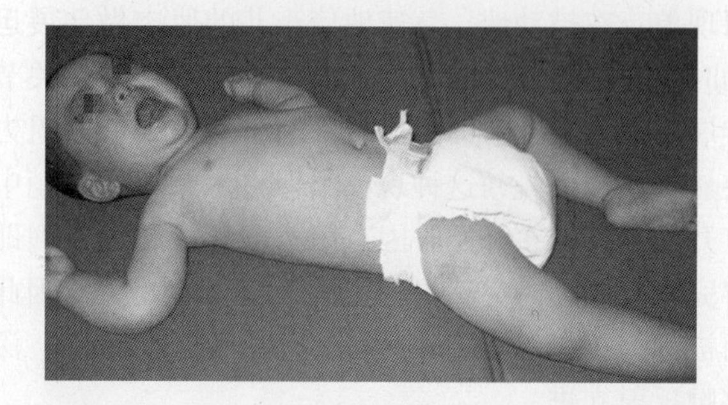

图3-6 W状上肢

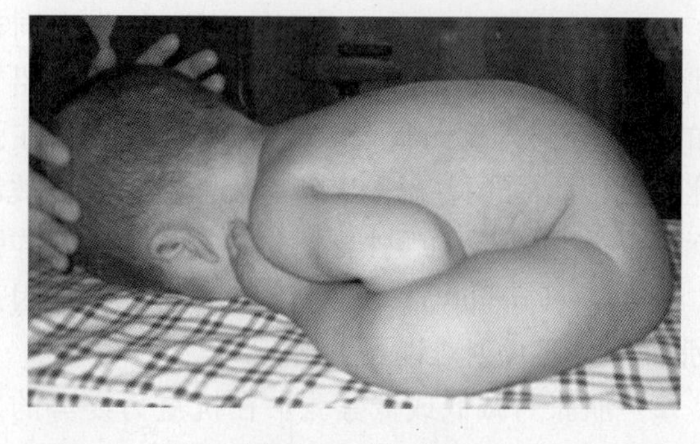

图3-7 对折状态

D. 围巾征（Scarf征）：检查者拉住小儿的一只手，使其上肢围住自己的颈部，如果上肢像围巾一样紧密地围住颈部而无间隙为围巾征阳性，表示上肢的肌张力低下（图3-8）。

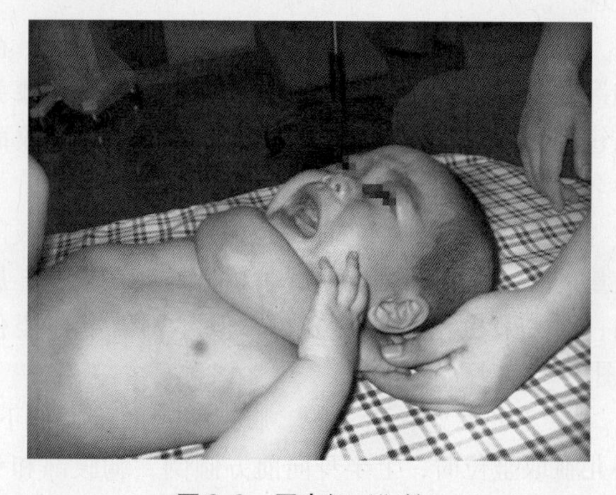

图3-8 围巾征（阳性）

E. 跟耳试验：小儿仰卧位，检查者拉住其小腿使足跟接触他自己的耳，正常肌张力的小儿足跟不能抵耳，如果可以抵耳为跟耳试验阳性(图3-9)，表示下肢和髋关节肌群的肌张力低下。另外，可以测量足跟与髋关节的连线与床面之间形成的角度，肌张力降低时角度增大（表3-1），注意测量角度时骨盆不要离开床面。

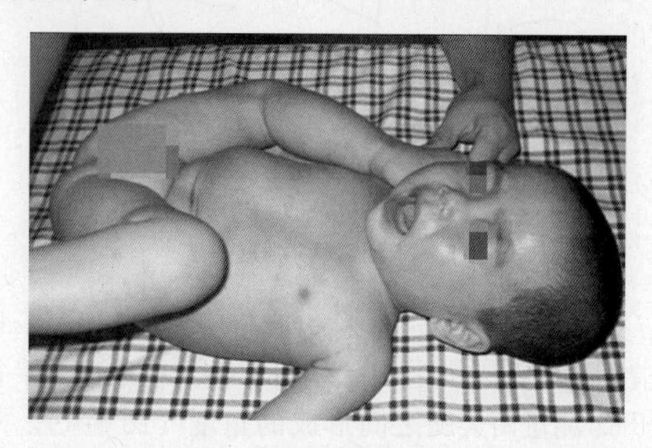

图3-9 跟耳试验（阳性）

F. 外翻扁平足

Ⅰ. **足弓的种类**：有纵弓和横弓两个足弓。

• 内侧纵弓：由跟骨、距骨、足舟骨、3块楔骨和内侧3块跖骨连结构成，弓的最高点在距骨头，此弓后端的承重点是跟骨和跟骨结节，前端的承重点在第1跖骨头（图3-10a）。

• 外侧纵弓：由跟骨、骰骨和外侧两个跖骨构成，其前端的承重点是第5跖骨头（图3-10b）。内侧纵弓较外侧纵弓高。

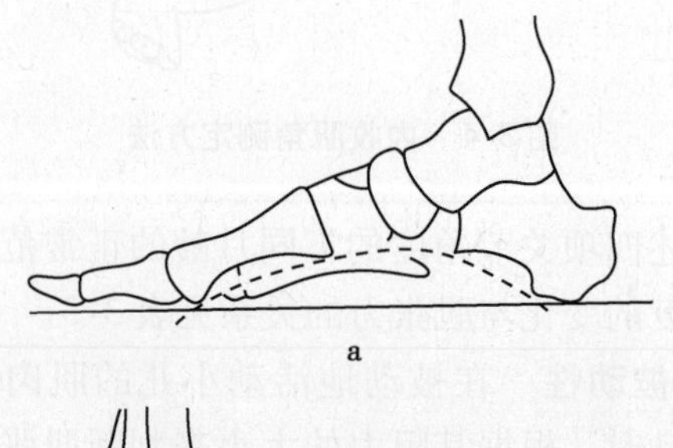

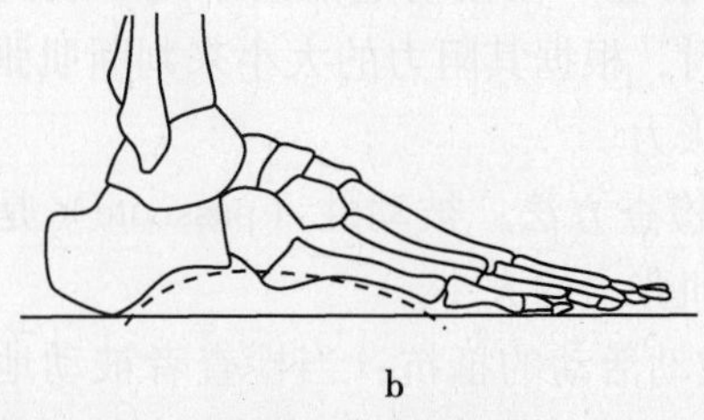

图3-10 足的纵弓

• 横弓：由骰骨和3块楔骨构成，最高点在中间楔骨（图3-11）。

Ⅱ. **足弓的作用**：可增强足的弹力，使人体的重力分散，保证直立时足底着地支撑的稳固性。同

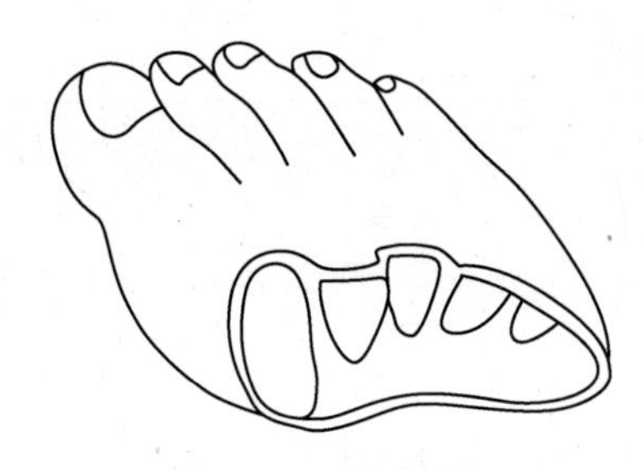

图 3-11 足的横弓

时，在跳跃和行走时发挥弹性和缓冲震荡的作用。另外，可保护足底的血管和神经免受压迫。

Ⅲ. 足弓的维持：依靠骨的连结、足底的韧带和肌肉的牵引。连结的韧带缺乏主动收缩能力，一旦受到损伤或被拉长，就可能使足弓塌陷，成为扁平足。

Ⅳ. 外翻扁平足的形成：由于小儿在立位时足底肌群及韧带的松弛，不能形成足弓，使足的外缘上浮，而形成外翻扁平足。

3. 肌肉硬度 检查者可以通过对肌肉的触诊来感觉其硬度和坚实度，如硬度和坚实度增强则表示肌张力增高，反之则表示肌张力降低，此即静止性肌张力。将肌张力的检查与判定方法归纳为表 3-3。

表 3-3 肌张力检查项目与判定方法

		各月龄关节角度的正常范围				关节角度变化与肌张力的关系	
		0～3 个月	4～6 个月	7～9 个月	10～12 个月	肌张力增高	肌张力减低
伸展度	腕关节掌屈角	30°	45°～60°	70°～90°	90°	关节角度缩小	关节角度增大
	足背屈角	60°～70°	60°～70°	60°～70°	20°	关节角度缩小	关节角度增大
	腘窝角	80°～100°	90°～120°	110°～160°	150°～170°	关节角度缩小	关节角度增大
	内收肌角	40°～80°	70°～110°	100°～140°	130°～150°	关节角度缩小	关节角度增大
	髋关节角度（跟耳试验）	80°～100°	90°～130°	120°～150°	140°～170°	关节角度缩小	关节角度增大
被动性		检查方法或临床症状				肌张力增高	肌张力减低
	摆动度（振幅）	持前臂摆动腕关节或持小腿摆动踝关节				摆动度减小	摆动度增大
	被动性低下	折刀现象				阳性	
		齿轮、铅管现象				阳性	
	紧张低下	蛙状姿位、W 状上肢、围巾征（Scarf 征）					阳性
		对折现象、外翻扁平足					阳性
肌肉硬度		通过触诊感觉肌肉的坚实度				增高	松软

4. 痉挛程度测定

（1）目前，在临床上常应用 Ashworth 痉挛量表（Ashworth Scale for Spasticity，ASS）和改良 Ashworth 痉挛量表（Modified Ashworth Scale，MAS）来量化痉挛程度（表 3-4、表 3-5）。

表 3-4 Ashworth 痉挛量表

等级	标准
0	肌张力不增加，被动活动患侧肢体在整个范围内均无阻力
1	肌张力轻微增加，被动活动患侧肢体有轻微的阻力
2	肌张力中度增加，被动活动患侧肢体阻力较大，但仍容易活动
3	肌张力重度增加，被动活动患侧肢体比较困难
4	肌张力极度增加，患侧肢体不能被动活动，肢体僵硬于屈曲或伸展位

表 3-5 改良 Ashworth 痉挛量表

等级	标准
0	肌张力不增加，被动活动患侧肢体在整个范围内均无阻力
1	肌张力稍增加，被动活动患侧肢体到终末端时有轻微的阻力
1^+	肌张力稍增加，被动活动患侧肢体在前 1/2ROM 中有轻微的“卡住”感觉，后 1/2ROM 中有轻微的阻力
2	肌张力轻度增加，被动活动患侧肢体在大部分 ROM 中均有阻力，但仍可以活动
3	肌张力中度增加，被动活动患侧肢体在整个 ROM 中均有阻力，活动比较困难
4	肌张力重度增加，患侧肢体僵硬，阻力很大，被动活动十分困难

（2）综合痉挛量表：综合痉挛量表（composite spasticity scale，CSS）由加拿大学者 Levin 和 Hui-chan 提出，根据以下三项检查综合评分：

1）跟腱反射：患者仰卧位，髋外展，膝屈曲。检查者使踝关节稍背屈，保持胫后肌群一定张力，用叩诊锤叩击跟腱。

0 分：无反射；1 分：反射减弱；2 分：反射正常；3 分：反射活跃；4 分：反射亢进。

2）踝跖屈肌群张力：患者仰卧位，下肢伸直放松。检查者被动全范围屈曲踝关节，感觉所受阻力。

0 分：无阻力；2 分：阻力降低；4 分：正常阻力；6 分：阻力轻到中度增加，尚可完成踝关节全范围被动活动；8 分：阻力重度（明显）增加，不能或很难完全踝关节全范围被动活动。

3）踝阵挛：患者仰卧位，下肢放松，膝关节稍屈曲。检查者托足底快速被动背伸踝关节，观察踝关节有无节律性屈伸动作。

1 分：无阵挛；2 分：阵挛 1 ~ 2 次；3 分：阵挛 2 次以上；4 分：阵挛持续超过 30 秒。

判断标准：三项得分合计 7 分以下：无痉挛；7 ~ 9 分（不含 7 分）：轻度痉挛；10 ~ 12 分：中度痉挛；13 ~ 16 分：重度痉挛。

二、协调功能评定

（一）概述

1. 概念 协调（coordination）是指人体产生流畅、准确、有控制的运动能力。

正常的随意运动需要若干肌肉的共同协作运动，当主动肌收缩时，拮抗肌必有松弛，同时要有固定肌的支持和固定以及协同肌的协同收缩，才能准确地完成一个动作，肌肉之间的这种配合运动成为协同运动。

协调运动产生需要有功能完整的深感觉、前庭、小脑和锥体外系参与，其中小脑对协调运动起着重要作用。每当大脑皮层发出随意运动的命令时，小脑便产生了制动作用。当大脑和小脑发生病变时，四肢协调动作和行走时的身体平衡发生障碍，表现为笨拙的、不流畅和不准确的运动，此种协调功能障碍又称为共济失调（dystaxia）。

2. 共济失调的种类

（1）小脑共济失调：症状以四肢与躯干失调为主，患者并不能准确估计运动的速度、距离和力量，发生辨距不良，动作不稳。行走时两脚分开较宽，步态不规则，稳定性差，即蹒跚步态。

（2）基底节共济失调：症状主要是肌张力发生改变和随意运动功能障碍，表现为震颤、肌张力过高或低下，随意运动减少或不自主运动增多。表现有震颤、舞蹈症、手足徐动症、抽搐和肌张力障碍症。

（3）脊髓后索共济失调：症状主要是不能辨别肢体的位置和运动方向，行走时动作粗大，迈步远近不等，落地不知深浅，抬足过高，跨步宽大，踏地加重。而且需要视觉补偿，总看着地走路，所以闭目和在暗处步行时容易跌倒。

3. 共济失调的主要表现

（1）协同不良：在运动中主动肌、协同肌和拮抗肌的协调动作不佳而导致失去了对躯干、四肢和言语肌的正常控制。

（2）辨距不良：是由于小脑丧失将来自周围的运动信息和来自大脑的运动命令相比较并发出修正信号的能力而引起。由于难以判断运动的距离、速度、力量和范围，结果不是越过标记物就是达不到标记物。

（3）眼球震颤：多数是因小脑病变继发脑干损害，影响到前庭神经核所致。

（4）意向性震颤：由于中脑结合臂病变，使主动肌和拮抗肌不能协调地完成有目的的动作，手和手指精细动作受累，在随意运动中，当接近目的物时颤动更为明显。

（5）失平衡：小脑、前庭、迷路损害均可引起，平衡反应延迟、加剧或不恰当，影响坐、站和行走。

（二）协调功能分级

- 1级：正常完成；
- 2级：轻度残损，能完成活动，但较正常速度及技巧稍有差异；
- 3级：中度残损，能完成活动，但动作慢，笨拙，非常明显的不稳定；
- 4级：重度残损，仅能启动活动，不能完成；
- 5级：不能完成活动。

（三）协调评定内容

（1）维持动作的时间是否正常。

（2）运动是否精确、直接，是否容易反向做。

（3）加快速度是否影响运动质量。

（4）进行活动时有无与身体无关的运动。

（5）不看自己的运动时是否影响运动的质量。

（6）被检查者是否很快感到疲劳。

（四）协调评定方法

1. 观察法 观察受试者各种体位和姿势下启动和停止动作是否准确；运动是否平滑、顺畅，有无震颤；如让受试者从俯卧位翻身至仰卧位，或从俯卧位起身至侧坐位，然后进展至四点支持位、双膝立位、单膝立位、立位等。并通过与健康人比较，判断受试者是否存在协调功能障碍。

正常协调功能的人群应具备以下特征：运动方式多样性；具有良好平衡反应能力；当固定其身体某一部位时，具有能够使身体其他部位完成平滑、顺畅运动的能力。

2. 协调性试验

（1）平衡性协调试验：是评估身体在直立位时的姿势、平衡以及静和动的成分。检查方法共16项：

1）双足站立（正常舒适位）。

2）双足站立（两足并拢站立）。

3）双足站立（一足在另一足前方）。

4）单足站立。

5）站立位，上肢交替放在身体旁、头上方或腰部。

6）在保护下，出其不意地让被检查者失去平衡。

7）弯腰，再返回直立位。

8）身体侧弯。

9）直线走，一足跟在另一足尖前。

10）侧方走与倒退走。

11）正步走。

12）变换速度走。

13）突然停止后再走。

14）环形走和变换方向走。

15）足跟或足尖着地走。

16）站立时睁眼和闭眼。

评分标准：4分：能完成活动；3分：能完成活动，需要较少帮助；2分：能完成活动，需要较大帮助；1分：不能完成活动。

（2）非平衡性协调试验：观察被检查者在身体不直立时静止和运动的成分。检查方法16项：

1）指鼻试验。

2）指他人指试验。

3）指指试验。

4）指鼻和指他人鼻、指指试验。

5）对指试验。

6）抓握试验。

7）前臂旋转试验。

8）反弹试验。

9）轻扣手。

10）轻扣足。

11）指示试验。

12）交替地跟-膝、跟-趾试验。

13）趾-他人指试验。

14）跟胫试验。

15）绘图或画横“8”测验。

16）肢体保持试验。

（3）上下肢协调性试验

1）记录一定时间内连续完成某一单纯动作的次数或完成一定次数所需要的时间。

A. 上肢：a. 按动计数器，记录30秒内所按动的次数或记录按动20次所需时间。b. 记录1分钟内抓取盒中玻璃球数或抓取10个所需时间；c. 1分钟内在木钉板上能竖起木棒的时间或竖起10个所需时间。

B. 下肢：a. 闭眼，两足尖并拢站立维持的时间；b. 睁眼单足站立维持时间；c. 睁眼，步行10m所需时间（前进、后退、横行）；d. 闭眼，步行5m所需时间（前进、后退、横行）。

2）观察进行复杂动作时失误次数或完成动作的方法。

A. 上肢：a. 在复杂的图形上用铅笔在其他空隙中画线；b. 反复做对患者来说是复杂的动作，观察其正确度；c. 高高叠起积木。

B. 下肢：a. 立起瓶子，每瓶子间距离为 50 ~ 100cm，让患者绕瓶子行走，计算被碰到的瓶子数；b. 在距离为 20cm 的两条线内睁眼步行，计算足出线的次数。

3）协调性试验的选择（表 3-6）。

表 3-6 不同运动缺陷时的协调性试验方法

运动缺陷	评定方法	运动缺陷	评定方法
Ⅰ. 轮替运动障碍	指鼻试验 交替指鼻和指指试验 前臂旋转试验 膝关节屈伸试验 变速走	Ⅴ. 静止震颤	在静止时观察被检查者有无震颤 在活动时观察被检查者有无震颤，活动时缺陷减轻还是加重
Ⅱ. 辨距不良	指示准确性 绘图或画横“8”测验 跟膝胫试验 标记物	Ⅵ. 姿势性震颤 Ⅶ. 运动徐缓	与正常站立姿势对比 走路中观察手的摆动 交换速度和方向行走 突然停止后再走 观察被检查者功能活动
Ⅲ. 动作分析	指鼻试验 指-他人指试验 跟-膝、跟-趾试验 趾-他人指试验	Ⅷ. 姿势紊乱	上、下肢固定或保持在某一位置 在坐或站位上出其不意地使其失去平衡 改变站姿（双足正常站位变换为一足在另一足的前方）
Ⅳ. 意向性震颤	在功能活动中观察，接近靶时缺陷加重 交替指鼻和指指试验 指-他人指试验 趾-他人指试验	Ⅸ. 步态紊乱	直线走 侧方走、倒退走 正步走 变速走 环形走

（五）共济运动检查方法

1. 立位平衡检查

（1）两脚直立位检查：患儿取立位，头保持正中位，两足并拢，两足尖靠近，指示患儿保持直立位，在睁眼和闭眼两种条件下进行观察，需要观察 30 秒钟。观察内容是身体有无动摇，若有动摇，则要观察其程度和身体倾倒的方向。闭眼时的检查为闭目难立症（Romberg 症），如果此时有身体的动摇为闭目难立症阳性。

（2）Mann 检查（Mann test）：将两足一前一后，一只足的足尖对另一足的足跟的状态下放在一条直线上，身体和头部要保持正中位，观察 30 秒，观察时间、内容和方法同（1）。

（3）单脚立位检查：在正确的姿势（即身体与头部保持正中位）上用一只脚站立，另一只脚轻轻地抬起，观察时间、内容和方法同（1）。

（4）足跟足尖步行检查（tandem gait test）：前方的足跟靠近后方的足尖一步一步地在直线上前行，观察步行时的姿势、身体动摇情况及倾倒方向。

（5）立位平衡和倾斜反应检查：将在下面叙述。

2. 四肢运动失调检查 四肢运动失调（limb motor ataxia）检查主要的内容是测定异常（dysmetria），即实际运动的轨迹从意图的运动轨迹上偏离的现象，可以根据从意图轨迹上偏离的过大或过小来诊断，偏离过大则诊断为活动测定过大，反之则为活动测定过小。

（1）上肢的检查

1）指鼻试验（finger-nose test）：指示患儿用自己的示指指尖触自己的鼻子，观察上肢运动有无动摇即有无测定异常，有无共同运动不全。

2）鼻指鼻试验（nose-finger-nose test）：指示患儿用自己的示指指尖反复交替地指自己的鼻子和

检查者的指尖再指自己的鼻子，观察上肢的测定异常和有无意向性震颤（intention tremor）。

3）指耳试验（finger-ear test）：指示患儿用自己的示指指尖触与手同侧的耳朵，观察上肢的测定异常和共同运动不全。

4）画线试验（line drawing test）：检查者在一张纸上画出距离10cm的两条平行的竖线，然后让患儿从左侧的线向右侧的线画一横线，要求不要画出右侧的竖线之外。如果画出右侧的竖线之外为活动测定过大，未达到右竖线则为活动测定过小。另外要观察所画的横线是否为直线，线上有无细小的波纹等。

5）握杯试验：指示患儿伸出手握住放在其前方桌子上的杯子，将杯子拿起后再放回桌子上。正常情况下，手伸向目标物的动作及握杯时手事先张开的程度与杯的位置和大小相符。小脑失调症的患儿不仅有测定异常，还可见到手的张开程度呈现不必要的过大现象。

6）打膝试验（thigh-slapping test）：患儿取椅子坐位，指示他用自己的手掌和手背交替地、有节律地击打自己的膝部。开始时节律要缓慢，渐渐地加快速度。除观察运动的节律、速度、左右差别等，还要观察前臂的旋前和旋后自动运动的活动范围。小脑失调症患儿可见动作不规则和击打的速度逐渐减慢，自动运动的活动范围缩小。两侧同时进行时，要观察两侧的运动有无差异。

7）过度旋后试验（hyperpronation test）：将患儿的两前臂在旋前位（即手心向上）上向前方平举，然后指示小儿快速地将前臂旋后（即使手心向下），如果是失调症的患儿会出现前臂过度地旋后现象，及拇指有坠向下方的倾向。

（2）下肢的检查

1）足趾-手指试验（toe-finger test）：患儿取仰卧位，检查者将自己的示指放于患儿的足可触到的上方，指示小儿用自己的蹲趾的趾尖去触检查者的示指指尖。观察在是否膝伸展位和屈曲位均可以进行上述的活动以及活动进行时的状态。

2）跟膝试验（heel-knee test）和跟胫试验（heel-shin test）：患儿仰卧位，指示他将一侧的足跟放在另一侧的膝上，然后再放回于床上，如此反复地进行对侧膝上→床上的动作，此为跟膝试验。若将足跟放于膝上之后，再令其反复地将足跟沿胫骨向下滑动至足背称为跟胫试验或跟膝胫试验。

两试验均要在睁眼和闭眼时分别进行，观察运动的协调性、准确性等。

3）胫叩打试验（shin-tapping test）：患儿仰卧位，指示用一侧的足跟叩打另一侧的胫骨粗隆下方部位，要有节律地轻轻叩打。同样，要在睁眼和闭眼时分别进行，观察叩打部位的准确性、运动的协调性。

4）膝屈曲试验（knee flexion test）：患儿仰卧位，令其闭上眼睛，检查者将其一侧膝屈曲，然后指示他将另一侧膝屈曲与对侧膝相同的角度。小脑失调症的患儿一开始会出现屈曲过度，使屈曲角度大于对侧，然后又恢复到相同的角度的现象。

三、平衡功能评定

评定与随意运动控制和协调相关的功能，主要应用于大年龄运动障碍儿童以及共济失调型和不随意运动型脑瘫的临床检查与评定。

（一）概述

1. 人体平衡（balance，equilibrium） 是指人体在不同环境和情况下维持身体稳定的能力，是完成各项日常生活活动的基本保证。是身体重心偏离稳定位置时，通过自发的、无意识的或反射性的活动，以恢复重心稳定的能力。

2. 支撑面 是指人体在各种体位上（卧位、坐位、站立位和行走）所依靠的接触面，如站立时的支撑面为两足和两足之间的面积。

3. 参与人体平衡的三个环节

（1）感觉输入：人体站立时身体所处位置与地球引力及周围环境的关系通过视觉、躯体感觉和前庭觉的传入而被感知。

（2）中枢整合：感觉信息在多级平衡觉、视觉中枢进行整合加工，并形成运动方案。

（3）运动控制：中枢神经系统在对多种感觉信息进行分析、整合后，下达运动指令。运动协调以不同的协同运动模式控制姿势变化，将身体重心调整到原来的范围内或重新建立新的平衡。

（二）平衡反应

见本章第三节“神经反射检查”中的“三、平衡反应”。

（三）平衡分类

1. 静态平衡 又称一级平衡，是指人体在无外力作用下，在睁眼和闭眼时维持某一姿势稳定的过程，例如坐位和站立时的平衡。

2. 动态平衡

（1）自我动态平衡：又称二级平衡，是指人体在无外力作用下，从一种姿势调整到另一种姿势的过程，在整个过程中保持平衡状态，例如行走过程中的平衡。

（2）他人动态平衡：又称三级平衡，是指人体在外力作用下（包括加速度和减速度），当身体重心发生改变时，迅速调整重心和姿势，保持身体平衡的过程，例如在正在行驶的汽车中行走。

（四）平衡评定方法

1. 观察评定法

（1）静止状态下

1）观察能否保持平衡，例如睁、闭眼坐；睁、闭眼站立（即 Romberg 征）；双足靠拢站；足跟对足尖站；单足交替站。

2）评定个体是否能做到以下几点：①能独自维持体位；②在一定时间内对外界变化发生反应并做出必要的姿势调整；③具备正常的平衡反应。

（2）活动状态下

1）观察在运动状态下能否保持平衡，例如，坐、站立时移动身体，在不同条件下行走，包括足跟着地走、足尖着地走，足跟对足趾、足尖行走、直线走，走标记物、向侧方走、倒退走、走圆圈等。

2）评定个体是否能做到以下几点：能精确地完成；能回到原位或维持新的体位；完成不同速度的运动，包括加速和减速、突然停下和开始。

评分标准：4 分：能完成活动。3 分：能完成活动，但需要较少的帮助以维持平衡。2 分：能完成活动，但需要较大的帮助以维持平衡。1 分：不能完成活动。

（3）Semans 平衡障碍分级法：见表 3-7。

表 3-7 Semans 平衡障碍分级法

平衡障碍分级法	评定标准
Ⅴ级	可单足站立
Ⅳ级	可维持单膝立位
Ⅲ级	两足一前一后站立体重移动
Ⅱ-3 级	可双足站立
Ⅱ-2 级	可维持双膝立位
Ⅱ-1 级	可维持四点支持位
Ⅰ级	可维持长坐位
0 级	不能维持长坐位

2. 量表评定

（1）Fugl-Meyer 平衡功能评定法：包括从坐位到站立位的量表式平衡评定方法，内容全面，主要应用于偏瘫患者的平衡评定。最高 14 分，少于 14 分说明平衡有障碍，评分越低说明平衡障碍越严重（表 3-8）。

表 3-8 Fugl-Meyer 平衡功能评定法评分标准

项目	0 分	1 分	2 分
Ⅰ. 无支撑坐位	不能保持坐位	能坐，但少于 5 分钟	能坚持坐 5 分钟以上
Ⅱ. 健侧展翅反应	肩部无外展或肘部无伸展	反应减弱	反应正常
Ⅲ. 患侧展翅反应	同上	同上	同上
Ⅳ. 支撑下站立	不能站立	在他人最大支持下站立	由他人稍给支持即能站立 1 分钟
Ⅴ. 无支撑下站立	不能站立	不能站立 1 分钟或身体摇晃	能平衡站立超过 1 分钟
Ⅵ. 健侧站立	不能维持 1～2 秒钟	平衡站稳 4～9 秒钟	平衡站立超过 10 秒钟
Ⅶ. 患侧站立	同上	同上	同上
总分			

注：1. 支撑坐位时双足应着地；

2. 检查者从患（健）侧向健（患）侧轻推患者至接近失衡点，观察患者有无外展肩（患）侧上肢 90°以伸手扶持支撑面的“展翅”反应

（2）Carr-Shepherd 平衡评定：包括坐位和坐位→立位的平衡功能评定，根据完成情况共评定为 1～6 分，分数越高，平衡功能越好（表 3-9）。

表 3-9　Carr-Shepherd 平衡评定法评分标准

得分	坐位平衡	坐位→立位
0 分	完全不能完成	完全不能完成
1 分	在支持下保持坐位平衡	在他人帮助下站起来
2 分	无支持下保持坐位平衡 10 秒钟（不抓取任何物体，膝足并拢，双足平放在地上）	借助辅助具站起来，但体重分布不均匀，需要用手支撑
3 分	无支持下保持坐位平衡，身体前倾，体重均匀分布（头部直立，挺胸，重心在髋关节前，体重分布在两侧下肢）	自己站起来，体重分布均匀，不需要用手支撑
4 分	无支持下保持坐位平衡，并能向后转动头部及躯干（双足并拢，足平放在地上，手放在膝上，不接触身体）	自己站起来，体重分布均匀，并能保持髋、膝伸直小于 5 秒钟
5 分	无支持下保持坐位平衡，并能使身体向前，手摸地面，然后回到坐位平衡（双足平放在地上，手至少接触足前 10cm 地面）	自己站起来，体重分布均匀，能保持髋、膝完全伸直 5 秒钟
6 分	无支持坐在椅子上，向侧方弯腰手摸地面，然后回到坐位平衡（双足平放在地上，不抓取任何物体，保持下肢不动，必要时可支持患侧上肢）	10 秒钟内不需要任何帮助，自己站起来再坐下 3 次

（3）Berg 平衡量表评定：根据患者 14 项活动的表现评分，每项分别评为 0～4 分，分数越高，平衡功能越好（表 3-10）。

表 3-10　Berg 平衡量表

项目	4	3	2	1	0
1. **由坐到站指令**：尽量不用手支撑，站起来	不用支撑站起来，且保持稳定	能用手支撑站起来，且保持稳定	尝试几次后，能用手支撑站起来	站起来或稳定需要少量帮助	站起来需要中等或大量帮助
2. **独立站立指令**：请独立站立 2 分钟	能安全的独立站立 2 分钟	在监护下能站立 2 分钟	能独立站立 30 秒	尝试几次才能独立站立 30 秒	不能独立站立 30 秒
3. **独立坐指令**：两手抱胸坐 2 分钟（背部无支持，脚可踩在地上、矮凳上）	能安全无协助的坐 2 分钟	在监护下能坐 2 分钟	能独立坐 30 秒	能独立坐 10 秒	需支撑才能坐 10 秒
4. **由站到坐指令**：请坐下	需要很少帮助（手支撑）就能安全坐下	需要用手控制才能慢慢坐下	腿的背面需靠着椅子来控制坐下	能独立坐下但下降过程无控制	需要帮助才能坐下
5. **床→椅转移指令**：床→椅转移	用手稍微帮助	必须用手帮助才能安全转移	口头提示/监督下能转移	需一个人帮助转移	需两个人帮助转移/监督
6. **闭眼站立指令**：闭眼站立 10 秒	能安全的闭眼站立 10 秒	监督下闭眼站立 10 秒	闭眼站立 3 秒	不能闭眼站 3 秒，但能安全地站立	需帮助防止摔倒
7. **双足并拢站立指令**：无支撑下双足并拢站立	能双足并拢并安全地站 1 分钟	监督下能双足并拢并安全地站 1 分钟	能双足并拢但不能保持 30 秒	需帮助并拢双足能保持 15 秒	需帮助并拢双足不能保持 15 秒

续表

项目	4	3	2	1	0
8. 站立位上肢前伸指令：抬起上肢成90度，伸开手指尽可能向前	能安全地向前伸25cm	能向前伸12cm	能向前伸5cm	监督下能向前伸	试图前伸时失去平衡或需外界支撑
9. 站立位从地上拾物指令：站立位捡起脚前面的拖鞋/物品	能安全容易地捡起拖鞋/物品	监督下能捡起拖鞋/物品	不能捡起拖鞋/物品，但距离物品2~5cm能独立保持平衡	不能捡起，尝试时需监督	不能尝试/需帮助防止失去平衡或摔倒
10. 转身向后看指令：左转看身后，再右转看身后（医生在患者背后直接观察，鼓励患者转身）	能从左右两边向后看，重心转移较好	能从一边向后看，另一边重心转移较少	只能从一边向后看，但平衡较好	转身时需监督	需帮助防止重心不稳或摔倒
11. 转身一周指令：顺时针转身一周，暂停，再逆时针转身一周	安全转身一周用时≤4秒	只能一个方向转身一周用时≤4秒	能安全的转身一周但较缓慢，超过4秒	需要密切监督或口头提示	需要帮助
12. 双足交替踏指令：无支撑下双足交替踏台阶（或矮凳）4次	能安全独立的交替踏4次，用时20秒内	能独立的交替踏4次，用时>20秒	监督下（不需帮助）双足交替踏2次	需少量帮助能双足交替踏>1次	需帮助尝试/防止摔倒
13. 双足前后站指令：（示范）一只脚向前迈步	能独立向前向后一步并保持30秒	能独立向前一步并保持30秒	能迈一小步保持30秒以上	迈步时需帮助但能保持15秒	在迈步或站立时失去平衡
14. 单腿站立指令：无支撑下单脚站尽可能长时间	单腿独立站立>10秒	单腿独立站立5~10秒	单腿独立站立3~5秒	能抬起脚独立站立但不能保持3秒	不能尝试/需帮助防止摔倒

注：1. 上肢成90°时，医生将直尺置于手指末端，手指不能触到尺子，患者前倾最大值时手指向前伸的距离。尽量双手前伸避免身体旋转

2. 如果不能直接向前迈步，尽量向前迈远点，前脚的脚跟在后脚的脚趾前，步长需超过脚长，步宽需约等于患者的正常步宽

（4）Brunel：包括坐位平衡、站立平衡和行走功能12个项目，根据被检查者完成情况记分，每完成1项记1分，不通过记0分，满分12分，具体评定内容和记分标准见表3-11。

表3-11 Brunel平衡量表

项目	动作要领	评定标准
1. 坐位计时	坐位，无他人帮助，无后背支持，上肢可扶支撑台	维持平衡时间≥30秒
2. 独坐举臂	坐位，无他人帮助，无后背支持，健臂全范围上举、放下	15秒内完成次数≥3次
3. 独坐取物	坐位，无后背支持，平举健臂，伸手向前取物	取物距离≥7cm
4. 站立计时	站立位，无他人帮助，上肢可扶支撑台	维持平衡时间≥30秒
5. 站立举臂	站立位，无上肢或他人帮助，健臂全范围上举、放下	15秒内完成次数≥3次
6. 站立取物	站立位，无上肢或他人帮助，平举健臂，伸手向前取物	取物距离≥5cm
7. 跨步站立	站立位，无上肢或他人帮助，健足前跨，使健足足跟超过患足足尖水平	维持平衡时间≥30秒
8. 辅助行走	无他人帮助，仅在助行器帮助下步行5m	完成时间≤1分钟

续表

项目	动作要领	评定标准
9. 跨步重心转移	站立位，无上肢或他人帮助，患足前跨，使其足跟位于健足足尖前，重心在健腿和患腿间充分转移	15 秒内完成次数≥3 次
10. 无辅助行走	无助行器和他人辅助，独立步行 5m	完成时间≤1 分钟
11. 轻踏台阶	站立位，无上肢或他人帮助，患腿负重，健足踏上、踏下 10cm 台阶	15 秒内完成次数≥2 次
12. 上下台阶	站立位，无上肢或他人帮助，健足踏上 10cm 台阶，患足跟上，然后健足踏下台阶，患足收回	15 秒内完成次数≥1 次

3. 仪器测试法 应用人体平衡测试仪评定，是近年来国际上发展较快的定量评定平衡能力的一种仪器，可以定量评定平衡功能障碍或病变的部位和程度，同时可以评定平衡障碍的康复治疗效果。人体平衡测试仪采取高精度的压力传感器和电子计算机技术，整个系统由受力平台、显示器、电子计算机和专用软件构成。通过系统控制和分离各种感觉信息的输入来评定躯体感觉、视觉、前庭系统对于平衡肌姿势控制的作用与影响，其结果以数据及图的形式显示。

人体平衡测试仪可进行静态平衡测试，可对测试者进行 6 项测试，分别为双足睁眼、双足闭眼、线性步睁眼、线性步闭眼、单足睁眼以及单足闭眼。也可进行动态平衡测试，即令患者以躯体运动反应跟踪计算机荧光屏上的不同方位视觉目标，保持重心平衡的测试方法。目前，国外趋向于采用动、静态结合的方法，全面监测患者的动、静态平衡变化。

四、步态分析

步行运动检查主要应用步态分析的方法，步态分析（gait analysis）是利用力学的原理和人体解剖学知识、生理学知识等对一个人行走的功能状态进行分析的研究方法。用以评价步行的异常所见，确定治疗方案和判断治疗前后的疗效，评定肢体的伤残程度等。可以通过对步行的观察或者用仪器检查等方法来进行步态分析。小儿的步行方式发育至与成人基本相似的时期大约是在 2 岁，完全与成人相同则需到 5 岁左右。

（一）步态分析应用的数据

1. 步行周期（gait cycle，S） 从一侧足跟着地开始至同侧的足跟再次着地时为止的时间称为一个步行周期（图 3-12）。

2. 步态时相（gait phase） 又称为时期（period），是指在步行中的每一个步态周期都包含着一系列的典型的姿位，把这种典型的姿位在一个步行周期中所占的时间用百分数或秒来表示，即步态时相，步态时相分为以下几相。

（1）双支撑相（double supporting）：即两只足都着地的时期，双支撑相在一个步行周期中出现两次，即从右足跟着地开始至左足趾离地，以及从左足跟着地开始至右足趾离地的两个时相。

（2）单支撑相（single supporting）：即一只足着地时期，从右足跟着地开始至右足趾离地的右支撑相和从左足跟着地开始至左足趾离地的左支撑相的两个时相。

（3）摆动相（swing phase）：是从左足趾离地开始至左足跟着地的左摆动相，和从右足趾离地开始至右足跟着地的右摆动相两个时相。

正常情况下，两个双支撑相大致相等，约各占步态周期的 10%，单支撑相与摆动相也大致相等，约各占 40%。

3. 步长 又称为单步长（step length），是指在行走时由一侧足跟着地开始至紧接着的对侧足跟着地时所行进的距离（见图 3-12），用 cm 表示。

4. 步幅 又称为复步长（stride length），是指在行走时由一侧足跟着地开始至这侧足跟再次着地时所行进的距离（见图 3-12），用 cm 表示，其大小应该是步长的 2 倍。

5. 步频 又称为步调（cadence），是指在行走时单位时间（1 分钟）内迈出的步数，用步/分表示。

6. 步速 即行走速度（walking velocity），是指在行走时单位时间（一般用每分钟）内的整体移动的直线距离，用米/分钟表示。

7. 足角 足角的测量方法：在一个人的步行线路上画一直线，在其行走时其中一只脚的印记上沿第二足趾的长轴向足跟画一延长线，这一延长线与上述的直线所相交的角即足角（见图 3-12）。

8. 步隔 即两足间的横侧距离，其测量方法：

在一个人的步行线路上画一直线，在左右两足的足印记上跟骨底的中央向这一直线分别画一平行线并向两足之间延长，两延长线间的距离即为步隔（见图3-12）。

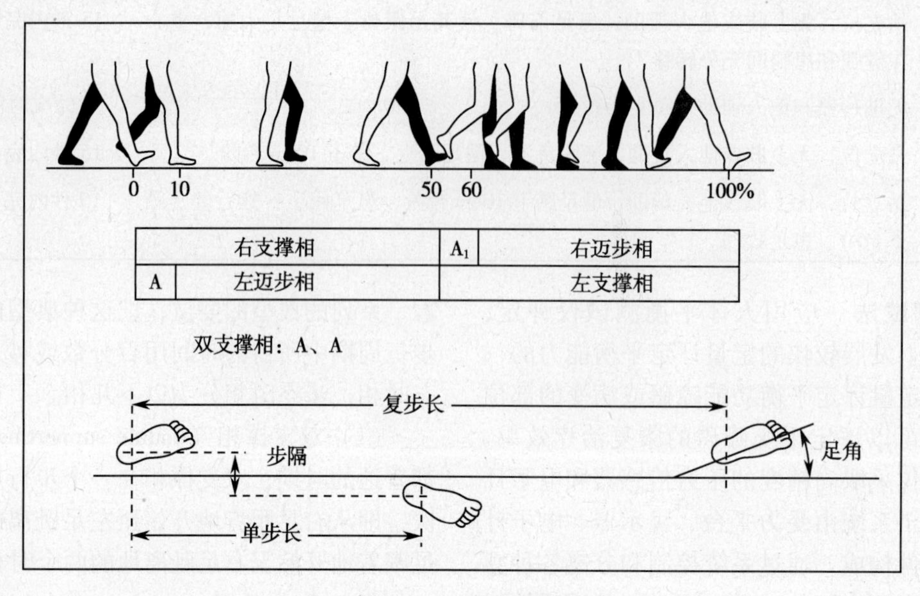

图3-12 步行周期

（二）步行的观察内容

1. 一般步行

（1）步行时足着地时的姿势（stance），两足是否平行，有无足尖向内或向外的现象。

（2）步行时下肢的摆动情况（swing），是否与前进的方向平行，行走的路线是否笔直，迈出一侧的下肢有无画弧样地摆动方式。

（3）步行中骨盆的状态，有无扭转，有无倾斜。

（4）步行中能否见到上肢的共同运动。

（5）步行中两足的距离（base）和左右足的步幅（stride）如何，每一步的步幅是否一致，左足的步幅和右足的步幅是否相同。

（6）步行中足的状态及整体的节律性如何。

如果疑有步行障碍，可让小儿加快步行的速度，观察共同运动、不随意运动、瘫痪、失调等症状的有无等。

2. 特殊步行 在观察普通步行之后，让小儿进行如下的步行方式。

（1）在一条直线上步行（walking along a straight line）。

（2）用足尖步行（walking on tip toe）。

（3）用足跟步行（walking on heels）。

正常小儿在4岁左右可以在直线上步行，用足尖和足跟步行需在3岁以后。

3. 板上步行 对于5岁以后的幼儿应准备一块长2m，宽7cm的板，观察小儿在板上面步行的情况，在这板上步行容易发现轻微的步行障碍。

（三）步态分析的方法

1. 目测法 根据检查者对患儿进行中的步行的观察判断步行的情况，不需要仪器，使用方便，但具有主观性、可靠性差。主要是观察患儿有无异常步态，如痉挛步态、偏瘫步态、臀大肌步态、臀中肌步态、不对称步态等。

2. 运动学定量步态分析法

（1）足印法：是步态分析最早期和简易的方法之一。在足底涂上墨汁，在步行通道（一般为4～6m）铺上白纸。受试者走过白纸，留下足迹，便可以测量距离。也可以在黑色通道上均匀撒上白色粉末，让患者赤足通过通道，留下足迹。获得的参数包括：①步长；②步长时间（step time）：指一足着地至对侧足着地的平均时间；③步幅；④步行周期；⑤步频：步频＝60（s）÷步长平均时间（s），由于步长时间两足不同，所以一般取其均值，有人按左右步长单独计算步频，以表示两侧步长的差异；⑥步速：步速＝步幅÷步行周期；⑦步隔（walking base）：也称之为支撑基础（supporting base），左右足分别计算；⑧足偏角（toe out angle）：左右足分别计算。

（2）足开关（微型的电子开关装置）：是一种微型的电子开关，装置在类似于鞋垫形状的测定板内，分别置放于前脚掌（掌开关）和脚跟（跟开关)。电子开关由足跟触地首先触发跟开关，前脚掌触地时触发掌开关，脚跟离地时关闭跟开关，脚尖离地时关闭掌开关。这是最常用的时间定位标志。除了可以迅速获得上述参数外，还可以获得下列资料：①第一双支撑相，跟开关触发至掌开关触发的时间。②单足支撑相，跟开关与掌开关同时触发的时间。③第二双支撑相，跟开关关闭和掌开关关闭之间的时间。④摆动相，掌开关关闭至下次跟开关触发的时间。⑤各时相在步行周期的比例。

(3) 电子步态垫：是足印法和足开关的结合，其长度为3～4m，有10 000个压感电阻均匀分布在垫下。受试者通过该垫时，足底的压力直接被监测，并转换为数字信号，通过计算机立即求出上述所有参数。

1) 同步摄像分析：在4～8m的步行通道的周围设置2～6台摄像机，同时记录受试者步行图像，并采用同步慢放的方式，将受试者的动作分解观察和分析。

2) 三维数字化分析：通过2～6台检测仪（数字化检测仪或特殊摄像机）连续获取受试者步行时关节标记物的信号，通过计算机转换为数字信号，分析受试者的三维运动特征。同一标记物被两台以上的检测仪同时获取时，即可进行三维图像重建和分析。输出结果包括：数字化重建的三维步态、各关节三维角度变化、速率和时相。关节标记物一般置放于需要观察的关节或重力中心。

3) 关节角度计分析：采用特制的关节角度计固定于被测关节，记录关节活动的角度改变，转换为数字信号并用计算机重建步态。优点是操作简便，特别是上肢检查十分方便；缺点是难以正确记录旋转和倾斜活动。

定性分析的优点是不需要昂贵的设计，评价快速方便。缺点是结果具有一定的主观性，与观察者的观察技术水平和临床经验有着直接关系。检查者难以准确地在短时间内完成多部位、多环节的分析，由于属定性分析，不能够进行量化，所以不利于进行学术交流。

(4) 三维步态分析系统定性分析：由一组摄像机、足底压力板、测力台表面、表面肌电图仪，以及控制以上多组装置同步运动，并对观测结果进行分析处理的计算机及外围设备构成。对行走中的各种参数进行实时采集和处理，并在此基础上计算出某些反映人体步态特征的特征性参数，如关节角度，重心的位移，肌肉产生的力矩及肌肉功率等，从而实现对人体运动功能定性分析。

1) 足底压力测量系统：是对足底压力分析及其大小进行监测、定位、定量分析，通过不同压力点数据计算时空参数。运动图像捕捉分析系统，包括6～8个专业用摄像头和标志点，通过摄像头捕捉人体标志点的运动轨迹，再通过计算机分析得到标记物的三维空间坐标，从而得到人体、肢体关节运动角度的参数。例如下肢的屈伸、内收外展，内旋外旋等。

2) 三维测力台系统：用于采集人体足底作用于测力台信号数据，测量计算和分析地反作用力、力矩以及功和功率等参数。

3) 表面肌电图系统：用于对人体骨骼及电信号进行采集和分析，表面肌电图可对原始肌电信号进行幅度、频率、激活顺序、频谱等分析。肌电信号是一种微弱的电信号，它的幅度在100～5000微伏之间，因此要求表面肌电图设备的灵敏度高、抗干扰性强。

4) 同步分析系统：由控制以上多组装置同步运动，并对捕捉信息结果进行分析处理的计算机及外围设备构成。同步实现运动图像捕捉系统，足底压力板、测力台、表面肌电图仪等系统的采集和分析，实时同步采集和分析人体运动的动力学、运动学和肌电图数据足印法，分别测量步长、步长时间、步幅、步行周期、步频、步宽和步速，分析结果。

（陈秀洁）

第三节 神经反射检查

神经反射是反映中枢神经系统发育的客观指标，所以也是评定小儿运动发育的重要依据，了解神经反射的发育情况对诊断运动障碍具有重要意义。

有关小儿神经反射的检查方法在许多书中已经叙述，但是近几年的临床实践以及阅读外文书籍，对一些反射有了新的认识，为了方便读者，在此做一简单介绍。

一、原始反射

（一）原始反射的概念

原始反射是在健康新生儿即存在的，随着高位神经中枢的发育而逐渐消失的反射。这种反射残留着在动物的进化过程中的低等动物的行动影子。

（二）原始反射的发育经过

由新生儿的原始反射运动开始发育至由意志支配的合目的运动的过程可分为以下4个阶段。

1. 反射性运动的逐渐增强、发展时期。

2. 反射性的或者说是立体的固定的运动减少或反射样式改变时期 这一时期是随着中枢神经系统的不断发育成熟而原始反射开始被逐渐地抑制的时期。

3. 皮质的支配作用已经开始出现 出现了尚未成熟的随意运动，并逐渐地向被控制的运动发展的时期。

4. 随意运动完成时期 迅速地、确实地实行随意运动时期，即随意运动完成时期。

人类在整个运动发育过程中，其原始反射由原来的反射性运动形式逐渐发生改变，直至最后完全消失，并出现有目的的运动。表明了神经系统的形态学的成熟和功能发育的成熟程度。为此，在评定小儿的运动发育状态时，要重视对原始反射的检查，要注意原始反射的表现形式、随着月/年龄的改变其反应形态的改变以及是否已经向统合功能发育等，通过这些检查与评定来综合判断小儿的神经系统发育状况。

（三）原始反射的检查方法和临床意义

1. 阳性支持反射（positive supporting reflex）和自动步行反射（stepping reflex） 扶持小儿的腋窝部使其身体竖直，首先使小儿的身体上、下活动后再使其足底着床，若下肢出现支持样的反应则为阳性支持反射（图3-13）。

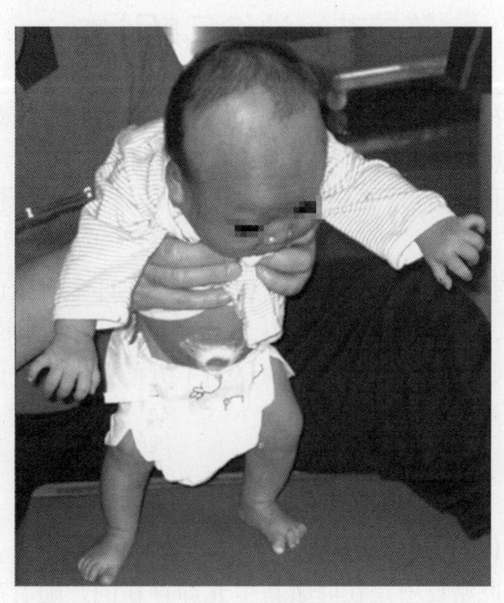

图3-13 阳性支持反射

阳性支持的情况下，前倾小儿的身体时小儿如果可以像步行样地交替地向前迈出两下肢，则为自动步行反射阳性（图3-14）。

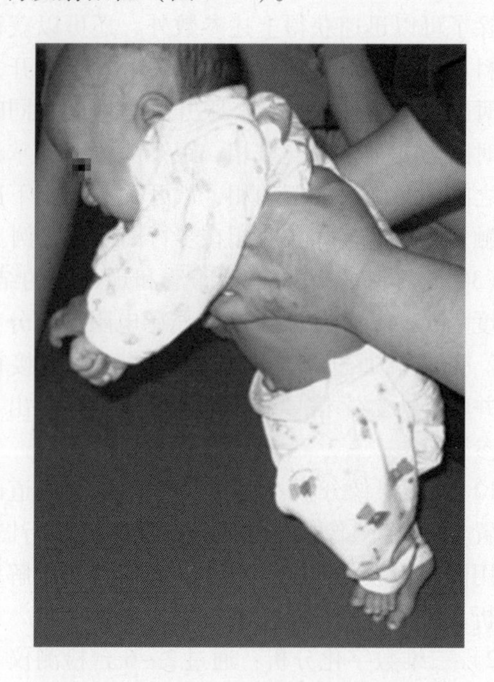

图3-14 自动步行

上述反射均在正常小儿的新生儿期出现，2～4个月时消失。阳性支持反应在生后10个月时再次出现，为成熟型的阳性支持反应。

2. 侧弯反射（Galant反射） 检查者托住小儿的胸腹部使其呈空间俯卧位，然后用指尖沿小儿的脊柱外侧从上向下划动（图3-15a），出现该侧躯干的侧屈运动，使躯体干成侧方凹状为阳性（图3-15b）。

正常小儿新生儿期出现，2个月时消失。

但是，在临床实践中常见到5～6个月的正常小儿仍存在此反射，日本的浅田美江则叙述为："侧弯反射在新生儿期出现，从头侧向尾侧逐渐减弱，生后9个月时随着Landau反射的完成而消失"。所以，对于此反射的消失的确切时期尚待进一步研究。

3. 口唇反射 或称觅食反射（rooting reflex）与吸吮反射（sucking reflex）。用手指尖刺激小儿的口唇（图3-16a），若出现小儿的口与头部转向被刺激侧则为口唇反射阳性（图3-16b）。将检查者的手指尖放入小儿口中，小儿出现吮指的动作为吸吮反射阳性（图3-17）。

两反射均在新生儿期出现，3个月左右消失。

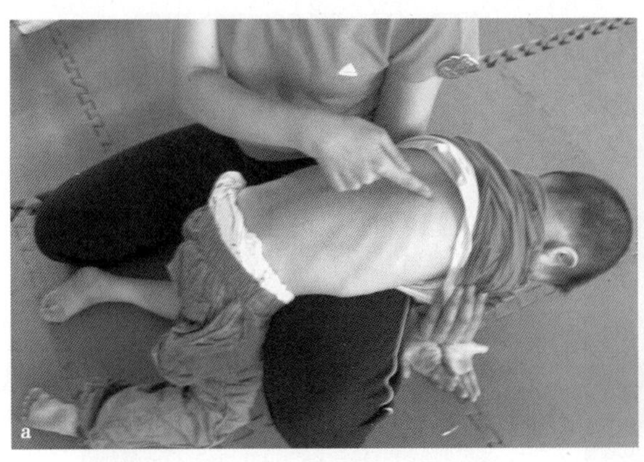
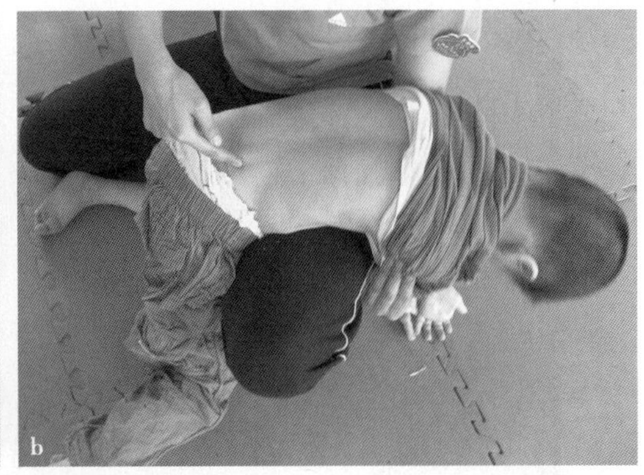

图 3-15　侧弯反射

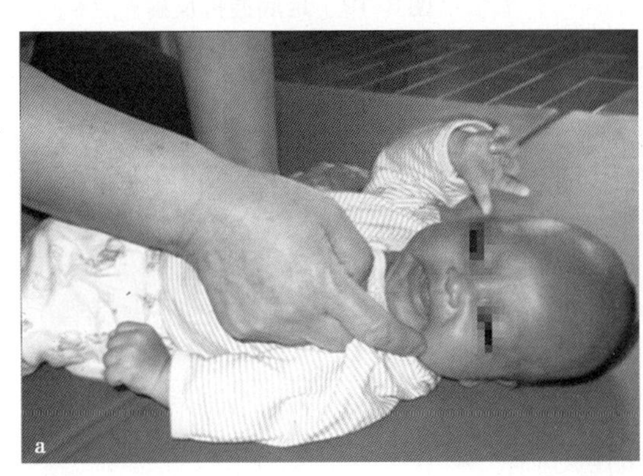
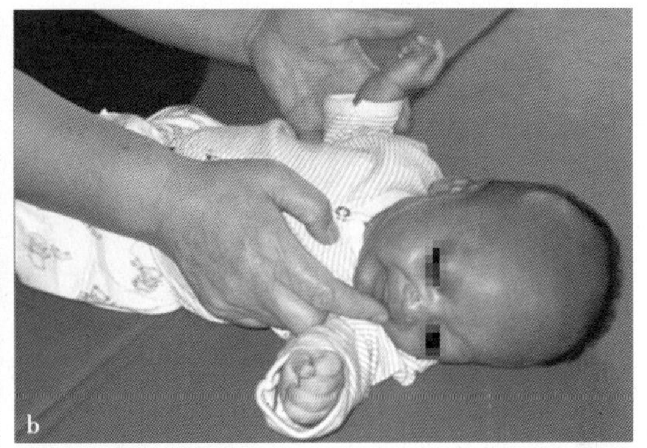

图 3-16　觅食反射

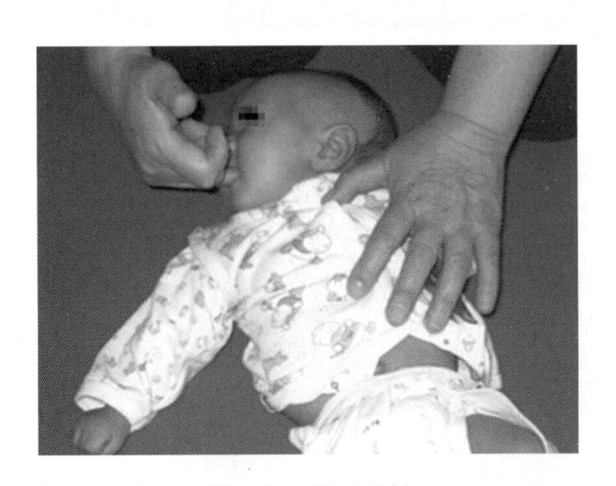

图 3-17　吸吮反射

4. 握持反射（grasp reflex）

（1）手掌握持反射（palmar grasp reflex）：检查者将手指从小儿的手的尺侧插入其手中，压迫小儿的手掌，小儿的手指屈曲握住检查者的手为阳性。

正常小儿在新生儿期出现，2 个月开始减弱，3～6 个月消失（图 3-18）。

（2）足底握持反射（plantar grasp reflex）：检查者用手指按压小儿的足底部的足趾根部，出现足趾的屈曲似握持检查者的手的反应为阳性（图 3-19）。

正常小儿在新生儿期出现，10 个月左右在步行开始时逐渐消失。

5. 拥抱反射（Moro 反射）　也称惊吓反射，小儿仰卧位，从其头后方托起头部，在抬至 15cm 左右高处时再使头部下落，或者向上牵拉小儿的两手使其头部离开床面然后再松开两手使小儿头部突然下落（图 3-20a），阳性反应是首先出现双上肢伸展、外展动作，然后再出现屈曲、内收动作似拥抱状（图 3-20b）。

正常小儿在新生儿期出现，4～6 个月时消失。4～6 个月，此反应可能不再出现拥抱动作，只见双上肢的反应性外展动作，因此有的学者称其为拥抱反射的伸展相。

6. 手、足安置反应（placing reacting）　检查者将小儿抱于怀中使一只手手背抵在桌沿下，小儿自动将手拿到桌面上为手安置反应阳性。若扶持其一侧大腿，使小儿的另一侧足背抵在桌沿的下面（图 3-21a），小儿将此下肢抬起到桌面上，足底着桌面为足安置反应阳性（图 3-21b）。

正常小儿在新生儿期出现，12 个月时消失。

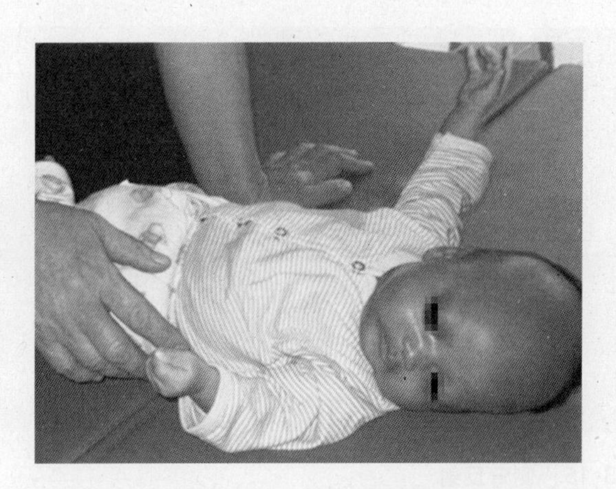

图 3-18 手掌握持反射

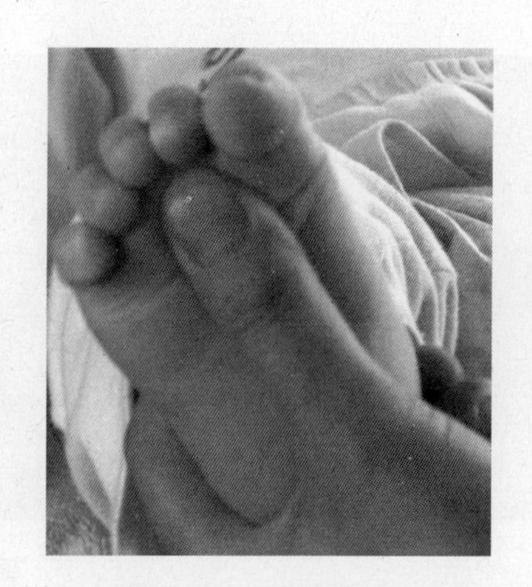

图 3-19 足底握持反射

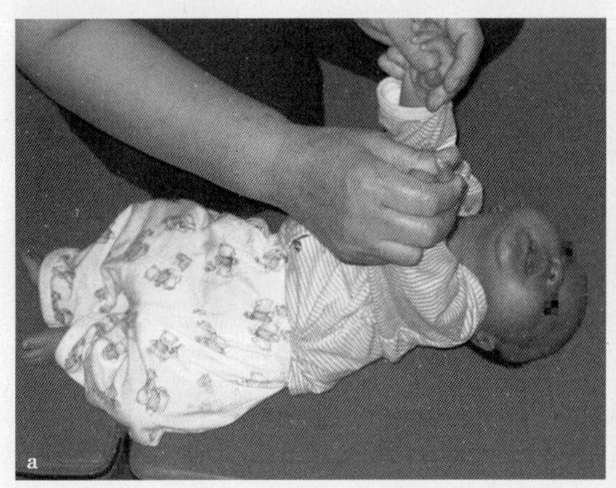

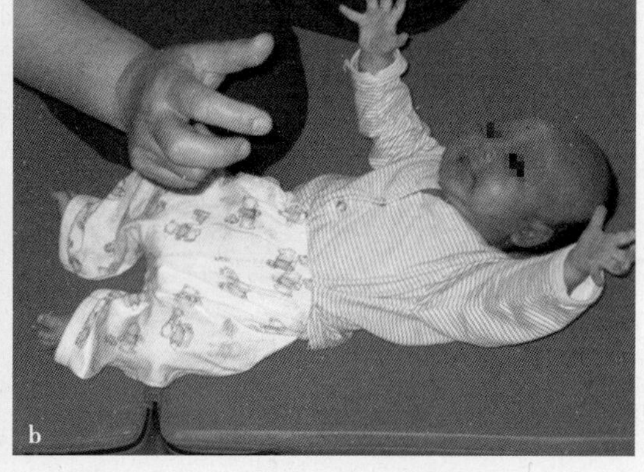

图 3-20 拥抱反射

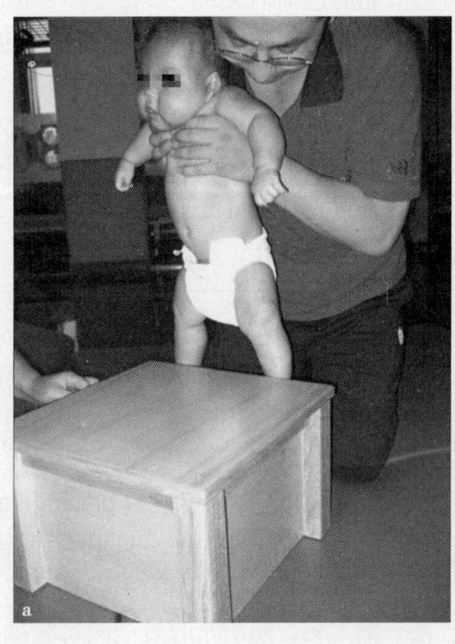

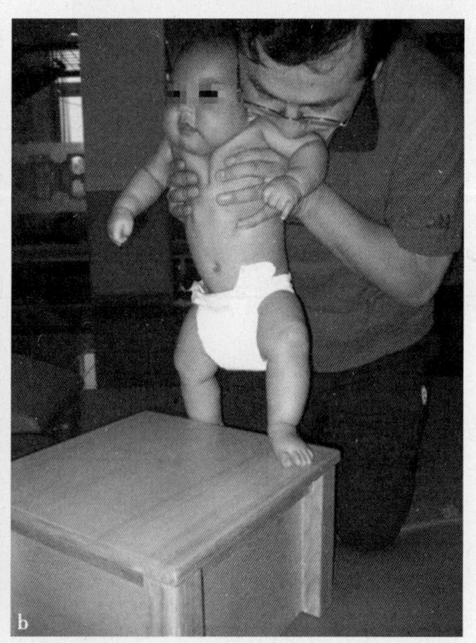

图 3-21 足安置反应

7. 掌颌反射（也称为 Babkin 反射） 小儿仰卧位，检查者用两拇指同时按压其两侧的手掌，小儿出现向前低头、张口、闭眼的动作为阳性。正常小儿在新生儿期出现，6 周开始逐渐减弱，6 个月仍存在为异常。

8. 耻骨上伸展反射（suprapubic reflex） 小儿取仰卧位，下肢屈曲，用手指压迫其耻骨联合处，出现两下肢伸展的反应为阳性（图3-22）。

正常小儿在0~6周时存在，2个月左右消失。

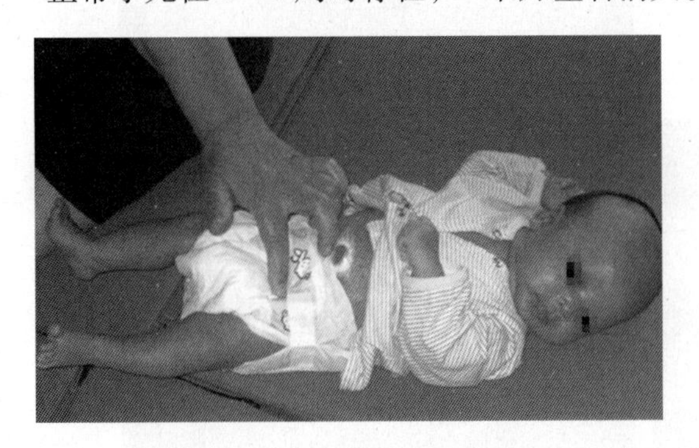

图3-22 耻骨上伸展反射

二、姿势反射

（一）姿势反射的分类

本书介绍的是Shumway-Cook A，Woollacott MH的分类方法。

1. 静态的姿势反射

（1）局部性静态姿势反射：是动物的肢体抵抗重力而产生的支持体重的紧张性反射。

（2）体节性静态姿势反射：是一种与一个肢体或多个肢体相关的反射，如交叉伸展反射（crossed extensor reflex）、回缩反射（flexor withdrawal ref-lex）等。

（3）泛化性静态姿势反射：是一种对应头部位置的变化而产生的全身位置的变化的反射，如非对称性紧张性颈反射（asymmetric tonic neck reflex，ATNR）、对称性紧张性颈反射（symmetric tonic neck reflex，STNR）和紧张性迷路反射（tonic labyrinthine reflex，TLR）等。

2. 矫正反应 是一种自律的反应，是在身体或身体的某一部分的空间位置发生变化时，为了保持身体各部分的正常位置，维持身体的稳定性而产生的反应性动作。人类依赖于7种矫正反应的综合作用，产生其头部在空间的适应反应，以及与头部或地面相关的身体的适应反应。

有的学者将此类反应翻译为“立直反应”或“翻正反应”，笔者翻阅了生理学和日本原著，同时结合国内其他学者的认识，认为称其为矫正反应比较贴切。

（1）视觉性矫正反应（optical righting reflex，ORR）：是由视觉刺激引起的作用于头部的反射性适应反应，也可以说是产生于眼睛而作用于头部的矫正反应。

（2）迷路性矫正反应（labyrinthine righting reflex，LRR）：是由于对前庭的刺激而产生的使头部垂直的反应，是产生于迷路作用于头部的矫正反应。

（3）产生于身体的表面，作用于头部的矫正反应（body-on-head righting reflex，BOH或body righting reflexes acting on the body）：是当身体接触其支持面时刺激了本体感受器和触觉感受器，产生的反应信息使头部对其产生适应的反应。为了应用便利，笔者在此书中将其简称身体-头部矫正反应。

Landau反射是与上述三种与头部相关的矫正反应相结合的产物。

（4）颈矫正反应（neck righting reaction）：产生于头部，作用于躯干的矫正反应（neck-on-body righting reflex，NOB），当头部和颈部的位置发生变化时会产生向心性刺激，使身体对此刺激产生适应性反应。

此反应分为两型，其一是未熟型，即在出生后存在的身体整体性翻身运动。其二是成熟型，即在翻身运动中有身体的体节回旋运动。

（5）产生于身体的表面，作用于躯干的矫正反应（body-on-body righting reflex，BOB或body righting reflexes acting on the body）：与头部的位置无关，是身体本身对其接触的支持面所产生刺激的反应。同样，为了应用便利，笔者将其简称身体-身体矫正反应。

（二）姿势反射的检查方法和临床意义

1. 静态的姿势反射

（1）交叉伸展反射：固定小儿的一侧膝部，使该侧的下肢伸展。用手指尖刺激小儿同侧足底，可见对侧下肢开始时出现屈曲动作，然后出现伸展并向对侧交叉的动作，恰似要踢开给予刺激的检查者手的动作为阳性。

正常小儿在新生儿期出现，2个月时消失。

此反射在某些著作中列入原始反射，在本书中则归纳为姿势反射，其实是脊髓水平的反射。

（2）非对称性紧张性颈反射：小儿仰卧位，将其头部向一侧回旋，如果出现颜面侧上、下肢伸展，后头侧上、下肢屈曲的现象为阳性（图3-23）。

正常小儿在新生儿出现，4~6个月时消失。

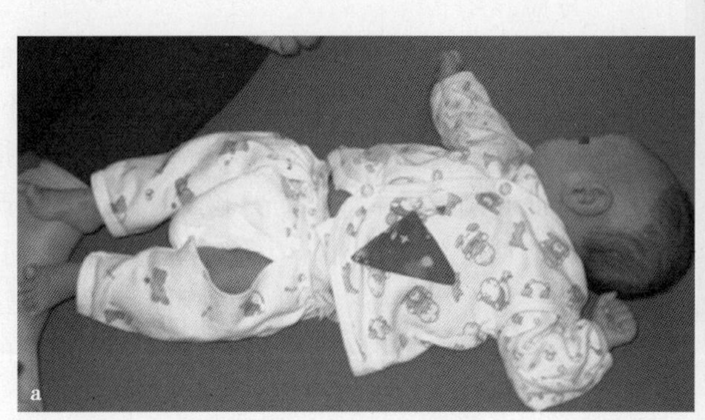
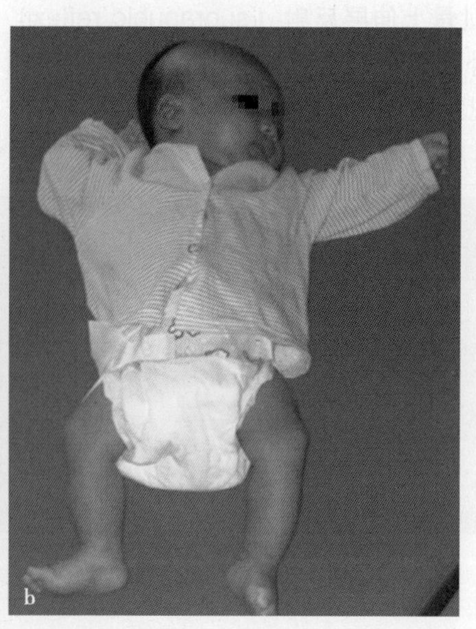

图3-23 非对称性紧张性颈反射

（3）对称性紧张性颈反射：托起小儿的胸腹部使其呈空间俯卧位，当检查者被动地使其头部前屈时，下肢出现伸展，使头部后屈时下肢出现屈曲的现象为阳性（图3-24）。

正常小儿在新生儿出现，4～6个月时消失。

对于此反射的消失时期各学者有不同的看法，Vojta博士认为是在生后0～6周至3～4个月时存在。而Milani则认为是生后6～7个月时才出现，8个月时消失，认为此反射与获得四爬运动有关。

（4）紧张性迷路反射：小儿仰卧位，当检查者使其头部轻度后屈时，四肢出现伸展。而在俯卧位上使头部前屈时四肢出现屈曲的现象为阳性。简言之，在仰卧位上以伸展模式占优势（图3-25a），在俯卧位上以屈曲模式占优势（图3-25b）。

正常小儿在新生儿期出现，5～6个月时消失。

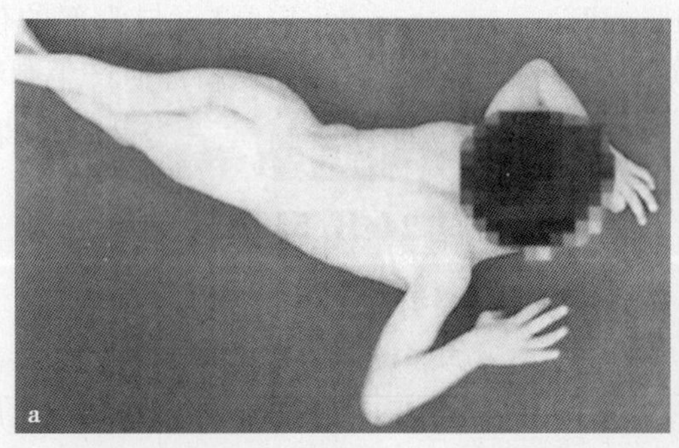
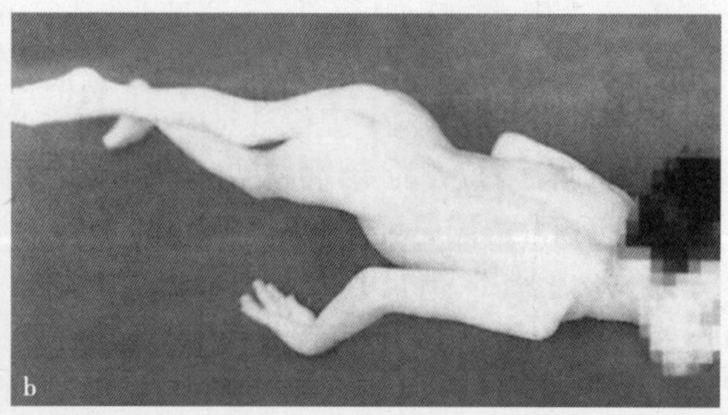

图3-24 对称性紧张性颈反射

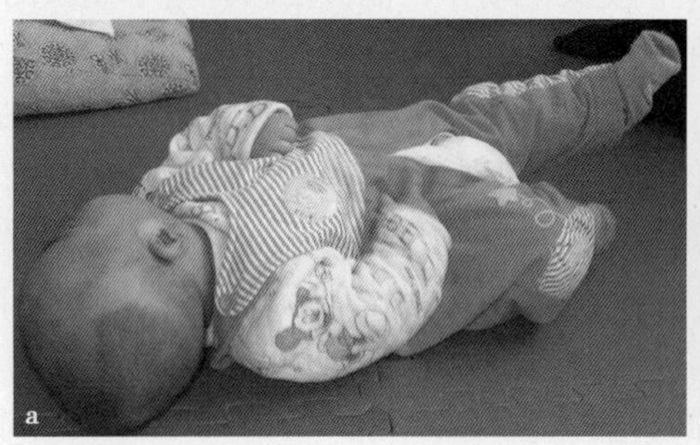
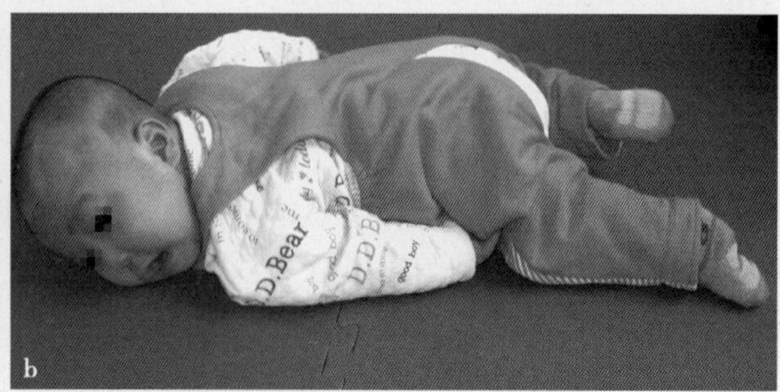

图3-25 紧张性迷路反射

2. 矫正反应

（1）一定时期出现，在一定时间消失的矫正反应。

1）颈矫正反应：小儿仰卧位，头部正中位。检查者使其头部向一侧回旋时，小儿的肩、躯干、腰部整体向头部回旋的方向回旋为阳性，有的学者将这一动作比喻为“滚原木样动作”。

正常小儿在新生儿期出现，5～6个月时消失。

2）身体-头部矫正反应：小儿仰卧头部呈正中位，双下肢伸展。检查者握住小儿的双下肢将其身体向一侧回旋，使小儿成为俯卧位。小儿出现头部向身体回旋方向同侧的回旋动作，同时有头部向上抬举的动作为阳性（图3-26）。

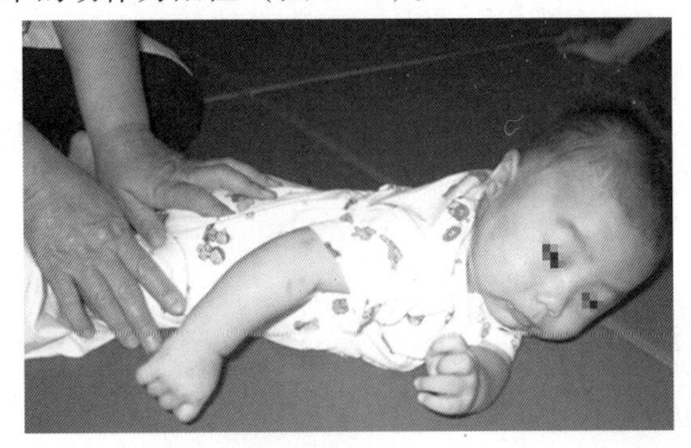

图3-26　身体-头部矫正反应

正常小儿2～3个月时出现，4～5个月后随着非对称性紧张性颈反射的消失而逐渐明显，至5岁左右消失。

3）身体-身体矫正反应：小儿仰卧头部呈正中位，下肢伸展。检查者从小儿的头部或肩部将其回旋成为侧卧位，若小儿的身体自动回到仰卧位为阳性。

正常小儿6个月时出现，5岁左右消失。

（2）一定时期出现，终生存在的矫正反应

1）迷路性矫正反应：将小儿竖直抱起后遮严其双眼，检查者向前、后、左、右倾斜小儿的身体，当小儿的身体倾斜后其头部自动地回到与地面垂直的位置为阳性。

正常小儿在不同体位上此反应出现的时间不同，仰卧位和俯卧位在生后3～5个月时出现，5岁时消失。坐位和立位在6～7个月时出现，持续终生存在。

2）视性矫正反应：检查者将小儿竖直抱起（或坐位），向前、后、左、右倾斜其身体，若小儿出现头部自动回到与地面垂直的位置为阳性（图3-27a），不能回到与地面垂直为阴性（图3-27b）。检查俯卧位的视性矫正反应时，将小儿托举至空间位，向上、下倾斜小儿的身体，若小儿头部出现与自己身体垂直，回到身体正中位的现象为阳性。

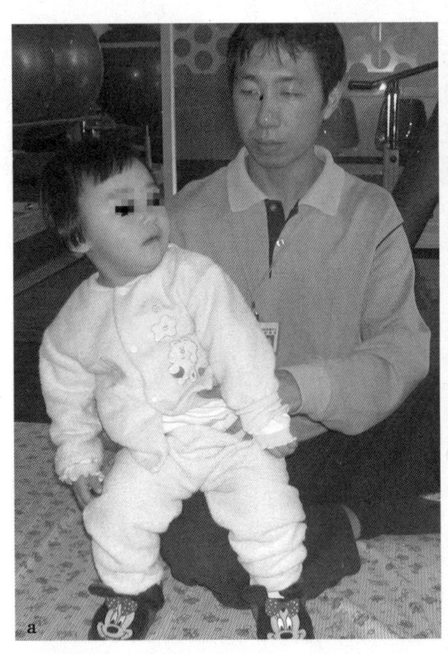

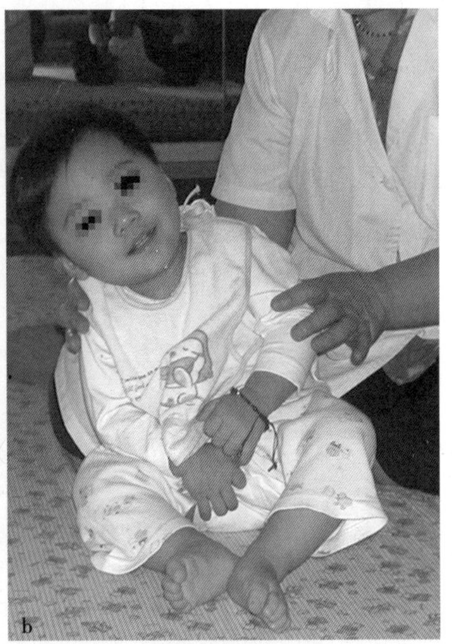

图3-27　视性矫正反应

正常小儿在俯卧位上3个月时出现，5岁时消失；坐位和立位上5～6个月时出现，持续终生存在。

（3）Landau反射（Landau reflex）：检查者托

住小儿使其成空间俯卧位，观察其头部、躯干和四肢的反应。反应分为三相：

•第1相：颈部、躯干、四肢轻度屈曲。在新生儿期出现，生后6周消失。

•第2相：颈部与躯干呈水平位，躯干、四肢轻度屈曲。生后7周出现，3～4个月时消失。

•第3相：颈部伸展并上举，躯干伸展，四肢也有伸展倾向，6个月时完成。

在此叙述的检查和判断方法是日本的福田道隆在书中叙述的，与Vojta法中叙述的有所不同，笔者认为此方法较易判定，也与小儿的正常运动发育中的脊柱伸展的时间相吻合。

（4）两栖动物的反应（amphibian reaction）：检查方法：患儿俯卧位，头正中，下肢伸展，上肢向头上方伸展。检查者抬起患儿一侧骨盆。

反应：同侧的上肢、髋关节及膝关节自动屈曲。

临床意义：生后6个月以后出现，持续一生。若6个月以后仍不出现，是反射性成熟迟缓的表现。

三、平衡反应

（一）平衡反应的分类

1. 倾斜反应（tilting reactions）是控制身体的重心对倾斜面的重心变化的反应。

2. 平衡反应或姿势保持反应（postural fixation reactions）给身体的任何一部分加上不稳定的外力时，身体本身会产生使身体恢复到原来位置的一种反应。

（二）平衡反应的检查方法和临床意义

1. 倾斜反应 将小儿放于平衡板上，分别取仰卧位、俯卧位、坐位、四点支持位、立位，然后使平衡板倾斜，小儿出现在上方侧的上、下肢伸展、外展，肌紧张增高。下方侧的上、下肢出现保护反应（图3-28）。

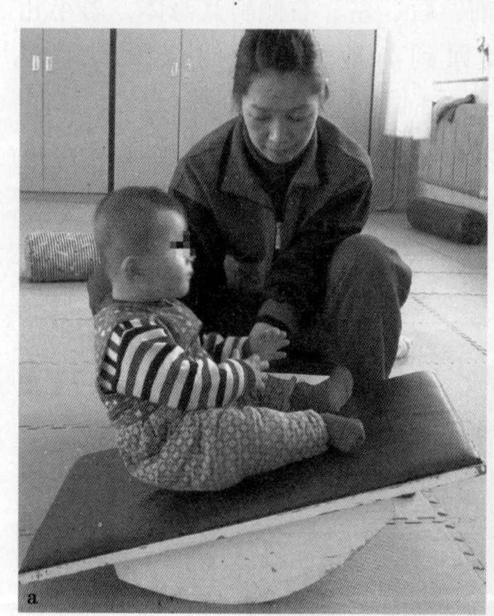

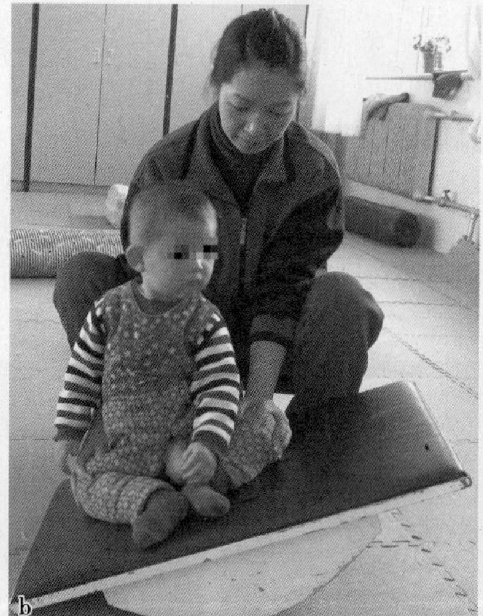

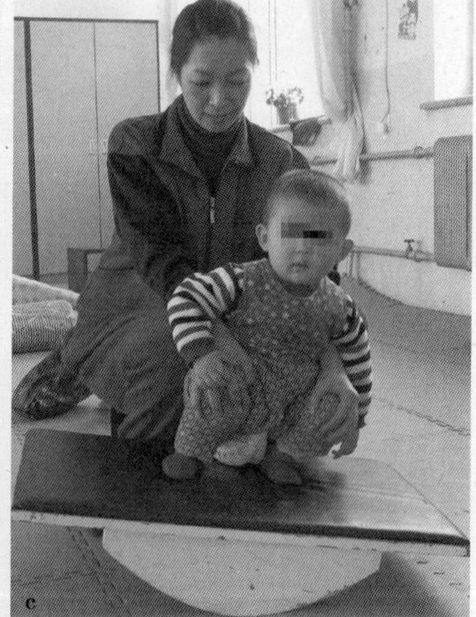

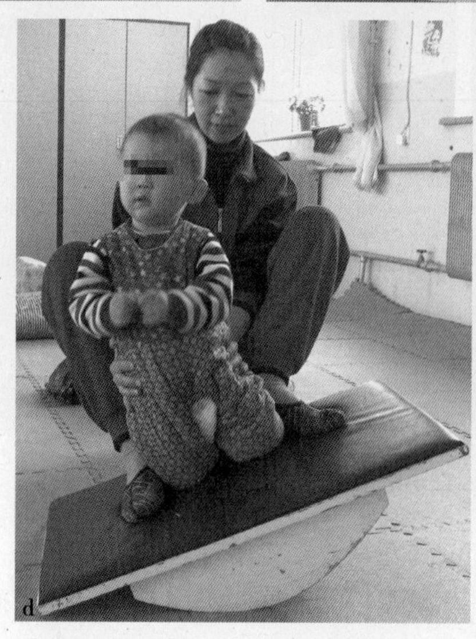

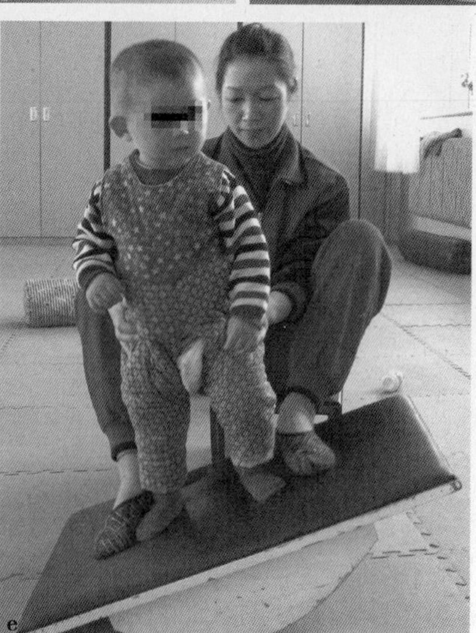

图3-28 倾斜反应

正常小儿的出现时间为，俯卧位 6 个月，仰卧位 7 个月，坐位 7 ~ 8 个月，四点支持位 8 ~ 10 个月，立位 11 ~ 21 个月。

2. 平衡反应

（1）跳跃矫正反应（hopping reaction）：小儿取立位，检查者向前、后、左、右推其身体，使身体重心倾斜。出现身体倾向侧的下肢向同侧迈出，用以维持平衡的现象为阳性。如向右侧推小儿的身体时，身体向右侧倾斜，右侧下肢向右侧迈出（图 3-29）。

正常小儿出现于 15 ~ 18 个月，持续终生存在。

（2）跨步矫正反应（stepping reaction）：小儿取立位，检查者向一侧牵拉其上肢，使身体倾斜。小儿出现被牵拉上肢侧的对侧下肢迈向身体倾斜侧与倾斜侧下肢交叉的现象为阳性，如向左侧牵拉左上肢，则右下肢迈向左侧，与左下肢交叉（图 3-30）。

正常小儿出现于 18 个月，持续终生存在。

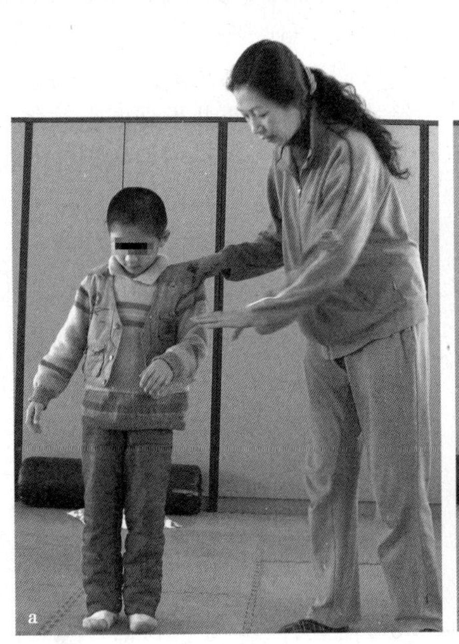

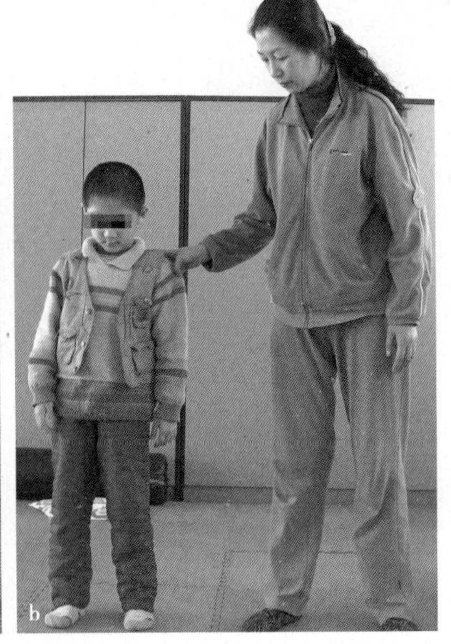

图 3-29　跳跃矫正反应

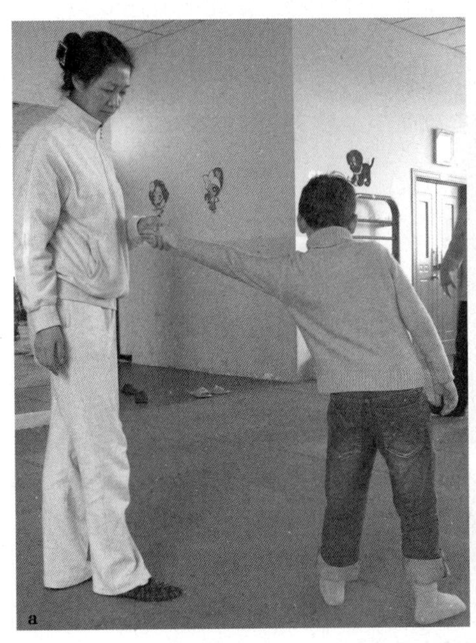

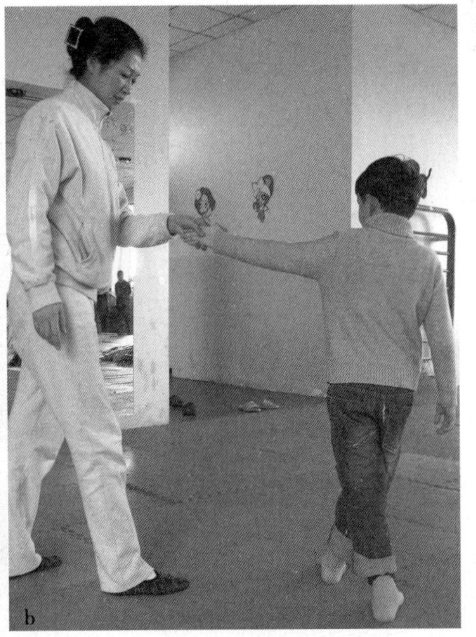

图 3-30　跨步矫正反应

（3）背屈反应（dorsiflexion reaction）：小儿取立位，检查者扶持其腋窝部，使其身体向后方倾斜。小儿出现头部和胸部回到与地面垂直的位置，踝关节背屈的现象为阳性（图3-31）。

正常小儿出现于15～18个月，持续终生存在。

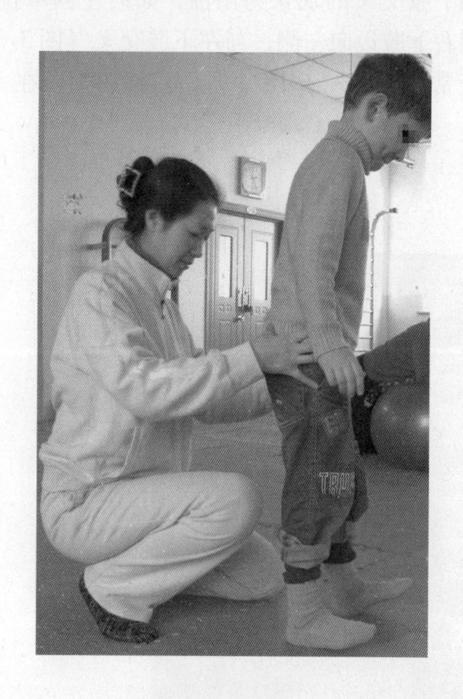

图3-31 背屈反应

四、保护性伸展反应

保护性伸展反应（protective extension reactions）或称parachute反应，是当身体要倾倒时为了保护身体而出现的伸出肢体去支撑以保护身体的反应，也称其为防御反应（parachute or protective responses）。此反应是在小儿的发育过程中矫正反应和平衡反应结合的产物，是由于身体重心的位置变动的范围过大或者是身体重心变动速度过快，超出了矫正反应和平衡反应所能对应的范围，而出现了伸出肢体予以保护的反应。

1. 前方保护性伸展反应（降落伞反应） 检查者两手握持小儿的胸腹侧臂使之成空间俯卧位，然后使其头部迅速地向下方落下，但不要使头部接触检查台面。小儿出现两上肢外展、伸展，手指伸展并支撑于检查台面上为阳性（图3-32）。

正常小儿生后6个月时出现，持续终生存在。

2. 坐位保护性伸展反应 小儿在床上取坐位，检查者向前、后、左、右各方向上推其身体使之倾斜。小儿身体倾斜的下方侧的上肢外展、伸展，手指伸展，出现支撑动作为阳性（图3-33）。

正常小儿各方向出现时间为，前方6～7个月，侧方7～8个月，后方9～10个月。

也有的学者将神经反射区分为脊髓水平的反射、脑桥水平的反射、中脑水平的反射和皮质水平的反射，在本书中介绍的反射与此相对应的是，原始反射是脊髓水平的反射，静态的姿势反射是脑桥水平的反射，矫正反应是中脑水平的反射，平衡反应是皮质水平的反射。另外，在诊断运动障碍时还应用病理反射，在此不赘述。

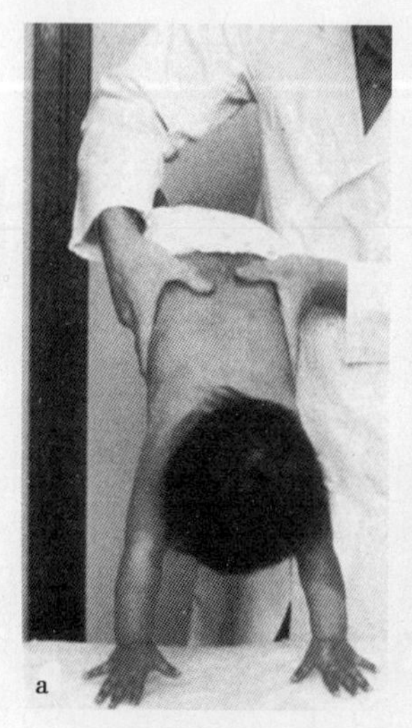

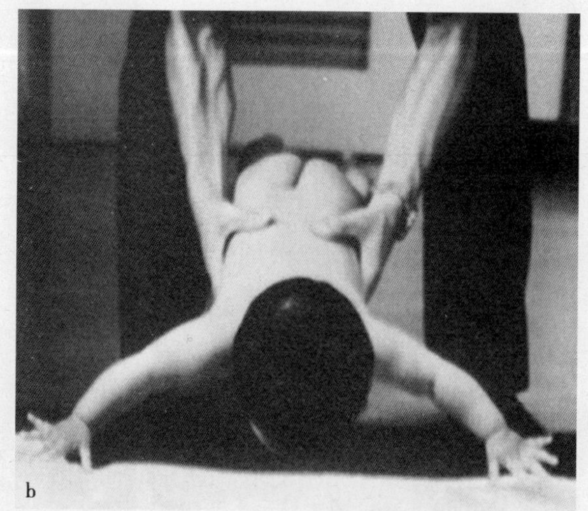

图3-32 降落伞反应

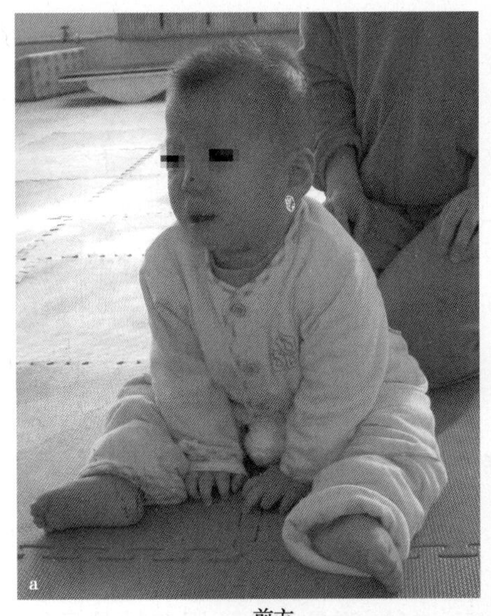
前方

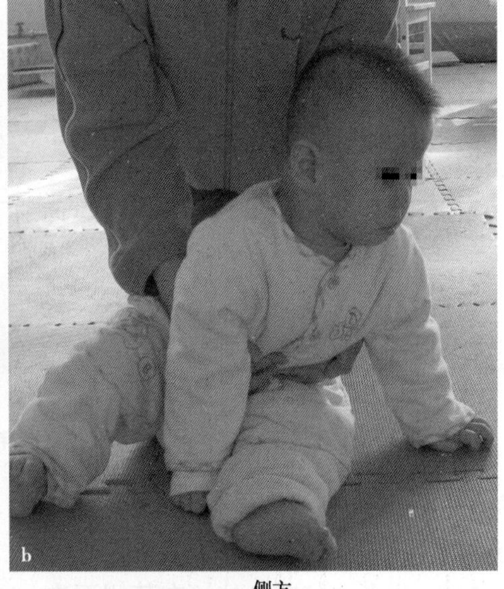
侧方

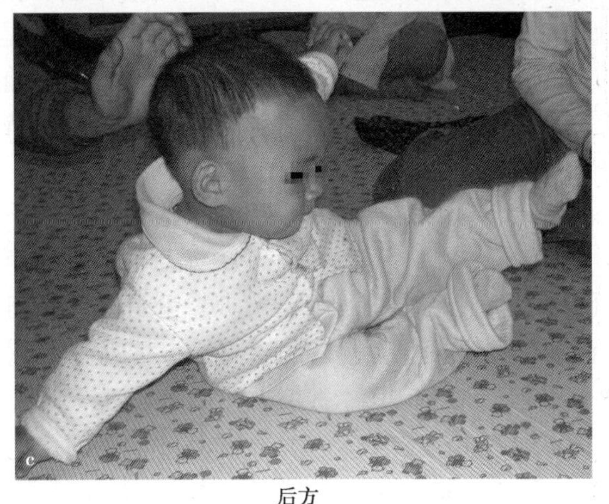
后方

图 3-33　坐位保护性伸展反应

（陈秀洁）

第四节　关节活动范围检查

关节活动范围（range of motion，ROM）是指关节的远端向着或离开近端活动，远端骨所达到的新位置与开始位置之间的夹角，即远端骨所移动的度数。

一、测量关节活动范围的工具

1. 通用量角器　由一个量角器和被称为移动臂和固定臂的两条臂构成，主要用于测量四肢关节。

2. 半圆形量角器或直尺　主要用于测量手部关节的活动范围，也可用圆规来测量。

二、各关节活动范围测量方法与正常值

（一）肩胛带

1. 屈曲与伸展

（1）测量方法：固定轴是两侧肩峰的连线，移动轴是同侧肩峰和头顶的连线。患者仰卧位时肩胛带向上为屈曲，向下为伸展（图 3-34a）。

（2）活动范围：屈曲与伸展均为 20°。

2. 上举与下拉

（1）测量方法：患者取立位或坐位，在其身体的背面测量，固定轴是两侧的肩峰连线，移动轴是同侧肩峰和胸骨上缘的连线（图 3-34b）。

（2）活动范围：上举为 20°，下拉为 10°。

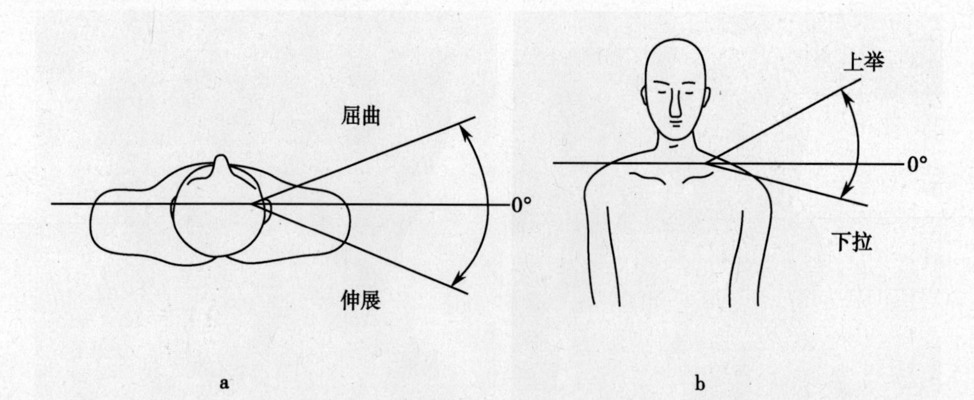

图 3-34 肩胛带的活动范围

（二）肩关节

1. 屈曲与伸展

（1）测量方法：患者立位或坐位，在其侧面进行测量，固定轴是通过肩峰与地面的垂直线，移动轴是肱骨。测定时前臂呈中间位，手心向内放于大腿旁，脊柱不要前屈或后屈。上肢向后方的活动为伸展，向前方的活动为屈曲（图 3-35a）。

（2）活动范围：屈曲 180°，伸展 50°。

2. 外展与内收

（1）测量方法：患者取立位或坐位，固定轴是通过肩峰与地面的垂直线，移动轴是肱骨。测定时注意躯干不要侧屈，原则上要前臂旋前 90°以上，上肢的侧方上举为外展，靠近胸臂为内收（图 3-35b）。

（2）活动范围：外展 180°，内收 0°。

3. 内旋与外旋

（1）测量方法：固定轴是通过肘部向额状面引的垂直线，移动轴是尺骨。测定时的姿位是上臂紧贴躯干，前臂向前方伸展，肘关节屈曲 90°，前臂要呈中间位，前臂向身体内侧活动为内旋（图 3-35 c）。

（2）活动范围：外旋 60°，内旋 80°。

4. 水平屈曲与水平伸展

（1）测量方法：固定轴是通过肩峰向矢状面上的垂直线，移动轴是肱骨，在肩关节外展 90°的姿位上测定（图 3-35 d）。

（2）活动范围：水平屈曲（上肢向前方活动）135°，水平伸展（上肢向后方活动）30°。

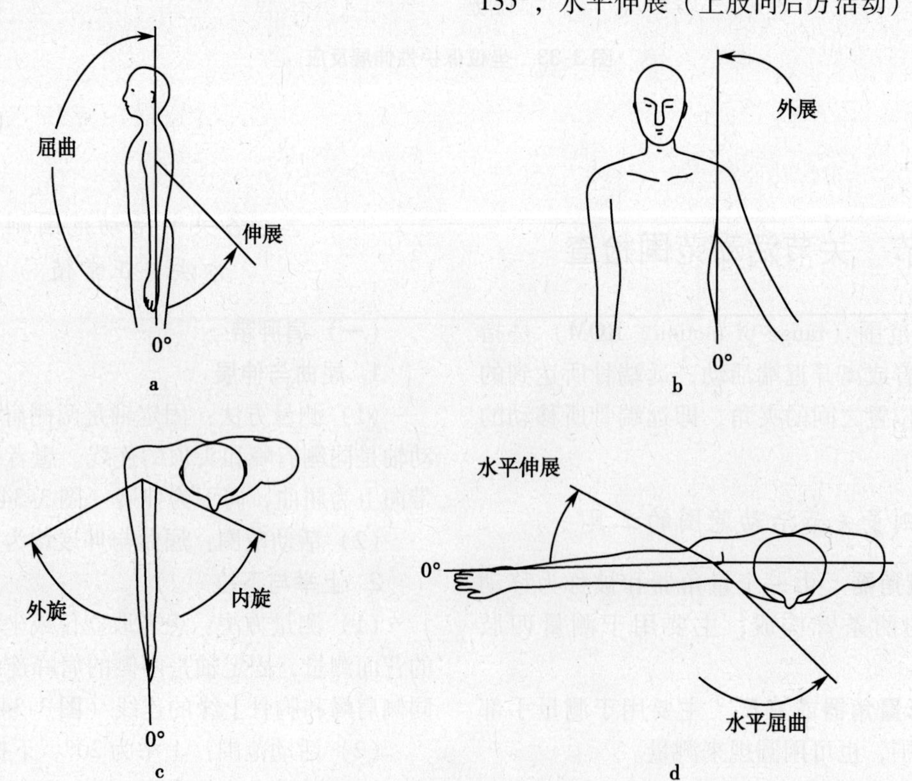

图 3-35 肩关节的活动范围

（三）肘关节的屈曲与伸展

1. 测量方法 固定轴是肱骨，移动轴是桡骨，在前臂旋后位上测定（图3-36a）。

2. 活动范围 屈曲145°，伸展5°。

（四）前臂的旋前与旋后

1. 测量方法 固定轴是向地面的垂直线，移动轴是在手指伸展状态下的手掌面，测定时肩关节不可回旋，在肘关节屈曲90°的姿位上测量（图3-36b）。

2. 活动范围 旋前与旋后均为90°。

（五）肩

肩的活动包括肩胛骨的活动。

1. 外旋与内旋

（1）测量方法：在前臂保持中间位，肩关节90°外展，肘关节屈曲90°的姿位上测定，固定轴是通过肘部向额状面的垂直线，移动轴是尺骨（图3-37a）。

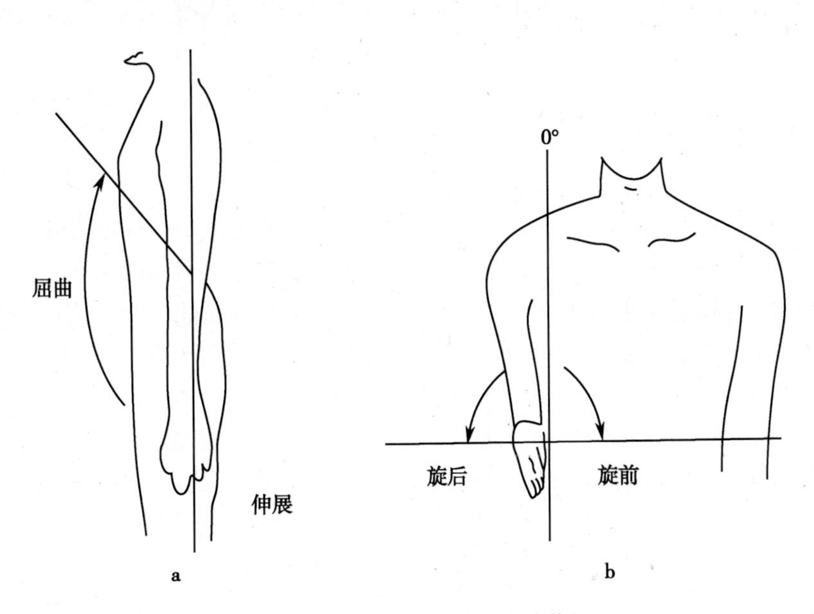

图3-36 肘关节和前臂的活动范围

（2）活动范围：外旋90°，内旋70°。

2. 内收

（1）测量方法：在立位上，使肩关节屈曲20°或45°的姿位上测定，固定轴是通过肩峰向地面的垂直线，移动轴是肱骨（图3-37b）。

（2）活动范围：75°。

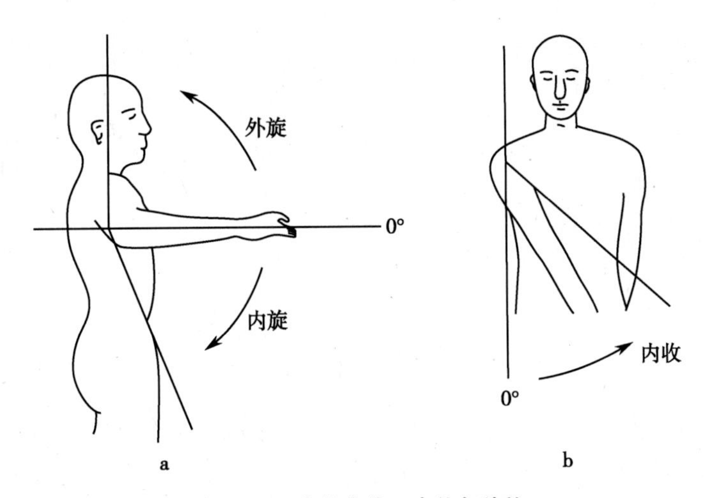

图3-37 肩的内收、内旋与外旋

（六）腕关节

1. 掌屈与背屈

（1）测量方法：固定轴是桡骨，移动轴是第二掌骨，在前臂中间位上测定（图3-38a）。

（2）活动范围：掌屈90°，背屈70°。

2. 尺侧屈与桡侧屈

（1）测量方法：固定轴是前臂的中轴线，移动轴是第三掌骨，在前臂旋前位上测定（图3-38b）。

（2）活动范围：尺侧屈55°，桡侧屈25°。

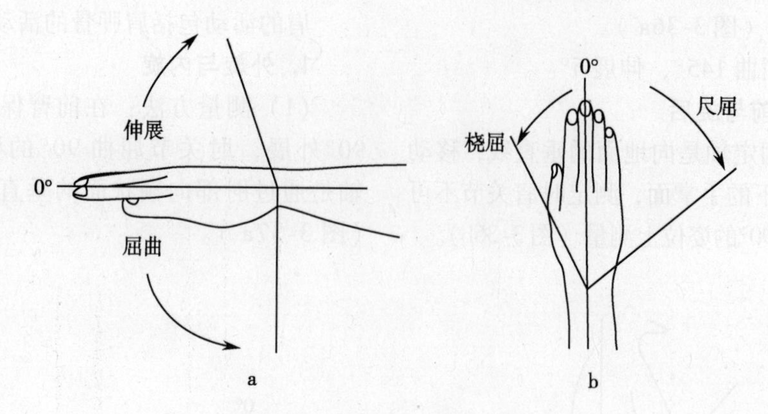

图3-38 腕关节的活动范围

（七）髋关节

1. 屈曲与伸展

（1）测量方法：固定轴是与躯干相平行的直线，移动轴是股骨（股骨大转子与股骨外上髁的中心之间的连线）。在测量髋关节屈曲时患者仰卧位，伸展时俯卧位上进行，同时均要求膝关节在伸展位。注意测定时脊柱和骨盆要充分固定（图3-39a）。

（2）活动范围：屈曲125°，伸展15°。

2. 外展与内收

（1）测量方法：固定轴是与两侧髂前上棘连线的垂直线，移动轴是股骨的中央线（从髂前上棘向髌骨中心的连线）。患者仰卧位，骨盆固定。测定时注意下肢不要外旋，在测量一侧髋关节内收时，另一侧下肢要屈曲上举，使被测量侧的下肢在其下方进行内收（图3-39b）。

（2）活动范围：外展45°，内收20°。

3. 内旋与外旋

（1）测量方法：固定轴是由髌骨向下的垂直线，移动轴是小腿的中央线（由髌骨的中心至踝关节、内、外髁中央的连线）。测定时患者呈仰卧位，髋、膝关节均屈曲90°，要避免骨盆的代偿动作（图3-39c）。

（2）活动范围：外旋与内旋均为45°。

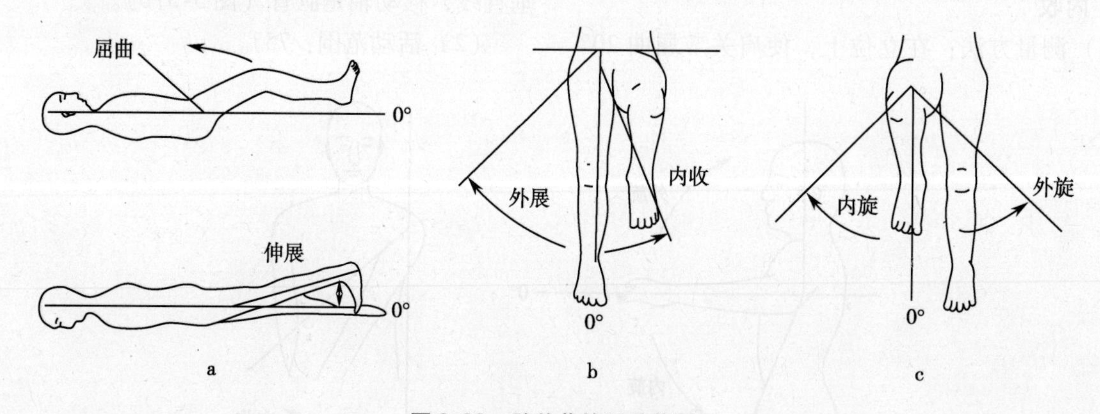

图3-39 髋关节的活动范围

（八）膝关节的屈曲与伸展

1. 测量方法　固定轴是股骨，移动轴是腓骨（腓骨头与外侧髁的连线），测定膝关节屈曲要在髋关节的屈曲位上进行（图3-40a）。

2. 活动范围　屈曲130°，伸展0°。

（九）踝关节的背屈与跖屈

1. 测量方法　固定轴是腓骨的平行线，移动轴是第5跖骨，要在膝关节的屈曲位上进行测定（图3-40b）。

2. 活动范围　背屈20°，跖屈45°。

（十）足的内翻、外翻及内收、外展

1. 足内翻与外翻

（1）测量方法：固定轴是小腿轴向地面的垂直线，移动轴是足底面，在膝关节屈曲位上测定（图

3-40c）。

（2）活动范围：内翻 30°，外翻 20°。

2. 足的外展与内收

（1）测量方法：固定轴与移动轴均为第 1 与第 2 跖骨间的中央线，在足底的足外缘或内缘上进行测量（图 3-40d）。

（2）活动范围：外展 10°，内收 20°。

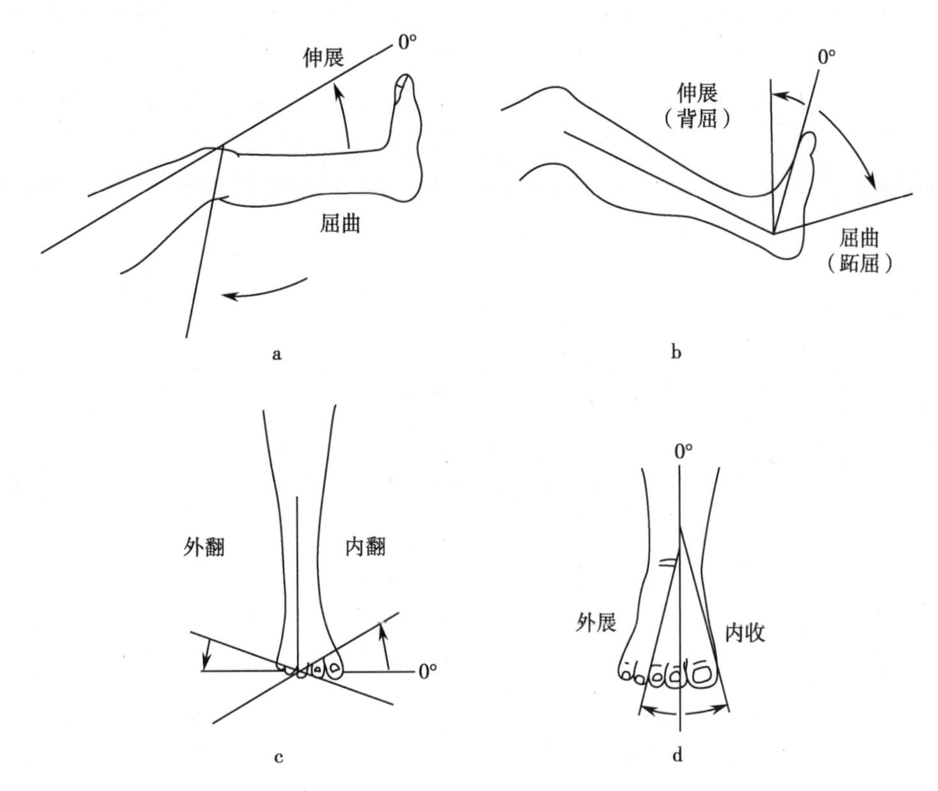

图 3-40　膝、踝关节的活动范围

（十一）颈部的屈曲伸展、回旋和侧屈

1. 屈曲与伸展

（1）测量方法：固定轴是通过肩峰与地面的垂直线，移动轴是外耳道孔与头顶的连线，在头部与躯干的侧面上测量，原则上是患者在椅子坐位上进行（图 3-41a）。

（2）活动范围：屈曲（前屈）60°，伸展（后屈）50°。

2. 左、右回旋

（1）测量方法：固定轴是与两侧肩峰连线的垂直线，移动轴是鼻梁和枕后粗隆的连线，患者在椅子坐位上进行测量（图 3-41b）。

（2）活动范围：左、右回旋均为 60°。

3. 左、右侧屈

（1）测量方法：固定轴是第 7 颈椎棘突和第 1 骶椎棘突的连线，移动轴是头顶和第 7 颈椎棘突的连线，患者坐位，在身体的背面进行测量（图 3-41c）。

（2）活动范围：左、右侧屈均为 50°。

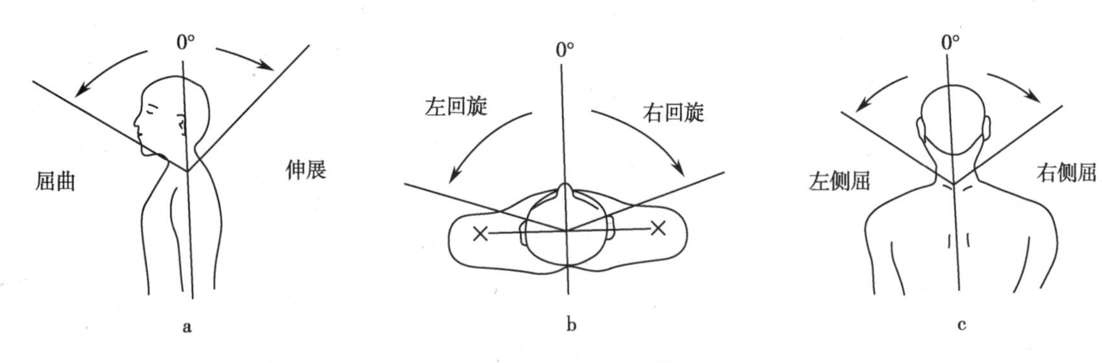

图 3-41　颈部的活动范围

（十二）胸腰部的屈曲伸展、回旋和侧屈

1. 屈曲与伸展

（1）测量方法：固定轴是骶骨的后面，移动轴是第1胸椎棘突和第5腰椎棘突的连线，在患者坐位或立位时躯干的侧面上进行测量，注意不要使髋关节加入运动（图3-42a）。

（2）活动范围：屈曲（前屈）45°，伸展（后屈）30°。

2. 左、右回旋

（1）测量方法：固定轴是两侧后髂骨棘的连线，移动轴是两侧肩峰的连线，在患者坐位上固定骨盆条件下进行测量（图3-42b）。

（2）活动范围：左、右回旋均为40°。

3. 左、右侧屈

（1）测量方法：固定轴是两臀间的中点的上与地面的纵垂直线，移动轴是第1胸椎棘突和第5腰椎棘突的连线，在患者坐位或立位上在躯干的背面进行测量（图3-42c）。

（2）活动范围：左、右侧屈均为50°。

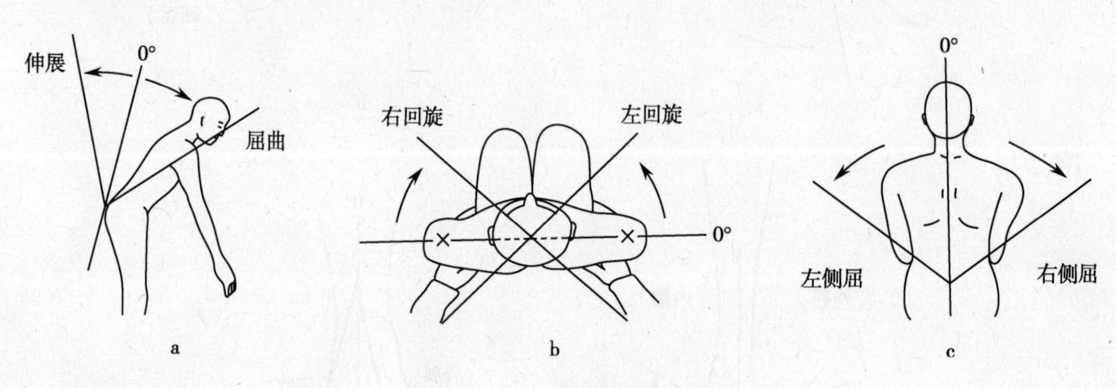

图3-42 胸、腰部的活动范围

（十三）拇指与手指的外展与内收

1. 桡侧外展与尺侧内收

（1）测量方法：所有手指运动的测量原则都是将角度计放在手指的背侧，桡侧外展与尺侧内收运动在掌侧面进行，固定轴是在示指的桡骨延长线上，移动轴是拇指（图3-43a）。

运动方式：以下所说的所有的手指的运动都是在手掌面上进行的。

（2）活动范围：桡侧外展60°，尺侧内收0°。

2. 掌侧外展、掌侧内收

（1）测量方法：拇指的运动与手掌面成直角，掌侧内收即常说的拇指内收，固定轴是示指的桡骨延长线，移动轴是拇指（图3-43b）。

（2）活动范围：掌侧外展90°，掌侧内收0°。

3. 手指的外展与内收

（1）测量方法：固定轴是第3掌骨延长线，移动轴是示指、中指、无名指的指轴。

（2）活动范围：内收为0°。

注意点：以中指为中心，小指和无名指以及示指向其靠拢为内收，与其分开为外展（图3-43c）。

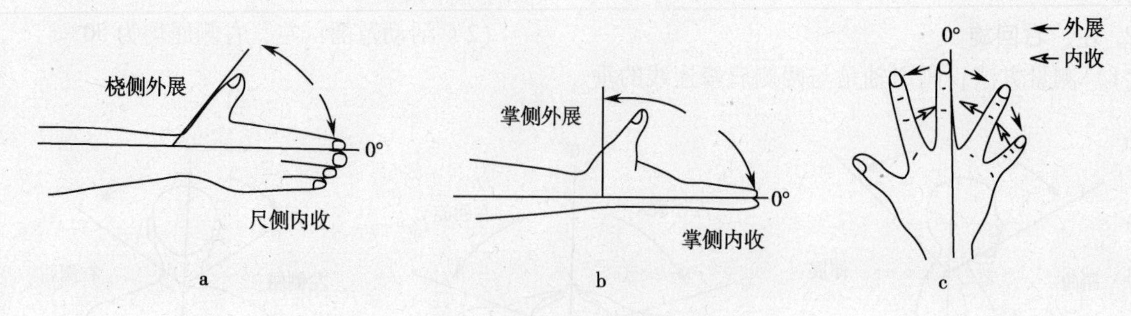

图3-43 手指的活动范围

（陈秀洁）

第四章

运动障碍

第一节　概　述

一、概　念

由于各种原因引起的运动发育、运动功能、运动质量、运动速度、运动效率等方面与正常的运动相比较有着不同程度的差异，称之为运动障碍（dyskinesia）。在临床上主要表现为运动发育迟缓、异常的运动模式、异常的姿势以及因此而引起的一系列相应的问题等。

也可以说运动障碍是指一个小儿不能完成与自己的月/年龄相应的运动课题，也见不到运动成熟程度的提高或者提高的速度缓慢，同时出现异常的运动模式的现象。

二、特　征

1. 完成课题的能力、出现的时间与平均的月/年龄的小儿相比较，明显的延迟。

2. 不能正确地完成运动的课题。

3. 运动模式缺乏多样性　在实施运动的课题时，所应用的运动模式缺乏多样性，运动模式的组合减少，运动的效率减低。应用的运动模式多为固定的、单调的模式。

4. 缺乏耐受力　完成运动模式组合的课题的持续时间短于同龄正常儿。

5. 一旦环境发生变化就不能完成原来已经能够完成的课题，或者失去完成课题的欲望，表现出运动的适应能力差。

以脑瘫痉挛型双瘫患儿的步行运动为例，这类患儿即使可以步行其步行的速度也缓慢，或者与之相反，由于下肢肌肉的重度痉挛而使患儿在步行时不仅不能减慢速度，反而只能快速地行走，这类患儿常常不能保持静止的立位。如果让他在两条距离很近的线之间行走一定距离的话，常常出现将足踏到线外的现象。另外，步行的方式缺乏多样性，只能用被称之为剪刀样下肢的痉挛型双瘫的步行模式行走。在移动时可以见到躯干上下、左右的摇摆幅度非常大，所以能量的消耗也很大。另外，这样的患儿虽然能在平地上行走，但因为行走时应用的是缺乏多样性的整体模式，所以在凸凹不平的路上则非常容易跌倒，或者在坡道上就不能行走。

其他的运动障碍如学龄期杜兴综合征（Duchennes sydrome，DMD），即杜兴进行性肌营养不良的患儿步行的速度缓慢，步行时所呈现的方式是腰椎前弯、肩部左右摆动的动摇性步行，因为这样的患儿臀部肌群的肌力低下，为了代偿之，只能采取这样的步行方式，这也是这一疾病的步行的典型特征。另外，这样的患儿从地板上起立的方式也是特异的登攀性起立，也称为Gowers征。

在上述例子中的运动障碍体现了其特点，具体的每一个疾病的临床表现，待逐步地叙述。

三、原　因

1. 脑损伤　由于各种原因引起的脑的不同程度损伤可以导致运动障碍，在小儿时期则表现为运动发育的障碍，尤其是未熟儿和新生儿时期的脑损伤而导致的以后的运动发育障碍和运动障碍的程度往往超乎我们在初期的预测，可能表现得很重也可能很轻。虽然，在小儿的初期，脑损伤的恢复能力以及中枢神经系统的可塑性都很强，但是，在这一时期所发生的脑的功能障碍会成为一种阻碍因素，可以时间性地极大影响以后功能的形成和出现。另外，在发育早期产生的原发性障碍多数会导致成长过程中的继发障碍，进一步阻碍运动的发育过程，加重运动发育障碍的程度。因此，预防这一时期的发育障碍对于预防继发障碍至关重要。

脑损伤所引起的运动障碍为中枢性运动障碍，在临床上，引起中枢神经性运动障碍的原因还有很多种，日本的铃木恒彦曾对675例脑性运动障碍的小儿进行了其原发病的调查，其中脑瘫509例，占总数的75.4%；脑血管障碍49例，占7.3%；脑炎、脑病后遗症43例，占6.4%；中枢神经系统先天发育畸形27例，占4.0%；脑变性疾病22例，占3.3%；基底核疾病7例，占1.0%；癫痫7例，占1.0%；脑肿瘤7例，占1.0%；缺氧性脑障碍3例，占0.4%；白血病而导致的脑损伤1例，占0.1%。可见脑瘫是引起脑性运动障碍的主要疾病，其具体的原因等将在第五章中叙述。

2. 脑血管障碍 小儿的脑血管障碍有很多原因，其中最多见的先天性脑血管异常以及引起急性小儿偏瘫的脑血管障碍。

3. 中枢神经系统发育畸形 由于在胚胎发生期各种原因而致中枢神经系统的发育异常，而产生各种畸形所引起的定位性障碍。

4. 神经皮肤综合征 神经皮肤综合征（neurocutaneous sydrome）是一种具有皮肤和中枢神经两系统异常的疾病。

5. 神经肌肉疾病 神经肌肉疾病包括许多种类，如进行性肌营养不良、先天性及代谢性肌病、重症肌无力、先天性肌紧张、周期性四肢麻痹、脊髓性肌萎缩症、急性多发性神经炎、Bell麻痹等。上述疾病是由于各种原因致使肌肉的紧张性发生改变，从而导致不同特点的运动障碍。

6. 中枢神经系统感染 中枢神经系统感染包括细菌性感染、病毒性感染、继发感染等。因感染的程度、性质、部位的不同而引起相应的中枢神经系统损害，导致各种各样的运动障碍。

7. 神经系统外伤 因各种原因致头颅的外伤、脊髓的外伤等，导致神经系统的某部分的障碍，或因外伤后引起癫痫而继发运动障碍。

8. 神经系统的肿瘤 神经系统的肿瘤因发生的部位不同，会引起不同的临床症状和导致相应部位的运动障碍。

9. 变性疾病、代谢异常 变性疾病主要有灰白质变性疾病、白质变性疾病、系统变性疾病；代谢异常主要有线粒体细胞病、过氧化物酶体病、半乳糖血症、Lesch-Nyhan综合征、中链脂肪酰辅酶A脱氢酶缺陷等。

10. 其他疾病 如急性小脑失调症、急性脑炎、Reye综合征、急性小儿偏瘫、发作性疾病如癫痫等均可能导致不同程度和不同部位的运动障碍。

（庞 伟）

第二节 运动障碍的症状

一、瘫痪、肌力低下

（一）瘫痪、肌力低下的概念

瘫痪、肌力低下，是指肌肉无力，或者说是肌肉用不上劲（weakness），是临床上可以客观地检查出的肌肉力量的减弱。瘫痪、肌力低下可以不同程度的影响运动功能，瘫痪和肌力低下两者在临床表现等方面实质上是基本相同的，故以下只称瘫痪。

（二）瘫痪的分类

1. 中枢性瘫痪

（1）概念：中枢性瘫痪（central paralysis）是因上位神经元即大脑半球以及从脑干开始至脊髓前角细胞之前的神经系统的障碍而引起的肌肉瘫痪。

（2）原因：中枢性瘫痪主要见于脑损伤、脑缺氧缺血、硬膜下血肿、蛛网膜下腔出血、脑栓塞、脑出血、脑肿瘤、脑炎、脊髓髓膜炎、变性疾病（包括代谢疾病）等。

（3）性质与特点：中枢性瘫痪的性质为痉挛性瘫痪，表现为肌张力增高，深部腱反射亢进，病理反射阳性。临床上无纤维性肌挛缩，也无肌肉萎缩，但可见失用性萎缩。

2. 末梢性瘫痪

（1）概念：末梢性瘫痪（peripheral palsy）是因下位神经元障碍引起的肌肉瘫痪，主要障碍部位有两类，其一是脊髓前角、末梢神经和神经肌肉结合部的障碍，其二是肌肉本身的障碍。

（2）末梢性瘫痪的原因

1）末梢神经疾病：主要见于脊髓灰白质炎、神经炎及各种原因的末梢神经障碍、脊髓硬膜内和硬膜外的肿瘤、重症肌无力等。

2）肌肉疾病：主要见于肌营养不良、多发性皮肤肌炎、肌病（甲状腺功能障碍）、先天性肌病等。

（3）瘫痪的性质与特点：末梢性瘫痪的性质为

弛缓性瘫痪，表现为肌张力降低，深部腱反射减弱或消失，病理反射阴性，有纤维性肌挛缩，有明显的肌肉萎缩。

（4）末梢性瘫痪中肌肉疾病和末梢神经疾病的鉴别要点

1）肌肉疾病：血清酶类升高，肌电图的改变为肌源性变化，表现出各波的振幅低，神经传导速度正常，肌肉组织活检可见肌源性变化。

2）神经疾病：血清酶类正常，肌电图的改变为神经源性（neurogenic）变化，神经传导速度延迟，肌肉组织活检可见神经源性变化。

（三）瘫痪的原因

1. 进行性肌力低下

（1）进行性四肢近位端的肌肉肌力低下

1）脊髓障碍：脊髓肿瘤、变性疾病等。

2）少年性脊肌萎缩症（spinal muscular atrophy）。

3）肢带型重症肌无力症：家族性、散发性。

4）肌营养不良：杜兴肌营养不良和贝克肌营养不良（Becker sydrome）等。

5）炎症性肌病：皮肤肌炎、多发肌炎。

6）代谢性肌病：麦芽糖酶缺陷病、肌肉毒碱（carnitine）缺陷病、脂质性肌病、线粒体肌病等。

7）内分泌肌病：甲状腺、甲状腺旁腺、肾上腺皮质疾病。

（2）进行性末梢性肌力低下

1）脊髓疾病：脊髓肿瘤、家族性痉挛性四肢瘫。

2）脊肌萎缩症。

3）遗传性运动、感觉神经障碍（hereditary motor sensory neuropathy，HMSN）。

4）其他遗传性神经障碍：异染性脑白质营养不良等。

5）伴其他疾病的神经障碍：尿毒症、重金属中毒等。

6）特发性神经障碍：慢性脱髓鞘性神经障碍、慢性轴索性神经障碍。

7）肌病：肌紧张性张力障碍、遗传性末梢性张力障碍。

8）肩胛、腓骨神经障碍。

2. 急性全身肌力低下

（1）感染

1）肠道病毒如脊髓灰质炎病毒、柯萨奇病毒、埃可病毒等感染，Landy 麻痹。

2）多发性神经炎、Guillain-Berre 综合征。

3）急性感染性肌炎

（2）神经、肌肉结合部障碍

1）休克麻痹（tick paralysis）。

2）重症肌无力。

3）肉毒杆菌中毒

（3）周期性麻痹

1）低钾性、高钾性、正钾性周期性四肢麻痹。

2）急性间歇性卟啉病。

3. 部分瘫痪 脊髓灰质炎、神经炎、外伤、骨折、肿瘤等。

二、不随意运动

不随意运动是指一个人在清醒状态下出现与自己的意志无关的运动，其中包括震颤、舞蹈样动作、手足徐动样运动、肌震挛、抽动、痉挛样运动等。

（一）震颤

1. 震颤（tremor）的概念 是一种节律性的正弦曲线型的不随意运动，可见于上肢、下肢、眼睑、颜面、头部等部位。

2. 震颤的分类

（1）依震颤震幅的大小区分为：

1）粗大的震颤。

2）细小的震颤。

（2）依震颤发生时身体的状态区分：

1）静止性震颤（tremor at rest）：在身体安静状态时出现的震颤。

2）动作时震颤（kinetic tremor）：在动作进行时出现的震颤，如意向性震颤（intention）。

3. 震颤的原因

（1）正常情况时出现的震颤：当遇到寒冷、疲劳、恐惧时有时可以出现震颤，如无其他神经系统症状则属正常现象。

（2）病理性震颤：导致出现震颤的疾病有，帕金森病（Parkinson），Wilson 病，服用吩噻嗪（epinephrine）和咖啡因（caffeine）等药物时等。此外，甲状腺功能亢进症、小脑肿瘤、脑炎、脑瘫等疾病中有时也可见到震颤。

（二）舞蹈病样运动

1. 舞蹈病样运动的概念 舞蹈病样运动（chorea form movement）是指不规则的、无目的的、非对称的运动，并且，这种运动有从身体的一部分波及其他部分的现象。

2. 舞蹈病样运动的临床表现 舞蹈病样运动是急骤地开始的，并迅速地变为多样性，持续时间短，多见于颜面和四肢。在小儿则表现为不能固定地注视某一方向，手和足出现不断的活动，常见吐舌、嘴和脸的歪斜等动作，这些动作在有精神刺激时增强。舞蹈病样运动在睡眠中也出现，除上述症状外，小儿还表现有日常动作的笨拙。

3. 出现舞蹈病样运动的疾病 舞蹈病样运动出现于基底节疾病，主要见于脑瘫、小舞蹈病、Hontington 舞蹈病、脑炎、全身性红斑狼疮、脑肿瘤、各种变性疾病等。

（三）手足徐动样运动

1. 手足徐动样运动的概念 手足徐动样运动（athetoid movement）是一种缓慢的、宛如虫类活动样的运动。

2. 临床表现 手足徐动样运动多见于手指和足趾，重症病例可见于四肢的末端和躯干的近位部以及颜面和颈部。表现为张口、吐舌样运动，这些运动可因精神刺激和进行随意运动而增强，在睡眠时消失。

3. 出现手足徐动样运动的疾病 手足徐动样运动出现于脑瘫的不随意运动型、Wilson 病、Hallervorden-Spatz 病、脑炎等。

（四）张力失调样运动

张力失调样运动（dystonic movement）是指缓慢的、身体扭转样的奇特的运动样式，此症患者常见其身体的伸肌和背肌的肌张力亢进。主要见于脑瘫、变形性肌性扭转张力失调、Lesch-Nyhan 病等。

（五）肌阵挛

肌阵挛（myoclonus）是指身体上的某一块肌肉出现突然收缩的现象。这种肌肉的收缩肉眼可见，但一般不引起关节的活动。肌阵挛如果发生在上肢则可使拿在手中的物品脱落，如果发生在下肢或躯干则会出现醉酒样步态或突然跌倒。

肌阵挛主要见于无脑症、脑形成不全性脑积水、进行性肌阵挛癫痫、亚急性硬化性全脑炎、Tay-Sachs 病等。

三、协调运动障碍

（一）运动的控制方式

人类之所以能够完成随意运动，是因为有中枢神经的调节，神经系统将从感觉系统感知的信息统合起来，组成具有各种因素的有目的的运动，这种功能需要在神经系统高度控制的基础上才能形成。运动控制有两种方式，即反馈控制和前馈控制（图 4-1）。

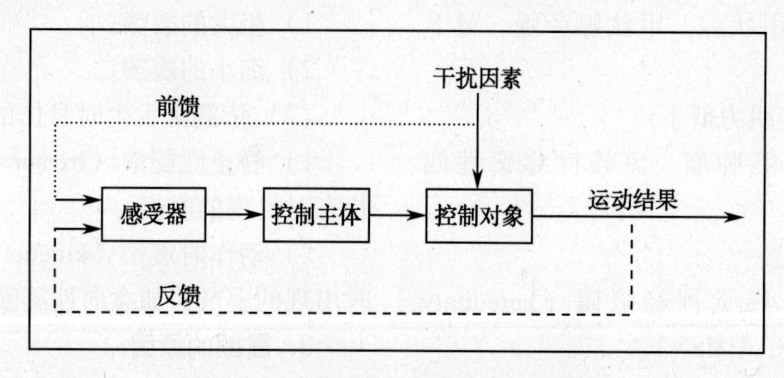

图 4-1 反馈控制与前馈控制示意图

1. 反馈控制（feedback control） 是感受器接受运动的信息后，经传入神经系统传入中枢神经系统，经过中枢神经系统的组织和程序化，再经过传出神经系统传至效应器即运动器官，产生运动。再从运动进行的结果中找出与预期的运动目的之间的误差，然后再将误差的信息传入感受器，对感受器产生影响，并对运动进行调节，形成一系列的控制运动的过程。

反馈控制是从已经知道的运动结果之中检查出作为一种目的运动的误差，经过调节除去这一误差的控制方法。这种调节控制方式是在某一种运动出现的初期，或者是新学习到的运动尚未成熟的阶段应用的控制方式。

2. 前馈控制（feedforward control） 与反馈控制相反，当在外界出现了对运动的干扰因素时，这种干扰因素一方面可以直接作用于运动器，引起运动方式的改变，另一方面也可以作用于感受器，进而将这一信息传入中枢神经系统。这样就可能在运动尚未发生偏差之前由中枢神经系统发出控制偏差的信息，及时纠正即将要发生的运动偏差，称这种控制运动的方式为前馈控制。简言之，前馈控制是事先预测出外界对运动的干扰因素，中枢神经系统在进行调节时将这一干扰因素计算在内，从而产生适应这种状况的运动的一种控制方式。

人类在学习运动的过程中，随着获得运动能力的不断发展，其运动的控制方式也从反馈控制的方式向前馈控制的方式转换。

（二）协调运动障碍的概念

运动的协调性（coordination）是指在某一运动中，由于具有正常的、与该运动相关的诸多肌肉的收缩与弛缓等调节功能，从而使运动得以顺利地进行以及可以保持相应姿势的能力。

协调运动障碍是指运动失去了正常的协调性，不能进行正常的协调运动和不能保持运动中和静止时的姿势的一种状态。

（三）协调运动障碍的分类

协调运动障碍即协调性障碍（disorder of coordination），可分为以下三类。

1. 运动瘫痪 是由于肌力低下或肌紧张亢进两方面原因而导致的协调运动障碍，形成了运动瘫痪。

2. 不随意运动 如前所述，因各种不随意运动的出现而导致协调运动障碍。

3. 运动失调

（1）脊髓后索性运动失调（脊髓痨型运动失调）。

（2）前庭、迷路性运动失调。

（3）末梢神经性运动失调。

（4）大脑性运动失调。

（5）小脑性运动失调。

（四）协调运动障碍的症状

1. 因特定肌群的肌力低下而致的协调运动障碍 这类协调运动障碍是由于肌肉的障碍、末梢神经的障碍引发弛缓性瘫痪而引起的。可以见到特定肌群的肌力低下，不能达到控制运动使其成为有目的的运动的目的，因此可以看到残存的肌肉进行代偿运动的特征。如果是类似小脑失调症的协调运动障碍的情况，称其为末梢性运动失调症。

2. 伴有痉挛、挛缩的协调运动障碍 如果由于脊髓、脑的疾病、损伤等原因而致肌肉痉挛、挛缩等肌紧张亢进，使进行随意运动时主动肌、拮抗肌、共同肌等肌肉的紧张性增高，导致不仅不能进行正常的共同运动，反而出现病态的共同运动，并因此阻碍协调运动的进行。例如，小儿颅内出血而致的偏瘫可以见到的患侧上、下肢的屈肌共同运动和伸肌共同运动就属于此类型。

3. 作为小脑症状的协调运动障碍 小脑具有与控制运动相关的功能，是反馈控制和前馈控制的中心。当小脑发生障碍时，就会出现运动控制的障碍，即小脑性失调症（cerebellar ataxia）。所谓的小脑失调症是指运动的无秩序状态，也就是共济运动障碍，共济运动障碍的主要症状表现在以下几方面。

（1）时间测定异常：小脑失调症的患儿运动的启动或完成过程显著的延迟，多数表现为动作整体的缓慢。检查时可以让患儿按自己的意图去做握检查者手的动作，可以见到动作的显著缓慢。

（2）共同运动不全：正常情况下，人类的运动是由包括主动肌、拮抗肌、共同肌等多数肌肉的协调活动而形成的，称其为共同运动（synergy）。正常情况下，小脑具有制造精细运动功能程序（motor program）的功能，如果小脑发生障碍会使共同运动出现异常，即小脑失调症的症状，称其为共同运动不全（asynergia）。例如，在偏瘫患儿所见到的共同运动异常，根据运动形式的不同分别称为伸展的共同运动异常与屈曲的共同运动异常，这些异常运动是病态的或者说是定型（stereotyped）的共同运动。患有小脑失调症后，组成共同运动的因素变得无秩序，在运动中各块肌肉进行各自的活动，形成了运动过度地分离的状态，使动作达不到预想的意图，称这种现象为运动的分解（decomposition of movements）。

在第三章小儿神经系统检查方法中所叙述的指耳试验等检查方法中可以见到这种现象，特别是有身体整体的共同运动不全的患儿，在从仰卧位上坐起的时候，可以见到下肢过度地抬举动作，称其为Babinski髋屈现象。检查方法是让患儿在仰卧位上两上肢抱在胸前，在这样的体位上坐起来，可以见到由于下肢的过度抬举而使上半身抬起困难，并因此使患儿难以坐起。

另外，这类患儿在立位上前屈和后屈身体时可以见到下肢预测性的姿势控制（anticipatory postural adjustments）消失。正常情况下，在立位上，当上体前屈时，腰部就向后方牵拉，下肢整体地稍向后方倾斜，然后会用将身体重心向前方移动的活动代偿之。相反，当上体后屈时，腰部挺向前方，整个下肢的重心向前方移动，而通过将身体的重心向后方移动的活动来代偿之。这样，一个人在身体前屈或后屈时就不会倾倒。而患小脑失调症后，在立位上的伴随上体前、后屈的下肢的共同运动消失，所以身体重心过度地向前方或后方移动，而使身体失去平衡。

(3) 反复运动障碍 (adiadochokinesia)：可以在第三章小儿神经系统检查方法中的打膝试验见到，当前臂旋前、旋后时见到反复运动的节律紊乱。

叩打地板试验 (floor-tapping test)：是用于下肢的反复运动障碍的检查方法，具体方法是，让患儿坐于椅子上，用足底有节律地叩打地板，同样，可见踝关节的反复运动的节律性紊乱的现象。

(4) 意向性震颤：是指患儿伸手取物品时，在接近目标时在手与上肢出现的激烈的动摇现象。也可以在上述的指鼻试验、足趾-手指试验等试验中见到。对于小婴儿进行检查时，可以在他吮指时将其手拉出，在他再次将手放入口中之时观察有无意向性震颤。

(5) 反跳现象 (rebound phenomenon)：检查方法是，检查者握住患儿的腕部，使其肘关节轻度屈曲，然后指示他尽量地进一步屈曲肘关节，检查者在开始时要给屈曲以抵抗，之后迅速地放开握持患儿腕部的手。正常人在除去抵抗和扶持后可以停止肘关节的屈曲动作，而小脑失调的患儿则难以出现这样的制动，会仍然继续地进行屈曲肘关节的活动，称其为反跳现象。

(6) 指示障碍

1) Barany 指示试验：检查者取与患儿面对面的坐位，指示他将上肢伸展并将自己的示指指尖放到检查者的示指指尖上，然后命其闭上眼睛，把自己的指尖从检查者的指尖上离开，指分别指向上、下、左、右方，之后再回到检查者的指尖上，即向上→检查者指尖、向下→检查者指尖、向左→检查者指尖、向右→检查者指尖，观察进行此活动时是否有手指偏离目标的现象。

2) 上肢偏位试验 (arm deviation test)：检查方法是，检查者和患儿面对面站立，指示他将上肢伸展并将自己的示指指尖放到检查者的示指指尖上，然后令其闭上眼睛，再做同样的动作，观察闭眼时保持上肢姿位的情况。小脑失调的患儿常表现难以保持姿位，上肢向外上方或外下方偏位。

(7) 重量感觉障碍：患儿难以判断物体的重量，在瘫痪的肢体非常常见。

(8) 写字障碍：让患儿写字时可见写出的字一个比一个大的现象，称其为大字症 (macrographia)。

(9) 语言障碍：小脑性构音障碍，失去构音的顺畅性，发音不清楚，或者是音节中断，有时有暴发性的发声现象。

4. 感觉传入系统的障碍而致的协调运动障碍 在患有脊髓痨或脊髓内肿瘤等疾病时，会因疾病导致脊髓的后索发生障碍，进而发生本体感觉的消失而产生失调症，此即感觉性失调症 (sensory ataxia)。感觉性失调症与上述的小脑失调症不同，其特征是闭目难立症 (Romberg 症) 阳性。

5. 前庭、迷路障碍而致的协调运动障碍 所谓的前庭、迷路失调症 (vestibular ataxia) 与小脑性和脊髓性的运动失调症不同，临床表现不是四肢的运动失调，而是以起立步行时的平衡障碍为主要症状。而且闭目难立症与脊髓性的闭目难立症的表现也不相同，在闭上眼睛时产生缓慢的身体动摇的增大，称其为前庭、迷路闭目难立症。如果在闭眼的情况下进行向前方和后方地交替步行试验，则向前方步行时步行的方向向患侧偏位，而向后方步行时其方向是向健侧偏位，所以步行的轨迹呈星形。

(五) 大脑性运动失调

由于大脑半球的障碍而出现伴有偏瘫的半侧身体失调，其症状与小脑性失调类似。

四、步行运动障碍

(一) 步行运动障碍的概念

因为各种原因而致步行的节律改变，平衡功能的异常，或不能控制不随意运动等而使步行的方式异常，总之是将不能进行正常的、流畅的步行的一种状态称之为步行障碍。

(二) 步行障碍的分类和发生原因

1. 依步行障碍样式分类

(1) 圆规样步行：步行时患侧下肢呈整体摆动样式，患侧下肢类似圆规的活动臂在外方画弧，也称环脚状步行，此类步行方式见于偏瘫患者或有膝关节的伸展挛缩的患者等。

(2) 外展步行：是在髋关节呈外展位的状态下进行的步行方式。

(3) 内收步行：是在髋关节呈内收位的状态下进行的步行方式。

(4) 剪刀足步行：步行时两髋关节呈内收、内旋位，当一只脚迈出时放于另一只脚的外侧，见于脑瘫等疾病的患者。

(5) 尖足步行：踝关节呈跖屈位挛缩，步行时足尖着地，足跟不能着地，见于脑瘫等疾病中。

（6）鸡样步行：鸡样步行是弛缓性步行的一种，表现是踝关节在步行的摆动相上呈跖屈位，步行时足尖擦地，髋关节过度地屈曲，高抬膝部，是见于胫骨前肌瘫痪时或末梢性瘫痪的步行。

（7）鸭样步行或弛缓性步行：步行中每当向前方迈出一步时都会将身体向前方挺出，使患者在步行时身体摇晃。

（8）醉酒步行：像喝醉酒后呈蹒跚状态的、摇晃的步行方式，在日语中也称其为千足鸟样步行。

（9）坠落性步行：患儿在步行时呈现患侧骨盆下沉样即 Trendelenburg 症的步行方式，见于先天性髋脱位、一侧下肢短缩等的病例。

2. 依步行障碍原因分类

（1）部分肌肉瘫痪性步行

1）臀大肌步行。

2）臀中肌步行：Trendelenburg 步行、Duchenne 步行、鸭样步行。

3）股四头肌步行。

4）三头肌步行：用足跟步行。

5）胫骨前肌步行：鸡样步行。

（2）痉挛性步行

1）步行方式：痉挛性步行（spastic gait）为尖足步行，步行速度缓慢、困难，运动的振幅缩小且不规则，双下肢痉挛时步行中大腿内收、内旋，双足在地面上拖着走路，躯干和上肢出现过度代偿的动作，重症病例可见两下肢的交叉即所说的剪刀步态。偏瘫的患者在步行时患侧尖足，足内翻，足在外方一边画弧一边行走。在这种步行中上肢呈屈曲状态，见不到与下肢的共同运动。

2）原因：是因为参与步行的肌肉痉挛所致，是由于锥体系障碍而引起。

3）常见疾病：①脑损伤：脑瘫痉挛型；②急性小儿偏瘫：因为血管障碍，如烟雾病等；③脑肿瘤；④变性疾病：Schilder 病、异染性脑白质营养不良等；⑤脊髓炎及脊髓肿瘤，⑥脑炎、髓膜炎。

（3）失调性步行（ataxic gait）：是指在无瘫痪的情况下却不能正常地步行，而是呈蹒跚状态的步行。

1）失调性步行的分类和样式：①小脑性步行（cerebellum walk）：起立时两下肢开大，使基底支持面积加大，躯干常常摇摆。步行时，两足过度地分开，像喝醉酒的人一样步幅大小不定，东一步、西一步步态蹒跚地行走。②脊髓后索性步行（simply walking after spinal cord）：是因位置觉、震动觉等深部感觉障碍引起，步行时将两足分开，一边看着自己的脚下一边行走，可见到突然地将足抬高，落地时又像是在进行用力击打地面的动作，如果让这类患儿闭上眼睛，将两足靠近，则站立和步行的动摇更为明显，称这种现象为后索性 Romberg 征。③前庭、迷路性步行：因为有平衡障碍所以患儿向前方迈出一只脚时，会向患侧倾倒，如果闭上眼睛这种现象会更加重，此为前庭、迷路性 Romberg 征。这种情况与后索性 Romberg 征不同，会因头的方向而决定倾斜的方向。步行时呈锯齿样醉酒步态，其特点是，当向前方行走时头部偏向障碍侧，后退时头部偏向健侧。

2）失调性步行的原因：失调性步行是由于小脑障碍、迷路障碍和知觉障碍所致，具体为以下的疾病与征候。① 急性失调：急性小脑失调症、大仑丁（aleviatin）中毒、小脑肿瘤和脓肿、Hartnup 病、多发性硬化症、脑炎、脊髓肿瘤、多发性神经炎；② 慢性失调：Arnold-Chiari 畸形、遗传性小脑或脊髓失调症 、Bassen-Kornzweig 综合征、遗传性小脑失调症、毛细血管扩展性小脑失调症、小脑肿瘤、多发性硬化症、脊髓肿瘤。

（4）弛缓性步行

1）弛缓性步行（steppage gait）：是指因瘫痪的下肢下垂，所以在步行时瘫痪侧的大腿抬起的程度要明显高于正常的步行时，而且在足着地面时首先是足尖着地，然后是足的外缘着地，最后是足跟着地，又称为鸡样步行。

2）弛缓性步行的原因：弛缓性步行是由于末梢神经或脊髓前角障碍而致，具体的疾病有脊髓灰白质炎、多发性神经炎、因各种代谢异常引起的神经障碍、Refsum 综合征、Charcot-Marie-Tooth 病等。

（5）动摇性步行

1）动摇性步行的样式：动摇性步行（waddling gait）即在步行时两足间距离大，腹部向前方挺出，肩部与正常步行相反地倾向后方，像农村的老年妇女一样，腰部动摇地前行。这样的病例在起立时可以见到登攀性起立的方式，即 Gowers 征候。

2）动摇性步行的原因：这种步行方式是由于四肢近位端的肌肉肌力低下所致，主要见于肌营养不良症、多发性肌炎、皮肤肌炎、肌肉疾病（类固醇、甲状腺功能障碍）、重症肌无力、髋关节脱位等。

（6）手足徐动、张力不全步行：患有手足徐动（athetosis）、张力不全（dystonia）的患者在步行时表现为舞蹈样的步行，其原因是锥体外系（基底核）损害，主要见于以下疾病。

1）脑瘫不随意运动型。

2）小舞蹈病（风湿性脑炎）。

3）Huntington 舞蹈病。

4）脑炎后遗症。

5）Wilson 病。

6）Hallervorden spatz 病。

7）遗传性张力障碍。

（7）跛行（limping gait）：是一种逃避性的步行，是因为关节炎、骨髓炎等局部的炎症或外伤等引起疼痛，因此为了避免疼痛在步行时患侧的脚尽可能的不接触地面，像飞起一样的步行，有如下两种情况。

1）坠落性跛行：由于一侧下肢的短缩或先天性髋关节脱位等关节疾患，在步行时可见患侧的骨盆下沉，称其为坠落性跛行。

2）膝关节伸展挛缩的步行：可见有圆规样步行、外展步行、背部过伸展样步行、骨盆向上高抬样步行等。

（三）步行障碍的鉴别诊断

对各种步行障碍的鉴别诊断除了依据临床表现外，尚需辅助检查予以鉴别。

对于肌肉疾病如肌营养不良疾病的肌肉的酶类，CPK、GOT、GPT 的升高，肌电图表现为肌源性改变。另外，可进行肌肉组织的活检。对可疑重症肌无力的患者进行新斯的明试验。

对于末梢神经、脊髓前角疾病临床检查可见到腱反射消失或减弱，有感觉障碍，弛缓性瘫痪等。此外，可以进行神经传导速度的测定。可疑代谢障碍的则可以进行血液、尿等相关检查。

另外，应进行头部 CT、MIR 的检查，脑电图检查，脑血管造影等检查。

对于失调性步行障碍应进行深部感觉的检查，及检查有无眼球震颤和平衡障碍等。

五、关节活动范围受限

（一）关节活动范围受限的概念

关节活动范围异常是指因各种原因致使身体可动关节的主动或被动运动达不到或超过正常的、生理的活动范围的状态，也称为关节活动范围受限。关节活动范围异常会导致运动障碍，影响日常生活活动的进行。所以在康复医学中，为了恢复患者的日常生活活动的能力，应首先恢复关节的正常活动范围。

（二）关节活动范围受限的原因

1. 关节性原因

（1）关节软骨炎症：关节软骨包裹着关节窝和关节头，起到使关节囊和关节表面光滑且具有弹性的作用。当关节软骨发生炎症性病变时，初期可引起胶原纤维的短缩，继而出现结缔组织的增生，从而使关节活动范围受限。

（2）变性性关节症：变性性关节症会导致关节的疼痛，例如，变性发生在膝关节，会出现立位上的负荷痛和步行中的运动痛，因此，为了避免疼痛，患者会将身体固定在某种逃避疼痛的姿位上，因此产生关节活动范围受限。

（3）肌力低下或肌力不均衡：因各种原因所致的肌力低下或肌力不均衡可导致膝关节和髋关节活动范围受限，使患者难以呈跪坐位的姿势，也可导致从立位向坐位的转换动作发生困难。有时肌力低下会使关节的活动超过正常的关节活动范围，同样形成关节活动范围受限。

（4）多发性风湿性关节炎：因风湿性关节炎的病理改变，使多个关节成为强直的状态，形成关节活动范围受限。

2. 软组织的原因 伴有软组织和肌肉出血的外伤、炎症、变性、缺血的情况时，由于肢体的固定或不活动，而使胶原组织的增生导致关节活动范围受限。

3. 肌性 当包含胶原物质和肌原纤维的筋膜显著的短缩时，会向肌性的短缩发展，其结果是导致关节活动范围受限。

（1）内因性：脊髓损伤和中枢神经系统疾病如脑瘫、脑卒中等患者，其肌肉短缩的原因主要是由于肌肉痉挛，另外在肌肉中有骨质沉着而导致的关节活动范围受限。

（2）外因性：由于神经性病变而致的运动瘫痪以及多个关节肌处于不良姿位等力学的因素导致的继发性的关节活动范围受限。例如，脑瘫患者由于大腿后侧肌群痉挛而使其处于骨盆后倾的坐位姿势，逐渐的该肌群会出现短缩，从而影响髋关节、膝关节的活动，使两关节的活动范围受限。

（三）引起关节活动范围受限的主要疾病

1. 脑瘫痉挛型 脑瘫痉挛型患儿表现为髋关节的外展、外旋以及踝关节的背屈受限等，至大龄儿时期，可能会出现胸椎和腰椎的后弯或侧弯，使其向其他方向的运动受限。

2. 婴儿的先天性髋脱位 先天性髋脱位的婴儿髋关节的屈曲90°的姿位时其外展运动受限。

3. Duchenne型肌营养不良 此病患儿由于阔筋膜张肌等肌肉的短缩表现出髋关节的内收、伸展受限。另外，由于小腿三头肌的短缩导致踝关节的背屈运动受限。

（四）在某些疾病中所见的异常的关节活动范围

1. 膝关节过度伸展 由于股四头肌、臀大肌、大腿后侧肌群、小腿三头肌等支持膝关节的肌群肌力低下而导致膝关节的过度伸展。

脑瘫痉挛型患儿因髋关节不能充分伸展，呈屈曲状态，在站立时也会出现代偿性的膝关节过度伸展。

2. 膝关节变形 因膝关节的内翻、外翻变形而表现为在其伸展位上内翻、外翻的异常的关节可动性。

（庞 伟）

第三节 运动障碍中的伴发症状——头围异常

一、颅骨的正常发育与头围

（一）颅骨正常发育的判定标准

判断颅骨的发育情况可以根据头围的大小、前囟的闭合时间等客观指标。

1. 头围 是指经小儿的眉弓上方和枕后结节绕头一周的距离。

我国正常新生儿的头围平均为34cm，1岁以内的前3个月和后9个月各增长6cm。所以，满3个月时应为40cm，6个月时42cm，1岁时46cm，2岁时48cm，5岁时50cm，15岁时接近成人，为54～58cm。

2. 前囟与后囟 颅骨随脑的发育而长大，颅骨的发育较面部的骨骼要早，判断颅骨发育的情况可根据骨缝的闭合时间、前囟和后囟的闭合早晚等。

前囟为顶骨和额骨边缘形成的菱形间隙，依据前囟对边中点连线的长度来衡量前囟的大小，出生时约为1.5～2.0 cm，6个月后逐渐骨化变小，约在12～18个月时闭合。

后囟是顶骨和枕骨边缘形成的三角形间隙，出生时很小或已闭合，一般情况下是在大约3～4个月时闭合。

（二）正常头围

我国正常小儿头围的大小如图4-2、图4-3所示。

（三）头围异常的概念

小儿的头围大于或小于相应的月/年龄的正常范围的一定数值，称为头围异常。具体的大、小范围及症状等请见以下叙述。

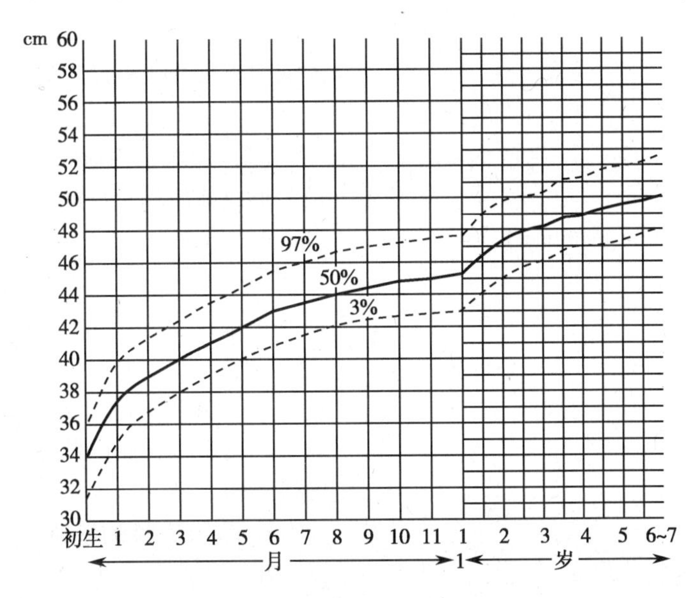

图4-2 0～7岁男童头围曲线图

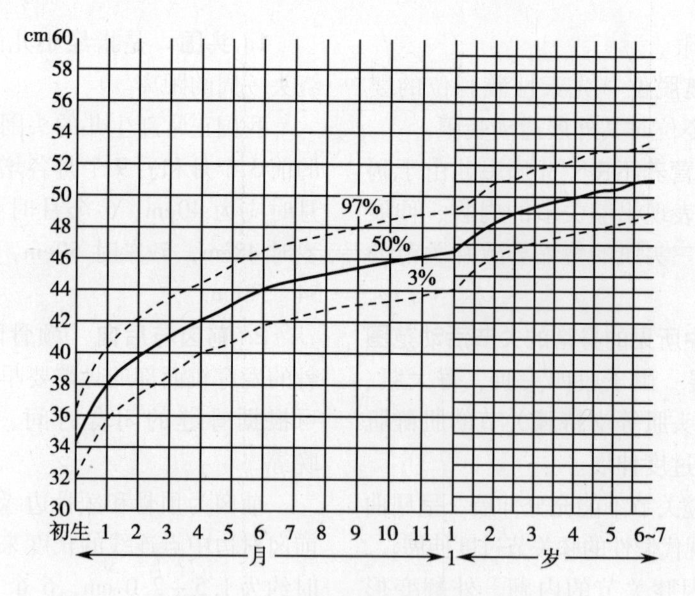

图4-3 0～7岁女童头围曲线图

二、头围增大

（一）头围增大的概念

头围增大（large head）也称为大头，一般是指大于正常值2个或3个标准差，即+2SD或+3SD。1岁以内的婴儿的头围若大于相当月龄的正常值3.0cm，即为大头。

（二）头围增大的原因

头围增大是诊断神经系统疾病的一个指征，其发生原因如下。

1. 先天性疾病

（1）软骨营养异常症。

（2）颅骨形成不全。

（3）脑积水。

（4）巨脑症

1）家族性。

2）神经皮肤综合征。

3）脑性巨人征（cerebral gigantism）。

2. 变性疾病

（1）Alexander症。

（2）Canavan海绵状变性。

3. 感染所致疾病

（1）脑脓肿。

（2）硬膜下脓肿。

4. 代谢性疾病

（1）全身性神经节苷脂蓄积症。

（2）枫糖尿病。

（3）异染性脑白质营养不良。

（4）黏多糖症。

（5）Tay-Sachs病。

5. 中毒所致疾病

（1）铅、维生素A中毒。

（2）四环素中毒。

6. 外伤所致疾病

（1）软脑膜下血肿。

（2）硬膜下血肿或水肿。

（三）大头的鉴别

1. 特异头形的鉴别 颅骨闭锁症（craniostenosis）：是指颅骨的骨缝闭合异常，由于颅骨的闭锁发生异常可致多种异常的颅形。

（1）舟状头：是因矢状缝异常闭锁，使颅骨成为前后方向细长的形状，称其为舟状头（scaphocephaly）。

（2）短头：因冠状缝（coronal suture）异常闭锁，形成前后径短缩的、平坦的头形，称其为短头（brachycephaly）。

（3）塔状头：因矢状缝和冠状缝同时异常闭锁而形成上尖下宽的头形，称其为塔形头（oxycephaly）。

（4）方颅：软骨发育不全症（achondroplasia）除了表现躯干长而四肢短小外，还呈现特异的类似佝偻病的方颅。

2. 临床症状的鉴别 变性疾病、感染症、代谢障碍、中毒等除了表现大头外，尚有许多其他的临床症状和辅助检查的特殊表现，需经详细的问诊和临床检查及辅助检查进行鉴别。

三、头围缩小

（一）小头的概念

头围缩小也称为小头（small head），一般是指小于正常值2个或3个标准差，即-2SD或-3SD，多数为-2SD。一般来说，若小于相当月龄的正常值3.0cm，即为小头。

日本的前川喜平报告，在1岁6个月以下的小儿，若头围小于正常平均值的2.5cm即可疑为小头症，小于3.0~5.0cm则可以确定诊断为小头症。小头与大头同样，是诊断神经系统疾病的一个指征。

（二）小头的原因

1. 遗传性

（1）常染色体显性遗传（Penrose综合征）。

（2）家族性（lissencephaly）。

（3）伴有钙化的小头症。

（4）伴有氨基酸尿的小头症。

（5）伴有脉络膜（chorioretinopathy）症的Alper病。

（6）苯丙酮尿症。

（7）Fanconi综合征。

（8）Seckeel综合征。

2. 染色体异常

（1）21-三体综合征。

（2）Cornelia de Lange综合征。

（3）猫叫综合征。

（4）13，15-三体综合征。

（5）18-三体综合征。

3. 子宫内障碍

（1）孕母接受X线照射。

（2）胎内感染。

（3）母亲糖尿病。

4. 围产期障碍

（1）缺氧缺血性障碍。

（2）后天性感染症。

（3）代谢障碍。

（4）颅脑外伤。

（三）小头畸形的概念

小头畸形即原发性小头症（primary microcephalus），表现头颅狭小，头围小于正常平均值的2.5~5cm，呈塔形头，颜面和耳位正常。另一特点是前囟门早闭，在1岁之前已经闭合。这类患儿在出生时头部并不见明显的小，一般在生后6个月左右发现。常伴有中度至重度的智能低下，运动功能发育迟缓，但多数可以行走。遗传性的小头症较稀少，在日本的康复设施中，小头畸形仅占智能低下患儿的6%左右。

小头畸形在小儿神经科门诊常见，常与脑瘫等疾病伴发，因有智能低下的表现，也需与其他疾病鉴别。

（四）继发性小头症

小头症多与一些疾病并发，称其为继发性小头症（secondary microcephalus）。临床表现颜面与头的比例不称，颅骨狭小，似一饭碗扣在颜面之上。继发性小头症多合并非对称性的颅骨和痉挛、强直等神经系统症状。另外，小头症还常见有21-三体、18-三体、13-三体、猫叫综合征等染色体异常和各种畸形综合征。在先天性风疹综合征中，可以见到小头、白内障、心脏畸形、智能障碍。在Fanconi综合征中可见到小头、全血细胞减少征（pancytopenia）、多指症（polydactylia）、身材矮小（short stature）等。

如何认识小头，目前认为应该是将小头作为诊断神经系统疾病的一种线索，小头本身只不过是神经系统障碍的一个合并的原因，这样的认识比认为小头是一种综合征更为确切。

（庞 伟）

第五章

运动障碍疾病

第一节 脑性瘫痪

一、概 述

（一）脑性瘫痪的概念

1. 不同时期的概念

（1）我国在1988年的脑性瘫痪（cerebral palsy）概念是：脑性瘫痪是出生前至生后一个月的发育时期非进行脑损伤所致的综合征，主要表现为中枢性运动障碍和姿势异常。

（2）1990年在Brioni召开的《国际流行病学会议》上提出了如下的脑瘫概念：脑性瘫痪这一名称是包含于非进行性疾病中的包括用语，这一疾病是由于在小儿的发育早期阶段产生脑的损伤和异常而引起的，其症状是固定的运动障碍，而且，症状常常会发生变化。

（3）美国最新的脑瘫概念是：脑性瘫痪是胎儿和婴儿发育中的脑非进行性损伤导致以运动功能障碍为主要特征的运动发育及姿势异常的一组综合征。脑性瘫痪的运动异常常伴有感觉、认知、交流、知觉和（或）行为异常，以及（或）癫痫。

（4）我国在2004年由《中华儿科杂志》编辑委员会、中华医学会儿科学分会神经组在云南组织召开了全国小儿脑性瘫痪专题研讨会（以下简称为云南会议）所定的概念是：出生前到生后1个月内各种原因所引起的脑损伤和发育缺陷所致的运动障碍及姿势异常。

（5）2005年国际最新概念是：脑性瘫痪是指一组运动和姿势发育障碍征候群，这种导致活动受限的征候群是由于发育中的胎儿或婴儿脑部受到非进行性损伤而引起的。脑性瘫痪的运动障碍常伴随感觉、认知、交流、感知和（或）行为障碍、抽搐障碍。

（6）2006年，中国康复医学会儿童康复委员会、中国残疾人康复协会小儿脑瘫康复专业委员会在长沙召开的第二届全国儿童康复、第九届全国小儿脑瘫康复学术会议（以下简称为长沙会议）上制定了我国目前应用的脑瘫的概念：脑性瘫痪是自受孕开始至婴儿期非进行性脑损伤和发育缺陷所导致的综合征，主要表现为运动障碍及姿势异常。常合并智力障碍、癫痫、感知觉障碍、交流障碍、行为异常及其他异常。

（7）2014年，中国康复医学会儿童康复委员会和中国残疾人康复协会小儿脑瘫康复专业委员会组织撰写了《中国脑性瘫痪康复治疗指南》，其中修订的我国脑瘫概念是：脑性瘫痪是一组持续存在的中枢性运动和姿势发育障碍、活动受限症候群，这种症候群是由于发育中胎儿或婴幼儿脑部非进行性损伤所致。脑性瘫痪的运动障碍常伴有感觉、知觉、认知、交流和行为障碍，以及癫痫及继发性肌肉骨骼问题。

脑瘫是一组症候群，可由不同原因和疾病导致，其主要临床表现是持续存在的运动和姿势发育障碍及活动受限。脑瘫是由于发育中的脑（胎儿或婴幼儿期）非进行性损伤所致，其临床表现可发生一定程度的变化，但应排除一过性障碍或进行性疾病。脑瘫还可同时伴有一种或多种其他功能障碍或合并症，最常见的有智力障碍、癫痫、语言障碍、视觉障碍、吞咽障碍和行为异常等，也可以继发肌肉萎缩、挛缩和骨、关节变形或脱位等损伤。

经过世界各国的学者多年的潜心研究，其概念也随之在不断变化，但是至今仍未得到统一，仍然需要根据科学研究结果的进展来不断完善。

2. 对概念的认识

（1）脑瘫是由于中神经系统的非进行性病变引起的：虽然目前世界上对脑瘫概念的看法尚未统一，但是，对于脑瘫的病因及临床症状方面仍有比较一致的认识，即脑瘫是由于中神经系统的非进行性病变引起的，即不包含诸如脑肿瘤等疾病引起脑的进行性病变。另外，脑的损伤可能呈局限性的，也可能是涉及广范围的，脑损伤的结果引起运动障碍和某种程度的感觉障碍。总之，目前仍然认为脑瘫是在小儿时期因脑损伤而引起的运动障碍，也是小儿时期运动障碍的主要疾病。

（2）关于姿势与运动异常：姿势与运动异常是脑瘫的主要症状，这一症状在患儿2岁前发现。

随着研究的深入，目前对脑瘫的认识已经从当初单纯的用运动学的观点来认识的“姿势与运动异常”，而逐渐地发展到从神经生理学角度来认识。目前，认为脑瘫是“感觉-运动系的功能障碍”，可见对脑瘫的认识是具有时代特征的。

另外，姿势与运动异常的症状是在不断发生变化的，其中包括患儿随年龄的增长而发生的体格方面的变化；小龄患儿主要临床表现是神经系统症状，随年龄增长会出现运动系统的症状；另外，由于患儿错误的学习运动，导致姿势与运动异常的症状进一步恶化。

（3）与其他疾病鉴别：由于脑瘫的临床症状是以运动障碍为主，所以可以与其他的非进行性脑疾病如智能障碍、器质性脑障碍、注意力缺陷障碍、广泛性发育障碍等鉴别。

（4）重复障碍：脑瘫常合并智力低下、行为异常、癫痫、语言障碍等，过去，将其称之为合并症，目前主张将脑瘫与这种合并障碍统称为重复障碍。

（二）脑性瘫痪的分型

1. 既往的分型　Minear在1956年对脑瘫进行了分型，主要分为八型。

（1）按临床症状分型

1）痉挛型（spastic type）。

2）手足徐动型（athetotic type）：手足徐动型还分为：紧张性（tension）、非紧张性（non tension）、张力失调（dystonia）和震颤性（tremor）四种类型。

3）强直型（rigid type）。

4）失调型（ataxic type）。

5）震颤型（tremor type）。

6）低紧张型（hypotonic type）。

7）混合型（mixed type）。

8）不能分类型（unclassified）。

（2）按瘫痪部位分型

1）单肢瘫（monoplegia）。

2）截瘫（paraplegia）。

3）偏瘫（hemiplegia）。

4）三肢瘫（triplegia）。

5）四肢瘫（quadriplegia）。

6）双瘫（diplegia）。

7）重复偏瘫（double hemiplegia）。

我国1988年在首届“全国脑性瘫痪座谈会”上制定的脑性瘫痪分型也分为八型，除了将低紧张型称为肌张力低下型外，其他基本与此分型方法相同。

2. 目前的分型

（1）1990年在Brioni国际会议上对脑性瘫痪进行了重新的临床分型。

1）痉挛型：包括有：痉挛型偏瘫、痉挛型双瘫、痉挛型四肢瘫。

2）失调型：包括有：失调型双瘫、先天性失调（单纯性失调）。

3）异常运动型：包括有：舞蹈病手足徐动、张力不全。

（2）云南会议分型：在云南会议上对脑性瘫痪重新进行了如下的分型。

1）痉挛型：以锥体系受损为主。

2）不随意运动型（dyskinetic）：以锥体外系受损为主，不随意运动增多，表现为手足徐动，舞蹈样动作，肌张力不全，震颤等。

3）共济失调型：以小脑损害为主。

4）肌张力低下型：往往是其他类型的过渡形式。

5）混合型。

（3）长沙会议的分型

1）临床分型：①痉挛型（spastic）：以锥体系受损为主。②不随意运动型：以锥体外系受损为主，不随意运动增多。表现为手足徐动，舞蹈样动作，肌张力失调，震颤等。③强直型：以锥体外系受损为主，呈齿轮、铅管样持续性肌张力增高。④共济失调型：以小脑受损为主。⑤肌张力低下型。⑥混合型：同一患儿表现有两种或两种以上类型的症状。

2）按瘫痪部位分型：①单肢瘫（monoplegia）：

单个肢体受累；②双瘫（diplegia）：四肢受累，上肢轻，下肢重；③三肢瘫（triplegia）：三个肢体受累；④偏瘫（hemiplegia）：半侧肢体受累；⑤四肢瘫（tetraplegia）：四肢受累，上、下肢受累程度相似。

（4）《中国脑性瘫痪康复治疗指南》中的分型

1）按运动障碍类型及瘫痪部位分为六型：①痉挛型四肢瘫（spastic quadriplegia）；②痉挛型双瘫（spastic diplegia）；③痉挛型偏瘫（spastic hemiplegia）；④不随意运动型（dyskinetic）；⑤共济失调型（ataxic）；⑥混合型（mixed）。

2）按粗大运动功能分级系统（Gross Motor Function Classification System，GMFCS）分级：按照GMFCS 0 ~2 岁、>2 ~4 岁、>4 ~6 岁、>6 ~12 岁、>12 ~18 岁的五个年龄段粗大运动功能标准，从高至低分为Ⅰ级、Ⅱ级、Ⅲ级、Ⅳ级、Ⅴ级。

（三）脑性瘫痪的流行病学

1. 患病率 从考虑到围产期因素的因果关系的观点出发，所谓的脑瘫的发生率应该是指以小儿出生后生存的每 1000 人中所出现的脑瘫的人数，严格地说，应该称此为患病率，而不是发生率。最新报道的脑瘫的患病率为，澳大利亚 2.3，加拿大 2.6，爱尔兰 2.0，芬兰 2.5，挪威 2.1，瑞典 2.4，英国为 2.0，美国为 2.1。我国调查的结果是，脑瘫男性患病率为 1.95，女性为 1.22，1 岁以下组患病率为 2.15，6 岁组为 1.04。

脑瘫在世界上所有的国家和地区都有发现，其患病率与民族无关，而是与低出生体重的出生率、母亲因素和产科因素以及某一民族的血缘关系有关。

2. 不同类型脑瘫的发生率 不同的国家所发生的脑瘫的类型有所不同，瑞典的资料为，双瘫占所有脑瘫儿的 35%，偏瘫占 34%，第三位的是四肢瘫，占 9%。英国的资料为，四肢瘫占 36%，偏瘫占 32%，其他张力失调、手足徐动、舞蹈病样失调等共占 13% ~16%。

总之，脑瘫患儿中，痉挛型最多见，约占总数的 60% ~70%。

（四）脑性瘫痪的原因

1. 既往认识的病因 已经知道脑损伤和发育异常是脑瘫的病因，既往的认识是将引起脑损伤病因区分为出生前、围产期及出生后三个不同时期（表 5-1）。

表 5-1 引起脑损伤的原因

出生前因素	围产期因素	出生后因素
1. 基因病 遗传性神经疾病	1. 早产儿、未熟儿、低出生体重儿	1. 各种中枢神经系统感染
2. 胎芽病	2. 过期产、巨大儿	（1）脑炎
（1）接受 X 线照射	3. 多胎	（2）脑膜炎等
（2）病毒感染	4. 新生儿窒息	2. 中毒
（3）药物影响：激素类、甲氨蝶呤、他巴唑等	5. 新生儿缺氧缺血性脑病	（1）铅
3. 胎儿期因素	6. 新生儿核黄疸、黄疸迁延	（2）CO 等
（1）感染：梅毒螺旋体、唾液腺病毒、李斯特菌属、巨细胞包涵体、流感病毒、风疹病毒等	7. 胎盘异常 前置胎盘、胎盘早剥、胎盘老化等	3. 新生儿痉挛
（2）低血糖	8. 脐带脱垂、脐带绕颈等	4. 脑血管栓塞
（3）宫内缺氧	9. 羊水异常 过多、过少、混浊、早破水	5. 新生儿颅内出血
（4）胎儿红细胞症	10. 异常分娩	6. 硬膜下血肿
4. 孕母因素	（1）产钳、胎头吸引分娩、因故剖宫产	7. 蛛网膜下腔出血
（1）妊娠中毒症	（2）臀位或足位产	8. 头部外伤
（2）反复阴道流血	（3）第二产程 >4 小时、全产程 >30 小时	9. 新生儿感染
（3）过量吸烟或饮酒	（4）急产等	（1）肺炎
（4）初产 >34 岁或 <20 岁	11. 新生儿低血糖	（2）脐炎
（5）妊娠中手术	12. 新生儿低血钙	（3）皮肤感染
（6）习惯性流产、早产、死产		（4）中耳炎等
（7）子痫		10. 迁延性黄疸
		11. 生后 1 周内重度营养不良、贫血
		12. 生理性体重减低恢复过慢

2. 目前对脑瘫病因的认识 在小儿神经系统疾病中，脑瘫与精神发育迟缓和癫痫相比，其发生率并不高，但是却在小儿的发育障碍中占主要位置，其病因是由多种因素构成的。目前将脑瘫划分为先天性脑瘫和后天性脑瘫两种，各有不同的发病原因，对各种病因有了更进一步的认识。

（1）先天性脑瘫：Perlstein 将因胎儿期至围产期的各种病因而致的脑瘫称为先天性脑瘫，约占所有脑瘫病例的85%，其病因有如下几种。

1）未熟性：在脑瘫患儿中，40%左右出生时是未熟儿或者是低出生体重儿，临床资料证明，出生时为极低出生体重（体重<1500g）的小儿脑瘫发生率为出生时为正常体重小儿的40～100倍。实际上在所有出生的小儿中极低出生体重儿不过只占0.68%，但是在所有脑瘫患儿中出生时为极低出生体重儿者却占28%以上。从这一数据可以说明，随着新生儿医学的进步，极低体重出生儿的存活率逐渐提高，却使脑瘫的发生率难以下降。

早产儿与极低出生体重儿致脑瘫的原因：早产儿占全部存活儿的6.56%，而脑瘫病例中为早产儿的则占40.4%。低出生体重儿占活产儿的5.38%，而脑瘫病例中低出生体重儿却占47.4%。研究证明，出生体重越低，发生脑瘫的危险性越大。Stanley FJ 统计的结果是，出生体重低于1500g 的新生儿，其脑瘫的发生率是正常出生体重儿的25～31倍。由于早产儿尤其是极低出生体重儿先天发育不全，易导致早产，而早产的未熟儿易发生各种医学的合并症。同时，由于病理生理的脆弱性较高，加上出生后所处环境的改变，机体的适应能力差等一系列原因，使这类小儿易发生脑损伤和继发障碍及其他异常。

脑损伤和早产也可能是互为因果的关系，有一部分脑瘫儿可能是在胎儿期因某种原因而导致了脑损伤，进而导致早产。

早产儿发生脑瘫的病理生理：早产儿发生神经学续发症的根源是脑白质损伤，将各种白质损伤综合在一起称之为“围产期白质脑病”，其中包括室管膜下出血（GMH）、脑室周围出血（PVH）、脑室内出血（IVH）、脑室周围出血性梗死、脑室周围白质软化（PVL）几项。早产儿容易发生的是室管膜下出血、脑室周围出血和脑室内出血。其原因是早产儿的脑血液循环易受血压变化的影响（血压依赖性），以及缺乏对室管膜下胚层的神经胶质的保护能力，而且广范围的室管膜下出血/脑室内出血易引起分界静脉闭塞，形成出血性梗死。由于此处是锥体路经过的部位，所以易产生痉挛型双瘫。

脑室周围出血性梗死的病灶为非对称性，与广范围室管膜下出血/脑室内出血表现相同。发生于一侧大脑半球的各个部位，可以说是波及一侧大脑半球整体。而脑室周围白质软化或脑室周围白质多病灶坏死则是由于穿通动脉的终末部和境界领域的缺血性坏死而形成。早产儿脑白质损伤不只是表现在脑室周围，也可波及皮质下部及其以上的部位。

脑白质损伤使肥厚的星状细胞增加，少突胶质细胞减少，而少突胶质细胞的缺如会阻碍神经细胞的成长，进一步阻碍神经髓鞘化的形成，从而影响神经系统的功能。

近年来注意到早产儿因缺氧缺血而致的侧脑室旁白质软化（periventricular leukomalacia，PVL）也称为侧脑室周围白质软化症，是指侧脑室旁的分水岭区（watershed）血液供应丰富，在这一区域可以见到从软脑膜有长的髓质动脉走向侧脑室，和白质深部的终末动脉交织在一起，在侧脑室周围白质形成短的动脉境界领域。任何原因所致的低血压、颅内高压均可导致此处血灌流压降低。尤其是在缺氧状态下易发生血液的分布减少，缺血致脑组织坏死囊变，导致脑白质损伤。在脑室周围可见到多发性软化灶，脑室周围的动脉边缘区有缺血性改变。这一区域正是脑皮质脊髓束经过的部位，使向下肢的下行纤维被损伤，产生痉挛型双瘫。如果损伤的面积扩大，还会波及颜面和上肢。

多胎妊娠易产生早产儿和未熟儿，所以易出现脑损伤。笔者在2004年5月至2005年6月间所诊治的脑瘫和精神发育迟缓的56名病儿中，为双胎或三胎的就有6例，其中一例三胞胎的试管婴儿，二女一男均为脑瘫，一名为痉挛型四肢瘫，两名为痉挛型双瘫，可见多胎妊娠的脑瘫发生率比较高。

前面已经提到早产儿的脑血液循环具有对血压依存性的特点，所以在有呼吸窘迫综合征、无呼吸发作、低血压症、酸中毒、感染症、动脉导管未闭等状态时，会阻碍脑的血液循环，其结果导致低血压症、酸中毒和缺血性坏死等。脑室周围白质软化的发生是由于脑在缺血和缺氧状态时，会导致细胞释放细胞分裂素类物质（cytokinin）、肿瘤坏死因子-α、白细胞-6（leukin-6）、游离基等物质，破坏了脑白质而形成的。

早产儿发生脑瘫的病理生理总结如图5-1所示：

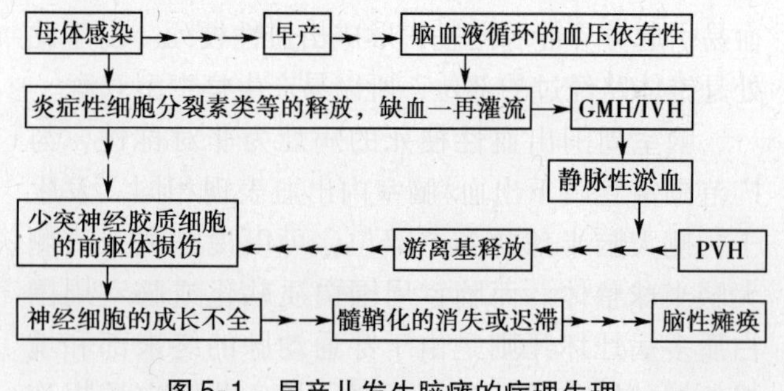

图5-1 早产儿发生脑瘫的病理生理

早产儿脑室周围损伤和脑室内损伤的诊断方法：① 头部B超检查：a. 头部B超检查时如果见到被称为潮红（flare）的移行脑质周围辉度，则具有8% ~10% 的发生脑瘫的危险性。b. 头部B超检查时如果见到伴有脑室扩大的脑室内出血（脑室内出血程度Ⅲ）和伴有脑室周围出血的脑室内出血（脑室内出血程度Ⅳ）时则具有60% ~70% 的发生脑瘫的危险性。c. 头部B超检查时如果见到高辉度B超的损伤时，则具有100% 的发生脑瘫的危险性。②头部MRI检查可以较敏锐地发现脑损伤。

2）新生儿窒息：其原因：在新生儿出生时，胎盘或肺等气体交换器官失去功能，可导致新生儿窒息。新生儿窒息以及核黄疸致使脑缺氧，可以使对缺氧非常敏感的小脑、大脑、基底核和脑干部的某种脑神经核受到损伤，导致产生脑瘫。

窒息可以引起缺氧、心脏肥大、代谢性酸中毒等改变。另外，如果窒息影响了脑血流量的变化，使脑发生缺血，断绝了脑的氧气供应，则会使谷氨酸盐类的游离基和兴奋性氨基酸释放，导致神经细胞的坏死，进一步导致脑损伤、脑瘫。

新生儿窒息致脑瘫的发病机制总结如图5-2所示：

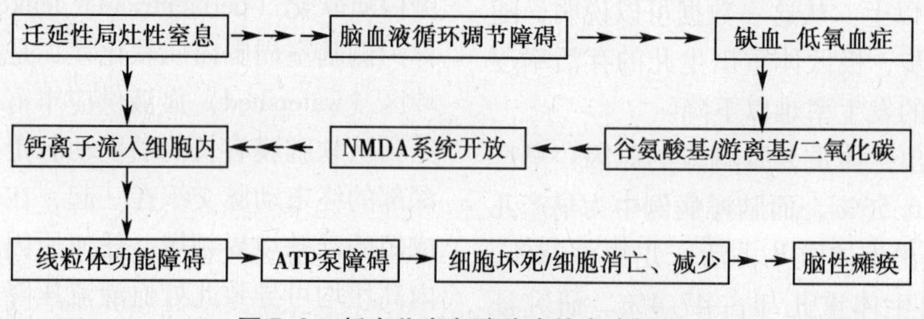

图5-2 新生儿窒息致脑瘫的发病机制

新生儿窒息致脑瘫的预测指标：在脑瘫的病例中，约有12% ~20% 是因分娩时窒息而致病，国际围产期研究项目组（NCPP）报告，出生新生儿的Apgar评分为0 ~3分并可以生存者约有12% 成为脑瘫。

在围产期有过缺氧的小儿，在生后12小时至1周的时间内可表现出神经学症状，这些症状并不是因窒息而致的脑损伤所特有的，称其为缺氧缺血脑病（HIE）。缺氧缺血脑病是预测神经学后遗症的最佳指标，一般来说，轻度的缺氧缺血脑病的小儿可表现出烦躁状态、神经过敏、腱反射减弱等神经学症状，但出现继发障碍的危险性小。中度和重度的缺氧缺血脑病的小儿则表现出惊厥发作、意识状态的改变、异常姿势、异常反射、哺乳和呼吸功能异常等症状，其中20% ~55% 具有出现长期的神经学后遗症的危险性。

总之，可以预测有神经学后遗症的指标有：①出生20分钟的Apgar评分呈现低值。②中度至重度的缺氧缺血脑病，特别是临床症状持续存在1周以上者。③重度酸中毒。④在迁延性的缺氧状态中出现惊厥发作者。

新生儿窒息的辅助检查：MRI是目前诊断新生儿窒息的最佳的方法，在脑损伤后12 ~18个小时因脑水肿而表现出的T_2延长（高信号），脑损伤后3 ~6日见到的T_1短缩（高信号），及T_2短缩（高信号）和T_1延长的各种MRI所见可以预测为一过性的脑损伤。若见到T_1和T_2的短缩则可预测为永久性的脑损伤。

最近，应用扩散MRI、灌流MRI、MR分光镜检查、近红外线光度分光镜检查等，可以更明确地发现小儿的脑损伤。

3）其他围产期因素

新生儿异常黄疸和核黄疸：异常黄疸是指当血清胆红素值高于15 ~20mg/dl（或大于205μmol/L）时易产生的核黄疸，或者黄疸迁延，长时间不退，如果足月儿 >2周，早产儿 >4周黄疸仍然存在为迁延，或者黄疸退而复现等。Rh因子或ABO血型不合等引起的新生儿间接胆红素增高，是引起轻度不随意运动型脑瘫和混合型脑瘫的主要原因。但是，当前因早期诊断并通过换血疗法和给妊娠后期的母亲以抗Rh免疫球蛋白等方法，使由于这一原因而致的脑瘫明显减少。但是，败血症或肝脏生理性不成熟而致的新生儿黄疸仍然需要特别注意。上述原因可以导致发生胆红素脑病，使胆红素在基底核沉积，易产生不随意运动型脑瘫、听力障碍等。

核黄疸是由于高胆红素血症时胆红素通过血-脑脊液屏障，造成胆红素脑病，损害了中枢神经系统的某些神经核，如脑基底核、海马、视丘下核、齿状核等而导致脑瘫。

感染：围产期的感染对脑瘫的发病很重要，尤其是败血症和脑膜炎更应引起重视。另外，围产期的单纯疱疹脑炎可以导致脑损伤，其结果会导致精神发育迟缓或脑瘫。

4）胎儿期的因素

孕母因素：①胎儿的供给缺乏：由于孕母的原因而导致胎儿的供给缺乏而致的脑瘫约占胎儿期所有因素的30%，主要原因有，妊娠中出血、胎盘梗死、妊娠中毒症、双胎或多胎妊娠等。②母亲全身健康状况不佳：母亲患病未经治疗、接受 X 线照射；各种中毒，如药物中毒、甲基水银中毒、防霉药物中毒、酒精中毒；大量吸烟等会影响胎儿的发育。③激素影响：母孕期患甲状腺功能亢进或服用甲状腺激素、雌激素等，或者由于胎儿的未熟性甲状腺功能低下等都是致神经发育学问题的原因。④孕母感染：孕母感染是胎儿神经病理学的主要原因，主要的感染有：先天性风疹感染、先天性弓形体虫（TOX）感染、先天性风疹（RV）、先天性巨细胞病毒（CMV）感染、先天性疱疹（HSV）感染，等，即 TORCH 感染。上述的各种感染未必一定是重症，也未必必须见到明显的临床症状才能导致脑瘫。另外，孕母发热、绒毛膜炎症致使胎儿发生脑瘫的比率也比较高。妊娠中母亲的尿路感染与胎儿的脑白质损伤有关。另外，已经确认，HIV-I 病毒的垂直感染可以导致小儿重症的发育障碍，而且，在早期既可见到其中枢神经性运动障碍的表现。后天性免疫缺陷综合征（AIDS）引起的运动障碍症状呈缓慢进展的状态，肯定会成为脑瘫。

妊娠中的感染而致的胎儿脑损伤的原因可能是由于感染导致少突胶质细胞和神经元的补体的损伤，并以此为媒介，使血—脑脊液屏障的功能改变及发生凝血机制的障碍，形成血块、血栓和出血等，进一步导致脑损伤，脑瘫。

血管性因素：血管性因素与脑瘫的病因密切相关，主要有如下几方面原因。①动脉和静脉梗死。②脑卒中：胎儿期、分娩时和出生后发生的脑卒中，常与如下疾病和症状有关。即，Sturge-Weber 综合征、神经纤维瘤病、妊娠中可卡因中毒、先天性青紫型心脏病、凝血功能障碍，以及诸如脱水、脑膜炎等红细胞增多症、神经皮肤综合征等。③第Ⅴ Leiden 因子变异：是子宫内的脑血管疾病和偏瘫型的脑瘫发生的重要原因。④妊娠早期的脑血管损伤：在妊娠早期发生的脑血管损伤可以引起伴有破坏性的发育不全，能够使灰、白质的形成异常，并因此在脑内形成孔洞，临床上常把这孔洞称为非遗传性的脑穿通畸形或者称为脑裂。如果是在妊娠后期发生的损伤，可形成具有最小神经胶质反应的边缘整齐的孔洞，也称其为脑穿通畸形，把这一形成孔洞的过程称为脑软化。

中枢神经系统畸形：①脑积水、脑疝：如果未接受过及时和正确的治疗，可能会导致不可逆的运动障碍。②其他先天性畸形：胼胝体缺损、脑回缺损、Miller-Dieker 综合征、多发性小脑回、脑裂畸形、小脑畸形等先天性畸形或许是脑瘫的原因，有这一类畸形的小儿常同时有惊厥和智能障碍。另外，Sturge-Weber 综合征和神经纤维瘤病等所致的脑瘫是因脑畸形或脑血管障碍导致的。而脑畸形和脑损伤在临床症状方面的区别并不是很明确的，因为，同样一种伤害的原因在不同的时期会发生不同的异常，如果发生在形态发生时期的早期，则会引起脑畸形，若发生在形态发生时期的后期则会引起脑损伤。

受精前的因素：母亲的月经间期过长、本次妊娠与上次妊娠的间隔过短或过长、或者有胎儿瘦弱的既往史等都具有发生脑瘫的高度危险性。

遗传性脑瘫：在一个家族中有多名脑瘫患儿、近亲结婚的家庭中脑瘫的发生率高于非近亲结婚的家庭，以及单卵双生子的脑瘫高于双卵双生儿的现象证明了脑瘫的发生可能与遗传性有关，关于这一方面的问题目前正在研究中。

（2）后天性脑瘫：在新生儿的围产期以后的发育途中的脑的损伤和缺损而引起的脑瘫为后天性脑瘫，约占脑瘫总病例数的15%。但是，小儿出生后脑的发育时期的具体到几岁尚不明确，所以后天性脑性瘫痪的年龄界限尚无统一意见。其中各学者分别主张为 7 岁之前、4 岁之前、3 岁之前、1~2 岁、生后 1 个月等，所以对脑发育究竟到哪一年龄阶段完成尚待进一步研究。目前诸多学者将对脑瘫的研究的兴趣主要还是着重于因从受精开始至出生后一个月的原因而致的脑瘫病例之上。

新生儿惊厥和呼吸困难是导致脑缺氧缺血的间接因素，也是致脑瘫的主要原因。另外，近年来许多学者发现新生儿低血糖、低血钙也成为致脑瘫的重要原因，同样，这两种因素也是引起脑缺氧缺血的间接因素。

另一方面，有的学者认为，后天性脑瘫也应该包括小儿在出生时是正常的，但在到3岁的这一期间内由于感染、外伤等原因使脑受到损伤而致的脑瘫。感染症主要有单纯疱疹病毒感染、细菌性脑膜炎、结核性脑膜炎、病毒性脑炎等。另外，麻疹后脑炎和大脑疟疾更要引起注意。外伤的原因则多为车祸、溺水、因事故而窒息及婴幼儿的突发事件致头颅损伤等。另外，导致永久性障碍的其他疾病如继发性脑积水或者是经过不适当治疗的脑积水；动脉或静脉畸形致颅内出血；镰状红细胞贫血而致的心脏疾病和血栓、脑梗死等都可能致使脑的损伤和异常，从而产生脑瘫。

本书所叙述的既往和当前的认识，并无本质上的区别，只是目前对脑瘫的病因有了进一步的认识，尤其是对其发病机制、病理生理等方面有了更深入的认识，为今后的研究开辟了新的思路。

二、各型的临床症状

（一）痉挛型

痉挛型的病变部位为锥体系，表现所支配的肌肉肌张力增高，肌力减低，引起运动障碍。痉挛主要表现在髋关节内收肌群、股四头肌、腘绳肌、小腿三头肌、前臂屈肌等，由于这些抗重力肌和肌群的痉挛，导致了患儿的姿势与运动的明显异常。

1. 病因 此型患儿多数是因早产、未熟儿、低出生体重以及新生儿窒息等原因而致，近年来随着低出生体重儿的存活率的上升，痉挛型患儿逐渐增多。

2. 临床检查的体征

（1）深部腱反射亢进：膝腱反射、肱二头肌反射、肱三头肌反射、跟腱反射、内收肌反射等明显亢进，踝阵挛、髌阵挛阳性。

（2）折刀现象阳性。

（3）病理反射阳性：Babinski 征等阳性。

（4）抗重力肌痉挛：表现在伸肌与屈肌均痉挛，主动肌与拮抗肌间缺乏相反抑制。

（5）其他的肌张力检查方法，如 Window 征等。

（6）肌力减低。

3. 痉挛型中的不同类型的临床表现

（1）痉挛型双瘫：此型病儿在痉挛型中占多数，多为未熟儿，并因此在患儿出现发育延迟时常被家长将其归咎于此而延误诊治。因本型患儿头部的控制能力和两手的正中位指向能力可以得以发育，上肢与手的功能接近正常，所以很少在9个月前被诊断。常在发育至抓物站起或开始步行时（18个月至2岁）因见尖足时始就诊而被诊断。对此型患儿在各发育时期的临床表现如下。

1）卧位时期：仰卧位常见 ATNR 姿势，逐渐出现髋关节的内旋和伸展、内收，踝关节从早期的背屈位而逐渐成为跖屈位。当腘绳肌出现痉挛时，髋关节的自动屈曲受限，不能平行的上举下肢（图5-3a、b）。俯卧位上可以用两手和上肢负荷体重，可以获得四点支持位的发育。患儿可以用两上肢向后方推自己的身体成为坐位，但是使两下肢出现硬直性伸展与内收（图5-3c、d）。

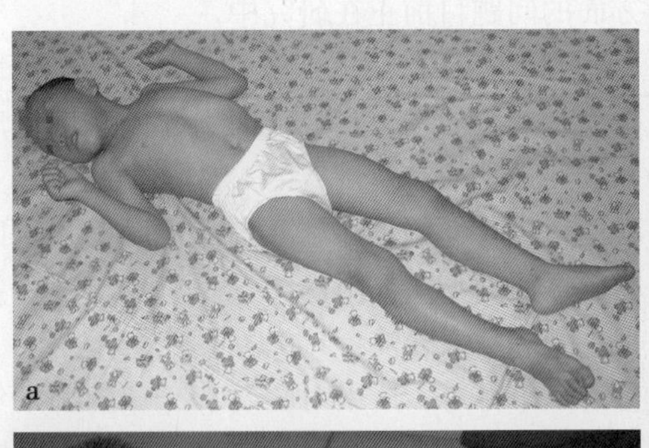
a

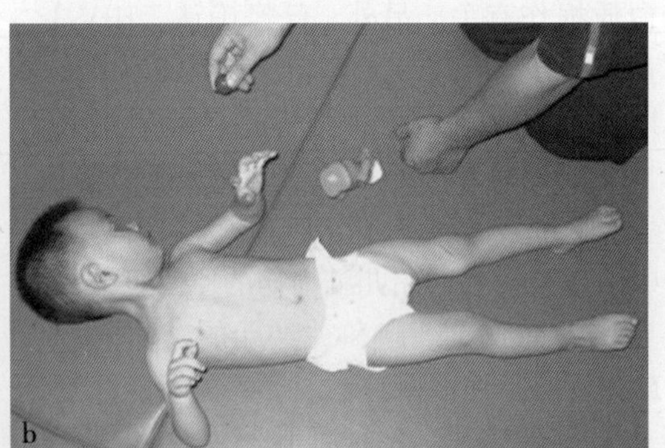
b

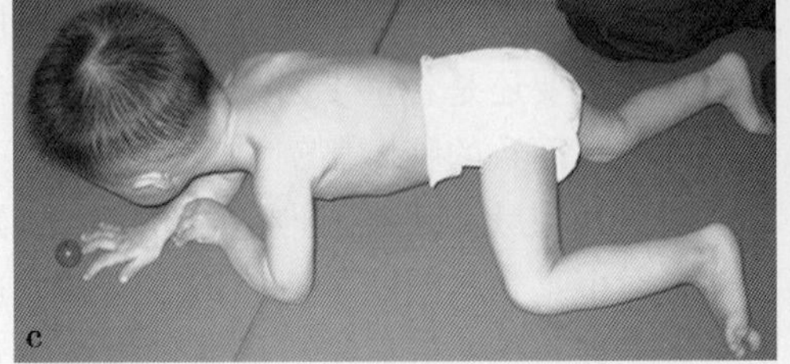
c

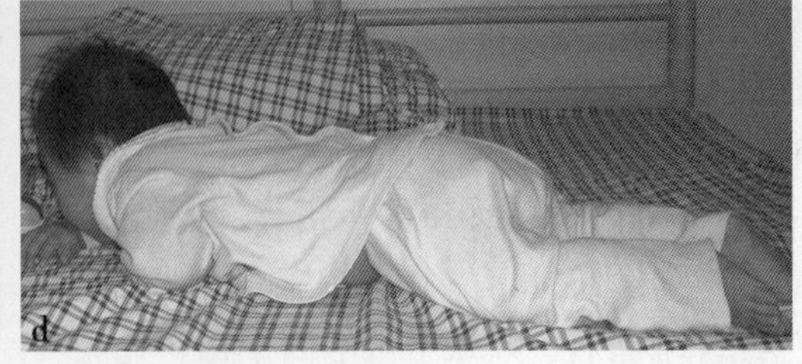
d

图5-3 痉挛型双瘫患儿的卧位模式

2）坐位时期：由于头部颈部和躯干的障碍相对较下肢轻，所以一般能取坐位。但是坐位姿势异常，坐位的基底支持面积小，因为髋关节屈曲不充分，出现代偿性脊柱前屈而呈现圆背。当患儿仰头向上方看时，会出现突然的髋关节伸展使身体向后方倾倒。在伸腿坐位上，由于髋关节内收肌群的屈曲和痉挛，同时腹部肌肉和腘绳肌痉挛，致使骨盆后倾，坐位的支点不是在坐骨结节上，而是在骶髂关节处。为了维持坐位的稳定，需要将躯干向前方倾斜，使脊柱过度的后弯，这也是形成圆背的原因之一，使躯干在坐位上不能竖直（图5-4a与图5-4b），由于这类患儿的髋关节明显的内收、内旋，患儿常呈现“W坐位”（图5-4c）。这样的坐位相对的稳定，所以患儿喜欢这种坐位姿势。但是，如果长期处于这样的坐位会导致髋关节的内收、内旋的异常姿势加重。不过，目前有的学者从这种坐位可以使手与上肢得到解放，而且这样坐位的基底面大较稳定，另外，W坐位是小儿进行体位转换的中间姿位。从上述几点来看，认为这样的坐位可以提倡，究竟这种坐位是有利还是不利，应该根据患儿的实际情况而定。

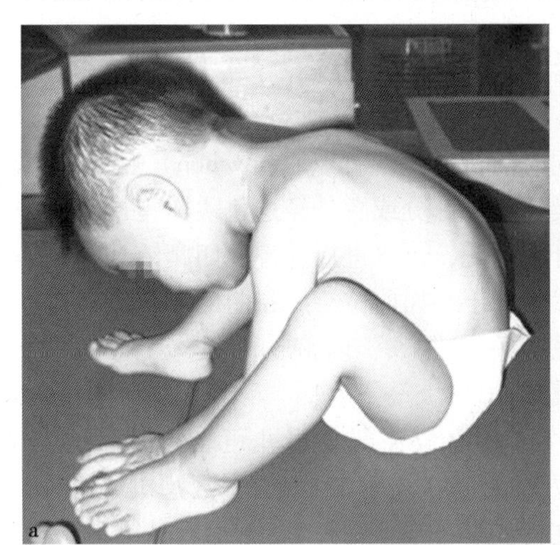
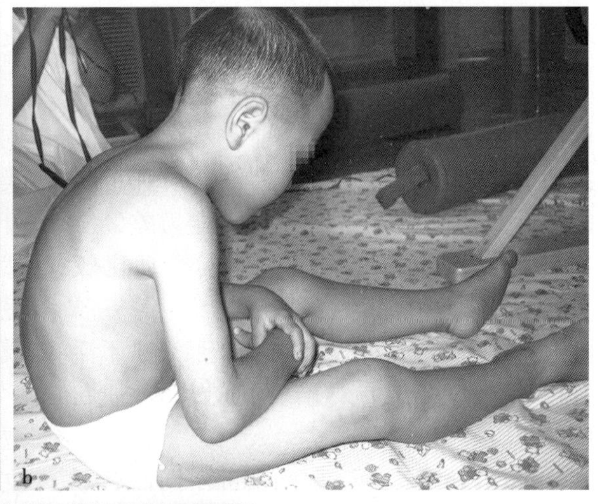
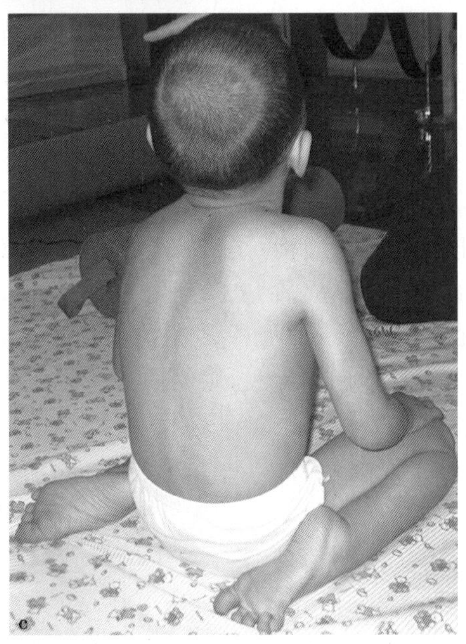

图5-4　痉挛型双瘫患儿的坐位模式

（a、b：伸腿坐位，c：W坐位）

3）上肢：表现为前臂旋前、手指关节掌屈、拇指内收、手掌尺侧偏位。另外，在早期可见由于肩胛带的外展与内旋，呈现上肢后伸状态，随着患儿生长发育，肩胛带外展逐渐地加重，这种现象就不再明显。上肢可以在坐位上出现向前方和侧方支撑的能力，患儿可以用一只手支撑身体，用另一之手去玩耍。但是，两手同时抬起向上方伸出较为困难。

4）翻身运动：此型患儿可以获得翻身运动的发育，早期翻身运动是从头部开始或应用上肢的力量进行的整体的运动模式，见不到肩胛带和骨盆带间的回旋运动，下肢常固定于伸展、内收姿位上而很少活动（图5-5）。

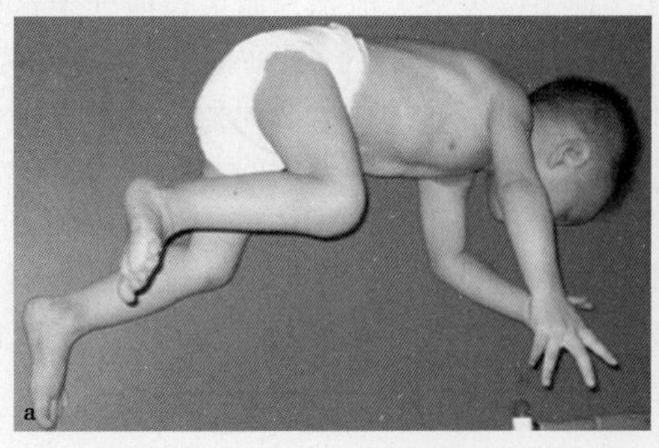

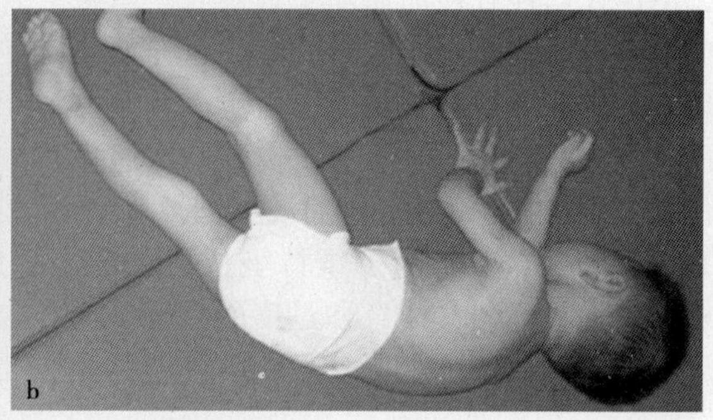

图5-5 痉挛型双瘫患儿的翻身运动模式

5）腹爬运动：此型患儿可以获得腹爬运动的发育，早期是用屈曲的两上肢向前方牵拉身体的运动模式即肘爬进行爬运动。因为缺乏肩胛带和骨盆带间的回旋运动以及下肢的活动能力差，所以进行交替的爬运动和在床上的回旋运动比较困难。

这样的腹爬形式中只应用上肢而下肢几乎不活动，会引起下肢的联合反应，增加下肢的内收肌和伸肌的痉挛。

6）向坐位的转换运动：因病情的不同而有不同的转换方式，如果是可以在俯卧位上用支持身体的两上肢将躯干推向后方的患儿，则可以用这一方法形成跪坐位，在这一转换过程中，患儿的下肢基本不活动，髋关节呈内收的姿位。不具备在俯卧位上用伸展的上肢负荷体重能力的患儿，则常常在用前臂支持身体的俯卧位状态上两下肢进行屈曲活动，通过屈曲活动使下肢牵拉至腹部的下方，然后再抬起头部并逐渐使臀部坐于两足之间，形成W坐位。由于缺乏躯干的回旋活动，所以难以向侧坐位转换。

7）四爬运动：大部分患儿是首先进行两下肢同时前行的兔跳样（bunny hop）爬行模式进行四爬移动，部分或者是经过兔跳样爬行之后进一步发育的患儿，可以进行交替的四爬活动，但是下肢仍然是处于半屈曲位，用屈曲的下肢负荷体重，而且呈髋关节内收、内旋，踝关节背屈的整体屈曲模式。

8）立位：部分患儿可自己从四点支持位上成为膝立位（图5-6）。多数患儿不能发育至无支持的膝立位阶段，扶物站起时出现特异的起立模式。即患儿首先扶持物体如椅子从四点支持位成为双膝立位，由于这类患儿不具备将体重转移到一侧下肢上再向前迈出另一侧下肢的能力，所以只能用上肢向上方牵拉身体而形成两下肢被拖在距身体很远的后方并尖足的扶持立位，然后再将双下肢向前方牵拉，使身体成为直立位（图5-7）。在这种扶持立位上，患儿可能将一只足跟放下，于是同侧髋关节屈曲使骨盆向后方回旋。而另一只足仍然是呈足尖站立位，同侧下肢内旋，不能负荷体重。

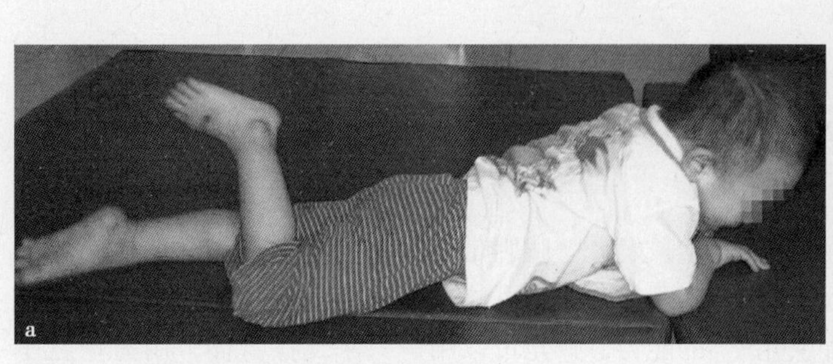

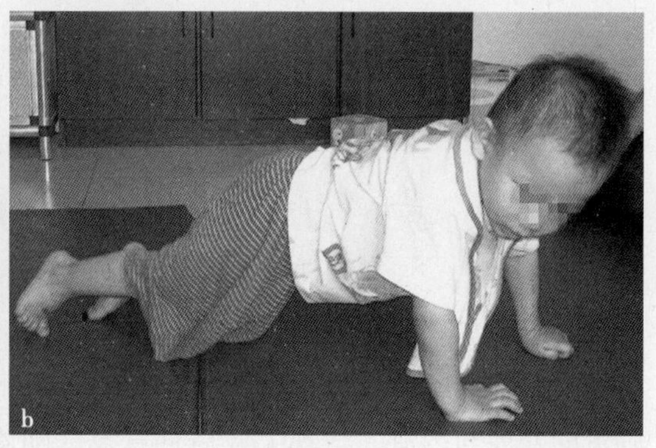

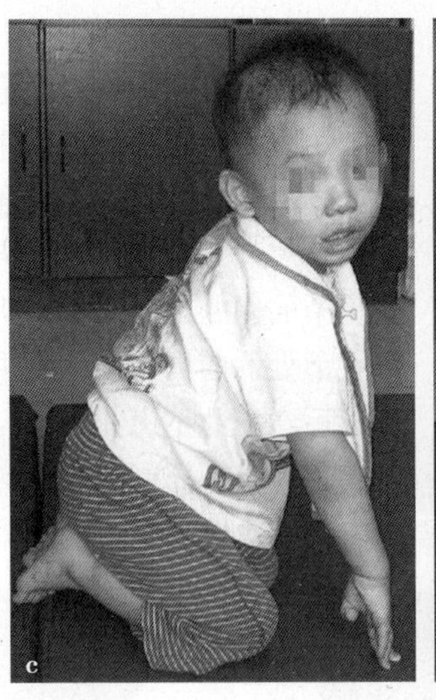

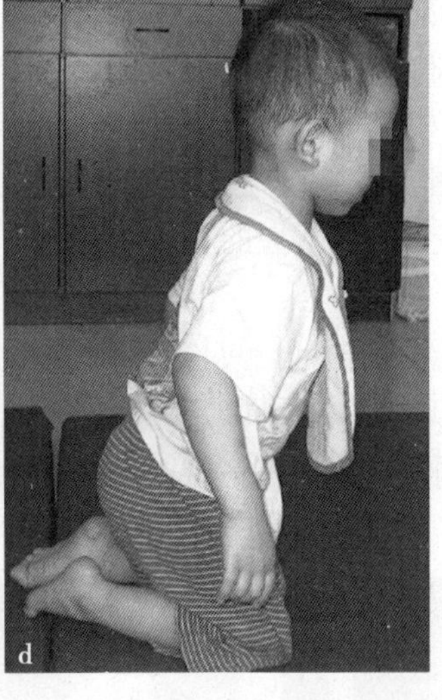

图 5-6　痉挛型双瘫患儿从四点支持位向膝立位转换模式

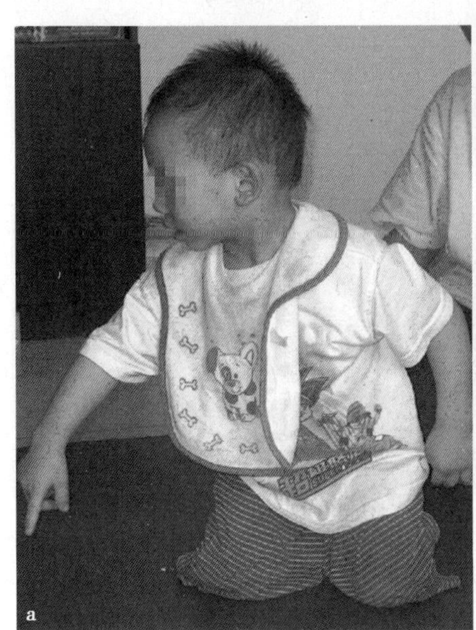

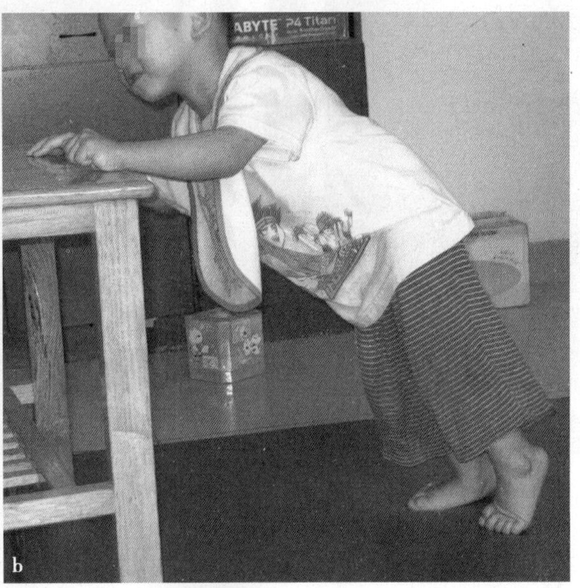

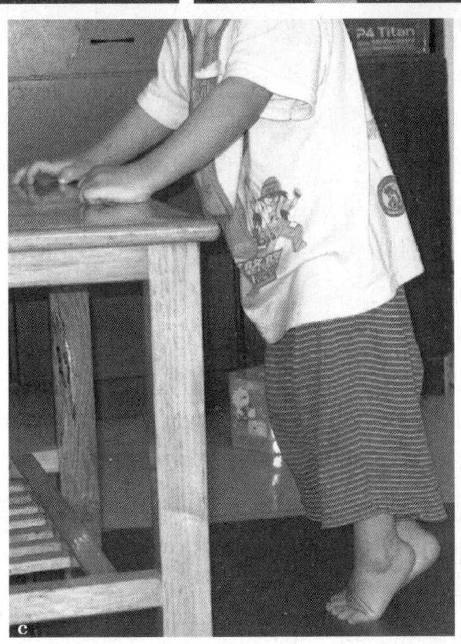

图 5-7　痉挛型双瘫的患儿从膝立位向立位转换模式

部分患儿可以发育至独立的阶段，站立时呈现双下肢伸展、内旋、内收位上硬直的似顶向地面的站立，两足呈尖足的站立模式。若将足跟着地则出现膝关节的过度伸展（图5-8）。而且体重负荷于两足的内侧缘，导致外翻变形。站立的基底支持面积小，不稳定。

9）步行：在此型患儿中有一部分可以发育至步行的运动阶段，但是患儿并不知道在向前、后、侧方迈腿时下肢的自由活动方式，也不能将体重充分地移动到一侧下肢后再迈出另一侧下肢过程中保持立位平衡，同时不能在一只脚稳定地站立的同时迈出另一只脚。所以，在步行时为了保证下肢的迈出和避免身体重心向后方移动，则需要通过屈曲髋关节和膝关节来代偿。另外，在步行中无论是支撑侧的还是摆动侧的髋关节的屈曲都不充分，所以步行时需要依靠躯干在髋关节处的前屈来向前推进。久之，会形成腰椎的代偿性后弯。此型患儿的腰、腹部肌肉的力量弱，所以在步行时表现摇摆的动作（图5-9）。

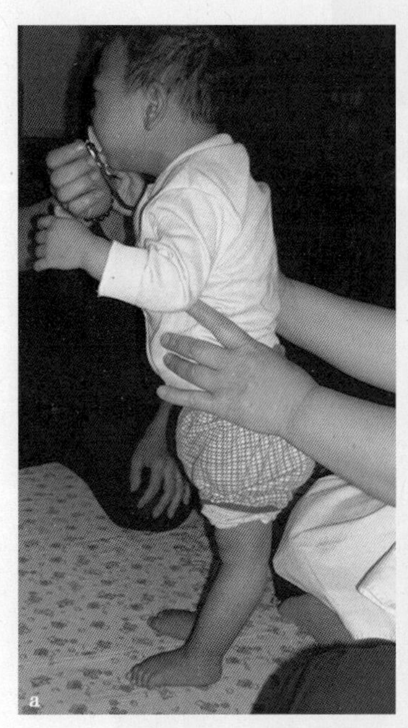
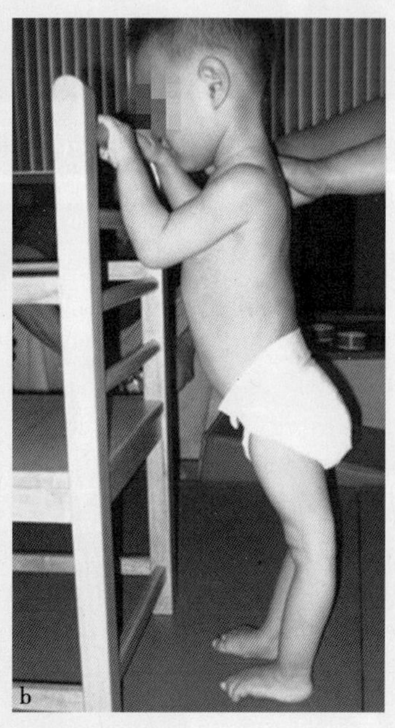

图5-8 痉挛型双瘫患儿的扶持立位
（膝关节过度伸展和足外翻）

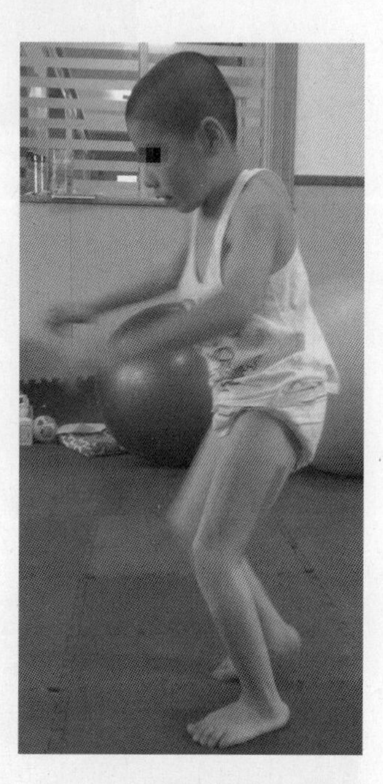

图5-9 痉挛型双瘫患儿的步行

（2）痉挛型偏瘫：此型患儿因为有明显的姿势与运动的非对称性，所以常比双瘫儿发现得早，多数是在8、9个月以后或更晚些被确诊，病因常为一侧性颅内出血或中枢神经系统发育异常。

临床检查除了患侧的肌肉痉挛改变外，可见患侧上、下肢尤其是下肢短于健侧，腿的周径、足跟、臀部均小于健侧，为失用性萎缩。

1）手和上肢：婴儿期可见到患侧的手常为握拳状态，只用健侧手去抓物。因为患儿残留肩胛带后退和肘屈曲的原始模式，患侧手不能拿到口，所以见不到吮指动作，逐渐形成两侧手和上肢的不对称。正中位指向发育障碍，不能将物品从一只手递向另一只手，没有在正中位上使用两只手的体验。患儿逐渐的只应用健侧的手，当需要用患侧的手去协助时，需要固定地屈曲腕关节才能张开手指，于是就形成了腕关节的掌屈、尺侧偏位，也加重了前臂旋前的程度。久之，会形成腕、肘关节的屈曲与旋前的挛缩（图5-10a）。

由于上肢的屈肌痉挛不断地增强，在学习和获得立位和步行时会遇到许多困难，因而要付出相当的努力，过度努力会进一步增强上肢屈曲和旋前的异常模式，所以，在步行时整个患侧上肢从肩处被拉向下方，并呈外展的姿势。

由于患侧上肢的活动困难，患儿逐渐地将兴趣完全集中于健侧手的活动之上，头部的回旋方向也固定于健侧，渐渐地患儿已经意识不到自己的患侧身体的存在，产生了忽视患侧身体的状态。患儿会讨厌他人去触摸其患侧手和上肢。

2）翻身运动：翻身运动的特点是只向患侧翻转而不能向健侧翻转，是因为不可能应用患侧上、下肢的力量进行翻转。患儿讨厌俯卧位，因为在俯卧位上只能用健侧上肢支撑身体，其时却又不能用患侧手去玩耍。

3）坐位：向坐位转换动作的发育延迟，应用的模式是仰卧位上用健侧上肢支撑身体的方式进行，与此同时，患侧上肢因联合反应出现屈曲、内旋。坐位时将体重大部分负荷于健侧的臀部，也缺乏患侧上肢的保护伸展反应。

4）腹爬运动：腹爬运动呈非对称模式，只依靠健侧的上、下肢牵拉身体，患侧的上、下肢几乎不活动。

5）患侧躯干的假性短缩：患侧躯干和下肢出现假性短缩，因为患侧上肢的屈曲模式常使头部和躯干产生向患侧侧屈的活动，这种躯干的痉挛性屈曲活动将患侧的肩胛带向下方牵拉，同时将骨盆向上方牵拉，出现了患侧的假性短缩。

6）立位：抓物站起的过程是只用健侧手与上肢抓物形成膝立位，然后用健侧下肢负荷体重，患侧下肢向前迈出形成单膝立位，因为患侧下肢不能在髋关节伸展位上负荷体重，所以在用患侧下肢站立起来的途中，健侧下肢迅速地向前方活动，再用健侧下肢支持体重站立起来。

在立位上体重全负荷于健侧下肢上，患侧下肢呈屈曲、外展位，同时患侧骨盆向后方回旋，肩也被拉向后方，使患侧的足稍在健侧足的后方，早期足跟可着地，逐渐地成为尖足位。

蹲位上也同样，用健侧下肢负荷体重，患侧下肢呈外展位。

7）步行：独立步行发育延迟，在独步的初期阶段，虽然患侧下肢外展、外旋，但足跟尚能着地。当患儿快速行走和需要较小的基底支持面积时，步行的模式发生变化，如果是轻度的肌肉痉挛，在迈步时呈髋、膝关节屈曲，下肢过度地抬高的姿势。足落地时首先是足趾着地，然后才是足跟着地。足趾着地诱发了下肢伸肌的痉挛，同时由于明显的阳性支持反应而使踝关节逐渐变硬，在健足着地时患足呈现尖足状态。另外在步行中只有通过髋关节的屈曲，患侧足底才能着地，由于这种原因又引起膝关节的过度伸展（图5-10）。

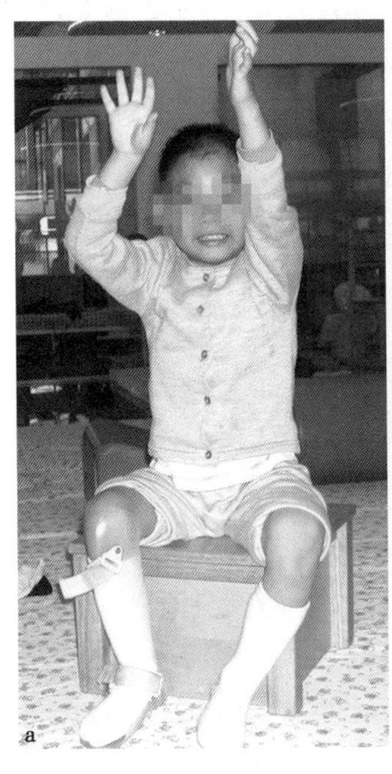

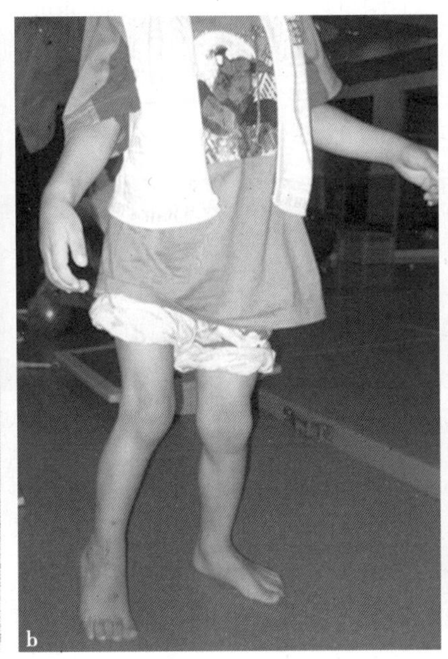

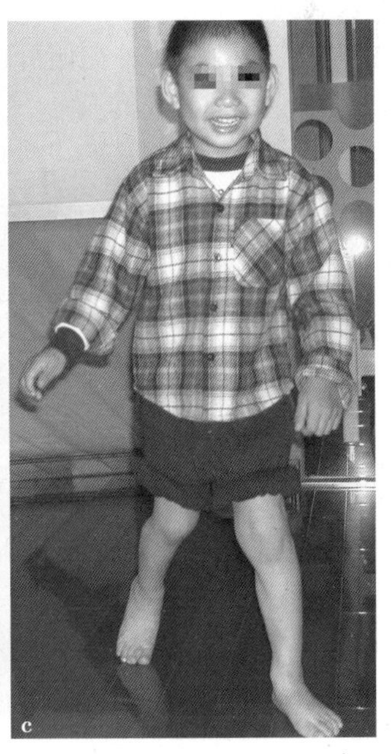

图5-10　痉挛型偏瘫患儿的临床表现

（3）痉挛型四肢瘫

1）轻度、中度痉挛型四肢瘫：多数患儿的早期症状在生后3～4个月时出现，部分患儿在18个月～2岁时可能又见到手足徐动样运动，原始反射如ATNR、Moro、STNR反射等残存，甚至终生存在。大部分患儿不能发育到立位阶段，可能其中一部分可以扶物站。此类患儿可能一生只在坐位、膝立位和四爬移动中度过。

• 卧位：在婴儿期仰卧位的踢蹬活动弱，即使有也常为非对称性，见不到两下肢交互的活动，这种非对称的活动会导致一侧下肢内旋和内收。由于肩胛带内收，使两只手不能到口，所以见不到吮指活动，也不能在正中位上进行两只手的活动（图5-11a）。俯卧位上常呈现出两上肢抱于胸前的姿势，髋、膝关节屈曲状态，大部分患儿不能抬头（图5-11b）。

• 扶持坐位：与痉挛型双瘫的患儿的特点大致相

同，圆背和骨盆后倾更为明显，此型患儿只有少数能发育到独立坐位阶段（图5-11c）。

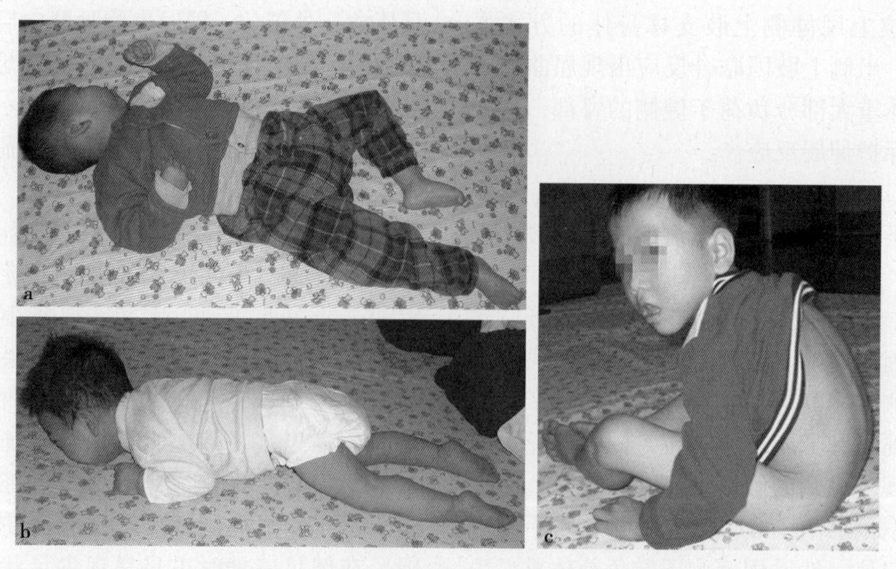

图5-11 痉挛型四肢瘫患儿的卧位与坐位姿势

• 翻身运动：肌肉痉挛较轻的患儿可以发育至翻身运动阶段，为整体的翻身运动模式（图5-12）。

• 向坐位转换的方式：在俯卧位上尽量地向下方低下头部，然后将躯干与上肢极度地屈曲，把两膝拉向腹部的下方，再坐于两足之上，这是应用STNR的反射活动来完成这一转换运动（图5-13）。

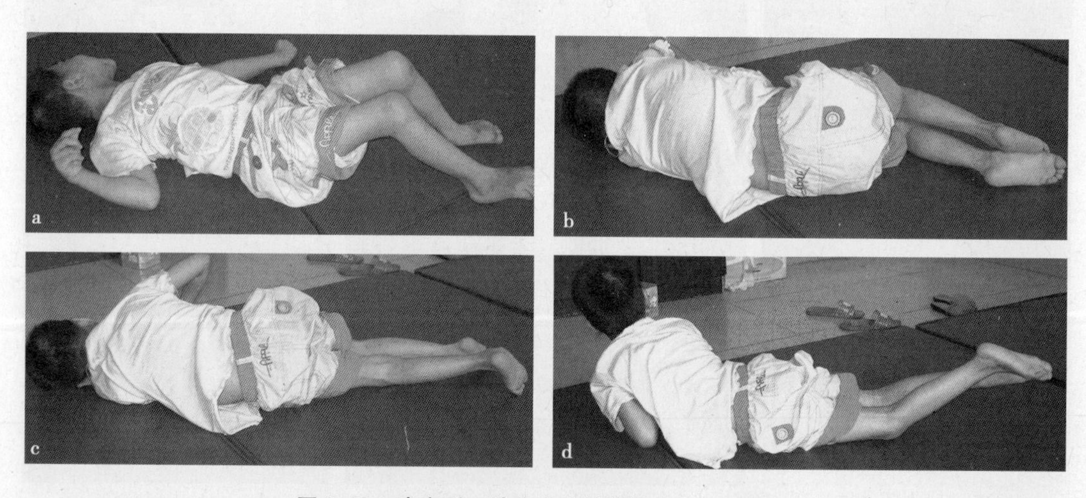

图5-12 痉挛型四肢瘫患儿的整体翻身运动模式

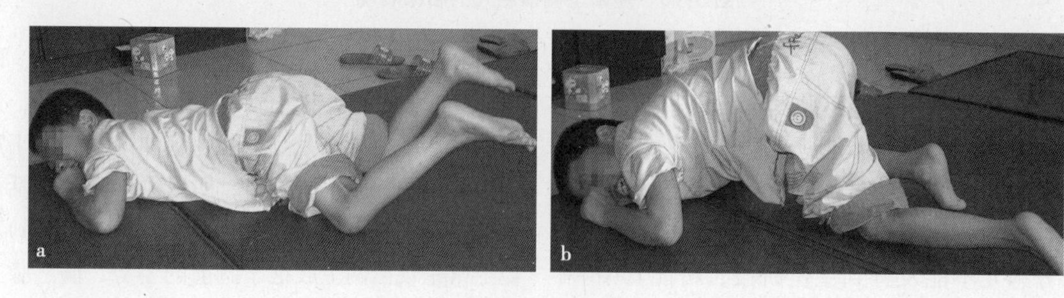

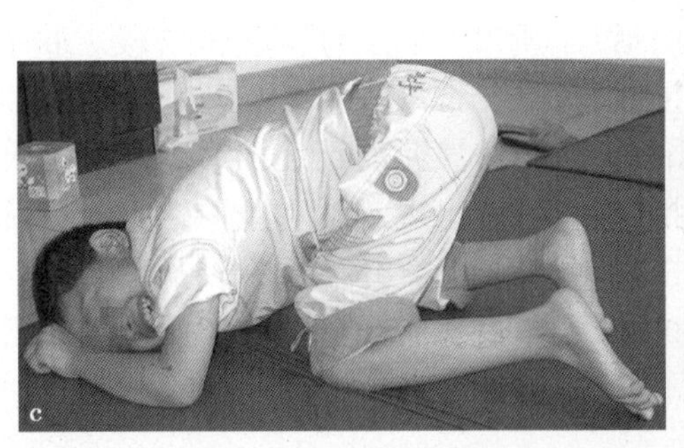
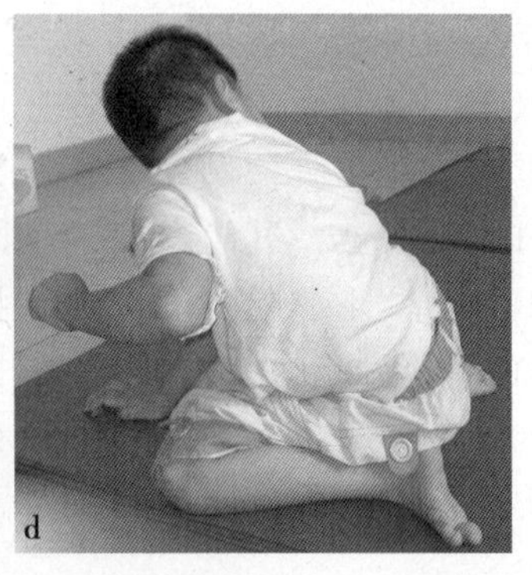

图 5-13　痉挛型四肢瘫患儿从俯卧位向坐位转换过程

• 向四点支持位转换：向四点支持位转换的过程和向坐位转换模式大致相同（图 5-14）。

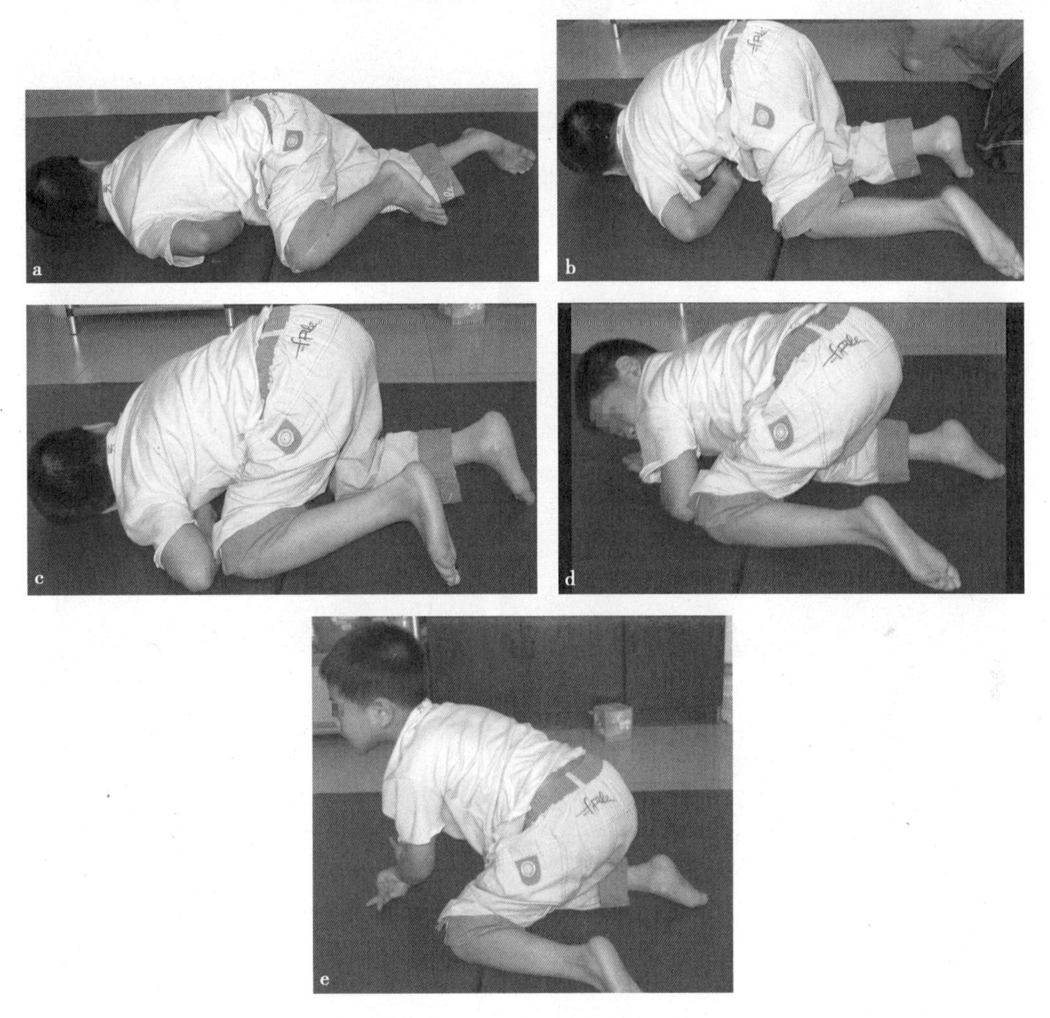

图 5-14　痉挛型四肢瘫患儿从俯卧位向四点支持位转换过程

• 爬运动：大部分此型患儿只能腹爬，但是，因为双上肢处于屈曲位且过度的硬直，进行爬运动也非常困难，运动速度相当缓慢（图 5-15）。只有少部分此型患儿可以获得四爬运动能力（图 5-16）。

2）重度痉挛型四肢瘫：重度痉挛型四肢瘫是在锥体系损伤的基础上又同时有基底核和脑干的损伤，表现出伴有强直的痉挛，在被动运动时有锥体外系损害的症状。这类患儿的特点如下：①症状出现早，在生后数周乃致数月已经出现了明显的肌肉痉挛与强直，所以能早期诊断。②早期出现角弓反张，缺乏头的控制能力，同时出现髋关节内收肌的痉挛和挛缩，而且髋关节会逐渐出现内旋。踝关节在早期呈背屈位，但是当使患儿呈扶持立位时立即成为跖屈位。③非对称性紧张性颈反射长期存在，由于受该反射的影响，颈部向一侧扭转和躯干产生侧屈，影响了脊柱的活动，导致躯干的非对称性和骨盆倾斜，其结果会导致髋关节或髋臼形成不全，进而产生髋关节的半脱位或脱位。④由于患儿在俯卧位上不能抬起头部，脊柱和髋关节不能伸展，头部向一侧扭转也发生困难，难以保持呼吸道的通畅，所以讨厌俯卧位。⑤因为此型患儿的髋关节和脊柱都不能伸展，髋关节又明显内收等因素阻碍坐位的发育，所以不能发育至独坐阶段。⑥挛缩与变形迅速发展，常以月为单位迅速发展。⑦摄食与呼吸困难，因为患儿的舌突出，引起吸吮和吞咽困难，就餐时常出现噎食和呛咳。⑧合并症多，此型患儿常有多种合并症，最多见的是癫痫，另外还有视觉障碍、弱视、全盲、听力缺欠等。此型患儿可能只能在卧位上度过他的一生。

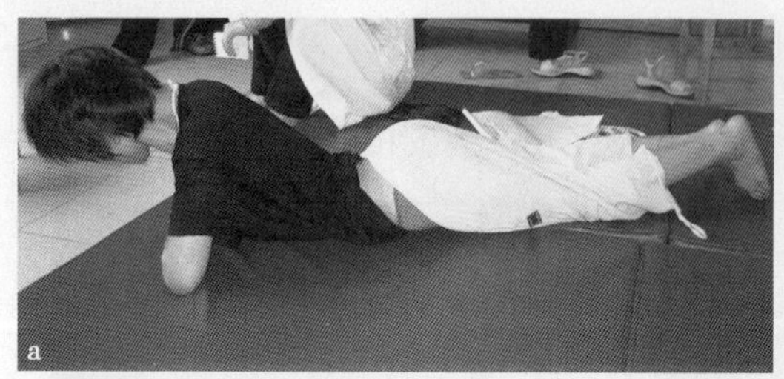

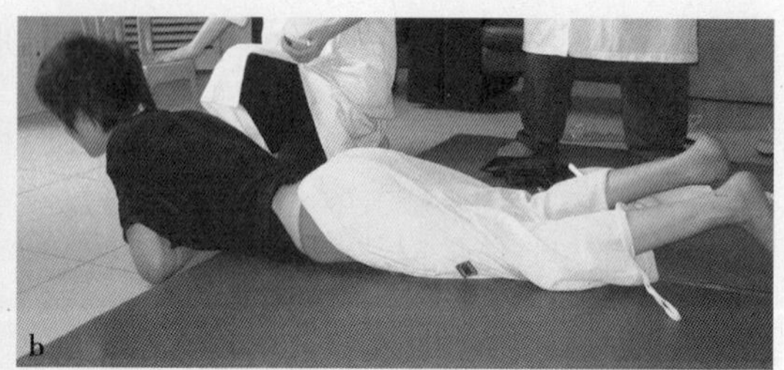

图 5-15 痉挛型四肢瘫患儿的腹爬运动模式

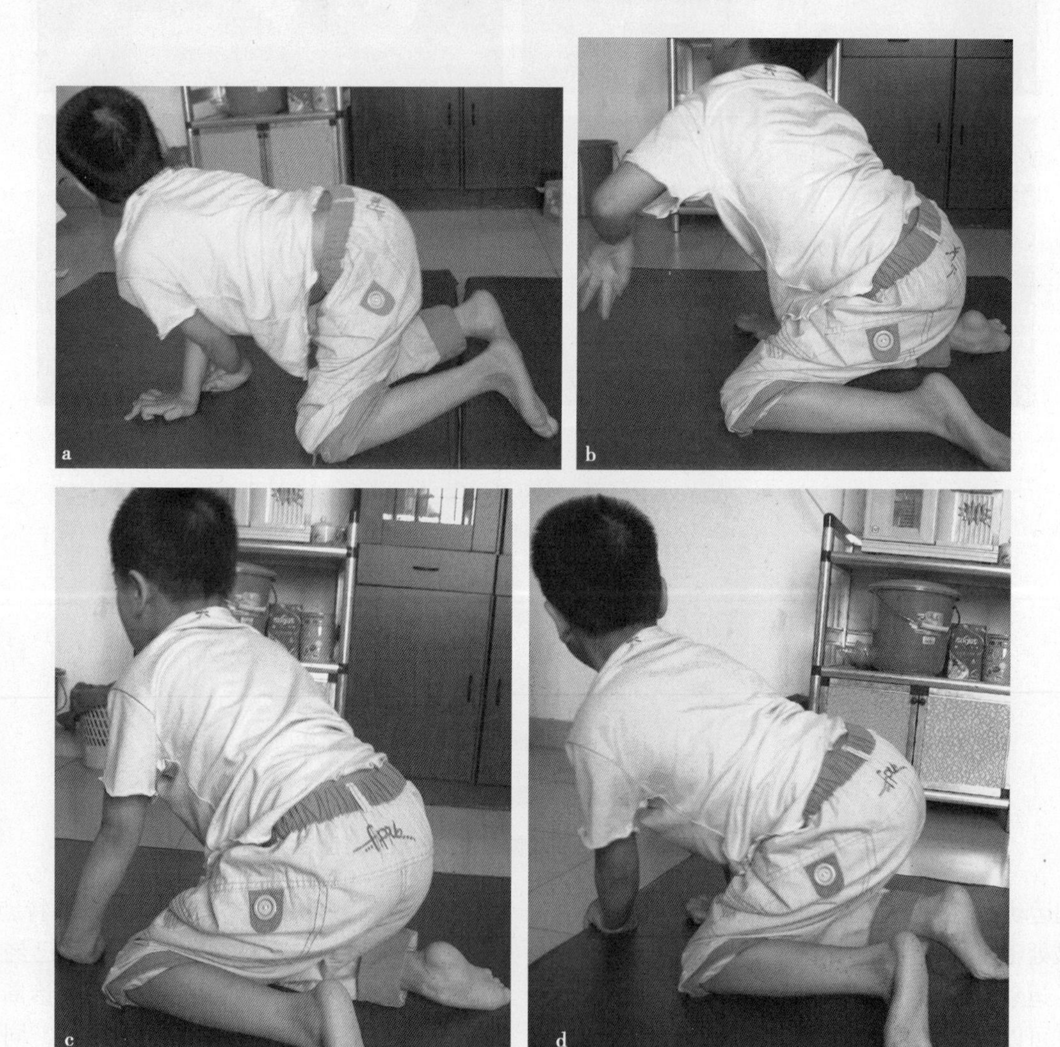

图 5-16 痉挛型四肢瘫患儿的四爬运动模式

（二）不随意运动型

不随意运动型曾经称为手足徐动型，其病理损害部位为基底核，致病原因多为核黄疸或迁延黄疸的后遗症和新生儿的缺氧缺血。前者常引起单纯的不随意运动型，后者则多引起低紧张的不随意运动型或者是不随意运动型与强直型或痉挛型混合存在的混合型。

既往，美国脑瘫协会根据不同的临床表现将手足徐动型区分为紧张型（tension）、低紧张型（non tension）、张力障碍型（dystonia）和震颤型（tremor）四种。

英国的 Karel Bobath 博士则将手足徐动型分为中度痉挛型手足徐动、重度痉挛型手足徐动、舞蹈样手足徐动、单纯性手足徐动四种。

1. 不随意运动型的共同特点

（1）婴儿期表现：多表现肌张力低下，竖颈的发育明显延迟，躯干的稳定性差。患儿常因有角弓反张而难以抱扶，侧弯反射、ATNR 反射等原始反射残存。

（2）肌张力动摇：此型患儿在安静、睡眠时肌张力表现正常，在紧张、兴奋、哭闹、欲做主动活动时肌张力增强，表现出明显的动摇性。这种动摇性会随着年龄的增大和随意运动的增多而逐渐明显。

（3）不随意运动：随着患儿的生长发育，逐渐出现不随意运动，多表现在颜面、手、手指、足趾等末梢部位。这种不随意运动与肌张力同样在紧张、兴奋时更为明显。

（4）语言摄食障碍：肌张力动摇和不随意运动涉及舌及咽喉的肌肉，使患儿发生构音和发声困难，同时发生咀嚼和吞咽困难，使语言功能和摄食能力出现障碍，小年龄患儿可能有喉鸣。上述的症状再加上口唇闭合不佳而产生的流涎症状有时持续终生存在，另外会出现用力时张口的动作。

（5）易出现突发的运动，难以维持一定的姿势：由于过剩的相反抑制，缺乏运动中的主动肌和拮抗肌的共同收缩，致使关节不稳定，易出现突发的运动，难以维持一定的姿势，也因此使发生变形和挛缩的发生几率少于痉挛型。

（6）手-口-眼协调障碍：由于不随意运动等原因，患儿发生手-口-眼协调障碍，难以将食物准确地放入口中，欲抓取物品时常出现头、眼向物品的对侧转动的现象。同时，两手的协调运动功能不佳，所以此型患儿操作能力差，写字、就餐等动作障碍。

2. 各发育阶段的特征

（1）卧位阶段：活动过多，遇外界刺激会产生兴奋的反应，表现为呈现出全身性的、突发性的、明显的伸展模式。在仰卧位上也可见明显的伸展模式，由于紧张性迷路反射（TLR）的影响，颈部和肩部被推向床面。头部控制困难，竖颈的发育相当晚，重症者甚至终生难以自主地控制自己的头部。仰卧位上头部经常向一侧回旋，向对侧回旋困难，所以也难以保持在正中位上。非对称性紧张性颈反射（ATNR）持续存在，所以很难将两手拿到身体中线上，影响正中位指向的发育。从仰卧位向坐位拉起时，头部明显的后垂。很难从仰卧位向俯卧位翻身，在俯卧位上也难以抬起头部，所以此型患儿也讨厌俯卧位。侧弯反射明显，部分患儿可持续数年存在。

（2）坐位、膝立位、翻身运动：此型患儿中轻度的可以发育至独坐阶段，多数中、重度患儿不能独坐，如果将患儿放于椅子坐位上，会由于髋关节屈曲而将足和下肢向上方牵拉，或者因髋、膝关节伸展而使患儿向后方倾倒。这时患儿会将头部或背部抵在椅子背上，臀部向椅子前方滑动。无论上述两种情况中的哪一种，患儿的足底都不能固定于地面上，也少有躯干的平衡能力。床上坐位也较困难，缺乏保护伸展反应，同时不能进行将头部与身体其他部分分离的活动，无论头部向哪一方向活动都会伴有躯干的活动。

此型患儿可以从仰卧位向俯卧位翻身，其方式与痉挛型患儿的正相反，是首先活动下肢和骨盆，然后上肢与肩胛带随之转动。

向坐位的转换运动是在俯卧位上将头部屈曲后，再利用全身的屈曲模式将膝部拉向腹部的下方，然后再将体重移动到后方，坐于两足之间形成W 坐位（图 5-17）。

多数患儿可以发育至膝立位，也可以在四点支持位上回旋，或者进行兔跳样四爬运动，但是在这些运动中，患儿是呈现上肢内收、内旋、手握拳，肘关节硬直状态。多数不能进行腹爬或交互四爬运动，如果下肢的活动较好或许能在床上进行转动活动。

（3）立位和步行：即使是下肢的障碍轻于上肢和躯干的此型患儿，获得立位和步行的时间也相当的晚，只有下肢的障碍较轻，并且能使髋关节外展和髋、膝关节伸展的患儿才能站立起来，但是站立的过程相当困难。在扶持立位上，因受ATNR反射的影响，随着头部向一侧的扭转，患儿常常是两只脚交替地抬起，难以用两只脚同时着地的站立，获得立位的平衡也同样需要相当长的时间（图5-18）。

只有轻症的患儿可以获得步行能力，但是需要一定的时间，甚至有的患儿直至15岁时才开始步行。

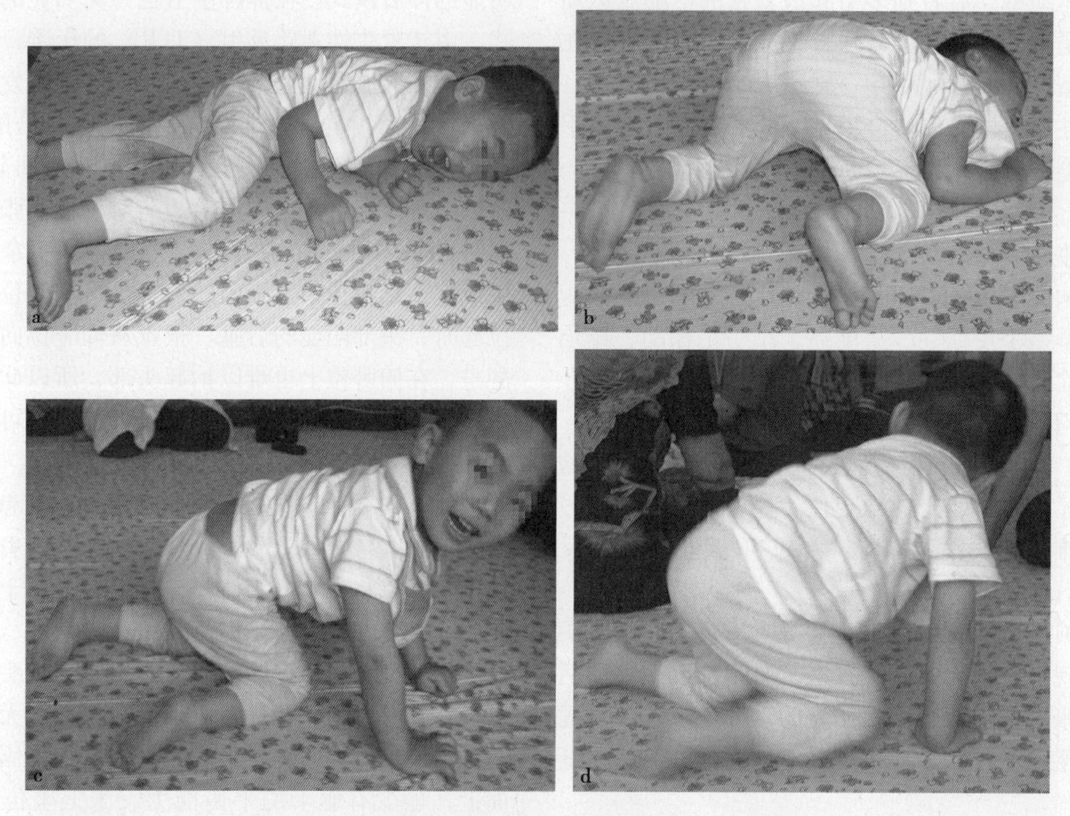

图5-17 不随意运动型患儿从俯卧位向W坐位转换过程

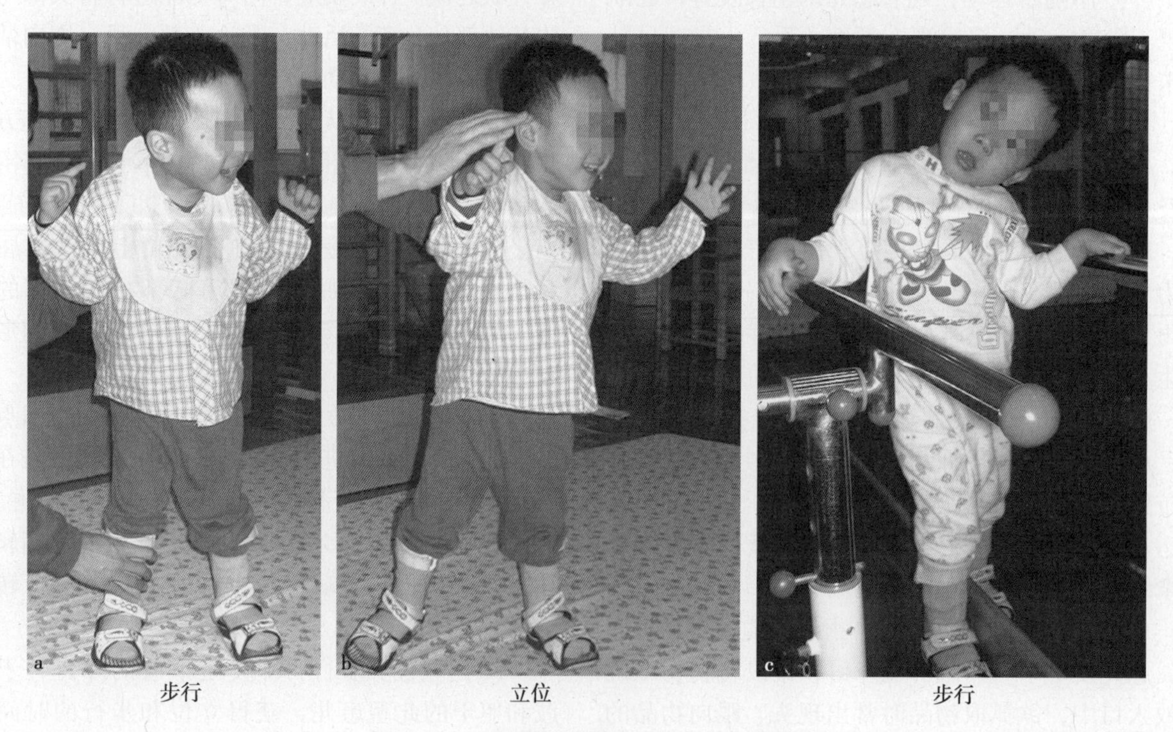

步行 立位 步行

图5-18 不随意运动型患儿的立位与步行

3. 特殊类型的不随意运动型的特点

（1）舞蹈样不随意运动：此型患儿均为四肢瘫，其动摇的肌张力是从低紧张至正常或从低紧张至过紧张。患儿表现运动范围相当大，很难将头部和手调节至正中位，常出现大的、突发性动作。不随意运动多出现于身体近位部，末梢部位少见。手指的力量弱，常常出现过度的不协调运动。缺乏选择性运动，也缺乏运动中的固定能力。某种程度的存在矫正反应和平衡反应，保护伸展反应异常或缺乏。

（2）紧张性不随意运动：此型患儿只有四肢瘫，肌张力有动摇，但是经常处于紧张状态。因缺乏同时收缩而使患儿或者经常处于极端屈曲的姿势模式，或者经常处于极端伸展的姿势模式。此类患儿几乎不能随意控制自己的运动，呈明显的、间歇的过紧张状态。不随意运动常出现在末梢部位。缺乏矫正反应、平衡反应和保护性伸展反应。由于身体姿势极度的非对称，而易发生变形，如脊柱侧弯、脊柱后弯、后头侧的髋关节脱位、髋、膝关节的屈曲挛缩等（图5-19）。

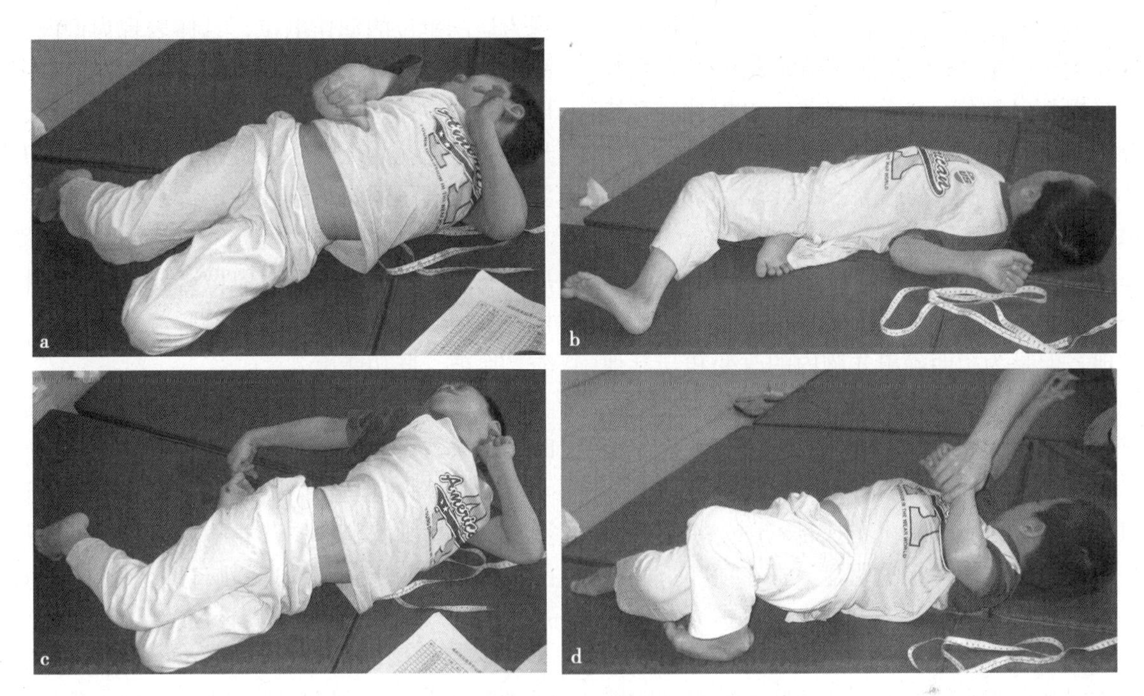

图5-19 紧张性不随意运动型患儿的仰卧位姿势

（角弓反张和非对称姿位）

（三）共济失调型

1. 病因　共济失调型的病因是小脑障碍，在极小未熟儿发生的脑出血，多引起痉挛型脑瘫，而见不到共济失调型。共济失调型多因为在先天形成时发生的障碍而引起，此型在临床上少见。

2. 临床特点　精神运动发育延迟，独立步行的时间往往在5岁左右，表现肌张力低下，被动性增强，平衡障碍，为了立位的稳定常将两足分开，使支持基底面加宽，加上肌张力低下的原因，长时间会形成扁平外翻足。步行时见躯干的粗大的摇摆动作，步态蹒跚不稳，似醉酒状态。语言发育迟滞，吐字不连贯，有断续性语言，或有暴发语言，智力发育迟滞。

3. 临床检查体征　可见意向性震颤、眼球震颤、对距离的测定障碍。共济运动障碍如闭目难立症阳性，指鼻试验无论睁眼和闭眼都不能很好完成，轮替动作缓慢、不协调，跟膝胫试验动作不稳或失败。深部腱反射正常，应注意的是由于肌紧张降低深部腱反射容易被诱发，需与亢进相区别。此型常合并锥体束症状。

（四）混合型

混合型是指上述分型中任何2种或2种以上类型的体征和症状同时出现在一个患者身上，称之为混合型，多见的是痉挛型与不随意运动型混合。

三、诊　断

（一）诊断标准

4项必备条件和2项参考条件。

1. 必备条件

（1）中枢性运动障碍持续存在。

（2）运动和姿势发育异常。

（3）反射发育异常。

（4）肌张力和肌力异常。

2. 参考条件

（1）引起脑瘫的病因学依据。

（2）头颅影像学佐证（磁共振、CT、B超）。

脑瘫的诊断应满足4项必备条件，2项参考条件有利于寻找病因和佐证，为非必备条件。脑瘫的异常运动模式是持续存在的，运动和姿势异常、反射发育异常说明脑损伤发生于发育中的脑，是脑瘫的特征。出生前至新生儿期的病因引起的脑瘫其症状大多发生于生后18个月前，新生儿期以后及婴幼儿期脑损伤（缺氧、外伤、中毒、中枢神经系统感染等）引起的脑瘫症状与脑损伤发生的时间相关。

（二）辅助诊断

1. 头部CT或MRI 脑瘫患儿的头部CT或MRI的异常率是44%～92%，其改变并非是脑瘫的特异表现，但是为了明确患儿脑内的改变和与其他疾病相鉴别，有必要进行头部CT或MRI的检查。经临床实践中对大量的脑瘫患儿的头部CT或MRI检查，可以见到不同的类型有不同的改变。

（1）痉挛型：此型患儿的头部CT或MRI的改变在脑瘫的各型中表现最为明显，常在顶叶、额叶有低密度区，双瘫的患儿多表现为脑室扩大、皮质轻度萎缩，脑正中裂增宽，脑室周围白质软化等。偏瘫则表现为一侧半球的限局性的脑梗死或陈旧性的出血灶而致的低密度影。四肢瘫的患儿较双瘫患儿的上述表现更为明显，常有弥漫性的脑萎缩改变或脑积水等，病灶更为广泛。

（2）不随意运动型：单纯的不随意运动型的头部CT或MRI多无改变，可能有第三脑室扩大，基底节区明显的色素沉着等。若不随意运动型其他类型混合存在，则表现出其他类型的CT或MRI的改变。

（3）共济失调型：主要表现为小脑的病变，如小脑萎缩、低密度区、第四脑室扩大等。

2. 脑电图 脑瘫患儿的脑电图（electroencephologram，EEG）改变无特异的诊断意义，但是70%以上患儿的脑电图有改变，主要表现为广泛性慢波及快波异常，或表现为广泛性的低电压，左右不对称及睡眠纺锤波等，痉挛型患儿的脑电图异常率高于不随意运动型。

若合并癫痫则脑电图的异常率较高，表现出与癫痫类型相应的脑电图改变。

3. 脑干听觉诱发电位 相关资料报道，脑瘫患儿的60.4%有脑干听觉诱发电位（brainstem auditory evoked potential，BAEP）的改变，其异常的表现主要是外周性听路损害，其次为混合性及中枢性听路损害，以双侧的损害多见。

4. 肌电图（electromyogram，EMG） 是主要用于鉴别肌源性和神经源性疾病所进行的参考性检查，如脊髓性进行性肌萎缩症的EMG表现为肌束放电，Duchenne型进行性肌营养不良的EMG表现为运动单位的动作电位，具体表现为低波幅和持续的短的多相电位。婴儿型肌强直型营养不良EMG表现为特征性的肌强直放电。肌电图的检查最好是在患儿9个月以后进行，发现有改变时有必要进行肌肉组织的活检来确定诊断。

5. 血液生物化学检查 当需要与先天代谢疾病、肌源性疾病等鉴别时应做必要的血液生物化学检查，如肌酸磷酸激酶、乳酸脱氢酶、乳酸、丙酮酸、血糖、肝功能等。

6. 尿液检查 需要排除氨基酸代谢异常疾病时应做尿与血的氨基酸检查。

7. 脑脊液检查 需要排除异染性脑白质营养不良、球型细胞脑白质营养不良时可以进行脑脊液的检查，这些疾病可以见到脑脊液中蛋白质增高。

（三）脑性瘫痪的早期诊断

1. 早期诊断的意义 近年来，脑瘫的早期诊断越来越被重视，但脑瘫的早期诊断并非是件很容易的事情。已经知道，脑受到损伤后所产生的运动障碍的神经学征候有阳性征候和阴性征候之分，但是，婴儿期的脑损伤是发生在未熟脑的发育途中，特别是轻症的患儿，其所表现的临床症状未必能分得清阳性征候和阴性征候。尤其是在生后3个月以内，大脑皮质对下位中枢的控制能力极小，所以这一时期所进行的自发运动（active movement）大部分是在原始反射的影响下发生的，而且，在这一时期，即使是正常小儿也可能出现脱离正常发育轨道的运动模式，所以要在这一时期确诊脑瘫有一定的困难，如果能在早期确诊断为脑瘫的则多为重症的病例。

从严格的意义上来说，所谓的脑瘫的早期发现并不是早期诊断，早期诊断是以早期治疗为前提，对具有将来或许有可能成为脑瘫的疾病状态的婴儿的早期发现。正如日本的佐竹孝之所说，是对“具有成为脑瘫危险的疾病状态的婴儿的诊断”，而不是一定要拘泥于对脑瘫的确定诊断。所以笔者认为，以前曾有人提出的“脑瘫的超早期诊断”的说法有待进一步商榷。

不过，在婴儿期的异常活动却表明了其神经学的一个侧面，如果从脑瘫的异常发育过程来考虑的话，可以通过从早期开始的治疗抑制这种异常活动，在可能的范围内促进正常功能的发育。因为这一时期在生物学上是脑的可塑性最旺盛的时期，也是可以通过治疗最有希望能给予小儿的整体发育以很大影响的时期。所以，早期发现这样的具有异常活动的小儿，予以早期的干预，可以达到减少脑瘫的发生或阻止症状出现的作用。

近年来对脑的功能的研究结果表明，脑是可以使机体对应外界环境的变化保持适应性能力的一种器官，小儿在出生时未熟的脑内已经存在为对以后姿势和运动发育具有指导作用的神经回路网，这种神经回路网是可以使婴儿适应外界环境进行发育的重要机构，可以起到使婴儿能够对应外界环境的变化仍然正常发育并且具有保持姿势和进行运动的能力的作用。从这种意义上来说，与正常小儿已经准备好了这一神经回路网相反，被预测将来可能有发育障碍的婴儿则不具备或缺乏这些功能的准备能力，并因此而导致以后的发育障碍。所以早期诊断的意义在于：“要知道被诊察的小儿是否缺乏向正常方向发育的准备，判断是否有尽早地进行医疗援助的必要”。通过早期治疗达到“治愈脑瘫”或“阻止向脑瘫发展”的目的。

这样一来，所说的早期诊断的对象就不单纯只指脑瘫一种疾病了，应该是针对所有具有发育障碍危险的婴儿，这些婴儿将来可能是脑瘫，也有可能是精神运动发育迟缓等疾病。

2. 阳性征候和阴性征候的概念 在上面提到了阳性征候和阴性征候，为了便于理解，在此做一介绍，这是 Jackson 提出的看法，是在脑损伤后出现的两种征候。

(1) 阳性征候 (positive sign)：是指在患儿身上出现了在正常情况下并不出现的因素，也称其为异常因素。异常因素可分为如下两种类型。

1) 原始反射消失延迟或长期存在：当神经系统的上位中枢受损而不能发挥正常功能时，则下位中枢失去控制而占主导地位，因而下位中枢所支配的反射出现了消失延迟或长期存在的现象。

2) 在正常发育过程中不存在的因素：在中枢神经系统中有促进机构和抑制机构，由于脑损伤而减弱了抑制机构的作用，因而出现了一些异常的因素，如震颤、不随意运动、深部腱反射亢进并出现髌阵挛、踝阵挛以及具有代表意义的病理反射如 Babinski 征等。

(2) 阴性征候 (negative sign)：是指在正常情况下应该出现的因素即正常因素在患儿身上出现了减弱或消失的现象。在脑瘫患儿具有代表意义的阴性征候是矫正反应、保护性伸展反应和平衡反应出现的时间延迟或者不出现。

阳性征候和阴性征候两者间存在着竞争的关系，当其中一方占优势时则另一方就会成为劣势，如果异常因素长期存在并固定化会妨碍正常因素的出现。

3. 脑性瘫痪早期诊断的方法

(1) 高危因素：经过多年多位学者的潜心研究，已经证明，脑瘫的发生和母亲妊娠、围产期和新生儿期的高危因素有密切的关系，在脑瘫的病因一节已经详细地列举了各时期可致脑损伤的高危因素，总结研究结果，主要致脑瘫的高危因素有如下几种。

1) 新生儿窒息。

2) 异常黄疸。

3) 早产儿、未熟儿。

4) 多胎妊娠。

5) 新生儿惊厥、呼吸困难。

6) 新生儿低血糖、低血钙。

(2) 早期症状：对脑瘫患儿的病史回顾可以发现有许多患儿在新生儿期、婴儿的早期有一些特异与非特异的症状，若小儿在 6 个月时有以下症状，则可能是脑瘫。

1) 有明显的左右不对称体位和不对称的活动。

2) 当头部向一侧回旋时肯定受 ATNR 反射的影响。

3) 能从俯卧位向仰卧位翻身，但不能从仰卧位向俯卧位翻身。

4) 下肢见不到屈曲、伸展的共同运动模式以外的其他运动模式。

5) 仰卧位上两手不能拿到正中方向（小儿即使是在母亲怀抱中也不能伸出手，不能将蒙在脸上的手帕拿下）。

6) 在俯卧位上，当将头部垂直上举时，不能取得躯干伸展和四肢外展、伸展。

7) 从仰卧位向坐位拉起时头部仍然有或多或少的后垂。

8）坐位时可见明显的腰椎部位后突（圆背），小儿特别讨厌伸腿坐位。

9）见不到立位上足的踢蹬活动。

10）立位时髋关节内收、内旋、尖足、内翻倾向。

（3）发育的整体延迟：可疑脑损伤的婴儿，其后出现发育的整体延迟，特别是运动发育的延迟的神经学征候。可以说，运动发育延迟是诊断脑瘫的一个重要线索。也因此主张从发现运动发育落后即开始训练，而不要追究是否真正的脑瘫。在此就提出一个问题，那就是如何早期判断发育的延迟。为此，每一个医生和治疗师都要清楚地了解婴儿正常发育的前馈机构所控制的自律的协调运动的发育过程和行动展开的规则，以及运动发育过程中的连续的相关模式。同时，还要知道小儿是如何通过视觉、听觉和本体感觉等的感觉系统的反馈机构的调节而适应不断变化着的外界环境。实际上，小儿的发育本来是一个连续的过程，但是为了便于评价，常常将小儿的发育按月龄进行叙述。

1）满2个月：对此期的小儿的评价要点是，小儿是否存在被称为先天性自发运动的原始运动，通过对这一自发运动的评价来预测小儿以后的协调运动的发育趋势，另外还要观察与抗重力机构发育相关的反应。例如，诱发颈矫正反应观察其应答的样式，以及观察是否存在与颈部左右对称性稳定相联系的前馈功能等。

在这一时期的连续的发育过程中，如果发现有与正常发育相违的姿势和运动或者其发育落后于相应的月龄，有定型的模式而且持续存在10天以上时，就需要进行手法治疗，以达促通正常的反应或修正与正常相违的姿势和运动的目的，治疗时严密观察婴儿对手法的反应和发育的状况。与此同时，要进行神经学的检查，探明原因。，

实际上在这一时期，除了重症病例外，要想通过运动发育的延迟来诊断出需要治疗的婴儿是非常困难的事情，可以根据以下的观察和评价的要点来判断：①观察有无追视和凝视，方法是在与婴儿的眼睛相距20cm处，观察婴儿与检查者的对视状态。②在小儿的耳旁拍手，观察小儿有无瞬目反射以及其后出现的眼睛向声音传来的方向的活动。③观察是否明确地出现了脊髓水平的反射，有否其后迅速减弱的现象。④观察有否在手的掌侧上吸吮拇指或示指的动作。⑤在仰卧位上观察小儿当头部从一侧向另一侧回旋时有否颜面保持在正中位上的时间逐渐增加的倾向。⑥当手掌接触到物品时有无抓握和保持物品的能力。⑦观察有无颈矫正反应和在俯卧位上头部在正中线上瞬间抬起的能力。⑧连续的观察从仰卧位向坐位拉起时头部的状态以及随着小儿生长出现的变化情况。⑨观察初期起立的能力和向阴性支持阶段（astagia stage）的移行过程。

2）满4个月：这一时期小儿从原始反射的影响中解放出来，自发运动迅速增加，无论在仰卧位还是俯卧位上四肢的伸展活动都明显增加。

在仰卧位上，由于出现由于两下肢上举而诱发的骨盆的回旋活动，这一活动为学习在6个月时的翻身运动模式中所必需的身体身体矫正反应（BOB）做了准备。在这一时期，在安静的仰卧位上，两肩的平行连线和左右骨盆的连线之间，由于体轴的回旋可以扭转60°～90°。但是，如果小儿有过度的肌紧张则不能进行这样的扭转活动。

在俯卧位上，随着上肢的支持能力的发育，使脊柱竖起肌的发育和将头部在空间保持在中间位的能力发育得以完成。但是，因为不同的小儿在此前处于俯卧位的时间的长短不同，使之躯干和肩胛带支持于空间中的稳定性的程度产生差异，进而使小儿使肩处于外展位的能力和腹部的抬起能力出现差异，而这种差异又会影响到两下肢的踢蹬运动的进行。如果上述的三点出现发育延迟的话，治疗师可以给在俯卧位上的小儿的胸部以轻轻地支持，这种支持可以使小儿的上肢支持变得容易，于是可使头部保持在中间位的时间延长、使下肢易于进行交互的踢蹬运动、也可以使小儿的姿势和运动呈现出左右对称。

当一个婴儿在俯卧位上已经可以用上肢支持抬起头部之时，则在仰卧位上的通常就可呈现出对称姿势，而且正中位指向（midline orientation）的发育也已明确。

当将婴儿从仰卧位向坐位拉起之时需要观察的项目有，臀部的伸肌是否出现异常的紧张、头部是否后垂、肩胛带是否有非对称的不稳定现象等。

在坐位上，这一时期的婴儿由于视觉性矫正反应的出现而使其头部可以确切地保持在中间位，但是躯干尚不稳定，多数小儿通常是呈现上部腰椎即胸腰椎移行部～第2腰椎的部位凸出的圆背倾向，但是见不到骨盆的后倾。因此，如果此时婴儿的头部仍然不能稳定地保持在中间位或者有肩胛带左右不对称的现象，应该考虑到会因此而增加躯干的不稳定性的问题。若此时期的婴儿在坐位上前后摇

摆，头部又不能保持在中间位，就成为需要治疗的对象。

在扶持立位上，下肢在负荷体重时尚不能保持伸展位，足底部已经可以全部着床，有尖足支持现象。同时躯干和下肢处于明显的左右对称性的伸展状态，或者出现由于将体重负荷于下肢而使髋关节的伸展不充分并因此出现内旋、内收的倾向，这些都是发育过程中的正常现象，重要的诊察手段是要观察婴儿是否存在踝关节分离的背屈运动，如果不存在就是需要治疗的小儿。

此期婴儿发育的特点，也是观察和评定的要点，如下：①被逗引时表情逐渐的丰富，呀呀学语的声音逐渐增多。②婴儿多数的时间都是处于左右对称的姿势。③在仰卧位上，可以追视180°，有时可以向在其侧方的玩具伸出手并抓握之。在这一时期由于头部的回旋而诱发了颈部矫正反应，所以有时可能出现翻身的动作。④在仰卧位上，头可以保持正中位，可以在前臂旋前的状态下两手在胸廓上方合在一起。渐渐地将手上举并看自己的手，这表明婴儿已经开始有了手和眼的协调运动。⑤在仰卧位上，两下肢可以屈曲并垂直位地上举，而非髋关节外展位地上举。而且由于两下肢从屈曲垂直位上落下可以诱发骨盆的回旋。⑥在俯卧位上，头部的抬起已经接近垂直位，同时，随着头部保持在正中位时间的逐渐延长，使上肢的支持状况逐渐地改变，即从肘部的支持逐渐变为用前臂支持，进一步转变为用前臂的末梢部支持，因为这时的支持点是在桡侧，所以尺侧的三根手指可张开。⑦在俯卧位上，由于进行踢蹬运动而使髋关节的伸展活动增加，但是膝关节仍然残留有屈曲。⑧从仰卧位向坐位拉起时，头部与躯干成直线，另外通常会出现作为联合运动的下肢的屈曲活动。⑨在坐位上，逐渐出现视觉矫正反应，使头部确实地保持在中间位。⑩在扶持立位上，对床面的踢蹬运动增加，由两下肢交互的负荷体重衍变为两下肢同时在分开的状态下负荷体重，但是尚不能完全负荷体重。

4个月时是小儿运动发育方面的重要时期，是比较容易发现运动发育迟缓和异常的运动模式的月龄。所以，除了痉挛性双瘫、轻度的偏瘫和共济失调型的脑瘫外，对重症的脑瘫和需要治疗的婴儿的诊断并不是很难。值得注意的是，在对婴儿进行诊察和评价时不要只注重其运动的发育，还要观察婴儿的表情和牙牙学语的情况以及视觉、听觉和智能的发育情况，进行综合的判断。

3）满6个月：此时期小儿的发育的要点：①已经见不到原始反射，由于卧位的倾斜反应已经出现，所以即使是左右不对称的姿势中也能保持平衡。②在仰卧位上，可以向看到的物品伸出手并且能抓握之，也可以在前臂旋前位上将物品从一只手换到另一只手上，标志着手和眼的协调运动已经发育完成。③在仰卧位上，可以进行伸出手去触上举的下肢的某部位的游戏，开始时是触膝关节处，其后可触踝关节处。在这一时期，小儿热衷于一只脚与另一只脚接触的游戏。④由于身体矫正反应的出现，开始从仰卧位向俯卧位的翻身运动。⑤在俯卧位上，头部经常保持垂直位，躯干、髋关节、膝关节的伸展肌肉的活动增加。同时，可以见到用手支撑的上肢支持（on hand support）活动。⑥在俯卧位上的踢蹬运动中，下肢的伸展、外展活动增多，小儿热衷于在膝关节屈曲位上的两脚接触活动。⑦使婴儿呈坐位时，可以用两只手在前方支持地独坐数秒钟，但是可见躯干只能间歇性的伸展至腰椎部。⑧在扶持立位上可以两下肢分开地负荷体重，此时除了在成为立位开始时的5～6秒钟外，已经见不到足的内翻尖足倾向，也见不到髋关节的内收和内旋。

在6个月的时期如果在任何姿位上都见不到运动发育的迟缓或异常的表现，则向其后的移动运动发育的准备活动就会迅速的发展。往往超过在小儿7个月左右时所表现出的在保持左右对称性状态下的四肢躯干的协调运动方面的发育指标。即，这样的婴儿可以随意的选择上述的姿势和运动模式，同时，由于抗重力肌的发育也为以后的起立做好了准备。假如婴儿有脑损伤，不仅不能选择上述多样的姿势和运动，还表现出明显的、某些定型的姿势和运动模式。其结果是，坐位和翻身运动的发育延迟。

异常所见：请参照3. 脑性瘫痪早期诊断的方法中（2）早期症状。

对于有上述异常的婴儿，除了必须要进行治疗外，应该进行小儿神经学的检查。

（4）原始反射残存：原始反射也称为新生儿姿势反射，这样的反射是包含着在胎儿的脑的发育过程中的先天因素。在正常的发育过程中，受正常的反射控制机构的调节和控制，使头部能够对抗地心引力（抗重力），并保持在正中方向的活动，姿势反射的消长反映着中枢神经系统的成熟状态。神经系统对新生儿的姿势反射是处于从其前的从重力向抗重力的控制机构转换的时期，所以通过对这些反射的检查可以了解婴儿的神经系统的发育状况。

在检查反射时要注意的是，反射的应答可因检查者的诱发的手技的不同、婴儿的觉醒状态、紧张情况等有很大差异。所以 不能只凭一次检查就确定反射的有无或正常与异常，应该在数日以内反复进行几次检查，同时要观察婴儿在嗜睡时、安静时、啼哭时对诱发反射的应答的不同，在充分考虑到这些影响因素的基础上判断反射正常与否。有助于早期诊断的反射有如下几项。

1）Moro 反射：检查方法有几种，新生儿时在仰卧位上抬起其上体使颈部呈 45°伸展的状态下多出现阳性反应。这一反射在拉起时小儿的头部已经不再向后方落下的 4 个月时急速地消退，说明这一反射与确立竖颈有关。若此反射在满 4 个月以后仍然存在或者是 4 个月之前消失均可疑脑损伤。如果反射的应答出现左右上肢的不对称现象则可疑为偏瘫或分娩损伤所致单肢瘫。

2）紧张性迷路反射（TLR）：对于此反射的判断方法，有的学者主张根据小儿在仰卧位上当头部后屈时肘呈屈曲状态还是伸展状态来判断预后，若 6 个月以后仍然处伸展状态应可疑脑损伤。也有的学者主张当小儿被固定的状态下，见不到肘向相反方向运动，即固定于屈曲位时不能伸展，固定于伸展位时不能屈曲，也可疑为脑损伤。

3）非对称性紧张性颈反射（ATNR）：对此反射的应答反应的解释有新的认识，认为是由于小儿在 4 个月前通常是屈肌占优势，所以在反射的应答时的肌紧张的变化与其说是颜面侧肢体的伸展肌肉紧张莫如说是屈肌紧张的减弱的结果，后头侧的屈曲则是屈肌紧张增强的结果。

如果在 6 个月时仍然见到有此反射的影响，可能具有诊断学上的特异性，但更确切地说则是必须治疗的对象。另外，若此反射的反应有左右的差异，应考虑是否有偏瘫等。

4）侧弯反射（galant reflex）：此反射在 3 个月前存在，左右对称（尚有异议，请参考前述）。在小儿在俯卧位上躯干的伸展活动稳定的 4 个月时急速消退，所以认为这一反射的存在与不能竖颈和躯干的左右不对称有关。

5）安置反应：安置反应要分别观察上肢与下肢的反应，如果这一反应缺如，或者左右不对称，应怀疑其后有运动障碍。如果在 4 个月以后仍然见不到手的安置反应，要特别引起注意。安置反应要两侧分别进行检查，如果见到左右不对称或者缺如，则要检查有无其他神经系统症状。

6）阳性支持反射：此反射除了 2～3 个月时的阴性支持期外，从新生儿的初期起立开始出现，至满 6 个月能充分支持自己的体重之时持续存在，其后逐渐减弱。如果这一反应缺如，或者相反的反应过度，例如下肢全体伸肌群的紧张亢进，足的跖屈、内翻等，另外若有左右的反应不对称的现象，都应怀疑有中枢神经系统的损伤。

除上述外，如果小儿表现为肌紧张降低，又同时存在原始反射和深部腱反射，应考虑是否有脑损伤而进行进一步的检查。

（5）特异的神经学症状和辅助检查：在早期诊断时的特异的神经学症状主要是指脑损伤儿的运动发育迟缓或停止，同时出现在正常运动发育中并不存在的与正常发育相违的运动征候。只有重症病例可见到肌紧张的改变、固定的姿位和定型的运动模式以及异常的运动模式等。

（6）辅助诊断：头部 CT 或 MRI 在此阶段可能有脑的缺氧缺血的改变，表现为广泛的低密度灶，或者有颅内出血、蛛网膜下腔出血等改变。其他血、尿、脑脊液等检查用于鉴别诊断。

（陈秀洁）

第二节 脑血管障碍

一、小儿脑血管障碍的特点

小儿先天脑血管障碍常无明显症状，有时潜在于精神发育迟缓、脑瘫、癫痫等疾病或综合征中，偶然可能以上呼吸道感染、麻疹、流感、腹泻等疾病为诱因而引起脑血管障碍发病，或者突然发病，出现神经系统症状，如头痛、呕吐、意识障碍、癫痫、语言障碍及脑神经症状等。导致偏瘫的脑血管障碍常见有烟雾病、动静脉畸形、硬膜下血肿、颈内动脉和大脑中动脉闭塞等。

由于小儿脑中的血管侧支比较发达，所以与成人相比，因脑血管障碍而致的运动障碍有迅速改善的倾向。但是，因这些疾病发生于小儿时期，使未成熟的脑发生了损害，所以有导致智能障碍、行为异常和继发癫痫的可能性。同时作为脑损害后引起的长期症状，可影响患儿的精神与运动发育，如半身癫痫偏瘫综合征（hemiconvulsion hemiparesis epilepsia，HHE）等疾病就是例证。

二、原 因

(一) 脑血管先天性异常

1. 脑动静脉畸形。
2. 颅内动脉瘤。
3. Galen 大静脉畸形。
4. 颈动脉-脑底动脉吻合。
5. 先天性颈内动脉闭塞症（Denny-Brown 综合征）。
6. 脑底部的异常血管网而致的多种疾病。

(二) 颅内出血

颅内出血可以有由如下原因引起：

1. 动静脉畸形、颅内血管瘤。
2. 颅内动脉瘤、囊状动脉瘤。

3. 头部外伤 头部外伤后可引起以下部位出血：

(1) 硬膜外出血。
(2) 硬膜下出血。
(3) 蛛网膜下腔出血。
(4) 脑室内出血。
(5) 脑实质内出血。
(6) 海绵静脉窦瘘出血等。

4. 特发性颅内出血

(1) 特发性蛛网膜下腔出血。
(2) 特发性脑实质内出血。

5. 血液疾病

(1) 白血病。
(2) 血小板减少性紫癜。
(3) 再生障碍性贫血；
(4) 过敏性紫癜。
(5) 血友病等。

6. 原发性少年性高血压。

7. 肝脏疾病。

8. 颅内肿瘤。

9. 中毒性、感染性脑病。

10. 维生素缺乏症。

(1) 维生素 K 缺乏性新生儿颅内出血。
(2) 维生素 C 缺乏症等。

(三) 脑血管闭塞症

1. 静脉窦血栓症、脑静脉血栓症

(1) 感染性血栓形成：各种脑膜炎；颜面、鼻窦、中耳的感染症等。

(2) 非感染性血栓形成：脱水症、消耗症、血液病如镰状红细胞症和血小板减少症、转移性恶性脑肿瘤、先天性心脏病、铅中毒性脑病、Sturge-Weber-Dimitri 综合征等。

2. 动脉血栓症 特发性原因不明的动脉血栓症、脑动脉瘤、动脉硬化症、早老症（progeria）、青紫型先天性心脏病、脑动脉炎（急性感染症、梅毒）、胶原系统疾病（结节性多发动脉炎、红斑狼疮、颈动脉和脑动脉的外伤、咽后部脓肿等）。

3. 脑栓塞 因心房纤颤、风湿性心脏病、先天性心脏病、亚急性细菌性心内膜炎、冠状动脉血栓症等引起的栓塞。另外有空气栓塞、脂肪栓塞等。

三、主要症状

根据不同的血管障碍有相应的症状。

1. 颈内动脉障碍 对侧偏瘫（运动、感觉障碍）、癫痫发作、同侧的一过性视力丧失等。如果是左侧的颈内动脉障碍则表现为一过性失语症，或反复发作的失语后成为永久性的失语症。也表现出与大脑中动脉闭塞相类似的症状。

2. 前脉络膜动脉障碍 由于脑内的海马回和钩状回的瘢痕性病灶而引起的颞叶癫痫，同时引起对侧的同侧性偏盲（视野的上 1/4 障碍）、痉挛性偏瘫、感觉迟钝。若为左半球的障碍则表现为视丘的症状。

3. 大脑前动脉障碍 偏瘫、下肢的症状更重并同时有感觉障碍；如果是从胼胝体动脉的分叉部开始在末梢部闭塞则无临床症状。当左半球障碍时，则表现吸吮反射和握持反射阴性，并有精神错乱、失语、失行、记忆力减退和膀胱功能障碍等症状。

4. 大脑中动脉障碍 包含颜面在内的对侧偏瘫，上肢更为明显，感觉障碍、同侧偏盲、重度意识障碍。若为左半球的大脑中动脉障碍则会出现失语。

5. 椎-基动脉障碍 一侧椎-基动脉闭塞或缺如的患儿，如果头部向健侧回旋会导致健侧的血管狭窄，引起一过性的脑干缺血症状，如眩晕、失神、不全瘫痪、构音障碍。患有 Klippel-Feil 综合征或颅底陷入症（basilar impression）时，可因椎-基动脉受压而出现障碍。

6. 脑底动脉障碍

(1) 完全闭塞时：昏迷、呼吸异常、异常高热、瞳孔缩小。

（2）不完全闭塞时：眩晕、视野异常、复视、颜面感觉异常、构音障碍、失调症、偏瘫。

7. 大脑脚动脉障碍

（1）Weber综合征：同侧动眼神经麻痹、对侧偏瘫。

（2）Benedikt综合征：同侧动眼神经麻痹、对侧偏瘫、不随意运动。

8. 枕叶血管障碍 皮质盲、幻觉。当障碍在左半球时，出现对侧同性偏盲、半身感觉迟钝、失语症、记忆力低下（因海马回的障碍）、视觉性记忆消失。

四、脑血管障碍的疾病

（一）烟雾病、Willis动脉环闭塞症

烟雾病（moyamoya discase）是先天性的颅底异常血管网所致疾病，其特征是Willis动脉环不明原因的左右对称性的闭塞或高度狭窄，在两侧脑底部产生烟雾样侧支循环血管。此病因其在脑血管照影见到的特异性网状血管影而命名，发病率男女之比为1∶1.41。

1. 病因 此病可发生在胎儿期或幼儿早期，呈慢性过程。因为某种原因而在颈内动脉的末端构成Willis动脉环，其后在幼年或少年时开始闭锁。其病理改变为：闭塞的血管见不到炎症性变化，可见到以纤维化为主体的血管内膜肥厚，常伴有肾动脉、冠状动脉的闭塞。有的学者将此病看做全身性的血管病变，认为其原因可能是血管的纤维形成异常（fibrovascular dysplasia）所致。也有的学者认为本病的病因可能与动脉硬化、血管炎、先天性因素、自身免疫等有关。目前此病病因尚无定论。

2. 临床症状 发病年龄多在10岁以下，特别以4岁为中心在其前后多发，成人则以30岁左右为发病高峰。

临床症状多种多样，主要有如下几种类型：

（1）一过性脑缺血（TIA）：常以游泳、过度呼吸、发热、洗浴等为诱因发作，或者无任何诱因发作。突然出现全身无力、手足麻痹、运动障碍等症状。当偏瘫反复出现时，多为左右交替性。症状可数分钟或数日减轻或消失。此外可见到的其他症状是出现一过性的头痛、眩晕、呕吐、语言障碍、颜面神经麻痹等，常被误认为癫痫发作。

（2）癫痫型：可有多种发作类型，有的发作从局灶性开始而转为大发作或全身性发作。

（3）梗死型：在反复发作的一过性脑缺血过程中出现梗死的症状，也有的首次发作时即出现，表现为惊厥发作、运动性瘫痪，头部CT可见梗死灶。

（4）慢性脑缺血症状：小儿时期少见此症状，成人患者随着TIA反复发作，智能障碍、精神障碍、运动障碍等症状逐渐恶化。

（5）颅内出血：主要见于成人。

在同一患者可以见到上述的某一类型症状或几种症状同时出现，与成人相比，小儿时期多见TIA型、癫痫型和梗死型。

3. 辅助检查

（1）头部CT：可见皮质萎缩或皮质下多发的低密度灶或钙化灶等改变，若并发脑出血可见到相应的改变。

（2）头部MRI：除了可见脑萎缩和缺血性或出血性改变外，可见脑室旁、基底节区或脑干区域的血管影像增多。

（3）脑血管造影

1）西木分类法：日本的西木将烟雾病的血管造影总结为7种改变：①两侧颈内动脉的颅内分叉部（C_1部）高度狭窄或闭塞；②造影的动脉相上，在脑底部可见左右对称的、烟雾状的、扇形血管网；③大脑前动脉、大脑中动脉因充盈不全而不显影或血管径细小而不规则的走行形态；④颈内动脉在整个走行中均显细小；⑤眼动脉可显影，明显变粗；⑥后交通动脉的造影有形形色色的表现；⑦颈外动脉和椎-基动脉正常。

2）铃木分类法：日本的铃木将此病的脑血管造影分为以下6期：

第1期［颈动脉杈（carotid fork）狭小期］：仅可见到在颈内动脉末端分叉部的大脑前动脉、大脑中动脉的起始部狭窄，此外无异常。

第2期（moyamoya初发期）：脑底部的异常血管网开始形成，全脑动脉呈扩张像。

第3期（moyamoya增长期）：脑底部附近的moyamoya血管发达，构成的血管增粗，大脑前动脉或大脑中动脉开始出现脱落或缺损。

第4期（moyamoya网变细期）：烟雾样的血管一根一根的变细、变密，大脑前动脉或大脑中动脉消失。

第5期（烟雾样的血管缩小期）：烟雾样的血管在脑底部的范围缩窄，直至大脑后动脉消失。

第6期（烟雾样的血管消失期）：颈内动脉的颈内段不显影，因此在颅内仅可见到颈外动脉和

椎-基动脉等的影像，异常血管网消失。

4. **治疗** 急性期采取对症治疗措施，如应用血管扩张剂、控制癫痫、治疗头痛、降血压药物等，或者进行手术治疗。恢复期应尽早对运动障碍进行康复治疗。

（二）特发性颅内出血

特发性颅内出血（idiopathic intracranial hemorrhage）在小儿期极少见，可引起偏瘫。重要的是与其他的疾病相鉴别。此病经外科治疗可治愈，所以要早期请外科会诊。

（陈秀洁）

第三节 中枢神经系统发育异常

一、中枢神经系统的发生与分化

中枢神经系统的畸形与其发生与分化有着密切的关系，所以在认识中枢神经系统的畸形时应了解其正常的发生与分化过程。中枢神经系统的发生与分化有如下四个阶段：

（一）初期诱导过程与神经胚形成期

初期诱导过程（primitive inductive process）与神经胚形成期（neurulation）也称为神经管形成期，这一时期是从神经系统开始发育起至其后的6周阶段。神经系统是由外胚层形成的，在胎生2周时由中胚层（mesoderm）诱导上层的神经外胚层（ectoderm），其后神经外胚层通过细胞增殖、增厚形成神经板（neural plate）。到第3周时，中胚层又诱导神经板形成前脑（forebrain），同时诱导内胚层（entoderm）形成颜面。由神经板侧缘向背侧隆起形成神经褶（neural crest），而中轴处的神经板向内凹陷形成神经沟。从神经沟第6~7体部附近开始，神经褶的两侧向中线靠拢，以后分别向头、尾两侧靠拢，最后形成两端开口的神经管（neural tube）。其前端称为神经管前孔，后端称为神经管后孔，与羊膜腔相通。胚胎第24~26日，神经管的前孔和后孔相继闭锁。如果这一闭锁过程发生障碍则会引起头侧端和尾侧端的发育畸形，若神经管的前孔持续开放或闭锁不全，胎儿则会出现完全性颅骨裂即无脑畸形。

第4周，由神经管形成前脑囊（prosencephalic vesicle）、后脑囊（metencephalic vesicle）及菱脑囊（rhomobencephalic vesicle）。前脑的形成是从妊娠4周末至8周开始，为前神经孔闭合时期。然后进行前脑的分裂，其高峰期是在第5~6周，形成一对视囊，另外形成嗅球、嗅束，将端脑（telencephalon）和间脑（diencephalon）横贯分开。

第5周，从前脑囊的背部融合线开始形成端脑和间脑，端脑向侧方扩大形成一对大脑半球、侧脑室和基底节。第6周开始，作为胼胝体原基的3个组织板（commissural plate）联合、交叉成为胼胝体、透明隔、视交叉及下丘脑的重要基础，同时下丘脑开始发育。胼胝体形成最早是第9周，第12周已经可以分辨出来，在第20周时完全形成。

有的学者把从第4周开始的时期列为第二期称为前脑发育期（prosencephalic development），又分为前脑形成、前脑分裂和前脑中线发育三个时相。

在此所说的“诱导”是指胚胎发生时一种组织对另一种组织所产生的影响，其结果是导致被诱导的组织向着与诱导者不同的方向分化。

（二）脑室、蛛网膜下腔发生期

脑室、蛛网膜下腔发生期（ventriculo-cisternal development）在第7周，脉络丛形成，开始分泌脑脊液。第8周，第四脑室的下端穿孔，形成蛛网膜下腔，同时脑脊液贯通。

（三）细胞增殖与分化

细胞增殖（cell proliferation）与分化（differentiation）是以胎芽的脑室系统为境界的原始室管膜细胞带（primitive ependymal zone）中的未分化的细胞增殖，形成神经母细胞，此期是神经元增殖的主要时期。

（四）神经细胞迁移与分化

神经细胞迁移（neuronal migration）是指神经母细胞向侧方移动，形成作为基底核原基的外套带（mantle zone），神经细胞出现突起，在作为白质原基的细胞上形成边缘带（marginal zone）。

在第7周，神经母细胞横穿边缘带进行第二次移动，形成作为白质原基的皮质板（cortical plate）。到了第20周，皮质板肥厚形成第1次脑沟（primary sulci）。24~30周，形成第2次脑沟（secondary sulci），36~40周，形成第3次脑沟（tertiary sulci）。

二、不同时期发育异常而产生的畸形

中枢神经系统畸形的发生原因有神经管闭锁

不全、神经形成过程中的分节异常、神经元的生成、移动、分化异常等。在中枢神经系统发生和分化过程中的不同时期的发育障碍可发生不同的畸形。

1. 初期诱导过程 神经板形成异常可出现无脑畸形（anencephaly）；神经管融合不全（dysraphism）可能形成脑瘤（encephalocele）、脊髓髓膜瘤（myelo meningocele）和Chiari畸形；脑囊形成过程中的异常可能会出现全前脑囊肿（holoprosencephaly）和颜面的畸形（facial anomalies）；组织板的异常可能形成胼胝体缺损（agenesis of corpus callosum）。

2. 蛛网膜下腔发生期 脉络丛形成异常可能会导致蛛网膜囊肿（arachnoid cyst）；第四脑室孔形成异常可导致交通性脑积水；蛛网膜下腔形成异常会导致中脑导水管狭窄而致脑积水或Chiari畸形。

3. 神经细胞增殖期 发生异常会引起小脑发育不全（cerebellar hypoplasia）或Dandy-Walker囊肿、斑痣性错构瘤病（phakomatosis）等。

4. 神经细胞迁移期 此期畸形主要有无脑症（hydranencephaly）、裂脑症（schizencephaly）、脑穿通畸形（porencephaly）、灰白质异位症（heterotopia）、滑脑症（lissencephaly）、小脑回（microgyria）和大脑回（macrogyria）等。

三、中枢神经系统畸形的分类

（一）神经管畸形

1. 颅骨裂 包括无脑畸形、脑瘤、脑膜脑瘤、髓膜瘤、隐性颅骨裂等。

2. 脊柱裂

（1）囊肿性脊柱裂：脊髓瘤、脊髓髓膜瘤、髓膜瘤；

（2）隐性脊柱裂。

（3）其他：先天性皮肤窦、先天性脊髓空洞症、重复脊髓、Chiari畸形。

（二）分节异常而致畸形

1. 全前脑症 无叶全前脑症、半叶性全前脑症、分叶性全前脑症。

2. 其他 Klippel-Feil综合征、sprengel畸形。

（三）神经元生成、移动、分化异常而致畸形

1. 大脑畸形

（1）生成、迁移的异常：脑神经核缺损、灰白质异位。

（2）皮质异常：无脑回症-巨脑回（lissencephaly-pachygyria）、小而多脑回症（polymicrogyria）、裂脑症、脑穿通畸形。

（3）正中构造异常：胼胝体缺损症、透明隔缺损症、透明中隔腔囊肿、Verga腔囊肿。

（4）小头症。

（5）脑积水。

（6）无脑症。

2. 小脑畸形 小脑蚓部缺损、小脑多脑回、Dandy-Walker综合征。

（四）其他

1. 血管畸形 脑动脉和（或）静脉畸形、脑动脉瘤、烟雾病。

2. 颅骨异常 佝偻病状颅骨（方颅）、狭颅症，其中包括舟状头、长头、短头、尖头和塔状头。

（五）1例脑穿通畸形报告

患儿，女，10个月，于2005年5月23日就诊。

主诉：右侧上、下肢活动灵活性差。

病史：患儿第2胎第2产，足月顺产，出生体重3.6kg，新生儿期曾因新生儿肺炎住院治疗1周。患病期间无尖叫、惊厥、昏迷等神经系统症状，其后未患过其他疾病。3个月时家长发现小儿的右侧上、下肢不如左侧灵活，但未到医院就诊。随着小儿不断长大，症状逐渐明显。因小儿不喜欢用右手，站立时右足跟不着地而来就诊。

检查所见：小儿发育、营养良好，意识清晰，表情活泼，对周围环境反应灵敏。运动发育至直腰坐位阶段，但不能进行体位转换。右上肢前臂轻度旋前，腕关节掌屈，拇指内收，抓物不灵活，呈全手抓握方式。扶持立位见右下肢膝过度伸展，足外翻、尖足。右上、下肢肌张力轻度增高，未引出病理反射（图5-20）。

辅助检查：头颅CT左侧额颞叶见一片状低密度区，范围为4.0cm×2.5cm×4.8cm，CT值为8~10HU，边界清楚，内缘与左侧侧脑室相通，脑室稍扩大，左侧顶枕叶未见异常，中线结构稍向左侧偏移（图5-21）。加强CT诊断：左侧颞叶脑穿通畸形。

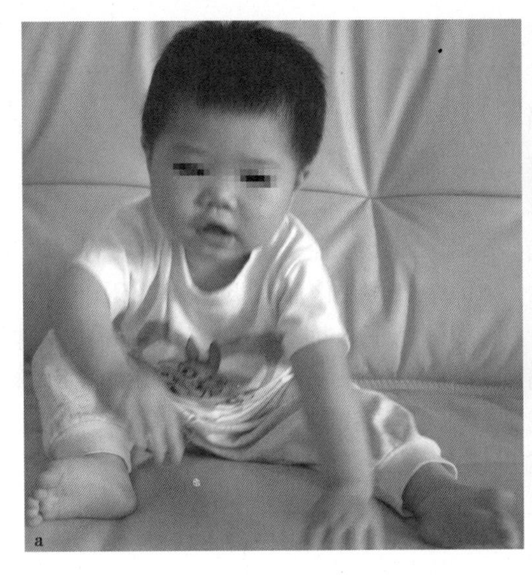

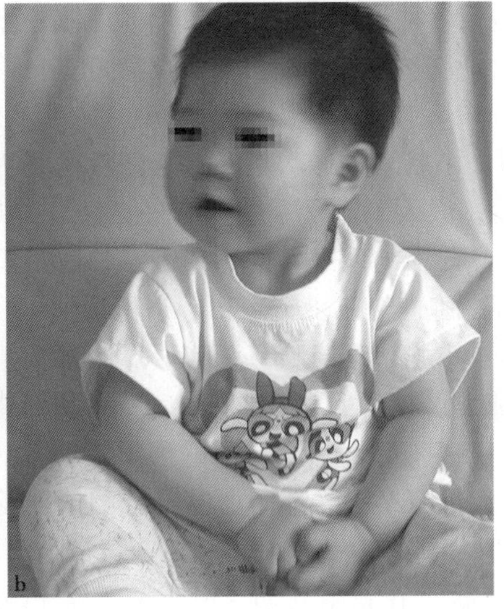

图 5-20 脑穿通畸形患儿的右偏瘫症状

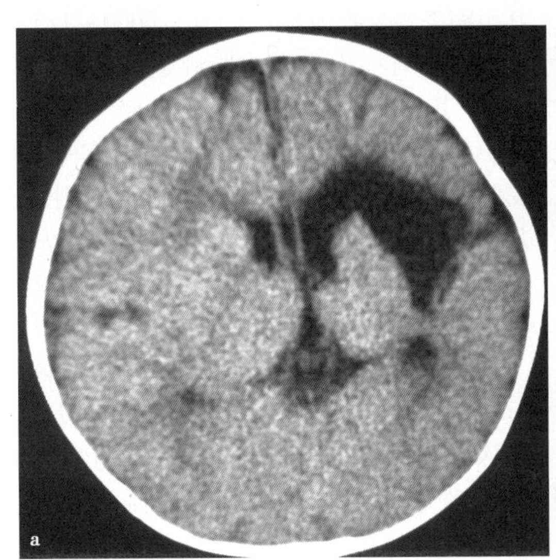

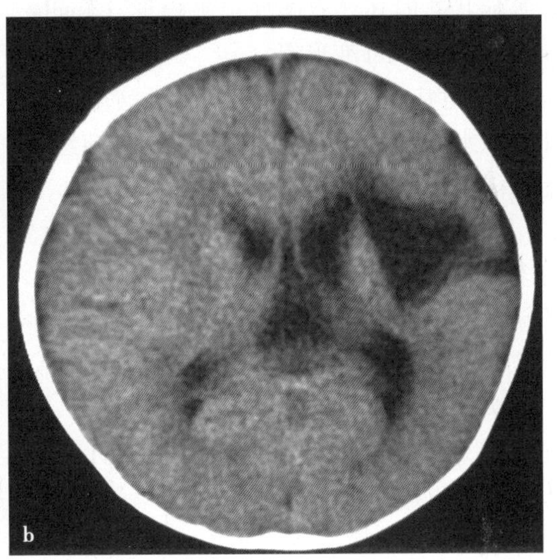

图 5-21 脑穿通畸形患儿的头部 CT

四、引起运动障碍的主要中枢神经系统畸形

（一）脊柱裂

脊柱裂（spina bifida）可分为隐性脊柱裂（spina bifida occulta）和囊胞性脊柱裂（spina bifida cystica）两类。

隐性脊柱裂不伴有脊髓膜从椎管膨出，多数无症状，甚至有的到成人期仍然未发现。发生部位多为腰部和腰骶部，常常可以感知骨的缺损，有时伴有脂肪瘤、毛发、皮肤窦等背部皮肤的异常。

囊胞性脊柱裂有囊胞从椎管膨出，根据囊胞的内容不同可以将其区分为髓膜瘤（meningocele）、脊髓髓膜瘤（myelo-meningocele）、脊髓囊瘤（myelocystocele）三种。脊髓囊瘤是由于中心管局部扩大，脊髓后部膨隆而形成。脊髓从椎骨缺损处露出称为脊髓瘤（myelocele），其中75%为脊髓髓膜瘤，25%为髓膜瘤。脊髓髓膜瘤中的80%发生在腰部和腰骶部，约有90%合并脑积水或Chiari畸形的2型。脊髓髓膜瘤常引起下肢的弛缓性瘫痪、感觉障碍和直肠、肛门障碍。

此类小儿的母亲血清中的α-甲胎蛋白显著升高，通过超声波断层扫描检查可以在母亲子宫内做出诊断。此病将在第十五章中详细叙述。

（二）Arnold-Chiari 畸形

Chiari 畸形（Arnold-Chiari malformation）是小脑扁桃体和延髓嵌顿入枕骨大孔，所以又称小脑扁桃体疝。还包括多种脑及脑干畸形，例如小脑扁桃体向下移位及延髓被拉长等，多合并脊髓髓膜瘤。

1. 分型

• **第1型：**小脑扁桃体、枕叶、延髓从枕骨大孔向下方脱出，嵌入颈椎部。

• **第2型：**比第1型嵌入的脑组织多，同时有脊髓髓膜瘤等囊胞性脊柱裂或（和）脑积水。

• **第3型：**小脑、第四脑室、脑干部从颈椎上部的椎弓缺损处膨出，可以见到小头症和头颈部背侧的肿瘤。

• **第4型：**伴有小脑蚓部的形成不全和第四脑室的囊肿样扩大（Dandy-Walker 畸形）。

2. 临床症状 在新生儿期，由于脑干部和脑神经受压，可以见到无呼吸、咽下障碍、喘鸣、脑神经麻痹等症状。大龄儿可见颈部疼痛、手足麻痹、瘫痪等症状有时还伴有脑底扁平畸形（basilar impression）和 Sprengel 变形等。

3. 治疗 对症治疗，对脑积水进行脑室腹腔引流术即脑积水分流术。对囊性脊柱裂进行神经外科手术治疗。对运动障碍等进行康复治疗。

（三）Dandy-Walker 畸形

具有多种畸形，主要有第四脑室的囊状扩大、小脑中部缺损、小脑半球分离、Magendie 孔和 Luschka 孔闭锁、小脑幕上举、脑积水等。由于后颅窝扩大，出现头的后部特别突出的独特的头形。

此症通过头部 CT 可以诊断，治疗主要针对进行性小头症，可以进行手术治疗。

（四）正中构造异常

正中构造异常有如下几种：

1. 胼胝体缺损症（agenesis of corpus callosum）。
2. 透明中隔囊肿（cyst of septum pellucidum）。
3. Vergae 腔（cavum Vergae）。
4. 透明中隔缺损。

上述畸形和临床组织的关系尚不明了，其中有的伴有神经系统症状，有的不伴有神经系统症状。通过头部 CT 检查可以明确诊断，多数是在进行头部 CT 检查时发现。

（陈秀洁）

第四节 神经皮肤综合征

神经皮肤综合征（neurocutaneous sydrome）为一种先天性疾病，有皮肤和中枢神经两个系统异常，是因外胚叶的形成不全而导致的综合征。由于胚胎发生时皮肤和神经系统共同发生于外胚叶，所以也有人称其为外胚叶形成不全，或者因为皮肤上有斑点而称为斑点病（phacomatosis）。本综合征除了神经与皮肤的改变外，还常伴有眼、内脏异常，临床表现多种多样。有许多类型，常见的有三种，即结节性硬化症（tuberous sclerosis）、脑面血管瘤病（encephalofacial angiomatosis）和神经纤维瘤病（neurofibromatosis）。因为此综合征都伴有智力低下，可导致运动发育迟缓，部分可直接引起运动障碍，是康复医学的对象。

一、结节性硬化症

（一）遗传方式和发生率

结节性硬化症是一种常染色体显性遗传疾病，其患病率各家报道不一，为 1/6000～1/30 000。如果双亲中有一人患有皮脂腺瘤（sebaceoum adenoma），其子女发生的危险率为 50%。反之，如果兄弟中有两人发生此病，双亲中肯定有一人有特征性皮肤症状。当双亲见不到皮肤症状时则发生本病的几率极低。

本综合征发病男性多于女性，大约为 2∶1～3∶1。

（二）临床症状

1. 精神发育迟缓 2/3 患者有智能障碍，程度不一。其中半数在婴儿期精神、运动发育正常。随年龄增长逐渐出现智能低下，有的学者报道是在 8～14岁逐渐地出现精神发育迟缓。

2. 癫痫发作 在婴儿期最常见的发作类型是婴儿痉挛症，本病也常作为婴儿痉挛症的主要原因，可以说在临床见到的婴儿痉挛症中有 1/4～1/2 是本综合征。较大儿童表现为癫痫大发作、复杂部分发作或其他限局性发作。

3. 皮肤症状 出生是见不到面部血管纤维瘤（angiofibroma），大约在 4～5 岁时出现，据报道，1 岁前有 12%、3 岁有 40% 可见到。血管纤维瘤由血管和结缔组织组成，既往称为皮脂腺瘤，事实上并不是由皮脂腺组成，所以目前该称为血管纤维瘤。其特征是在面颊部多发的半个米粒大小的红色或与皮肤颜色一致的丘疹，突出于皮肤表面，有时融合成斑块状。多出现于鼻唇沟部位的皮肤上，也有的蔓延于额部和下颏部。有 20% 的本综合征患者见不到面部血管纤维瘤。

在婴儿期可见到皮肤色素脱失斑，为呈椭圆形和小叶状的白斑，大小不等，见于四肢和躯干，很少见于面部。

其他皮肤改变有，指甲和趾甲的纤维瘤，分布于指（趾）甲下面或周围，似赘皮状的小结节。也有部分患者可见到指（趾）甲鲨鱼皮样（shagreen patch）改变。另外，还有时还可见到皮肤上的牛奶咖啡斑（café-au-lait spot），但数目不多。

4. 其他症状 偶可见偏瘫，眼底检查可见视网膜错构瘤或星形细胞瘤等病变，并因此而影响视力。另外，50% ~80% 的患者肾脏有血管肌脂瘤（angiomyolipoma），2/3 患者心脏有横纹肌瘤，少部分患者有肾脏囊肿和肺囊肿。

5. 辅助诊断 头部 X 线片可见脑室周围点状钙化影，为本病的特征。但在出生时并不存在，约在4 ~5 岁时出现。15% 可有脑肿瘤，50% 有眼肿瘤。

（三）诊断

如果有癫痫发作、面颊部血管纤维瘤及头部 X 线片的点状钙化可诊断为此症。若有婴儿痉挛症、皮肤白癍可疑为此症，此时应通过头部 CT 脑室周边的钙化来确认。临床证明，本症可以有多种情况，如有的患者只有血管纤维瘤和颅内肿瘤而无智能障碍，或者只有皮肤症状和内脏的肿瘤而无神经症状等。

总之，当见到癫痫发作、皮肤症状、头部 X 线片有点状钙化的三种症状中的一种时，一定不要忘记确定是否是本症。

（四）治疗

本症无特殊治疗方法，对于各种类型的癫痫发作可以用相应的药物控制，如全身性发作用丙戊酸钠，婴儿痉挛症可用 ACTH，局灶性发作可用卡马西平等。对脑肿瘤可手术切除或行胼胝体离断术等。对运动障碍和智力障碍进行康复治疗。

二、神经纤维瘤病

神经纤维瘤病又称为 Recklinghausen 病，简称 NF。是由于中胚叶组织的增殖，导致皮肤和神经组织的增殖和肿瘤化等原因，在中枢神经和末梢神经出现多发的肿瘤，同时伴有牛奶咖啡斑、脊柱侧弯、视神经肿瘤、听神经肿瘤等多种多样的症状。

（一）遗传方式和发生率

本症为常染色体显性遗传，呈不完全显性。临床上分为 NF_1 和 NF_2 两型，其中 NF_1 的发病率为 1/3000 ~ 1/4000 ，NF_2 的发病率为 1/33 000 ~ 1/50 000。基因定位 NF_1 为第 17 号染色体，NF_2 为第 22 号染色体，此症是神经皮肤综合征中发病率最高的一种。

（二）症状

1. 皮肤表现 最著名的皮肤表现是牛奶咖啡斑，在小儿出生时即已存在，呈不突出于皮肤的椭圆形，为茶褐色的色素沉着，大小为 2 ~3mm 至 3 ~4mm，至 10 岁前后急骤增多。

在鼠蹊部或躯干部可以见到 1 ~3mm 直径的似面部雀斑样的浅棕色斑，呈簇状出现，称为腋窝雀斑。

其他皮肤改变有纤维肿性软疣赘（fibroma molluscum），为软性结节。还有皮下结节（subcutaneous nodule）是在皮下可触到的硬性的、3 ~4mm 大小的结节。另外有丛形神经瘤（plexiform neuroma），为境界不清的半个鸡卵大小至鸡卵大小的肿物。

2. 眼部症状 在裂隙灯下可见眼睛的虹膜部位有 Lisch 小体，为色素性虹膜错构瘤，5 ~6 岁的此症患儿 1/2 有此改变。

3. 神经症状

（1）精神发育迟缓：本症患儿 10% 有不同程度的精神发育迟缓，但少于结节性硬化症。在任何年龄都能见到颅内肿瘤，导致学习障碍，有时有行为异常。

（2）癫痫发作：约半数患儿有癫痫发作，发作类型为全身性发作和局灶性发作，出现于小儿时期，其原因是脑肿瘤所致。

（3）末梢神经肿瘤：见于任何年龄，肿瘤沿着粗大的末梢神经的走行生长，可引起疼痛和感觉障碍。

（4）自主神经症状：肿瘤发生于自主神经处可引起自主神经障碍症状。

（5）脊髓内肿瘤：约有 1/6 的本症患儿有脊髓内肿瘤，伴有脊髓空洞症等畸形，引起步行障碍或四肢瘫痪、感觉障碍等症状。

4. 其他症状 头围增大，是因为先天性骨发育不良而致骨钙化不全所致；常出现脊柱侧弯等改变。

（三）诊断

根据皮肤的症状较易诊断，应注意的是正常小儿也可能有一两块牛奶咖啡斑，如果牛奶咖啡斑在

6块以上，在青春期前直径大于5mm，青春期后大于15mm有诊断意义。

（四）治疗

本症无特殊治疗方法，采取对症治疗。对脊髓内肿瘤、神经根肿瘤、视神经肿瘤、听神经肿瘤等行手术切除；对癫痫发作给予相应药物治疗，对运动障碍和智力障碍进行康复治疗。

三、脑面血管瘤病

脑面血管瘤病表现为一侧颜面血管痣和同侧软脑膜血管瘤，以及身体对侧的癫痫、不全瘫痪、瘫痪，同时有精神发育迟缓等特点。因此病是Sturge于1879年首先报道，故又称为Sturge-Weber综合征。

（一）遗传方式

本症为常染色体显性遗传，多为散发，发病率不详，比结节性硬化症和神经纤维瘤病少见。

（二）临床表现

1. 皮肤表现 一侧面部血管瘤，出生时已经存在。血管瘤多分布在一侧颜面的上部、上眼睑和上眼窝等领域。一般不超过颜面的正中线，但是也有不少病例见于颜面的两侧，有的患儿可见与颜面血管瘤同侧的肢体也有血管瘤。双侧有血管瘤者神经受累机会更多。血管瘤呈红葡萄酒颜色，不隆起于皮肤表面，按压后稍可退色。

2. 神经系统症状 本病90%有癫痫发作，多在1岁前出现，发作类型为全身性发作或有血管痣的对侧半身发作。如果癫痫频繁发作或持续性发作可导致发作侧的不全瘫痪及同侧偏盲。

多数患儿有精神发育迟缓，程度不等，癫痫发作难以控制者智力低下明显。

3. 眼部症状 25%～40%患者有面部血管瘤侧的青光眼，可能在出生时就存在，也可能在生后数年出现。

4. 其他 极少数患者有内脏器官的血管瘤，因而导致胃肠道出血和血尿。

（三）临床分型

- **Ⅰ型**：有颜面血管瘤、软脑膜血管瘤、青光眼，常有癫痫发作和脑电图异常，头部X线片有典型改变。此型为典型的Sturge-Weber综合征。
- **Ⅱ型**：有颜面血管瘤、没有发现颅内病变，但有青光眼。
- **Ⅲ型**：仅有软脑膜-脑血管瘤，面部无血管瘤，常无青光眼。

（四）诊断

当有一侧颜面血管瘤和对侧的癫痫发作及不全瘫痪时应可疑此病。

头部X线片可见轨道样双道的钙化线，与脑回的外形一致，但在出生时并不存在，一般早者1岁，晚者5岁始出现，20岁的患者90%可见到。头部CT可见钙化影和脑萎缩，脑室扩大等改变。

（五）治疗

对癫痫发作给予抗癫痫药物，难以控制者可行胼胝体离断术和大脑半球切除术，也可进行颅内血管瘤部分切除术，对青光眼进行适当治疗。对肢体运动障碍进行康复治疗。

（六）1例脑面血管瘤病报告

患儿，男，1岁，出生：2014年5月17日

主诉：出生时有左侧颜面、肢体血管瘤，多次无热抽搐，运动、智力发育落后。

临床症状：患儿第1胎第1产，足月顺产，新生儿期无异常。主要症状、体征：

1. 左侧颜面等处血管瘤 出生时即有左侧颜面、颈部、臀部、下肢后侧、足跟部位大面积的红葡萄酒色血管瘤，不突出于皮肤表面，压之退色。颜面部的血管瘤部分向颜面右侧爬行，右侧身体与肢体未见血管瘤。

2. 癫痫发作 于生后4个月首次出现无热抽搐，反复发作，持续时间最长达30～40分钟，间断抽搐36小时，经治疗停止。2005年5月18日再次出现抽搐，开始时是右侧肢体抽搐，几分钟后左侧肢体也开始抽搐，持续20分钟自然停止。

3. 运动、精神发育迟缓 1周岁尚不能取坐位，11个月始翻身。四肢肌张力偏低，肌力正常。被动仰卧位，自发活动存在，为无目的的活动，身体两侧运动发育无差异，无异常姿势。对陌生环境和陌生人无恐惧感，逗引时可发笑。没有有目的的抓取玩具的动作，无发语。

4. 头部CT 左侧基底节区点状高度钙化影，未除外脑血管病变，双颞顶叶脑沟裂增宽（图5-22）。

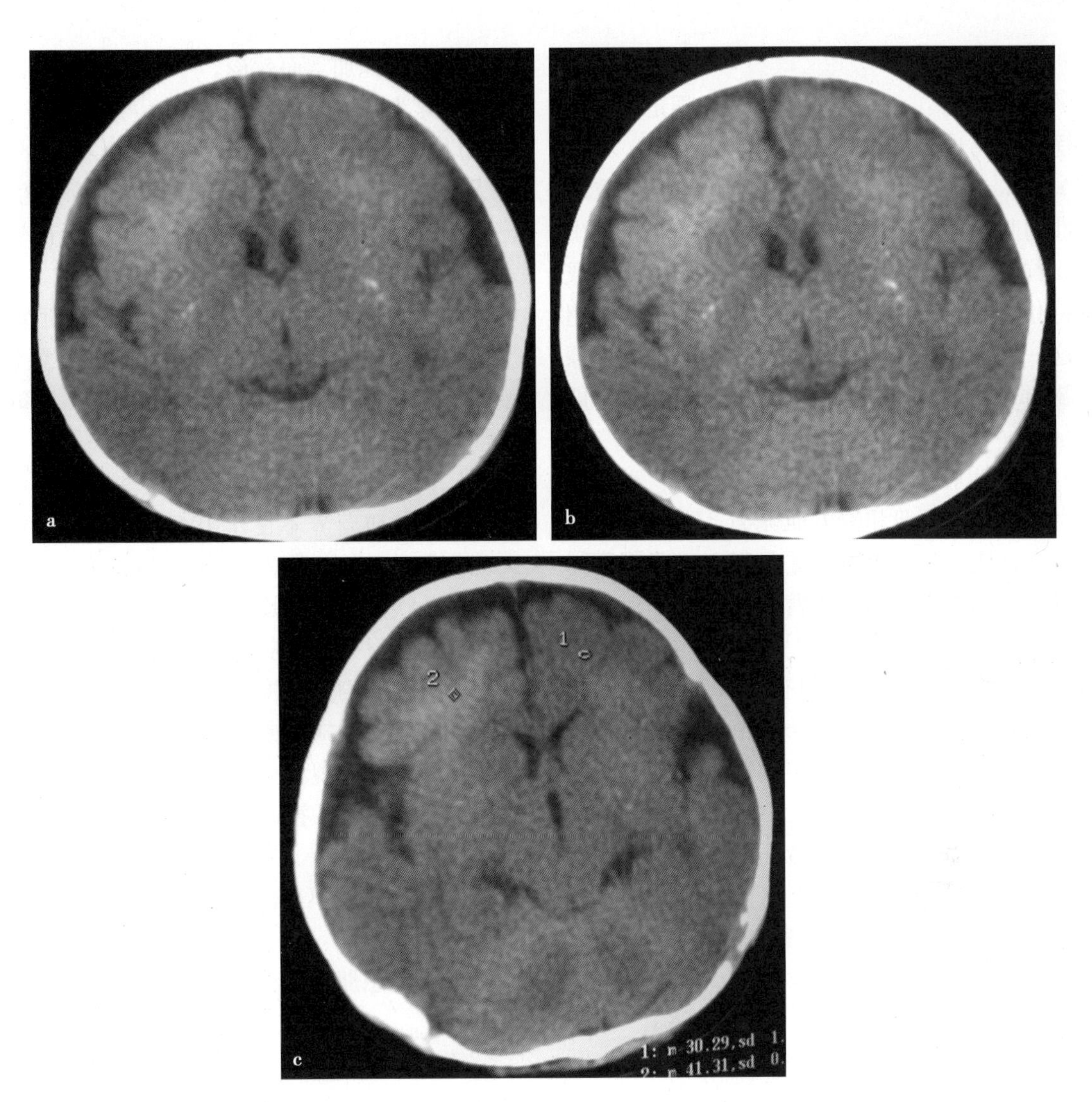

图 5-22　脑面血管瘤患儿的头部 CT

（陈秀洁）

第五节　神经肌肉疾病

将原发于骨骼肌本身的疾病，或神经-肌肉接头间的传递障碍所引起的疾病统称为肌病，又称其为神经肌肉疾病。

一、进行性肌营养不良

进行性肌营养不良（progressive muscular dystrophy，PMD）是与遗传相关的、原发性的肌肉进行性变性疾病，其临床特征是缓慢的、进行性加重的、对称性肌力减低、肌肉萎缩。根据临床特征可区分为如下类型：

（一）假性肥大型肌营养不良

此型又分为杜兴肌营养不良（DMD）和贝克肌营养不良（BMD）两型，临床上常见的是 DMD。

1. 杜兴（Duchenne）肌营养不良的遗传方式　DMD 是 X 连锁隐性遗传病，女性为基因携带者，其所生男孩可 50% 发病，女孩患病者罕见，偶可见基因携带者的女性发病，但症状轻微。患者中 1/3 有阳性家族史，1/3 为基因突变而致病，另外 1/3 则是基因突变而产生的基因携带者所生的孩子。本病的发病率我国报道为 3500 个男孩中有 1 人患病，日本报道为 10 万男孩中有 20 人患病。

2. DMD 的临床症状

（1）步行开始时间延迟：大多数患儿步行开始时间延迟，因开始发病一般在 4 岁左右，常因步行时非常容易跌倒，不能快跑，不能用两脚跳跃而被发现。7～11 岁丧失步行能力。肌无力起自躯干和四肢的近端，逐渐出现上楼和从蹲位站起动作困难。

（2）鸭样步行：因盆带肌无力而出现走路时向双侧摇摆，似鸭步，进而出现腰椎前凸。

（3）Gowers 征：本病患儿由仰卧位至立位时有特征性的起立动作，即患儿不能从仰卧位直接坐起，需要首先翻身成为俯卧位，然后再成为蹲位或四点支持位，在四点支持位上两足和两手距离超大，在这一体位上逐次地用两手扶持足背、双膝部、大腿部后站起呈登攀样起立的方式，此即 Gowers 征。

（4）翼状肩胛：由于肩胛带肌肉受累，举臂无力。同时，由于前锯肌和斜方肌无力，不能固定肩胛骨的内缘，使肩胛骨游离呈翼状竖立于背部称其为翼状肩胛。这种现象在将双臂向前推时表现更为明显。

（5）腓肠肌假性肥大：约有 90% 的患儿有此症状，表现双侧的腓肠肌肥大，是由于萎缩的肌纤维组织被脂肪填充所致，同时出现肌力减弱，但触之坚硬。假性肥大还可以见于三角肌、冈下肌等。

（6）多数在后期伴有心肌损害，晚期肌无力还可以累及面部肌肉。还可以有关节挛缩、脊柱侧弯。患儿的智能也逐渐减退。多数在 20 岁左右死于呼吸道感染、心力衰竭等疾病。

（7）实验室检查：肌酸磷酸激酶（CK）、乳酸脱氢酶（LDH）水平升高，醛缩酶和谷草转氨酶也可增高，尿中肌酸增加，肌酐减少。

3. 1 例 DMD 报告

患儿，男，10 岁。因 4 年前开始全身无力步态不稳，进行性加重而就诊。

患儿为第 1 胎第 1 产，胎生期和围产期无异常。1 岁半开始步行。于 6 岁左右无原因的出现全身无力，走路不稳，并逐渐加重。至今已经不能自己上楼梯，目前仍然在家长照料下坚持上学。否认家族中有同类疾病者。

检查所见：步入病室，意识清晰，对医生问话反应灵敏。患儿消瘦、心肺正常。可见翼状肩胛、腰椎前弯和腓肠肌假性肥大（图 5-23），Gowers 征阳性（图 5-24）步行时呈鸭样步态。

（二）先天性肌营养不良

先天性肌营养不良于 1960 年由日本的福山幸夫首次报道，故又称福山幸夫型 PMD。为常染色体隐性遗传疾病，男女均可发病。

在婴儿早期即有肌力和肌紧张低下，表现为全身左右对称性的广范围的肌力和肌紧张低下。婴儿期表现自发运动缺如或减少，同时有不能竖颈和坐等运动发育延迟现象，可有肌病颜貌。同时有癫痫发作和智能障碍、智商多在 30～60 之间。

1. 临床特点

（1）从婴儿早期出现肌力和肌紧张低下，运动发育延迟。

（2）罹患肌肉的分布为全身性，多在近位端的肌肉。

（3）在婴儿早期可见关节挛缩，最后波及除肩关节之外的所有关节。

（4）颜面肌肉同时受累，在婴儿期即可见到颜面肌肉明显萎缩。

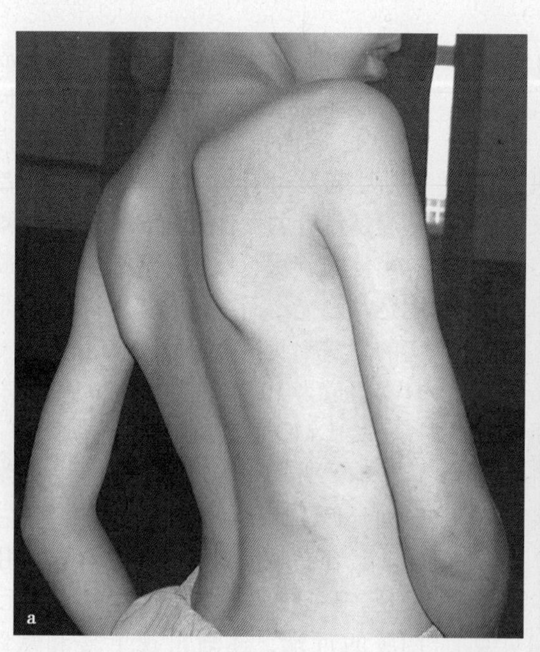

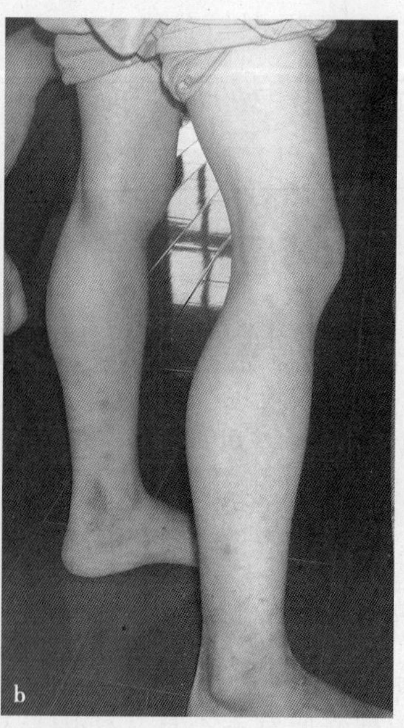

图 5-23 翼状肩胛和腓肠肌假性肥大

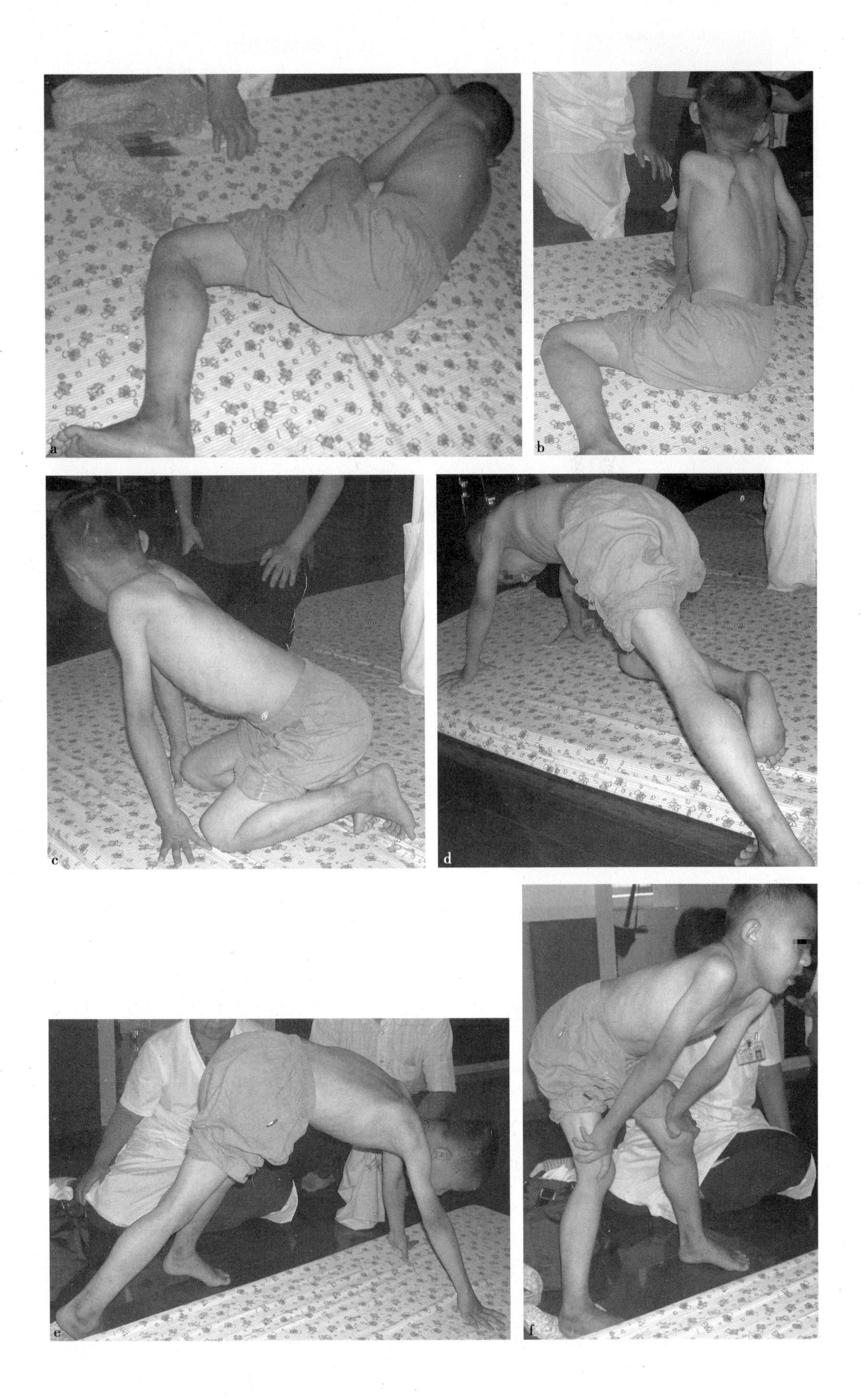

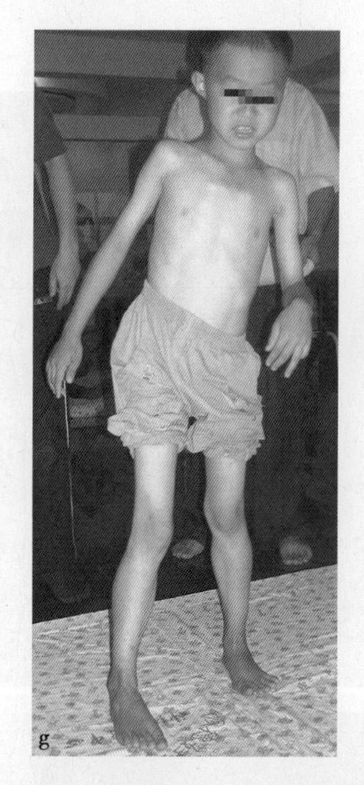

图5-24 从仰卧位向立位转换过程
（示 Gowers 征阳性）

（5）所有病例均有智力障碍，半数患儿有癫痫发作。

（6）血清 CPK 值中度至高度升高，6 岁以后逐渐下降。

（7）约半数患儿见到小腿和前臂的假性肥大。

（8）病情经过：在婴儿期表现为明显的重症，至2～3岁时症状逐渐有所改善，或许能获得新的运动功能。但是，至6～7岁时再次出现运动功能低下，并逐渐发展至完全丧失，患儿最后只能取卧位。

（9）肌肉活检可见肌纤维变性和萎缩，结缔组织高度增生。肌电图可见振幅低，短的持续性肌病性发射波。

（10）头部 CT 见大脑白质一致的低密度影。

（11）尸体解剖可见脑的畸形病变。

2. 诊断标准

（1）无性别差。

（2）生后8个月以前发病。

（3）运动发育迟缓。

（4）全身肌力低下和肌紧张减低。

（5）深部腱反射减弱或消失。

（6）颜面肌萎缩。

（7）血清 CPK 上升。

（8）肌肉组织检查所见与进行性肌营养不良症相同。

（三）其他类型

1. Emery-Dreifuss 肌营养不良

2. 面肩肱型肌营养不良（Facioscapulohumeral muscular dystrophy）

3. 肢带型肌营养不良（limb-girdle muscular dystrophy）

4. 眼咽型肌营养不良（ocular muscular dystrophy）

5. 晚发型远端肌营养不良

6. 强直型肌营养不良（myotonic muscular dystrophy）。

二、先天性肌肉疾病

先天性肌肉疾病（congenital myopathy）是因基因突变或直接由父母遗传而发生的一组非进展性或缓慢进展性疾病，发病在婴儿期或儿童期，常具有显性遗传或隐性遗传的特点。如果成年期发病或者在儿童期发病且病情进展迅速则可能会早期死亡。

（一）先天性肌肉疾病的一般临床特点

1. 发病较早。一般是在儿童期发病，特别是在1岁前发病。

2. 病程或缓慢进展或不进展。

3. 多数患者有遗传史。

4. 肌肉无力的部位是全身或身体近位端。

5. 临床可见全身性的或者身体近位端的肌肉发育不良。

6. 肌张力低下。

7. 出现骨骼畸形或变形。

8. 血清 CK 正常或升高。

9. 肌电图正常或有肌源性改变。

（二）先天性肌肉疾病的分类

1. 肌节的改变。

2. Z-盘异常。

3. 肌核异常。

4. 异常包涵体。

5. 混合性系统性肌肉疾病。

6. 细胞器异常。

7. 轻微改变肌肉病。

三、代谢性肌病

代谢性肌病是指因为代谢原因所致的肌肉病，是由于肌肉本身有某种生物化学异常而表现为原发的肌肉疾病。因生物化学改变不同，在临床上出现多种代谢性肌病。

（一）代谢性肌病的分类

1. 糖原代谢障碍肌病。

2. 脂质代谢异常性肌病。

3. 线粒体肌病和脑肌病。

4. 发作性肌红蛋白尿症。

5. 恶性高热。

6. 周期性四肢麻痹。

7. 其他。

（二）糖原累积病的临床症状和诊断

糖原累积病（glycogenosis）是由于先天性糖原代谢障碍而引起的一组疾病，多数病例是由于缺乏糖原分解酶而导致糖原在溶酶体中蓄积，造成细胞代谢功能的缺陷，目前报道有十余种。

1. Pompe 病　为糖原累积病Ⅱ型，因酸性麦芽糖酶缺陷引起，临床分为三型。

（1）婴儿型：表现为恶性，于生后 1～6 个月发病，首先出现呼吸困难和发绀，骨骼肌肌力低下、无力，酷似婴儿型脊髓性肌萎缩。有巨舌、肝脏肿大等，进展迅速，常于生后数月内死亡。

（2）儿童型：常在 1 岁以后发病，步行开始时间晚于正常儿，肩带肌、盆带肌和躯干肌肉呈缓慢、进行性肌力减弱，走路姿势似鸭步，足尖着地，常有腓肠肌肥大，类似 DMD。本病患者可存活 20 年，多死于呼吸衰竭。

（3）成年型：是良性的 Pompe 病，以四肢近端和躯干肌肉受累为主，肌无力呈缓慢、进行性加重，存活时间较长，常死于呼吸衰竭。

诊断本病根据临床表现、肌活检和肌肉中麦芽糖酶减少。

2. McArdle 病　为糖原累积病Ⅴ型，由于磷酸化酶缺陷造成。起病年龄不一，可由儿童至成年期。首先出现的症状是在活动后四肢肌肉的肌力弱、僵硬和疼痛。剧烈活动后肌纤维缩短而不能放松，发生肌痉挛。受累肌肉基本是四肢的骨骼肌，偶有累及咀嚼肌。如果患者进行持续的、轻度的活动，可以感到进行性的疲劳和无力，但是，数分钟后上述症状减弱或消失，称此继减现象为“二阵风”（second-wind）现象。

诊断本病主要根据临床表现，血清 CK 和 LDH 正常或轻度升高。

代谢性肌病还有内分泌性肌病、神经-肌肉接头疾病等。

四、运动神经元疾病

（一）脊肌萎缩症

脊肌萎缩症（spinal muscular atrophies，SMA）是因脊髓前角细胞运动神经元退行性变而引起的进行性脊髓肌肉无力。患儿智力正常，不伴有感觉障碍，发病率约为 10 万个活产婴儿有 7～8 个。

本病为常染色体隐性遗传，病理基因定位于 *5q11～5q13*。

1. 临床表现

（1）SMA Ⅰ 型：又称婴儿型 SMA 或 Werdnig-Hoffmann 病，生后 6 个月内发病，患儿全身肌肉松软无力，不能进行克服地心引力的肢体活动，始终不能获得独坐能力，腱反射消失，多数于 2 岁前死亡。

（2）SMA Ⅱ 型：又称迟发婴儿型 SMA 或称为慢性或中间型 Werdnig-Hoffmann 病，一般于生后 6～18个月发病，可获得坐位和从卧位向坐位转换的能力，但不能获得独立行走的能力。在婴儿期后出现缓慢并逐渐加重的全身肌无力，身体近位端更为明显，逐渐出现脊柱弯曲等骨骼变形，多于 10～20 岁死于呼吸衰竭。

（3）SMA Ⅲ 型：又称少年型 SMA 或 Wohlfart Kugelberg-Welander 病，出生 18 个月以后发病，在婴儿期正常，5～15 岁出现缓慢并逐渐加重的全身肌无力，以身体近位端更为重，尤其是肩胛带无力更为明显。患儿在一定时期内有独立步行能力，至 30 岁以后失去独站的能力，最后表现手足部的运动无力，面部肌肉较正常。多因呼吸肌麻痹和全身衰竭死亡。

（4）SMA Ⅳ 型：遗传方式不定（常染色体隐性、显性或性连锁）成年期 30～60 岁发病，病情进展缓慢，可能无法将其与肌萎缩性侧索硬化症的下运动神经元型病例鉴别。

2. 诊断　实验室检查可见 CPK 正常或轻度升高，肌电图神经传导速度正常，出现纤颤等失神经性电位。必要时进行肌肉活体组织检查确定诊断。

3. 治疗　本病无特殊治疗方法，可进行对症治疗。对运动障碍可行康复治疗。

（二）其他

运动神经元病还有儿童期进行性延髓性麻痹、脊髓灰质炎和其他肠道病毒引起的弛缓性麻痹、青年型肌萎缩性侧索硬化症等。

（陈秀洁）

第六节 神经系统变性疾病和代谢疾病

神经系统变性疾病是指患儿在无脑肿瘤、中毒等原因情况下，出现了精神、运动发育迟缓和进行性的神经学异常的一组疾病。

神经系统代谢疾病是指先天代谢异常（inborn error of metabolism），是因体内某种物资如酶等缺乏等原因而致体内的物质代谢途径先天性障碍而导致的具有各种症状的疾病。

在临床实践中如果见到小儿既往发育正常，目前出现了精神、运动发育的退行和神经学异常，或者已经被确诊为脑瘫或精神或（和）运动发育迟缓，随着年龄增长其发育并没有像对这类疾病预测的进展过程，应考虑是否有神经系统变性疾病或先天代谢性疾病。

一、变性疾病

（一）灰白质变性疾病

神经系统蓄积疾病：

1. GM_2 神经节苷脂病 GM_2 神经节苷脂病（GM_2 gangliosidosis）是常染色体隐性遗传病，目前已经明确是一种溶酶体病。是因溶酶体（lysosome）某种酶先天缺陷，使特定的基质不能分解，在细胞内大量蓄积，使细胞的功能严重受损而引起一系列症状。

GM_2 神经节苷脂病是由于氨基己糖苷酶（hexosaminidase）缺陷而致病，氨基己糖苷酶分为 A 酶、B 酶，不同酶缺乏引起不同疾病。

（1）Tsy-Sachs 病（GM_2 神经节苷脂病Ⅰ型）：是因氨基己糖苷酶 A 酶缺陷最有名的疾病，患儿在婴儿前半期发育正常，在 4~6 个月时出现对声音敏感现象，同时出现易惊、肌张力低下和对周围的关心和反应减弱。以前曾经会笑现在不会笑了，表现精神发育迅速倒退，运动发育也同样出现明显倒退和停滞，至 1 岁左右患儿只能取卧位。

检查可见眼底黄斑区有樱桃红点，头围进行性增大。

确定诊断的依据是，检查时可见尽管肌张力低下，但在给予刺激时有 moro 样的肌阵挛（stimulus-sensitive myoclonus），同时有眼底改变。血清、白细胞、培养皮肤成纤维细胞有 β-氨基己糖苷酶 A 缺陷等有助于诊断。头部 CT 可见脑室扩大、脑实质萎缩和灰质变性。

（2）Sandhoff 病（GM_2 神经节苷脂病Ⅱ型）。

（3）Juvenile 病（GM_2 神经节苷脂病Ⅲ型）。

2. GM_1 神经节苷脂病 有多种类型，临床症状以肝、脾大、疝气、特殊面容等为主。

（二）白质变性疾病

1. 异染性脑白质营养不良（metachromatic leukodystrophy，MLD） 为溶酶体病，是由于芳香硫酸脂酶 A（aryl sulfatase A）缺陷，使大脑、小脑、脑干部白质和肝脏等处有苯胺色素染色的异染性。为常染色体隐性遗传病，发病率为 1/4 万。

（1）幼儿型 MLD：患儿在 1 岁前发育正常，2 岁左右出现明显的步行障碍和发育迟缓，逐渐地出现肌紧张亢进和痉挛性瘫痪。另外有语言障碍、斜视和病理反射，进一步出现视力的进行性减退。不久之后对周围的反应和关心完全丧失，在临床症状进行同时腱反射消失。眼底可见视神经萎缩，视网膜色素变性等。此型患儿多在 4~8 岁死亡。

（2）少年型 MLD：一般在 5~7 岁发病，出现共济失调、智力低下等症状，病情进展缓慢，晚期可有痴呆、癫痫发作、视神经萎缩等，4~6 年后死亡。

（3）成人型 MLD：20 岁左右发病，出现失调、性格改变、精神分裂症样精神症状，病情进展缓慢，可以存活至 50 岁左右。

（4）多发性硫酸脂酶缺乏症（multiple sulfatase）：在幼儿期发病，从出生开始逐渐出现发育延迟，步行开始时间延迟，表现明显的精神、运动发育迟滞。眼球固定地注视、强直性惊厥，至 3 岁左右已经不能取立位，4 岁左右可成为植物人。有轻度的 Hueler 颜貌、肝脾肿大、骨骼改变、全身皮肤鱼鳞样角化、桶状胸廓。眼底视网膜有色素变性，尿中有大量黏多糖，在脑、肝、肾中有类固醇、黏多糖、硫酯酶蓄积。

（5）鞘脂酶激活（sphingolipid activator）蛋白（SAP-Ⅰ）缺陷症：症状与少年型 MLD 相似。

所有异染性脑白质营养不良的诊断要点是根据临床表现，有肌肉痉挛但腱反射减弱，脑脊液中蛋白升高可疑为本病。肌电图检查表现为末梢性、神经病性传导速度。尿沉渣有因苯胺染色而致的异染性物质（metachromasia）等有助于诊断。确诊需在皮肤成纤维细胞中检查到硫酸酯酶 A 的缺陷。

2. Krabbe 病 又称为球形细胞脑白质营养不良（globoid cell leukodystrophy），是溶酶体病。是

由于β-半乳糖脑苷脂酶（galactocerebroside β-galactosidase）的缺陷引起的疾病，使半乳糖神经酰胺（galactosyl ceramide）沉积在大脑、小脑、脊髓白质细胞的溶酶体内影响代谢而致病。

本病为常染色体隐性遗传病，在婴儿早期发病，一般小儿在6个月前已经出现对刺激的敏感性、肌紧张亢进、智能障碍、癫痫发作、发作性低热等症状。至9～12个月时，四肢痉挛、角弓反张、癫痫发作、视力障碍、高热，于2岁前死亡。

检查可发现眼底视神经萎缩，脑脊液蛋白增加，通过对成纤维细胞的β-半乳糖脑苷脂酶活性测定可以确诊。

3. 肾上腺脑白质营养不良（adrenoleukodystrophy，ALD） 是X连锁隐性遗传病，是一种最常见的过氧化物酶体病，主要累及肾上腺和脑白质，半数以上的患者于儿童或青少年期起病，主要表现为进行性的精神运动障碍，视力及听力下降和（或）肾上腺皮质功能低下等。本病发病率约为0.5/10万～1/10万，95%是男性，5%为女性杂合子。无种族和地域特异性。

4. Canavan病 即脑白质海绵状变性综合征（spongy degeneration of the cerebral white matter），是一种罕见的病，婴儿早期发病，从出生2～4个月开始出现精神运动发育延迟、视神经萎缩、肌张力低下，之后出现四肢强直，舞蹈病样症状、头围扩大等。一般于5岁前死亡。

（三）系统变性疾病

1. 小脑脊髓变性症

（1）Friedreich失调症：是脊髓侧索（锥体束）、后索、脊髓小脑路部位的克拉克柱（脊髓后角克氏柱）障碍的常染色体隐性遗传病。2岁左右发病，出现失调、脊柱侧弯、步行障碍等症状。呈现失调样步行、Romberg征阳性、深部腱反射消失，但Banbinski征阳性。因为后索障碍，所以早期出现深部感觉特别是震动觉障碍，早期发病者病情进展快，有的患者20岁左右死亡。

（2）家族性痉挛性下肢瘫痪（familiar spastic paraplegia）：是颈髓以下的锥体束和后索、脊髓小脑束变性疾病，但临床症状中，至疾病的末期仍然见不到小脑的症状和感觉障碍。

40%的患儿5岁前后发病，其前步行正常，发病后出现步行不佳，易跌倒，步行时出现尖足，呈现硬性的、奇怪的步态。腱反射亢进，Banbinski征阳性，见不到肌肉萎缩，也没有感觉障碍和直肠、膀胱障碍。症状为进行性，语言障碍逐渐出现并越来越重，最后呈痴呆状态。有家族史者易于诊断，散发病例要在除外其他疾病后才能下此诊断。

2. 末梢神经变性病 将末梢神经变性病在遗传性运动感觉神经病（hereditary motor sensory neuropathy，HMSN）概念的基础上归纳为以下几种类型：

（1）HMSN Ⅰ型：即腓骨肌肌萎缩（peroneal muscular atrophy）是常染色体显性遗传病，因腓神经节性脱髓鞘，欧林柱（orion bulb）形成，有髓纤维减少，支配的肌肉萎缩。在小腿的下1/3部分有明显的萎缩（袜套样萎缩），凹状足、足下垂等，呈鸡样步行。本病在10～20岁发病，晚些时候常有手指肌肉障碍。与运动障碍相比感觉障碍较轻。Roussy-Levy病也包含在此型中。检查可见腱反射消失，肌电图运动、感觉神经传导速度低下，脑脊液中蛋白增加。

（2）HMSN Ⅱ型：是常染色体显性遗传病，症状比Ⅰ型轻，10～20岁发病。

（3）HMSN Ⅲ型：是常染色体显性遗传病，婴儿期发病，在婴儿期即见肌张力低下，运动发育迟缓，同时有相同程度的感觉障碍。最初为四肢的远端肌力低下，逐渐地也波及近端。临床检查可触到肥厚的末梢神经，腓肠神经间质性肥厚和欧林柱形成。有感觉性失调、脊柱侧弯和内翻足，脑脊液中蛋白增加。

（4）HMSN Ⅳ型：即Refsum病，是常染色体隐性遗传病，为先天性植烷酸（phytanic acid）代谢异常所致疾病。10～30岁发病，病情进展缓慢。主要症状是视网膜色素变性、慢性和反复性的多发神经炎、小脑失调症等。肌电图运动、感觉神经传导速度低下，脑脊液中蛋白显著增加。皮肤呈纤维细胞中的植物酸酸化酶障碍，血中植物酸含量增高。

（5）HMSN Ⅴ型：即Charcot-Marie-Tooth型脊髓性肌萎缩，无末梢神经症状，也无感觉障碍，表现为脊髓性截瘫。

3. 基底核变性疾病

（1）肝豆状核变性（hepatolenticular degeneration）：又称为Wilson病（Wilson disease），是常染色体隐性遗传性铜代谢障碍性疾病，发病率为1/5万。

1）临床症状：从4～5岁开始发病，也可至成人开始发病，主要表现为肝脏出现广范围障碍，在幼儿期发病者因肝硬化而致肝功能障碍。临床上可见肝脾肿大、黄染、急性肝功能不全。大部分患者表现为慢性的肝功能不全、腹水、因食管静脉瘤而出血。10岁以后发病者神经系统症状明显，开始出现的是语言障碍、咽下困难等延髓麻痹症状。其后出现张力障碍、流涎、步行障碍、肌强直、振翅样震颤（wing beating tremor），开始表现为在伸开双臂时可见到腕部出现拍击样震颤，晚期可在上臂抬举时出现振翅样动作。其他神经系统症状有，癫痫、轻度偏瘫、腱反射亢进、Banbinski征阳性、眼球运动障碍、共济失调、感觉障碍、智力低下等。幼儿发病或重症患者可能以急性溶血性贫血为主要症状而发病，考虑是因为铜从过度蓄积的组织中释放所致。

因为铜沉积在眼睛角膜的内弹力层，形成kayser-Fleisher环（K-F环），此外，有急性血管内溶血、血尿、骨质疏松、心室肥大等多系统的损害。

2）诊断：根据肝脏症状、眼症状、神经系统症状以及多脏器的改变和实验室检查确定诊断。实验室检查：①血清铜蓝蛋白降低：正常为200～500mg/L，患者＜200mg/L，＜80mg/L是诊断肝豆状核变性的强烈证据。②肝铜增多：正常肝铜为20～45μg/g干重，患者的肝铜可达250μg/g干重。③尿中铜增加：大多数超过250μg/24小时，大约为正常人的2倍。

3）治疗：药物治疗和饮食治疗，对运动和智力障碍进行康复治疗。

（2）亨亭顿舞蹈病（Huntington chorea）：为中年以后发病的染色体隐性遗传病，小儿少见。

二、先天代谢疾病

（一）线粒体细胞病

线粒体（mitochondrion）与细胞的能量代谢和许多中间代谢有关，具有多种作用。将先天性的线粒体功能障碍称为线粒体病（mitochondrial disease），又称线粒体细胞病（mitochondrial cytopathy）。

1. 临床症状 从出生时即有症状，重症病例于婴儿期死亡。存活病例其症状多种多样，轻者可能只有眼睑下垂，重者有如下症状。

（1）神经系统症状：头痛、呕吐、意识障碍、癫痫发作、智能低下、不随意运动、小脑性失调、偏瘫、偏盲、皮质盲等。

（2）肌肉症状：非进行性或进行性肌肉萎缩，肌力低下，可表现为肢带型、远位型、颜面肩肱型和眼肌型，同时有易疲劳等症状。

（3）其他症状：身材矮小、视网膜色素变性、视神经萎缩、难听、心肌改变、心传导障碍、肝损害等。

2. 分型及主要症状

（1）Kearns-Sayre（KSS）综合征：主要表现为进行性眼肌麻痹、视网膜色素变性、心传导障碍、难听；脑脊液中蛋白质含量增高。

（2）肌阵挛癫痫-破碎红色肌纤维综合征（mitochondrial myopathy encephalopathy lactic acidosis and stroke-like episodes，MELAS）：主要表现有肌阵挛、小脑失调、肌力低下、癫痫发作；肌肉活检见破碎红色肌纤维，血清中乳酸升高等。

（3）线粒体脑病-乳酸血症-卒中样发作综合征（myoclonus epilepsy with ragged red fiber，MERRF）：主要表现为身材矮小、发作性呕吐、癫痫发作、偏瘫、偏盲、皮质盲、反复的脑卒中发作等。实验室检查有高乳酸血症。

（二）过氧化小体病

过氧化小体（peroxisome）是功能复杂的细胞器，存在于一切真核细胞中，具有多种酶类。由于某种原因使过氧化小体不能正常发育形成或者有酶的功能缺陷则导致产生过氧化小体病（peroxisome disorders）。

1. 过氧化小体复合功能缺陷疾病

（1）Zellweger syndrome综合征：常染色体隐性遗传病，又称为肝-脑综合征。从婴儿早期即见特殊颜貌，表现高前额、枕部扁平、眶上嵴发育不良等。重症者有黄疸，肌力和肌张力低下，腱反射消失，惊厥、精神运动明显发育落后。先天性白内障、青光眼及角膜混浊，色素性视网膜炎、视神经萎缩。生长停止，肝大及肝功能异常等。

（2）新生儿肾上腺脑白质营养不良：常染色体隐性遗传病，新生儿期有特殊颜貌和低紧张，癫痫发作，精神、运动发育迟滞或退行，体重不增，肝大及肝功能障碍。视力损害、色素性视网膜炎。肾上腺皮质功能低下，但罕见Addison病。

在各组织和体液内有长链脂肪酸蓄积，大脑皮质有脱髓鞘改变。

（3）婴儿型植烷酸病：又称婴儿型Refsum病，为常染色体隐性遗传病，常见症状有小脑性共济失调、认知障碍、感觉神经性耳聋，肌张力轻度减低。

（4）高六氢吡啶羟酸血症（hyperpipecolic acidemia）：遗传方式尚不明确，发育延迟、低紧张、进行性中枢神经系统损害、肝纤维瘤、视网膜异常。血中六氢吡啶羟酸含量升高，各脏器中有六氢吡啶羟酸蓄积。

2. 其他过氧化小体病

（1）过氧化小体限定功能障碍疾病。

（2）过氧化小体单一酶缺陷症。

（陈秀洁）

第七节　神经系统感染疾病

中枢神经系统感染疾病有多种，包括细菌性中枢神经系统感染；急性、亚急性、慢性中枢神经系统感染；胚胎脑病；结核性中枢神经系统感染等。这些疾病在感染控制后往往遗留运动障碍、智能低下、视神经和听神经损害等后遗症，是康复医学治疗对象。

上述疾病根据临床症状和实验室检查易于诊断，在此主要介绍需要与脑瘫等运动障碍鉴别的中枢神经系统感染疾病。

一、亚急性硬化性全脑炎

亚急性硬化性全脑炎（subacute sclerosing panencephalitis，SSPE）属于慢病毒疾病，是由麻疹病毒引起的慢病毒感染，是一种波及全脑的炎症性变性病。

慢病毒疾病是由普通病毒引起的感染，但是以慢性、进行性脑病为主要表现的一组综合征，是神经系统慢性、持续性病毒感染的结果。

慢病毒疾病的共同特点是，在发病前有病毒感染，而在感染后的一段较长时间内并无症状。过一段时间后，再次出现局限于中枢神经系统的如脑病等新症状。在人类的疾病中属于本病的主要有亚急性硬化性全脑炎、进行性风疹性全脑炎（progressive rubella panencephalitis）、直接反转录病毒脑炎（direct retrovirus encephalopathy）和进行性多灶性白质脑炎（progressive multifocal leukoencephalitis）。

（一）临床症状

多发于5～15岁，但也见到6个月小儿和32岁成人发病。分四期：

• 第1期——脑症状（智力低下、行为异常）：典型表现是行为的改变，如嗜睡、健忘、易疲劳；对周围不关心、自闭、流涎、退行性语言和语言不清晰。已经上学的孩子难以再适应学习生活，多数患者癫痫发作。另外有多动、性格改变等。此期症状隐匿出现，症状轻微，持续时间不等，不同患者进展速度各异。

• 第2期——癫痫、运动学症状：当大脑皮层灰质病变恶化并波及皮质下白质和深部灰质时即进入第2期。出现头部、躯干和四肢的协同运动障碍，呈舞蹈样表现。出现明显的手足徐动样姿势、肌阵挛、震颤、智力开始减退，此期一般持续3～12个月。

• 第3期——昏睡、角弓反张：病变累及皮质下灰质区和脑干，出现明显的运动和智力衰退，舞蹈样手足徐动等锥体外系症状更加明显，而肌阵挛消失，对刺激无反应，伸肌紧张亢进，去脑强直、呼吸不规则等，此期大约持续3～18个月。

• 第4期——缄默、脑皮质功能丧失：此期的特征是自主神经功能异常，全身重度弛缓或强直，病态的笑和尖叫，眼球异常地运动、四肢屈曲、肌紧张低下，头部转向一侧，对声音过度敏感，时而见四肢的肌阵挛，最终衰竭死亡。

在SSPE的病程中，任何一期都可能出现病情的相对静止，也有的病例迅速进展而死亡。

（二）诊断

根据临床症状和脑脊液麻疹抗体阳性可诊断，如果有患过麻疹的病史或麻疹疫苗接种史，临床表现为典型的分期，脑电图有经典的周期性暴发抑制，脑脊液球蛋白升高及头部CT和MRI的动态变化则诊断更为肯定。

（三）治疗

1. 药物治疗

（1）异丙肌苷（inosiplex）：用量为每日100mg/kg，分次服用。对改善症状有益处，可能会增加患者的存活时间。

（2）干扰素α：鞘内注射和静脉注射，可延缓病程的进展速度。

2. 对症治疗　止惊、防治感染、理疗及护理等。

3. 康复医学治疗　对运动、精神障碍进行康复治疗。

二、巨细胞病毒感染

胎儿期的巨细胞病毒（cytomegalovirus）感染常出现严重的各系统症状。

全身症状主要表现为低体重、肝脾肿大、血小板减少、黄疸、肝炎等。神经系统症状主要表现为惊厥、小头，局灶性或弥漫性神经损害如痉挛、反射亢进、瘫痪、智力低下和听力障碍等。

重症病例可出现脑室周围钙化，轻症病例有智力偏低或其他神经系统症状。

胎儿感染巨细胞病毒后，在新生儿期可见脑脊液中细胞和蛋白升高，尿中可查到巨细胞病毒。如果出现特异性的IgM抗体提示本病诊断。因本病出现瘫痪和智力低下需与脑瘫鉴别。

对本病的治疗主要是对症治疗，部分病儿需要康复治疗。

（陈秀洁）

第八节 小儿脱髓鞘疾病

脱髓鞘病（demyelination）是指正常髓鞘的破坏，在病程发展过程中，脱髓鞘的脑组织成为斑块状，界限清楚，其周围组织有较弱的再生。

应注意的是，要将脱髓鞘疾病和髓鞘缺陷区分开来，后者是指由于各种原因使中枢神经系统的髓鞘产生了异常和不稳定，如前述的肾上腺脑白质营养不良就属于此类疾病。

一、多发性硬化症

多发性硬化症（multiple sclerosis，MS）的特点是视神经、大脑半球、中脑导水管周围的脑干部以及脊髓等处的多发障碍，这些部位逐渐地出现脱髓鞘的病灶。临床上至少表现出两处以上的中枢神经系统症状，如发作性的视神经功能障碍而致视力障碍，脑和脊髓功能障碍而致失调或痉挛而表现出步行障碍等。此病有症状缓解后再复发的特点。

此病原因不明，有人认为是与感染相关的自身免疫疾病，也有人认为与遗传因素有关。一般10岁前后发病，需要经过长时间观察方可做出诊断。

治疗用药物是ACTH、类固醇激素等，对运动障碍应进行康复治疗。

二、急性播散性脑脊髓炎

急性播散性脑脊髓炎（acute disseminated encephalomyelitis，ADEM）根据发病原因不同分别称为感染后ADEM、特发性ADEM、预防接种后ADEM和过敏性脑脊髓炎。其共同病理特点是在全脑和脊髓有散在的脱髓鞘病灶。

本病的病因与许多感染有关，如麻疹病毒、风疹病毒、水痘病毒、带状疱疹病毒、流感病毒等。引起预防接种后的ADEM主要是在接种狂犬疫苗、百日咳、流感、白喉、麻疹疫苗等。

临床表现：在病毒感染或疫苗接种后有10～14天潜伏期，然后急性起病，出现头痛、呕吐、发热、无力等前驱症状，一般于48小时后出现神经系统症状，表现为广泛的神经系统紊乱、昏迷、惊厥等多病灶的神经系统症状。急性期过后可能会完全恢复，但也有约25%的患者遗留神经系统后遗症，如运动障碍、智能障碍等。

治疗：急性期可应用皮质类固醇，对运动障碍、智能障碍需进行康复治疗。

三、急性坏死性脑脊髓炎

急性坏死性脑脊髓炎（acute necrotizing hemorrhagic encephalomyelitis，ANCH）是一种暴发性脱髓鞘疾病，可继发于上呼吸道感染，感染后数周首先出现头痛、发热、颈强及意识模糊，随之出现与大脑和脑干有关的神经状态症状和体征，一般经治疗后能完全恢复。

（陈秀洁）

第九节 小儿神经系统肿瘤

一、发生率、年龄

小儿脑、脊髓肿瘤占小儿罹患所有肿瘤的第3位，并非少见疾病。另外，据统计在包括成人的各年龄组所患的脑肿瘤中，小儿脑肿瘤占15.9%。神经系统肿瘤的发病年龄在1岁以内仅有0.4%，5～9岁有一高峰，其后逐渐减少，30岁左右再度增加，至40～50岁为一大高峰。

二、种 类

小儿脑肿瘤的发生部位多在幕下和正中线上，不同的年龄所患肿瘤的类别也不同，4～8岁儿童多患幕下肿瘤，而2岁以下和10岁以上则幕上肿瘤为多。

小儿脑肿瘤中最多的是神经胶质瘤（glioma），其次是颅咽管瘤（craniopharyngioma）、各种松果体瘤（pinealoma）和畸胎瘤。在神经胶质瘤中，多见的是髓母细胞瘤（medulloblastoma）、星形细胞瘤（astrocytoma）以及恶性星形细胞瘤。

三、一般症状与体征

（一）颅内压增高症状

1. 头围异常增大　此体征见于婴幼儿，同时伴有颅缝分离、前囟开大和膨隆。

2. 头痛　大龄儿可主诉头痛，婴幼儿则表现情绪不佳、哭闹、嗜睡或讨厌他人触其头部等。

3. 呕吐　在体位变换和晨起时易出现，呕吐与食欲无关，在进食过程中出现，呈喷射状，呕吐后可以又进食。

4. 眼症状　展神经麻痹、视神经乳头水肿等。将头痛、呕吐、视神经乳头水肿称为颅内压增高的三主征。

5. 精神症状　易疲劳、情绪不佳、易怒或寡言少语、对周围不关心，集中力和注意力下降等性格改变，还可见到智能异常和行为异常。

6. 癫痫　小儿脑肿瘤而致的癫痫发作只占所有癫痫的0.02%～1%，而患脑肿瘤的患儿则有20%～30%有癫痫发作，特别是大脑半球的肿瘤可有65%的患儿有癫痫发作。

7. 发热　大脑半球的肿瘤24%有发热，可能与呕吐和脱水有关。

8. 脑嵌顿症状　脑肿瘤增大后可有幕切迹疝，患儿有意识障碍和嗜睡等脑疝症状。

（二）肿瘤引起的定位症状

因脑肿瘤的性质、部位不同表现出相应的定位症状。

四、临床症状

（一）幕下肿瘤

1. 髓母细胞瘤　是小儿脑肿瘤中最具代表性的肿瘤，多发生于5～9岁儿童，是从第四脑室残留的髓母细胞发生的，肿瘤发生在正中线上。临床上有颅内压增高和因肿瘤侵入第四脑室而发生的症状，如步行障碍、起立障碍、躯干失调等。症状进展迅速，若肿瘤堵塞第四脑室及导水管下端可引起脑积水。此肿瘤治疗困难，如果不予治疗可能在发病后8～24个月死亡。

2. 星形细胞瘤　多发生于5～9岁儿童，女孩多见。肿瘤几乎占据半侧的小脑半球，是神经胶质瘤中最良性的肿瘤，通过手术治疗80%的患者可能会痊愈。此类肿瘤一般都形成大的囊肿，临床表现颅内压增高和小脑症状，如步行不走直线易向一侧偏离、易跌倒等。另外，可见患侧的共同运动障碍、转换运动障碍（dissociative motor disorders）、眼球注视性水平震颤、肌紧张低下、语言不清晰、手指震颤等。

3. 室管膜肿瘤（ependymoma）　多发生于2～9岁儿童，发生于第四脑室底部，向中脑导水管和枕骨大孔方向发育。临床症状不定，如果肿瘤迅速增大妨碍脑脊液的循环可引起突然的头痛、呕吐、眩晕。肿瘤增大堵塞第四脑室可出现起立不稳定、步行障碍、失调等。如果肿瘤侵及脑干，则出现一侧颜面神经麻痹、展神经麻痹和咽下障碍，或者可见排尿障碍。此肿瘤不可能完全摘除，次全摘除后进行放射线治疗或化学治疗。发病年龄越大预后越佳。

4. 脑干肿瘤（brainstem glioma）　是小儿的特征性肿瘤，成人少见。多发生在6～8岁，以星形细胞瘤为多发。摘除困难，放射线治疗和化学治疗效果不理想，预后不良。多发性脑神经障碍，出现偏瘫、双瘫等锥体束征，有时还同时有小脑的症状，其特征是在尚未发展到疾病末期之前颅内压增高症状并不明显。

（二）蝶鞍肿瘤

1. 颅咽管瘤　产生于颅骨和咽喉骨Rathke囊的残留细胞，为先天性肿瘤，5～14岁多发。临床表现身体发育障碍、第二性征不发育、尿崩症等内分泌症状以及视觉障碍，如同侧偏盲或两侧偏盲，另外有颅内压增高症状。在头部X线片上可见蝶鞍或鞍上部有钙化影。手术全摘除预后良。手术同时要应用肾上腺皮质激素、甲状腺激素等药物治疗。

2. 视神经胶质瘤（optic glioma）　合并于Recklinghausen病，可有一侧视力障碍和眼球突出等症状。

（三）大脑半球肿瘤

大脑半球肿瘤（cerebral hemispheric tumor）占小儿所患肿瘤的10%～15%，其中以神经胶质瘤为多。一般在发现时瘤体已经很大，因其发生部位不同可有癫痫发作、记忆力低下、偏瘫、失语症、情绪不佳、头痛、呕吐等各种症状。

（四）松果体部和第三脑室底部肿瘤

松果体部和第三脑室底部肿瘤以松果体瘤（pinealoma）和畸胎瘤（teratoma）为多。

1. 松果体瘤　在松果体部发生的肿瘤的分类尚无定论，临床症状有颅内压增高、眼球运动障碍、对光反射消失、中枢性听力障碍、小脑症状等。

2. 鞍上部胚胎瘤（germinoma） 可发生于10～20岁的人群，多发生于15岁之前的女孩。临床上出现尿崩症、视力障碍、发育迟滞、肥胖、无月经等。

（五）脊髓肿瘤

脊髓肿瘤（spinal cord tumors）非常少见，临床症状因肿瘤发生部位不同而异，可出现步行障碍、上肢或下肢肌力低下、肢体疼痛、膀胱和直肠障碍、截瘫等。

五、治 疗

根据不同种类的肿瘤采取手术治疗、放射线治疗和化学治疗方法。对有运动障碍、智力障碍者进行康复治疗。

（陈秀洁）

第十节 神经系统其他疾病

一、急性小脑失调症

急性小脑失调症（acute cerebellar ataxia）是指健康小儿在患上呼吸道感染等感染性疾病期间突然出现步行障碍和全身的异常运动（violent tremor）。几乎见不到发热、呕吐和头痛等症状，脑脊液正常。大部分病例在发病后数日至6个月以内完全痊愈。好发年龄1～4岁，无性别差异。目前已经知道的急性小脑失调症的先发疾病还有水痘、风疹等。

（一）病因

病因尚不清楚，可能是病毒或细菌直接侵袭致神经的变态反应，或者是体内潜在的病毒复活，其毒素的作用等。

（二）临床症状

本病导致限局性小脑炎，但因有眼球的异常运动，所以考虑也有脑干障碍。

1. 步行障碍 步行障碍的程度在不同的患儿表现不同，轻者只表现为步行不稳定，在坐位、扶站等静止时，躯干也是动摇的，难以保持姿势。

2. 不随意运动 在头部、躯干和四肢见到特发的、振幅大的粗大震颤，但在扶站、坐位等静止时消失，在想要去抓取物品等进行自发运动时震颤增强。轻症患者有时可见到这种意向性震颤。重症病例在上述症状同时伴有失调，不但不能步行，就连抓站也有困难，只能爬行、回转地进行运动。

3. 眼球异常运动 可见眼球有静止或自发的异常运动，有明显的眼球震颤，可见眼球向左右、上下不定方向的跳跃样运动，这种异常运动可因注视而暴发性增强。

步行障碍、不随意运动和眼球异常运动是本病的三大主征。

4. 语言障碍 约有半数患儿有不同类型的语言障碍，3岁以下患儿语言数量减少或者完全不说话，3岁以上患儿则表现为口吃样断续地发音，发音不清晰。

5. 其他症状 极少数患者有发热、头痛、恶心、呕吐、眩晕、惊厥、意识障碍、颈项强直等症状。

（三）诊断

脑脊液：多数为正常，部分可有蛋白增加和细胞数轻度增加。

脑电图：在急性期有慢波倾向。

（四）治疗

无特异治疗方法，如果病程长或因感染而复发，可应用类固醇、ACTH治疗。

本病的预后，约有30%患儿遗留步行障碍、行为异常等。对遗留运动障碍等应进行康复治疗。

二、急性小儿偏瘫

急性小儿偏瘫是指一向健康的小儿突然发生偏瘫，多在婴儿期和幼儿期发病。在10万小儿中可有0.4例患病，绝大多数在4岁前发病，1～2岁为多，6岁以上极少见，无性别差异。

（一）病因

因脑血管畸形、烟雾病、脑血管闭塞等引起。此外，也可因外伤、中枢神经系统感染、心脏疾病等引起，多数患儿原因不明。

（二）临床症状

1. 半身癫痫半身瘫痪型（HHE型） 一般有前驱症状，如上呼吸道感染、偏头痛等。从发热、癫痫等症状开始发病，癫痫发作可为全身性、半身性或局灶性，呈间歇性发作，癫痫发作明显一侧出现偏瘫，也可同时有偏盲、失语。患儿中的1/4病情较轻，其余患儿则呈现持续偏瘫。同时，由于此侧癫痫反复发作，可引起精神发育迟缓。

2. 急性型 不伴有癫痫，迅速出现半身瘫痪，无意识障碍，或许有一过性意识障碍。

3. 一过性 反复出现的、一过性的偏瘫。

（三）诊断

根据临床症状容易诊断，但应找出此病的原因疾病。另外，要与硬膜下或硬膜外血肿、脑内血肿、脑肿瘤、脑脓肿、化脓性脑膜炎、头部外伤、癔病等鉴别。

辅助检查：脑电图表现为偏瘫对侧的高波幅慢波、低电位慢波或单纯慢波。头部 CT 可见障碍侧的内囊部位有低密度区。脑血管造影，可能有大脑中动脉、颈内动脉闭塞或烟雾病的颅底异常血管网等。

（四）治疗

抗癫痫治疗和脑血管扩张剂应用，同时针对脑水肿和血栓进行治疗。本病 50% ~80% 遗留永久性偏瘫，50% 可有继发癫痫，30% ~50% 有精神发育迟缓，是康复医学治疗的对象。

（陈秀洁）

第六章

认知功能障碍与康复

第一节　概　述

运动障碍的患儿多数伴有各种各样的认知功能障碍，这些障碍对运动障碍本身有着一定的影响。因此，在对运动障碍患儿进行评定时一定要同时进行认知方面的评定。尽早发现，尽早治疗，认知功能的改善可达到促进运动功能发育的效果。

一、知觉和认识的发育过程

（一）知觉运动的发育

人类的神经系统在发育过程中，由于各种感觉刺激被阻断会导致神经系统发育的不成熟，而神经系统的成熟程度又与人类应对从目的环境而来的刺激所产生的反应有密切关系。

知觉的概念：所谓的知觉就是对感觉的判断过程，即神经系统对由感受器感受来的信息加以归纳、整理、总结并解释的过程。为了理解并适应周围环境，必须接受并判断感觉信息的性质，例如，冰是凉的、火是热的；物体是圆形的、方形的等，也可以说是将由感觉得来的信息同化（assimilate）的过程。在这一同化过程中，机体还要调节（accommodate）这一信息，将这种连续的同化-调节的过程称为知觉运动行动。

A．J．Ayres 认为，知觉运动功能是通过各个发育阶段而逐渐成熟的过程，其发育过程是呈金字塔形的构成形式，一般要经过以下四个发育相。

第Ⅰ相：触觉、运动感觉、平衡感觉、视觉功能的发育

这一发育相的发育是知觉运动发育的基础，在婴幼儿时期就可以通过各种感受器官接受大量的刺激，例如当小儿活动时，身体表面和其他物体接触时会刺激皮肤的触觉感受器，母亲照料小儿之时，如抱扶时、为其洗澡时（需放入浴盆之中），扶持小儿坐或站、喂小儿吃饭等正常活动，都是给予小儿感受刺激的机会。随着刺激的增加会提高小儿感受刺激的敏感性。如果在这一时期缺乏这些刺激，就称之为感觉阻断。感觉阻断同样会影响小儿以后的知觉功能发育，导致知觉功能发育障碍。

小儿运动感觉的发育过程是通过其最初具有的身体的原始、整体运动模式所产生的刺激冲动传入中枢神经系统后，经过中枢神经系统的整合后形成反馈，小儿体验这种反馈，并在体验-学习的过程中形成感觉的发育。其后，随着小儿的生长发育，通过翻身等运动又可向内耳传入刺激冲动，同样，所有的刺激冲动经中枢神经系统整合后，使平衡功能得以发育。小儿在早期尚未建立空间的概念，同时也不能用视觉识别周围的环境，随着生长发育逐渐的学习到辨别明亮与黑暗以及物品颜色等不同的功能。进而识别物体的形状、大小以及物体与自己两眼之间的距离等功能逐渐发育并成熟。婴幼儿就是这样不断地从触觉的、运动感觉的、平衡感觉的感受器接受刺激，在不断地将其储存于中枢神经系统及不断重复的过程中，学习到各种各样的功能及其相互间的关系。

第Ⅱ相：身体像、运动计划、身体两侧统合功能的发育

人类感知、认识自己的身体这一功能的发育具有重要意义，因为它关系到对解剖学知识的认识，及对自己身体各部分的活动之间相互关系的理解和认识。认识身体像功能的发育是通过皮肤、关节、肌肉的刺激的整合而进行的，下面所说的运动计划是认识身体像的实际技能。也就是说，第Ⅱ相的发育，是使小儿学习到认识自己身体的某一部分的具体位置，以及这一部分与身体整体的关系等知识的发育相。

运动计划的发育是指小儿要学习如何活动自己身体的各部分，以及使身体的一部分接近或离开身体的中心部位等功能。在第Ⅱ相中运动计划的发育是活动的实验阶段，小儿应该学习各种活动形式及各方位上的活动，如快速度的或缓慢的活动、上下活动、前后活动、左右活动或从一侧向另一侧活动等功能。

通过身体两侧的活动及两手的活动使小儿认识并学习到身体两侧的统合功能，产生两侧活动的协调性。

第Ⅲ相：运动技能、形状、空间、方向的视知觉发育

小儿对空间视知觉功能的发育是从理解自己周围的空间关系开始的，如果缺乏充分认识自己身体像的知识，会导致学习空间概念能力的障碍。在这一相的发育中，小儿可以以自己的身体位置为中心，辨别他人或物体与自己距离的远近，或者物体在自己身体的什么方向。并可通过自己力所能及的移动方式如翻滚、爬、步行等向他人或物体移动，同时确认其方向和距离。另外小儿在用手摆弄物品时可以得到触觉的、运动感觉的反馈信息（feedback），这种信息有助于辨别空间距离的深度这一功能的发育。小儿就是这样通过触觉的和运动感觉的感受器得到各种各样刺激冲动，并传入中枢神经系统进行整合，同时将整合后的体验与视觉的体验相结合，使对形状、空间感、方向感的概念形成功能得以发育。

第Ⅳ相：高层次的心理过程的认知、思考等学习技能的发育

这一相的发育是在前三相发育的基础之上到达的发育相，A. J. Ayres认为，所说的知觉运动功能的发育，首先是接受触觉、运动感觉、平衡感觉、视觉等刺激，然后将得到的信息加以解释、整合，成为形成身体像和运动计划的基础。除此之外还必须有视觉功能发育，所有这些又进一步成为认知技能和概念思考的基础。知觉运动功能发育的完成阶段，小儿才能学会心理过程的认知和对各种事物的思考方法。可以说至此，知觉运动的发育已经成熟。

为了了解患儿知觉运动功能的发育状况以及障碍状态，首先要认真评定患儿，找出问题本质，针对其问题进行训练治疗。

（二）认识的发育

人类从出生之后对外界的认识过程首先表现于情感，刚出生的小儿可以表现出愉快和不愉快的情感，愉快之时则表现为高兴的表情，不愉快之时则以哭啼来表现。母亲可以通过观察小儿的表情来采取相对应的方法，如抱他、给他听声音、给他看玩具等，使小儿高兴出现微笑。在此之后，当小儿的身体活动自由时，则进入探索活动的时期，Piagetzhi指出：在高层次的认知功能的形成过程中，感觉运动的活动发挥着相当重要的作用。其中，是和运动相关的对物体的探索活动，这种探索活动对其后的智能发育和获得语言功能有很大的影响。婴幼儿除了视觉之外还要通过触觉和听觉学习认识自己的母亲。婴幼儿可以同时进行以下活动，即用两手去玩耍盖他的被子、喃喃自语、两下肢踢蹬等。另外在玩耍玩具时，可触摸、扔掉、舔玩具，或者将玩具藏在何处，然后再找出来，或者对玩具进行推、拉、摇晃等动作。或者故意将玩具扔掉只是为了听其响声，同时看玩具如何地活动，小儿就是通过这些动作使自己认识了外界。

Stern认为，小儿在感觉运动期的各个阶段是自己通过在三个空间上发现世界的。第一个空间是口腔，婴儿会将任何的物品放入自己的口中，但是并不是为了吃，而是将口腔作为评价物品的轮廓、容量、抵抗等的唯一场所，当然，其中也包括少量的温度觉和味觉。第二个空间是小儿自己的手所能到达的、自己周围的空间，也就是进入了小儿的手伸向某一个方向，追随、抓握物体的时期，是通过将自己附近的空间作为自己的形式而得到认知功能。第三个空间是移动的空间，当小儿可以独自移动时，在将连续不断地出现的环境串连起来的同时，通过自己的移动缩短本身与环境间的距离，并可以对环境中的各种物品进行操作。正常的小儿将这样的感觉运动的活动作为游戏，会不厌其烦反复地进行。另外热衷于反复地做一件事情，及对再次见到的行为和事物表示出喜悦的情绪是幼儿发育过程中不可缺少的反应。

2岁之后的正常儿，在其脑海中会一点点地描绘出许多各种各样的事物，这种事物就是小儿已经体验过的、具体的、在特殊状况中的感觉运动体验。同时也获得了对自己所处的社会环境的认识、对自己身体的认识，此外还获得在空间的移动、对物品的操作等能力。上述各种能力是为小儿将来学习准备的第一步。

学龄期的儿童，在和小朋友们接触的过程中，不断修正自己在此前所形成的自我个性，在模仿作为榜样的小朋友同时，在集体中不断得以锤炼。随着年龄逐渐增大，所处环境的范围也不断增大，无论是身体方面还是精神方面的生活体验都同时增加。

学龄期过后，儿童进入开始考虑从事工作的时期，也开始寻找自己在社会中的位置。此期生活习惯近于自立，在精神方面和身体方面已经对工作的耐久性有了准备。总结认识的发育过程如图 6-1 所示。

映像的认识	**在脑中描绘的内容**
	模仿游戏、耐受游戏、语言、绘画、积木游戏
感觉运动的认识	**感觉运动的内容**
	舔物、说话、握物、触摸、敲打、摇晃、拉拽等
感情的认识	**感情的内容**
	愉快——高兴、喜悦
	不愉快——恐惧、愤怒、不满等

图 6-1 认识的发育过程

二、认知功能

（一）认知功能的概念

认知功能（cognition function）是大脑对客观事物的特征、状态及其相互联系的反映，揭示了事物对人的意义与作用的判断能力，是一种高级心理功能。人类的认知过程是建立在感知觉的基础上，通过记忆、思维、概括、推理、想象而完成对外界事物本质的把握及对其规律性的了解。

人类为了适应环境，必须熟知和了解自己周围的事物，并做出适当的判断。其内容包括事物的形态、颜色、数量、质量、重量等具体属性的内容。也包括空间时间、因果关系、言语、意义和价值等抽象的概念。

认知功能包含感觉、知觉和认识等过程。

1. 感觉（sense） 是指客观事物的个别属性在人脑中的直接反应，如物体的形状、大小、颜色、气味、声音等个别属性，这些属性直接作用于人的相应感觉器官而产生感觉。另外，皮肤对痛、温、触、压等认识也是感觉。也包括对身体状态的感觉，如运动觉与平衡觉。

2. 知觉（perception） 是指客观事物的各个部分及其属性在人脑中的整体反应，是对多种感觉的统合，是人脑对作用于感觉器官的客观事物的整体属性的反映，是对感觉的加工过程及对事物各种属性的综合反映。其发育的顺序是：对形状的知觉→对物体的整体知觉→会避开危险→能将从不同位置和角度看到的物体统一起来。知觉包括大小知觉、空间知觉、距离知觉、时间知觉、自我知觉等。随着年龄的增长逐渐发育，丰富的环境刺激对婴儿的认知活动有着非常重要的意义。知觉是在感觉的基础上形成的，是多种感觉互相联系和活动的结果，也称为意识化感觉。

知觉有如下基本特性：

（1）整体性：即对知觉对象的整体反应。

（2）恒常性：即知觉的映像保持相对不变。

（3）选择性：即当一组复合刺激发生时，首先感知的是其中某一个具有特性的对象。

（4）理解性：凭借以往的知识和经验去认识所感知的对象。

3. 认识 是客观事物及其规律性在人大脑中的反应，其中包括记忆、思维、想象等过程。

认识是在与外界事物间进行相互作用过程中产生并发展的，认识过程是建立在感觉和认知基础上而发生的。通过记忆、思维、概括、推理、想象一系列过程而完成对外界事物本质的把握及其规律性的了解。

（二）知觉的形成过程

知觉的形成包括从简单的对自己和环境中各种信息的感知、确认、获取、理解、判断等功能到完成复杂的数学计算功能等多方面，认知功能可以简单地理解为四方面。

1. 接受功能 即通过各种感觉器官接受外界信息，其中包括通过视觉器官接受视觉信息、通过听觉器官接受听觉信息、通过皮肤等接受躯体感觉信息等。

来自于身体内、外的感觉刺激到达大脑皮层额、顶叶的感觉区域，进而再接受来自联合野、额叶等大脑皮质广泛区域的信息，产生对感觉刺激内容的理解，变为认识过程。

2. 记忆和学习功能　记忆和学习功能包括识记和保存两方面。

（1）识记：是指新的信息进入脑内之后，形成即刻的记忆过程。

（2）保存：是指信息在脑内被编码而形成长久的信息，这种长久的信息能够被复呈，即可以在脑中再现和被再认识。

3. 思维功能　思维功能是指对即刻记忆信息和长久记忆信息的复呈过程，是将信息进行再次组合并找到两者关系的过程。

4. 表达功能　表达功能是指通过语言、躯体或情感等行为方式表达出对各种信息的认识和记忆的功能。例如，当手在触摸到没有用眼看见的某一物品时，如一个玻璃球，首先感觉到的是物品的质地、形状、手感等，于是，产生了“圆的、光滑的、硬的”感觉，这就是知觉。之后通过知觉和认识过程“认识”到这可能是一个“玻璃球”。也许还有其他更合适的命名，但必须是本人原来已经熟知或认识的东西方能正确命名。可见认识不仅能识别感觉的刺激，还包括印象和概念的操作等内容。

认知是由认识和知觉这两个词的词首组成的，由此可见，认知所代表的含义是将感觉刺激的知觉处理水平上升到认识处理水平的过程。

认知功能由多个认知领域组成，包括视觉、听觉、记忆、计算、时间和空间定向能力、结构能力、执行能力、语言理解和表达及应用能力等多方面。临床实践中，可以通过问讯了解某个个体的上述各方面情况，有时还需要通过对熟悉其情况的信息提供者的问讯补充和核实个体的认知情况。另外，通过各种神经心理学检查和测定可以量化地评估个体的总体认知功能和某一方面特异的认知领域的状况。

（三）认知的过程

无论是外界环境的信息还是身体内部的信息，传递到大脑都成为感觉刺激。经过大脑将这些感觉信息处理和程序化以后，再将信息传出。因为传出是以肌肉的收缩活动的形式进行的，所以可以说是以“运动”的形式传出的，是将个体信息的内容向周围发布的过程。在此所说的“运动”是指肌肉收缩活动的总称，其中包括静止状态、表情和语言等。例如，一个人表情的变化是表情肌运动的结果；发出声音是声带、舌、口唇等器官运动产生空气震动的结果等。

感觉刺激在中枢之中转换为运动的表现形式之前要经过各种各样的处理，其典型的处理方式就是认知过程和情绪的表达。

上述两者的处理过程是肉眼观察不到的，只有通过动作、表情、语言来推测。“感觉”和“运动”犹如一台计算机的输入和输出端口，而计算机主机里装的就是“认知”和“情绪”。运动的表达可以是由认知优先处理的结果，也可以是由情绪优先处理的结果。一般而言，经由认知优先处理过的运动表达主要是针对物体的动作，而由情绪优先处理的运动表达主要是面对人的动作。

（四）认知与情绪在感觉处理过程中的作用

感觉感受器感知感觉刺激后将其转变成信号后传入大脑，在大脑中经由两个不同的通道进行整合和处理。

1. 新皮质系回路　是“感觉→知觉→认识→记忆”的认知处理系统，相对于大脑部位而言，是经由“感觉神经→感觉中继核的丘脑→新皮质→运动中继核基底节→运动神经”，称之为新皮质系回路。

2. 旧皮质系回路　是“感觉→知觉→认识→情感”的情绪处理系统，相对于大脑部位而言，是经由“感觉神经→中脑→感觉中继核的丘脑下部→梨状叶、海马、齿状回→运动中继核的扁桃体、中隔核”，称之为旧皮质系回路，即灰质部分。

（五）处理传入感觉与运动的对应关系

根据以上所叙述的可以知道，传入的感觉在大脑内是经由感觉、知觉、认识三个不同的水平进行处理的，因此，运动也表现为对应的三个层面。

1. 感觉反射水平　是最低级的水平，感觉刺激位于脊髓和延髓的水平段，运动神经表现为反射或翻身运动。

2. 知觉-自发运动水平　感觉刺激到达丘脑顶叶的感觉区域，并接受来自皮层的大范围的信息，从而变换为运动。相当于由对象的刺激诱发的无意识地伸手，或感觉运动游戏中针对愉快的感觉刺激所表现出通常的动作。

3. 认识-随意运动水平　是最高级的水平，是感觉刺激接受大脑皮层的相关信息后在意志的基础上做出动作或者是创造性的动作。

在人的发育过程中，新生儿的“早期健康成

长”的发育阶段是属于低级处理水平的，而“高质量的生活”则是较高级的处理水平。

随着发育的逐渐完善，大脑对刺激信息的处理水平也不断向高级化发育。信息处理的方法是复杂的，可以说，人类对环境的适应能就是一种高效率、高水平的信息处理方法。

三、认知功能的神经解剖学基础

（一）大脑的认知功能分区

研究结果表明，大脑皮质的各部位在功能上有一定的分工，即机体各种功能的最高级中枢在大脑皮质上有定位意义，因此形成了许多重要的中枢。据此可将大脑皮质区分为许多区，其中较为常用的是Brodmann分区法。与认知功能有关的中枢主要有语言中枢、视觉中枢、听觉中枢、味觉中枢、嗅觉中枢等。另外，还有理解、认识和知觉的中枢；意志、思考和创造的中枢；判断和记忆的中枢等（图6-2）。

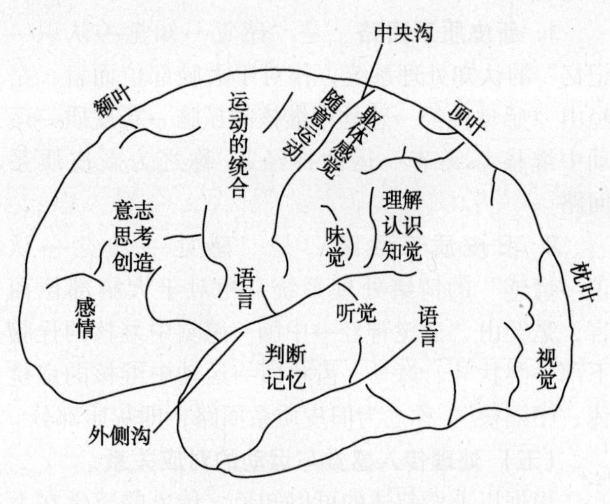

图6-2 大脑认知功能的分区

（二）认知的经路

认知的经路如图6-3所示，即左半球的语言、听觉中枢感知的信息和右半球感知的视觉空间信息以及两半球共同感知的视、听觉和统合的信息传入中枢，经记忆、思考、再认识后进行表达等的整个过程。

1. 语言的、听觉的（左半球）↘
3. 视、听觉的综合→→→ 认知中枢（记忆、思考、再认识）→表达
2. 视觉的、空间的（右半球）↗

图6-3 认知的经路

（三）大脑半球的侧性化

临床实践证明，善于用右手的人即右利者的语言中枢在左半球，即所谓的优势半球。善于用左手的人即左利者中的少数人的语言中枢在右半球，多数仍在左半球。两侧大脑半球有着不同的功能，称之为大脑半球侧性化。根据Kolb等1995年的资料，将大脑半球的功能总结如表6-1所示。

表6-1 大脑半球侧性化

	左半球（优势半球）	左半球（劣势半球）
视觉	文字	复杂几何学模式
	单词	颜面
听觉	关于语言的声音	非语言环境声音
		音乐
躯体感觉	?	复杂的模式触觉的再认识
		点字
运动	复杂的随意运动	包含空间模式的动作
记忆	语言的记忆	非语言记忆
语言	说话	韵律
	阅读	
	写字	
	计算	
空间处理		几何学
		方向感觉
		图形的回转

四、认知功能的发育

（一）认知功能的发育顺序

1. 动作表象阶段（enactive representation） 是指只看到事物而不能理解之，是处于需要伴随着操作才能逐渐理解的阶段。在此阶段理解和动作是不可分割的，随着对事物的操作，加上视觉和听觉的辨认，逐渐进入映像表象阶段。

2. 映像表象阶段（iconic representation） 是指通过动手操作增加了对事物的感性认识，形成知觉体验，上升为理性认识。在这一阶段，当看见某一物体时能立刻知道是什么东西。

3. 符号表象阶段（symbolic representation） 是在映像表象阶段的基础上，将理性认识抽象化，并采用语言的形式表达出来，即进入了符号表象阶段。

经过这三个阶段就可以从事物的本质入手认识事物，并形成概念。这种认识过程是通过自身的实践来完成的。

（二）对外界环境的理解和运动的发育

从感觉和运动两者的关系可以简单概括认知发

育顺序，新生儿出生后具有反射活动、重力刺激、自发运动、触觉经验等都有利于认知的发育过程。另外，抗重力姿势尤为重要，因为其不仅有利于生存，还可以通过抗重力功能与外界进行联系，利用外界促进自身发育。

身体与外界环境接触的部位是皮肤和肌肉，只有当婴儿在活动中碰到了物体后才会产生境界线的意识。例如，将小儿放入浴盆中洗澡时可能会啼哭不止，如果他一旦自己的足踩到了盆底就会立刻停止哭泣，这是因为使婴儿感到有了境界线和支持面，使其产生了安全感，意识到有个稳定支撑面在支撑他。同时，也会意识到自己身体与境界线的距离。另外，随着空间知觉的出现，最初无意识的手舞足蹈会逐渐有意识地向某一方向伸展，促进了运动方向性的发育。因此，可以说境界线和支持面的发现是婴儿活动和认识的基础。

从环境知觉和空间知觉的发育中可以看到姿势和运动的发育过程。新生儿会因为环境的声音或自己的头部或手脚的活动而受惊，出现拥抱反射。另外，在仰卧位时出现生理性屈曲，在俯卧位时呈现四肢、躯干过度屈曲位，即紧张性迷路反射的表现。上述现象是由于在胎儿期有子宫壁的保护，胎儿有安全感。随着出生这种安全感消失，再加上没有除了自己身体以外的、具有抵抗感的支撑面或类似子宫壁的墙壁，所以不能求得稳定感，不得不通过四肢屈曲和肌肉强烈收缩来寻求自身内部的稳定点。此时由于视觉尚无法引导活动，只能依靠身体各部位牵制着相互之间的活动。稳定点由体内向体外转移的过程正是身体从生理性屈曲状态逐渐缓慢的转向伸直和外展状态的发育过程。

（三）与视、听觉相关的运动功能发育

在婴儿发育过程中，当头部和躯干能够保持在抗重力体位以后，口、眼球和上肢的精细控制功能开始发育。随之，视、听觉识别能力开始提高，视、听觉信息逐渐取代前庭觉、固有感觉和触觉，开始由视、听觉来主导身体的运动。

在新生儿期，由于自我保护和生存是最优先的发育课题，所以在触觉中，温度觉和痛觉优先于位置觉、立体觉和运动觉的发育。比如，当手碰到有害刺激时会立即出现回避反应以保护自己。随着手活动频繁进行，如触摸物体、支撑体重等，逐渐获得了手的识别功能，再加上视觉信息和触觉的体验，一触摸到物体后就能回想起物体的形状。

同样，当看到物体的外形后也能想象出物体的触觉的感觉。视觉是各种感觉的代表，对物体的属性的理解是从“触摸”发展到“看见”的这一过程来完成的。

听觉从发生学上起源于前庭核，与视觉同样，较早时期即在胎儿期就已经有了功能。当给新生儿听胎教音乐和母亲的心跳时，会发现新生儿变得安静，描记脑电图可以见到α波。在发育早期，听觉刺激较视觉刺激容易被大脑接受。

婴儿开始时是应用声音作为防御的工具，例如以哭泣方式来表达饥饿、身体不适等要求，逐渐发展到有意志表达手段如用手势、表情、眼神及咿呀的声音等来表达自己的要求。在这一发育过程中，听觉也具有类似视觉的识别功能。至幼儿期，在与人交流的过程中开始注意到语言的象征性作用，于是开始模仿别人的语言，逐渐发育成用语言作为交流的手段来表达自身的要求。所以说，语言发育是在听觉发育正常的基础上得以发育的，如果有听觉障碍就会影响语言的发育，应尽早发现患儿的听力问题。

五、认知功能障碍的分类

认知功能障碍是由于大脑皮层由于各种原因导致的障碍而产生的，如果障碍的发生在一侧大脑半球，则会引起该侧半球所主导的相应的认知功能的障碍。

（一）依据认知功能的性质区分

1. 语言性认知障碍 由于左半球功能障碍而导致语言功能障碍。

2. 视觉、空间的认知障碍 由于右半球功能障碍而导致视觉和空间知觉的障碍。

3. 统合功能障碍 由于两半球功能障碍而导致视觉、听觉等综合认知功能障碍。

（二）依据认知功能区分

1. 视觉障碍。
2. 听觉障碍。
3. 躯体感觉障碍。
4. 运动方面障碍。
5. 语言障碍。
6. 记忆障碍。
7. 空间处理障碍。

（张 剑）

第二节 小儿的视知觉障碍及康复治疗

一、视知觉障碍康复的概念

视觉障碍的康复是指对失明的患者、重度的视力障碍患者以及视知觉障碍和视觉-运动障碍患儿的教育和对社会生活的指导，并没有恢复原来功能的意义。

眼球本身是一个小而精密的器官，一旦发生了功能障碍就难以恢复，而且视觉功能是在生后的一定时期内发育的，一旦过了视觉功能发育的年龄，就难以再强化其功能。所以小儿眼科康复的主要任务是改善小儿因先天的某种原因而导致的发育迟缓而引起的功能障碍以及对视知觉障碍和视觉-运动障碍儿的教育和指导。

二、视觉功能的发育过程

小儿在出生时眼构造的发育除了黄斑区以外几乎已经全部完成，黄斑部在生后3～5个月时形成。婴幼儿的视功能就是在这种状态下，在适当的条件中通过不断应用眼睛的视物功能而逐渐发育完成的。

（一）视觉中枢和视觉传导路

人类的视觉中枢位于大脑的距状沟周围的枕叶皮质，相当于Brodmann第17区。

视觉传导路由三级神经元组成。

1. **第Ⅰ级神经元** 视网膜的双极细胞，其周围突与形成视觉感受器的视锥细胞和视杆形成突触，中枢突与第Ⅱ级神经元即节细胞形成突触。

2. **第Ⅱ级神经元** 节细胞与视网膜的双极细胞的中枢突形成的突触，在视神经盘即乳头处集合向后穿巩膜形成视神经。视神经向后经视神经管进入颅腔，形成视交叉后延长为视束。在视交叉中只有一部分纤维交叉，即来自两眼视网膜鼻侧半的纤维交叉，走行在对侧的视束中。而颞侧半的纤维不交叉，走行在同侧的视束中。因此，左侧视束含有来自两眼视网膜左侧半的纤维，右侧视束含有来自两眼视网膜右侧半的纤维。视束继续向后外侧走行，绕过大脑脚，多数纤维终止于膝状体。

3. **第Ⅲ级神经元** 细胞体在外侧膝状体内，这些细胞发出轴突组成视辐射，视辐射继续走行经内囊的后肢，终止于大脑距状沟周围的枕叶皮质，即一次视觉区（图6-4a）。

另外，从枕叶的一次视觉区发出的纤维至2次视觉区和3次视觉区后又分为两支，一支经背侧经路至顶叶，处理平面与空间关系的感觉，并与运动发生关联。另一支经腹侧经路至颞叶，完成对物品的认识和识别功能（图6-4b）。

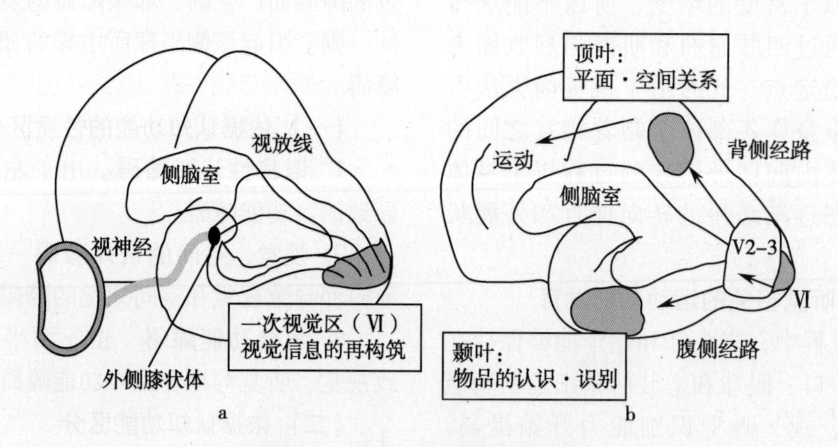

图6-4 视觉中枢及其联络通路

（二）视知觉的发育

视知觉的发育包括视觉感应功能的建立、注视及追视物体、区别形状、区别垂直线和横线、视深度知觉发育等。还包括对颜色的区分与反应、将颜色与颜色的名称相联系等的发育。

视觉刺激在儿童与周围环境的联系中提供着极其重要的信息，婴儿出生时眼睛已经具有相当好的光学特点，但所有的视神经细胞都尚未发育完善，还需要经历一个发育成熟的过程。

1. 眼睛肌肉的调节能力发育

• 新生儿期：小儿一出生即具有瞳孔对光反射，已经能看见明暗和颜色，视觉已经相当敏锐。但其视敏度仅为正常人视敏度的1/30。生后几天的新生儿已经能跟踪移动的光点，但两眼不能辐合到刺激点上，说明眼肌的调节能力还很差。1个月以内的小儿还不能根据物体的不同距离调节眼睛，似乎有一个固定的聚焦点在约距眼睛20cm处。

- 2个月：开始按物体的不同距离调节眼睛。
- 3~4个月：眼肌可部分协调。
- 4个月：眼睛根据物体的距离进行调节的能力已接近成人。
- 12个月：眼肌的调节能力发育完善。

2. 儿童视知觉的发育过程 通过眼球运动及其调节机制来注视物体只是视觉过程最初的准备阶段，视觉主要是察觉最初辨认的物体所发的复杂信息，包括对图案、颜色、运动和深度等信息的辨认。

(1) 色觉辨别能力的发育：新生儿可对红色和蓝色表现出不同的反应；2个月时已经能分辨出某些波长的光；3个月时视觉的基本功能已经接近成人。随后在辨别颜色的正确性上继续发展，到3~4岁时能知道一种颜色，大多数为红色，4~5岁时能知道蓝、黄、绿3种颜色，到了12、13岁左右其色觉辨别能力已经接近成人。

(2) 辨认物体图像能力的发育：婴儿的目光容易被运动的物体和物体的轮廓所吸引，比较偏爱轮廓线较多的图像，对轮廓少的区域只是做广泛地扫视，而对轮廓多的区域会做仔细地扫视。2~3个月以后，由于加大了扫视的范围，婴儿就能根据形状的不同来分辨图案了，这在物体知觉上有了很大的进步。6~7个月的婴儿已经能辨别场景的深度。也有的学者认为，甚至出生几周的小儿就已经对深度有感知。

3. 视力的发育过程 对视功能的自觉检查需要具有了3岁左右的智能水平时方能进行，对未满3岁的小儿的视功能难以做出正确的评价。

3岁之前的视力值分别推测为，生后1个月时可以辨别光和眼前手动，6个月时为0.04~0.08，1岁时为0.2~0.25，2岁时为0.5~0.6。

测定3岁小儿的视力可应用朗多尔环（Landolt ring）进行，测定的单独视标可以测得视力值为1.0。其后判断阅读集合的指标的能力开始发育，至8~9岁时既已完成，此时可以无障碍的阅读文章。

儿童的视知觉发育过程参考表6-2。

表6-2 儿童视知觉发育过程

年龄	发育状态
1~4周	短暂注视，目光缓慢地跟随移动的物体至中线
2个月	开始出现头眼的协调，目光能水平、上下跟随移动的物体90°
4个月	头眼协调好，目光跟随移动的物体180°，并能够做环形跟随
6个月	目光跟随落地的物体，并能改变体位以协调视觉
9个月	较长时间注视3~3.5m内的人物移动
12个月	偏爱注视小物品
18个月	注意悬挂在3m处的小物品
2岁	区别垂直线与横线
4岁	能临摹几何图形
5岁	能区别各种颜色
7岁	正确分辨及摹写6、9或p、d
10岁	正确判断距离与速度，能接住从远处抛来的球

4. 双眼视功能的发育过程 双眼视功能是指视觉中枢将投影在左、右两眼的影像处理形成一个单一视觉印象的过程，通过这一过程可将两眼分别看到的物体在脑中形成一个具有立体感和远近感等的形象。

双眼视功能的发育从生后2~3个月开始，2岁前后完成，在异常的条件下容易发生偏差。在眼科疾病中，将在婴幼儿视功能发育时期的视力发育迟滞状态称为弱视，将双眼视功能的发育迟滞状态称为双眼视功能不全。

三、视知觉障碍和视觉-运动障碍

(一) 视知觉障碍的概念

视知觉障碍是指视觉的认知事象的功能障碍，如不懂图形的大小、位置和方向，不能分辨图画中的背景和图形的花样等问题。

(二) 视觉-运动障碍

视觉-运动障碍是指不能正确的模仿某一图形去画出图形，不能用积木照样本搭成相同的图形或者完成粘贴画、镶嵌画等有困难等情况。

对上述的症状的检查的方法是给予患儿以特定的课题，在其完成课题过程中进行观察，判断是否存在问题。另外在日常的学习和生活中如果观察到如下的现象，可以考虑是视知觉障碍和视觉-运动障碍的表现。

1. 阅读文字时经常串行或漏行。

2. 在用尺测量某一物体时常常读错数据。

3. 在读图表和地图时常发生困难，出现认识和读出的错误。

4. 常穿错左右鞋子，难以辨别衣服的前后左右，常胡乱地穿。

5. 不能很好地完成粘贴画、涂颜色、折纸等作业。

6. 绘画幼稚，其作品缺乏图画的构成力。

7. 不能用笔进行计算。

具有上述障碍的小儿多数不喜欢视知觉和视觉-运动的课题，并有逃避的倾向，而是依赖于听知觉或听觉-声音系来进行学习。而且，有时出现在前一天还能完成的课题，今天又不能完成的现象，难以安下心来学习。最大的问题是，视知觉或视觉-运动系的学习与听知觉或听觉-声音系分离的形式进行的，患儿只是先进行后者的学习，逐渐的两方面学习的不均衡性越来越加快，使视知觉和视觉-运动功能的发育越来越迟滞。

（三）视知觉障碍和视觉-运动障碍与其他障碍的关系

在评定视知觉障碍和视觉-运动障碍时，必须要考虑到以下几点。

1. 与整体智能水平的关系 上述的视知觉障碍和视觉-运动障碍的特征在智能水平整体低下的患儿身上也能见到，因此，在临床上常将智能低下与选择性的视知觉障碍和视觉-运动障碍患者的混淆。此时，可以应用 WISC-R 量表对患儿进行测定，如果测得的结果中表现为语言 IQ 比动作 IQ 高 15~20 以上，则可疑为选择性的视知觉障碍和视觉-运动障碍，这些症状与脑瘫患儿中的某些学习障碍非常相似。

2. 视知觉障碍和视觉-运动障碍的关系 视知觉障碍是认知的障碍，而视觉-运动障碍是行为乃至构成的障碍。对于脑瘫患儿来说，视觉-运动障碍与视知觉障碍相比，前者的问题更大些。因课题的难易程度不同或者病情不同，可能有两种情况，一是视知觉没有问题，但视觉-运动有问题，二是两者均有问题。

3. 与病型的关系 视知觉障碍在脑瘫痉挛型患儿中较多见，但并不是所有的痉挛型患儿都存在这一方面的障碍。另外，在其他类型的患儿有时也可见到。

四、小儿眼科疾病的康复对象

1. 先天性器质性异常 是指疾病本身是不可能治疗的，但需要进行二次管理的眼科疾病。如小眼球症、无眼球症、脉络膜缺损、原发玻璃体形成过度、先天性无虹膜症等。

2. 需要紧急治疗的疾病 指需要紧急治疗但又难以制止这一类疾病所引起的疼痛，易导致预后不良，如先天性青光眼、视网膜母细胞瘤、未熟儿视网膜病变等。

3. 需要在适当的时期治疗的疾病 指如果在适当的时期进行治疗，就会较容易治疗，对视功能的影响小的一类疾病。如先天性鼻泪管闭塞、泪点闭塞、倒睫等。

4. 需要从早期开始治疗的疾病 指将来会对视功能有影响，必须从早期开始进行眼科的管理的一类疾病。如斜视、眼睑下垂、屈光性弱视等。

5. 其他 角膜混浊、先天性睑裂缩小症、先天性代谢异常所致的眼病、某些综合征所伴有的眼疾病等。

6. 脑瘫患儿合并的眼功能障碍 脑瘫患儿常常合并眼与视功能障碍，其发生的比率有不同的报告，大约在30%，其合并眼与视功能障碍的种类如表 6-3 所示。

表 6-3 脑性瘫痪患儿合并眼功能障碍的种类和发生频率

眼功能障碍的种类	眼功能障碍人数	眼功能障碍的种类	眼功能障碍人数
双眼视障碍		视神经、视网膜、葡萄膜障碍	
内斜视	85	视神经萎缩	72
外斜视	81	视神经先天异常	4
交替性上斜位	75	视网膜萎缩	10
斜视弱视	5	视网膜黄斑变性	3

续表

眼功能障碍的种类	眼功能障碍人数	眼功能障碍的种类	眼功能障碍人数
眼肌障碍		未熟儿网膜症	7
注视麻痹	3	先天性镰状网膜剥脱	1
动眼神经麻痹	1	葡萄膜缺损	1
下斜肌过动症	1	瞳孔膜残留	
上斜肌腱鞘症候群	1	**视觉传导路障碍**	
眼震	84	中枢性视力障碍	2
眼睑下垂	2	同名偏盲	1
眼睑痉挛	1	**眼球障碍**	
晶状体障碍		眼球结核	1
白内障	11	**强度屈光异常**	
角膜白斑	3	强度近视	20
		强度远视	3

注：此表系日本的丸尾统计的数据，供参考

五、小儿眼科疾病的康复

小儿眼科疾病的康复治疗原则主要有两点，一是矫正屈光，提高视功能；二是设法防止已经有障碍的视功能向重症发展。

眼科的先天性器质性疾病多数是不可能从根本上治疗的，为此家长往往是观察其经过并放置之。但是，作为医生应该设法追求一点点的可能性，以达到提高视功能的目的。还有一部分疾病的视功能障碍可逐年进展，从而发展成为重症，也可能由于一些继发障碍使原有的功能丧失。临床上应采取一些相应的措施和对策尽可能地避免疾病向重症化转变。

（一）发育性青光眼

发育性青光眼（developmental glaucoma）是胚胎期和发育期内眼球房角组织发育异常所引起的一类青光眼，多数在出生时异常已经存在，但是可以到少年儿童时期甚至青年期才发病，其时才表现出症状和体征。

1. 发育性青光眼的分类和症状

（1）婴幼儿型青光眼（infantile glaucoma）：如果是在两三岁前发病则眼压升高，常导致眼球增大。所以，如果是一只眼睛患病可表现为两眼大小不等，常有畏光、流泪和眼睑痉挛等症状。开始时可有角膜云雾状混浊，随着角膜和角巩膜缘的不断增大，Descemet 膜和内皮细胞层被伸展，最终破裂形成 Haab 纹。并有角膜水肿和畏光和流泪的突然加重。患儿可表现烦躁、哭闹，喜欢低头以避免因畏光而致的疼痛。长期持续的眼压升高会导致角膜云翳状瘢痕和晶状体的半脱位。

（2）少年型青光眼（juvenil glaucoma）：一般无明显临床症状，至出现明显的视功能损害如视野缺损时始被发现。眼压增高一般在 3 岁左右出现，通常无眼球增大症，可表现为进行性的近视，到一定程度后出现虹视、眼胀和头痛、恶心等症状。

（3）伴有其他异常的青光眼：许多累及到眼部的先天性疾病可并发青光眼，包括 Axenfeld- Rieger 综合征和 Peters 综合征等。青光眼可出现在出生前、出生时、婴幼儿期、儿童期甚至大年龄期。

2. 发育性青光眼的诊断 对可疑有青光眼的患儿进行常规的眼科检查及必要的特殊检查。

婴幼儿型青光眼可根据眼压升高、角膜增大并有云翳、Haab 纹、眼底 C/D 比值增大、房角有深棕色带（虹膜突或梳状韧带）可确定诊断。

少年型青光眼容易漏诊，对于近视加深较快或易有眼疲劳表现者应进行眼科的系统检查。

伴有其他异常眼部先天异常的患眼，如果有眼压增高即可诊断青光眼。

3. 治疗 发育性青光眼的治疗原则是一旦发现应尽早进行手术治疗，所有降眼压的药物对儿童均没有明确的临床应用有效性和安全可靠性的资料，应该参照成人的用量谨慎使用并密切观察。抗青光眼的药物仅用于短期的过渡治疗或不适合手术的患儿，以及手术后眼压控制不理想的患眼的治疗。

（二）先天性白内障

先天性白内障（congenital cataract）是出生前后即存在，或于出生后逐渐形成的先天遗传性或发育障碍的白内障。脑瘫患儿所合并的白内障常见于未熟儿，多为进行性。如果患儿合并白内障一定要注意有否合并先天代谢性疾病。

先天性白内障因其晶状体混浊的部位、形态和程度的不同而在形态学上表现各异。常见的有膜性、核性、绕核性、前极、后极、粉尘状、点状、盘状、缝状、珊瑚状、花冠状、硬核液化以及全白内障等。

先天性白内障的治疗原则是，单、双眼完全性白内障或位于视轴中央、混浊明显的白内障，应在出生后及早手术，最迟不超过6个月。双眼白内障者，可先进行一只眼的手术，另一只眼可在较短间隔的时间内进行手术。如果双眼的视力在0.3以上，可酌情决定是否手术以及选择手术的时机。

婴幼儿在患白内障以后，影响了视觉的正常发育，易产生形觉剥夺性弱视，因此白内障手术之后，应该积极地、及时的治疗弱视。

另外，因为婴幼儿的眼球仍在发育之中，屈光状态不稳定，可能伴有弱视、术后炎症反应相对较重等特点，增加了先天性白内障术后人工晶体植入的复杂性和风险性。对于植入人工晶体的手术时机问题，目前多建议在2周岁以后较为适宜。

（三）未成熟儿视网膜病变

未成熟儿视网膜病变（retinopathy of prematurity，ROP）曾经称为晶体后纤维病变（retrolental fibroplasia），患儿多为妊娠22周以下，出生体重不足1.500克。多为有吸入高浓度氧史的早产儿或发育迟缓的低出生体重儿，是婴幼儿致盲的主要原因。妊娠周数越短，体重越轻，ROP发生率越高。

此病在眼科学有特异的诊断标准，将病程分为5期。

治疗方面，第1、2期可自然退行需要密切地观察。第3期可采用冷凝和光凝，以防止新生血管的形成。如果已经发生部分视网膜脱离要采用巩膜扣带术，全视网膜脱离需进行玻璃体切除术。晚期病例疗效有限，很难达到有用视力。所以对此病重要的是早期发现，早期治疗。需要眼科医生和产科、新生儿科医生的密切配合，进行追踪观察，发现异常立即进行相应的治疗。

（四）视网膜变性

视网膜变性（retinal degenerations）包括多种眼底退行性变，眼病可以单独存在，也可以是伴有全身症状的一组病，最常见的是原发性视网膜色素变性（retinitis pigmentosa，RP）。

原发性视网膜色素变性是一组以进行性感光细胞及色素上皮功能丧失为共同表现的遗传性视网膜变性疾病。其典型症状为，夜盲、伴有进行性视野缺损、眼底色素沉着和视网膜电流图显著异常或无波型。

在治疗方面，因为此病是进行性疾病，目前尚无延迟其进展的可靠方法，对于低视力者可以试配戴眼镜或助视器，以提高阅读能力。

目前认为，紫外线有加速此病进展的可能性，所以应该鼓励患儿带遮光眼镜。

（五）视神经萎缩

具有明显脑功能障碍，伴有重度智能发育迟缓的痉挛型脑瘫患儿多合并有视神经萎缩（optic atrophy）。其临床主要表现是，视力减退和视乳头呈灰白色或苍白色、蜡黄色。此病需要结合视功能检查，如视野、色觉及视觉电生理等综合分析方可确诊。

治疗方面，一般情况下，如果视神经已经明显萎缩，想要使之完全痊愈则不易或不可能。重要的是如何使其残余的视神经纤维保持功能，使症状不进一步恶化。药物治疗方面，神经营养类药物或活血化淤扩展血管的药物、B族维生素、三磷酸腺苷、辅酶A、肌苷、烟酸、维脑路通、复方丹参等均有一定的疗效。近年来的临床证明，有许多神经生长因子也有一定的疗效。另外，已经肯定，针刺治疗对该病有效，但是必须坚持较长时间的治疗。

（六）皮质盲

皮质盲是指患儿的眼球和视神经并无异常，而是由于外侧膝状体以上包括双侧视放射和枕叶病变引起的视力丧失。患儿不能感知视觉信息，对视觉刺激无反应，也称其为中枢盲。脑瘫患儿的病情越重伴发皮质盲的比率越高。

值得注意的是，有的患儿在首次检查时检查者感觉他没有视觉反应，但是经过一段时间的详细观察往往会发现患儿实际上有视觉反应行动。例如，观察到患儿对明亮和黑暗的环境可以有不同的表情反应，或者可以用眼睛去追视缓慢移动的色泽鲜明的物体，或者对有颜色和无颜色的物体有明确的不同反应，如引起眼球的活动或表情的变化等。上述的情况常常是在安静的环境中、患儿充分觉醒的状态下被发现。所以，对患儿的检查应该有谨慎、认真的态度，更应反复多次的进行检查，以免忽视了患儿的视觉反应。要知道，有为数不少的患儿在早期被诊断为中枢盲，而在其后出现了视觉反应。

在对这类对感觉刺激的反应很弱患儿进行治疗时切记不可用强的、大的刺激，因为这样常会引起患儿的反射性防御反应，其结果是适得其反，得到与预料相反的效果。所以。治疗时无论是应用声音刺激还是应用视觉刺激，都不可过于机械，刺激要鲜明，但其强度不可过强，要选择适合每一个患儿的、确认会引起他的适当反应的刺激强度和方式。

对于重度和婴幼儿的患儿的视力或视觉反应检查比较困难，可以应用视运动性眼震的检查方法，如PL法（preferential looking法）等进行检查。

（七）先天性无虹膜症

先天性无虹膜症（congenital aniridia）发病可能与早期胚胎发育过程中胚裂闭合不全有关，常双眼受累，可伴有角膜、前房、晶状体、视网膜和视神经异常。临床症状可有畏光和视力低下，如果伴有进行性的角膜、晶状体混浊及青光眼者常导致失明。治疗方面，可以戴有色眼镜或角膜接触镜，以减轻畏光而致不适，后者还可以起到美容的作用。

（八）先天性脉络膜缺损

典型的先天性脉络膜缺损（congenital coloboma of choroid）多在双眼发生，缺损位于视盘下方，可以通过菲薄的视网膜透见白色巩膜，边缘整齐，有色素沉着。本病常伴有小眼球、虹膜异常、视神经异常、晶状体缺损以及黄斑部发育异常等，易合并视网膜脱离。

本病无特殊治疗方法，关键是早期发现，要做定期检查。如果发生视网膜脱离可行手术治疗，尽可能地控制因视网膜脱离而导致的视功能障碍。

（九）斜视

斜视是指任何一眼视轴偏离的临床现象，其原因是双眼单视异常或控制眼球运动的神经肌肉异常。对约2000名脑瘫患儿的调查，其中有23.2%有各种不同类型的斜视，脑瘫患儿的斜视发生率大约是非脑瘫患儿的10倍。

1. 斜视的分类

（1）根据融合状态分类

1）隐斜。

2）间歇性斜视。

3）显斜。

（2）根据不同注视位置分类

1）共同性斜视：共同性斜视是指两眼球的运动具有共同性，眼位的偏斜不随注视方向的改变而变化，也不因注视眼的改变而变化。这种斜视因为有右方视或左方视等注视方向的不同，所以无眼球偏位的程度差别。

2）非共同性斜视：是指两眼的眼球运动缺乏共同性，眼位的偏斜随注视方向的改变而变化，也因注视眼的改变而变化。基本的发生原因是由于眼肌麻痹所致故也称为麻痹性斜视，此型斜视由于两眼球的注视方向不同，致使眼球的偏位程度有很大差别。此类型斜视实际上在脑瘫患儿中是不多见的类型。

（3）根据注视眼分类

1）交替性斜视：可以自由地由一眼注视交替到另一眼注视。

2）单眼性斜视：只选择用一眼注视。

（4）根据斜视发生的年龄分类

1）先天性斜视：生后早期即发现的斜视。

2）后天性斜视：生后较晚时期发生的斜视。

（5）根据偏斜方向分类

1）水平斜视。

2）内斜视或外斜视。

3）垂直斜视。

4）上斜视或下斜视。

5）旋转斜视。

6）内旋斜视或外旋斜视。

脑瘫患儿以内斜视最为多见，其中包括调节性内斜视，这是由于患儿远视的原因，水晶体进行过度的调节而引起两眼辐辏的内斜视。

（6）外斜视的分类

1）间歇性外斜视：患儿的眼睛上表现出时有时无的外斜视。

2）永久性外斜视：外斜视恒定的存在，与间歇性外斜视相比，两只眼睛的视功能差，或者一只眼睛或两只眼睛的视力差，脑瘫患儿合并的斜视多半是此类型。

3）交替性上斜位：当遮住一只眼睛时，另一只眼睛不能注视，眼球向上方转动。或者，视物模糊不清。这一类型的斜视大多数情况下，表现出两眼的视功能不良。

脑瘫患儿常有内、外斜视合并存在的较为复杂的眼肌障碍者，尤其是痉挛型的脑瘫患儿合并斜视较多。

2. 斜视的检查 诊断斜视及分类需做眼科的专科检查，有两种检查方法。

（1）眼球运动功能检查：包括眼位检查的几种方法，即遮盖-去遮盖实验、交替遮盖、遮盖加三棱镜实验、角膜映光法、kappa 角检查以及特殊类型的眼球运动功能检查等。

（2）双眼视功能检查：检查目的是判断斜视发生后功能的改变，如是否存在单眼抑制，是否保留正常视网膜对应等。

3. 斜视的治疗原则

（1）有弱视者要先进行治疗弱视。

（2）先天性内斜视需要手术治疗，手术的时机是24月龄。

（3）屈光性调节内斜视不宜手术治疗，应该全屈光处方戴镜。需要每年重新验光决定是否需要调换眼镜，调换原则是要满足视力和眼位正常。

（4）对于非调节性内斜视要在双眼视力平衡后及时手术矫正眼位。

（5）外斜视以手术治疗为主，手术的时机应掌握在视功能受损前，提倡早期手术。

（6）先天性麻痹性斜视以手术治疗为主。

（十）弱视

弱视是一种单眼或双眼最佳矫正视力低于正常，而未能发现与该视力减退相对应的眼球器质性改变。是由于生后早期，即在视觉发育的关键期的斜视、屈光参差、或双眼高度屈光不正、形觉剥夺等异常视觉经验而引起的。

1. 弱视的分类

（1）斜视性弱视。

（2）屈光参差性弱视。

（3）屈光不正性弱视。

（4）形觉剥夺性弱视。

2. 临床表现

（1）视力不良：最佳矫正视力低于正常。

（2）拥挤现象：分辨排列成行视标的能力较分辨单个视标能力差。

（3）旁中心注视。

视觉诱发电位检查可见 PVEP 潜伏期延长，振幅下降。

3. 治疗原则

（1）去除形觉剥夺因素，如尽早摘除白内障，矫正完全性上睑下垂等。

（2）配戴合适的眼镜。

（3）单眼的斜视性弱视、屈光参差性弱视在矫正屈光不正后遮盖好眼。双眼屈光不正性弱视不宜用遮盖法治疗。

（4）其他还有后像疗法、压抑疗法、光栅刺激疗法、海丁格刷训练等。

治疗弱视时年龄因素非常重要，年龄越小，疗效越高。弱视治疗目的之一是提高视力，然而更重要的是建立双眼立体视，因此进行双眼单视的巩固性治疗是必不可少的方法。

（张 剑）

第三节 听功能的发育障碍及早期诊断

一、听觉中枢及传导路

（一）听觉中枢及传导路

听觉中枢也称听区，位于大脑的颞横回，相当于 Brodmann 第41、42区。

听觉传导路由三级神经元组成。

1. 第Ⅰ级神经元 为双极细胞，细胞体位于耳蜗内的蜗神经节内，其发出的周围突至内耳的螺旋器（Corti 器），中枢突组成蜗神经，与前庭神经一起组成前庭蜗神经，即位听神经。前庭蜗神经在面神经的下方穿过内耳道底，经过内耳道，出内耳门进入颅后窝，在桥小脑三角处进入脑干，终止于蜗神经腹核和背核。

2. 第Ⅱ级神经元 细胞体在蜗神经腹核和背核内，由此两核发出轴突，一部分斜向上内方，在脑桥基底部和被盖部之间横穿内侧丘系形成斜方体，并越过中线至对侧，在脑桥被盖部的前外侧折向上行，形成外侧丘系。另一部分在同侧的外侧丘系内上行。因此，外侧丘系内含有来自两侧蜗神经核的纤维。外侧丘系在脑桥被盖部外侧上行，一部分纤维经下丘臂终止于内侧膝状体，另一部分纤维至下丘，由下丘运动细胞完成听觉反射。

3. 第Ⅲ级神经元 细胞体在内侧膝状体内，发出的轴突组成听辐射，经内囊后肢到达颞横回（听区）皮质。

由于听觉传导路的Ⅱ级纤维将左右两耳的听觉冲动传向双侧听觉中枢，所以当一侧的外侧丘系、听辐射或听区有损伤时，并不至于产生明显的听觉障碍，只有在中耳、内耳、蜗神经或蜗神经核病变时，才能引起患侧的听觉障碍。

（二）听觉通路的区分及其功能

1. 传音系统 从外耳开始至中耳的部分为传音系统，传音系统的功能是将外界的声音传递到内耳。

2. 感音系统 内耳以上的部分为感音系统，其功能是分析与处理由传音系统传递来的声音的信息（图6-5）。

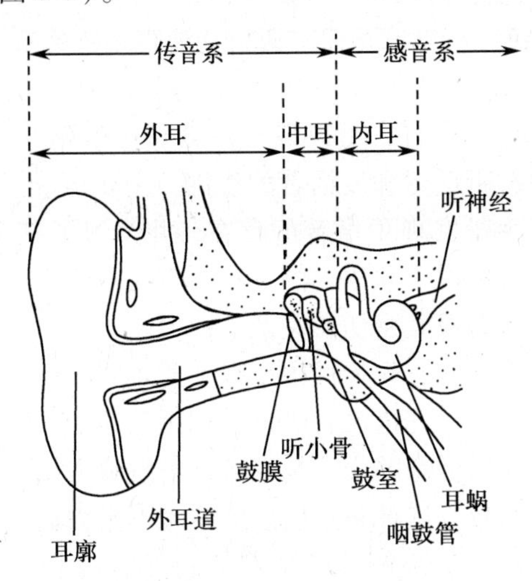

图6-5 听觉通路示意图

二、小儿听功能的发育和听力检查方法

（一）小儿听感知的发育

听知觉的发育包括从出生后具有的听功能，对声音以惊吓反射、啼哭或呼吸暂停等形式反应，到头可以转向声源、对悦耳声音有微笑反应、确定声源、区别语言的意义、判断和寻找不同响度的声音的来源等。还包括需要模仿声音，叫其名字有反应、听懂家庭成员的称呼。听知觉发育和儿童的语言发育直接相关，如果不能在语言发育的关键期内确诊听觉障碍并进行干预，可以因聋致哑。

小儿从出生后对声音的反应随年龄的增大而不断的发育变化，各个年龄阶段对声音有着相应的反应。

新生儿已经具备听觉能力，但由于新生儿出生时鼓室内没有空气，故听力稍低下。因为新生儿期是以Moro反射为中心，当有大的声响时表现为眨眼或惊吓反射，或由安静变为啼哭。新生儿的听觉域高于成人10～20分贝（dB），生后3～7天听觉敏锐度有很大提高，生后2个月前后开始出现眼睛和身体对声音的反应，以及情绪上对声音的反应等各种听性行动反应，已经能区别出笛声和铃声。3个月可将头转向声源，4个月以后能区分类别不同的语音。在生后6个月能对母亲的语音有明显的反应，并可出现将头或身体转向声音的方向的音源定位反应，这种感知不同语音的能力有助于以后语言的学习。儿童听感知的发育过程见表6-6。

表6-6 儿童听感知的发育过程

年龄	发育状态
0～1个月	对铃声有反应
2个月	区别笛声和铃声
3个月	头转向声源
4个月	听悦耳的声音时微笑
6个月	对母亲的语音有反应
9个月	可迅速、直接地两眼看声源
12个月	可听懂自己的名字，对声音的反应可以控制
18个月	能区别不同的声音，如犬吠声与汽车喇叭声
24个月	能区别较精细的声音，如揉纸声与流水声
36个月	区别更精细的声音，如“依”与“啊”等语音

（二）婴幼儿的听力检查方法

为了早期发现小儿的听力障碍，应根据月龄和发育的水平选择适当的检查方法。

1. 听性行动反应听力检查 听性行动反应听力检查（behavioral observation audiometry，BOA），是在小儿的背后发出多种不同大小的声音刺激患儿，观察其对声音的行动反应，以此来评价患儿的听力。是一种较为粗糙的筛查方法，但是检查听力比较简便易行。

2. 条件定向反应听力测定（conditioned orientation response audiometry，COB） 是将对声音的刺激的定位反应再加上光的刺激条件，使患儿对声音的定位反应得以强化和持续，从而提高检查的精确度的一种听力检查方法。

3. 游戏听力检查法（play audiometry） 是使小儿形成一听到声音就叠积木的条件反射的方法进行听力的检查方法。

4. 听性脑干反应检查法（auditory brainstem response，ABR） 是应用电生理的方法检查听力，通过将对声音的听神经～脑干水平的反应进行1000～2000次的重复组合，描绘出有6～7个波峰的波型，通过对此波型的分析来判断患儿的听力。这种检查方法可以在小儿睡眠状态和清醒状态下进行，其结果不受影响。同时对任何个体检查都具有自体的客观性，是一种较为客观的检查方法。但是，ABR并不能全面地反映被检查者的听力，有时检查者是正常人，用这种方法检查也可能有问题，所以应用此方法检查的结果要参考BOA和COR的检查结果，对患儿的听力进行反复地、综合的判断。

上述的检查方法结合临床听觉的检查结果综合判断小儿的听力状况，这些检查方法可应用于从0岁开始的小儿，判断有否难听和难听的程度，在2岁前后可以应用游戏听力检查法确定左右耳的听力和鉴别传音性难听和感音性难听。

三、听觉通路损害的症状

（一）传音性难听

传音系统发生障碍导致传音性难听，是由于外耳道、鼓膜和听小骨的障碍而影响声音的传导不良引起的难听，具体表现在传达声音的效率减低，使所听到的声音和语言呈衰减状态。外耳道闭锁、中耳炎等疾病可致传音性难听，通过手术等医学治疗可使难听得以恢复或改善。而且，听力障碍的程度很少超过中度，多数情况下应用助听器可以使听力增大。

（二）感音性难听

感音性难听是因内耳之前的中枢部的障碍引起的听力不良。感音系统发生障碍，分析声音的高度和强度的功能发生障碍，使听取的声音和语言不仅有量的衰减，同时有质的偏差。在医学上治疗比较困难，使用助听器也难以得到效果。感音性难听患者听声音的样式如图6-6所示 。

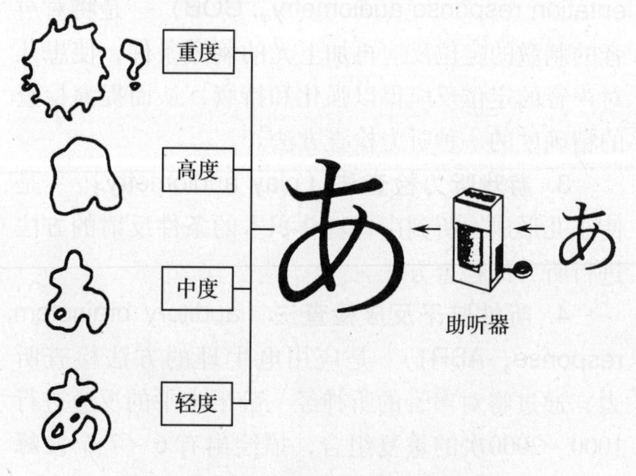

图6-6 感音性难听患者听声音的样式

（三）听力障碍程度的区分

世界卫生组织（WHO）的听力障碍程度分类如下。

1. **正常听力** 25dB以下。
2. **轻度难听** 26～40dB。
3. **中度难听** 41～55dB。
4. **次重度难听** 56～70dB。
5. **重度难听** 71～90dB。
6. **极重度难听** 90dB以上。

（四）听功能障碍与语言功能障碍的关系

小儿生后数周即有特定的辨别语言和声音的能力，生后3个月，可以发出声音与母亲相互交流，开始理解听话者和发话者的作用。小儿通过这种相互交流手段发现了声音的存在，并学习了其意义。因此，可以说小儿语言的发育与生后数月间听功能的发育有着极其密切的关系。

如果小儿有先天性中度以上的难听，在尚没有发现之前几乎完全没有听见过周围的声音。其结果是，婴儿与母亲的交往是在听觉信息缺失的状态进行的，而且，这种听觉信息的缺失不易被周围的人发现，所以，会使这样的状态持续存在直至被发现。因此，这样的小儿就不能发现作为交往手段的声音的存在，当然就不能学习声音的意义。于是不单纯是只有听功能的障碍，也严重影响了语言的发育，这也是先天性难听的最大问题。

四、听知觉障碍的治疗

（一）对小儿早期学习交流手段的指导方法

一旦发现小儿难听，不论其年龄是多大，其语言发育的水平都是处于不能理解和表现语言的前语言阶段，在与母亲的相互交往中也常常容易以某种身体语言或手势来表示，不能自发地注视母亲的颜面和嘴。因此，使其与母亲的相互的交往发生了质的转换。

所以，对听力障碍儿的早期治疗目标是必须使他与母亲之间建立起最基本的交流关系。即最大限度的用听觉的补偿、视觉的补偿以及触觉的补偿来替代以前以听觉信息缺失所进行的交流方式，转换为患儿能接受的交流方式。特别是通过眼、手、口三者结合的形式将视觉信息以表情、口形、手、事物、玩具等方式和听觉信息统合在一起，使难听儿接受。具体方法是，当想让难听儿知道某一物品时，母亲首先将这一物品拿到小儿的面前，并要放在小儿眼睛的高度，在引起小儿的注意后让小儿看母亲的颜面的表情和嘴，与此同时用稍大的声音、清晰地、自然的速度再加上手势与小儿说话，同时，要反复的观察是否已经将眼、口、手三者结合的信息传达给小儿。可反复进行，直至达到让小儿明白的程度。

能使这种基本的交流关系成立的基础是，由语言构造的侧面即声音的韵律、词汇、统一语言等和言功能的侧面即传达、认识、调整、思考等两方面综合形成的交流能力。

（二）补偿听觉的方法

对难听儿的补偿手段有两种，即助听器和人工内耳。

1. 助听器　婴儿应该应用挂在耳朵上的轻型的助听器，原则上是两只耳朵都要用，0岁的小儿即可以应用。合并脑瘫、运动障碍的难听儿可应用婴儿用助听器。两侧外耳道闭锁症的患儿可应用骨导式助听器。

在选择助听器时一定要适合小儿的听力，可以应用音质调节器等进行必要的调节。中度以上的感音性难听应用助听器可以增大声音，但难以解决音质的偏差问题。在应用助听器的同时，为了促进学习听觉。要进行必要的指导。

2. 人工内耳　人工内耳是感音系统的代用装置，适用于应用助听器无效的最重度的难听，是由埋入内耳耳蜗的电极和外部的装置构成，对因脑膜炎而失聪的患儿有效。

（三）语言指导法

在我国已经在许多年前就设立了聋哑学校，对难听小儿进行教育和语言指导。指导方法有两种，一是以声音和读话为主体的听觉、口语法。二是声音、读话、手语、手指文字等综合的整体交流法。具体的选择，应该根据患儿的发现难听的年龄、听力的程度、辅助后的听力、学习能力、家庭环境、双亲对患儿的养育态度等，选择最适合、最现实的方法。

五、脑性瘫痪合并听力障碍

（一）脑性瘫痪合并听力障碍的原因

听力障碍（难听）的主要原因有：遗传性、胎儿期原因、围产期原因、出生后的原因等。其中多见的是胎儿期的风疹和巨细胞病毒感染、围产期的窒息、低氧血症、新生儿期重症黄疸（核黄疸）、脑脊髓膜炎、脑炎、头部外伤等。上述原因也是发生脑瘫的重要原因，因此从理论上来说，脑瘫合并听力障碍比较多。

（二）脑性瘫痪合并难听的比率

脑瘫合并难听的比率因不同的报告而有不同的结果，如表6-5所示。

表6-5　脑性瘫痪患儿合并难听的比率

报告者（年）	对象患儿来源	合并难听的比率及具体情况
Fisch（1955）	运动障碍学校的学生89名	难听33名（30%），其中18名为高度 难听（不随意运动型12名，痉挛型2名）
Bowley（1967）	IQ50以上的特殊学校的学生64名	难听22名（34%）（主要是不随意运动型脑瘫患儿）
Pruzewicz（1977）	2~19岁脑瘫患儿54名	52%有重度难听
Morris（1973）	特定地区的学龄前~学龄儿童285名	19%有感音性难听（其中有14%因难听而导致语言发育迟滞），患儿中有80%为痉挛型脑瘫
田口（1959）	50名	难听9名（18%）
服部（1966）	154名	难听13名（8.3%）
中野（1966）	65名	难听（27.6%）

从表中可以见到各个报告的各类患儿所具有的难听的比率不同，这是因为调查的对象、检查方法、难听的程度等的不同而致。

从上述调查中也可以看出，不随意运动型脑瘫患儿合并难听较多，是因为这一型的病因多为核黄疸。而且这一类型患儿的难听多为感音性难听，常为高音部的听力缺损的高音障碍型难听（高音急骤性难听），其运动障碍的程度和难听的程度无平行关系。另外，重症窒息后遗症、脑脊髓膜炎后遗症等原因而致的脑瘫合并难听也较多，也多为高音障碍型的感音性难听。

（三）脑性瘫痪合并听力障碍的诊断

对于脑瘫合并的听力障碍要尽可能早期发现、早期采取适当的治疗措施，因为脑瘫患儿本身由于运动障碍和智能发育的迟缓，常表现对声音的反应不良和发语的发育延迟，常因此而漏掉难听的诊断。另外，高音障碍型的难听患儿，因为其仍保留有低音和中音部的听力，有时也难以发现出他的难听。因此，对于脑瘫患儿的评价，切莫忘记对听力的检查。

可以通过日常生活中儿童的听性反应来推测患儿的难听状态。

日本的田中总结了通过患儿日常的听性反应来推测其难听状态的方法，如表6-6所示。

表6-6 根据日常的听性反应判断小儿的难听程度

日常的听性反应	应考虑的难听程度和疾病
• 完全无反应	相当高度的难听或者对声音迟钝的精神发育迟缓
• 对关门、拍手、打鼓、敲桌子的声音有反应，但听不到电话的铃音	为中～高度的难听，残留有低音部的听力
• 可以应对普通对话，但是语言发育迟滞	中等度难听，精神发育迟缓
• 呼患儿的名字时反应不速度不快，语言发育不良，但是对某些限定的声音如电视的广告非常敏感	无末梢性难听，小儿孤独症和精神发育迟缓的患儿多有此表现
• 一听见说话的声音会突然的注视说话者的口和脸	中度难听
• 多数情况下需要反复地听	轻～中度难听
• 对日常的声音反应良好，但是对语言的理解能力差	低音部的几乎正常的感音性难听，精神发育迟缓、极少见的听觉失认
• 可以正确地唱出歌曲的曲调，但是对歌词的理解非常差	250～500Hz以下，正常的高音急骤性难听，精神发育迟缓
• 对突然的、意料外的声音有时可向其转头，但对周围漠不关心，呼其名字时不转头	孤独症或者类似的精神、情绪障碍，自闭的精神发育迟缓
• 呼其名字不转头，随意的各处乱动，连短暂的注视也没有	兴奋型精神发育迟缓，轻微脑功能障碍（MBD）
• 持续性的发音障碍，如ta、sa音发音障碍	构音障碍（Dyslalie），高音部听力缺失，轻～中度难听

（四）脑性瘫痪合并难听的治疗

对中、高度的难听可以应用助听器，但是智能发育迟缓的患儿难以掌握其难听的状态，应该慎重考虑其助听器的应用问题。

助听器是可以增加音量的工具，其应用目的是给予难听儿在日间能听到声音的机会，同时丰富其对空间认知的内容，有助于语言的发育。

在对听觉障碍儿的教育领域，将患儿对自己听到的各种声音进行辨别、认知、理解的能力称为听能，为了促进听能的发育，可以通过脑的可塑性来进行，必须从幼儿开始训练。但是，对于脑瘫患儿中有明显的精神发育迟缓者，在掌握其难听的程度之前，最好应用助听器。

听功能训练中并不是必须全部应用助听器，让患儿听日常生活中的各种各样声音、音乐等即可以达到某种程度的听能训练的目的。特别是，对那些听觉乃至听能发育迟缓的小儿，其中不可否认的是有部分是末梢听觉器官健全的病例，对这样的病例可以不用助听器进行训练，同时对其听力的状态进行追踪随访，一旦判明有难听，则应该应用助听器。

（张 剑）

第四节 其他感知觉的发育与障碍

一、嗅觉、味觉解剖学基础与发育

（一）嗅觉和味觉的解剖学基础

1. 味觉 味觉是个体辨别物体味道的感知觉，味觉首先是因气味刺激味蕾，然后从味蕾发出神经冲动传到颅内嗅觉和味觉中枢，使人尝到味道。成千上万个细小的味蕾分布在大部分的舌表面，进入口中的食物刺激味蕾。舌的不同部位的味蕾辨别不同的味道，舌尖部的味蕾辨别甜味，舌的两侧辨别咸味和酸味，舌的后部分则辨别苦味（图6-5）。这四种基本的味觉结合起来能产生一个广泛的味觉。

2. 嗅觉 嗅觉是辨别物体气味的感觉，嗅觉内皮细胞位于鼻内黏膜上，内含有辨别气味的神经末梢即嗅神经。来自空气传递的气味的分子进入鼻腔后，即刺激嗅神经细胞上的微小毛状突起即纤毛，这种刺激通过神经末梢的突起即嗅球传递神经冲动，沿嗅神经到达颅内的嗅觉和味觉中枢，中枢把这些神经冲动理解为特定的气味（图6-7）。通过这一过程，就可以辨别出来成千上万种不同气味。

3. 嗅觉和味觉的综合作用　嗅觉和味觉是紧密联系的，舌的味蕾辨别味觉，鼻的神经辨别嗅觉，两种感觉传递到能综合识别、评价信息的大脑嗅觉味觉中枢。一些简单的味道，如咸味、苦味、甜味和酸味，没有嗅觉时也能被识别；但复杂的气味（如木莓），则同时需要嗅觉及味觉两方面的功能才能被识别。

为了辨别多种味道，需要大脑的嗅觉和味觉感受器共同发挥作用，进行综合分析、处理后识别出发出气味和品出味道的物品的名称。例如对巧克力的辨别，大脑要同时感觉从味蕾传来的甜味和从鼻腔传来的浓浓的巧克力香味的刺激，使人知道这是巧克力。

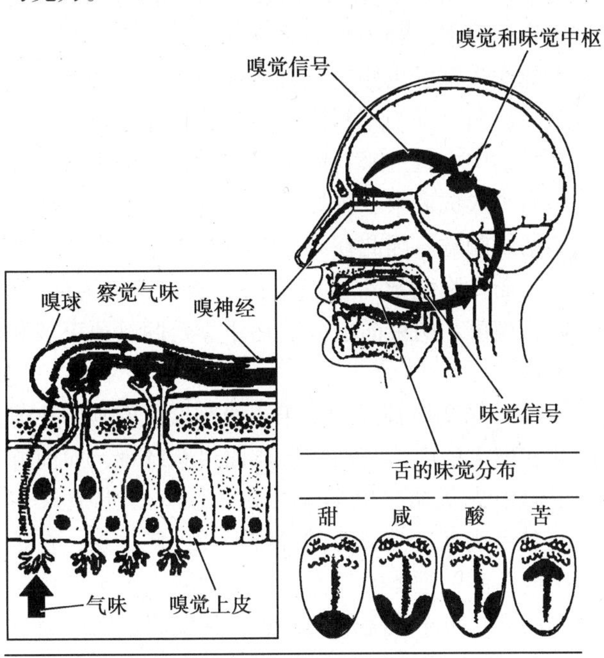

图6-7　嗅觉和味觉的解剖学示意图

（二）嗅觉与味觉的发育

小儿出生时嗅觉中枢及其外周器官已经发育成熟，哺乳时小儿闻到奶香就会寻找母亲的乳头，4个月的婴儿能比较稳定的区别好的气味和不好的气味，例如比较喜好闻茴香油味而不喜欢难闻的臭胶味。7～8个月时嗅觉发育已很灵敏，生后第二年已经能识别各种气味。

儿童味觉的发生也比较早，新生儿时期就能对不同的味觉物质发生不同的反应，对微甜的糖水表示愉快，表现出吸吮速度加快，间歇时间缩短；而对酸的或的苦的东西表现出一种特有的消极表情，如皱眉、闭眼、张嘴等。4～5个月以后的婴儿味觉更加敏感，是味觉发育的关键时期，此期应适当喂食各种食物。对任何食物的改变都会表现出敏锐的反应。

二、嗅觉和味觉障碍

（一）症状

嗅觉和味觉障碍很少危及生命，患者可能不会急于求医。然而，嗅觉和味觉疾病却常使人感到沮丧，因为影响人们享受食物、饮料和令人愉快的香味，也影响人们辨别有害的化学物质和气体的功能，可能会由此导致严重的后果。因而，有时嗅觉和味觉的疾病也可能成为严重的问题。

1. 嗅觉丧失或减低　嗅觉丧失或减低也称为嗅觉缺失，是嗅觉和味觉障碍中最常见的类型，由于辨别气味大部分是靠嗅觉，如果感到食物无味，则应首先注意到是否有嗅觉减低。

嗅觉受鼻腔、传入脑的嗅觉神经及大脑病变的影响。例如：普通感冒引起的鼻塞就可以使嗅觉减低，这是因为气味不能到达嗅觉感受器的原因。由于嗅觉具有影响味觉的能力，所以感冒的人，通常有食欲不佳的症状。流感病毒也能使嗅觉细胞暂时的损伤，因此患流行性感冒后，一些患者可以持续数日甚至数周没有嗅觉和味觉。

偶尔，嗅觉和味觉丧失会持续数月，甚至永久性丧失。嗅觉细胞能被严重的鼻窦感染或癌症放疗损害及破坏。然而，绝大多数永久性嗅觉丧失的原因是头部创伤，常发生于交通事故后。这是由于含有嗅觉感觉器的嗅神经纤维，在筛板（分隔颅内与鼻腔的颅底骨面）处被切断。有的人在出生时就没有嗅觉，但很罕见。

2. 嗅觉过度敏感（嗅觉过敏）　比嗅觉缺失少见得多，临床表现为气味有时被歪曲，如将正常的气味感觉成为不愉快的气味（嗅错觉），这是由于鼻窦感染或嗅神经部分损害。嗅错觉能因为口腔卫生差而导致口腔感染出现难闻气味被鼻感觉。有时抑郁症患者可以出现嗅错觉。发作部位在嗅觉中枢的癫痫会产生短暂的、强烈的和令人不愉快的嗅觉感受（嗅幻觉），这些不愉快的气味是癫痫发作的一部分，而非气味感觉异常。

3. 味觉减退或丧失 或称失味症，常由舌本身的病变所引起。例如：口内非常干燥，大量吸烟（特别是用烟斗吸烟），头、颈部放疗和药物的副作用如长春新碱（抗癌药）或阿米替林（抗抑郁药）等常可引起味觉的减退或丧失。

味觉异常可以由很多导致味觉丧失的相同因素引起，舌的烫伤可能暂时破坏味蕾，面瘫（面神经功能障碍引起一侧面部瘫痪）可使一侧舌的味觉迟钝。味觉异常也可以是抑郁症的表现。

（二）诊断

医生可能以用芳香油、肥皂和食物如咖啡和丁香测试嗅觉；用一些有甜味（糖）、酸味（棕檬汁）、盐味（盐）和苦味（阿司匹林、奎宁、芦荟）的物质来测试味觉。医生或牙医也可以检查口腔是否有感染或干燥（太少的唾液）。极少的情况下需要脑部 CT 或 MRI 检查。

（三）治疗

该类疾病的治疗主要是治疗病因，医生可能劝患者改服或停用可疑的药物。吃糖可以保持口腔湿润，或观察几周看这些问题是否会消失。无需处方就能购买的锌剂，据称能加快疾病恢复，尤其是对患流感引起的味觉丧失。然而，这些作用仍没有被科学地证实。

三、皮肤感觉的发育及异常

皮肤感觉包括痛觉、温觉、触觉及深部感觉，也是发育较早的知觉。

（一）痛觉、温觉、触觉

新生儿已经存在痛觉，但不敏感，对疼痛刺激会出现泛化的反应。

新生儿对温度的感受性比较敏锐，能区别牛奶或水温度的高低，尤其是对冷刺激更为敏锐，可表现出比热刺激更为明显的反应。特别是敏感的部位如嘴唇、手掌、脚掌、前额、眼睑等处，例如在物体接触嘴唇的时候，小婴儿会发生口部的动作；当物体接触到手掌的时候，就会立刻抓握住该物体等。大腿、前臂、躯干等处的触觉相对比较迟钝。

随着年龄的增长，儿童皮肤感觉的灵敏度和定位能力逐步提高，同时手部皮肤在感知周围物体的过程中起到了极其重要的作用。2~3 岁时已能辨别各种物体的属性，如软硬、冷热、粗糙与光滑等。5~6 岁时就能区别出体积相同而重量不同的两个物品。

（二）深部感觉

1. 深部感觉的概念 深部感觉是指人的感受器分布在肌肉、腱、肌膜、骨膜和关节囊等皮下深部组织中而定位不清的一种感觉。按感受器的位置，有时也被称为肌觉、腱觉和关节觉等，与皮肤感觉合称为本体感觉。通常以作用于感受器的张力和压力等机械作用为适宜刺激，深部感觉在皮肤压觉的协同作用下形成有关身体部位的位置觉和运动觉。迷路感觉有时也称为深部感觉，迷路感觉丧失可导致明显的运动失调，从这一点看，两种感觉是共同的。另一方面，因深部感觉与皮肤感觉有密切的位置关系，所以当它与后者同时产生时，可使触觉的性质无论在质或量上都变得更为精确。

2. 深部感觉的传导通路 主要叙述深部感觉的躯干和四肢的传导通路（头面部的尚不清楚）。由 3 级神经元组成。

（1）第 1 级神经元（假单极神经元）：第 1 级神经元的胞体位于脊神经节内，其周围支组成脊神经的感觉纤维，分布至躯干及四肢的肌、腱、骨膜、关节等处的深部感觉感受器和皮肤的精细触觉感受器；其中枢支组成后根的内侧部（粗纤维），进入脊髓后索后分为长的升支和短的降支，在上升和下降途中都发出侧支，直接或通过中间神经元间接地与前角运动细胞形成突触，构成脊髓反射。升支在后索中上行。来自胸髓第 5 节以下的上行纤维在后索内形成薄束，传导躯干下部和下肢的本体感觉和精细触觉。因此在胸髓第 4 节以下后索内只有薄束，而在胸髓第 4 节以上的后索中内侧为薄束，外侧为楔束。两束向上分别终止于延髓的薄束核和楔束核。

（2）第 2 级神经元：第 2 级神经元的胞体在薄束核和楔束核内，其轴突形成内弓状纤维，向前绕过延髓中央灰质至其腹侧，左右交叉，形成（内侧）丘系交叉。交叉后的纤维形成内侧丘系，在延髓中线两侧、锥体的后方上行。内侧丘系至脑桥向两侧展开，位于被盖部的前缘。进入中脑后，通过红核的背外侧，向上终止于背侧丘脑的腹后外侧核。

（3）第 3 级神经元：第 3 级神经元的胞体在腹后外侧核内，其轴突组成丘脑中央辐射（丘脑皮质束），经内囊后肢，最后大部分纤维投射至大脑皮质中央后回的中、上部及中央旁小叶后部。

意识性深感觉传导路损害，若在延髓丘系交叉以上，则引起对侧躯体深感觉障碍；若在丘系交叉以下则引起同侧躯体的深感觉障碍。此时让患者闭眼，他不能确定患侧肢体的位置姿势和运动方向，也失去震动的感觉。如让其闭眼站立，则身体摇晃不稳而要倾倒（感觉性共济失调）。同时，相应部位的精细触觉也存在障碍。

皮肤感觉异常可以进行病因治疗和感觉统合训练等进行康复治疗。

（张 剑）

第七章

ICF-CY 框架下的运动障碍评定

《国际功能、残疾和健康分类》（*International Classification of Functioning*, *Disability and Health*, *ICF*）由世界卫生组织（the world health organization, WHO）在1980年出版。在2001年5月22日在第五十四届世界卫生大会上，签署了在国际上使用ICF的决议（决议WHA54, 21）。标志着经过多年，由多国专家共同努力完成的ICF正式在全球使用。

中文版ICF作为WHO正式发布的6种语种之一，与其他5个版本同时发布。

ICF是一种通用的国际性的描述和测量健康的框架，是WHO在个体和人群水平上测量健康的框架结构，而“国际疾病分类”（the international classification of diseases, ICD）是对造成死亡原因的疾病进行分类。两者为我们提供了非常广泛而又非常准确的工具，可以通过它们来认识人类健康和个体及其所处的环境如何阻碍或促进生活，以实现最大的潜能发挥，对于发展中国家来说，该工具可以超越经济状况限制。

ICF-CY是《国际功能、残疾和健康分类》（儿童青少年版）的简称，2013年由WHO-FIC中国合作中心ICF分中心和中国康复研究中心康复信息研究所组织国内外相关专家完成了ICF-CY国际中文版的翻译和标准化工作。

ICF-CY源自ICF并与之兼容，用于记录不满18周岁的儿童和青少年的特征。为儿童康复奠定了理论基础，并为儿童的功能诊断、功能干预和功能评估提供了方法和工具。

因本章涉及ICY-CY框架，因此，在正文中将ICF-CY的编码用括号中的黑体数字表示。本章是介绍在ICF-CY的框架下除了用限定值评定之外的其他评定方法。

第一节　评定的一般原则

一、评定的目的与原则

（一）评定的目的

评定是为了正确地了解患儿的综合情况，达到为正确制定治疗程序提供依据的目的，通过对运动障碍儿姿势、运动发育情况详细地判断及神经学症状的检查，明确如下情况。

1. 患儿的姿势、运动发育水平、障碍的部位和程度及产生原因和可能的发展趋势。

2. 了解患儿的神经反射发育情况　如原始反射是否存在、是否有病理反射、自律姿势反应发育的程度等。

3. 肌张力异常的范围和分布　是否存在异常的姿势、运动模式和代偿的姿势、运动模式、联合反应及其状态。

4. 了解是否存在可能发生挛缩和变形的因素，有否已经发生关节挛缩和变形。

5. 全面了解患儿语言、智能、认知、摄食功能、社会性、情绪等方面的情况。

（二）评定的原则

1. 综合性评定　运动障碍儿的临床症状绝不止于运动方面，常合并精神、认知、情绪、智能、语言等多方面障碍，所以在评定时一定要将患儿看作为一个整体，从各个方面去综合评定。

2. 定期评定　因为运动障碍患儿的临床症状复杂，所以不能通过一次评定就能全面了解其障碍的全部情况，也不能凭一次评定就决定治疗方案，评定应该分为初期评定、再次评定和最后评定三个步骤。

（1）初期评定：初期评定是在刚刚接触患儿时对其进行的评定，由于患儿会有恐惧感和紧张感，在进行评定的过程中往往不能表现出他的实际运动发育水平，也因为评定人员初次接触患儿对其不了解，评定结果未必是很准确的，所以此次评定只是着重于找出急需治疗的问题，以便采取相应的治疗方法和手段。根据初期评定的结果所制定的治疗方案只不过是试验治疗，要在治疗中详细观察患儿对治疗的反应，判断治疗的方法和手段正确与否，找出不当之处，为再次评定做准备。

（2）再次评定：在经过初期评定后治疗一定时间后，一般是一周或二周后，一定要对患儿进行再次评定。此次评定重点是了解在前一段时间的治疗中患儿的反应和变化，并评定前次评定的正确性、治疗的有效性。根据患儿的反应和变化及治疗的成效决定在原来的治疗方法和手段中有哪些的可以保留的，哪些是需要改变的，据此制定下一步治疗方案。

再次评定不是只进行一次，要根据患儿在治疗过程中的情况，进行多次，一般是每3～4周进行一次。在治疗过程中如有特殊情况，如患儿有大的病情变化等要进行即时的评定。

（3）最后评定：患儿经过治疗在出院时要进行最后的评定，此次评定的目的是掌握患儿入院期间的治疗效果，同时了解目前仍存在的问题，对患儿今后的治疗和家庭疗育提出具体的建议，并指导家长如何进行家庭疗育。

二、参加评定的人员

评定不是一个医生或一个治疗师的单独作业，而是应该组织一个评定小组，这个小组要有医生、物理治疗师、作业治疗师、语言治疗师，另外还要有心理测定人员、家庭访问员、社会工作者、教师、保姆等各类专业人员。其中，要以医生为核心，由医生来领导评定小组进行评定及总结，各类专业人员要密切配合。在初期评定阶段各类专业人员要各自收集患儿的相关资料，在此基础上进行小组集中评定。

三、评定与治疗一体化

对运动障碍儿的评定至关重要，通过评定掌握患儿脑损伤的程度和脑的潜在能力，为制定整体治疗目标和选择治疗方法提供依据。进行治疗以后针对患儿的反应进行再次评定，然后再制订治疗方案，如此循环往复的进行。可以说，在康复治疗中，治疗与评定是一体化的过程（图7-1）。

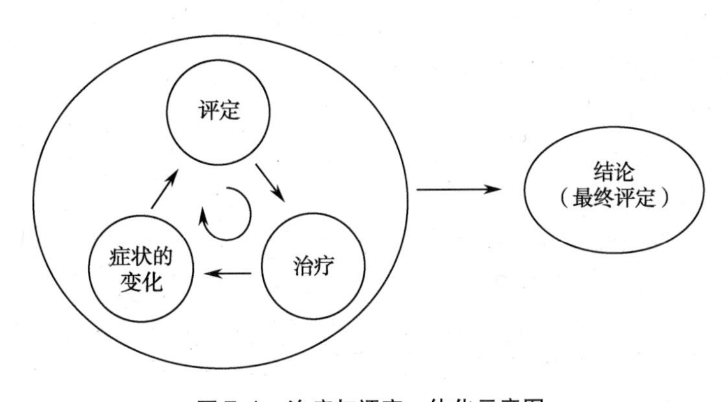

图7-1 治疗与评定一体化示意图

四、观察与询问

评定中重要的一环是对患儿的观察，观察应该从家长带着患儿进入诊室即已经开始，在观察的同时要对家长进行询问，观察与询问具体从以下几方面进行。

1. 患儿的表现 是动态的还是静态的，对医生和治疗师的态度是恐惧的还是友好的。

2. 观察 评定前首先让患儿坐于家长膝上，观察家长抱扶患儿的方式、对患儿支持的部位和范围大小。然后，让家长为患儿脱衣服，观察脱衣服的方式及患儿在脱衣服过程中自己可以做哪些动作。再让患儿离开家长的膝坐于检查床上，观察患儿离开家长时的态度及坐于床上时所做的动作。

3. 观察患儿的自发活动 尤其是对婴儿患者，要在仰卧位和俯卧位上观察其上、下肢有无自发活动和活动的质与量。如患儿可以移动，要观察其移动的方式、活动的耐久力、是独自地移动还是需要在他人的辅助下移动，辅助程度的大小。

4. 观察手的运动 给患儿玩具让其玩耍，观察患儿是如何应用自己的手去玩耍的，例如是否可以主动去抓握、抓握的方式（包括对不同大小玩具的抓握方式）、玩玩具的方式、两只手有无协调动作、是否可将玩具在两只之手间进行互换等。

5. 设定不同的场景 使患儿进行各种各样的活动，诱导其体位变换和操作各种物品，从中观察患儿的姿势与运动的情况。

6. 诱发患儿的语言 注意观察其语言表达、理解能力及发音情况。根据患儿对周围环境和人的反应和语言表达等方面表现初步了解其智能、认知等方面的发育情况。

7. 询问家长 患儿在家庭中一天的生活是如何度过的，如睡眠时所采取的姿势、移动方式、游戏方式和玩具的种类、摄食方式及食物的种类、日常生活活动的完成情况等。从中分析出患儿常用的运动模式和姿势模式。

8. 询问患儿出生前、出生时、新生儿期的高危因素 判断可能的致病原因。

9. 询问患儿的粗大运动和精细运动发育史 如竖颈、翻身、爬的月龄；手的抓握动作的发育情况等，判断其发育的阶段和发育的时间过程。

10. 询问患儿的家庭情况 如父母的文化程度、职业、与患儿平时的关系、对患儿的疾病的认识、对患儿的养育态度等。

11. 询问有无如癫痫等合并症 询问家庭中有无遗传病史，父母是否为近亲结婚。

12. 简单的操作 在观察与询问的同时，可以对患儿进行简单的操作，如变换患儿的体位、减少对患儿的扶持等，并观察患儿对操作的反应。

（陈秀洁）

第二节 身体功能与结构评定

一、精神功能

以下括号中的数字为ICF-CY的编码：

（一）智力功能评定（b 117 智力功能）

评定方法：

（1）智力发育里程碑：正常婴儿发育里程碑可以用于评定儿童各方面的发育水平和治疗效果，方法简单易行，可以初步了解患儿的发育状况。评定者要充分掌握各月（年）龄正常儿童的发育规律和过程。需要注意的是，正常儿童发育有着明显的个体差异，所以要进行定期评定。

（2）中国比内测验：该量表最早版本是由法国心理学家比内（A. Binet）和咨询师西蒙（T. Simon）于1905年编制而成，称比内-西蒙量表，是世界上第一个正式的心理测验量表。1924年，我国专家对比内-西蒙智力量表进行了修订，称为《中国比内-西蒙智力测验》；之后1936年进行了第二次修订，称为《中国比内-西蒙量表》。吴天敏教授1982年完成的中文版第三次修订本，称为《中国比内测验》。

该测验共有51个项目，从易到难排列，每项代表四个月智龄，每岁三个项目，可测验2～18岁被试者。在评定成绩的方式上，放弃了比率智商，采用离差智商的计算方法来求IQ。中国比内测验必须个别施测，并且要求主试必须受过专门训练，对量表相当熟悉且有一定经验，能够严格按照测验手册中的指导语进行施测。量表主要涉及4大认知领域（言语推理，数量推理，抽象与视觉，短时记忆）。为了节省时间，编制者在《中国比内测验》的基础上还制订了一份《中国比内测验简编》，由8个项目组成，可用于对儿童智商的粗略估计，20分钟即可进行完评定。其特点是，从易到难；农村和城市可共用一套量表；平均数为100，标准差为16。

该量表对于儿童认知与智力具有较好的评定价值。可以应用于运动障碍儿童智力测试。

（3）韦氏智力量表：韦氏智力量表（Wechsler Intelligence Scale）由美国心理学家韦克斯勒所编制，是继比内-西蒙智力量表之后为国际通用的又一套智力量表，在临床工作中最为常用。智力量表包括三种：韦氏幼儿智力量表（WPPSI，1967），适用于3～6岁儿童；韦氏儿童智力量表（WISC，1949），适用于6～16岁儿童；韦氏成人智力量表（WAIS，1955），适用于16岁以上的成年人。

分测验内容有：①知识测验；②领悟测验；③算术测验；④相似性测验；⑤背数测验；⑥词汇测验；⑦数词符号（或译码）测验；⑧填图测验；⑨积木图案测验；⑩图片排列；⑪拼物测验；⑫迷津测验；⑬几何中图形测验；⑭动物房子和动物下蛋；⑮填句：一句未完的句子，要求完成。

韦克斯勒量表主要用途包括以下几方面：①便于测量各种智力因素；②测验的年龄覆盖范围大；③测量的智力范围广；④应用范围大；⑤通过心理测量可了解自己的智力水平、潜能所在，鉴定交通事故导致智力损伤，为发挥自己的优势，科学填报高考志愿，优生优育等提供科学依据。

韦克斯勒量表智力测验在临床工作中最为常用，可以应用于运动障碍儿童智力测试。

（4）贝利婴幼儿发展量表：贝利婴幼儿发展量表（Bayley Scales of Infant Development，BSID）是由美国心理学家N. 贝利等人于1933年制定的，是适用于初生～30个月婴幼儿的一种综合性量表。该量表评估是脑瘫等运动障碍儿预后评测的显著指标，对早期筛查和早期干预脑瘫高危儿有重要意义。

该量表包括3个部分：①运动量表：用于测查婴儿的大运动和精细动作；②智力量表：用于测查婴儿的视觉与听觉对刺激物的反应、手眼协调的能力、语言的感受和表达能力以及认知能力等；③行为记录：有24个项目，用于记录婴儿的情绪、合作性、对父母和实验员的反应、兴趣和注意的广度等三部分。贝利量表只记录当场测验的分数，虽然父母的报告也记下来，但不记分。运动量表的得分称“心理运动发展指数”，智力量表的得分称“智力发展指数”。其得分由实际年龄和所通过的项目算出来，相当于离差智商。贝利量表主要用于诊断，但为了对比治疗前后的效果，也常用作标准测验。

此测验评估幼儿智力发育水平相对较全面精确，但方法较复杂，适用年龄范围小。

（二）气质和人格功能评定（b126 气质和人格功能）

1. 睡眠障碍评定 睡眠障碍评定量表（Sleep Dysfunction Rating Scale，SDRS）可以对失眠的严重度进行总体评定，也可以对失眠的不同临床表现形式进行概括描述。能快速对符合《中国精神疾病分类及诊断标准》即CCMD-3中的失眠症进行量化评定，是较好的失眠严重程度的量化评定工具，具有较好的信度和效度。

2. 气质、性格评定 《儿童青少年气质、性格量表》（JTCI-S）中文版共有240条目，每一个问题陈述一种个人行为与感受，每个条目分为1～5级评分。JTCI-S中文版在中国文化背景下的门诊患者和学校学生中具有良好的信度和效度，可应用于门诊和在校儿童青少年的气质性格测试。

二、感觉功能与疼痛

（一）视功能评定（b210 视功能）

用儿童神经系统检查方法、视觉诱发电位和眼科检查方法可以评定有关的视觉感觉功能，如感受存在的光线和感受视野刺激的形式、大小、形状和颜色等方面的障碍及程度。

（二）辅助感觉功能评定

1. 前庭功能评定（b235 前庭功能） 评定位置的感觉功能及身体和运动平衡功能。

2. 本体感觉功能评定（b260 本体感觉功能） 评定对感受身体各部分相对位置的感觉功能。

3. 触觉功能评定（b265 触觉功能） 评定感受物体表面及质地或品质的感觉功能。

应用儿童感觉统合发展评定量表（children sensory integration development assessment scale）分为3～6岁和6岁以上两个量表，对儿童的前庭功能、本体感觉功能和触觉功能等进行评定。可以敏感地反映出儿童的辅助感觉功能障碍。

（三）痛觉评定（b280 痛觉）

运动障碍儿童存在预示身体某处受到潜在或实际损害而感到不舒服的感觉，如髋关节疼痛、颈椎疼痛等。大年龄儿童可根据其主诉评定疼痛部位和性质，小龄儿可应用《儿童疼痛行为量表》（FLACC）进行评定，该量表主要应用于2个月至7岁儿童，根据小儿哭闹和体态动作等判断疼痛的存在。

三、发声与语言功能评定

（一）语言精神功能评定（b167 语言精神功能）

1. 评定内容 评定识别和使用一种语言中的符号、信号和其他成分的特殊精神功能。

2. 评定方法

（1）语言发育里程碑：应用《人体发育学》中提供的正常儿童语言精神发育里程碑的指标进行评定。

（2）汉语版《S-S语言发育迟缓评定法》（sign-significate relations，S-S）：该评定法是日本音声言语医学会于1987年制定，1989年正式更名为S-S语言发育迟缓评定法，简称S-S法。1991年，中国康复研究中心将此方法引进中国，并按照汉语的语言特点和文化习惯研制了汉语版S-S评定法，于2001年正式应用于临床。

检查内容包括符号形式与内容指示关系、基础性过程、交流态度三个方面。以言语符号与指示内容的关系评定为核心，比较标准分为5个阶段。将评定结果与正常儿童年龄水平相比较，即可发现脑瘫等运动障碍儿童是否存在语言发育迟缓。

（二）言语功能评定（b310 发音功能；b320 构音功能；b330 言语的流畅和节律功能）

1. 评定内容 评定产生各种声音、产生言语声和产生言语流，以及说话的流畅性和节律的功能。

2. 评定方法

（1）语言-言语发育里程碑：应用《人体发育学》中提供的正常儿童言语功能发育里程碑的指标进行评定。

（2）构音障碍评定法：应用《中国康复研究中心构音障碍评定法》进行评定，该评定法是由李胜利等依据日本构音障碍检查法和其他发达国家构音障碍评定方法的理论，按照汉语普通话语音的发音特点和我国的文化特点于1991年研制而成。该评定法包括两大项，即构音器官检查和构音检查。通过此方法的评定不仅可以检查出脑瘫等运动障碍儿童是否存在运动性构音障碍及程度，而且对治疗计划的制定具有重要的指导作用。

（3）汉语沟通发展量表（Chinese communicative development inventory-mandarin version，CCDI）：CCDI分为2个分量表，分别用于8～16个月的婴幼儿和16～30个月的幼儿，不仅可用于8～30个月儿童的语言发展评定，也可对语言发育落后的大龄儿童进行评定，并可对语言干预效果进行评定。为了方便测试者，此量表还有短表形式，短表使用简便，可用于筛查。对CCDI的标准化结果无论婴儿表还是幼儿表，其儿童的语言发展趋势与标准化的结果基本一致。

（4）Peabody图片词汇测验（Peabody picture vocabulary test，PPVT）：PPVT用于评定2岁半～18岁的儿童和青少年的词汇能力，并可以预测智力水平。由175个图片组成，每张图片有4幅画，检查者读出其中一个词，要受试者指出于其相应的那幅画。此测验易于实施，费时短，因其不用操作与语言可适用于运动障碍和语言障碍儿童。目前已广泛应用于正常、智力落后、情绪失调或生理上有障碍儿童的智力测量。但此测验并不能全面反映智力水平，主要侧重于言语智力。

四、神经肌肉骨骼与运动有关功能的评定

（一）关节和骨骼功能评定

1. 关节活动范围评定（b710 关节活动功能） 人体各关节正常活动范围及检查方法见第三章。

2. 关节稳定功能评定（b715 关节稳定功能）

（1）关节稳定性评定：应用运动解剖学知识对身体各关节的稳定性进行评定。

（2）髋关节脱位评定：进行X线检查，应用头臼指数（acetabular head index，AHI）评定髋关节脱位的程度，AHI值表示股骨头的大小与髋臼深度相称的状态，头臼指数随着年龄增长而下降，正常值在84～85（图7-2）。

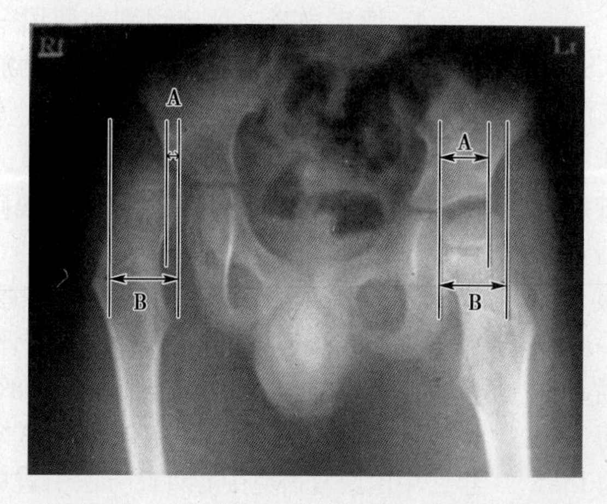

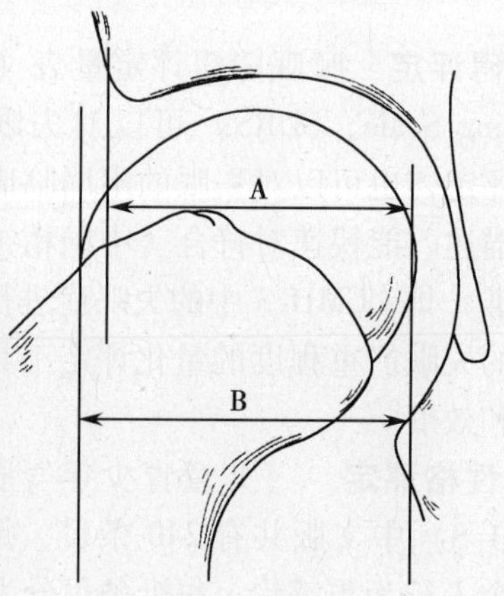

图7-2 头臼指数测定方法

（3）髋关节脱位预测：进行X线检查，通过定期观测股骨头偏移百分比（migration percentage，MP）动态预测脑瘫儿童髋关节脱位与半脱位的风险，MP值小于33%为正常，33%～50%为髋关节半脱位，大于50%为全脱位（图7-3）。

（4）关节变形与挛缩评定

1）膝关节和肘关节挛缩：由于髋关节和肘关节屈肌群的痉挛，使两关节长期处于屈曲状态，随着屈肌痉挛的增强，久而久之就会形成两关节的挛缩，使两关节伸展困难，影响其运动功能。

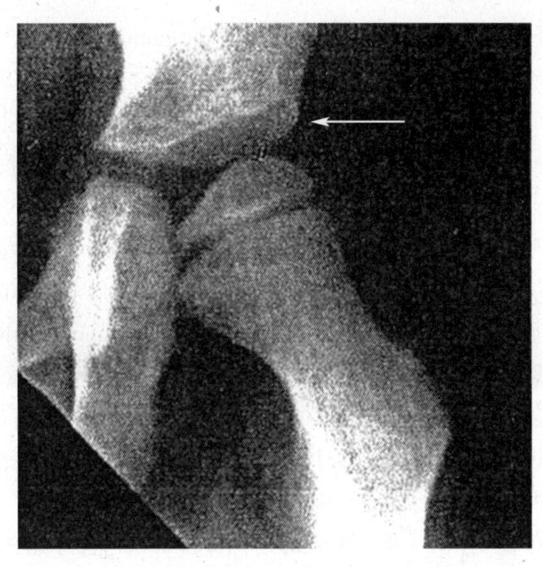
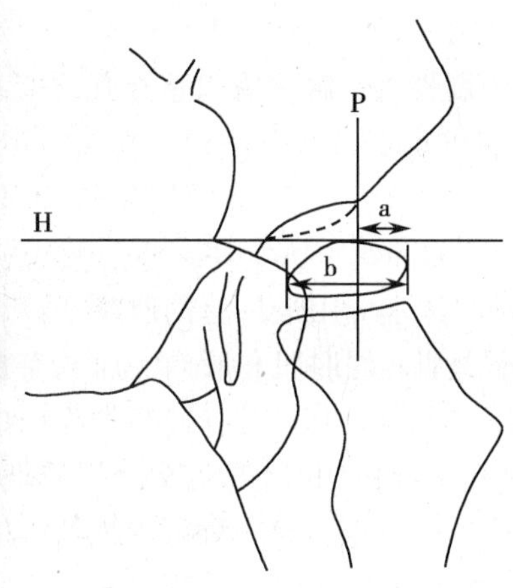

图7-3 股骨头偏移百分比测定方法

2）髋关节内收、内旋和屈曲：由于内收肌群和内旋肌群的痉挛而形成，使髋关节内收、内旋且不能充分伸展，另外还常伴有尖足和（或）足外翻，这种情况有时与膝关节的挛缩同时存在。

3）前臂旋前和拇指内收：由于前臂和手部的肌肉的痉挛而引起，常与肘关节的挛缩同时存在，也常伴有肩关节的内旋，使上肢后伸。

4）脊柱的后弯和侧弯：由于髋关节的屈曲和腰、腹部肌肉的力量减弱，而代偿地形成脊柱的后弯。脊柱的侧弯则是因为身体姿势长期处于非对称的姿位而引起。

5）胸廓变形：由于身体姿势的非对称和胸廓肌肉力量减弱，而使胸廓产生多种变形。如，扁平胸、漏斗胸、胸廓一侧塌陷等。胸廓变形会使肺部和心脏受压，影响呼吸、循环功能，甚至可危及生命。

上述变形与挛缩均见于重症患儿，在评定时应了解患儿在日常生活中惯用的姿位，活动中应用什么样固定姿势和运动模式，可以从这些异常姿势与运动中找出引起变形和挛缩的原因，同时也可以用以指导实施治疗时确定应用矫正和抑制的方法，作为儿童康复的医生还要向整形外科医生提供临床资料，协助其对患儿进行必要的外科治疗以及应用辅助用具和矫形器。

3. 骨骼活动功能评定（b720 骨骼活动功能） 脑瘫等运动障碍儿童可能存在脊柱、肩胛骨、骨盆带的活动、肢体长骨、腕骨和跗骨等的活动功能障碍，可应用运动学和运动解剖学知识进行评定。

（二）肌肉功能评定

1. 肌力（muscle strength）评定（b730 肌肉力量功能）

（1）徒手肌力评定（Mamual muscle testing，MMT）：是临床常用的肌力评定方法（见第三章）。

（2）器械肌力评定

1）等长肌力检查：在标准姿位，应用大型握力计测定一块肌肉或肌群的等长收缩（isometriccontraction）肌力，包括握力、捏力、背肌力和四肢各组肌肉肌力测定。

2）等张肌力检查：即测定肌肉进行等张收缩（isotonic contraction）使关节作全幅度运动时所能克服的最大阻力。作1次运动的最大阻力称1次最大阻力（I repetition maximum，IRM），完成10次连续运动时能克服的最大阻力为10IRM，测定时对适宜负荷及每次测试负荷的增加量应有所估计，避免多次反复测试引起肌肉疲劳，影响测试结果。运动负荷可用哑铃、砂袋、砝码可定量的负重练习器进行。此法在康复医学中应用较少。

3）等速肌力检查：用带电脑的Cybex型等速测力器进行。测试时肢体带动仪器的杠杆做大幅度往复运动。运动速度用仪器预先设定，肌肉用力不能使运动加速，只能使肌力张力增高，力矩输出增加。此力矩的变化由仪器记录，并同步记录关节角度的改变，绘成双导曲线，并自动作数据记录。这种等速测试法精确合理，能提供多方面的数据，已成为肌肉功能检查及其力学特性研究的良好手段。

2. 肌张力（muscular tension）评定（b735 肌张力功能）

（1）被动性（passive）检查：包括关节活动阻力检查和摆动度检查。

（2）伸展性检查：通过测量内收肌角、腘窝角、足背屈角的角度以及跟耳试验、围巾征等判断肌张力情况（见第三章）。

（3）肌肉硬度检查：触诊肌肉感知其硬度。

3. 痉挛程度评定

（1）痉挛评定量表：痉挛评定量表即改良Ashworth量表（Modified Ashworth Scale，MAS）简单易用，是目前临床上应用最广泛的肌痉挛评定方法，用于评定屈腕肌、屈肘肌和股四头肌具有良好的评定者间和评定者内信度，具有较高的临床应用价值，但用于其他肌肉时的信度尚需进一步研究。MAS同一评定者间信度高，是一种可靠地评定肌痉挛的方法。但评定者的经验不同会影响MAS测量结果，不同评定者间的信度较低。具体见第三章。

（2）综合痉挛量表：见第三章。

4. 肌耐力功能评定（b740 肌耐力功能）

（1）运动耗能指数（exercise energy consumption index，EEI）测定：可应用运动耗能计算器对人体各项活动所消耗的热量准确计算；

（2）运动性肌肉疲劳度测定：①最大主动收缩力量（maximal voluntary contraction，MVC）和最大做功功率检测；②最大刺激肌力检测；③表面肌电检测；④主观疲劳感检测；

（3）身体疲劳度测定：应用疲劳检测仪测定，是一种通过化验唾液中淀粉酶的含量来测量人体疲劳程度的手持式仪器。

（4）负重抗阻强度：是指负重时抗阻力的大小，根据竭尽全力时能做的次数区分为大、中、小三个强度。大强度：1～3次；中强度：6～12次；小强度：15次以上。

（5）动作重复次数：是指一组当中动作重复的次数，以组数多少区分为三个级别。

多组数：8组以上；中组数：4～8组；少组数：4组以下。

五、运动功能评定

（一）运动反射功能评定（b750 运动反射功能）

反射检查主要包括：深反射、由不良刺激引起的反射、原始反射和病理反射。

1. 深反射（b7500 牵张反射） 包括肱二头肌反射（biceps tendon reflex）、肱三头肌反射（triceps tendon reflex）、桡骨膜反射（brachioradialis reflex）、膝腱反射（patellar tendon reflex）、跟腱反射（achilles tendon reflex）、髌阵挛（patellar clonus）和踝阵挛（ankle clonus）。

2. 由不良刺激引起的反射（b7501） 包括逃避反射（Avoidance reflex）和浅反射［主要检查腹壁反射（abdominal reflex）和提睾反射（cremasteric reflex）］。

3. 原始反射（b7502 由外感受器刺激产生的反射） 主要有阳性支持反射（positive supporting reflex）、自动步行反射（stepping reflex）、侧弯反射（side-bending reflex或Galant reflex）、手掌握持反射（palmar grasp reflex）、足底握持反射（plantar grasp reflex）、拥抱反射（Moro反射）、手和足安置反射（placing reflex）等。

4. 病理反射（b7508 其他特指的运动反射功能） 包括Babinski征、Oppenheim征、Gordon征和Hoffmann征。

（二）不随意运动反应功能评定（b755 不随意运动反应功能）

证据：检查主要包括姿势反射、矫正反应、保护性伸展反应、平衡反应。

1. 姿势反射 包括非对称性紧张性颈反射（asymmetric tonic neck reflex，ATNR）、对称性紧张性颈反射（symmetric tonic neck reflex，STNR）和紧张性迷路反射（tonic labyrinthine reflex，TLR）。

2. 矫正反应

（1）在一定时期出现，一定时期消失的反应：颈矫正反应（neck righting reaction）、身体-头部矫正反应（the body righting reflexes acting on the head）和身体-身体矫正反应（body righting reflexes acting on the body）。

（2）在一定时期出现，持续终生存在的反应：视性矫正反应（optical righting reaction）和迷路性矫正反应（labyrinthine righting reaction）。

3. 保护性伸展反应（protective extension reactions） 或称支撑反应或防御性反应：包括前方保护伸展反应（降落伞反应）、坐位等各体位上、各方向的反应。

4. 平衡反应

（1）倾斜反应（tilting reactions）：分别在俯卧位、仰卧位、坐位、四点支持位蹲位和立位上检查。

（2）立位平衡反应：包括跳跃矫正反应（Hopping reaction）、迈步矫正反应（stepping reaction）、背屈反应（dorsiflexion reaction）。

具体检查方法见第三章。

（三）随意运动控制功能评定（b760 随意运动控制功能；b7602 随意运动的协调）

1. 平衡功能评定

（1）简易评定法

1）静态平衡：人体在无外力情况下维持某种姿势的过程。

2）动态平衡：①自我动态平衡；②他动动态平衡。

（2）量表评定

1）Fugl-Meyer 平衡功能评定法。

2）Carr-Shepherd 平衡评定法。

3）Semans 平衡障碍分级法。

（3）人体平衡测试仪。

2. 协调功能评定

（1）观察法。

（2）协调性试验。

1）平衡性协调试验。

2）非平衡性协调试验。

以上具体评定方法见第三章。

（四）自发运动功能评定（b7610 自发运动）

运动障碍儿存在与整体和个别的身体部位运动的频率、流畅性和复杂性相关功能障碍，例如婴儿的自发运动减少等。

评定方法：

1. 采用神经系统检查方法。

2. 可采用全身运动评估（GM_S）方法评定 小婴儿全身运动是最常出现的、最复杂的一种自发性运动模式，是指整个身体参与的运动，上肢、下肢、颈和躯干以变化运动顺序的方式参与这种全身运动，在运动强度、力量和速度方面具有高低起伏的变化，运动的开始和结束都具有渐进性，沿四肢轴线的旋转方向和运动方向的轻微改变，使整个运动流畅优美并且复杂多变。

全身运动最早出现于妊娠9周的胎儿，持续至出生后5～6个月。通过全身运动的观察，可以有效地评估小婴儿神经系统的功能。

（五）不随意运动功能评定（b765 不随意运动功能）

评定内容：某些类型脑瘫等运动障碍儿童存在肌肉与肌群无意识、无目的或目的不明确的不随意收缩功能。肌肉不随意收缩（b7650 肌肉不随意收缩）：不随意运动、手足徐动症、张力障碍。震颤（b7651 震颤）：包括眼球震颤、意向性震颤等。

评定方法：应用儿童神经系统检查方法评定。

（六）步态功能（b770 步态功能）

脑瘫儿存在步行、跑步或其他全身运动相关运动类型的功能障碍，通过评定了解障碍程度。

1. 定性分析

（1）异常步态。

（2）目测观察被检查者行走过程，做出大体分析。

2. 定量分析法

（1）足印法。

（2）足开关。

（3）电子步态垫。

（4）三维步态分析系统进行定性分析。

以上具体评定方法见第三章。

（七）感觉功能评定（b780 与肌肉和运动功能有关的感觉）

应用儿童神经系统检查方法可以评定与肌肉或肌群运动相关的感觉功能，包括（b7800 肌肉僵硬的感觉，b7801 肌肉痉挛的感觉）

六、结构评定

（一）发声和言语结构评定

脑瘫儿童存在与发声和进食有关的口腔结构方面的障碍，影响发音与进食功能。

1. 口腔的结构（S320 口腔的结构：S3200 牙齿、S3202 腭的结构、S3203 舌和 S3204 唇的结构）。

2. 咽的结构（S330 咽的结构，S3301 口咽）。

3. 喉的结构（S340 咽的结构，S3400 声带）。

（二）与运动功能有关的结构

身体各部位的异常姿势（S770 与运动有关的附属肌肉骨骼的结构）和异常运动是脑瘫等运动障碍儿的主要临床症状和体征，它可以导致运动障碍和继发畸形并加重运动障碍。

应用运动学和运动解剖学知识并根据临床表现进行评定。

（陈秀洁）

第三节 活动与参与的评定

一、交流能力评定

（一）理解能力评定（d310 交流-接收-口头讯息）

1. 评定内容 评定患儿理解在口语中传达信息的表面和隐含意义，如理解被陈述的事实或一种惯用语表达；另外评定回答和理解口头讯息的能力。

2. 评定方法

（1）格塞尔发育诊断量表（Gesell development diagnosis schedules，GDDS）：具有临床诊断的价值，它不仅适用于测量幼儿的发展水平，而且比其他量表更适用于伤残儿，被认为是婴幼儿智能测试的经典方法。适用年龄范围是0～6岁。1岁内以每4周为一个阶段，而以4周、16周、28周、40周、52周作为枢纽年龄，1～3岁间则以3～6月为一个阶段，以18月、24月、36月为枢纽年龄。量表主要从五个方面对婴幼儿的行为进行测查：①适应行为；②大运动行为；③精细功能；④语言行为；⑤个人-社会行为。该量表给出每个年龄段婴幼儿各种行为的发展常模，且都包括上述五个方面，共计63项。格塞尔使用了“发展商数”的概念，该量表的特点是诊断较可靠，但测查比较繁杂费时。为满足实践需要，一些研究者从原量表的每个方面抽出1～2项，组成简明扼要的初查表，对儿童较快地作出初步筛选，如有问题再用原量表作正规检查。该量表已成为婴幼儿发展测验的范型之一。

格塞尔量表具有临床诊断的价值，可以应用于脑瘫等障碍儿童各方面发育测试。

（2）贝利婴儿发展量表中的智力量表（参照本章第一节）。

（3）S-S语言发育迟缓评定（参照本章第一节）。

（二）表达能力评定（d330说）

1. 评定内容 对以讲话的形式产生词汇、短句和更长的段落以表达表面和隐含意义，如以口语来表达事实或将故事方面的进行评定。

语言功能包括说的能力、表达能力和理解能力，在正常的言语-语言能力发育过程中三者缺一不可，所以评定时要从上述三方面进行。

2. 评定方法

（1）应用S-S语言发育迟缓评定法和构音障碍评定法评定表达能力。

（2）应用格塞尔发育诊断量表评定儿童的表达能力。

二、粗大运动功能评定

1. 评定内容

（1）改变和保持身体姿势功能评定

1）改变身体的基本姿势功能（d410改变身体的基本姿势）：评定体位转换、和摆出各种姿势的能力。

2）保持身体姿势功能（d415保持一种身体姿势）：评定在特定环境下保持同一身体姿势的能力。

（2）移动运动功能（d420移动自身）：评定在不改变身体姿势的前提下从一处表面移动到另一处的能力。

（3）上肢的粗大运动功能（d430举起和搬运物体）：拿起一件物品或将某物从一地拿到另一地，如拿起一只杯子或一件玩具，或将一个箱子或一个孩子从一个房间抱到另一个房间。包括（d4300举起）、（d4301搬运）、（d4302用手臂抱起）、（d4303用肩、臂和背搬运）、（d4304用头顶）和（d4305放下物体）。

（4）用下肢移动物体的功能（d435用下肢移动物体）：评定完成协调性动作的功能，用脚或腿移动物体，如踢球或蹬自行车踏板的能力。

1）用下肢移动物体的能力（d4350用下肢推动）：评定用腿和脚发力使物体移开，如用脚推移椅子等能力。

2）踢的能力（d4351踢）：评定用腿和脚把物体踢开的能力，如踢球。

（5）通过步行运动进行移动的功能（d450步行和移动）：评定靠脚在地面上一步步走动的活动能力，包括不同距离和绕障碍物走。

（6）通过其他方式进行移动的运动功能（d455到处移动）：评定爬行、跑、跳跃等活动能力。

（7）在不同场合进行移动的功能（d460在不同地点到处移动）：评定在住所内外及其他建筑物内外到处移动的活动能力。

2. 评定方法

（1）粗大运动发育里程碑：人体发育学中提供了正常儿童粗大运动发育里程碑的指标。

（2）粗大运动功能分级系统（gross motor function classification system，GMFCS）：GMFCS是根据脑瘫儿童运动功能受限随年龄变化的规律所设计的一套分级系统，能客观地反映脑瘫儿童粗大运动功能发育情况，GMFCS扩展修订版（Expanded and revised Gross Motor Function Classification System，GMFCS E&R）修订了GMFCS 6～12岁组的内容，并增加了12～18岁组的评定，目前完整的GMFCS分级系统将脑瘫患儿分为5个年龄组（0～2岁；>2～4岁；>4～6岁；>6～12岁；>12～18岁），每个年龄组根据患儿运动功能的表现分为5

个级别，Ⅰ级为最高，Ⅴ级为最低。英文版和中文版均具有充分心理测量学特性研究报道，包括内容效度、结构效度、平行效度、重测信度、评估者间信度以及稳定性，尤其对于家长参与GMFCS评估做了大量的研究报道，以上结果均令人满意。

GMFCS目前在国内外脑瘫康复中被常规使用。

（3）粗大运动功能评定量表（gross motor function measure，GMFM）：GMFM是国内外公认的脑瘫粗大运动功能测试工具，属于标准对照发展性量表，能有效反映脑瘫等运动障碍儿童运动功能改变，具有正常运动功能的儿童在5岁以内能完成所有项目。目前包括GMFM-88和GMGM-66两个常用版本，GMFM-88包括88个项目，分5个功能区：A区（卧位与翻身）；B区（坐位）；C区（爬与跪）；D区（站立位）；E区（行走与跑跳）。GMFM-66属于等距量表，能提供测试项目的难度表，便于设定康复干预目标。GMFM量表是以脑瘫患儿为样本构建的测量工具，具有很强的针对性，英文版和中文版都具有完整并且令人满意的心理测量学特性报告，包括内容效度、内在效度、结构效度、区分效度、平行效度、内在信度、重测信度、不同评定者间的信度、反应度、精确度。

GMGM-66在0～3岁脑瘫儿童粗大运动评定中同GMFM-88有良好的信度和效度，能定量地反映脑瘫儿童粗大运动功能状况和改变，适合对早期治疗的脑瘫儿童进行粗大运动功能评定。

（4）Peabody运动发育评定量表-PDMS粗大运动部分：PDMS粗大运动部分是全国性标准化评估方法，是目前在国外康复界和儿童早期干预领域中被广泛应用的一个全面的运动功能评估量表，适用于评估6～72个月的所有儿童（包括各种原因导致的运动发育障碍儿童）的运动发育水平。PDMS-2粗大运动评估量表包括151项，分别测试反射、平衡、获得与释放、固定和移动等5个技能区的能力。粗大运动功能测试的内容根据每个被测试者年龄而有所不同，但都包括了3个分测试，12个月以下（不含12个月）的婴儿需要测试反射、固定和移动能力，而12个月以上的儿童则要测试固定、移动和物体控制能力。很多人对其信度和效度进行了检验，结果发现在不同的测试者、不同时间的测试之间有着良好的相关性。PDMS-2在内容描述效度、效标预测效度、结构认定效度上都具有完整并且令人满意的心理测量学特性报告。

（5）Alberta测试量表（Alberta Infant Motor Scale，AIMS）：AIMS是一种设计优良的心理学测量学上理想的工具，这个工具测量的是单一的内容，即大运动的成熟度，适用于测量婴儿运动发育中微小的提高。适用于所有0～18个月龄婴幼儿，Albert测试量表可以识别出所有类型的运动发育迟缓婴儿，包括表现为运动发育不成熟及有异常运动模式的严重运动发育迟缓婴儿。共58个项目包括俯卧位21个、仰卧位9个、坐位12个、站立位16个项目。所有的58个条目几乎都是沿着运动发育的连续轨迹。AIMS与Peabody和Bayley婴幼儿运动量表具有高度一致性，AMIS是一个可信且有效的评定婴幼儿运动发育的工具。

（6）格塞尔量表（参照本章第一节）。

（7）贝利婴儿发展量表（参照本章第一节）。

三、精细运动功能评定

1. 评定内容

（1）手的精细运动功能（d440精巧手的使用）：评定用单手、手指和大拇指完成拾起（d4400）、抓住（d4401）、操纵（d4402）和释放（d4403）物体的协调动作能力。

（2）上肢精细运动功能（d445手和手臂的使用）：评定拉起或推物体、伸、转动或旋转手或手臂，抛出、抓住等功能。包括（d4450拉）、（d4451推）、（d4452伸）、（d4453转动或旋转手或手臂）、（d4454抛出）和（d4455抓住）。

（3）精巧脚的使用（d446精巧脚的使用）：评定用脚和脚趾完成移动和操纵物体的协调动作。

2. 评定方法

（1）发育里程碑：应用《人体发育学》中提供的正常儿童精细运动发育里程碑的指标进行评定。

（2）Peabody运动发育评定量表-PDMS精细运动部分及操作部分：PDMS精细运动部分精细运动评估量表包括98项测试项目，分别测试抓握、手的使用、手眼协调和操作的灵巧性4个运动技能区的能力。精细运动功能测试在不同年龄的被测试者中是相同的，均为抓握和视觉-运动统合能力，在不同的测试者、不同时间的测试之间有着良好的相关性。PDMS-2在内容描述效度、效标预测效度、结构认定效度上都具有完整并且令人满意的心理测量学特性报告。信度和效度研究发现在不同的测试者、不同时间的测试之间有着良好的相关性。对早产儿1岁以内的发育研究表明，PDMS-2的内容描述效度、效标预测效度、结构效度都具有完整并且令人满意的心理测量学特性报告。

（3）脑瘫儿童手功能分级系统（manual ability classification system，MACS）：MACS是针对4～18岁脑瘫患儿在日常生活中操作物品的能力进行分级的系统。MACS旨在描述哪一个级别能够很好地反映患儿在家庭、学校和社区中的日常表现，评定日常活动中的双手参与能力，并非单独评定某一只手。MACS参照GMFCS的分级方法，有5个级别，Ⅰ级为最高，Ⅴ级为最低。MACS在康复医生、作业治疗师与脑瘫患儿家长的评定结果间有良好的一致性，而且可较清晰地区别不同级别间的能力，有利于专业人员、脑瘫等运动障碍患儿家长间的信息沟通，可给专业人员制定手功能康复计划带来帮助。

脑瘫患儿手功能的分级系统具有良好的信度和效度，适用于中国开展脑瘫患儿的手功能分级。

（4）精细运动功能评定量表（fine motor function measure scale，FMFM）：FMFM采用Rasch分析法建立，FMFM量表条目设置合理、等级评分点多，而且属于等距量表，可以合理判断脑瘫儿童的精细运动功能水平。取样量表包括5个区域，A区（视觉追踪）11项；B区（上肢关节活动能力）15项；C区（抓握能力）15项；D区（操作能力）12项；E区（手眼协调）16项。共69个项目，每项均设定为0、1、2、3四级评分。具体分级标准为：0分为不能进行；1分为有进行动机或能少量完成；2分为部分完成；3分为全部完成。本量表可以合理地判断脑瘫儿童精细运动功能障碍，区分不同类型脑瘫儿童精细运动功能的差别，为制订康复计划提供依据。另外通过评估脑瘫儿童精细运动功能随月龄增长而出现的改变情况，有助于对脑瘫儿童精细运动功能发育状况做进一步研究，也为脑瘫儿童作业治疗的疗效评估提供了评定依据。

精细运动功能评估量表具有良好的信度、效度和反应度，可以有效地评定脑瘫儿童精细运动能力。作为脑瘫疗效评定指标，对脑瘫患儿康复治疗有临床指导意义。

（5）上肢技能质量评定量表（quality of upper extremity skills test，QUEST）：QUEST为一种具有参考标准的观察性量表，符合神经发育学疗法理论，可以反映出上肢运动功能质量的潜在性特质。QUEST手册指南包含了两项内容，即心理测试信息和操作性管理信息。其中，量表共有34项，四个方面（分别是分离运动19项，抓握6项，负重5项，保护性伸展反应3项）；每次评定需时间30～45分钟。其特点是信度较高；与Peabody运动发育量表密切相关，与其结合可以提高效度；构建效度较好，但由于证据缺乏等原因总体效度情况仍然偏低或有争议。

主要应用于：①痉挛型脑瘫；②适用年龄为是18月～8岁，有报道8岁以上亦可应用；③运动时肘部和手部出现痉挛者或神经运动障碍性疾病患者。

QUEST量表评估为一种具有参考标准的观察性量表，符合神经发育学疗法理论，可以反映出上肢运动功能质量的潜在性特质。

（6）精细运动分级（bimanual fine motor function，BFMF）：BFMF主要用于评定脑瘫患儿的精细运动功能尤其是针对手功能的严重程度分级。共分为五级分别为：Ⅰ级（一只手活动正常，另一只手活动正常或精细活动受限）、Ⅱ级（Ⅱa：一只手活动正常，另一只手只有控制能力；Ⅱb：两只手精细活动均受限）、Ⅲ级（Ⅲa：一只手活动正常另一只手无功能；Ⅲb：一只手精细活动受限，另一只手只有控制能力或者更糟）、Ⅳ级（Ⅳa：两只手均只有控制能力，Ⅳb：一只手只有控制能力，另只手只有控制能力或者更糟）、Ⅴ级（两只手均只有控制能力或者更糟）。Ⅰ级水平是正常功能，Ⅱ～Ⅴ级水平，等级越高意味着功能障碍越严重。

（7）墨尔本单侧上肢功能评定量表（Melbourne Assessment of Unilateral Upper Limb Function，MA）：MA适用于评定2.5～15岁患有先天性或获得性神经系统疾病儿童的上肢运动功能，脑瘫儿童是其最主要的应用人群。Postans应用本量表评定动态辅助器具联合神经电刺激对改善偏瘫儿童上肢痉挛程度的疗效。Motta将本量表作为开发新的康复治疗手段的评定标准。McConnell K等应用本量表判断强制诱导疗法的疗效和可接受强度。

墨尔本评定量表是一种有效的对于脑瘫等运动障碍儿童上肢运动质量评定和判定疗效的工具。

（8）House上肢实用功能分级法（House classification of upper extremity functional use）：House上肢实用功能分级法是将上肢功能程度区分为九个级别的分类方法，能判断上肢功能的水平和功能基线。此分级法是评定脑瘫患儿上肢功能的有效评定量表，其原始项目层次结构可以评定偏瘫患儿上肢能力的提高程度。

House上肢实用功能分级法可用于评定脑瘫偏瘫患儿上肢能力。

（9）格塞尔量表（参照第一节）。

四、日常生活活动功能评定

（一）评定内容

各种日常生活活动的自理能力（d510盥洗自身；d520护理身体各部；d530如厕；d540穿着；d550吃；d560喝；d570照顾个人的健康；d575照顾个人安全）。

（二）评定方法

1. 日常生活活动发育里程碑评定 应用《人体发育学》中提供的正常儿童在各项日常生活活动发育里程碑的指标进行评定。

2. 残疾儿童能力评定量表中文版（Chinese Version of Pediatric Evaluation of Disability Inventory，PEDI） PEDI量表适用于6个月~15岁的儿童及其能力低于15岁水平的儿童，评定其自理能力、移动能力和社会功能3方面活动受限情况和程度以及功能变化与年龄间的关系，特别是在评定早期或轻度功能受限情况更具优势，而且包含了看护人员的评分，这在其他量表中没有。该量表能有效地评定残疾儿童每个领域或能区的损伤情况、判断康复疗效、制定康复计划和指导康复训练。

3. 儿童功能独立性评定量表（functional independence measure，WeeFIM） WeeFIM是在独立生活中反复进行的最必要的基本活动，从实用角度来进行评定是对患儿综合活动能力的测试，包括以下方面：①个人卫生动作；②进食动作；③更衣动作；④排便动作；⑤转移动作；⑥移动动作（包括行走、上下楼梯）；⑦认知交流能力。它不仅评定了躯体功能，而且还评定了言语、认知和社会功能。已经过效度、信度的研究，在美国已大量应用于评定脑卒中、颅脑损伤、脊髓损伤、骨科和其他神经科疾病。目前加拿大、澳大利亚、德国、法国、意大利、日本等国也开始应用。我国也在逐渐应用中。

儿童用的功能独立性评定量表可以作为中国儿童的功能独立性测量。

WeeFIM是评定儿童创伤性脑损伤的损伤严重程度和预后最有意义的量表，可以作为可靠的儿童功能独立性评定工具。

五、主要生活领域评定

（一）教育评定

评定患儿受教育的情况（d810非正规教育；d815学龄前教育；d816学龄前生活和相关活动；d820学校教育）。

接受教育是残疾儿童的权利，通过评定了解受教育情况，给予相应的教育条件。

通过询问家长和对患儿进行文化知识测试进行评定。

（二）经济生活评定

1. 评定内容 独自或同他人一起，有目的、持续地参与活动，使用物品、玩具、材料或游戏程序的能力。主要对游戏能力评定（d880参与游戏）。

2. 评定方法

（1）象征性游戏评定（symbolic play test，SPT）：SPT具有令人满意的心理测量学特性，包括良好的内在信度、重测信度、评定者间信度、平行效度，可以用来测试幼儿的智力和语言发育潜能。SPT可反映幼儿的早期概念形成及象征性思维能力水平。该测试有助于反映幼儿的智力及语言潜能；象征性游戏测试简便易行，可作为幼儿的康复评定工具。

象征性游戏测试可以用来测试幼儿的智力和语言发育潜能。

（2）游戏测试评定（test of playfulness，TOP）：TOP采用玩兴模型的方式，描述了四种不同作用因素组合的玩兴：内在动机、内部控制、暂停现实以及在游戏互动中读懂和给予暗示的能力，这4种因素定义了游戏行为的玩兴程度，TOP适用人群包括运动障碍的儿童、孤独症儿童，ADHD以及6~18个月正常儿童。

（陈秀洁）

第四节 环境评定

一、产品与技术评定

评定患者可能进食的食品（e1100食品），了解进食和营养情况。

通过询问家长和对患儿的观察，了解进食和营养情况，以利于指导。

二、矫形器与辅助用具评定

矫形器和辅助用具是儿童康复治疗的重要辅助手段，应对患者所应用的各类矫形器和辅助用具（e115 个人日常生活用的产品和技术）进行适应性、适合程度、应用后的效果进行评定。通过询问家长和对患儿的观察进行评定。

三、支持与相互联系情况评定

1. 家庭对患者支持情况（e310 直系亲属家庭） 包括对康复治疗的认识、家庭中康复情况、在家庭中应用、在康复机构训练成果的情况，家庭中无障碍设施情况、自制辅具等。

通过询问家长、自制调查问卷等方式进行评定。

2. 卫生专业人员情况（e355 卫生专业人员） 评定治疗团队成员对患者支持和联系情况。卫生专业人员是康复治疗的主要成员，他们的支持程度决定康复治疗效果，应该予以重视。

通过询问家长、卫生专业技术人员，以及观察家长和卫生专业技术人员对患儿的支持情况、治疗技术等进行评定。

四、亲属态度评定

直系亲属家庭成员的个人态度（e410）

直系亲属家庭成员对患者疾病的认识对决定治疗效果有很大影响，应该予以重视。评定直系亲属家庭成员对患者疾病的认识、对治疗目标的要求等，以及对治疗的积极或消极影响。

通过询问家长和观察进行评定。

（陈秀洁）

第二篇

康复医学治疗方法

2

对于运动障碍的治疗并非是临床医学意义上的治疗，而是康复医学范畴的治疗。其治疗目标是应用综合的康复手段，消除或减轻患儿的异常姿势和运动，应用各种手段补偿患儿功能方面的缺陷，协助患儿在身体条件允许的范围内最大限度地恢复其生活能力和劳动能力。同时要恢复精神方面、社会方面和经济等各方面的能力。使患儿获得学习和将来回归社会的机会，参与社会生活和社会劳动，尽可能地与正常人一样生活和工作。

理论上脑损伤后神经细胞是不能再生的，但是脑具有可塑性，尤其是在发育途中的脑其可塑性更强。人的大脑约有140亿个细胞，新生儿的脑细胞数量与成人相同，而平时参与活动的只有三分之一左右。所以通过一定的手段对患儿进行治疗，可以促进脑的神经元与神经元之间通过轴突与树突建立起新的联络，恢复被损害的传递冲动的功能，使脑能够发挥其潜能及代偿作用。

对运动障碍的治疗就是通过各种各样的康复手段，达到上述目的。

康复医学的治疗方法繁多，其中最主要的是物理治疗（包括运动治疗和物理因子治疗）、作业治疗、语言治疗、手术治疗、辅助器具与矫形器应用等。在我国，尚有祖国的传统康复手段，即中医治疗，均将在这一篇中进行叙述。

对运动障碍患儿治疗的目的是使其获得各种能力，所以在运动疗法的基础上，还需要患儿学习到各种技能，如日常生活动作能力、学习能力、工作能力、认知能力等，这些都是作业治疗的范畴。

运动障碍患儿中有80%有不同类型和不同程度的语言障碍，为了达到使患儿具有与人交流的目的，要进行语言训练。

对于运动障碍的治疗应该应用综合的治疗方法，目前还应用手术治疗、药物疗法（包括改善脑功能的药物降低肌肉紧张性的药物、治疗并发症的药物肌肉松弛剂（肉毒杆菌毒素A）等。

同时应用矫形器和辅助用具以及心理治疗、水疗、骑马疗法、感觉统合训练疗法等。

第八章

物理治疗

物理治疗是应用力、电、光、声、磁和热动力学等物理学因素来治疗患者的方法称为物理治疗（physiotherapy，physical therapy，PT）。物理治疗可以分为物理因子治疗和运动治疗。

运动治疗（therapeutic exercise）是目前治疗运动障碍的最主要手段，其中的功能训练是针对患儿的神经-肌肉系统进行训练。应用相应的操作方法抑制患儿的异常姿势和运动模式，促进正常的姿势和运动模式的发育和发展，同时矫正和预防肌肉、骨骼的挛缩和变形。运动治疗是根据疾病的特点和患儿自身的功能情况，借助器械和治疗师的徒手技术（手法操作）以及患儿的自身力量，通过主动运动和被动运动，使患儿的局部或整体功能得以改善，身体素质得以提高的一种治疗方法。

运动治疗是采用主动和被动运动，通过改善、代偿和替代的途径，旨在改善运动组织（肌肉、骨骼、关节、韧带等）的血液循环和代谢，促通神经肌肉功能，提高肌力、耐力、心肺功能和平衡功能，减轻异常压力或施加必要的治疗压力，纠正躯体畸形和功能障碍。随着医学模式的转变和障碍学的发展，运动治疗已经形成了针对某些疾患进行康复治疗的独立体系。

近年来，运动治疗的适应范围逐渐扩大，除原发疾病、障碍的运动治疗外，也增加了适应健康及预防疾病的运动治疗。因此运动治疗也可称之为预防运动。

最具代表意义的运动治疗是Bobath法、Vojta法、PNF法等。

第一节　促进运动障碍儿运动功能的运动治疗

一、促进头部控制能力的运动治疗

头部控制能力发育成熟与否在小儿的整体运动发育及日常生活动作等高级运动功能发育中起着相当重要的作用。如果小儿不能充分地控制头部，将会阻碍他学习高一级的运动功能，并可由于头部的异常姿势而导致全身的异常姿势和运动。

运动障碍儿早期的异常症状常常首先表现为竖颈发育时间延迟，或者是常以异常的、未成熟的姿势模式与运动模式竖起头部。

（一）头部控制能力发育的必需条件

1. 头、颈中间位控制　颈部左、右两侧肌肉的对称性活动是保证头部保持在中间位置的基础。

2. 俯卧位上能够用上肢支持体重　正常小儿在俯卧位上能够用上肢支持体重的能力在3个月左右是用肘部、5个月以后是用双手、6个月可用一只手，支持同时能保持对称位。只有这些功能发育完善才能保证头部的控制。

3. 矫正反应机制发育成熟　尤其是颈矫正反应及迷路性矫正反应发育成熟，才能保证小儿抵抗重力抬头及向侧方倾斜时头部矫正至正中位的能力。

4. 头、颈部轴性伸展和轴性屈曲间的平衡　是调节头部与躯干间的姿势协调性的基础，若失去了这两者间的平衡，就不能使肩胛带和躯干获得稳定性，而这种稳定性又是头部自由活动所必需的要素。同时，也会使头、颈在正中线上的控制及向侧方倾斜时的矫正活动发生困难，阻碍颈部的伸展。

5. 头、颈的分离运动发育 头部与颈部的运动必须出现与肩胛带、躯干等部位分离，才能保证头、颈的协调运动。

6. 头部抗重力功能的发育 包括竖颈、从仰卧位向坐位拉起时，头部能主动抬起而不后垂和俯卧位上能抬起头部等。

（二）阻碍头部控制能力发育的因素

1. 肌紧张异常 颈部肌肉、肩胛带肌肉、躯干部肌肉的紧张性异常、全身的紧张性姿势等都会影响头部控制能力的发育。

2. 原始反射残存及矫正反应缺如 非对称性紧张性颈反射、Moro 反射、紧张性迷路反射等均影响头、颈的控制能力。另外正常姿势反应如矫正反应缺如也同样使头、颈控制能力的发育受阻。

3. 异常姿势

（1）由于原始反射残存而继发的异常姿势。

（2）由于异常姿势导致头、颈有固定向左、右任何一方回旋的倾向，应注意鉴别因斜颈、斜视而致的头、颈非对称性。

4. 异常运动 如不随意运动、震颤等。

（三）促进头部抗重力伸展的运动治疗

运动障碍儿颈部及肩胛带周围肌肉痉挛有形成挛缩与变形的危险，所以必须应用各种方法进行治疗。其治疗目标是诱发头部与躯干间的力线关系，使头部能在正中位上正常屈曲与伸展。可以应用如下的各种方法：

1. 床上坐位 患儿取床上坐位，一般取两下肢稍外展及膝关节稍屈曲的坐位姿势。治疗师坐在患儿的对面或后方，将两只手分别放于患儿的两肩部，在支持患儿同时修正肩的异常姿势。常见的异常姿势是肩上举，对其采取的方法是将患儿的肩部压向下方及外侧。需注意的是，患儿肩部及其周围对刺激非常敏感，操作中避免用指尖给予锐利地压迫。另外，对患儿的支持及对肩部的压迫要在有限范围内，以不限制患儿的自发运动为宜。

操作方法是，治疗师缓慢地使患儿的身体向后方倾倒，使其身体的重心从基底面上向后移动，使骨盆后倾，脊柱弯曲。这样可以诱导患儿的头部向竖直方向调节。同样的操作再使患儿身体向前方倾斜，也可以连续地轻轻摇动患儿的身体，使之连续地、反复地向前方再向后方倾斜，倾斜的角度要适当，如果随着身体的倾倒头部要倒向伸展方向或过度前屈时，要减少向前、后的倾斜度，应当通过操作使患儿的头部保持在接近直立的位置上。

2. 滚筒上坐位

（1）目的：促进头部竖直，也同时给躯干以伸展的刺激。

（2）应用范围：应用于躯干与头、颈部明显屈曲以及呈全身性屈曲模式的患儿，或者是因为全身肌紧张低下而呈现头、躯干无力前倾的患儿。通过操作使患儿克服屈曲模式，促进抗重力伸展而竖直头部。

（3）操作方法：患儿骑跨坐于滚筒上，将滚筒前方一端垫高，治疗师坐于其后方，支持患儿的两上肢，根据患儿的具体情况，支持上肢的部位可以在上臂、前臂、手等。然后将患儿的两肩关节外旋同时上举，与此同时治疗师用自己的腹部顶住患儿的背部，使其脊柱伸展（图 8-1）。

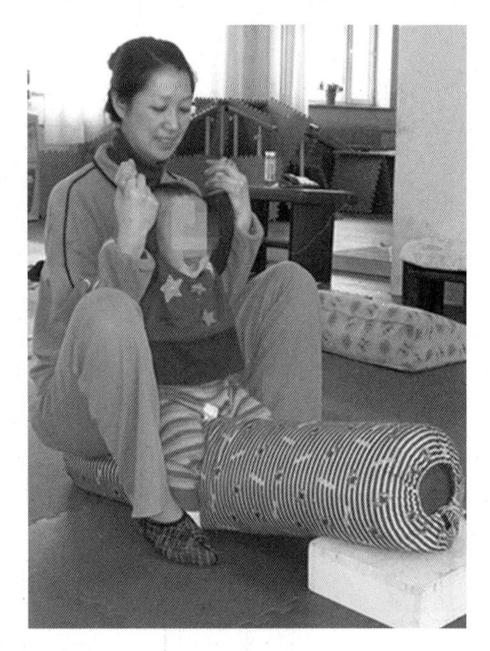

图 8-1 滚筒上坐位促进头部抗重力伸展的操作方法 1

通过上述操作，患儿逐渐可以抬起头部并使之竖直，这时可以逐渐使患儿上举的上肢下落，让患儿通过自身调节来维持头部的竖直状态。

（4）注意事项：不要使患儿臀部离开滚筒，确保坐于其上。

3. 滚筒上坐位

（1）目的与应用：同 2。

（2）方法：患儿骑跨坐于滚筒上，操作方法与注意事项同 2（图 8-2）。

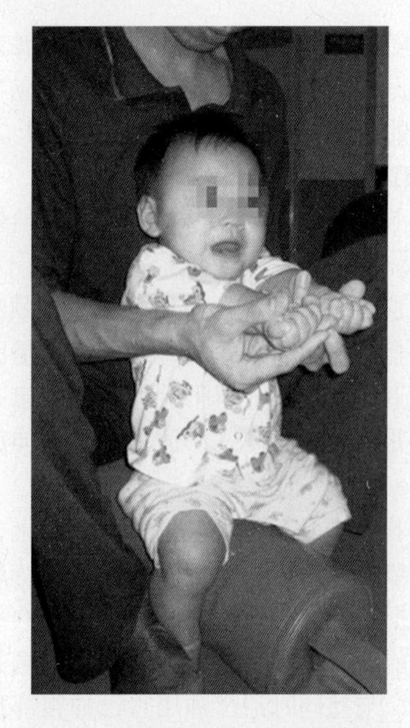

图 8-2 滚筒上坐位促进头部抗重力伸展的操作方法 2

4. 治疗师膝上俯卧位

(1) 目的：促进头部控制、俯卧位抬头，同时为两上肢伸展、支持做准备。

(2) 方法：治疗师坐于床上，两下肢伸展，让患儿松弛地俯卧于其双腿（小患儿也可以用单腿）之上（图 8-3a）。根据患儿情况，治疗师可以选择支持患儿的肩、上臂、肘、前臂或手等部位。然后治疗师左右晃动自己的身体，使患儿身体重心随之向头、尾方向移动，当向头的方向移动时，使患儿用上肢支持自己的体重。在该过程中也同时促进患儿抬头，并维持头与躯干成直线位置。为了促进患儿抬头并使上肢具有支持能力，治疗师可支持患儿双肩，在将其双肩压向下方的同时将双手向外侧分开，然后从肩部向正在支撑的上肢侧的手方向推压。为了使患儿学习正确的上肢支撑，应使其手张开（图 8-3b）。

(3) 注意事项：抬头不要过度，其高度以不产生过度颈部伸展为宜。

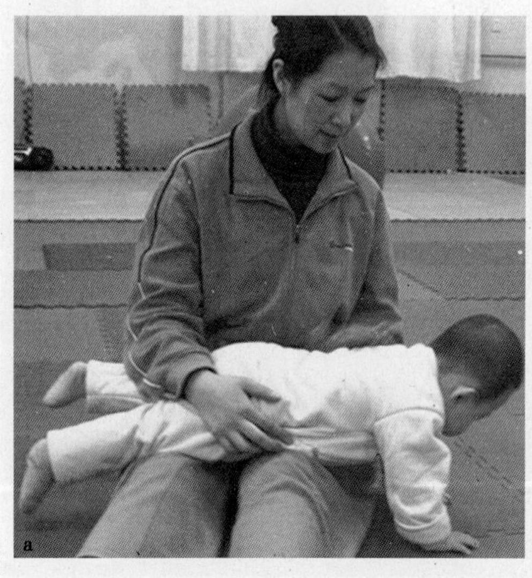

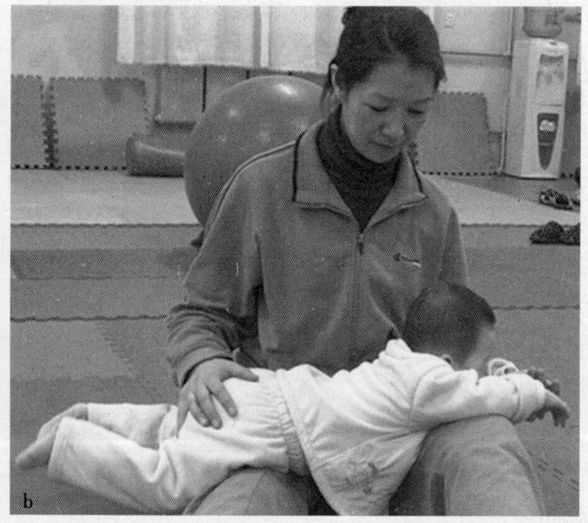

图 8-3 治疗师膝上俯卧位促进头部抗重力伸展的操作方法

5. 球上俯卧位

(1) 目的：促进俯卧位抬头并保持之。

(2) 操作方法：首先使患儿俯卧于大球上，然后变为肘支持的俯卧位。其后，将患儿的两上肢交替地拿向前方进行支撑，同时将球向前方滚动，患儿身体随之向前方移动，利用促进头部矫正反应的效果来诱发抬头运动（图 8-4a、b）。

(3) 注意事项：一定要固定住患儿的双肩部，不要将小儿的肩部抬起。

6. 治疗师膝上坐位

(1) 目的：①促进头部控制；②应用对称姿势来抑制非对称的运动模式与姿势；③学习用上肢负荷体重。

(2) 操作方法：让患儿骑跨地坐于治疗师屈曲的双腿上，并将两手支持在治疗师的膝上，治疗师两手控制患儿的两肩或肘部同时予以支持。然后，治疗师伸直自己的双腿，使患儿身体前倾，促进患儿头部矫正反应，使患儿头部竖直（图 8-5a）。

(3) 注意事项：①在患儿身体前倾时会出现躯干前弯，一定要予以抑制（图 8-5b）。②患儿两下肢切忌内收、内旋位，要呈外展、外旋位（图 8-5c）。

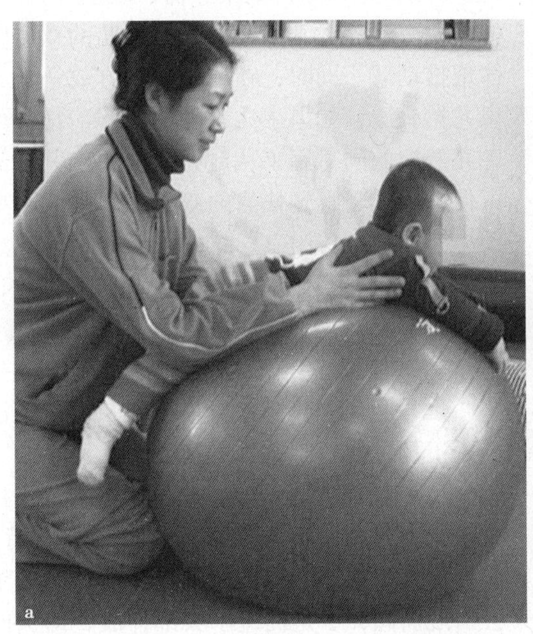
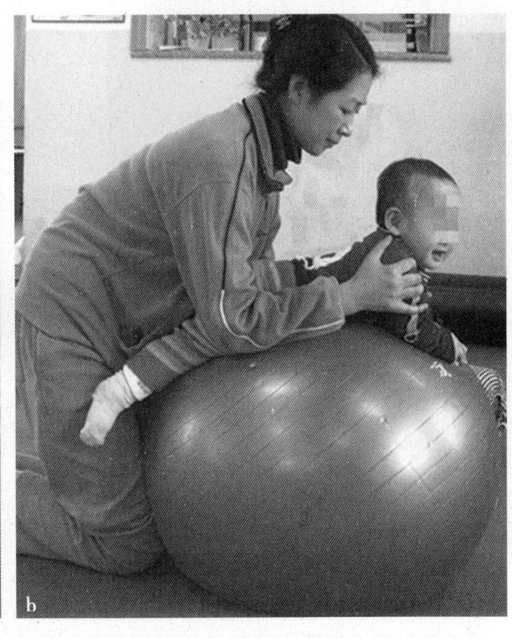

图 8-4 球上俯卧位上促进头部抗重力伸展的操作方法

7. 伸腿坐位或侧坐位

（1）目的：促进头部竖直及伴有躯干回旋的头部竖直能力。

（2）操作方法：此操作方法适用于不随意运动型患儿等头部竖直困难者。患儿伸腿坐位或侧坐位，治疗师两腿外展、伸直坐于患儿身后，让患儿上举双上肢并呈外旋位（手心向后方），并轻轻地给患儿上肢以刺激，使患儿能自行调节，稳定地举手和稳定地坐。当患儿头部能竖直时，要使之稳定。当小儿能稳定地保持头部竖直位时，可将上举的上肢缓缓放下。其后，再次让小儿上举两上肢使头部保持着竖直位同时回旋躯干，回旋方向为，侧坐位时向小腿的长轴方向（左右两侧侧坐位交替进行），伸腿坐位时向左、右两侧（图 8-6）。

（3）注意事项：不要使患儿的头部过度伸展，在上举上肢时注意臀部不要抬起。

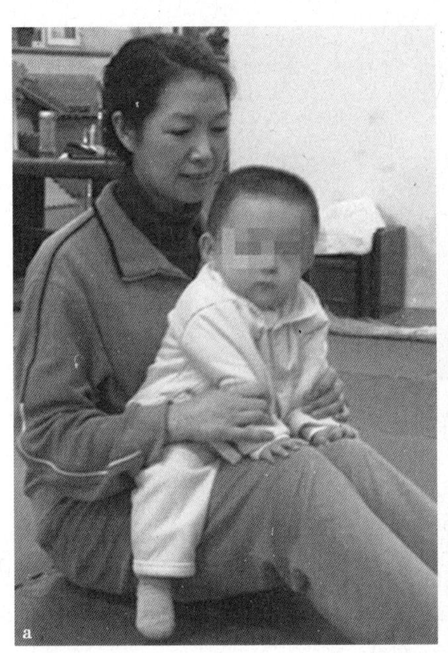
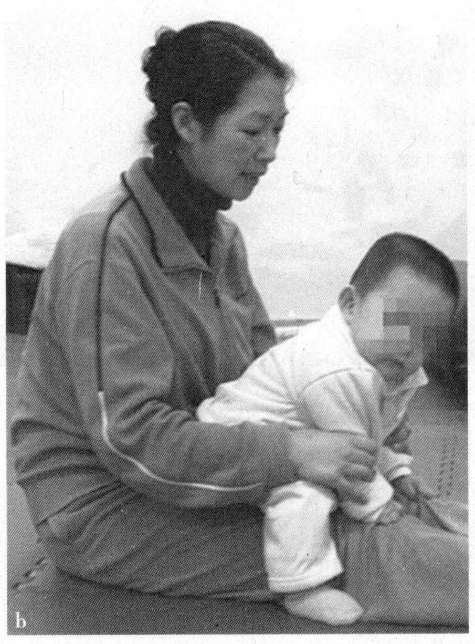
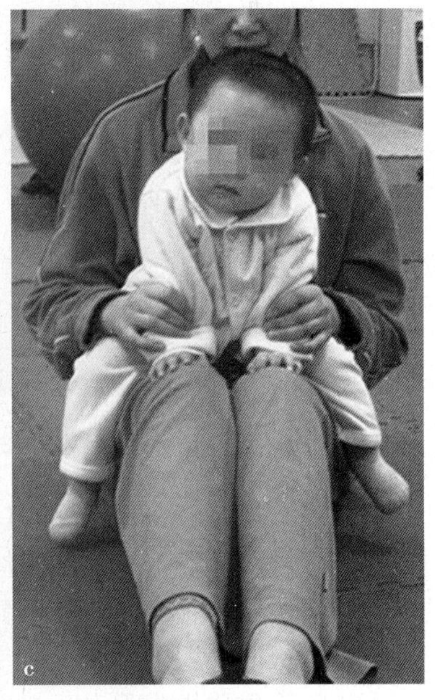

图 8-5 治疗师膝上坐位促进头部抗重力伸展的操作方法

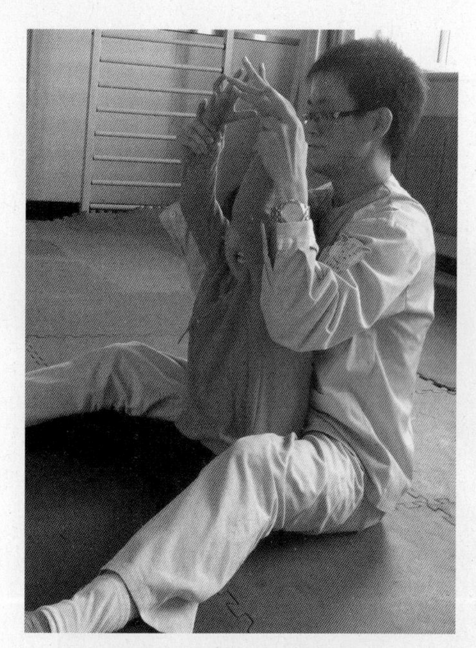

图 8-6 伸腿坐位上促进头部抗重力伸展的操作方法

8. **球前侧坐位**

（1）目的：促进抬头、增加上肢的稳定性。

（2）操作方法：患儿侧坐位，面前放一大球（也可用其他物品，如桌、椅、墙壁等），双上肢呈伸展位。治疗师坐于其后扶持患儿的双肩使之有节律地推动球。同时，在患儿头上方放一玩具，诱发患儿抬头看，如果患儿不能抬头，治疗师可在扶持患儿双肩的同时用手从后方向前方推其背部，这样可促进头部竖直，扶肩的双手的力量大小要以能协助患儿向前推球为宜。

（3）注意事项：不要使头部产生过伸，在推小儿的肩部时，也不要使患儿躯干过度伸展。

9. **球上坐位**

（1）目的：促进头部竖直、头部矫正活动与躯干矫正及平衡反应。

（2）操作方法：让患儿坐于球上，治疗师在其后扶持患儿的腰部，或根据患儿情况支持其骨盆、肩等部位。将球向前滚动，随着球的向前小儿身体会出现前倾，于是促进了头部伸展，即头向垂直方向竖直。这时可能会出现躯干的后弯（图 8-7a）。为了矫正这一异常姿势，治疗师一定要注意使躯干恢复竖直的姿势，要在抑制躯干过伸的同时促进头部竖直（图 8-7b）。

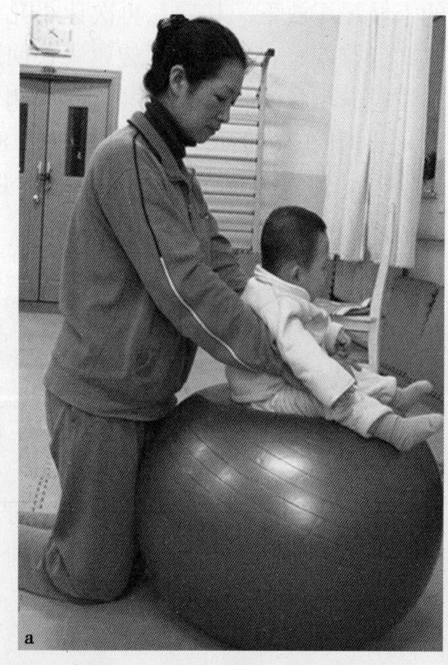

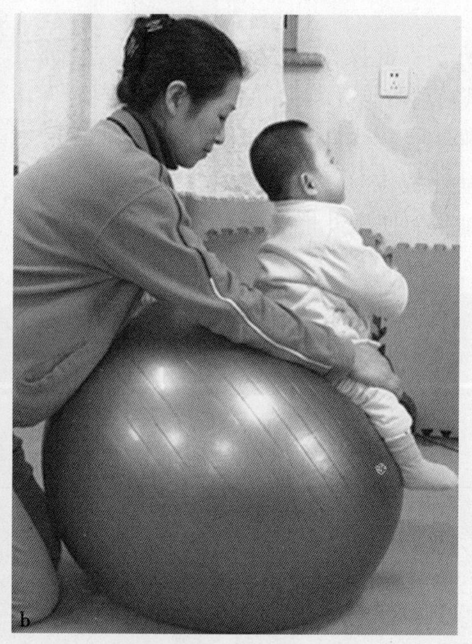

图 8-7 球上坐位的促进头部抗重力伸展的操作方法

10. **指导患儿家长训练的方法** 除了治疗师的操作外，医师与治疗师应该指导患儿家长在日常生活中如何利用各种体位来促进患儿抬头、竖直，以下几种方法可供应用：

（1）三角垫上俯卧位：让患儿俯卧于三角垫上，两上肢伸展在前方支撑于床面上，脊柱伸展，两下肢外展、外旋，双足在三角垫边缘呈背屈位。

可让小儿在这一体位上伸出一只手玩耍，对头的控制能力欠佳的患儿，在这种卧姿上抬起头来较容易，所以可以促进头部控制，尤其是对抗重力屈曲可以起到矫正的作用。

使小儿处于这种体位还有许多作用，在此一并叙述：①促进抬头。②让患儿适应俯卧位，可在俯卧位上玩耍，也可以学习上肢伸展位的支撑能力。③防止肩胛带内收。④在该体位上固定患儿的臀部，使下肢外展位可抑制对称性紧张性颈反射和紧张性迷路反射。⑤可促进两下肢外旋、外展，有利于两下肢内收、内旋的患儿。⑥双足从三角垫边缘下垂，可起到抑制尖足的作用。

（2）母亲腿上俯卧：母亲坐于椅上或凳子上，单足着地，膝关节屈曲，另一侧下肢屈曲抬起小腿放于着地一腿的膝上。让患儿俯卧于其两大腿上，母亲的一只手从小儿两腿间插入，向上托住其胸部。在患儿头的稍上方用一玩具逗引，诱发患儿抬头，患儿也可取侧卧位。

（3）母亲胸前俯卧或坐位：母亲在床上将上半身垫起呈半仰卧位，让患儿与母亲面对面地取如下体位：①俯卧于母亲胸腹之上，并用双肘支持，母亲可以前、后，左、右地摇晃自己的身体，让患儿体验体重移动及全身可动性的感觉。②坐于母亲胸前，母亲扶持小儿的双侧肩部，前、后倾斜小儿身体，诱发小儿抬头并竖直头部，以及头部抗重力矫正能力，也可以强化颈部屈肌的控制能力，并使颈部伸肌伸展、拉长。

在这种母亲胸前坐位上，还可通过向左、右倾斜小儿身体的方法，诱发头部向侧方的矫正能力及体验体重移动的感觉。也可扭转患儿身体，诱发患儿头部回旋及体验体轴回旋的感觉。

（4）竖直抱位：将小儿与自己面对面竖直抱起，前、后，左、右地摇晃其身体，同时注视他的眼睛并逗引他。作用如下：①促进头部向各方向的矫正能力。②患儿可注视母亲，与母亲嬉笑，促进患儿眼球及颜面表情肌的活动。③促进患儿自身对称性的发育。

（四）促进头部向侧方矫正活动的运动治疗

头部向侧方的矫正活动也是非常重要的矫正反应，在治疗时应充分考虑到。前面已经叙述，在小儿的正常发育过程中，当小儿脱离了整体屈曲模式或伸展模式的控制之后，就进入了体轴回旋的重要发育阶段。体轴回旋是完成平衡反应的必需因素，而向侧方的矫正活动是与平衡反应密切相关的。所以从治疗早期开始通过促进患儿头部向侧方的矫正活动来防止患儿被固定于整体的异常模式上（即促进头部运动与其他部位的分离），并促进平衡反应的发育。

1. 治疗目标 诱发头部在向侧方倾斜时的矫正反应，使之回到正中位。

2. 体位 患儿取坐位，治疗师坐于患儿身后或对面，两手扶持患儿双肩部，在支持肩部的同时修正肩部存在的异常姿势。

3. 操作方法 向右（图8-8a）、左（图8-8b）两侧倾斜患儿的身体，使患儿产生体重向左、右侧的移动。或者是在使患儿的身体向后方倾斜的同时再缓慢地向左、右摇动患儿的身体。摇动的幅度一定要适合于患儿。开始时摇动的幅度要小，当确认体重已经能够移向侧方时，再将患儿逐渐

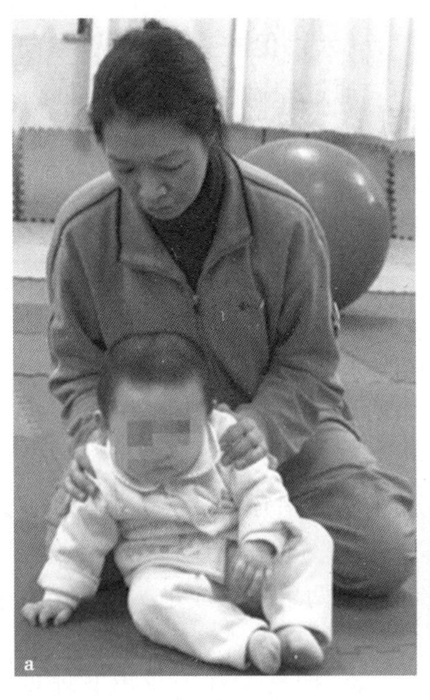
a

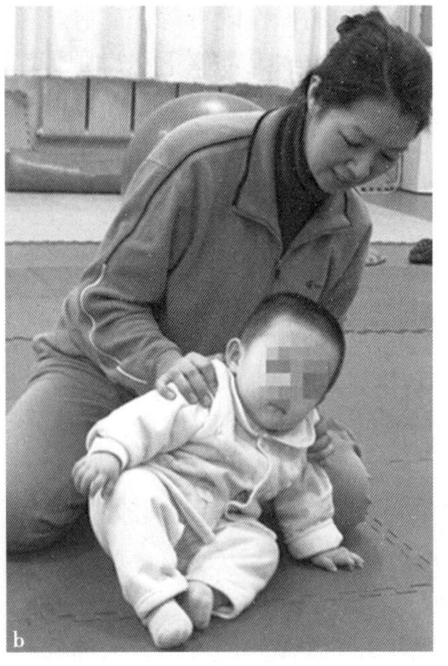
b

图8-8 床上坐位促进头部向侧方矫正的操作方法

地向非负荷体重侧回旋，这样会使负荷体重侧的肩在非负荷体重侧的前方。如果患儿的异常姿势是以伸展模式占优势，向对侧回旋躯干就较为容易。通过这种体轴回旋的方法可诱发平衡反应，破坏整体屈曲模式或整体伸展模式，同时可增强患儿控制头部的能力，使患儿在身体发生左、右倾斜及体轴回旋时能矫正头部回至正中位。其结果是由于头部的矫正活动，产生了负荷体重侧躯干的自动伸展及非负荷体重侧躯干的侧屈。这时治疗师可以再将非负荷体重侧的肩与手向下方牵拉，诱发这侧躯干的进一步侧屈，于是由于体重负荷侧获得了一定的肌紧张，就促进了该侧躯干的伸展、拉长。

4. 注意事项　向非负荷体重侧回旋时要注意同侧的肩胛带与骨盆带要在一条直线上，不要将肩胛带拉向骨盆的前方或后方。

（五）促进颈部伸展的运动治疗

当患儿欠缺颈部伸展及肩胛带周围的运动性时，就会阻碍头部精细控制能力的发育。

1. 治疗目标　诱发颈部伸展，并使颈部肌肉拉长。

2. 操作方法与体位

（1）仰卧位的操作方法：患儿仰卧位，治疗师跪坐在患儿双下肢处，在使其脊柱伸展以后，抬起他的骨盆。治疗师操作时用示指和中指夹住患儿的两腕关节，将两上肢拉向患儿的骨盆位置并放于躯干外侧，这样就将患儿的肩拉向下方，抑制了肩的上举，避免其被牵拉向后。这时再用两手示指和拇指分别地握住患儿两侧骨盆，在抬起骨盆的同时向床面推压患儿的双肩。这样的操作既可矫正肩胛带的向前方突出，又可形成体重向上部躯干和肩胛带负荷的感觉反馈。因为具有异常肌紧张的患儿几乎没有体验到用肩部和上部躯干负荷体重的感觉，所以这种操作是非常必要的。在将体重负荷于上部躯干和肩部的同时，也促进了颈部肌肉的伸展，使颈后肌肉伸展拉长。

治疗师可以用跪坐时的双侧大腿部支持患儿的骨盆，患儿的骨盆抬得越高，体重负荷在上部躯干和肩部越多，就越会促进颈部肌肉的伸展、拉长（图8-9）。

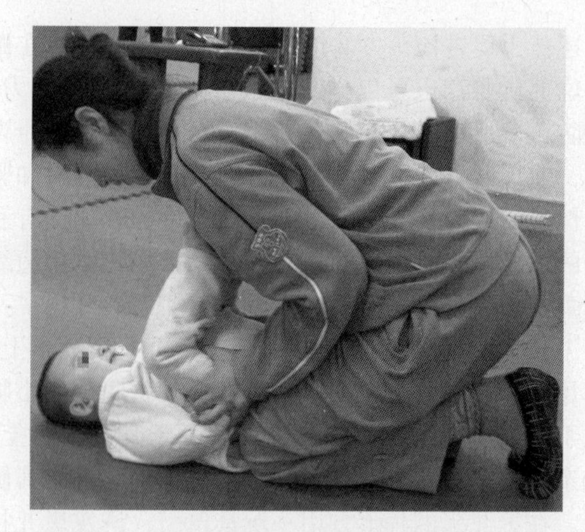

图8-9　床上仰卧位促进颈部伸展的操作方法

操作时治疗师也可在用大腿支持患儿骨盆同时，将两手放于患儿双肩部并向下方压迫，这样操作也会获得同样的效果。

（2）侧卧位操作方法：让患儿侧卧位，头部枕于三角垫上，这种体位本身即可诱发颈部肌肉的伸展也可以使头部的运动从躯干分离出来。

治疗师在患儿的下肢处，一手在患儿腹部一手在骨盆部支持患儿侧卧的身体，同时用手指将两上肢分别固定在两侧臀部的位置，将双肩胛拉向下方（图8-10a）。然后，治疗师取跪坐位，将患儿骨盆抬起放于自己的大腿上，使骨盆高于肩胛带，使体重负荷于肩部，这时患儿的肩抵于三角垫边缘上。通过对肩部的较强的感觉反馈，可以强化侧卧位上颈部肌肉的伸展及姿势的直线化（图8-10b）。

在上述位置上，治疗师通过自己的双手将患儿向仰卧位方向推，然后再返回侧卧位，再向俯卧位方向推，再返回侧卧位，如此反复地进行，推动的幅度要小，使小儿的身体稍向俯卧及仰卧方向推动即可。

3. 注意事项　不要引起颈部或头部过度伸展。

（六）促进头部正中位指向的运动治疗

通过控制头部屈肌促进正中位指向能力的发育，使两只手可以进行在中线上和向对侧的动作，比如两只手之间的动作，手与口之间的动作，手与膝之间的动作，手与足之间的动作等。

1. 治疗目标　促进头部的正中位指向及两手的正中位指向运动。

2. 体位　患儿可以取床上坐位、治疗师或母亲胸前坐位、椅子坐位等，

3. 操作方法　通过让患儿抓取正中线上的玩具来达到治疗目标。在其前方放上玩具，诱导患儿去抓取。也可以让患儿仰卧位，抬起他的骨盆，诱导患儿两手抓膝或足，或用右手抓左足，左手抓右足等。

4. 注意事项　当患儿抓握物品或用口半含住物品做吸吮动作时，有时会出现增强肩胛带周围肌

肉紧张的情况，这时应避免这类动作，可以只让患儿向物品伸手而不抓握，或者用敲打桌面的动作来代替。

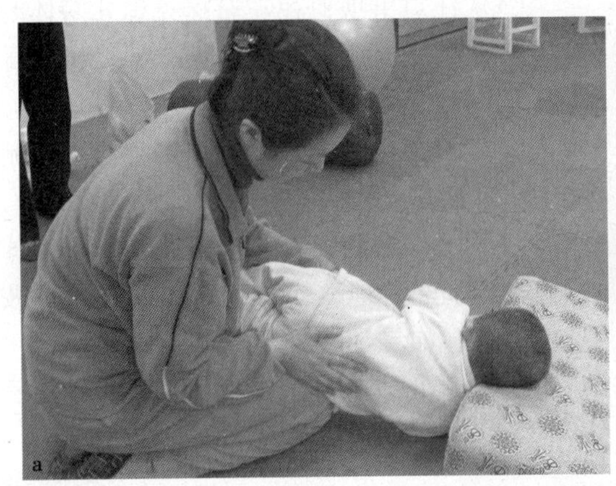
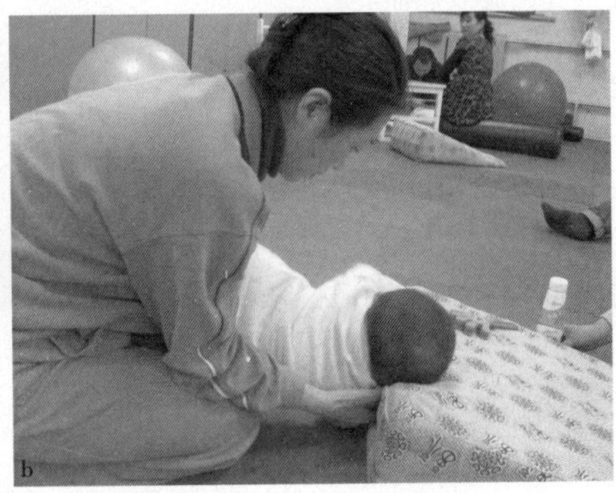

图 8-10 侧卧位上促进颈部伸展的操作方法

（七）促进头部回旋的运动治疗

头部回旋是头部控制能力的重要方面，通过头部回旋可以促进头部运动与躯干、肩胛带的分离，可诱发翻身等体轴回旋运动。

1. 治疗师膝上骑跨坐位

（1）目的：促进头部控制、头部上举与回旋、中枢部位的控制及躯干回旋。

（2）操作方法：治疗师伸腿坐于地板上，膝部略屈曲，让患儿骑跨坐于其大腿上。首先按前述方法促进患儿抬起头，然后治疗师将一侧下肢伸直，使患儿一侧臀部下降，并用这侧臀部负荷体重，同时支持其肩部、上臂、肘、前臂或者头部（支持部位要根据患儿的情况从中枢部向末梢部变换），促进患儿躯干向非负荷体重侧回旋（图 8-11a、b）。通过这种方法促进头部与躯干回旋，必须左、右两侧交替进行。

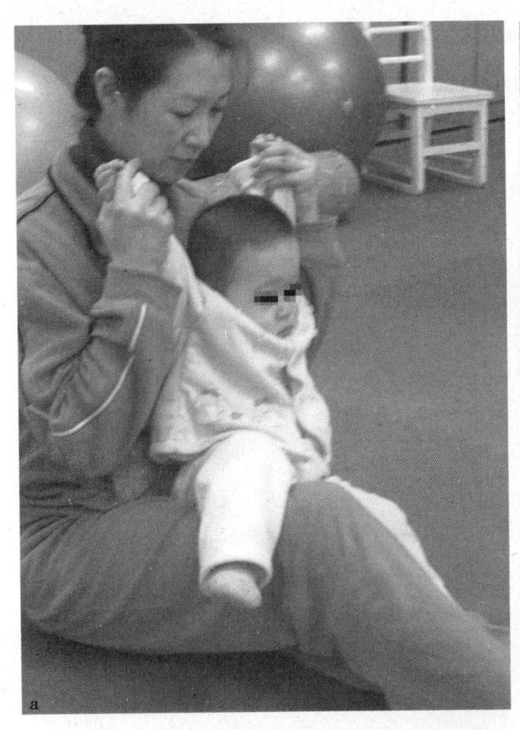
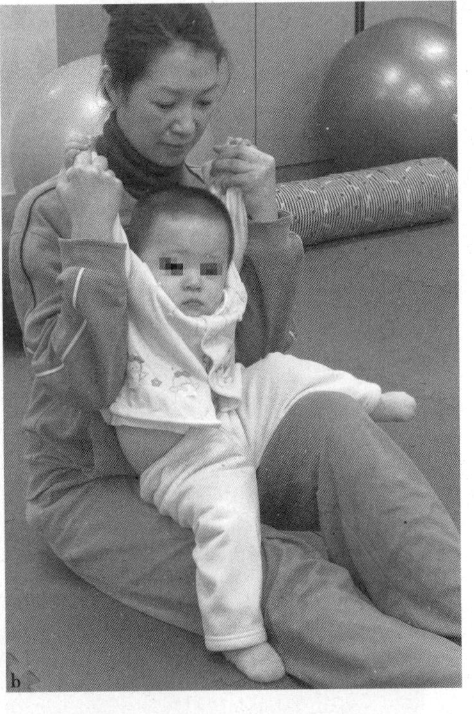

图 8-11 治疗师下肢上骑跨坐位促进头部回旋的操作方法

2. 仰卧位

(1) 目的：缓解头部固定地向一侧回旋，控制头部，促进其回旋及屈曲。

(2) 操作方法：患儿仰卧位，髋、膝关节屈曲，两手分别放于自己两侧足部（图 8-12a）。治疗师跪坐于患儿下肢处，握持住患儿两手和两足，有节奏地左右摇晃患儿的身体。当头部的固定回旋缓解后，在原有的屈曲体位上，将身体向一侧回旋使患儿形成侧卧位，在这体位上停留数分钟，与此同时治疗师要握住患儿身体上方侧的上肢、肩或拇指根部，将其牵拉至其体侧。出现的反应是头部屈曲与回旋，应向左、右两侧回旋操作（图 8-12b、c）。

(3) 注意事项：在左右摇晃患儿身体时，一定让患儿头部处于屈曲位，两肩不要离开床面。

3. 球上俯卧位

(1) 目的：促进从俯卧→侧卧位再至俯卧位的途中头部的控制。

(2) 操作方法：首先让患儿俯卧于大球上，让患儿在球上充分地放松，然后屈曲一侧下肢，再使身体回旋，如果屈曲左下肢则形成了如图 8-13 所示的呈右侧用肘支撑，左侧用手支撑，右下肢伸展

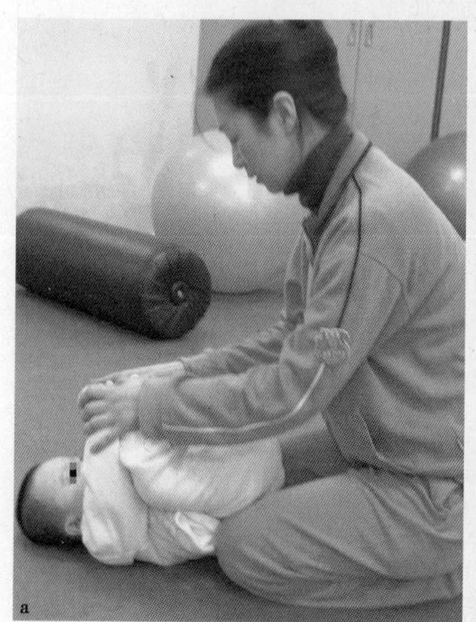
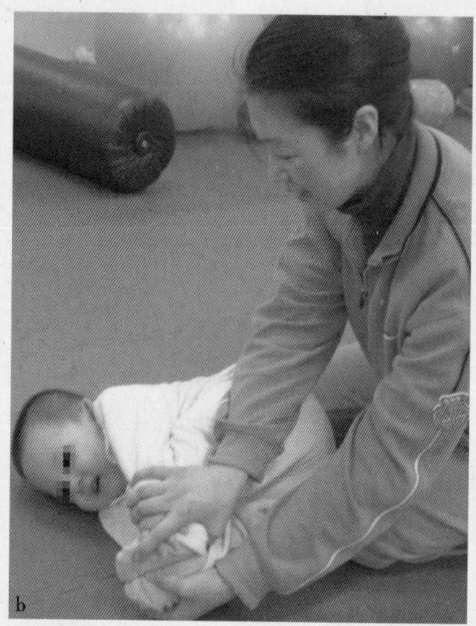
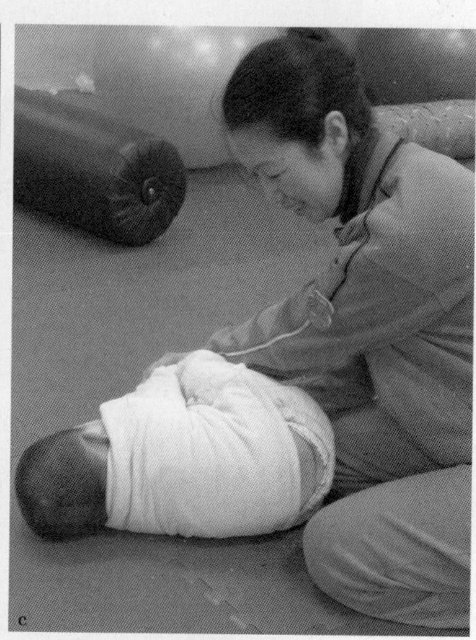

图 8-12 仰卧位促进头部回旋的操作方法

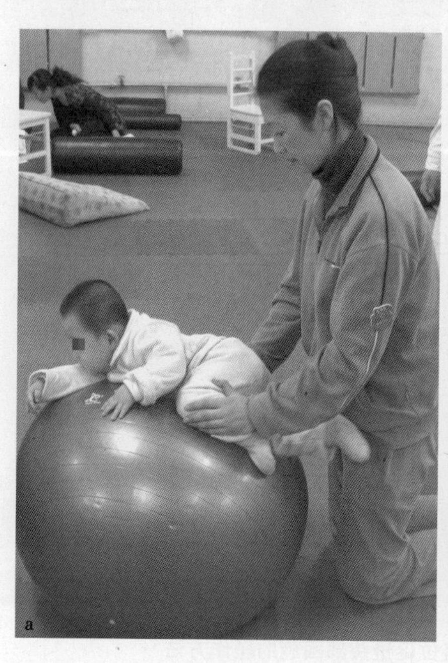
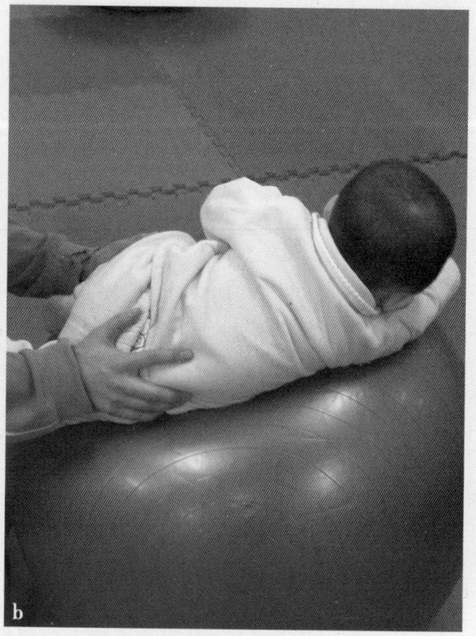

图 8-13 球上俯卧位上促进头部回旋的操作方法

的侧卧位。这时头可向屈曲的下肢侧回旋。为了确实地肘支撑，治疗师可向球的方向按压患儿的右肩。之后，治疗师将患儿上侧的肩向后牵拉，使患儿转换为俯卧位，在转换其间促进同侧躯干的短缩和头的回旋（注意要在保持头部与躯干成一直线的姿势上回旋）。在引起头的回旋反应后，要减轻对肩的刺激，保持头回旋后的位置。

4. 治疗师下肢上俯卧位

（1）目的：促进头部回旋及从俯卧位至坐位时的体重移动。

（2）操作方法：患儿俯卧于治疗师伸直的双下肢上，与上一方法在球上卧位相同屈曲一侧下肢，如果是左下肢，则右肘支撑，左侧上肢在上方放于体侧。然后将左侧上肢向下方外旋。右侧上肢向上方外旋，形成从俯卧位向坐位的转换的过程中的向两个相对方向的力量。在这一过程中诱发头的回旋和屈曲，以及在躯干回旋时的体重移动（图8-14）。

（3）注意事项：不要使头部过度伸展。

5. 滚筒上骑跨坐位

（1）目的：促进头部控制、举上与回旋。

（2）操作方法：患儿与治疗师一前一后骑跨坐于滚筒上，首先使患儿上举双上肢，促进患儿抬头。然后治疗师用臀部的力量转动滚筒，使患儿身体的重心向滚向侧移动。支持患儿的部位要有适当的变化，例如，当躯干未得到充分旋转时，要支持患儿的肩部、臀部使之成对角线状态，即向右转动滚筒时左肩在前、右臀在后，使躯干回旋，头也随之回旋（图8-15）。

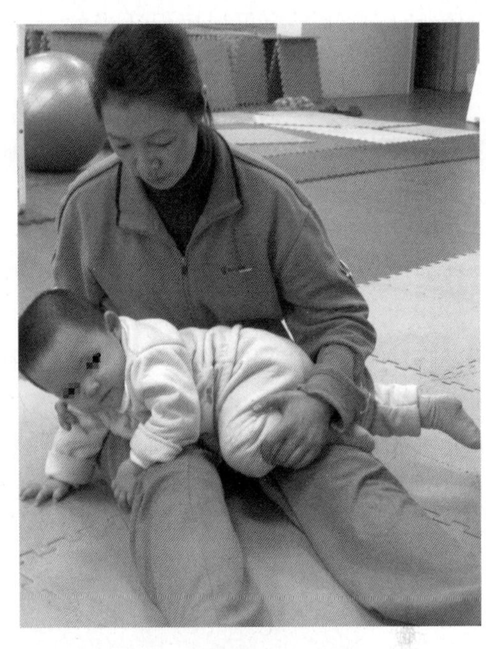

图8-14　治疗师下肢上俯卧位促进头部回旋的操作方法

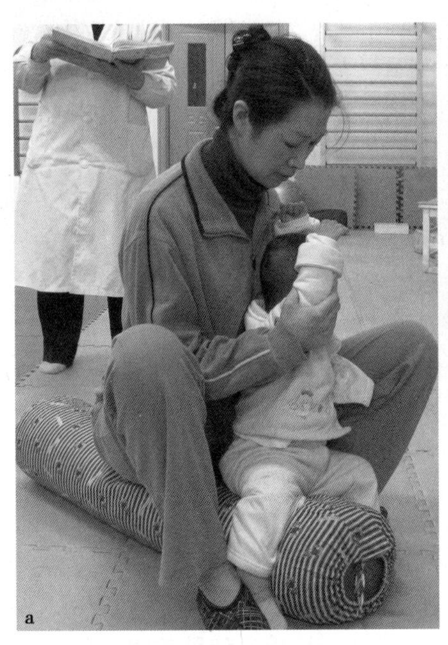

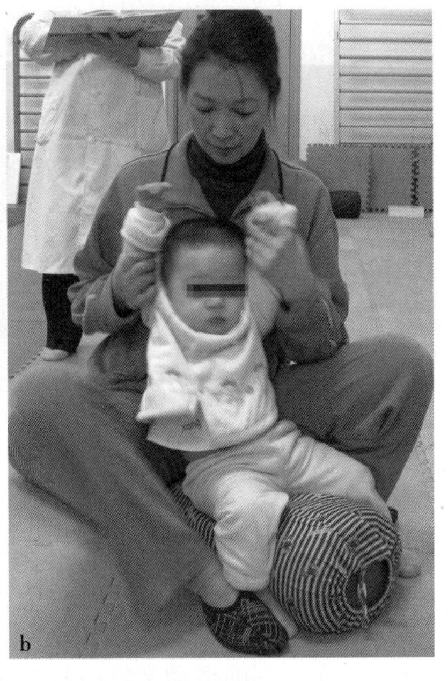

图8-15　滚筒上骑跨坐位促进头部回旋的操作方法

6. 球上俯卧位

（1）目的：促进头的回旋与屈曲。

（2）操作方法：患儿俯卧大球上，通过球的滚动使身体向一侧倾斜（图8-16），此时使患儿倾斜下侧的上肢支撑于球面上。如果这时未发生头部矫正活动，即没有发生回旋和屈曲，治疗师可从患儿肩的部位将其上侧上肢向自己的方向牵拉，促进患儿头部屈曲与回旋。必须交替操作左、右两侧。偏瘫的患儿应用此操作方法，可促进患侧上肢的支持性及手指的张开。

（八）促进头部-身体矫正反应的运动治疗

身体-头部矫正反应可以确保适当的身体姿势的直线化，可促使小儿从仰卧位向侧卧位和俯卧位翻身。如果患儿呈现以伸展模式占优势的姿势或非对称性紧张性颈反射姿势，或者是重症低紧张儿，就难以出现这一反应，可采用如下操作方法：

患儿仰卧位，治疗师在下方抬起他的骨盆与下肢，这种姿势有助于促进抗重力屈曲活动。然后向两侧回旋患儿的骨盆，促进头部-身体矫正反应，反应的方式是躯干与头部向骨盆回旋的方向回旋。

如果患儿有肩胛带后退、肩的过度伸展、肩胛带上举等异常姿势，都应在操作前予以抑制。

为了强化抗重力屈曲活动，在日常生活中家长可利用骨盆和下肢抬高的姿位给患儿穿、脱裤子，这样还可以引起肩胛带与骨盆间的一定程度的回旋，这种回旋模式还可以为身体-身体矫正反应做准备。

另外，为了达到使头部自动屈曲的目的，可以应用将患儿反复地从仰卧位向坐位拉起，然后再向仰卧位倾斜的操作方法，注意在拉起与向仰卧位倾斜的途中要应用使头部向侧方回旋的操作方法。

（九）促进身体-身体矫正反应的运动治疗

操作方法是，患儿仰卧位，治疗师在其下肢处抬高患儿的臀部与下肢，向左、右两侧交替回旋骨盆。此操作方法与（六）不同的是，要注意固定住患儿的肩胛带与上肢，操作时治疗师用一只手顶住患儿臀部，使之尽可能地向一侧回旋。另一只手固定回旋对侧的上肢，这种操作方法可诱发体轴内的回旋。

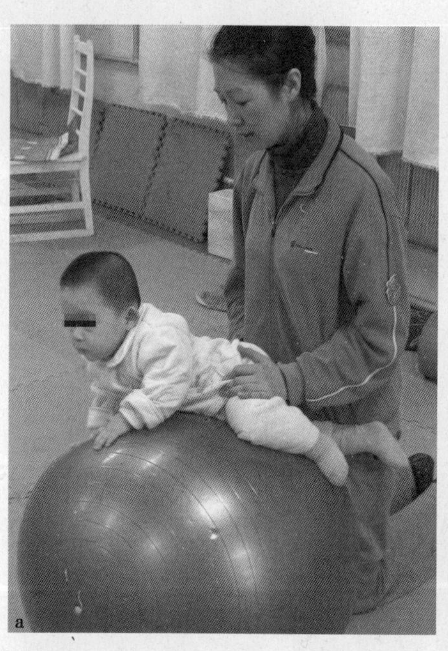

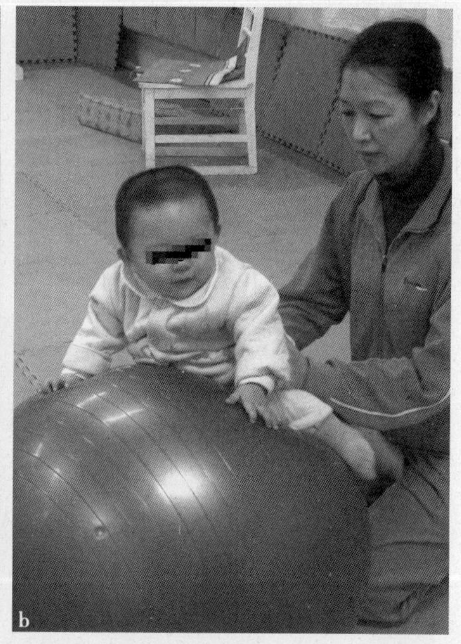

图 8-16 球上俯卧位上促进头部回旋的操作方法

二、促进躯干控制能力的运动治疗

躯干控制能力的发育时期是在头部控制能力得到发育之后，但两者在发育过程中也有重叠之处。只有在肩胛带和躯干开始有一定程度的稳定性后，头部才可以自由地活动，而头部的运动又可引发出躯干的运动。比如在仰卧位上当头部向一侧回旋时，由于颈矫正反应的作用，可使躯干产生回旋运动，出现翻身运动。小儿在俯卧位上最早期的活动是头和躯干向一侧扭转，其后当平衡反应（倾斜反应）得以发育之后，可将体重向一侧移动，未负荷体重侧的上肢与手可抬起，可伸向某一物品。躯干在仰卧位与俯卧位上的固有运动为矫正反应和平衡反应的发育做了必要的准备。当患儿未获得充分的控制能力及有异常肌紧张时，会影响以后的躯干控制能力的发育。

（一）促进俯卧位躯干伸展与屈曲统合的运动治疗

小儿在俯卧位上抬起头部的过程中，需要屈肌要素的参与，因为这些要素可以确保颈部的伸长（elongation）。为了使患儿获得这种成熟的头与躯干的姿势，有时需要通过手法促进。

1. **治疗目标** 俯卧位抬头，体重移动。

2. **体位** 患儿取俯卧位，用肘或手掌支持体重，肘支持点的位置要在肩部垂直于床面的垂直线前方，这种姿势可以增加肩关节的外旋程度。在这种体位上稍稍外展肩部，就可以使体重向侧方移动。为了诱发头部的矫正能力，可用一玩具在患儿颜面前方逗引，通过视觉刺激达到诱发抬头的目的。玩具的高度要适宜，不可位置过高，防止颈部过度伸展。

3. **操作方法** 治疗师在患儿颜面前双手控制患儿的双肩部，重点是通过两手来抑制患儿肩关节内旋和肩胛骨上举，要用全手掌把肩部包起来。若还需要诱发腹部肌群的收缩，治疗师可将手指伸展，稍向胸部加压。另外，通过从一侧肩部向对角线方向的压迫，可以使躯干部分的体重向侧方移动。如果需要控制腹部肌群，治疗师可以将自己的手指伸展，给患儿胸廓或腹部予以支持，支持的方向应朝向肩部。

（二）促进仰卧位屈曲与伸展的运动治疗

只有完成了仰卧位上屈曲与伸展的统合，才能使小儿颈部充分伸展，使头部保持在正中线上，进而促使两上肢伸向前方，达到用两手抓住膝或足部的功能发育。婴儿初期由于有整体屈曲模式的倾向，膝关节呈屈曲状态。当发育至有分离运动模式阶段，才可以出现髋关节屈曲与膝关节伸展相组合的模式，这时小儿才可以用两手抓两膝或两足左右摇动。通过这一运动可促进腹部肌群控制能力高度发育，为坐位平衡做了直接的准备。

运动障碍儿缺乏这种腹部肌群的控制能力，结果导致缺乏运动性，缺乏髋关节、骨盆及躯干间运动的分离性。在设定治疗手法时，一定要注意这一点。

1. 床上仰卧位

（1）治疗目标：两手抓膝，颈部肌肉的充分伸展。

（2）训练时体位：患儿仰卧位，使两上肢上举，如果患儿有颈部过度伸展，两上肢上举的高度要超过骨盆，在这一体位上鼓励患儿两手伸向两足。如果下肢的屈曲模式非常明显，必须予以修正，使髋关节的屈曲能与膝关节伸展相结合。使颈部能得到充分的伸展，从骨盆或两下肢开始进行体重向侧方移动和翻身运动。

（3）操作方法：手法操作可以从上肢开始，也可以从下肢开始。治疗师在患儿下肢侧，两手握持患儿前臂周围，如同修正肩胛骨举上的操作方法，将患儿的上肢向下方及侧方牵拉，然后分开患儿的两手指，放于其两膝的后方。治疗师用拇指支持患儿的手与下肢。为了强化膝关节的伸展，治疗师将一根手指放在患儿的大腿部即膝关节上部的股四头肌上，然后向两侧方摇动患儿的身体，操作时注意保持颈部肌肉的充分伸展。或者只握持患儿腕关节处，用手指的里侧向一侧推上举下肢侧的骨盆，可诱导小儿的翻身运动，引起体轴内回旋。治疗师给患儿的支持要保持最小的限度，尽可能地让患儿自动翻身，并要等待患儿自己返回仰卧位。

2. 治疗师膝上仰卧屈曲体位

（1）目的：用屈曲体位来抑制全身伸展模式，促进头与肩分离，给躯干以稳定性。如果全身呈伸展模式，就难以形成仰卧位上屈曲与伸展的统合，可应用此手法予以抑制。

（2）体位：治疗师坐于地板上，屈膝两足支撑于床面上，让患儿头枕于治疗师的双膝顺下肢的长轴仰卧于置于大腿上的三角垫上，两髋关节屈曲，膝关节屈曲，两脚支撑于治疗师胸腹上。

（3）操作方法：治疗师将两手放于患儿双肩上，抑制双肩后退，可以轻轻叩击，一边有节律地使肩部获得紧张性，一边向下按压双肩。也可去掉三角垫将患儿的头部放入治疗师两膝中间，以保持其中间位。通过这一操作方法将患儿的头部与肩分开，即头部出现前屈（图8-17）。

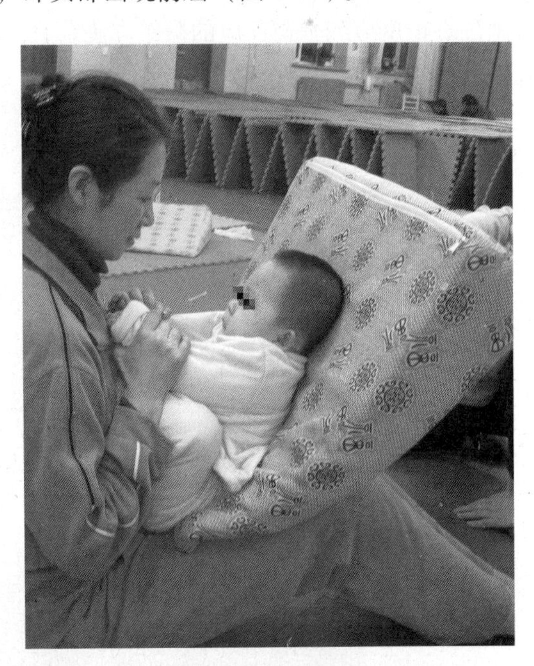

图8-17 治疗师下肢上仰卧位促进仰卧位上屈曲与伸展统合的操作方法

（4）注意事项：在向下推患儿的肩部时，注意不要产生由于紧张性增加而致的异常姿势，手法要轻柔，刺激要有节奏。

（三）促进坐位头与躯干矫正反应的运动治疗

仰卧位与俯卧位上屈曲与伸展统合的发育，是坐位上控制躯干的准备过程。在屈曲与伸展统合尚未充分发育之前，小儿的坐位会呈现双下肢外展、髋关节与膝关节均屈曲的姿势，与在初期阶段小儿在仰卧位上使用手、足玩耍的模式相类似。9～10个月之前小儿可以在仰卧位上充分练习两下肢的分离运动。只有两下肢的分离运动成熟，小儿才有可能形成各种各样的坐位姿势，才能取得充分的坐位平衡。

运动障碍儿坐位发育不成熟时应考虑上述问题。肌紧张低下的小儿，在坐位上呈现下肢过度外展、骨盆前倾的姿势，这样一来使躯干在身体重心线的前方，导致腹部肌群难以收缩，因而就不能维持坐位的平衡，也阻碍向侧方倾倒时矫正能力的发育。在治疗这类患儿时，应该在支持坐位、俯卧位、仰卧位上促进控制头部与躯干的能力，为获得良好坐位做准备。有些缺乏运动性的患儿，如痉挛型脑瘫患儿因髋关节不能充分地屈曲，坐位时骨盆呈现明显的后倾。对于这类患儿的治疗，必须是在应用拉长伸肌群手法的同时促进仰卧位上的屈曲与伸展的统合能力，这些已在前面叙述。当患儿的头与躯干的控制能力已发育至一定程度时，必须实施促进坐位矫正反应和平衡反应的操作方法。

1. 治疗目标 通过坐位上的重心移动，促进患儿坐位矫正反应与平衡反应。

2. 操作方法 患儿取坐位，治疗师开始时坐于患儿后方，两手伸展状态放于患儿骨盆或髋关节的背面。两手应用的力量要使患儿稍向后倾斜身体，使骨盆后倾，于是肩关节的位置在髋关节的后方（图8-18a）。然后将一只手掌伸入患儿一侧臀部的下面抬起该侧髋关节，使体重移向对侧（图8-18b）。这时应注意不要使非负荷体重侧骨盆向前方回旋，因为这样会产生腰椎的过度前弯，使伸展模式占优势，影响获得坐位平衡。可以通过将非负荷体重侧的骨盆稍向后牵拉的方法产生躯干回旋运动。为了诱发躯干向侧方的矫正反应，治疗师可用拇指将患儿的肋骨向下牵拉，引起该侧躯干侧屈及体重的移动，开始时用力要小，因为用力过大会引起肩、上肢和颈部固定的异常姿势。当向侧方体重移动增大时，患儿会伸出手去支持体重，即促进了侧方保护伸展反应。

其后患儿当无需支持可坐时，治疗师可在患儿前方，用抬起小儿的膝或足部的方法进行操作，可以达到上述同样的促进目的（图8-19）。

如果通过上述的对骨盆和下肢的操作手法不能诱发出躯干矫正反应，治疗师可将两手放于患儿躯干处，促进其轴性伸展及轴性回旋。用两手的力量向上牵拉患儿躯干可促进轴性伸展，向左、右回旋躯干可促进轴性回旋，也就是对伸肌群与屈肌群的促进。

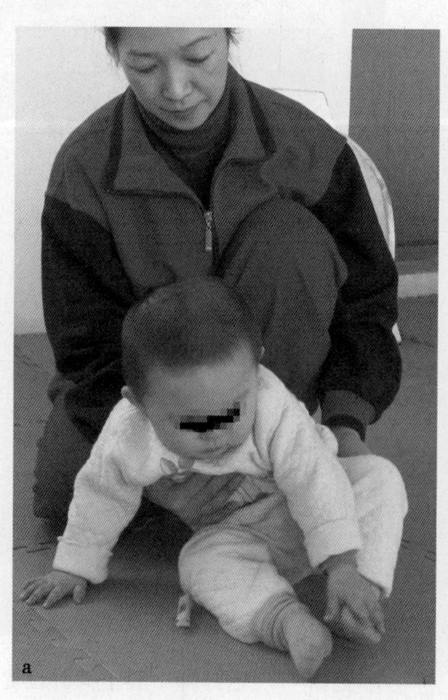
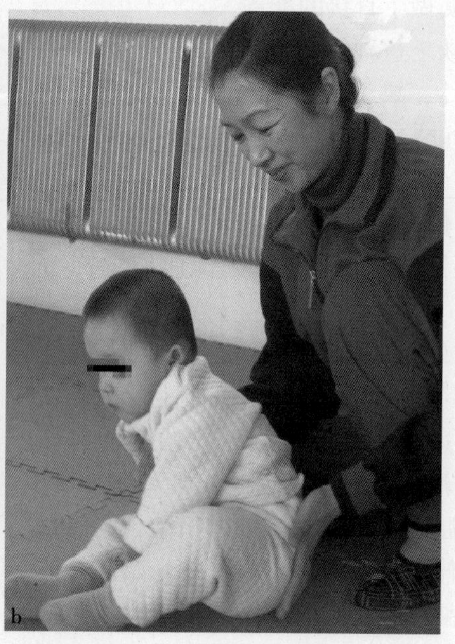

图8-18 床上坐位促进坐位头与躯干矫正反应的操作方法1

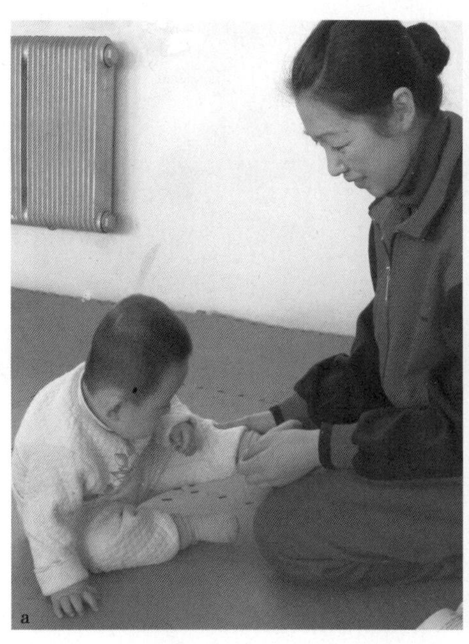
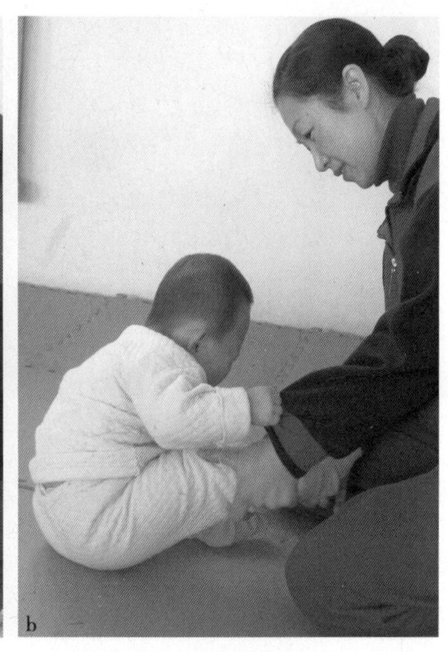

图 8-19 床上坐位促进坐位头与躯干矫正反应的操作方法 2

另外，可让患儿坐于治疗师的膝上，面向治疗师或背向治疗师均可。通过治疗师上举自己的一侧下肢的方法诱发患儿体重向一侧移动。即当患儿的臀部随着治疗师下肢的抬起而抬起时，体重向对侧臀部移动，由此诱导躯干的矫正反应和平衡反应。

三、促进坐位控制能力的运动治疗

（一）坐位控制能力发育的必需条件

1. 控制头部能力发育成熟。

2. 在俯卧位上上肢有支持性从肘支撑至手支撑。

3. 脊柱伸展至第三腰椎（相当于正常小儿 6 ~ 7 个月时脊柱发育水平）。

4. 髋关节能充分屈曲，并与躯干出现分离动作。

5. 躯干（体轴）具有回旋能力，即肩与骨盆间扭转能力的发育。

6. 躯干矫正反应与平衡反应的确立。

7. 上肢保护性伸展反应出现。

8. 具有姿势转换的能力，即从卧位向坐位转换，从坐位向四点支持位转换。

具有 1 ~ 4 项的条件，即可获得比较实用的坐位。若再具备 5 ~ 8 项，小儿就可以在坐位上自由玩耍，不会向任何方向倒下，可以向各体位转换。

（二）阻碍坐位控制能力发育的因素

1. 缺乏上述必需条件的 1 ~ 4 项。

2. 卧位的平衡反应（倾斜反应）发育不成熟。

3. 肌紧张异常。

4. 原始反射残存。

5. 有异常运动模式。

（三）促进坐位控制能力的运动治疗

1. 促进从俯卧位向坐位转换的操作方法

（1）目的：促进头部控制、上肢支持能力、躯干回旋，为坐起做准备。

（2）操作方法

方法 1：治疗师坐于床上，两腿伸展，让患儿沿其双下肢的横轴俯卧于上，给予时间让患儿充分放松。然后如图 8-20a 所示，治疗师抓住患儿的一侧下肢，最好是膝部，并向自己身体方向牵拉，使患儿躯干产生回旋运动。治疗师的另一只手所支持的患儿身体的部位原则上是肩部或臀部。治疗师在使患儿躯干回旋的同时，屈曲患儿颜面侧的下肢，用以支持患儿的躯干，为坐位做准备（图 8-20b）。

方法 2：前两步促进方法同图 8-20，其后的操作以患儿头部的活动为目标，在头部屈曲、回旋的同时，使小儿成为坐位（图 8-21）。在小儿坐起来时要注意他头部的活动，头部要保持正中位，若患儿缺乏头部的活动，治疗师要给头部以支持，可以通过将上方的肩部向下方推的手法使小儿头部产生屈曲与回旋。上述手法应用于患儿从俯卧位向坐位转换的早期，随着患儿此动作的成熟，尽可能地等待患儿自己的反应。

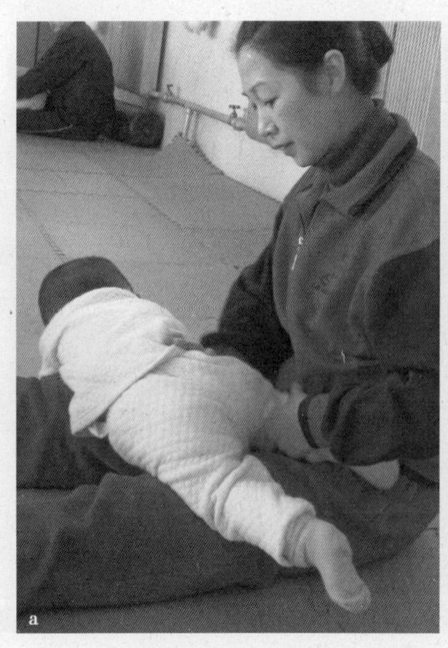

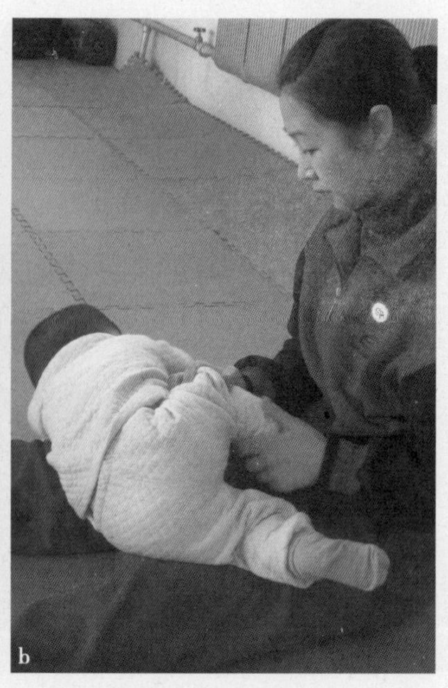

图 8-20 治疗师下肢上俯卧位促进坐位准备的操作方法 1

在操作过程中，如果患儿的头部的控制能力尚不充分，即使用上述的推肩向下的方法也不能获得头部屈曲与回旋的反应时，应将与小儿坐起的方向相反一侧的上肢保持外旋位，并推向上方，这样可以获得头部的屈曲、回旋反应。这一方法也可应用在其他促进手法操作中不能获得头部的控制之时。

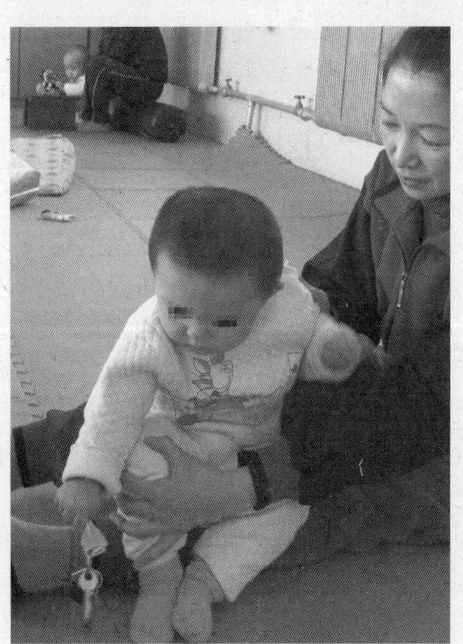

图 8-21 治疗师下肢上俯卧位促进坐位准备的操作方法 2
（从下肢促进）

方法 3：如前述的方法促进小儿从俯卧位至坐位，在坐起的时候，治疗师握持患儿的肩或肘部，将患儿的两上肢向治疗师的胸、腹部方向牵拉，促进发生上肢的支持反应。注意应使肩部充分放松后再进行操作。使肩部放松的方法是，扶持双肩或肘部上下摇晃两上肢，此时如果患儿头部的控制欠佳，可使两上肢先后交替地摇晃，这样可达肩部放松，头部稳定的目的（图 8-22）。

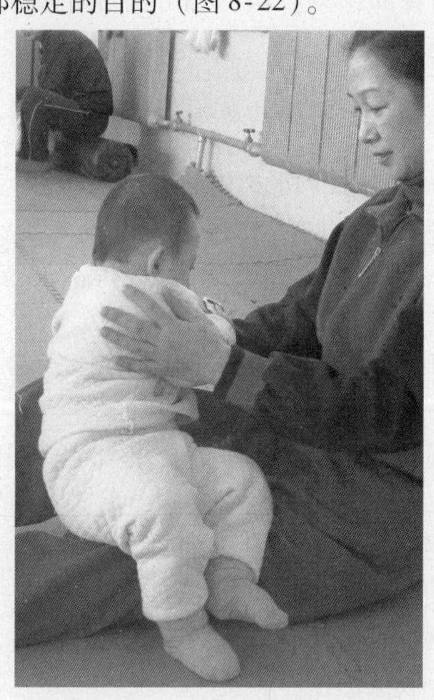

图 8-22 治疗师下肢上俯卧位促进坐位准备的操作方法 3
（从肩和上肢促进）

2. 促进坐位躯干稳定与回旋的操作方法

（1）治疗目标：促进坐位上躯干稳定性和躯干的回旋运动，抑制躯干紧张，达到稳定的坐位，为向其他体位转换做准备。

（2）操作方法

1）治疗师大腿上坐位：①目的：给躯干与头部以稳定性。②操作方法：治疗师坐于床上，一侧下肢伸展一侧下肢膝关节屈曲。患儿臀部坐于治疗师伸展侧的下肢上，将两下肢放于治疗师屈曲侧的下肢上，患儿呈两膝屈曲姿位。这种臀低、下肢高的体位可以抑制角弓反张。

治疗师两手扶持患儿两肩，将肩向下方按压，当出现头部与肩的分离后，继续从肩部开始向下方进行2～3次的有节奏的按压（图8-23）。

2）治疗师下肢上骑跨坐位：①目的：促进坐位上躯干回旋运动、头部控制。②操作方法：治疗师床上坐位，双膝轻度屈曲。患儿在其大腿上呈骑跨坐位，背向治疗师。坐时要保持头与躯干在一直线上，颜面保持正中位的对称姿势（图8-24a）。如果能达到头的竖直位，则给躯干以回旋运动，回旋的方法是治疗师将屈曲的一侧下肢伸展，使其高度下降，使患儿的体重向这侧移动并用这侧臀部支持体重，于是引起躯干向对侧的回旋。操作时治疗师两下肢交替地屈曲或伸展，使小儿躯干向两侧回旋（图8-24b）。

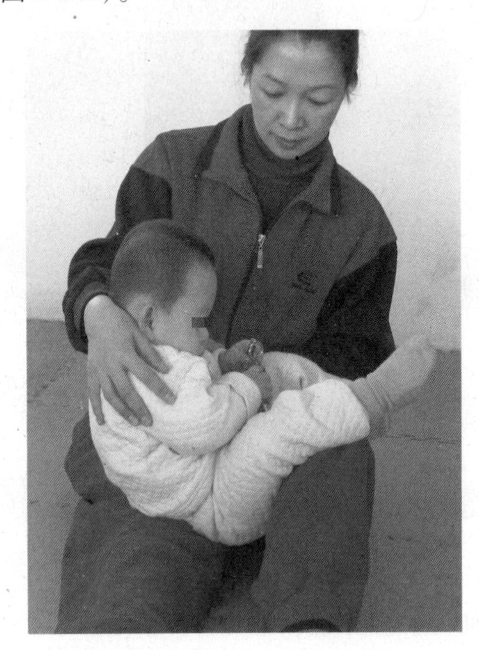

图8-23 治疗师下肢上坐位促进坐位躯干稳定与回旋的操作方法

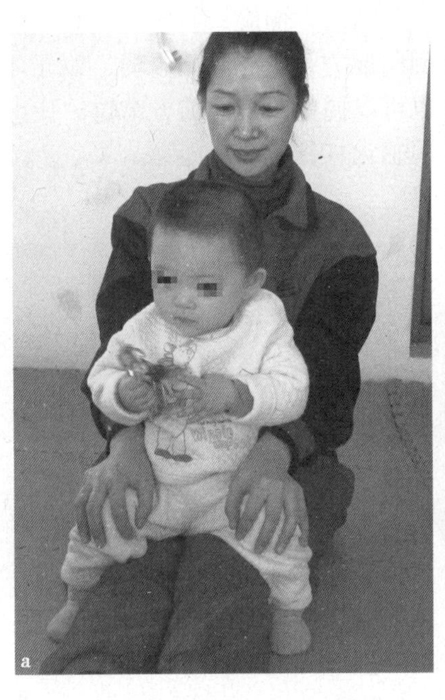

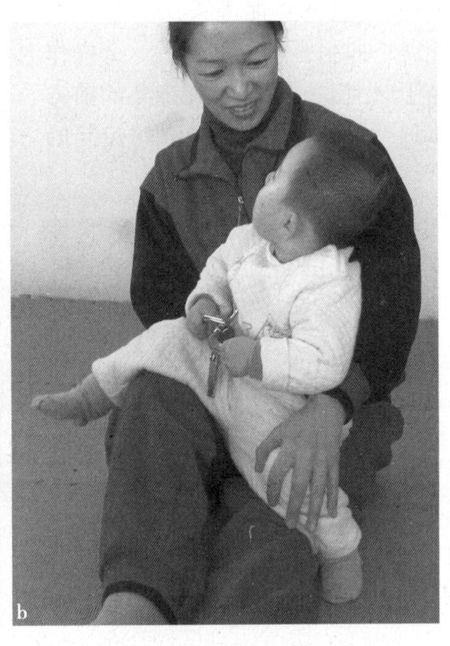

图8-24 治疗师下肢上骑跨坐位促进坐位躯干稳定与回旋的操作方法

3）抱球姿势：①目的：促进伴有弛缓的身体侧壁伸张及躯干回旋。②操作方法：治疗师跪坐位，患儿头朝向治疗师仰卧位。治疗师用双膝固定患儿头部使之呈中间位，然后抬起患儿的下肢、臀乃至腰部，使患儿成为头与足均向治疗师的抱球姿势（图8-25a）。治疗师两手扶持患儿的两侧臀部，并有节奏的摇晃之，使患儿身体产生紧张。然后让患儿将两上肢举向治疗师的方向，使患儿身体紧张得以消除（图8-25b）。治疗师在患儿的放松状态下一边将其身体向侧方轻轻摇动，一边向侧方扭转（图8-25c）。为了达到使身体侧壁充分伸张的目的，可以让患儿将两手的手指张开放于治疗师的大腿上。如果在倾斜途中再度出现紧张，应再次用上述方法使之放松。患儿侧卧后，再扶持患儿的头部，促其回旋，使骨盆和下肢向后，进一步引起躯干侧壁的伸张。

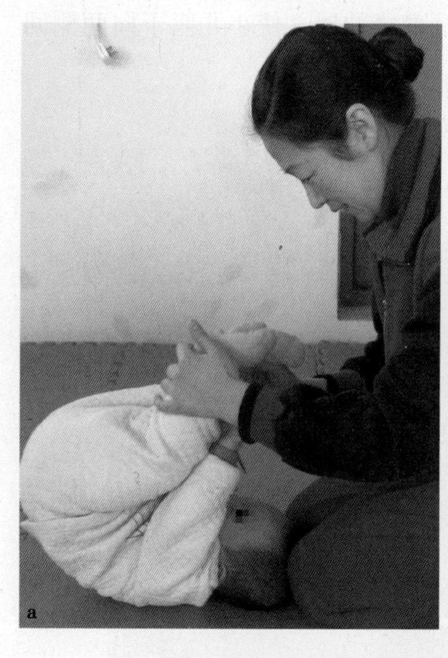
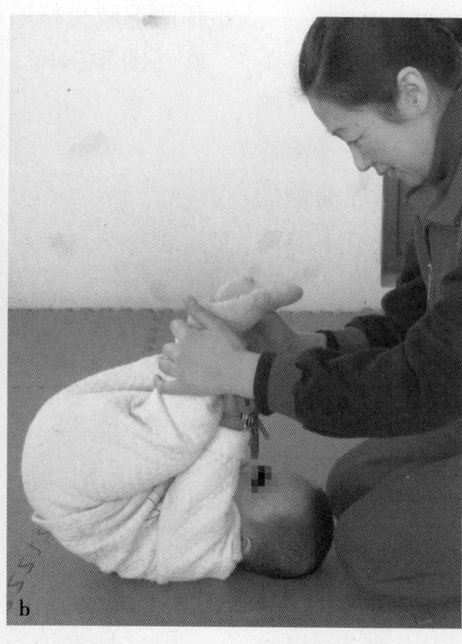
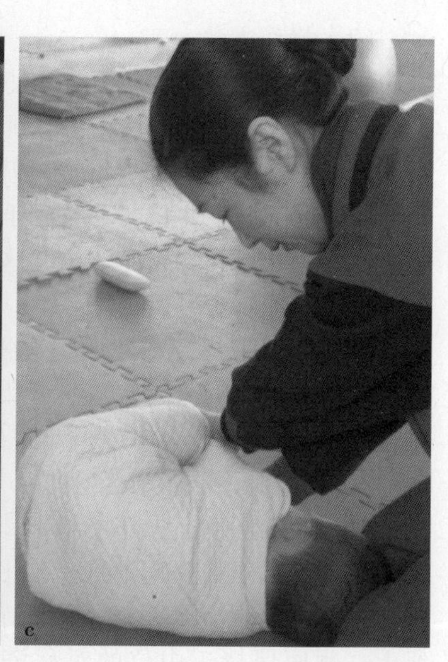

图 8-25 用抱球姿势促进躯干伸张及回旋的操作方法

如果通过此操作方法操作后患儿呈现出非对称体位，身体侧方出现了一侧长一侧短，此时短的一侧的伸张会更多些。

4）球上坐位 1：①目的：促进头部与躯干前屈、上肢向前方伸展；抑制躯干过度伸展。②操作方法：患儿伸腿坐于球上，治疗师可在患儿的前方或后方（图 8-26a）。对患儿支持的部位（控制的关键点）要根据患儿的不同状态选择中枢部或末梢部。在给予相应部位支持后，等待反应。然后向后方推球，患儿出现的正确反应应该是头部屈曲、两下肢向前方伸展，躯干前屈（当然不能使患儿全然倒向前方）。如果反应弱，躯干不能充分前倾时，也可以握住双肩向前方牵拉，让患儿学习躯干前屈的感觉（图 8-26b）。

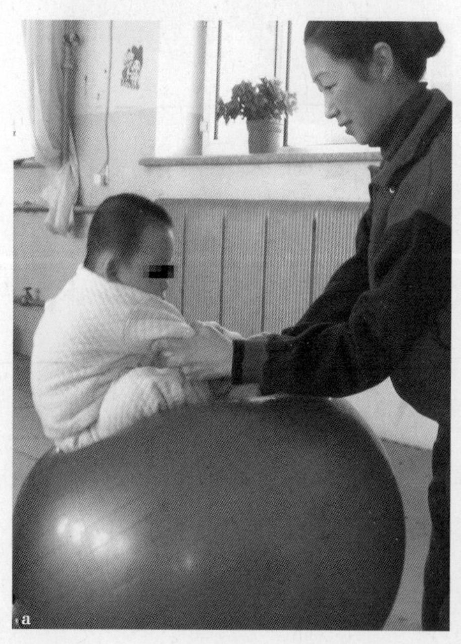
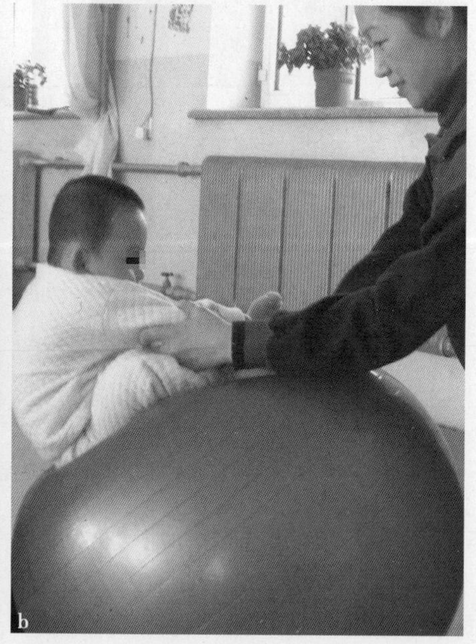

图 8-26 球上坐位抑制躯干过度伸展的操作方法 1

5）球上坐位 2：①目的：促进头的控制、由于躯干姿势的变化（重心位置的变化）而出现的反应即平衡反应，同时促进躯干的回旋、中枢部的控制；②操作方法：治疗师扶持患儿最易活动的部位，将球和患儿一起向侧后方向倾斜，则患儿的身体重心移至他下方侧的臀部上。此时治疗师通过扶

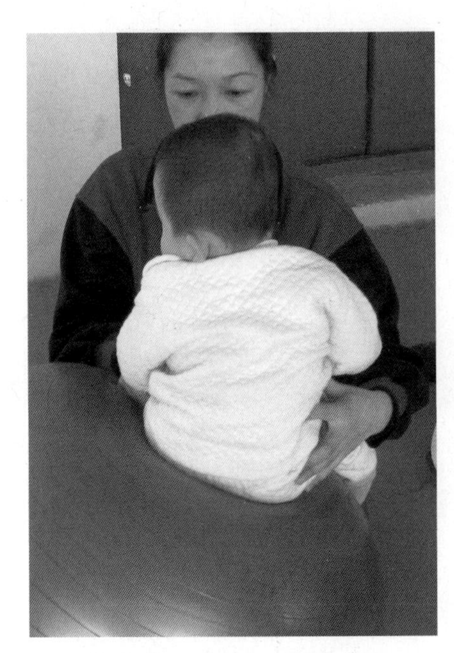

图 8-27 球上坐位抑制躯干过度伸展的操作方法 2

持患儿的手来回旋其躯干，回旋方向如图 8-27 所示，是向非负荷体重侧回旋。如果躯干不能充分回旋，可以保持肩部和腰部呈对角线位置，即可获得躯干的回旋。操作方法要在两侧交替操作，根据患儿的反应，回旋力弱的一侧应多次操作。在躯干回旋同时也可以获得头向同侧回旋的运动。

3. 促进伸腿坐位平衡的操作方法

（1）治疗目标：为伸腿坐位的平衡做准备。

（2）体位与操作方法

1）方法 1：患儿与治疗师均取床上伸腿坐位，治疗师将两下肢放于患儿两下肢旁（图 8-28a）。首先轻轻摇动患儿的两侧臀部，使之产生紧张。然后治疗师使患儿身体向一侧倾斜，使体重负荷于一侧臀部上，之后用一只手扶持负荷体重侧下肢，另一只手扶持患儿的中枢部位，如腰部、肩部等，使患儿身体向治疗师扶持的下肢侧（负荷体重侧）倾斜（图 8-28b）。然后用扶持患儿中枢部位的手向前推患儿的躯干，使之回旋。

产生的反应是多方面的：①患儿的体重进一步向倾斜侧移动；②头向对侧回旋，根据促进刺激程度，有时还会出现屈曲；③非负荷体重侧躯干侧屈，然后回旋；④非负荷体重侧下肢出现屈曲，负荷体重侧上肢向对侧伸展。

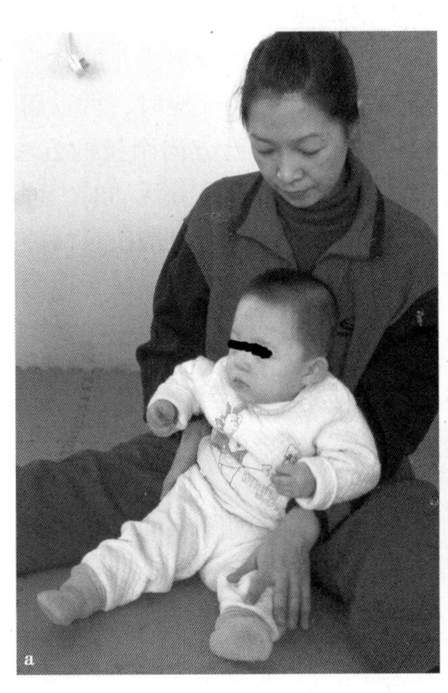

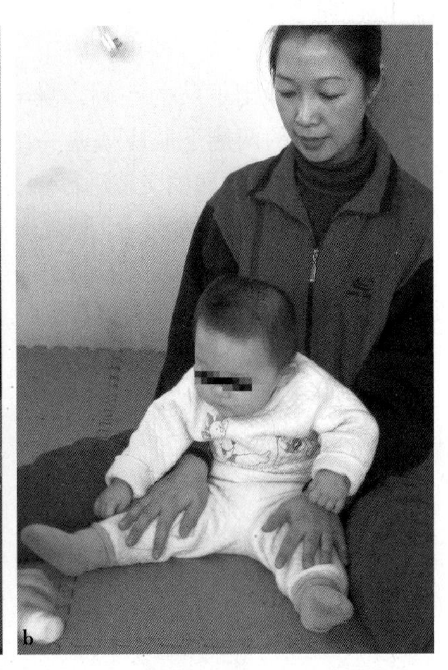

图 8-28 伸腿坐位上促进坐位平衡的操作方法 1

2）方法 2：体位及治疗师支持患儿的部位同方法 1，但是在向侧方倾斜患儿时不加躯干的回旋，而是用躯干的侧屈来保持平衡（图 8-29）。

向一侧倾斜患儿的身体后，出现对侧躯干的短缩，则会使患儿的躯干一侧缩短，一侧被拉长。操作时治疗师控制中枢部的关键点使患儿身体向对侧倾斜，注意只向对侧不要向前、后方向倾斜。之后，握住非负荷体重侧的上举的上肢向下方推压，形成该侧躯干的侧屈与短缩。

（3）反应：①体重移动至身体倾向侧下肢与臀部；②非负荷体重侧躯干侧屈；③头部向非负荷体重侧回旋；④非负荷体重侧下肢出现屈曲。

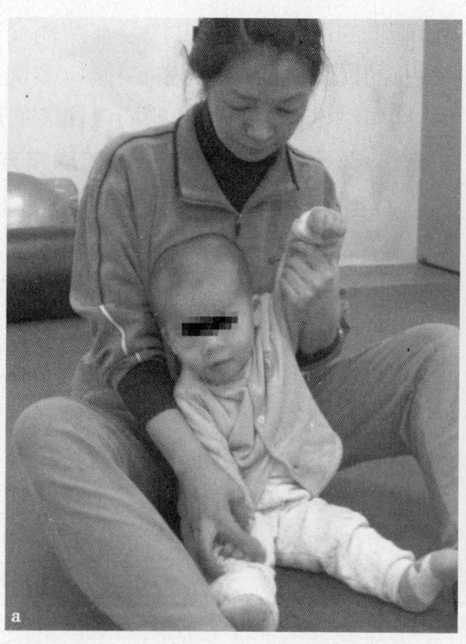
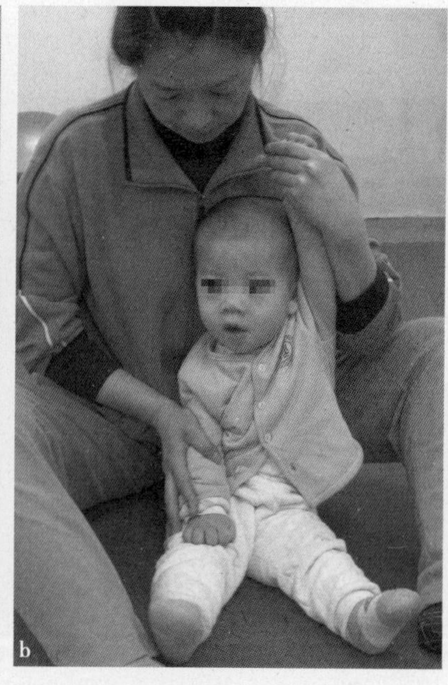

图 8-29 伸腿坐位上促进坐位平衡的操作方法 2

4. 侧坐位上的各种操作方法

（1）治疗目标：促进稳定的侧坐位和侧坐位姿势变换（侧坐位向四点支持位转换）。

（2）体位与操作方法

1）方法 1：①目的：促进正确的侧坐位；②操作方法：正确的侧坐位是两下肢向侧方伸出，躯干发生回旋，回旋的方向是向着伸出下肢的一侧，身体重心放在两侧臀部上，伸出的两侧下肢应该是一侧压住另一侧。促进侧坐位时，必须两侧交替进行。

2）方法 2：①目的：使患儿躯干充分活动，维持侧坐位平衡，向相反的侧坐位转换；②操作方法：患儿与治疗师相对侧坐位，治疗师两手拉患儿的两手，使小儿的上肢呈肩关节外旋位，并轻轻予以支持之（图 8-30a）。然后两人同时向逆向侧坐位转换。开始时，为了向后方移动体重，患儿会出现头部屈曲、上肢向前的反应，这时如果中枢部位（躯干）不能充分活动就会使患儿倒向后方。所以治疗师一定要边观察患儿的反应边进行操作。当患儿无头部屈曲的反应时，可以用呼叫患儿同时将其上肢轻轻向自己方向牵拉的方法予以诱导。另外，若中枢部位不能充分活动时，可以轻轻向对侧后方推患儿，使患儿努力地使自己的身体不倾倒。这样患儿就与治疗师一起同时转换为逆向的侧坐位，同时给予患儿躯干回旋的运动（图 8-30b、c）。

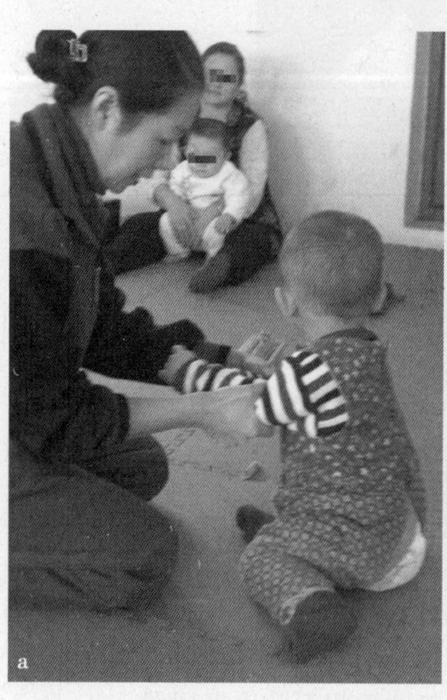
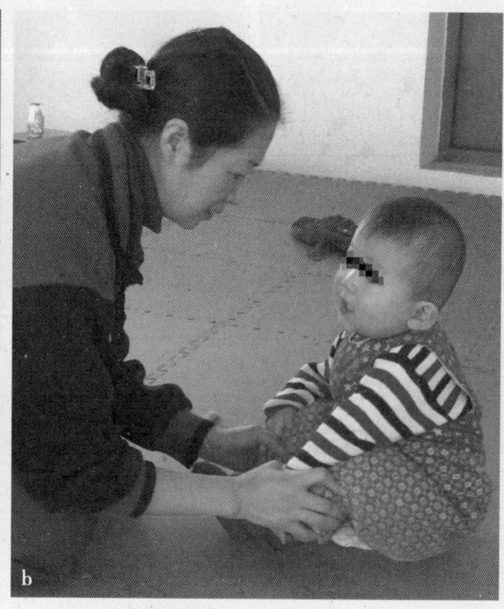
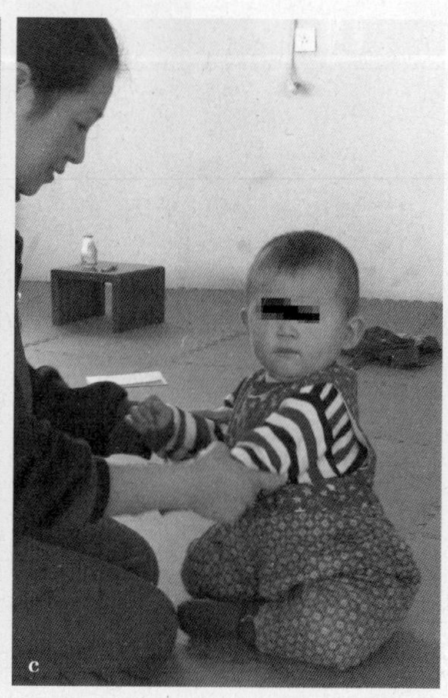

图 8-30 促进经坐位向逆向侧坐位转换的操作方法

3）方法3：①目的：促进侧坐位上姿势的转换。②操作方法：开始体位与操作方法2相同，治疗师与患儿相对侧坐位，躯干要充分回旋（图8-31a）。两人互牵双手，由侧坐位同时转换为膝立位，然后再向逆方向的侧坐位转换。该手法操作时应注意膝立位上患儿的体位，在膝立位上一定要如图8-31b、c所示，注意躯干要呈伸展位，臀部不要下垂，髋关节不要屈曲，不要扩大基底支持面。若治疗师经操作不能控制患儿的异常姿势，就不应该应用这种促进手法。

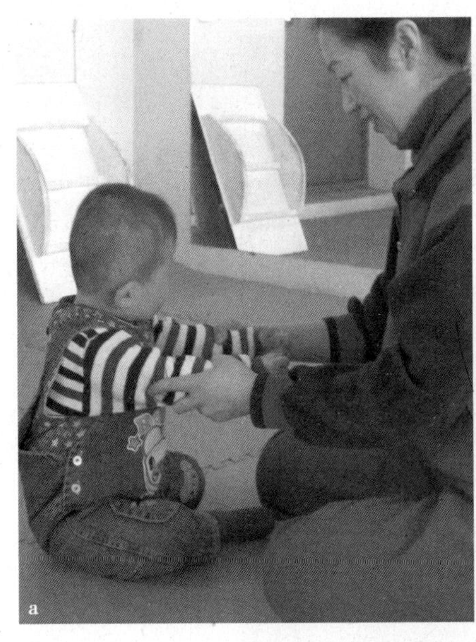
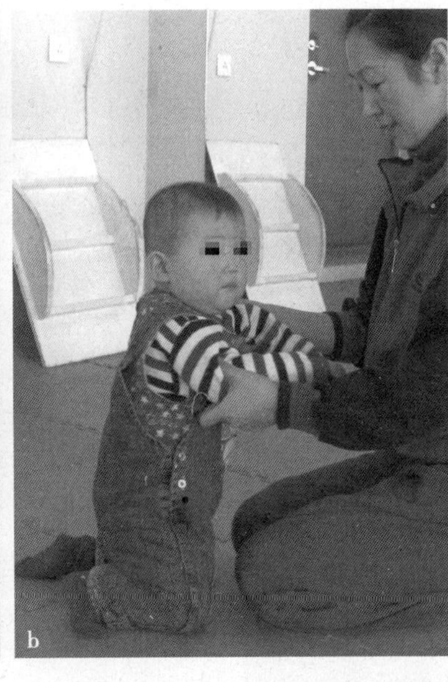
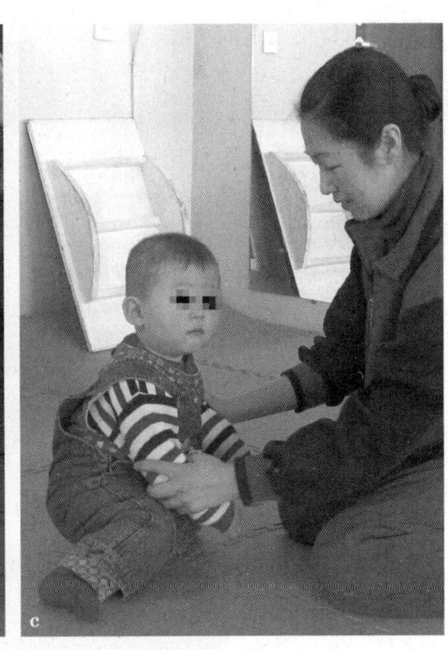

图8-31　促进经膝立位向逆向侧坐位转换的操作方法

4）方法4：①目的：促进侧坐位的姿势变换、给予中枢控制的感觉。②操作方法：患儿伸腿坐位，治疗师在其后方（图8-32a）。根据患儿的状态决定变换时控制的部位，可为胸腰部、肩部、臀部。图8-32所示的是从胸腰部开始的促进的手法。首先将患儿体重向后移动使其负荷于臀部（图8-32b），此时要注意不要引起患儿头部的伸展和肩的回缩。然后将患儿身体重心向侧方移动，促进患儿双下肢向对侧侧坐位方向移动，在向对侧侧坐运动的过程中，患儿的重心移向前方，侧坐于对侧（图8-32c）。

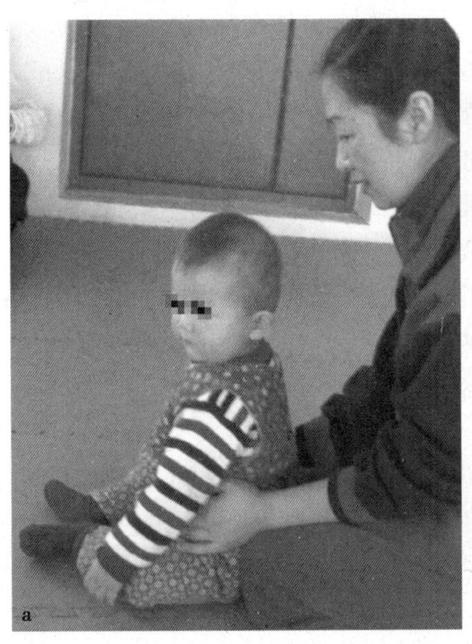
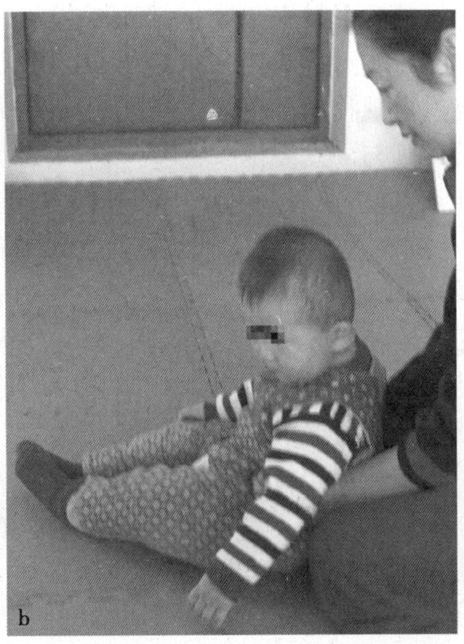
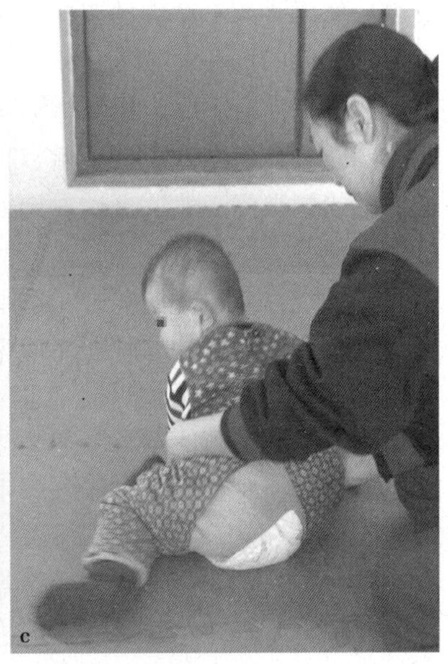

图8-32　促进从伸腿坐位向侧坐位转换的操作方法

5）方法5：①目的：促进患儿从侧坐位向四点支持位转换。②操作方法：使患儿从侧坐位开始活动，治疗师根据患儿的状态决定支持的部位。图3-38所示是患儿尚无充分控制臀部及上肢的能力，所以促进的关键点应该在臀与肩。操作时治疗师用自己的膝部支持患儿臀部，两手支持患儿肩部，诱发患儿身体向前，臀部抬起，从侧坐位向四点支持位方向伸出上肢，形成四点支持位（图8-33a）。然后再从四点支持位转换为与出发姿位逆方向的侧坐位，手法操作同样是扶持肩使患儿臀部下降，躯干扭转形成侧坐位，如此反复进行（图8-33b）。

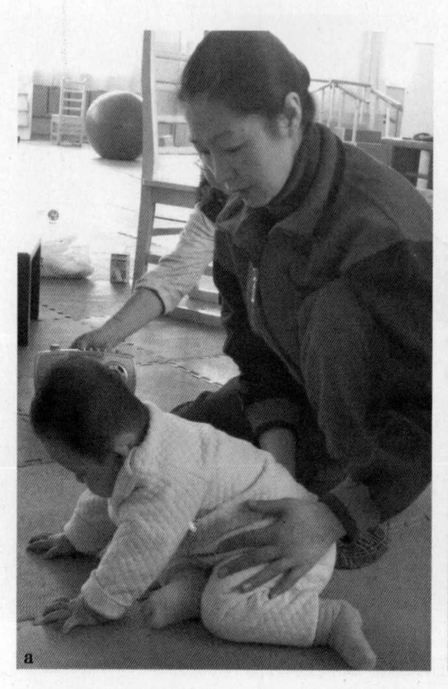

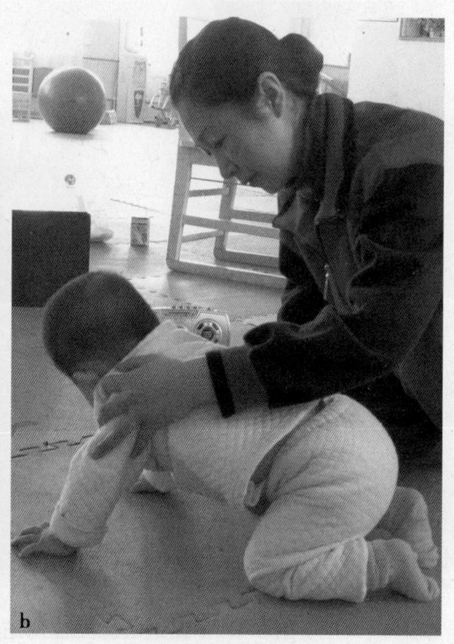

图8-33 从后方促进从侧坐位向四点支持位转换的操作方法

6）方法6：①目的：促进患儿从侧坐位转换为四点支持位。②操作方法：此操作方法适用于有一定程度控制臀部的能力而上肢功能欠佳的患儿。治疗师跪坐于侧坐位的患儿面前，诱导患儿从侧坐位向四点支持位转换。首先，治疗师两手扶持患儿双肩，使患儿两上肢支撑于床面上。然后引导患儿自己抬起臀部，扭转躯干，两上肢支持体重形成四点支持位。此时，一定要使体重确实出现移动并负荷于四肢。达到四点支持位后，再回到与出发姿位逆方向的侧坐位。然后再诱发向四点支持位，如此反复进行。

5. 对患儿家长的指导 医师与治疗师应指导患儿家长在训练以外的时间如何为坐位做准备。

（1）使患儿获得俯卧位上肘与手的支撑能力：其具体方法已在其他章节叙述。让患儿在肘、手支撑位上前后、左右摇动身体，产生体重的移动及体轴的回旋。

（2）仰卧位上抓脚游戏：让患儿仰卧位，用手抓足或膝玩耍，并左右回转，促进躯干屈曲、体重移动，正中位指向等方面功能的发育。

（3）应用吊床等使患儿呈屈曲模式：患儿不能自己抓足和膝时，可将患儿放入吊床或两人分别抓大毛巾被的两端，使患儿形成头部与臀部高位的屈曲位，然后两人左右摇晃毛巾被或吊床。被抓毛巾被的两端必须是患儿的头、足侧。

（4）语言提示等促其脊柱的伸展：患儿在坐位时用语言提示，如“长高、长高”，或在上方放玩具诱导患儿抓握等促其脊柱的伸展。

（5）坐位的准备：尚不会坐的患儿也要常放到支持坐位上，如放于后有靠背，前有桌板的小椅子中，予以支持坐位，目的是让患儿体验坐的感觉。在患儿尚未获得坐位平衡之前，要在正面逗引他。已获坐位平衡的小儿就不必要坐上述椅子中，可让他坐于床上，从其侧方逗引，使患儿学习体轴回旋和体重移动。这样做法不限制他的活动，以免影响进一步的发育。

（6）需注意事项：如果小儿仍存在非对称性紧张性颈反射，在坐位姿势上诱导他活动的方法中有两点要注意：

1）一定要从身体正面进行，尤其是以伸展模式占优势的患儿非常容易受此反射的影响而呈现非对称姿势，诱导时不要在患儿的上方进行，而要从下方，如给玩具时要在胸、腹的部位，而不要在患儿眼睛或头上方。

2）若小儿躯干的稳定性欠佳，不要让小儿长时间的坐，避免诱发脊柱后弯。

（7）不同障碍患儿的抱法：对不同类型及有各种异常姿势模式的患儿要采取不同的抱的方法。

1）有角弓反张的患儿的抱法：如图8-23中所示，抱起时患儿的姿势应该呈下肢高于腰，髋关节向腹部屈曲，呈锐角。

2）紧张低下，躯干的肌力低的患儿，抱起的姿势则应使患儿上半身高于下肢，髋关节向腹部屈曲，呈钝角（图8-34）。

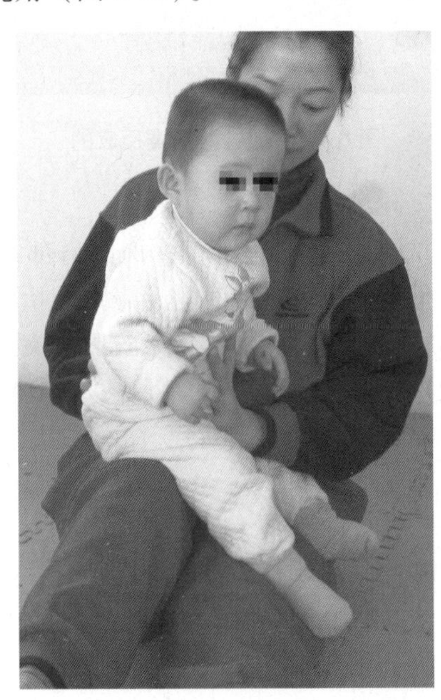

图8-34 对不同障碍患儿的抱扶方法

四、促进翻身运动能力的运动治疗

（一）翻身运动发育的必需条件

1. 需获得肘支撑的能力。

2. 能够在俯卧位上（肘支撑或手支撑条件下）进行体重的左右移动，如能用一侧肘或手支撑而抬起另一侧上肢。

3. 出现颈矫正反应、身体-身体矫正反应、两栖类反应。

4. 获得躯干（体轴）回旋的能力。

5. 能够有目的的玩要，有翻身移动的目的与欲望，如用翻身的方式移动身体去取远处玩具等。

正常小儿翻身的顺序归纳为以下两种。①由头部开始：首先回旋头部，随之肩胛带，继而骨盆回旋，即头部→肩胛带→骨盆的顺序。②与①相反，从骨盆开始，即骨盆→肩胛带→头部的顺序。

如果小儿翻身的模式为骨盆→头→肩胛带的顺序或固定地用身体反向回旋的方式翻身为异常的翻身模式。

（二）阻碍翻身运动发育的因素

1. 肌紧张异常 无论其增高或低下都影响翻身运动的发育。

2. 患儿呈角弓反张的异常姿势模式。

3. 原始反射残存 特别是有非对称性紧张性颈反射残存时，影响翻身运动的发育，另外紧张性迷路反射的存在也影响翻身运动的发育。

4. 未出现颈矫正反应 身体-身体矫正反应、两栖类反应。

5. 缺乏翻身的动机与欲望 即使小儿已具备翻身条件，因无欲望也可能不进行翻身运动。

在成熟翻身模式和腹爬正常模式中，有许多必需的、类似的运动构成要素。比如在肩胛带、躯干及骨盆带上的体重移动、身体负荷体重侧自动伸展拉长、头部及躯干向非负荷体重侧的矫正活动以及体轴回旋等。在上述所有构成要素中都可见到两栖类反应，即负荷体重侧躯干伸展拉长和非负荷体重侧躯干短缩，与此同时出现负荷体重侧上、下肢伸展、内收，对侧上、下肢屈曲。如果患儿有全身过度伸展或过度屈曲就会阻碍两栖类反应的出现。这样的患儿虽然也可以学会翻身与腹爬，但常以明显的异常姿势模式与运动模式进行。所以，在操作时要在促进两栖类反应的同时诱发体轴内回旋运动，通过这些为提高良好的功能、姿势及运动质量作充分的准备。

（三）促进两栖类反应的运动治疗

如果患儿的肩胛带，特别是肩胛骨和上臂骨之间有一定硬度，会阻碍负荷体重侧躯干适当地伸展与拉长。另外，如果有肩胛骨向前方上举和肩关节内旋，会导致负荷体重侧的肩不能充分屈曲至头的上方。这就会影响两栖类反应的出现，应予以手法促进。

1. 治疗目标 促进两栖类反应的出现，进而促进翻身与腹爬。

2. 体位与操作方法

（1）体位：俯卧位，使两侧肩关节充分屈曲，即使双上肢充分向前方伸展。然后使两肩关节保持在轻度外旋位上。使放在支持面上的两上肢处内收与外展的中间位或稍内收的位置。

（2）操作方法

1）方法1：使患儿的体重移动至身体的一侧，例如在其前方放一玩具，诱导患儿用一手去抓取、玩耍，自然地会将体重移向另一侧。这时可以通过肩胛骨和肩关节及脊柱运动的组合引起肩关节的充分屈曲，肩的充分屈曲表现在负荷体重侧的腋窝紧贴床面上，之间无空隙。此时治疗师和医师应注意观察，如果患儿的肩缺乏运动性，可以见到用过度伸展的脊柱来代偿肩的运动。这时必须对肩与骨盆给予控制使两者保持在一直线上，不要因脊柱的过度伸展而破坏两者的直线化关系。训练中可以通过增加负荷体重侧肩关节的外旋程度来强化适当的体重移动和向侧方的矫正活动。注意不要为了使肩关节充分屈曲而过度向内牵拉上肢。操作时在促进向侧方的体重移动和两栖类反应时，在俯卧位上体重移向一侧后，出现负荷体重侧的上肢向外旋、内收方向活动，同侧下肢向内收、内旋方向活动，治疗师一定要注意用手扶持患儿的负荷体重侧的肘部，促使肩充分屈曲。通过使患儿在负荷体重侧上肢上的翻身运动，使患儿获得这种姿势的感觉和肌紧张的准备状态。这时肩关节的屈曲程度一定要在患儿可接受的范围内。治疗师可以通过将患儿的肩向后方回旋或向下方压迫的操作方法来强化用一侧上肢和肩来负荷体重的活动。

需注意的是，当患儿呈现肌紧张低下或其肌紧张呈动摇状态时，有时见不到负荷体重侧下肢的适当反应。也有的患儿下肢以异常反应来取代正常反应，如，下肢内旋或足向上牵拉而下肢持续地呈现过度外旋位。这种情况必须予以修正，需要促进适当的姿势反应。治疗师可以向支持面压迫患儿的下肢和足，加强患儿对负荷体重的感觉及反馈，也可以通过压迫刺激，增强负荷体重侧下肢的支持性及支持时所必需的肌紧张。

治疗师在进行具体的操作方法操作时，为了修正患儿肩胛带向前方突出，可从肩部开始操作。为了确切地给予患儿用肩胛骨和上臂骨外侧负荷体重的感觉，可对两肩向下方加压，使患儿感觉到并形成感觉反馈。如欲达到促进向侧方矫正活动的目的，可稍稍向下肢方向牵拉非负荷体重侧的肩胛带及上部躯干。

总结上述的促进两栖类反应的手法如下：患儿俯卧位，使之充分放松，使肩处于充分屈曲状态。然后使患儿的体重移向身体的一侧，再使患儿呈侧卧位，这时上侧的上肢沿体侧放于躯干上并呈外旋位，下侧的上肢也呈外旋位。同时向上、下两方向牵拉两上肢。于是会出现反应如下：①头部屈曲回旋；②两栖类反应，即非负荷体重侧上、下肢屈曲及躯干短缩及负荷体重侧上、下肢伸展、内收以及躯干伸展、拉长。注意不要使患儿头部过度伸展（图8-35）。

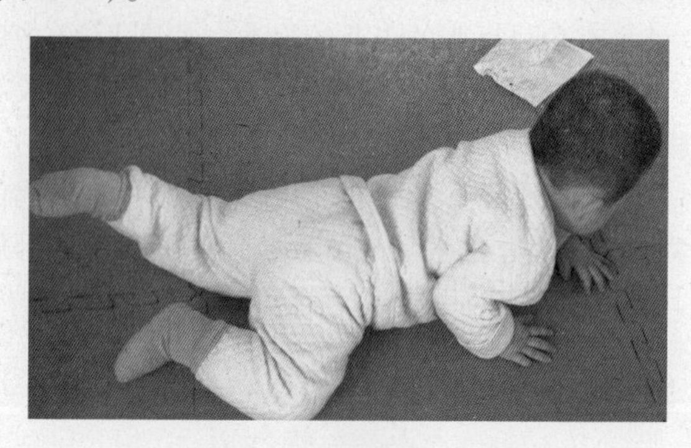

图8-35 促进两栖类反应的操作方法1（床上俯卧位）

2）方法2：患儿俯卧位，抑制肩部异常姿势后使患儿呈肘支撑位，此时需要患儿能抬起头。然后让一侧肩部负荷体重，比如是右肘部支撑，则头向左回旋，左侧肩向下牵拉，促进头部屈曲，同时促进两栖类反应（图8-36a）。注意两下肢不应同时屈曲（图8-36b）。

3）方法3：①体位：治疗师膝上俯卧位。②促进目的：头部控制、两栖类反应、学习俯卧位上体重移动之后至侧卧位。③操作方法：首先使患儿在俯卧位上充分放松，治疗师两手分别放于患儿的躯干部和臀部，给予节律性的触摸，使患儿充分放松。然后治疗师的一只手放于患儿腹部，另一只手放于腰部，在抑制躯干伸展的同时，给予有节律的变化，使中枢部位也感觉到这种变化。

待患儿放松后，治疗师支持其腰部与肩部，推患儿至侧卧位，治疗师抬起患儿上侧的下肢（图8-37）。患儿出现的反应应该是头屈曲、回旋，下侧的肩沿体侧长轴下压，上侧身体侧壁短缩，上侧下肢出现两栖类反应，呈屈曲位，体重负荷于下侧臀部。

注意：不要使两下肢同时屈曲。

（四）促进躯干回旋的运动治疗

将患儿置于侧卧位能诱发向侧方的矫正活动和体轴内回旋运动。在侧卧位上可以使脊柱侧屈，同样可以保证伸展模式与屈曲模式间的平衡。当患儿从侧卧位向俯卧位活动时，会增强伸展要素。相反，向仰卧位活动时会增加抗重力屈曲活动。也可以通过身体-身体的矫正反应诱发躯干的回旋，同时可以诱导分节的翻身运动。如果屈曲与伸展间的微妙的统合作用发生障碍，也会阻碍翻身运动中身体姿势的直线化。

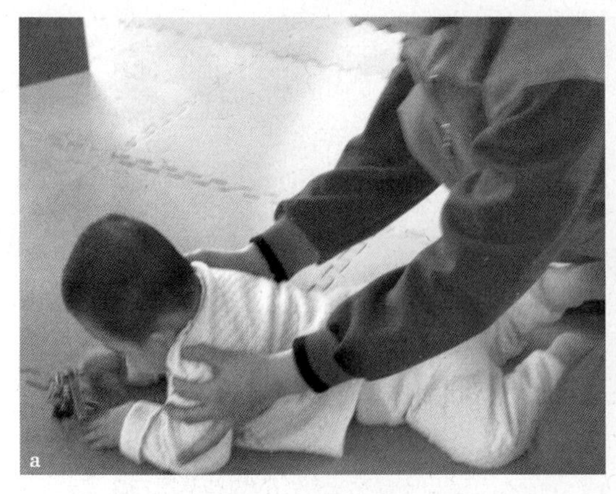
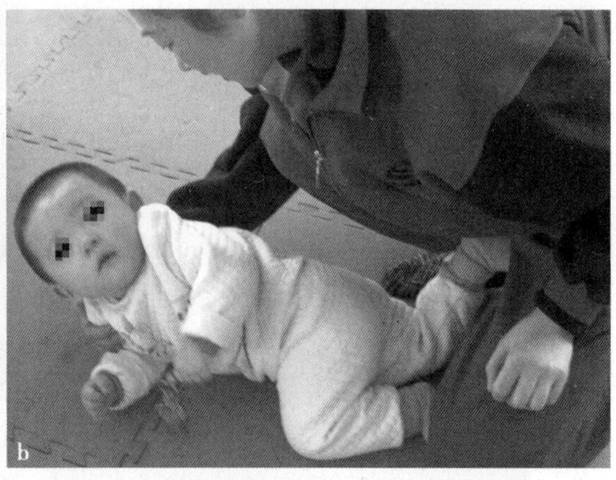

图 8-36　促进两栖类反应的操作方法 2（床上俯卧位）

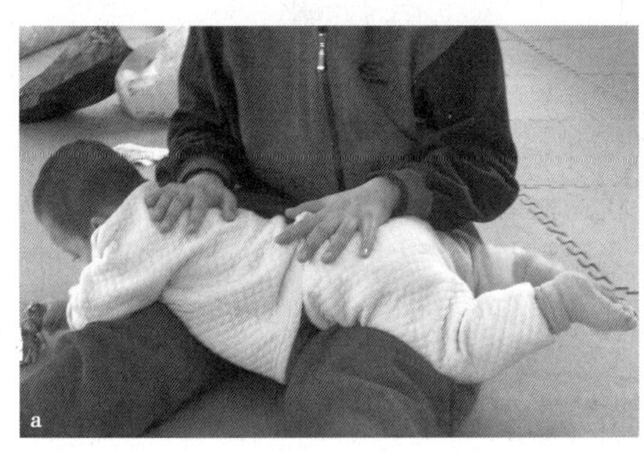
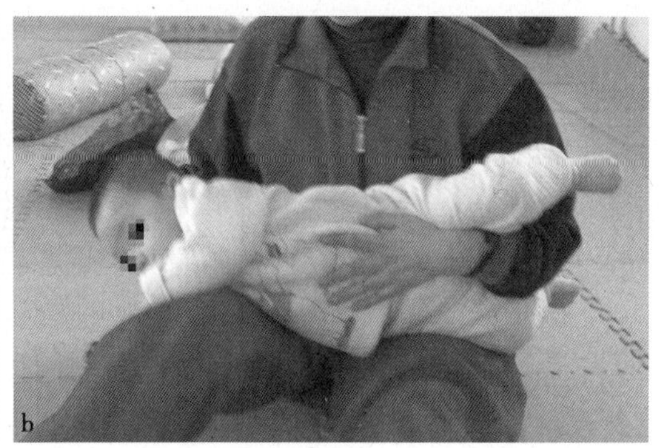

图 8-37　促进两栖类反应的操作方法 3（治疗师下肢上俯卧位）

1. **治疗目标**　促进躯干屈曲与伸展间的统合，促进躯干回旋，保证翻身运动的完成。

2. **体位与操作方法**　患儿侧卧位，这种体位适合于促进分节的翻身运动。操作方法是使患儿向俯卧位、仰卧位活动，开始时活动幅度要小。为了防止活动时产生过度的脊柱伸展，治疗师要从肩部诱导患儿向俯卧位翻身，从骨盆诱导患儿向仰卧位翻身。在向仰卧位方向翻身时，要将患儿非负荷体重侧的髋关节向屈曲、内收方向活动，向俯卧位方向翻身时将非负荷体重侧的髋关节向伸展、外展方向活动。用负荷体重侧的上肢来调节上肢与躯干间的直线关系，也就是要使肩关节充分屈曲及一定程度的外旋。

当骨盆对肩胛带产生回旋活动，使患儿身体从俯卧位向仰卧位翻身时以及从侧卧位向坐位转换时，治疗师要从下部肋骨和腹部开始促进上述运动。如果促进的目的是肩胛骨和上臂骨间的充分伸展，可以在侧卧位上将体重负荷侧的上肢从支持面上上举，强化非负荷体重侧的侧屈，使负荷体重侧充分伸展。

（五）促进翻身运动的运动治疗

1. 促进球上翻身运动的操作方法

（1）促进目的：球上从俯卧位翻身向侧卧位。

（2）操作方法：患儿俯卧位于球上，治疗师在其身体的一侧，一手扶持患儿肩部，一手扶持其腹部，使患儿从俯卧位转为侧卧位（图 8-38a）。然后使下侧上肢举向头上方，上侧的上肢放于上方体侧，一边使该侧上肢外旋，一边向下肢方向牵拉，使之成为俯卧位（图 8-38b）。当患儿出现头屈曲、回旋反应时，治疗师一手扶持患儿的下侧上肢，一手扶患儿上侧上肢并将其置于患儿的体侧，同时扶持上侧骨盆部。该操作使患儿体验侧卧位的感觉及等待反应的出现，操作要两侧交替进行，反应弱的一侧要多给予刺激。

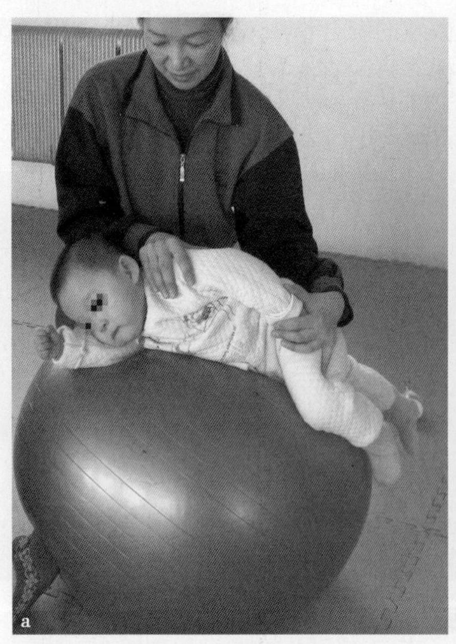
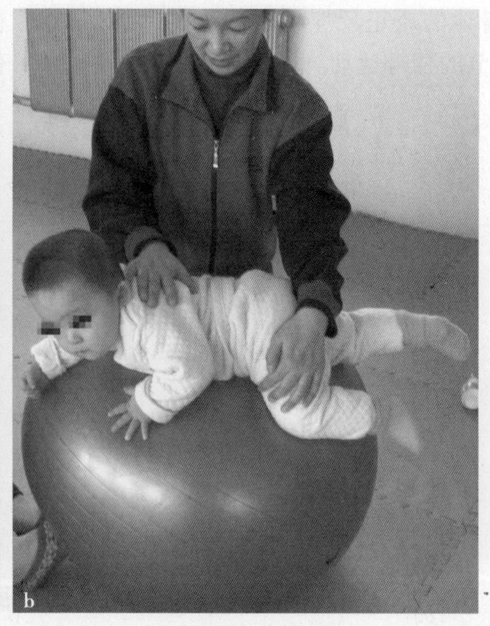

图 8-38 促进翻身运动的操作方法（球上，从侧卧位→俯卧位）

（3）注意事项：不要出现头部过度伸展。

2. 仰卧位上的操作方法

（1）促进目的：从仰卧位向俯卧位翻身。

（2）操作方法

1）方法 1：操作上肢使患儿从仰卧位向俯卧位翻身，先将患儿欲翻向侧（翻转时在下方的一侧）上肢向头的方向上举，如向右侧翻身时，举右侧上肢。具体方法是治疗师在患儿欲翻向的体侧用一只手从腋窝部使上肢上举，另一手牵拉患儿的另一只手向对侧用力，使肩部产生回旋，翻身向俯卧位，如果回旋过程中头部处于伸展位时不可直接促进翻身运动，需先修正头部至屈曲位后再进行促进操作（图 8-39）。

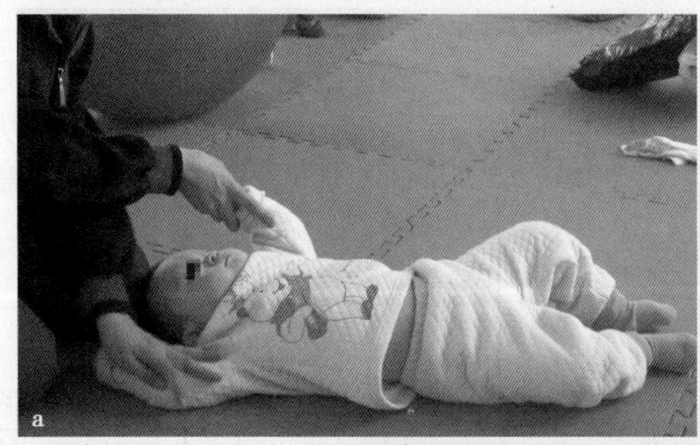
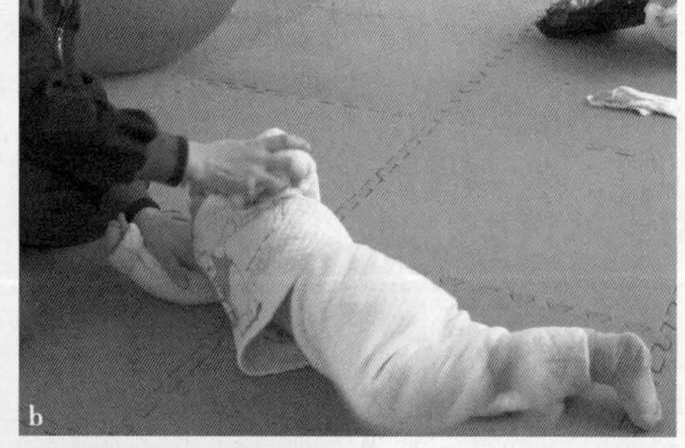
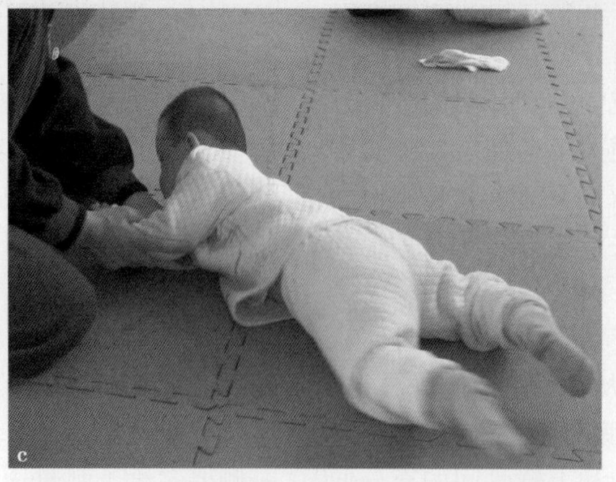

图 8-39 促进翻身运动的操作方法 1（从上肢促进）

然后再诱导患儿从俯卧位向仰卧位翻身，同样先上举欲翻向侧的上肢，治疗师用一只手扶持之，另一只手牵拉另一上肢使身体回旋，产生翻身运动。

2）方法2：如果患儿有肩回缩的异常姿势，应操作下肢促进翻身运动。患儿仰卧位，治疗师坐于其身体一侧，将患儿两上肢上举至头上方。首先使患儿一侧下肢屈曲（图8-40a），然后将屈曲的下肢推向对侧，使身体向对侧回旋，同时向下牵拉屈曲下肢侧的上肢，身体进一步回旋至俯卧位（图8-40b、c、d）。治疗师根据情况适当予以促进，可推动肩部与屈曲侧下肢，协助患儿翻身运动。

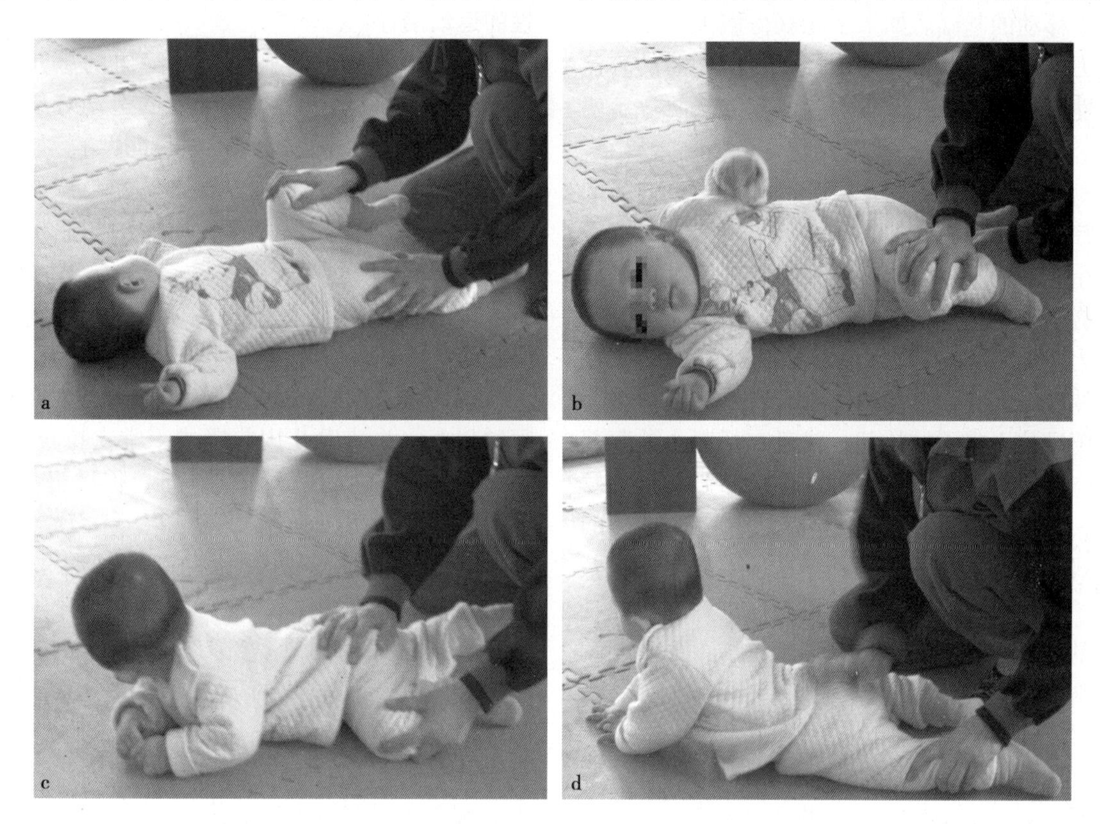

图8-40 促进翻身运动的操作方法（从下肢促进）

（六）对患儿家长的指导

1. 抑制患儿的伸展模式 如果患儿处于明显的伸展姿势模式，会影响翻身运动。抑制方法如下：

（1）患儿仰卧位，让患儿家长屈曲他的双下肢，髋、膝关节屈曲，骨盆抬高，左右摇晃小儿身体，如果可能则同时将两手握住，成抱球姿势。注意头部应呈屈曲位，使下颌抵胸。

（2）如果患儿仍有非对称性紧张性颈反射，可以用一只手握持患儿的两手或两足，另一只手支持患儿臀部或肩部，反复地使患儿进行从仰卧向侧卧位再从侧卧位向仰卧位的翻身运动。

2. 反复练习仰卧位→侧卧位→俯卧位 患儿在仰卧位上使两下肢在身体的正面屈曲，之后使之缓慢地转向侧卧位，然后压住上、下侧的下肢，等待患儿肩部的自发地回旋后转向俯卧位。

3. 促进患儿身体重心移动和矫正反应 促进患儿在仰卧位与俯卧位上身体重心移动和矫正反应，可应用各种方法，如俯卧位上，在侧前方放玩具，诱发患儿抬起一侧上肢使体重移向另一侧。在仰卧位上在其侧方放玩具来诱导。或将患儿放于毛巾被中，使患儿在其中左右摇晃，重心左右移动。类似的方法可以根据家庭条件自行设置。

4. 诱发患儿对外界刺激发生反应 被动地让患儿自己触摸自己的手掌与指尖，首先在正中线上，两手在自己胸前互相触摸，然后在对角线上，患儿一侧下肢抬起，用对侧手去触摸脚。最后在对角线的方向上，不抬起下肢，患儿扭转躯干用手去触摸对侧的脚。目的是给皮肤以刺激，同时诱发正中位指向、躯干回旋、对外界刺激的反应等。

五、促进用上肢负荷体重能力的运动治疗

在上肢的许多功能中，如向某一方向伸手、在空间

中控制上肢的运动、操作某些物品的精细动作等都需要肩胛带和躯干姿势的稳定性，还需要头部、肩胛带及上肢之间运动的分离。这些能力最初的发育都是通过负荷体重来达成的。

在各种体位上用上肢负荷体重的能力之中，在俯卧位上用上肢负荷体重的模式是在躯干和骨盆上进行体重移动的基础。如果不能获得髋关节的自动伸展能力，就难以获得在体重移动中所必需的骨盆带稳定性。这些因素在设定治疗操作方法时一定要考虑到。

（一）促进俯卧位上骨盆控制和髋关节伸展的运动治疗

在小儿的正常发育中，当其能够在俯卧位上抬头和使胸部离床时，就会出现髋关节的自动伸展。这种能力至5~6个月时已经发育成熟。6~8个月髋关节伸展的发育向更高一级水平发展，这时小儿可以在俯卧位上将下肢抬起，或者在托起小儿腹部使其在空间时可以将下肢抬起。运动障碍儿运动发育迟缓，有些患儿呈现在俯卧位上髋关节屈曲位的原始模式，将体重负荷于胸部。这种姿势阻碍上肢的伸出。对这类患儿治疗时一定要促进并强化在骨盆部位的体重负荷与体重移动能力，从而解放胸部，使胸部与上肢能抬起。

1. 治疗目标 促进俯卧位上髋关节伸展。

2. 操作方法 患儿床上俯卧位，要使肩关节充分屈曲、外旋。治疗师坐在患儿前方，握住患儿的两上肢或手，鼓励患儿将头部与胸部从支持面上抬起来，使体重负荷于髋关节上。此操作方法的目的是使臀部肌群收缩，这种收缩肉眼可见，治疗师要认真观察是否达到了这种促进目的。

也可以让患儿在球上俯卧位，通过球的滚动促进患儿体重向后方移动及头部及躯干的抬起。也可以在球上俯卧位时握持患儿的一只手予以支持，使患儿头及胸部抬起。此时必须观察是否出现了臀部肌群的收缩。

在上述操作中，对患儿的支持越少或支持部位越在末梢，就越会增加髋关节上的体重负荷。可能的话，治疗师支持患儿的手，可只握持患儿的拇指根部，使腕关节伸展，拇指外展，这样的支持也可为用上肢与手负荷体重做准备。为了得到肩关节的外旋，可使患儿的两手手掌呈相对的位置。另外，不应该把对末梢的支持作为患儿的固定点，因为这样会使来自上肢的向后牵拉的力量增强，影响促进操作的进行。为了抑制这种向后牵拉的力量，可以变持续对患儿支持为间断性支持。当患儿非常需要支持时，则应该在相对近位部予以支持，即扶持患儿的肩部和躯干部以保持促进时的身体位置，而且握持肩胛带和上肢可以抑制肩和肩胛带的上举，同时可促进肩关节的外旋。

（二）促进肩胛带、头部和躯干间的运动分离性的运动治疗

脑性瘫痪等具有感觉运动障碍的患儿，常常缺乏头部、肩胛带以及躯干间的运动分离性，所以这类患儿体重的移动多从头部开始。如此使肩胛带难以获得稳定。所以在上肢和头部的运动中肩胛带会向前突出、上举，阻碍头与躯干的矫正活动。

1. 治疗目标 促进患儿用两上肢负荷体重及肩胛带、头部和躯干间的运动分离性。

2. 操作方法 让患儿俯卧于床、滚筒或治疗师的膝上，并使患儿用前臂或手掌支撑负荷体重。将一侧肩部向对侧髋关节方向推，促进躯干部分的体重向侧方移动。

例如患儿床上俯卧位，治疗师跪坐在其后方，首先使患儿用手掌支持体重，治疗师可用双手掌支持患儿的两骨盆部（图3-41a）或两肩部（图3-41b），使患儿两下肢外展并分别放于治疗师体侧，这样可以促进屈曲与伸展的统合，同时也可促进髋关节的伸展。治疗师的另一只手可放于肩胛骨的外缘，向对侧髋关节方向用力，或者一只手放在一侧骨盆外缘，向对侧肩胛方向推动，促进躯干部分体重向侧方移动及躯干向侧方的矫正活动。

同样的方法，可将患儿放于球上，随球的滚动，患儿身体向前，两手在前方支持体重（图8-42）。

（三）促进坐位上向后方倾斜时用上肢负荷体重能力的运动治疗

用肘或手掌负荷体重和体重移动的模式，也可以在坐位上向后方倾斜的姿势上被诱发出来。在这一姿势中使患儿的头部在上部躯干伸展的同时产生屈曲。治疗师要注意抑制引起肩胛骨向前方突出和肩关节显著内旋的原因。由于上肢负荷体重时必须在各角度上回旋肩关节，这种操作可形成两上肢在后方伸展的准备状态。运动障碍儿的这个姿势上肩关节常呈现或多或少的内旋，要注意修正。

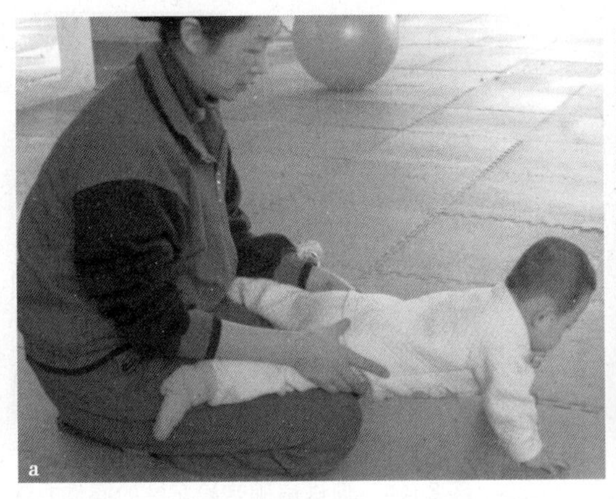

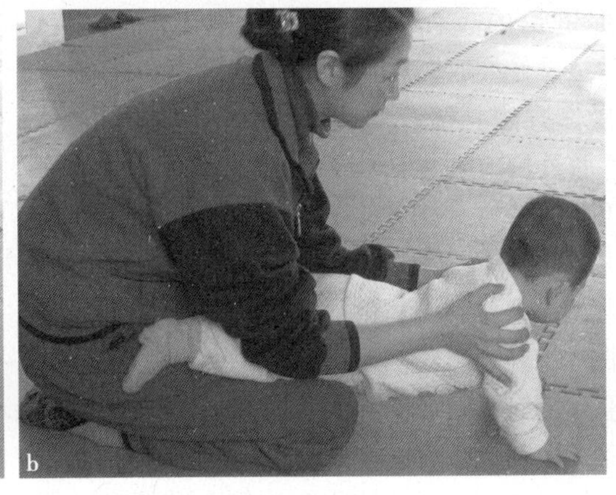

图 8-41 促进上肢负荷体重的操作方法 1（治疗师膝上）

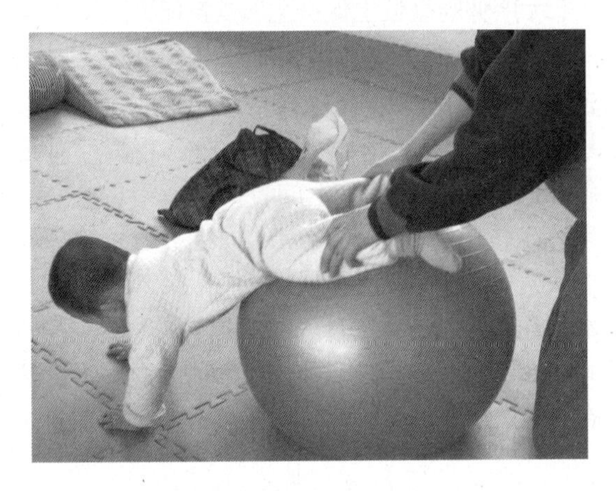

图 8-42 促进上肢负荷体重的操作方法 2（球上）

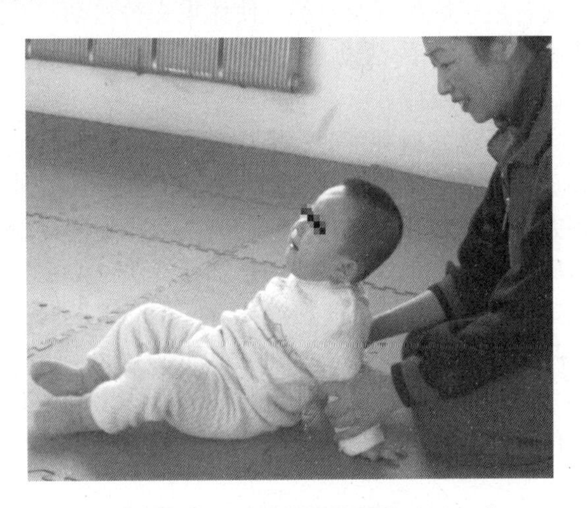

图 8-43 促进坐位向后方倾斜时用上肢支持体重的操作方法

在这种坐位后倾姿势上用上肢支撑的模式中需要肩胛带的稳定性，肩胛带的稳定性不充分的现象在俯卧位上使患儿用上肢支持体重时表现最明显，这时可见患儿呈现躯干无活动性的摇摇晃晃的状态。同时由于腹部肌群的收缩力非常弱，可见肋骨的下部向外侧扩张。所以，为了确保后倾坐位上的上肢的支持能力需控制肩胛带。

1. 治疗目标 控制肩胛带与躯干，促进上肢在后方负荷体重的能力。

2. 操作方法 患儿取坐位，治疗师坐其后方，两手扶持其肩部，抑制肩胛带向前方突出。然后使患儿身体向后倾斜，并使两手伸展，肩关节外旋，前臂旋后状态支撑于床面上。治疗师可轻轻向下压迫患儿肩部，强化上肢对体重的负荷。然后用自己的膝部等部位轻轻地顶住患儿腰椎部位，促进脊柱伸展或口头指示患儿向上活动腰腹部位也能使脊柱伸展。并用两手交替向侧方压迫肩关节促进体重向两侧移动（图 8-43）。

（四）促进上肢保护伸展反应的运动治疗

1. 构成上肢保护伸展反应运动的要素

（1）抗重力伸展活动的控制能力。

（2）肩胛带的充分稳定性。

（3）上肢的运动性。

（4）上肢的充分支持性。

2. 影响运动障碍儿上肢保护性伸展反应发育的因素

（1）缺乏在用上肢支持体重时头部与躯干的适当矫正能力及适当的姿势调节能力，特别是缺乏体重向侧方移动的能力。

（2）因各种异常姿势模式和异常运动模式而阻碍肩胛带的稳定性发育。

（3）有的患儿表现上肢保护性伸展反应的支持中需要的肌紧张不充分。

（五）促进肩胛带稳定性的运动治疗

治疗师可以应用一边使患儿用上肢负荷体重，一边活动他的躯干的动作，为肩胛带和上肢的稳定性与运动性间的相互作用做准备。

1. 体位 空间俯卧位，治疗师用两手托住患儿的胸部与腹部，使患儿似被悬吊于俯卧位上，然后使患儿两上肢支撑于床面上。

2. 促进目的 向侧方移动体重，体轴回旋，头部上举。操作同时需抑制肩胛带向前方突出。

3. 操作方法 治疗师跪坐位或者站立位，使患儿两下肢外展、外旋，放于自己身体两侧，或者患儿呈四点支持位（图8-44）。一只手托住患儿胸腹部，使患儿两上肢肩外旋状态下支撑于床面上。另一只手放于患儿一侧肩上，拇指放于肩前面，抑制肩胛带向前方突出和上举。其余手指扶持患儿肘部，防止突发肘关节屈曲。大鱼际最好放于患儿肩胛骨外缘，抑制翼状肩胛和肩胛骨过度外展。然后扶持肩的手向下方压迫使体重向这侧上肢移动，两手交替放于胸腹部及肩部，使体重交替移动。在患儿胸腹部的手的活动还可以诱发躯干的屈曲、侧屈、伸展等反应。

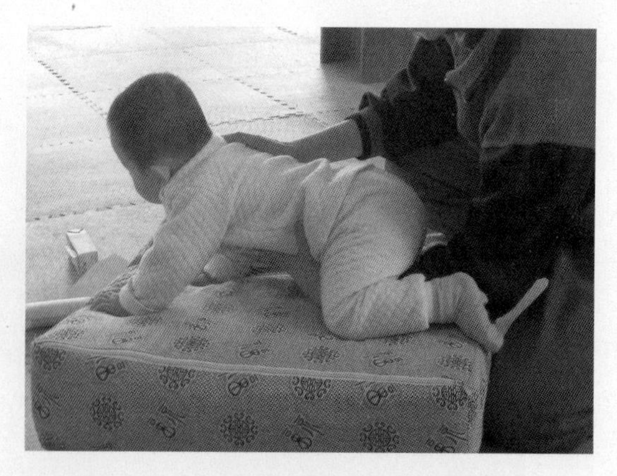

图8-44 促进肩胛带稳定性的操作方法

为了诱发肩胛带的稳定性也可以让患儿自己俯卧于床上两手支撑，诱导患儿一手支撑另一手伸向各方向，也包括过中线伸向对侧。治疗师同样控制双肩使患儿产生体重移动。当肩胛带获得一定程度稳定性后，已经无需直接操作肩胛带和上肢时，治疗师的双手可改为支持患儿的上部躯干。

肩胛带稳定性的训练也可在其他体位，尤其是坐位上诱发，可参考在俯卧位上的手法。

（六）伸腿坐位上促进上肢支持能力的运动治疗

患儿取伸腿坐位，治疗师坐于患儿身后，首先使患儿两上肢向前下方伸展，支撑于前方床面（图8-45a），或者侧方床面（图8-45b）。治疗师两手从患儿两肩向其手及躯干的方向有节奏的按压，促进患儿坐位的稳定性。控制的关键点也可放于患儿腰部或骨盆部，治疗师从两侧扶持腰部有节奏地向下部推压，在坐位稳定同时，使体重确实负荷于臀部并使患儿感觉到。然后使患儿躯干回旋，促进上肢在侧方的支持能力。促进操作方法与方法同前述。

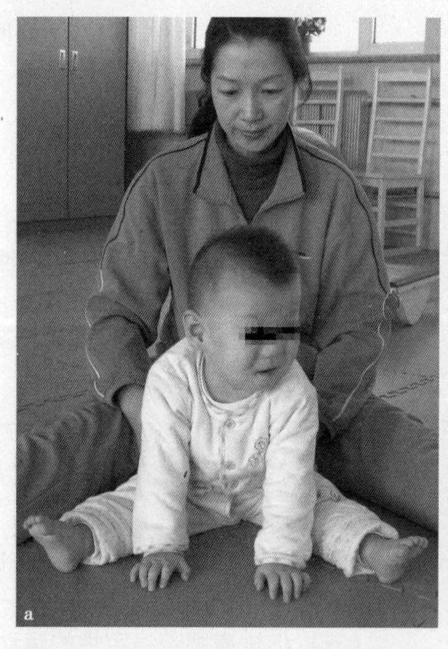

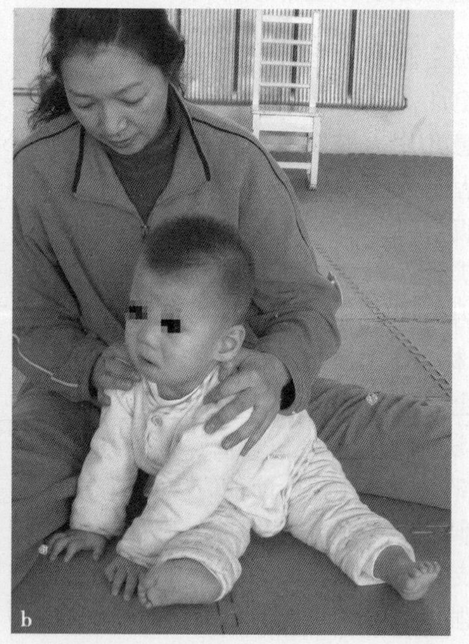

图8-45 促进伸腿坐位上上肢支持能力的操作方法

a. 前方；b. 侧方

（七）治疗师膝上侧坐位上用上肢支持体重的运动治疗

1. 促进目的 头的控制、坐位侧方保护性伸展反应，用上肢支持体重。

2. 操作方法 治疗师在床上呈伸腿坐位，让患儿侧坐于其膝上，即臀部放于治疗师下肢上，两下肢都要放在治疗师一侧大腿同侧的外侧。首先轻推患儿身体使之失去平衡以确定保护性伸展反应的有无。然后治疗师从患儿肩部下压，使之体重确实负荷于一侧上肢上，即一侧上肢支持于治疗师的另一侧下肢上。这时使未支持体重侧的上肢外旋，牵拉肩部使患儿向治疗师方向回旋，并使头部回旋（图8-46）。

3. 注意事项　不要使患儿的头部出现过度的伸展。

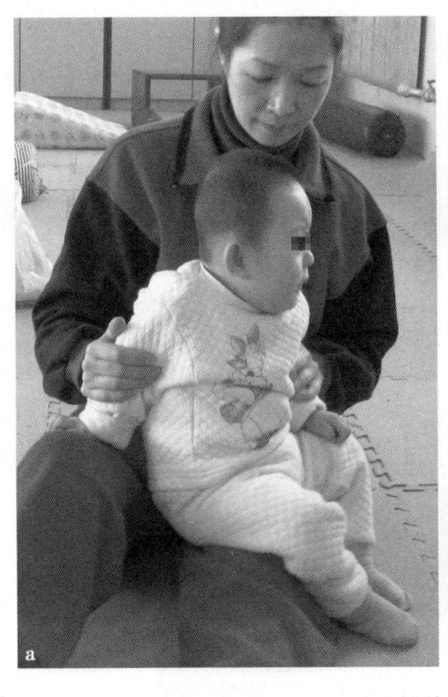
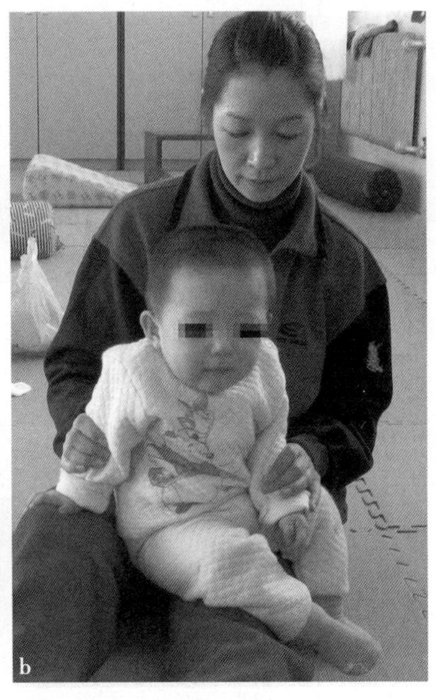

图8-46　促进侧坐位上用上肢支持体重的操作方法（治疗师下肢上坐位）

六、促进四点支持体位及四爬移动能力的运动治疗

（一）四点支持位及四爬移动能力发育的必需条件

四点支持位及四爬移动是小儿将身体从床上抬起抗重力的重要阶段，需要发育中更高级的条件。

1. 头部控制能力的发育成熟。

2. 脊柱伸展至腰椎、骶椎，躯干的稳定性尤其是腹肌的发育成熟，才能保证躯干的稳定。

3. 骨盆克服地心引力，即抗重力上举；下肢具支持性。

4. 上肢支持性发育成熟，获得用手掌支持体重的能力。

5. 四点支持位平衡发育成熟才能进行四爬移动。

6. 有移动的动机与目的。

正常小儿大约在7～8个月时可取四点支持位，其时俯卧位、仰卧位乃至坐位的平衡反应已经发育成熟，在实用的四爬移动发育完成之前，小儿可以在四点支持位上摇晃身体，练习四点支持位的平衡。

（二）阻碍四点支持位及四爬移动发育的因素

1. 必需条件中的1～4项未发育成熟　或因异常模式而起不到应有的作用，常有如下表现：

（1）应用对称性紧张性颈反射的姿势模式，常见到患儿上肢支持能力欠佳，头部过度伸展。为了代偿这一姿势异常，患儿将其臀部下降，同时臀肌也少有活动。患儿呈现头及上半身抬起，头上举，上肢伸展、下肢屈曲的姿势模式。反之，当患儿头部前屈时呈现上半身下降、上肢屈曲、下肢伸展的姿势模式。

（2）患儿的四爬移动呈兔跳样模式，上肢可交替向前，两下肢同时向前运动。

2. 缺乏身体左右协调性　虽然已具备必需条件中的1、2，但患儿四爬时不呈直线运动，方向转换也困难。

3. 四点支持位平衡发育不完善　姿势控制不充分，阻碍体重向侧方移动。

（三）促进四点支持位的准备运动治疗

1. 滚筒上四点支持位

（1）体位：在滚筒上四点支持位，两上肢在滚筒前方支持体重，两下肢在滚筒后方，两侧膝关节屈曲膝部着地。

（2）促进目的：在抑制下肢伸展模式或屈曲模式同时做四点支持体位的准备。

（3）操作方法：如前述患儿滚筒上四点支持位，修正两肩部的异常，如果患儿髋关节有屈曲模式和屈曲姿势要予以抑制。当患儿的两上肢能支撑时，使小儿躯干前后移动。促进四点支持位时的上、下肢支撑能力及体重移动，为患儿取四点支持位做准备。操作时治疗师跪坐于患儿身后，用两下肢夹住患儿的下肢并固定之，使患儿在四点支持位上前后移动身体的重心，可促进稳定的支持身体的姿势（图 8-47）。

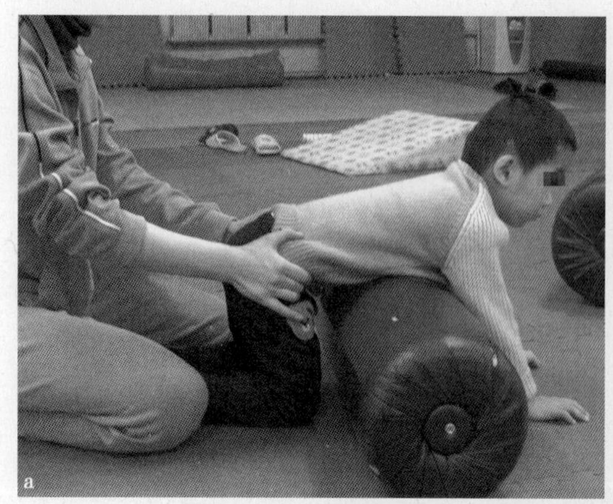

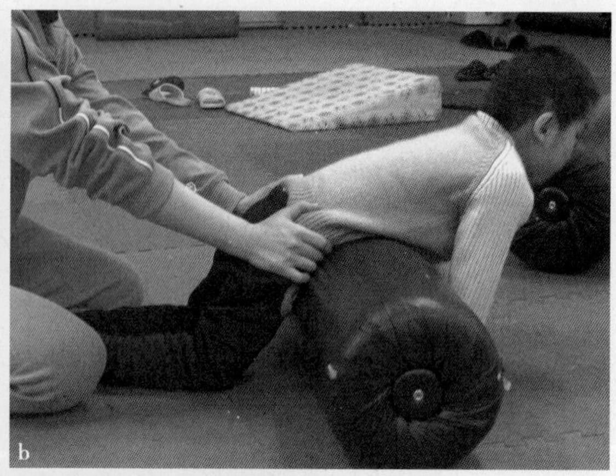

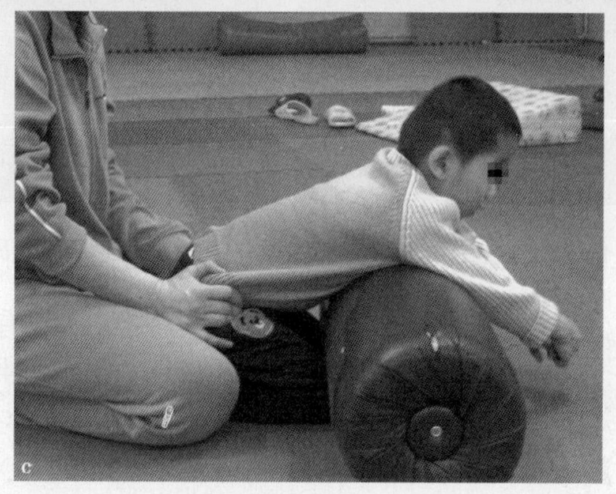

图 8-47 四点支持准备的操作方法（滚筒上四点支持位）

2. 仰卧位至四点支持位

（1）促进目的：四点支持位的准备。

（2）操作方法：治疗师跪坐于床上，如图 8-48a所示，患儿呈头部中间位，身体呈完全屈曲状态，治疗师握持其上举的双足和双手，使患儿取得充分的紧张度。然后，将其躯干向一侧回旋，同时治疗师用下肢固定患儿的下肢，用上肢协助患儿头部与躯干进行回旋，如图 8-48b。然后使患儿经过图 8-48c 的体位后形成四点支持位后（图 8-48d）。在四点支持位上，扶持患儿的臀、肩、腰、肘等部位，促进患儿体重前、后移动。继而使患儿一侧下肢屈曲接地，一侧下肢伸展，目的是抑制髋关节的屈曲模式或伸展模式。若患儿在上肢支撑时需扶持时，治疗师可将自己的一侧下肢放于患儿胸部下方。当患儿的躯干呈伸展位时，治疗师可用下肢来抑制。

3. 床上四点支持位的准备

（1）促进目的：四点支持体位的准备，同时抑制下肢的伸展模式或屈曲模式。

（2）操作方法：患儿在床上取四点支持位，治疗师跪于其下肢部位，使患儿两上肢外旋位支持体重，一侧下肢屈曲，另一侧下肢伸展放于治疗师的大腿上。与滚筒上四点支持位相比，因无滚筒，患儿的躯干易于伸展。治疗师要注意患儿的肩与臀部不要下垂，躯干呈伸展位后，治疗师用肘部压住躯干，防止过度伸展，两下肢交替屈曲与伸展（图 8-49）。

4. 床上四点支持位准备的训练方法

（1）促进目的：在抑制两下肢屈曲模式或伸展模式的同时，为四点支持位做准备。进一步向蹲位移行做准备，特别是抑制臀的伸展或屈曲。

（2）操作方法：与上述的四点支持体位准备方法相同，呈床上四点支持体位。然后扶持伸展侧下肢，使体重负荷于屈曲侧下肢（图 8-50a）。其后伸展侧下肢向前迈出（图 8-50b）。之后原来屈曲侧下肢伸展，并保持外展、外旋位（图 8-50c）。

在不伸展躯干的同时前后移动体重。操作方法要循序渐进，患儿达不到图 8-50b、c 所示体位时，先在图 8-50a 的体位上进行促进手法，渐渐进入图 8-50b、c 的体位。

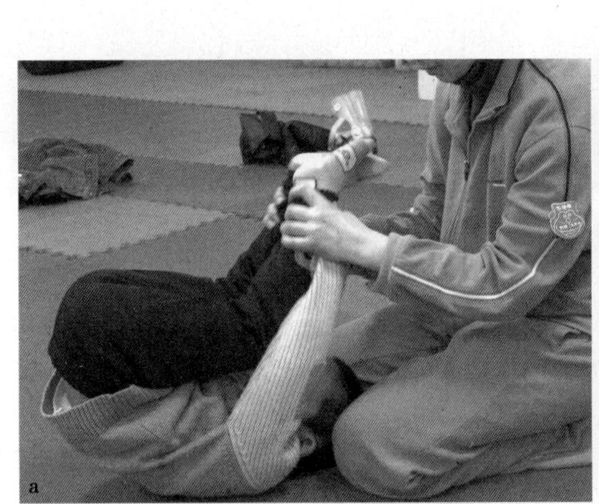
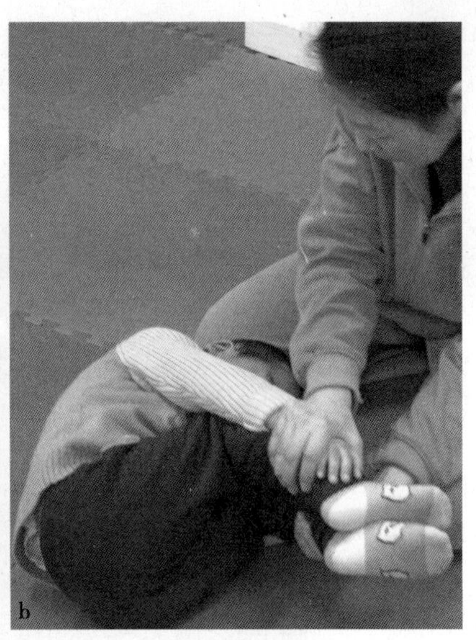
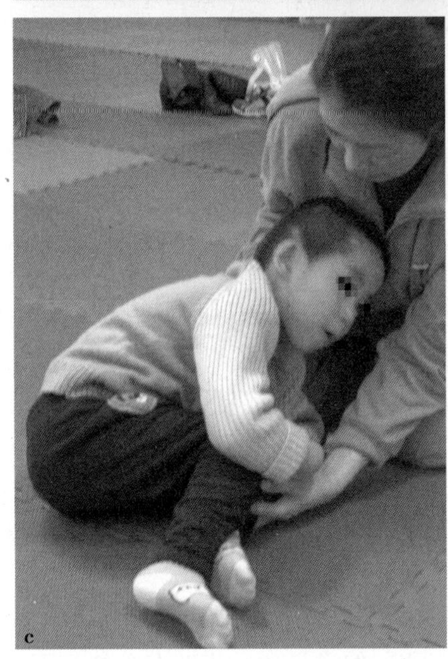
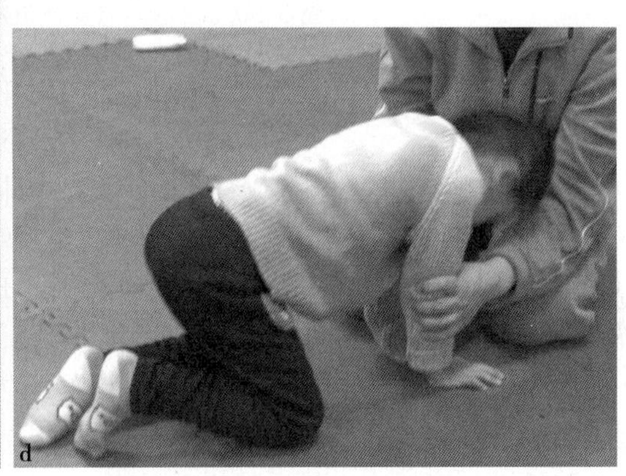

图 8-48　四点支持位准备的操作方法（仰卧位→四点支持位）

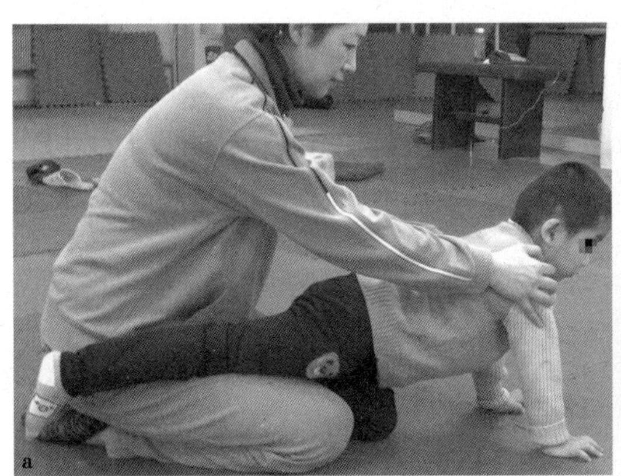
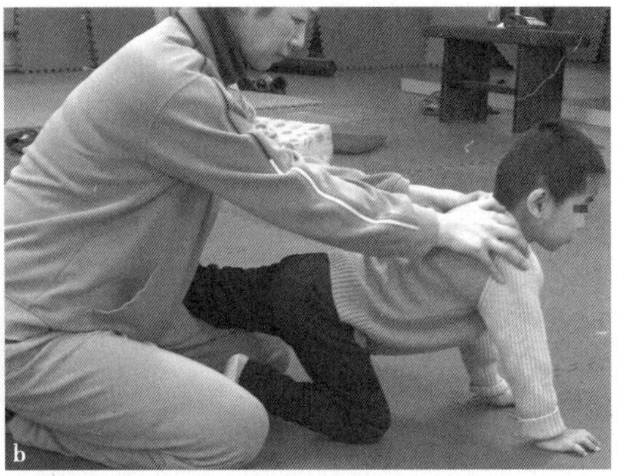

图 8-49　促进四点支持位准备的操作方法

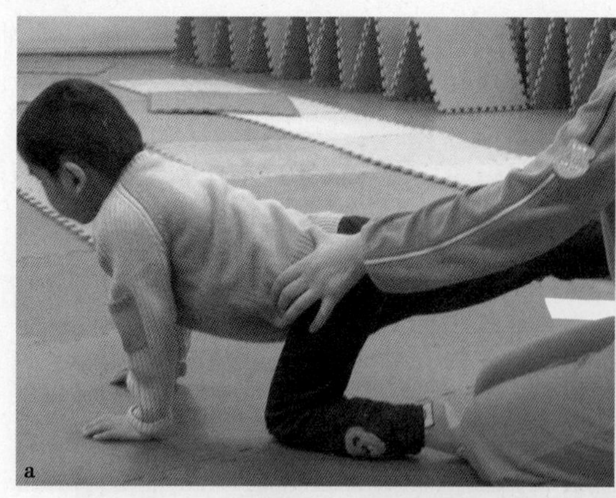

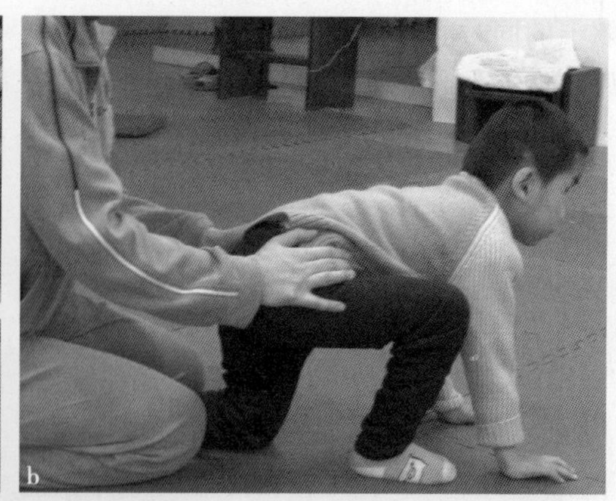

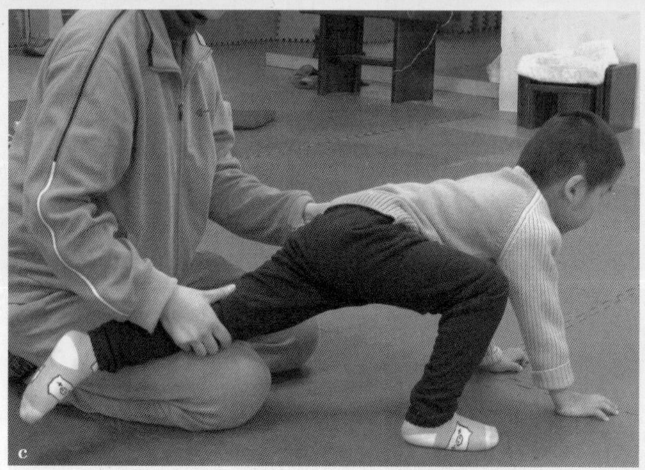

图 8-50 促进四点支持位准备的操作方法

（四）促进骨盆的控制和四点支持位平衡反应的运动治疗

1. 方法 1

（1）体位：患儿呈四点支持位，两下肢呈内收、外展的中间位，髋、膝关节屈曲约 90°。

（2）操作方法：治疗师在患儿下肢侧，两手从患儿腹侧支持他的躯干和骨盆。从操作下肢开始促进体重在两侧骨盆间的移动。开始时体重移动的幅度要小，逐渐地将活动幅度增大，最后使患儿的活动幅度达到从侧坐位向四点支持体位之间活动。此时治疗师一定要观察肩胛带是否充分稳定以及骨盆和躯干有否适当的回旋。在手法操作中要抑制肩向前方突出，负荷体重侧上肢要伸直，特别是在身体回旋过程中，肩与手要保持上下垂直关系，不能使肩在肩与手形成的垂线前方。

2. 方法 2

（1）促进目的：为四点支持位平衡做准备。

（2）操作方法：患儿取四点支持位，治疗师跪坐于其下肢处。首先使患儿一侧下肢屈曲，治疗师用两下肢固定之，使患儿稳定（图 8-51a）。然后握持另一侧下肢使之伸展，通过使这一侧下肢外旋而使患儿体重移向屈曲侧下肢（图 8-51b）。此时治疗师一定要注意必须使患儿两上肢呈伸展状态负荷体重，负荷体重侧下肢也需髋、膝屈曲 90°。然后牵拉一只手使失调回旋（图 8-51c）。如此操作出现的反应是，躯干回旋、伸展下肢侧的上肢外展、伸展，头部也向伸展的下肢侧回旋，并屈曲。要左右交替进行。

3. 方法 3

（1）促进目的：为四点支持位平衡做准备。

（2）操作方法：患儿与治疗师体位同方法 2，本操作方法主要是针对不正确的四点支持位所进行的促进方法。不正确的四点支持位是肩与臀部下垂，躯干伸展状态的四点支持位，这种姿势上患儿不能正确地用上、下肢负荷体重，也不能正确地进行四爬移动。

在操作时要首先使患儿能取正确四点支持位，治疗师可一手扶持患儿肩部，另一手在患儿腹部，进行对患儿躯干的叩击，使躯干的伸展位得以矫正并被动地向伸展下肢侧回旋，同时头向同侧回旋，同侧上肢外展、伸展。

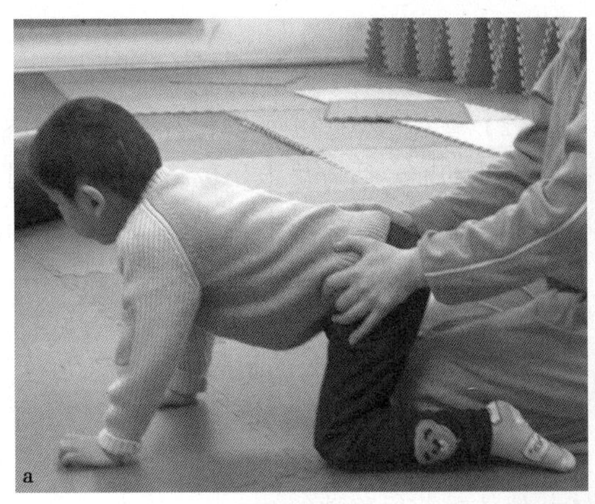

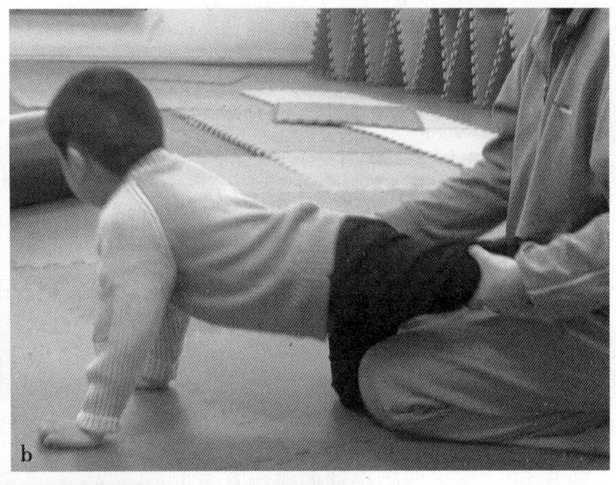

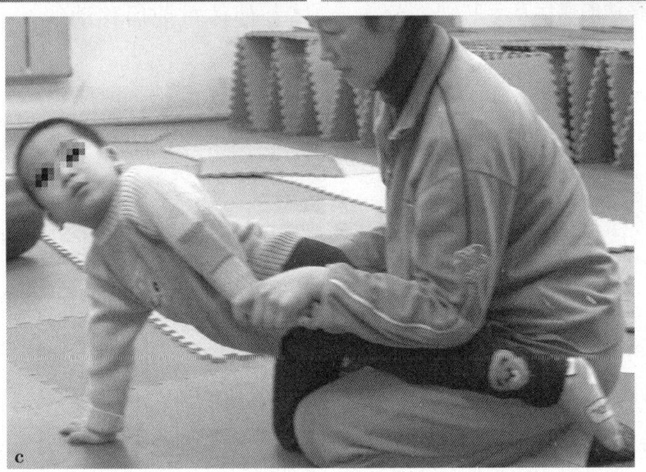

图 8-51 四点支持位平衡准备的操作方法

（五）促进四爬移动的运动治疗

1. 方法 1

（1）促进目的：学习四爬移动时的体重移动。

（2）操作方法：患儿取四点支持位，治疗师跪坐其后。促进患儿上肢和下肢交替地向前方运动。首先扶持患儿肩部使一侧上肢确实的负荷体重（图 8-52a），另一侧上肢从肩处开始运动至前方，然后使这侧上肢负荷体重（图 8-52b）。之后使向前运动上肢一侧的下肢负荷体重，对侧下肢迈出，上、下肢呈对角线的交替向前方运动（图 8-52c）。

注意：肩与臀不要浮起，同时要抑制躯干过度伸展。

治疗师要清楚，对于四爬移动的促进，不是一开始就进行本操作方法。应该首先促进从其他体位向四点支持位转换后再回原体位，要反复进行。如伸腿坐位与四点支持位的相互转换，俯卧位至坐位再至四点支持位，其后进行四爬移动。如下四种体位间也要相互转换，即：伸腿坐位→←四点支持位→←俯卧位→←伸腿坐位→←四点支持位→←四爬移动。经过上述的体位转换训练后，方可进行促进四爬移动的训练。

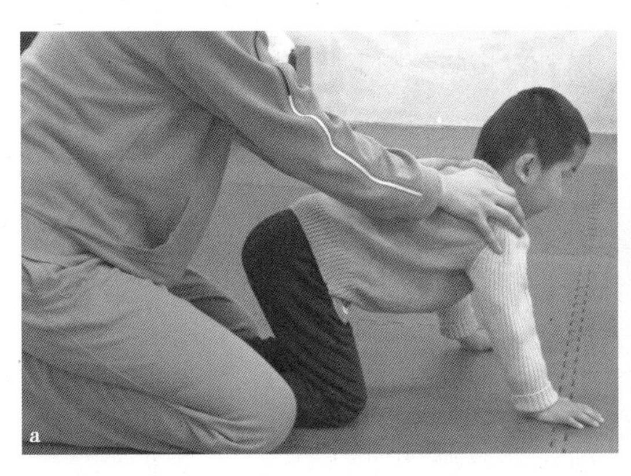

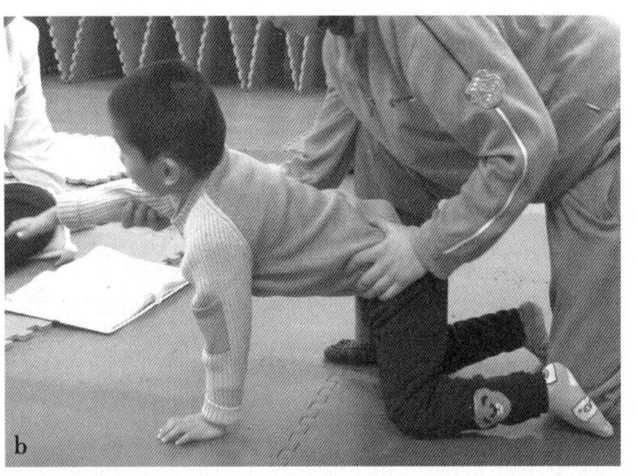

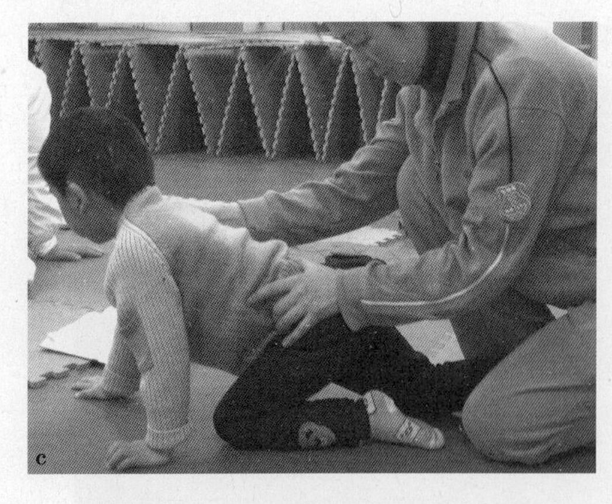

图 8-52 促进四爬移动的操作方法 1

2. 方法 2

（1）促进目的：四爬移动。

（2）操作方法：由两名治疗师分别在取四点支持位患儿的前、后方呈跪坐位。手法操作时要注意对患儿障碍相对较重的一侧进行控制。两治疗师一人在前方控制双肩，一人在后方控制骨盆，促进四爬移动的方法同方法 1（图 8-53）。

（六）对患儿家长的指导

1. 对已能取四点支持位的患儿 经常练习在此体位上用伸开的手掌支持体重，并前后摇晃身体，使体重前后移动。

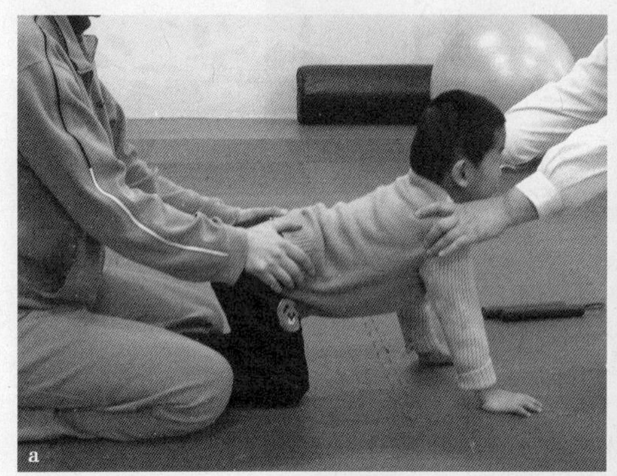

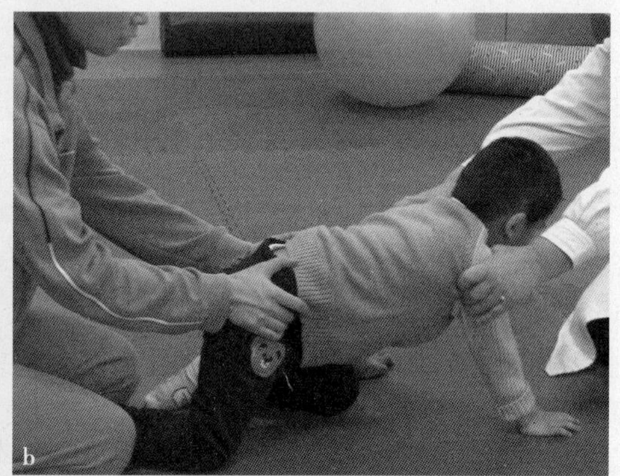

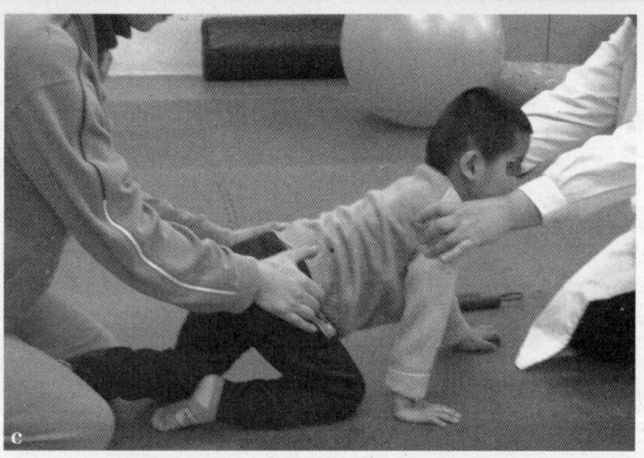

图 8-53 促进四爬位移动的操作方法 2（由两名治疗师操作）

2. 为了促进四点支持位可经常让患儿练习慢速度的翻身运动。

3. 进行从侧坐位向四点支持位转换练习。

4. 从俯卧位向四点支持位转换练习。

5. 对四点支持位上尚不稳定的小儿 可用一长条毛巾被从腹部将小儿兜起，家长抓住毛巾被的两端，似将小儿在四点支持位上吊起，但千万不要使患儿悬空，一定确实让患儿用四肢负荷体重。这种方法可以促进患儿四点支持位的稳定，如果患儿已达到四点支持位的稳定，也可以用于四爬移动时对患儿的支持。

6. 三点支持练习 在四点支持位上，前方用玩具诱导患儿抬起一侧上肢，要举过肩胛骨的水平线，或者让患儿用一只手敲击玩具、投掷球等，这样还可促进躯干的回旋，两手交替进行。同样也可以练习抬起一侧下肢的三点支持。

七、促进膝立位、立位控制能力的运动治疗

（一）立位发育的必需条件

1. 从四点支持位或膝立位上抓物站起时，其时上肢能高举过肩。

2. 髋关节具有一定程度的伸展能力。

3. 骨盆周围的稳定性与上、下肢的支持性，特

别是膝关节的易活动性，因为在维持立位时需要膝关节协调的细小动作。

4. 足底对持重、立位稳定的感觉发育成熟。

（二）阻碍立位发育的因素

1. 缺乏必需条件2与3。

2. 阳性支持反应仍然阳性。

3. 足底感觉发育不成熟。

4. 无站立欲望。

5. 肌紧张异常。

在前几章已经分别叙述了立位正常发育与异常发育，正常儿在头部、躯干及骨盆的平衡发育成熟的基础上，要在立位之外的其他体位上做负荷体重的准备。当小儿最终站立起来时，双下肢与足部已经获得了支持体重所需要的必要的姿势稳定性和充分的运动性。只有上述发育均成熟才能使立位平衡反应得以发育。

运动障碍儿有各种各样站立模式，或表现站立不稳呈跳跃样站立，或两下肢呈硬直状态站立等。所有异常的立位姿势都会影响立位平衡的发育，尤其是有明显肌紧张亢进的患儿，更难取得立位平衡发育。

运动障碍儿无论是肌紧张亢进或低下，或者具有异常运动模式，常常在下肢与足部未完成充分准备之前取立位姿势。其结果会导致体重在足部的分布异常，影响身体整体姿势的直线化。所以在治疗时促进立位姿势发育的操作方法不只限于立位本身，要诱发立位以外的各种体位的平衡反应，同时要设定让患儿进行提高对各种感觉感受性的活动，通过这种活动能够减少在立位与步行中姿势的异常调节。另外，有的患儿常呈现过度伸展模式，或者为了维持姿势的稳定性，用固定的膝关节过度伸展来代偿髋关节的屈曲等，上述情况可让小儿进行髋关节与膝关节呈各种角度姿势下负荷体重的练习。

根据上述各项，促进患儿立位发育时应从以下几点入手。

（三）促进立位发育的运动治疗

1. 促进足部与眼睛协调性的操作方法 正常5~6个月的小儿可以在仰卧位上将上肢举向空中及进行用足游戏的动作。小儿自己可以触摸足、活动足，将足趾放到口边及口中及观察自己足的运动。运动障碍儿由于缺乏抗重力屈曲活动就失去体验上述活动的机会，所以在确定治疗操作方法时，要注意设定场景让患儿体验、感觉这些活动。对于发育迟缓的患儿同样需要体验眼与足协调的动作。

（1）促进下肢上举的操作方法：患儿在治疗师膝上或床上仰卧位，使骨盆上举。为了使患儿的足进入他自己的视野，需要屈肌模式和伸肌模式的统合。因此必须抑制髋关节的过度屈曲和外展。诱导患儿的手伸向自己的足、使足趾到口等动作，患儿不能自己做到时，治疗师应予以协助。应观察在患儿手握足时屈肌肌紧张是否增高，如果有，则需要抑制，其抑制方式将握住足的方式改为张开手指触摸自己的足的方式。

（2）提高足部的感觉认识能力的操作方法：让患儿用足去抓取或触摸小的橡皮物品或柔软的球，通过足对物品的体验，提高足部的感觉认识能力。为了提高触觉和本体感觉的反馈，患儿可以在治疗师的协助下，用两足夹一物品并通过两足的活动，使所夹物品活动。

2. 促进各种体位上足部负荷体重的训练方法

（1）仰卧位操作方法：小儿在多数的俯卧位姿势上能够下肢伸展，能将踝关节及足趾背屈来负荷体重，比如在用上肢支持体重的俯卧位上、体轴回旋模式中、腹爬移动以及两栖类反应的负荷体重侧的下肢上等，在这些姿势上无一例外地表现为下肢伸展，踝关节和足趾背屈，这些相同的姿势模式均应用于其后的步行运动中向前迈出下肢时，所以可以说这些姿势是高度分化的姿势模式。而且这种姿势模式与运动障碍儿所表现出的踝关节跖屈用足趾负荷体重的异常模式成为鲜明对照。

1）促进目的：踝关节背屈。

2）操作方法：首先，治疗师一边将患儿的足趾推向背屈方向，一边握住足跟尽量使跟腱伸展拉长，使踝关节背屈。操作时要修正前足部的内旋。然后让患儿在仰卧位上屈膝使两足底着床，此时为了强化体重向足趾的负荷，可从足跟部位向前加压。

（2）侧卧位操作方法：正常小儿常在侧卧位上用下侧的肘或手支持体重，用上侧的手玩耍。此时如果再加上用上侧屈曲的下肢支持体重，可以获得姿势的稳定性。如果在这种姿势上使髋关节外旋，可以使体重负荷于足的外侧，于是可使足的外侧伸展，拉长，另外可使足的纵弓自动抬起。具有感觉运动障碍的患儿，即使取了这一体位，髋关节也是内旋的，所以用足的内侧负荷体重。对这种情况，治疗时一定要予以修正。

修正的操作方法是，治疗师将拇指放于患儿跟骨的内侧，其余四指伸展放于足的前部及第5趾外侧，并向足尖方向用力拉伸足的外侧，使之伸展拉长并促使足的内侧缘自动收缩，这时必须抑制引起髋关节内旋的反应。

(3) 坐位操作方法：在各种各样的坐位姿势上，特别是在坐位上进行体重的移动，可使部分体重向足部负荷。如果患儿呈跪坐位，将臀部坐于足跟之上，就会使足部负荷几乎全身的体重。而且在这种姿势上，足部呈现踝关节和足趾的跖屈状态，这是不可取的方式。可以让患儿坐于小椅子或滚筒上，通过身体的前倾来诱发体重向足底的负荷。另外治疗师也可以如上题在侧卧位中相同的方式扶持患儿的足部，使足部保持正常位置，然后用另一上肢抱着患儿使之稳定，将扶持的足反复进行似跳跃样地着地与抬起，使足跟、足前部的外侧以及所有的足趾适当地负荷体重。

(四) 促进足部平衡反应的运动治疗

在正常发育过程中，足部的平衡反应可以在各种各样姿势上发生，治疗时应注意促进，应该在翻身运动、坐位上体重移动、四点支持位、膝立位等体位上予以诱发。

主要促进手法是应用叩击的操作方法，叩击的部位是踝关节的背屈肌群和足趾的足底面。通过叩击的操作方法诱发足前部的背屈，进一步诱导下肢的平衡反应，即产生髋关节的外展和屈曲。注意不要叩击足趾之外部分的足掌部，以免诱发阳性支持反应。

(五) 促进用屈曲体位负荷体重的运动治疗

在立位和步行的平衡发育中，需要抗重力肌群在被外力动态地拉伸状态下仍有收缩的能力，这对有姿势调节障碍的患儿是相当困难的。用手与足支持体重的高爬位的平衡动作本身可以促进这种功能，所以是为立位做准备的体位。注意在进行这一动作期间必须不断变化髋、膝关节的屈曲程度。

1. 促进目的 屈曲体位负荷体重。

2. 操作方法 治疗师跪坐于床上，让患儿背向治疗师坐于其膝上，两足底着床（图8-54a）。操作时治疗师两手分别握住患儿两膝部，使患儿抬臀使体重向前方移动，逐渐两手支撑于地面形成高爬位（图8-54b）。并通过用玩具诱导使患儿在直线上、对角线上等所有的方向上活动，诱发向侧方的矫正活动及体轴内回旋。

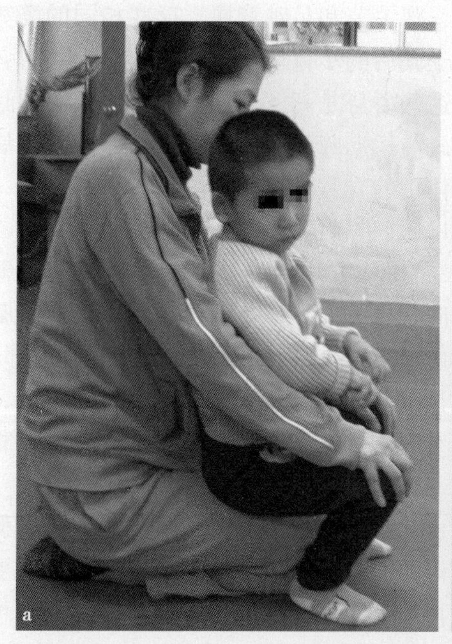

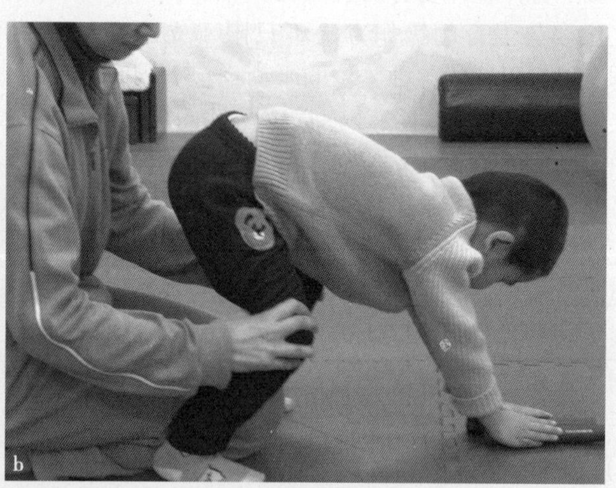

图8-54 促进用屈曲体位负荷体重的操作方法（坐位→高爬位）

形成高爬位后，治疗师一只手握住患儿的一侧膝部，另一只手放在患儿躯干的侧方，然后进行如下操作方法：

(1) 用放在患儿膝关节后方的一根或两根手指诱发体重向后方移动，增加踝关节的背屈。

(2) 用手掌从大腿部向下方压迫，抑制踝关节的跖屈。

(3) 用放于大腿下面的手指使骨盆向上方活动，使膝关节伸展。此时应注意推的力量不要太大，不可使膝关节完全伸展。以免引起膝关节过度伸展并固定，形成被动的立位。

(4) 将拇指置于患儿的大腿部和膝关节的内侧，抑制两下肢的内收（图8-55）。

治疗师根据操作目的决定手的位置，当需要修正足的姿势时，治疗师可用伸展的手指支持患儿足部。若为了控制下肢，则将自己的腕部或前臂放于患儿的膝关节之上。

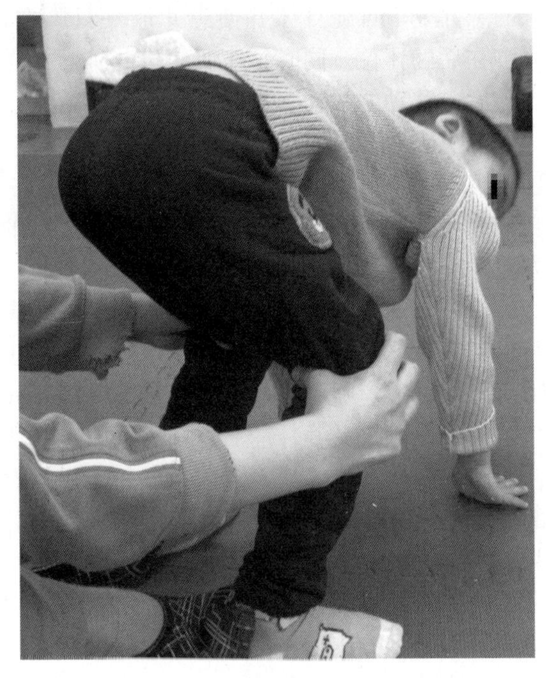

图 8-55 促进用屈曲体位负荷体重的操作方法（高爬位上体重移动）

（六）促进立位平衡的运动治疗

正常小儿当发育至扶持立位阶段时，可以在两足间移动自己的体重。扶持他一只手可以使身体回旋，为了取得平衡可以摇动足，这一活动可持续长时间，另外小儿要拾取玩具时可以将下肢屈曲或坐于床上。上述所有动作都是为自立地步行做准备的活动。

运动障碍儿所体验的立位都是静态的，加上身体和下肢僵硬，不能产生适当的立位平衡。为此在手法操作时在给予适当的姿势支持与控制同时，更重要地是让患儿体验动态的立位经验。

1. 体位及操作方法 治疗师伸腿坐于床上，患儿两足叉开骑跨于治疗师腿上站立（图 8-56a）。治疗师通过自己下肢的抬起与放下来改变对患儿支持的部位与程度。如果患儿站立不稳欲坐下时，可适当地控制髋、膝关节的屈曲程度；当难以维持立位姿势时，可用下肢将患儿抬起并维持其立位的稳定（图 8-56b）。同时这种站立姿势也可以抑制髋关节的内收。治疗师可通过下肢并配合操作方法将站立的患儿向各方向推动，当患儿身体发生重心移动时，可以促进负荷体重侧的躯干和骨盆向前方回旋，这一点对立位与平衡都相当重要。在立位上足的姿势受髋关节回旋和外展的影响。当髋关节内收时，体重就支持在足内侧。而髋关节过度内旋时也同样使体重向足部内侧负荷。当髋关节内旋并屈曲时，体重会向足趾移动。治疗时，在患儿取一脚在前，一脚在后的体位时要诱发髋关节在内、外旋中间位模式或轻度外旋模式。因为这种一脚在前、一脚在后的体位在一只脚向前迈出的瞬间髋关节常常呈内旋与内收的模式（图 8-57）。

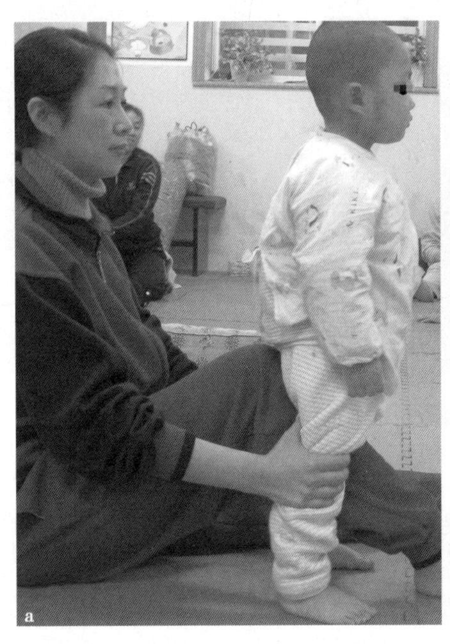

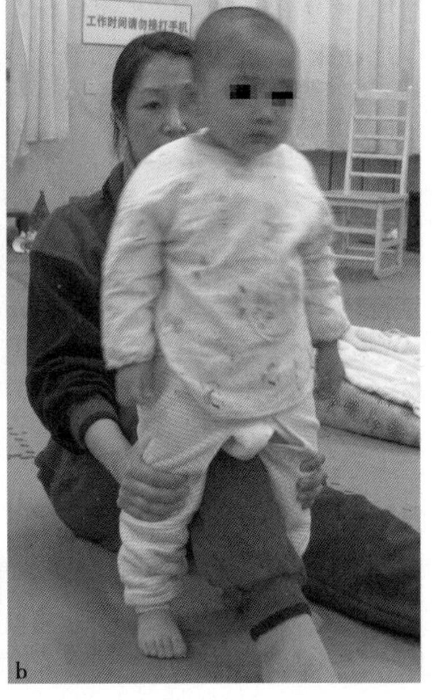

图 8-56 促进立位平衡操作方法

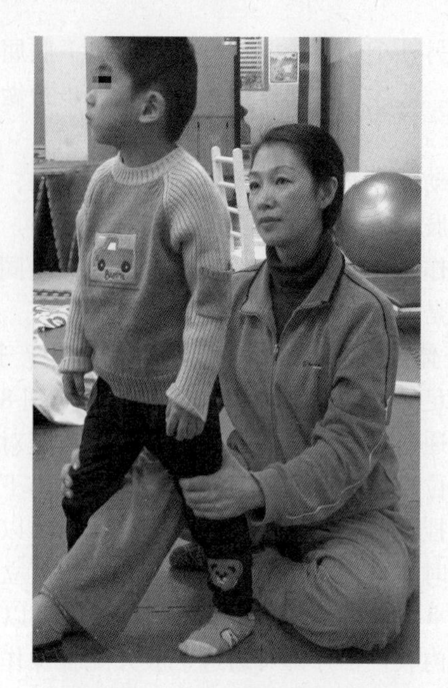

图 8-57 促进立位轴性回旋和髋关节外旋的操作方法

2. 操作要点 操作时，控制关键点的部位取决于患儿本身对姿势的控制程度，患儿的平衡功能越好，关键点越应选择末梢部位。当患儿足部姿势不能达到欲促进姿势时，两足同时修正较为困难，这时可将患儿的一只脚放在治疗师的脚上，只用一只脚在治疗师扶持下站立。另外，可使在治疗师下肢上的患儿 90° 回旋身体并使患儿取一只脚在前、一只脚在后的体位。同时，还要使患儿练习体重向前方与后方移动的活动。

（七）促进膝立位的运动治疗

1. 膝立位的准备的操作方法

（1）促进目的：为达正确的膝立位而进行的准备方法。

（2）操作方法：患儿膝立位，治疗师面向患儿取跪坐位。患儿两上肢呈外旋位上两手分别放于治疗师两肩上。治疗师对患儿的髋关节与中枢部（腹部）进行叩击使患儿身体向后方倾斜，叩击手法要轻，叩击方向是在腹部从下方向上方叩击，在髋关节部则是从上方向下方叩击。边叩击边轻轻向后推患儿的身体，使患儿身体向后倾斜（图 8-58a），然后再使患儿恢复到直立的膝立位。在返回直立膝立位的活动尽可能让患儿自力地进行，治疗师可在臀部予以协助（图 8-58b）。

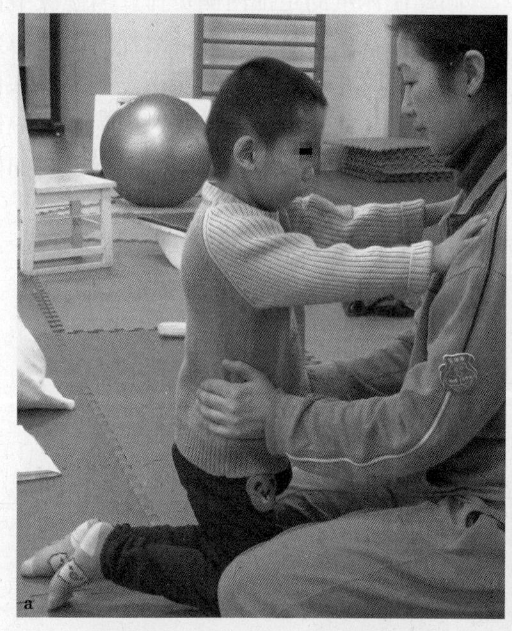

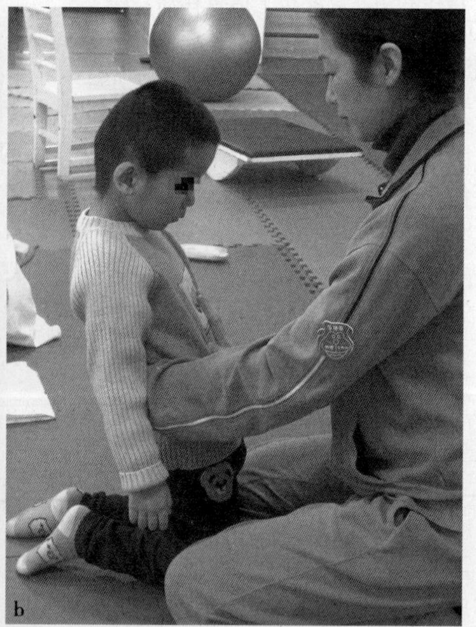

图 8-58 促进膝立位准备的操作方法

2. 促进膝立位的操作方法

（1）促进目的：促进膝立位的保护性伸展反应。

（2）操作方法：治疗师伸腿坐位，患儿面向治疗师两膝分开膝立于治疗师一条腿的两侧。如图 8-59a 所示，治疗师用两下肢固定住患儿负荷体重侧的下肢，给患儿以安定性。也可以在治疗师两腿中间膝立位，治疗师用两腿控制之（图 8-59b）。可以用叩击患儿身体的侧后方给予促进刺激。如果只叩击身体的侧方，只会出现保护性伸展反应，如果叩击侧后方会出现如下反应：①躯干的侧屈与回旋。②叩击侧下肢外展并外旋。③头部屈曲与回旋。④被刺激侧上肢向刺激侧伸展。

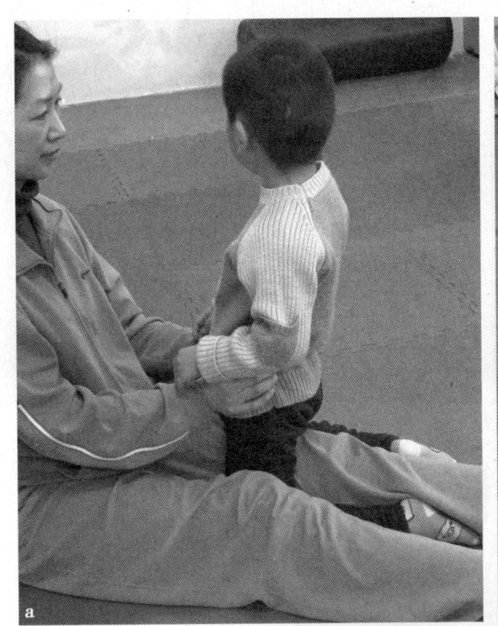

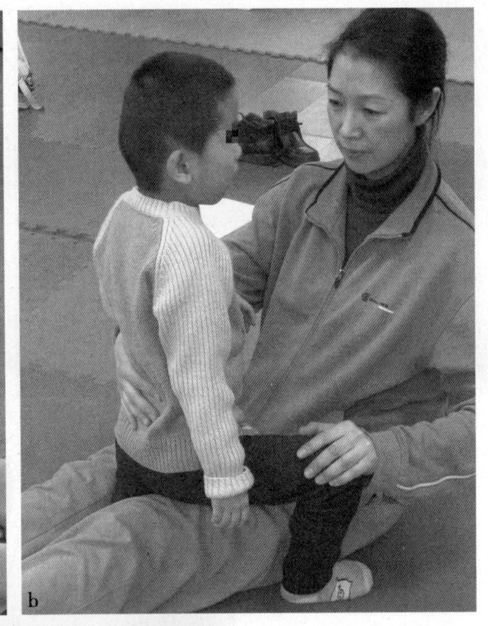

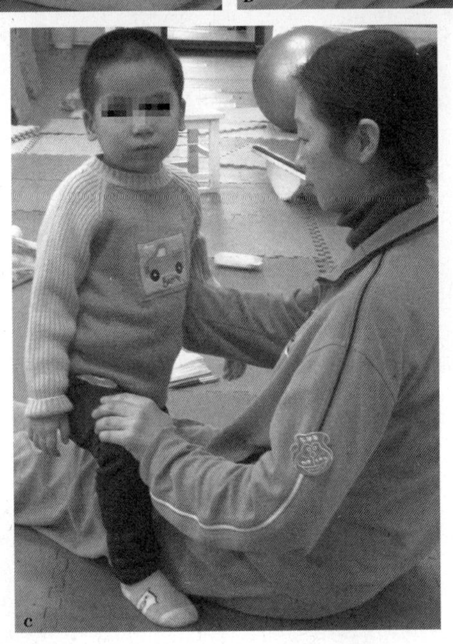

图 8-59 促进膝立位的保护伸展反应的操作方法

3. 促进单膝立位准备的操作方法

（1）促进目的：单膝立位的准备，促进保护性伸展反应。

（2）操作方法：患儿取四点支持位，治疗师跪坐于其后方（图 8-60a）。首先使患儿向单膝立位转换时欲迈出一侧的下肢和对侧上肢外旋。与此同时将迈出下肢侧同侧的身体侧方向下方牵拉（图 8-60b），促使患儿体重负荷移动在这侧下肢，然后促使患儿迈出对侧的下肢呈单膝立位（图 8-60c）。如果患儿可以自己调整，自力地转换至膝立位时，治疗师给的牵拉刺激要小，让患儿自己成为单膝立位。注意单足迈出至单膝立位的过程中不要使头与躯干过度伸展而呈现向后仰的姿势。成为单膝立位后，向前下方推患儿的身体，诱发对侧的保护性伸展反应。

4. 膝立位转换至单膝立位的操作方法

（1）促进目的：膝立位向单膝立位转换，促进单膝立位保护性伸展反应。

（2）操作方法：患儿双膝立位，治疗师在其后方跪坐位（图 8-61a）。根据患儿情况决定促进开始的部位。一般是从骨盆开始，治疗师扶持患儿两侧骨盆，使患儿体重确实负荷于一侧下肢上，然后使身体向非负荷体重侧回旋，其动作似将该侧下肢向后方牵拉，等待患儿向前方迈出这侧下肢，成为单膝立位（图 8-61b、c）。在成为单膝立位后轻轻向前方推小儿的身体，诱发保护伸展反应。

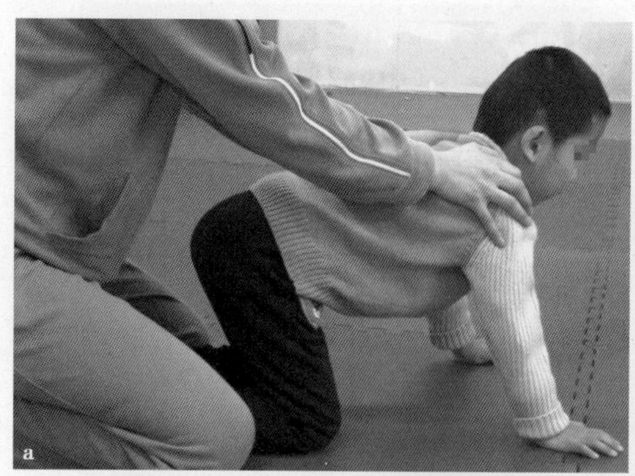
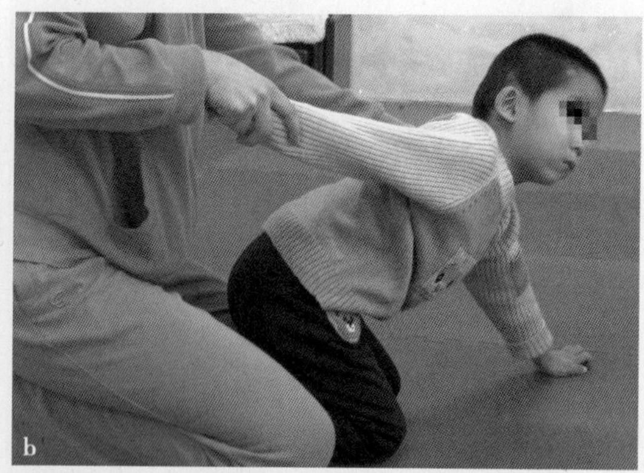
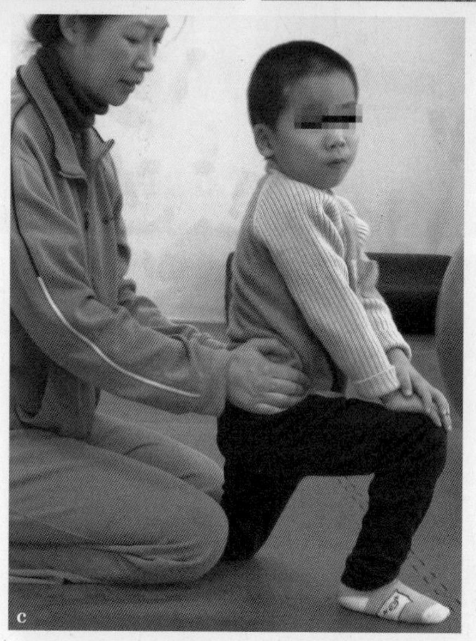

图 8-60 促进单膝立位的准备的操作方法

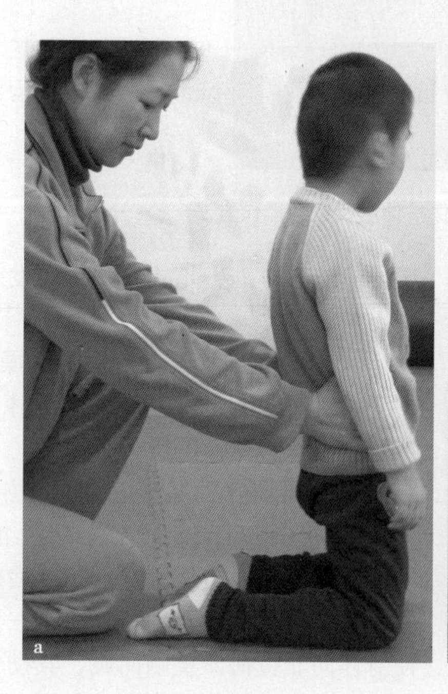
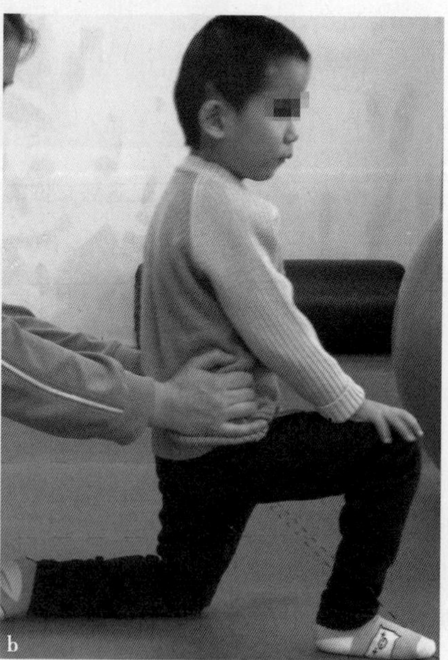

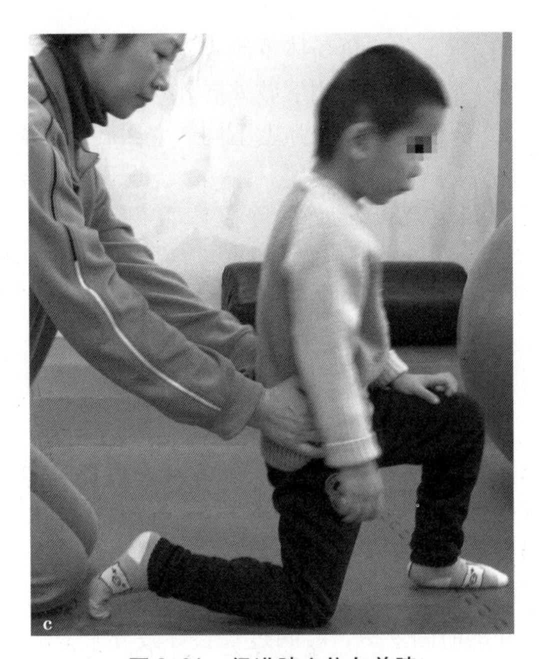

图 8-61 促进膝立位向单膝立位转换的操作方法

如果患儿在膝立位的控制能力尚未成熟，迈出一侧下肢困难，暂不要进行此项促进操作方法。

5. 促进四点支持位转换至单膝立位的操作方法

（1）促进目的：单膝立位的准备，促进前方保护伸展反应。

（2）操作方法：当患儿不能取正确的膝立位时，可以促进患儿从四点支持位向单膝立位转换。患儿取四点支持位，治疗师跪立其后用两膝部固定患儿的一侧下肢，使体重负荷于这侧下肢（图 8-62a）。可以通过治疗师的手控制患儿的骨盆并向下方压迫来达到体重确实负荷于该侧下肢的目的。然后抬起非负荷体重侧的骨盆，协助患儿迈出这侧下肢（图 8-62b）（这时如果躯干呈伸展位会影响下肢的迈出）。之后，当下肢迈出后，治疗师两手放于患儿腹部协助患儿使躯干抬起，一边防止躯干的后仰，一边使之竖直。在患儿获得正确的单膝立位后，向前轻推患儿促进前方保护性伸展反应（图 8-62c）。

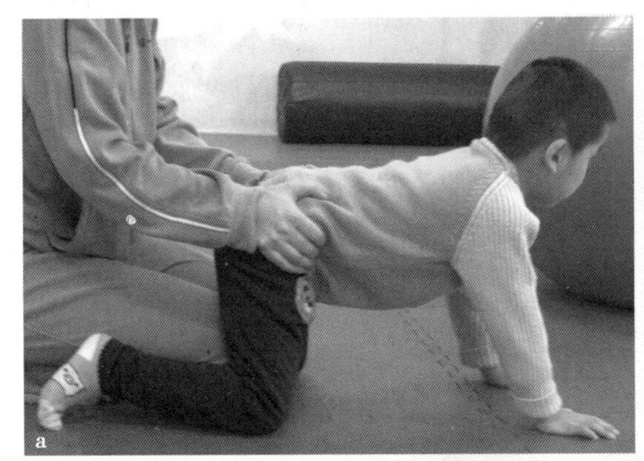

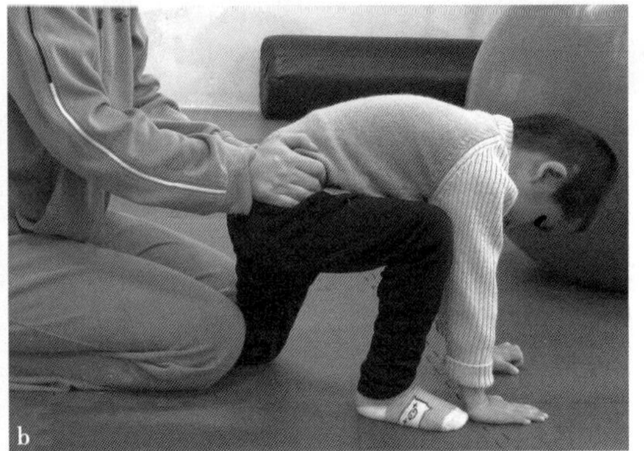

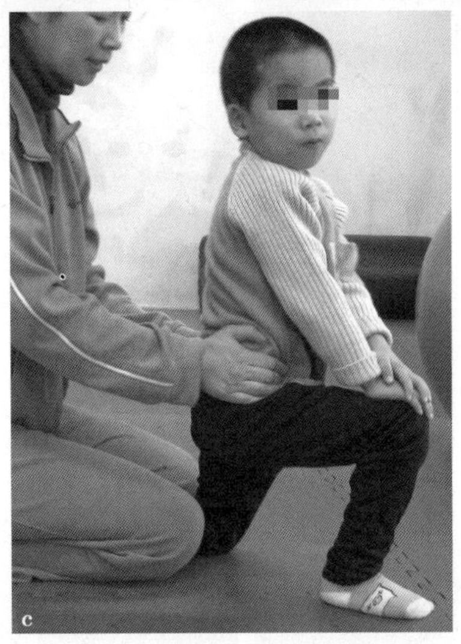

图 8-62 促进四点支持位向单膝立位转换的操作方法

6. 球前或桌前膝立位的操作方法

（1）促进目的：膝立位的准备。

（2）操作方法：患儿跪立于大球前或相应高度（两上肢平举的高度）的桌子前，治疗师跪坐于其后。使患儿将两上肢呈外旋位放于球上或桌子上，口头指导患儿自己保持膝立位（图8-63）。

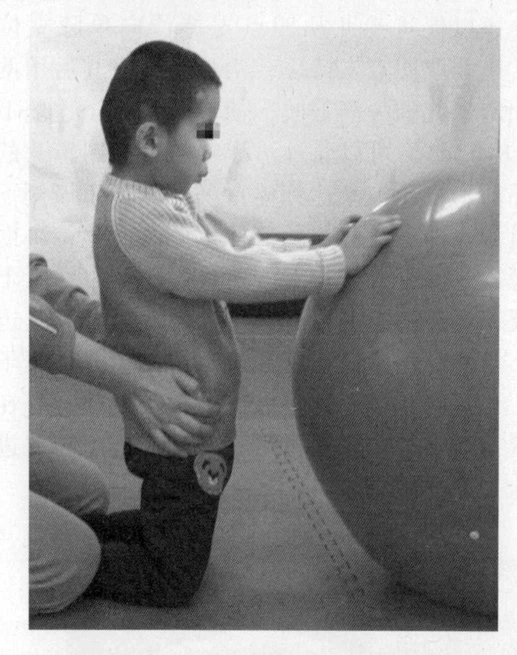

图8-63 促进膝立位的准备的操作方法

治疗师叩击患儿一侧臀部的外侧，通过这种手法使体重移向对侧，直至体重全部负荷于对侧下肢上。

这样的操作可产生的反应：

1）使负荷体重侧下肢获得平衡反应。

2）躯干向非负荷体重侧侧屈。

3）非负荷体重侧下肢外展。

4）头部根据刺激强度不同产生回旋与屈曲。

5）上肢向对侧伸展。

（3）注意事项：非负荷体重侧的臀部不要上抬。

（八）促进立位的运动治疗

1. 立位的准备

（1）促进目的：为立位做准备。

（2）操作方法：患儿取立位，双手及胸腹部支撑于大球上（图8-64a），在获得充分紧张度后，治疗师在其身后双手扶持其骨盆部，使之从足跟开始慢慢地使双足的全足着地，之后离开球站立（图8-64b）。该方法只是教给患儿体会独站的感觉，所以站立的时间要短，时间过长会导致异常姿势。如果在站立位上出现了异常姿势或患儿十分紧张，应该再使患儿回到出发姿势。

用这种操作方法可以让小儿很早地取立位，但是不能对婴儿过早地、无计划地应用此法，因为这种方法必须是患儿已经能体验站立的感觉，能有意识地站立时才能应用，而且在此法应用前尚有许多需要的准备训练方法。

2. 从四点支持位向蹲位转换

（1）促进目的：为起立做准备。

（2）操作方法：患儿取四点支持位，治疗师跪坐于其后方两手扶持患儿的骨盆部位，首先通过一只手向下方压迫一侧骨盆使之出现体重移动并负荷

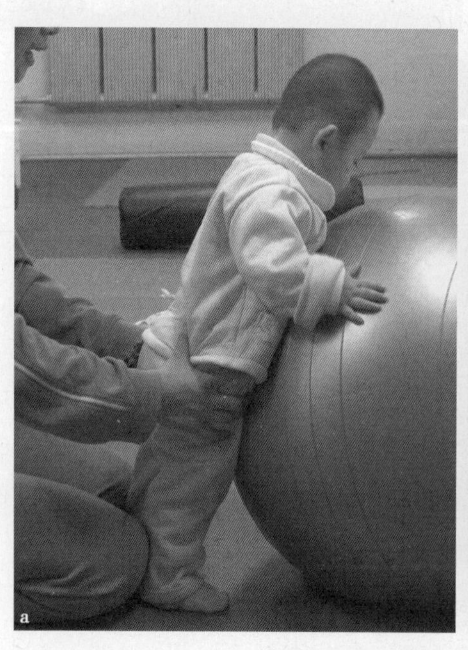

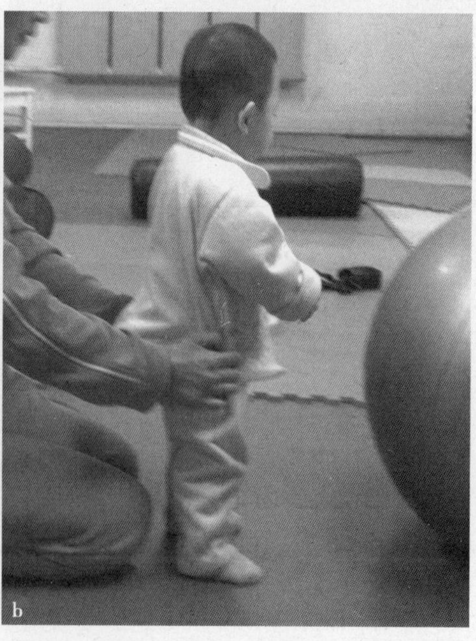

图8-64 促进立位准备的操作方法

于一侧下肢，然后使另一侧下肢向前迈出（图8-65a）。用同样方法将患儿体重移向已迈出的下肢上，之后迈出另一侧下肢（图8-65b）。注意向前方迈出的下肢不要呈现内收、内旋的姿位，同时躯干不要伸展。

两足均着地后，将患儿体重向后方移动，使其臀部下降，成为蹲位，此时治疗师的两手扶持患儿的两膝，使体重确实负荷于其双下肢与足上（图8-65c）。在蹲位上两下肢要外展并稍外旋位。

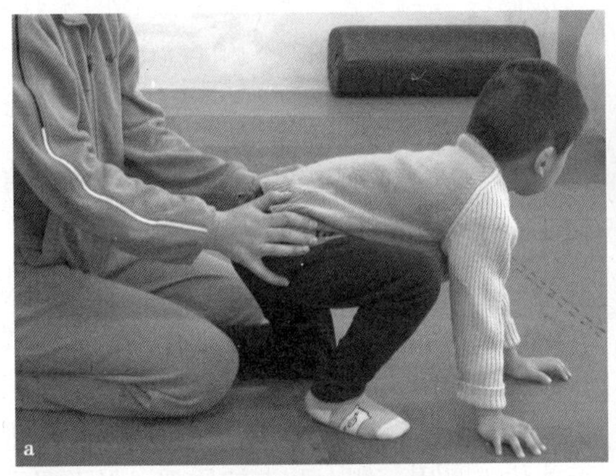

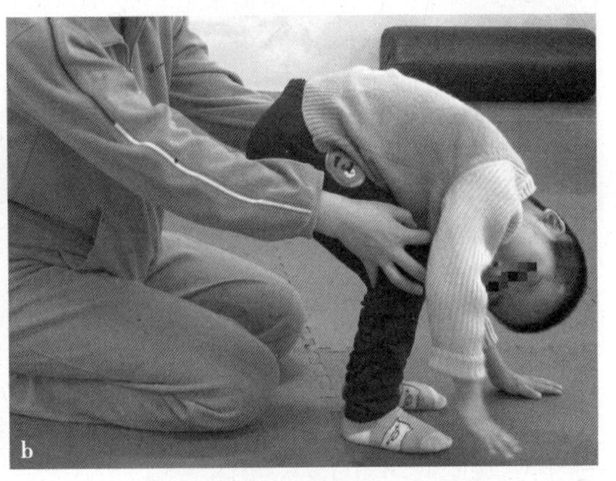

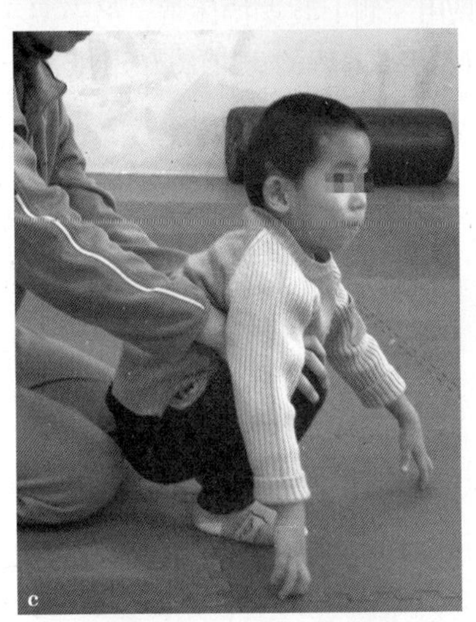

图8-65 促进起立准备的操作方法（四点支持位→蹲位）

3. 从大象姿势起立

（1）促进目的：为起立做准备。

（2）操作方法：患儿呈臀部抬高、下肢半屈曲的四点支持位，即所谓的“大象姿势”，治疗师在患儿的后方（图8-66a）。首先使体重向一侧下肢移动，同时使骨盆产生轻度的回旋（非负荷体重侧的骨盆被牵拉向后）。治疗师控制患儿的骨盆部，逐渐抬高身体（图8-66b）促进患儿站立起来（图8-66c）。也可以在中枢部位如胸腹部等进行促进，这一操作方法适用于起立困难的患儿。

在患儿接近直立位时，将操作开始时非负荷体重侧骨盆向前回旋，使患儿直立。

（3）注意事项：起立过程中，头与躯干不要后仰，肩不要回缩，下肢不要内收、内旋。在整个促进过程中一定要抑制这些可能出现的异常姿势。

4. 蹲位至大象姿势

（1）促进目的：为起立做准备。

（2）操作方法：首先使患儿从四点支持位转换为蹲位（图8-67a），然后治疗师扶持患儿的双膝部，并注意抑制内收、内旋的异常模式。让患儿两

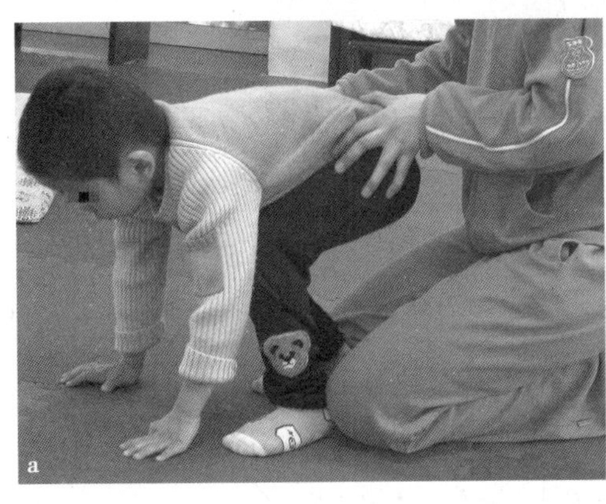

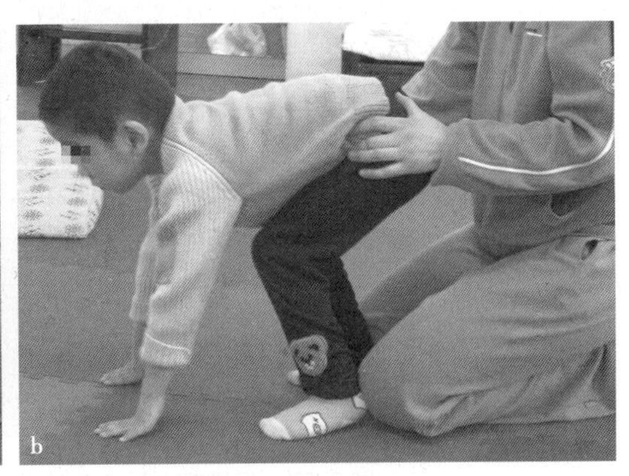

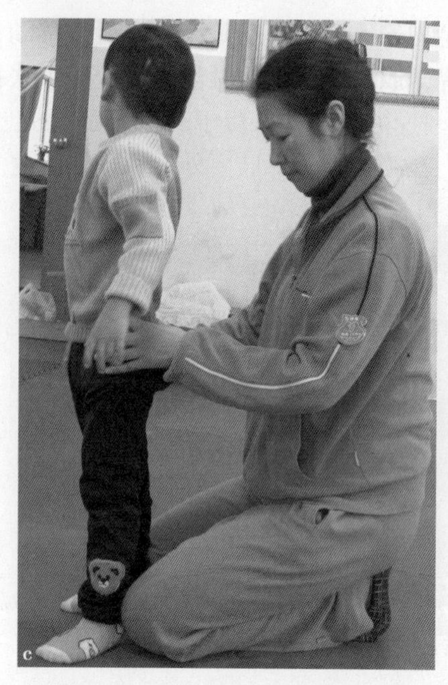

图8-66 促进起立准备的操作方法
（大象姿势→立位）

上肢拄于地上，不要离开。然后让患儿抬起臀部，达到尽可能的高度，如果患儿自己抬臀困难，治疗师要予以协助。这时无需膝关节完全伸展，要根据患儿的障碍程度和实际能力决定臀抬高的高度（图8-67b）。如果患儿两手拄地困难，可在前方放一矮的木箱，让患儿拄于其上（图8-67c）。

5. 蹲位的体重移动

（1）促进目的：起立的准备、蹲位上体重移动、体重向上肢负荷。

（2）操作方法：首先促进从四点支持位经单膝立位向蹲位转换，在蹲位上进行体重移动训练（图8-68a、b、c）。其后将体重向两上肢移动，使患儿抬起臀部，成为大象姿势（图8-68d）。然后在这个体位上只用一侧上肢支持体重，另一只手拿玩具等（图8-68e）。偏瘫的患儿最好用患侧上肢支持体重。

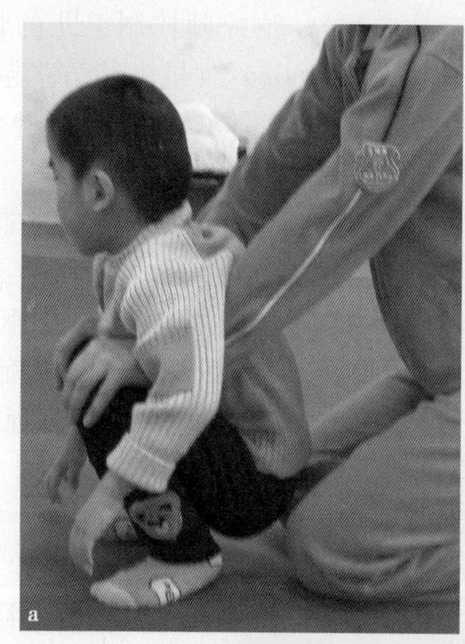

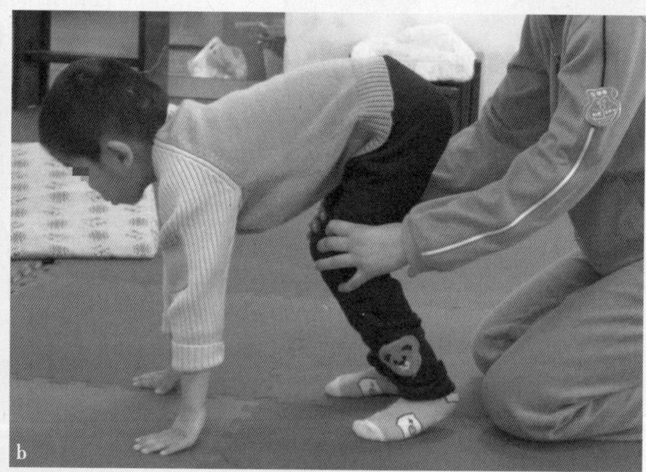

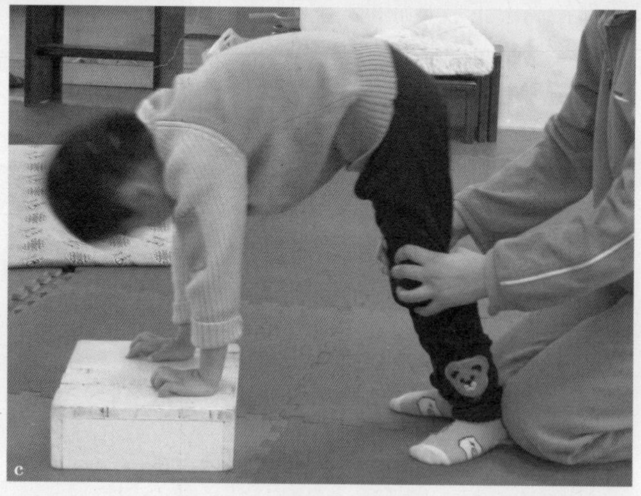

图8-67 促进起立的准备的操作方法（蹲位→大象姿势）

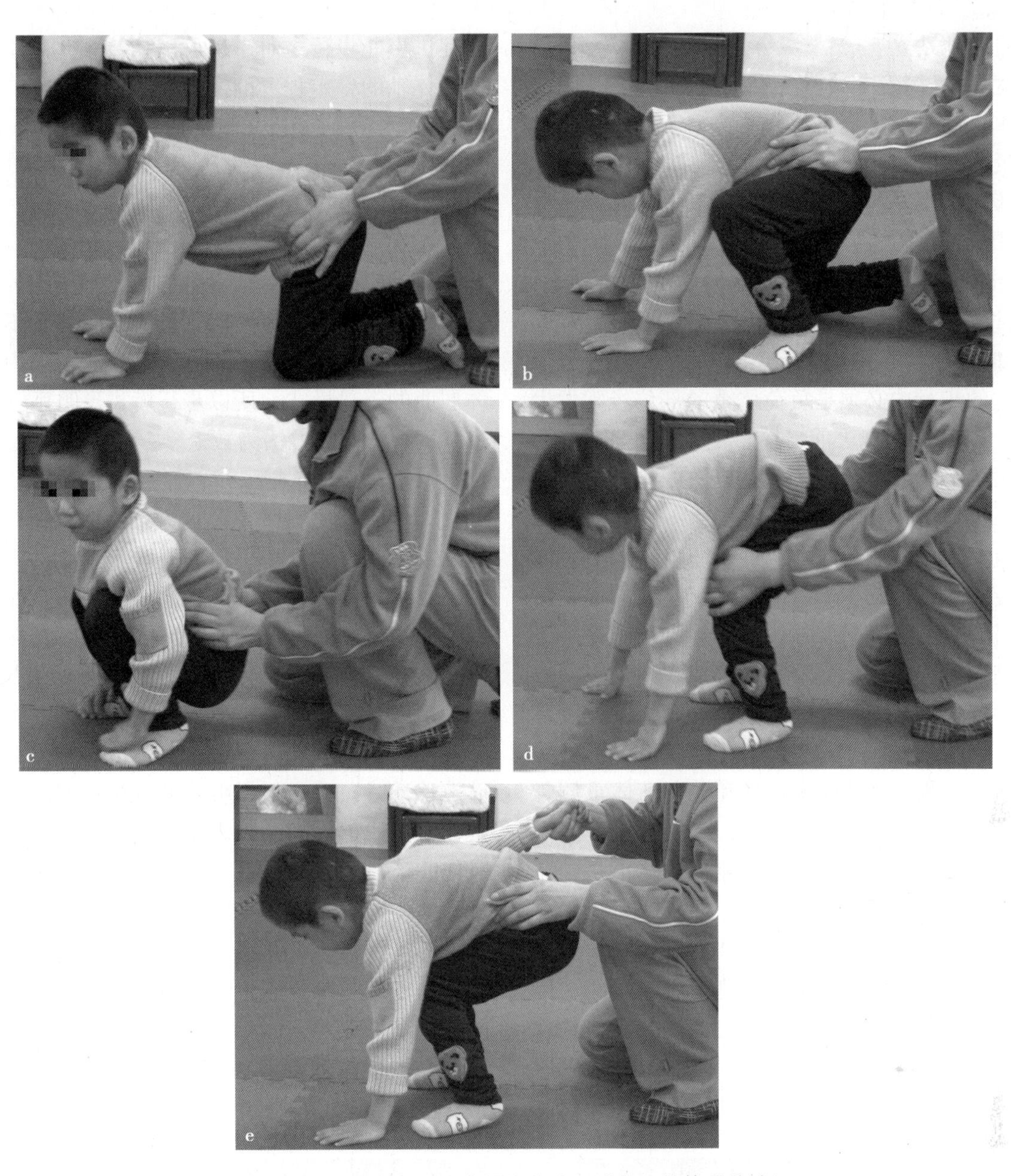

图 8-68 促进起立的准备操作方法（蹲位上的体重移动）

（九）对家长的指导

1. 仰卧位训练

（1）让患儿仰卧位上两手抓自己的膝或脚，左右摇晃。

（2）仰卧位膝关节屈曲足底着床，然后抬起足→再着床→再抬起，如此进行反复的练习。

2. 练习从蹲位站起 站起时注意体重要支持在前足部，不可用足跟支持，因为这样会使小儿向后方倾倒，注意髋、膝、踝关节的协调性。

3. 抓物站立练习体重移动

（1）使体重前后的移动，注意不要抬起足跟，使两下肢轻度外旋。家长可在患儿身后扶持他的双足或臀部，诱导体重的移动。

（2）使体重左右移动，扶持患儿骨盆使体重在两下肢间移动，移动时足跟足尖都不要离开地面。

（3）进行两脚一前一后的站立练习。

（4）抓物站立期间，两手交替的松开抓物的手。

4. 练习向侧方行走 让患儿在床边或桌子边，手扶床或桌子练习向侧方行走。第一阶段，两脚平行移动，即右脚向侧方迈出，左脚再平行的向右侧方迈出，两脚并拢后再迈右脚。第二阶段，已无需两脚并拢，一步一步向侧方行走。第三阶段，两脚向侧方迈出可以不在一个平行线上，两脚一前一后向侧方迈步。也可以两脚交错着向前、向后的移动训练。

八、促进步行控制能力的运动治疗

（一）步行发育的必需条件

1. 身体正常的竖直关系发育成熟 小儿可放

松地、自然地站立。

2. 立位平衡发育成熟 体重可在两下肢间移动，可单足站立。足背屈反射、跨步矫正反应、跳跃矫正反应、立位倾斜反应发育成熟。

3. 环境因素 有步行的欲望与动机。

4. 骨盆的对称性 左右两侧的分离运动。

5. 步行模式分析 为了抑制异常的步行模式，促进正常的步行模式，必须掌握分析正常步行运动模式的知识。

正常的步行中必须是负荷体重的部位经常发生变化，在迈出一只脚之前，体重向对侧下肢移动，使欲迈出侧下肢成为摆动相。在成熟的步行中，在向一侧下肢移动体重的同时，发生身体的轴性回旋，即负荷体重一侧向前方回旋，非负荷体重侧向后方回旋。然后体重在负荷体重侧下肢又向前方移动，使另一侧下肢迈向前方。迈出的脚首先是足跟着地，继而足掌着地，最后足尖着地。当足跟一着地时这侧骨盆就向前方回旋。于是又发生了体重在对角线上的移动，即移向迈出的一侧下肢上。再次发生负荷体重侧骨盆的前方回旋和非负荷体重侧骨盆的向后方回旋，在这回旋同时，肩胛带也发生大幅度的回旋，其方向与同侧骨盆相反，结果是骨盆与肩胛带之间形成相拮抗的回旋，形成非负荷体重侧上肢向前摆动，负荷体重侧上肢向后摆动。但这一摆动的方向只是体重移至另一侧下肢的瞬间，待体重很快移向另一侧下肢时又马上改变。在独立步行的最初阶段，不发生体轴内的回旋，但在迈出一步之前可以在扶持立位上，使患儿练习体轴回旋。在促进患儿步行之时，也可以扶持小儿的不同部位诱导体轴的一定程度的回旋。

（二）阻碍步行发育的因素

1. 缺乏必需条件的1、2、3。

2. 阳性支持反射残存。

（三）促进步行的运动治疗

运动障碍儿发育至步行阶段，常出现的异常步行模式是体重不能在两侧下肢移动，体轴不能充分回旋，尤其是痉挛型患儿有明显的髋关节内旋及整体屈曲的姿势模式，所以步行模式具明显的异常。

促进步行的方法为数众多，都必须在认真分析、评定患儿的步行模式后，针对主要问题予以促进。

1. 操作方法1 患儿取立位，治疗师在患儿身后站立，两手张开，手指伸展放于患儿的肩、胸部予以支持，使患儿得到确实的姿势控制。如果患儿需要进一步的支持，治疗师可以用下肢抵在患儿的髋关节和后背上。患儿身体的重心必须在立位的基底面中间，尽可能在稍稍扶持下独站，不能完全依靠在治疗师的下肢上。当患儿迈步向前体重在两下肢上移动时，治疗师将患儿未负荷体重侧的肩或躯干在对角线上推向下方，促进侧方的矫正活动。同时使非负荷体重侧骨盆稍向后方回旋，体重负荷侧骨盆稍向前方回旋，然后促进负荷体重侧的下肢向前方的体重移动，并将处摆动期一侧的骨盆推向前方。随着患儿步行能力的提高，要逐渐减少对患儿的支持（图8-69）。

要注意这种促进方法常导致两侧髋关节的内旋，增强异常的步行模式，促进时要注意修正。

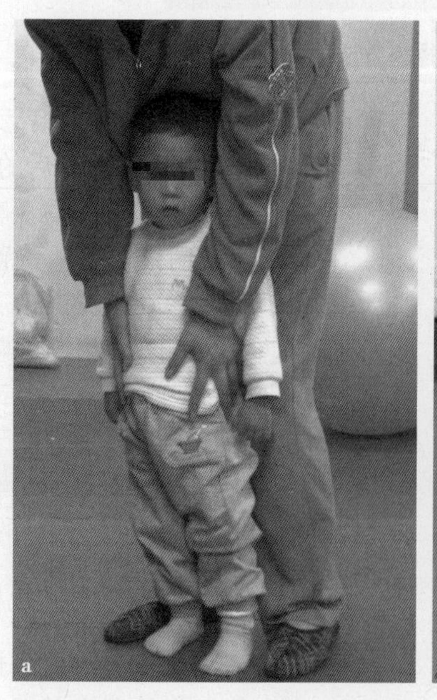
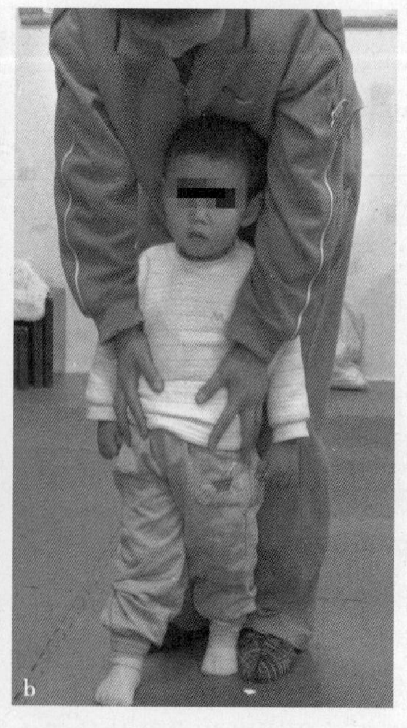

图8-69 促进步行的操作方法

2. 操作方法2 对于无须支持但是以异常模式步行的患儿或缺乏体轴回旋和体重在两下肢移动能力的患儿，治疗师可在后方跪立位两手扶持患儿两侧骨盆部位，用手的力量促进骨盆回旋及体重的移动。如，首先左手向下方用力，右手将骨盆轻轻向后回旋，使体重完全负荷于左下肢上，然后左手轻轻将左侧骨盆向前方推，使体重向前方移动，并口头指示患儿迈出右下肢。然后再同样使体重负荷于右下肢上，左侧骨盆向对角线方向回旋，即向后方回旋。体重向前方移动，迈左脚。如此反复进行训练。

注意：体重移动要确实，在体重完全移至一侧下肢并再向前方移动同时迈出另一侧下肢。

3. 操作方法3 训练目的是使患儿学习步行时下肢的支撑相和摆动期的活动方式。治疗师轻轻向上推患儿的左上肢，使患儿用右手支持体重，同时要增加右上肢的外旋模式，诱发右下肢的支持性和右侧躯干部的自动伸长。反复进行体重向左、右两侧的移动，让患儿学习步行时支撑相的下肢和摆动期的下肢的活动方式（图8-70）。

4. 操作方法4 应用辅助器具训练步行的操作方法在患儿尚未获得步行能力时，可以应用助行器等辅助器具进行步行练习，如应用步行器或拐，可以将两肘部固定于步行器或拐的扶手上，进行步行训练。或者推着梯背椅子或梯背架进行步行练习（图8-71）。治疗师要在其后方对出现的髋关节屈曲等予以抑制，或扶持患儿进行步行训练。

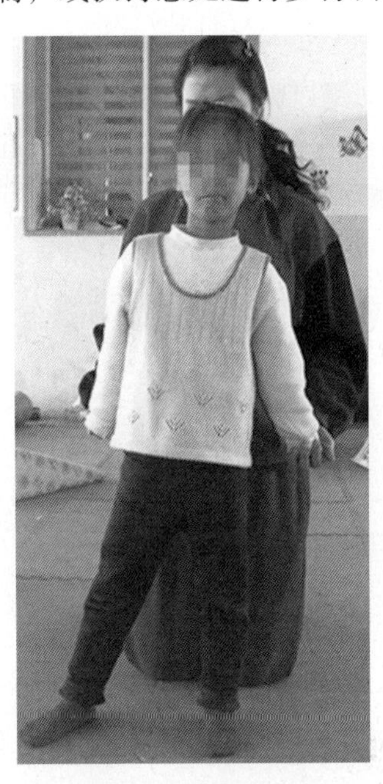

图8-70 学习步行时下肢活动方式的操作方法

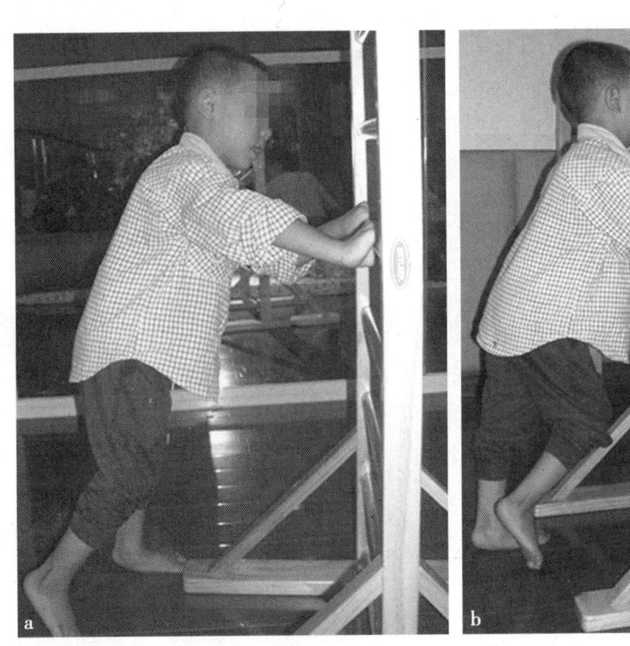

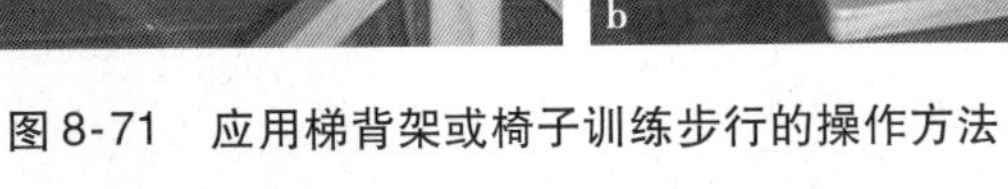

图8-71 应用梯背架或椅子训练步行的操作方法

5. 应用助行器（PCW）训练步行 脑瘫患儿在已经可以取立位的初期，独立步行仍然比较困难。例如，当身体重心向一侧移动时，难以保持髋关节的伸展位，会出现躯干前倾，难以保持身体对线。对这种情况可应用能够给后方以稳定性的后置型助行器（postural control walker，PCW）进行步行训练（图8-72）。在使上肢和躯干充分伸展同时，保持髋关节伸展的基础上，通过骨盆的控制来行驶伴有重心移动的用一侧下肢支持身体的功能。在注意膝过度伸展和膝屈曲的同时，教给患儿足跟着地，迈出下肢。对上肢的支持要尽可能地少，步行速度应缓慢。应注意的是，应用平行杠时，因扶持双杠而上肢被牵拉，有增强支持的可能性。

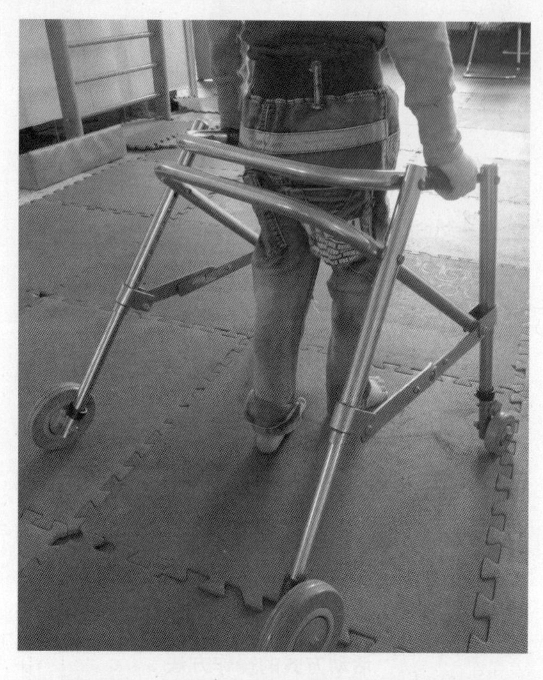

图 8-72 应用后置型助行器进行步行训练

6. 应用肘拐进行步行训练 当应用助行器步行稳定后，可以进行应用肘拐的步行训练。与助行器相比，应用肘拐时上肢支持的稳定性减少，所以需要患儿具有对应向后方重心移动的矫正能力。如果这种能力不充分，则会出现明显的前倾姿势，同时由于在应用拐后支持面增大，因此，伴随着下肢的内收、内旋，出现明显的用足的前、内侧支持体重的现象。为了防止这些情况发生，应在保持躯干、髋关节伸展位和促进下肢外展、外旋的同时，确实地使患儿进行一步一步地重心移动的同时向前行进。首先将拐小幅度地伸出，然后使下肢迈到拐的位置。当确认迈出的下肢从足到膝、从膝到髋充分地负荷体重基础上才能迈出另一侧下肢。当四点步行稳定后，可移行于两足步行的训练。

7. 直立双足步行训练

（1）针对痉挛型双瘫患儿的步行训练

1）操作方法 1：患儿站立位，治疗师在其后方，将控制的关键点放在患儿的前臂上，牵拉患儿的前臂诱导其进行直立双足步行。注意要抑制患儿出现的髋关节屈曲和躯干的前倾，在使髋关节伸展、外旋、外展的前提下，进行向前和向后的步行运动，要使患儿体验到髋关节的伸展运动（图 8-73）。

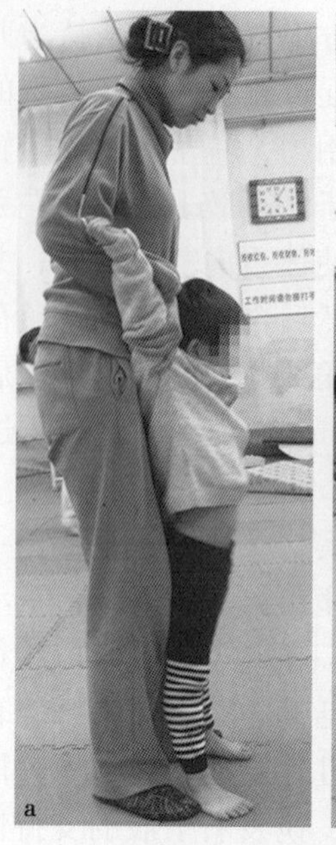

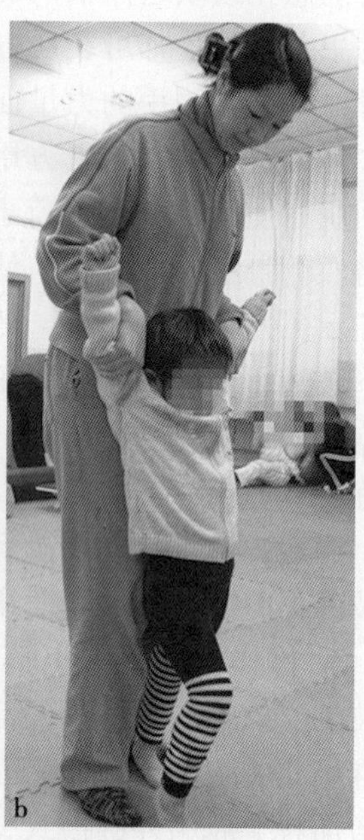

图 8-73 痉挛型双瘫直立双足步行训练的操作方法 1

2）操作方法 2：患儿站立位，治疗师在其前方，将控制的关键点放在患儿的手上。患儿两上肢上举，治疗师牵其手诱导进行向前和向后的步行运动。当患儿有一定的步行能力时，治疗师可以用自己伸开的手稍稍地扶持患儿伸开的手，进行同样的步行运动（图 8-74）。

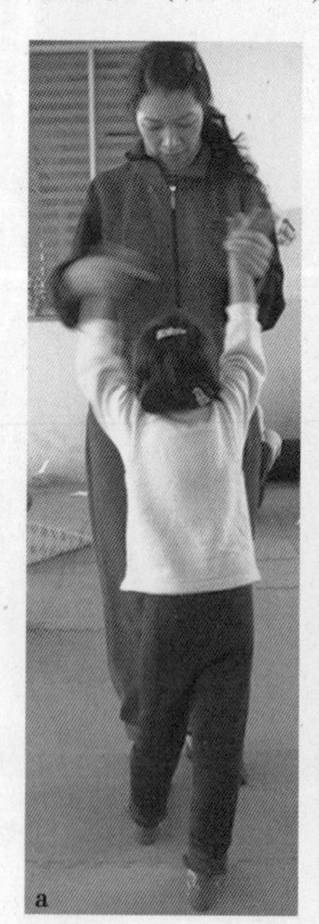

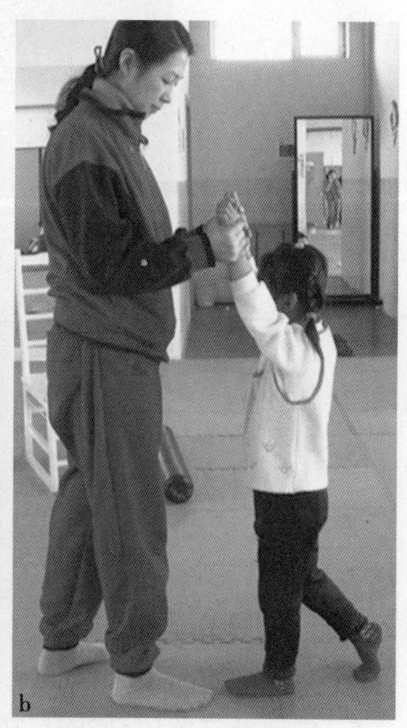

图 8-74 痉挛型双瘫直立双足步行训练的操作方法 2

3）操作方法 3：患儿站立位，治疗师膝立在其前方，将控制的关键点放在患儿的手上。患儿两上肢伸展上举，治疗师将两手与其手心相对，通过向前、后促进患儿立位平衡，为步行做准备（图8-75）。

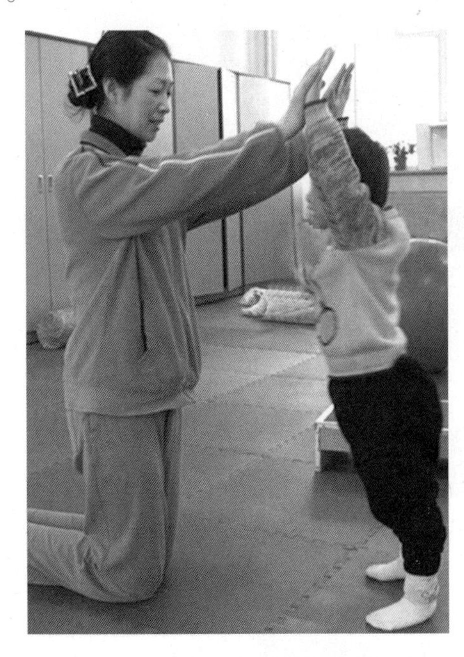

图8-75 痉挛型双瘫直立双足步行训练的操作方法3

4）操作方法4：治疗师膝立于患儿身后或者坐于PT凳上，两手分别扶持患儿的两侧骨盆。用手控制患儿的体重在两侧下肢移动同时向前行进。操作方法是，一侧手从骨盆处向下方加压，使体重移至这侧下肢上，同时吩咐患儿向前方迈出另一侧下肢。然后用同样方法操作另一侧下肢，如此反复进行（图8-76）

（2）针对不随意运动型患儿的步行训练

1）操作方法1：此型患儿多呈现伸展紧张占优势，所以在步行训练时要注意抑制。操作方法是，患儿取椅子坐位，治疗师仍然要用一只手握持患儿的两只手，使两上肢向前方伸展，治疗师可用向前方牵拉的方式予以辅助，目的是通过使患儿的上半身前屈来抑制躯干的伸展模式。可用另一只手向后方推压患儿的腹部，加强抑制躯干的过伸展。在这种状态下让患儿缓慢地站起，可以防止患儿在站起的过程中出现腰部的伸肌痉挛再度出现。也可以在持续这种操作的状态下协助患儿练习步行。如果患儿的起立动作已接近正常，治疗师就要站到患儿的前方，操作的关键点为两手与腹部，一手向前牵拉患儿的两只手，一只手向后推患儿的腹部，缓慢地练习迈步（图8-77）。

2）操作方法2：进行步行的训练时，治疗师可膝立于患儿的前方，用两手分别握持患儿的两上臂，使上肢伸展，治疗师退着跪立行走，牵引患儿前行（图8-78）。

3）操作方法3：可让患儿在身体前面双手同握一根木棒，在使上肢稳定的前提下进行步行训练，上肢的安定可促进下肢的稳定性，治疗师可予以协助，使之稳定站立后再进行向前迈步的练习（图8-79）。

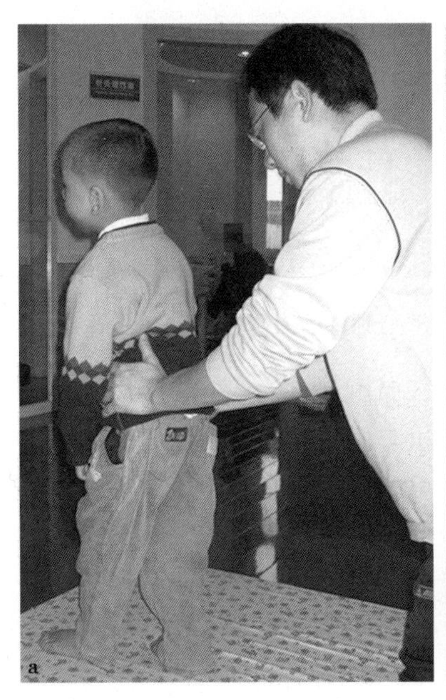

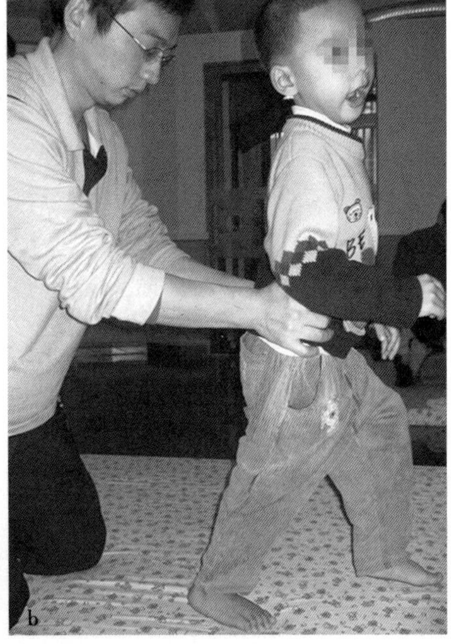

图8-76 痉挛型双瘫直立双足步行训练的操作方法4

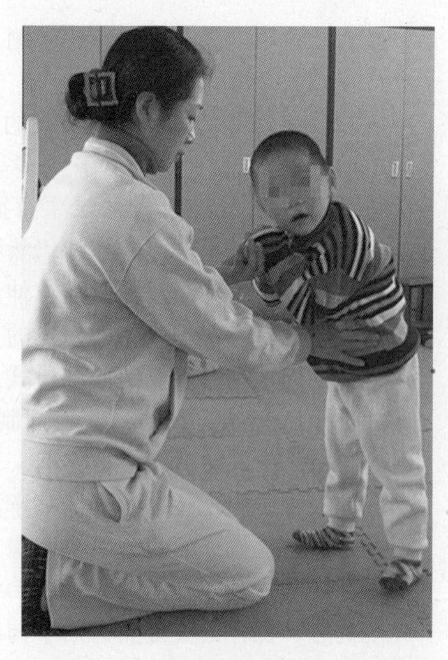

图 8-77 不随意运动型患儿步行训练操作方法 1

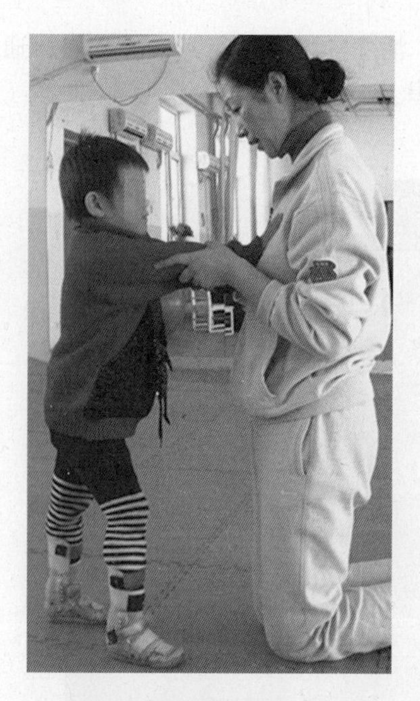

图 8-78 不随意运动型患儿步行训练的操作方法 2

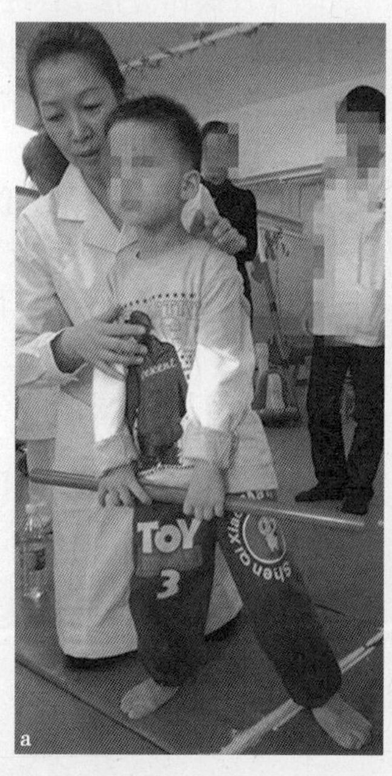

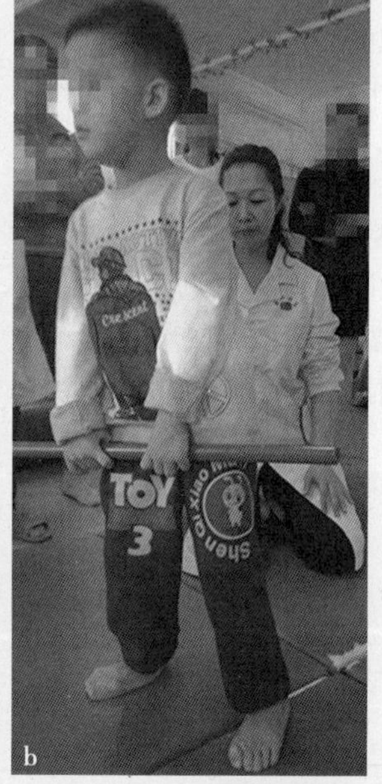

图 8-79 不随意运动型患儿步行训练的操作方法 3

4）操作方法 4：可让患儿推梯背椅进行步行训练，治疗师在前后方，辅助患儿两手呈腕关节背屈位握持住椅子横木（图 8-80a），双上肢伸展，推动椅子前移，同时迈出下肢（图 8-80b）。

（四）对家长的指导

1. 站立训练 当患儿发育至独站的阶段，尽可能地让患儿取正常姿势站立，可在其面前的桌上放玩具，其高度要适宜，以能保证患儿竖直的站立为宜。

2. 多为患儿创造步行的机会 以游戏及语言诱导患儿步行，增强步行的欲望，给予步行的动机。比如在患儿两侧放两桌子，其上放玩具，诱导患儿步行去取两桌上的玩具。根据患儿步行的情况，加大两桌间的距离。或经常与患儿面对面，让患儿走向自己。

3. 可用工具促进患儿步行 如助行器、三轮车、推椅子行走等。

4. 反复练习从卧位→四点支持位→站立的姿势变换 练习抓物站起等。当然要在修正异常姿势的同时进行上述活动。

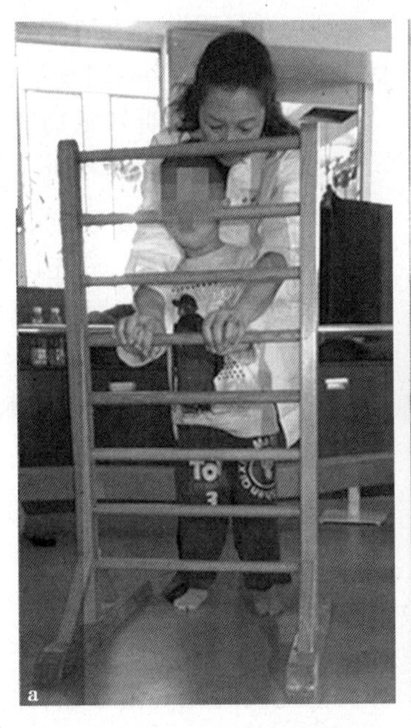

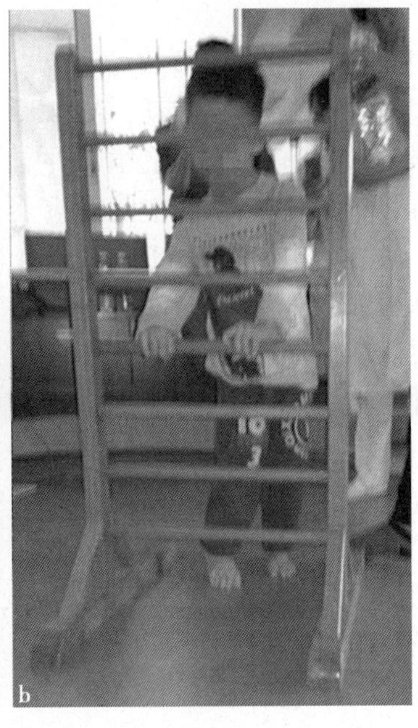

图8-80 不随意运动型患儿步行训练的操作方法4

促进立位与步行是整体治疗程序的一部分，而且患儿家长最关心的大概就是患儿能否获得步行能力。但是对立位与步行的促进不能操之过急，如果过于强调让患儿能早日步行，往往会使立位与步行的质量受到影响。在立位、步行的初期阶段，常取下肢分开的基底面加宽及对称的姿势，这种对称的、原始的姿势可以在重心较低的体位上见到，因此见到发育到此阶段时小儿的姿势调节能力的退行现象，从这点出发，对于立位与步行的促进不只是要着眼于促进立位与步行本身，更重要的是，在不太担心平衡问题的其他体位上促进步行中所需要的轴性回旋、运动模式的分离等成熟的姿势反应，为立位和步行作好充分准备。

（陈秀洁 范艳萍）

第二节 不同类型脑性瘫痪的运动治疗

一、痉挛型四肢瘫与重症痉挛型双瘫的运动治疗

（一）主要问题和治疗原则

1. 运动量少

（1）表现：全身运动量少，上、下肢的运动范围小，特别是四肢向躯干中央部的牵拉运动很少，即使有也表现为定型的运动。而且，患儿难以适应运动与维持姿势时身体的体位所发生的变化。

（2）治疗原则

1）抑制全身的屈曲模式如颈部和躯干部的前屈模式，促进躯干的抗重力伸展活动，增加患儿本身自发运动的量。

2）改善运动的内容与质量，从而提高患儿对姿势与运动变化的适应性。

3）牵拉四肢使之离开躯干，在促进脊柱伸展活动的同时扩大肩胛带的内收和肩关节外展、外旋的可动范围，抑制肩胛带向前方突出和向上方牵拉的异常模式。

2. 呼吸睡眠障碍

（1）表现：因胸廓运动受限而形成特有的桶状胸廓，导致发声和呼吸能力低下，以及睡眠节律和排泄等生活节律的障碍。

（2）治疗原则：促进肩胛带周围和胸廓的运动功能，改善呼吸能力，调节生活节律。

3. 联合反应

（1）表现：患儿身体上肌肉痉挛的分布常有左右差异，常见有非对称的体征。因此，临床表现可见障碍轻的一侧的活动多于障碍重的一侧，并可因此而引起联合反应，从而使全身性的异常肌肉紧张性更加增强。

（2）治疗原则：治疗师在进行手法操作时以及诱导患儿进行自发运动时，不要使患儿过度地努力，操作与诱导自发运动都要阶段性地进行，尽可能应用不能引起肌紧张亢进的抑制性手法，并要在促进姿势紧张正常化的同时进行操作。

4. 上肢功能障碍

（1）表现：由于此型患儿肩与肘关节的可动范围受限以及脊柱肌肉缺乏向伸展方向的活动，导致上肢许多运动的范围受限，如伸向前方、上举和外展、外旋以及前臂旋后，并因此使患儿在空间中应用手的动作发生困难。另外，由于联合反应的出现，当患儿主动或被动地做某一动作时会与全身的肌紧张亢进结合在一起，更使两手的操作动作发生困难。同时，也缺乏保持身体的姿势的能力。

（2）治疗原则：促进脊柱的伸展活动，同时扩大肩胛带和上肢的运动范围。促进两上肢外展、外旋位运动和在这一姿位上负荷体重的能力。教给患儿在应用手进行活动时如何将手的活动从躯干的活动分离开来的方法，从而避免联合反应的出现。

5. 下肢功能障碍

（1）表现：因屈肌紧张占优势，所以常有躯干的侧屈以及髋关节的内收、内旋及踝关节的跖屈模式。

（2）治疗原则：抑制髋关节等关节的内收、内旋和踝关节的跖屈模式。促进躯干部的可动性、髋关节的正常屈曲和外展与外旋运动、体轴内的回旋、两下肢伸展位上负荷体重、两足底负荷体重等能力的发育。

6. 日常生活活动能力低下

（1）表现：日常生活动作的自立度低下，而且随着年龄的增长，在社会生活中的自立问题会越来越明显。

（2）治疗原则：需要 OT、ST、教师、保姆等共同努力，应用各种方法诱导和指导患儿进行各种日常生活动作的操作，使其最大限度地获得日常生活动作能力。

7. 挛缩与变形

（1）表现：此型患儿多发生变形和挛缩，变形和挛缩在脊柱主要表现为侧弯、拱背，在上肢表现为肘关节的屈曲和前臂旋前，在下肢会出现髋、膝关节的屈曲挛缩、髋关节脱位和尖足变形，随着年龄的增长，有时易发生骨折。

（2）治疗原则

1）加强日常生活中的管理，如指导患儿和家长要避免引起挛缩和变形的坐姿和卧姿，如尽量避免 W 坐位、仰卧位的 ATNR 姿位等。

2）在手法操作时注意多给予用上、下肢负荷体重的机会，同时要确保患儿进行各种姿势转换的动作以及相应的运动量。

3）对已经发生的挛缩和变形，要积极与外科医生配合，在适当的时期进行相应的手术治疗。

8. 视知觉和听知觉功能障碍

（1）表现：视觉和听觉对刺激的反应性低下，尤其听觉障碍较多。

（2）治疗原则：首先详细评定患儿对感觉刺激的反应状态，然后根据其具体情况阶段性的给予多样、多量的刺激，提高患儿对刺激的反应性。

此型患儿随着年龄的增大，取坐位的时间增多。因此从长远的观点来看，医生和治疗师要确认每个患儿在保持坐位时的有利点和不利点，并根据这些因素来采取相应的促进和抑制的对策。尤其是在学龄期非常容易发生挛缩和变形，要对出院的患儿进行追踪和随访，并根据情况进行边学习边训练。与此同时还要指导家长并与学校的教师联合起来，共同对患儿进行彻底的日常生活管理。另外，要防止因年龄增长而出现运动功能的倒退，努力维持现有的日常生活动作能力并努力使其得以提高。

（二）运动治疗操作方法

1. 仰卧位的操作方法 无论是痉挛型四肢瘫还是重症痉挛型双瘫的患儿，其全身都处于屈曲、内收的痉挛状态，临床上可见患儿的躯干被固定于病态的、似硬直的状态。对于此类患儿，为了抑制其痉挛，可以按如下操作方法顺序地进行训练操作。

（1）诱导躯干小的分节运动：操作方法是让患儿沿直径较大的滚筒的长轴仰卧于其上，治疗师跪坐在患儿的脚的下方，用两手分别确实地扶持住患儿的两骨盆部位，并用自己的下肢和前臂固定患儿的下肢。首先要对患儿予以语言的安慰和诱导，在确认其心理上处松弛状态后，治疗师慎重地将滚筒向一侧滚动，使患儿的身体体重移动向一侧。然后将负荷体重侧的骨盆向下肢方向牵拉，将非负荷体重侧的骨盆向头部的方向推动，进行骨盆向侧方的倾斜运动。操作后再将滚筒向另一侧滚动，在患儿身体的两侧方向上分别进行上述操作，如此两侧交替地、反复地进行此手法的操作（图 8-81）。

（2）诱导髋关节的内收肌群和屈肌群进行伸长运动的操作方法：在通过诱导躯干小的分节运动操作方法出现了正常伸长运动的反应之后进行，方法是缓慢地将滚筒向一侧转动，使患儿的体重向侧方移动，通过躯干侧方对体重的负荷来缓解上述部位的肌肉痉挛。操作时要同时仔细地观察患儿的远离骨盆部位的两上肢肌群和胸大肌群的活动情况，一定要在确认这两部位的肌肉紧张得以缓解后再进行操作。另外还要注意不要使滚筒的滚动幅度过大，以避免给予过度的刺激。同时，向侧方移动体重的操作手法要与患儿的呼吸节律相结合，患儿每进行一次呼吸或两次呼吸进行一次滚筒的滚动（图8-82）。

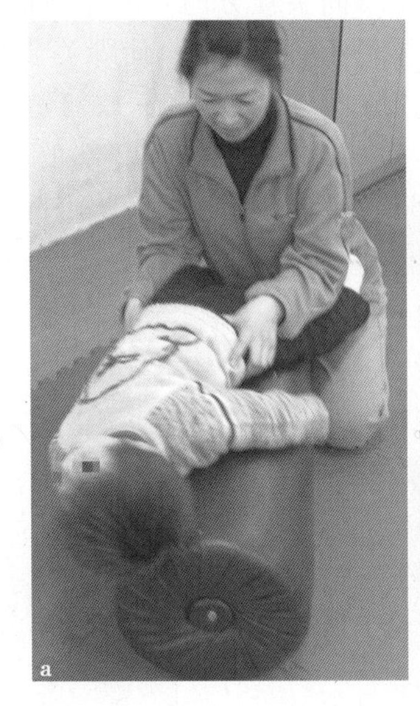

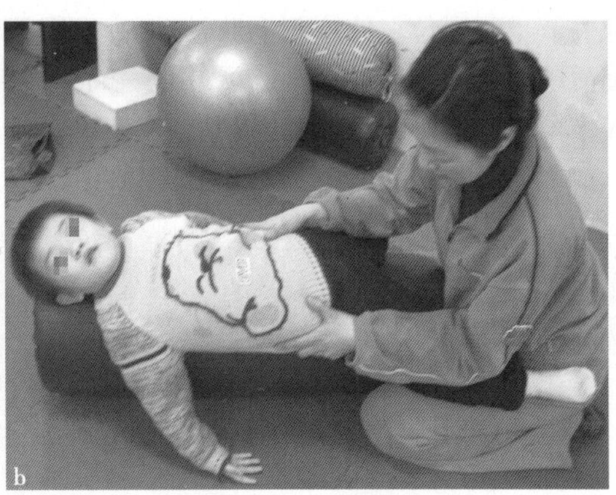

图8-81 诱导躯干小的分节运动的操作方法

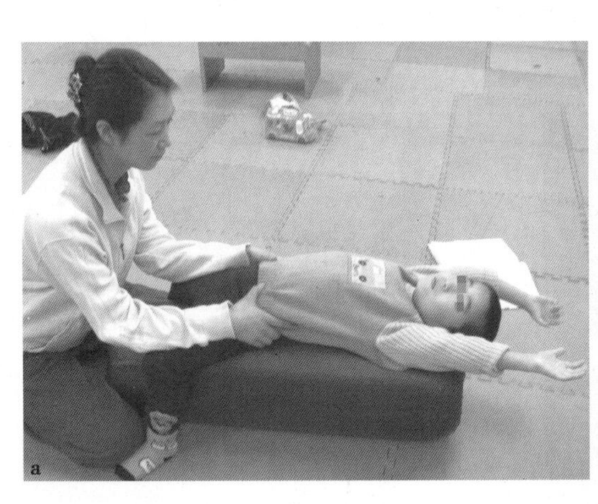

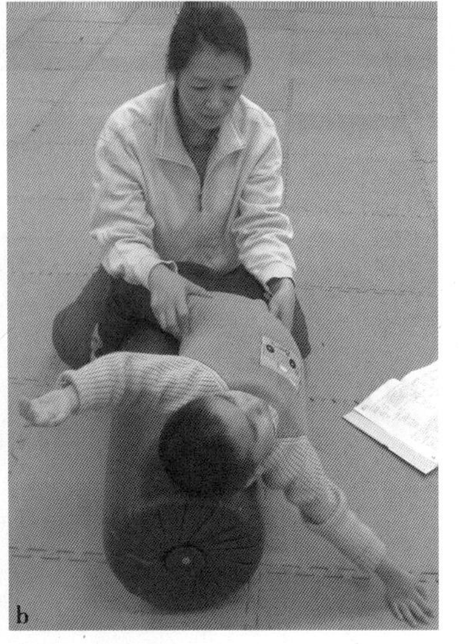

图8-82 诱导髋关节内收肌群和屈肌群进行伸长运动的操作方法

这种操作方法可以在促进患儿的上肢向上方伸展的同时，得到抑制四肢的屈肌和内收肌痉挛的效果。注意，将患儿的体重向侧方移动的操作节律要反复、缓慢进行，一定要使躯干屈肌群的伸长活动波及从腰椎至颈椎的脊柱各个分节。

这种通过治疗师的操作使患儿骨盆进行的倾斜运动，可以使患儿的头部得以稳定地控制，并可通过头部的控制而诱发躯干的矫正运动。即在以胸、腰椎移行部为中心负荷体重的一侧躯干发生了向正常的牵伸运动变化的过程，在这一过程中肌肉的痉挛可以得到缓解。治疗师要伴随着这种牵伸运动的逐渐改善反复地进行这种使骨盆向侧方倾斜的运动。

需注意的是，如果患儿身体两侧的痉挛有差别，则对痉挛明显的一侧的操作时间和次数要多于另一侧。

（3）缓解骨盆周围肌肉的痉挛的操作方法：使患儿从滚筒上移行于仰卧于床上的体位，双膝呈屈曲位，治疗师跪坐于患儿脚的下方。用双手握持其骨盆处，诱导患儿进行骨盆的前倾和后倾的运动，即抬起臀部和放下臀部的运动（图8-83a）。患儿自己进行有困难时也由治疗师被动地操作这一运动

(图 8-83b)，此运动即所谓的“搭桥”运动，这样操作方法可以起到缓解骨盆周围肌肉的痉挛的作用。

(4) 缓解下肢肌肉的痉挛的操作方法

1) 患儿仰卧于三角垫上，治疗师使其一侧下肢外展、外旋，并固定之 (8-84a)。然后，用一只手扶持患儿的另一侧大腿或膝部，另一只手扶持患儿的足底部，使踝关节呈背屈位。使这侧下肢被动地进行外展、外旋活动和屈曲、伸展活动，反复地进行两侧交替的操作可缓解下肢的痉挛和抑制踝关节的跖屈，为将来的立位姿势做准备 (图 8-84b)，同时进行屈曲、伸展活动 (图 8-84c)。

2) 患儿仰卧于三角垫上，双上肢伸展、并沿身体长轴举向头顶方向。治疗师跪坐于其脚下方，两手握持患儿的双足部，使踝关节背屈，并使患儿的两下肢处伸展状态放于自己的双膝上 (图 8-85a)，让患儿进行臀部的抬起、放下运动 (图 8-85b)。促进髋关节、脊柱、上下肢的伸展活动。

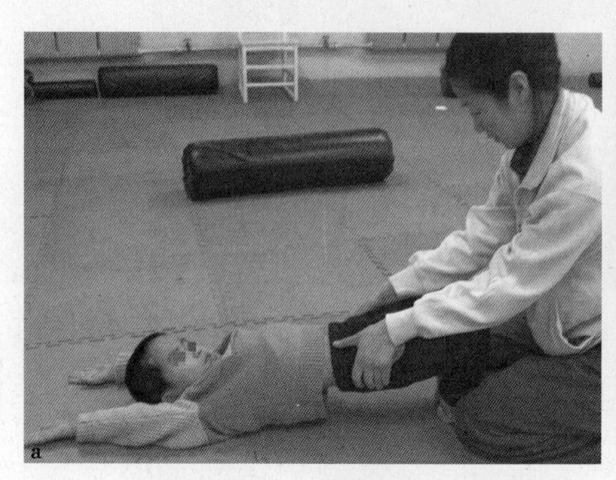
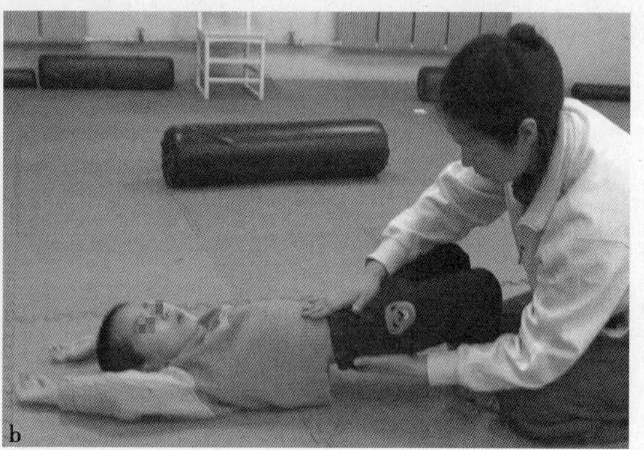

图 8-83 缓解骨盆周围肌肉的痉挛的操作方法

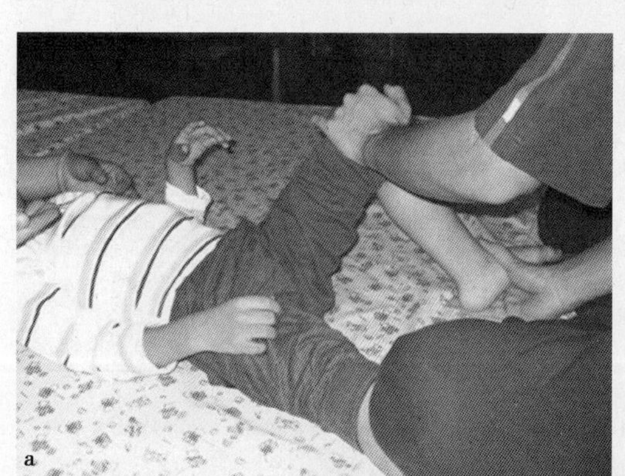
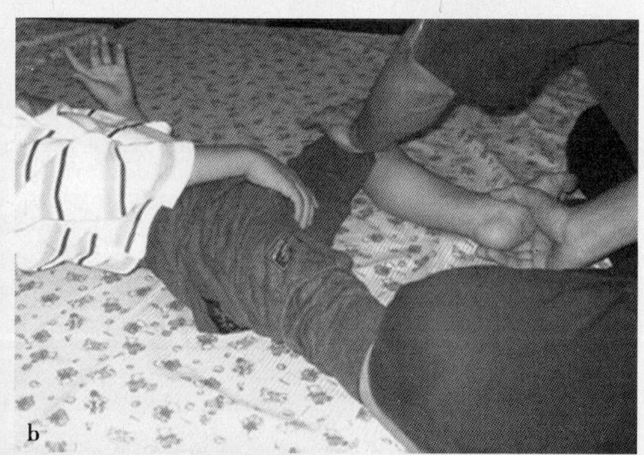
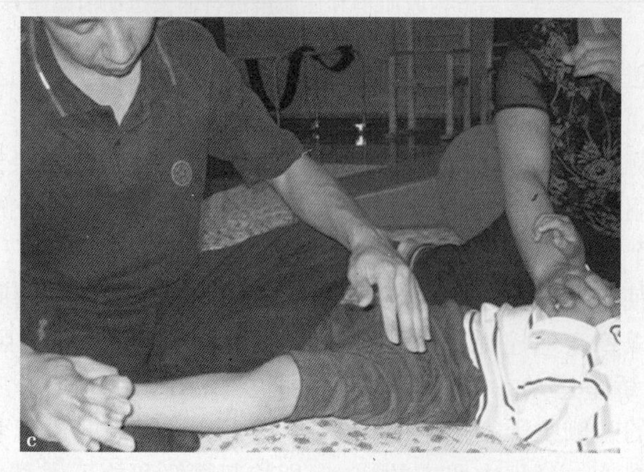

图 8-84 缓解骨盆和下肢肌肉的痉挛的操作方法 1

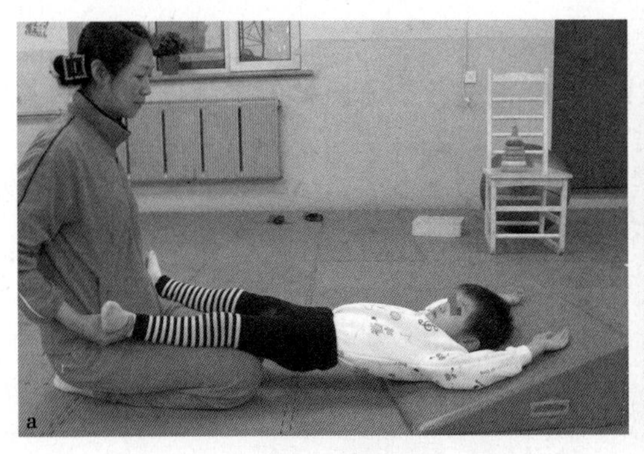
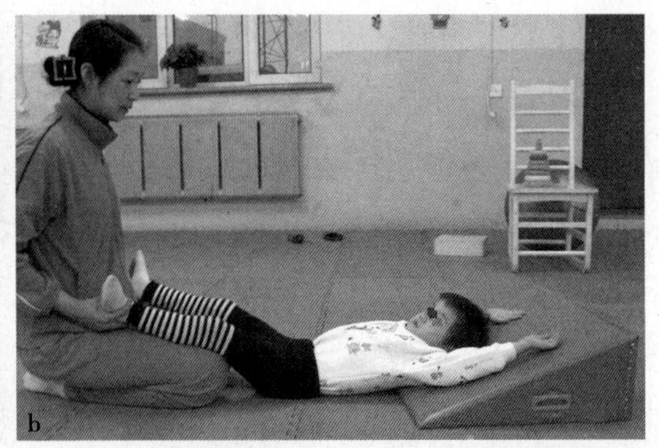

图 8-85 缓解骨盆和下肢肌肉痉挛的操作方法 2

（5）促进脊柱和髋关节伸展：治疗师跪坐于仰卧位患儿的两下肢之间，将患儿两下肢外展至他可承受的程度，用治疗师的身体保持这外展位（图 8-86a）。然后将治疗师的两手放于患儿背部，尽可能地向上方（患儿头侧）牵拉患儿的身体，使其脊柱与髋关节伸展（图 8-86b）。

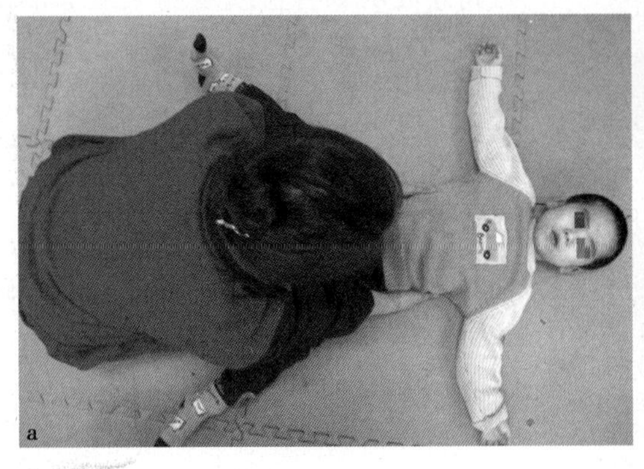
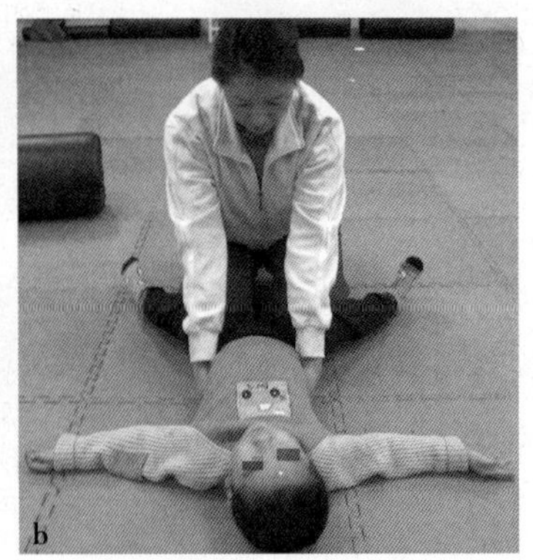

图 8-86 促进脊柱和髋关节伸展的操作方法

以上操作方法以躯干、骨盆和下肢为控制的关键点，通过控制这些关键点可以有如下三个作用：

1）可以降低因痉挛、强直或间歇性痉挛而导致过紧张而产生的异常姿势，同时可以破坏患儿具有的异常模式。

2）可以提高低紧张状态使之接近正常，也可以使动摇的肌紧张取得稳定，起到诱发正常姿势和运动模式的效果。

3）通过操作可以使患儿体验到在仰卧位上的各种运动及感觉刺激，从而掌握了适应正常环境的学习方法。

上述的操作方法既是伴有促进的抑制方法，也是伴有抑制的促进方法，是治疗这两类型患儿较为适用的方法。

2. 俯卧位的操作方法

（1）促进全身伸展和四肢外展、外旋活动：如果通过上述仰卧位的操作，达到了破坏患儿整体性屈曲模式的目的，使躯干腹侧面上所分布的屈肌痉挛有某种程度减轻时，就让患儿沿滚筒横轴俯卧其上，将操作的关键点移至两足。使滚筒沿患儿的头足方向转动，同时尽可能地伸展他的脊柱和髋关节。治疗师两手握住患儿两足的内侧，使踝关节背屈，同时抑制髋关节的屈曲，给予滚筒转动的刺激，促进全身的抗重力伸展活动（图 8-87a）。

（2）增强上半身的活动性，促进抗重力伸展活动：继（1）之后，要强化已经促进的要素，促进患儿学习自发运动。治疗师口头指示患儿做如下动作：将两上肢抬起来，两上肢外展（沿滚筒的长轴向两侧方伸展）（图 8-87b）这样的操作可以促进体轴内的回旋运动，通过体轴内回旋运动的改善，可以逐渐将肌肉的收缩波及到骨盆带、两下肢、两膝、两足部，进而改善各关节的活动范围。或者是令患儿在头前方拍手（图 8-87c），这样可增强上半身的活动性，促进抗重力伸展活动。治疗师要通过操作两足来控制由于患儿自发运动而产生的肌肉痉挛再度增强和代偿模式，渐渐地使两下肢呈外旋位并保持之。

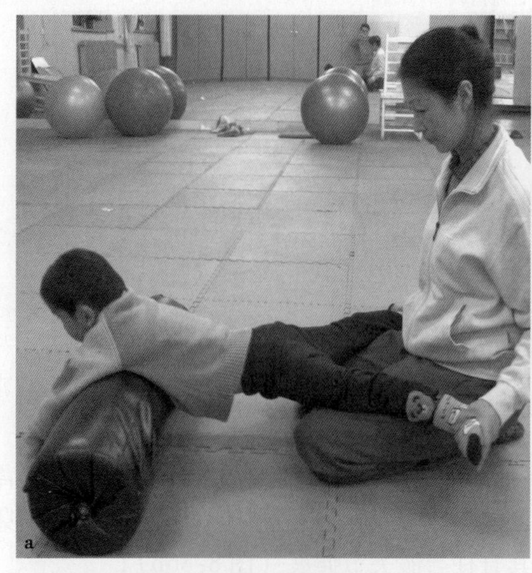

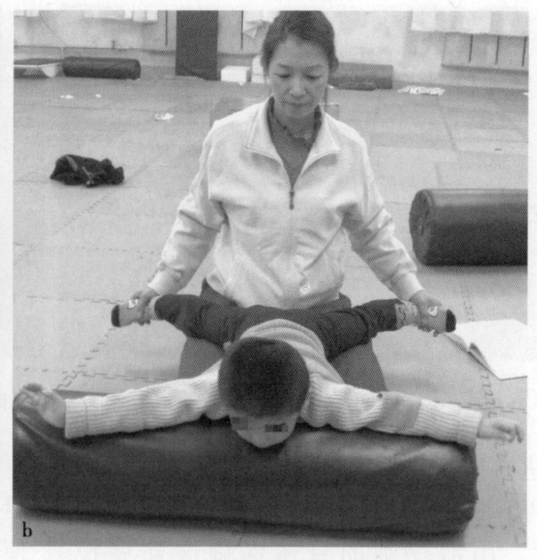

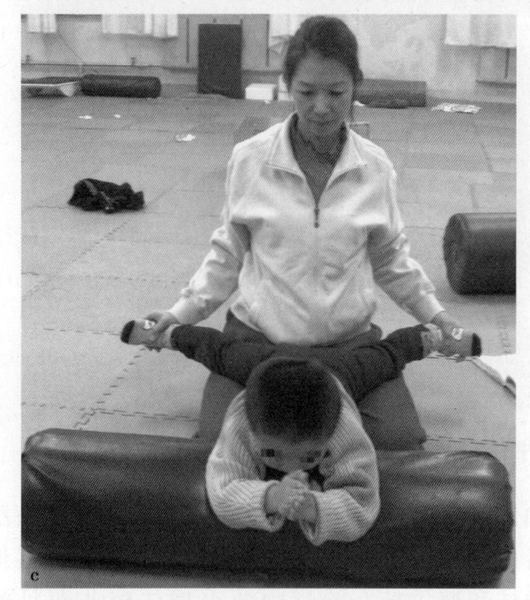

图 8-87 滚筒上俯卧位的操作方法

a. 促进全身伸展和四肢外展、外旋活动；

b、c. 增强上半身的活动性，促进抗重力伸展活动

(3) 促进体轴内回旋

1) 在使患儿的脊柱充分伸展后，一名治疗师握持患儿的双骨盆或双侧大腿部位，并使之外展、外旋。另一名治疗师或患儿家长握持患儿双肩部，或者是上臂或前臂，并向前方牵拉上肢，使之伸展和上举，同时要注意使肩胛带呈内收，肩关节外展、外旋的姿势（图 8-88a）。

2) 在图 8-88a 的体位上，鼓励患儿进行交替地上举一侧上肢的运动，用一侧上肢和胸部支持体重，将另一侧上肢尽可能地高举，两侧交替进行（图 8-88b、c）。

治疗初期，控制关键点可放在大腿和肩部，两治疗师可随着患儿的脊柱伸展能力和上肢的外展、外旋能力等的进步和肩胛带、骨盆带活动性增加，将控制关键点逐渐向远端转移，如上肢由肩胛带逐渐转移至上臂、肘部、前臂、手，下肢则由骨盆带逐渐转移至大腿、膝、小腿、足部。在可能的情况下，在关键点放在足部时还可以同时用双手使患儿的两踝关节最大限度地背屈，可以抑制其跖屈和促进其背屈。另外，此类患儿因髋关节不能充分伸展使骨盆呈后倾位，治疗师可在此体位上用双手向下

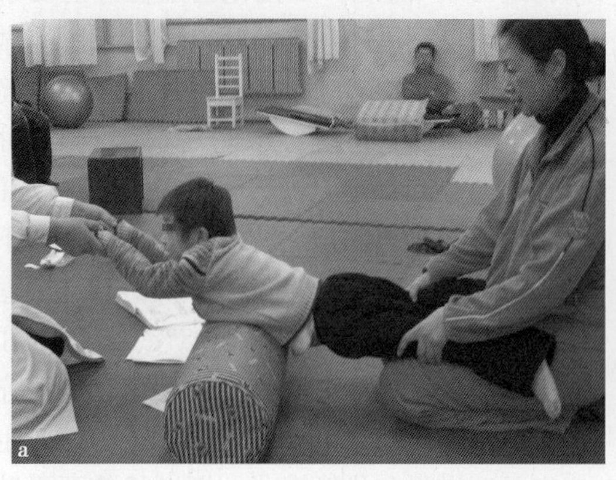

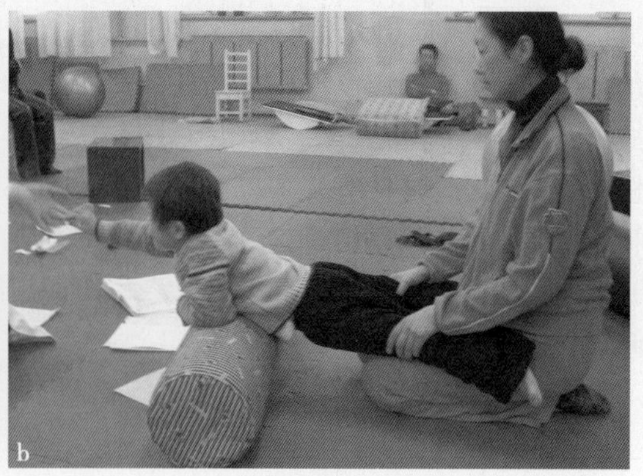

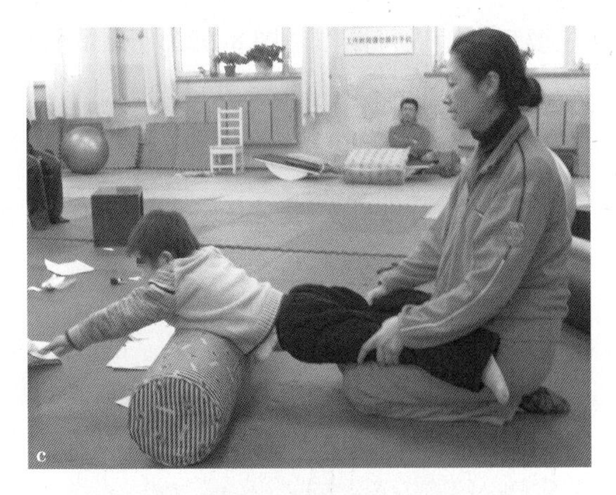

图 8-88 促进体轴内回旋的操作方法

按压患儿的双侧骨盆，促使髋关节充分伸展。在可能情况下，也可以诱导患儿自己进行骨盆的向下和向左、右的运动，自主地进行髋关节的伸展及向左右的运动。另外，可诱导患儿进行两下肢交替地屈曲、伸展活动，即交替踢蹬运动，在脊柱伸展相上的踢蹬运动可以将下肢的活动修正在外展位上。

（4）增加髋关节的活动性，立位准备训练：在俯卧位操作方法（1）的基础上，可让患儿将两上肢伸展，向侧方用手及腕关节处支撑在滚筒之上，患儿是用上肢和胸部支持自己的上半身。治疗师在其脚的部位呈跪坐位，两手分别握持患儿的两足部，使患儿的两下肢放于自己的膝上，并将其分开呈外展、外旋位，踝关节背屈位（图 8-89a）。在这一体位上患儿的髋关节、脊柱、四肢均伸展，踝关节背屈，为立位时的整体伸展做准备。同时，可以进行使患儿的臀部上抬（图 8-89b）和落下（图 8-89c）的运动，增加髋关节的活动性。

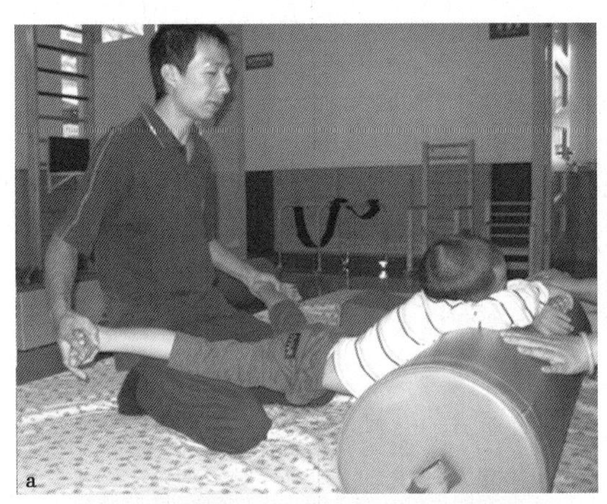

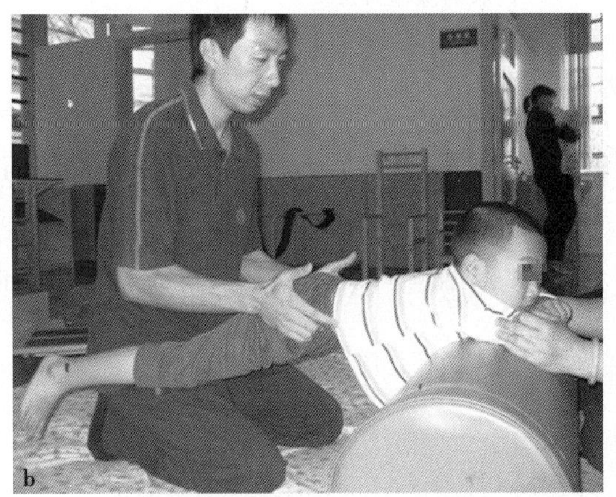

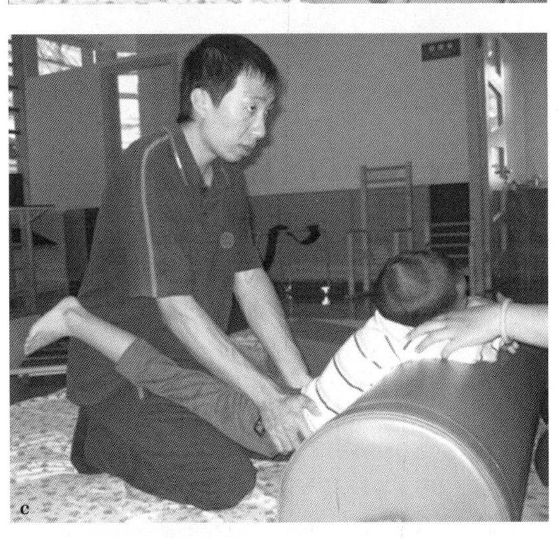

图 8-89 增加髋关节活动性的操作方法

3. 坐位的操作方法

（1）长条凳上坐位

1）让患儿坐于长条凳上，治疗师站在患儿的后方，两上肢从患儿两肩的前方伸向下方去分别扶持患儿的两侧骨盆，同时使自己的腹部及下肢紧贴患儿的背部。两上肢向后方用力，使患儿的肩胛带向后，并抑制两上肢的内收，使之处于外展位（图 8-90）。

2）患儿坐于长条凳上，注意要将体重支持在坐骨结节上，同时使脊柱充分伸展。治疗师骑跨在长条凳上坐于患儿的后方。为了抑制患儿两上肢的屈曲和内收模式，治疗师可将患儿的双上肢上举并使肘关节伸展，然后将其夹于自己的两腋窝下，两手绕向患儿的后方扶持其胸椎部，通过自己身体的反复地前后活动，使患儿反复地练习脊柱的伸展和躯干的前倾活动，促进躯干的伸展和提高其活动性（图 8-91）。

这一操作可以达到使患儿的躯干和两侧胸大肌被充分地拉伸，可充分抑制躯干腹侧的痉挛。同时，也可促通两肩胛带后退，使上肢的伸展和外旋变得容易。

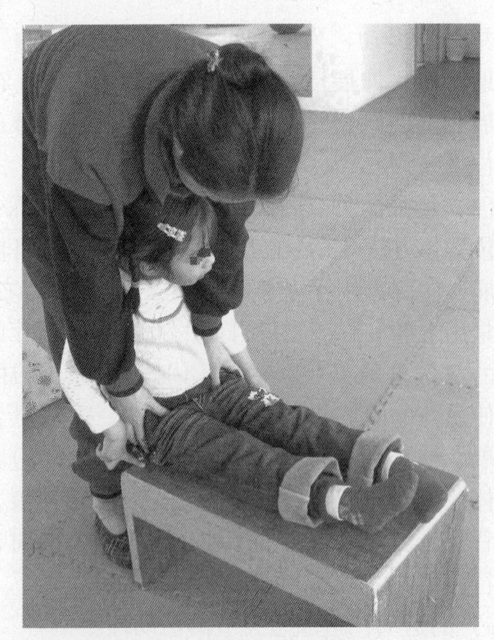

图 8-90 抑制肩胛带外展和上肢内收的操作方法 1

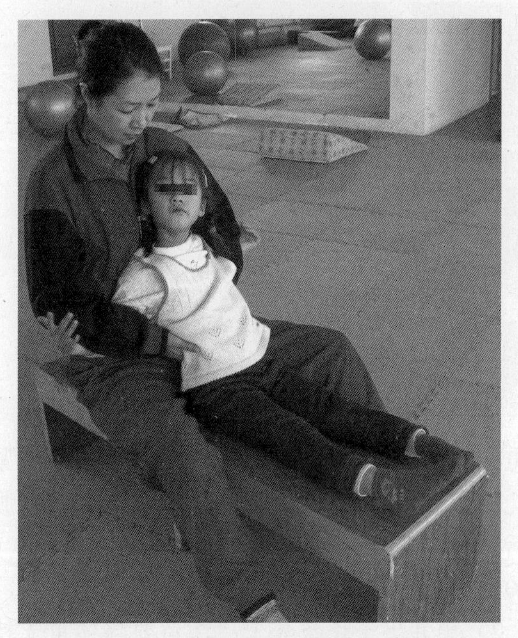

图 8-91 抑制肩胛带外展和上肢内收的操作方法 2

3）在患儿的半仰卧位上，当治疗师感觉到其躯干部的可动性有所增加和上肢屈曲内收的抵抗减少时，可以让患儿渐渐地抬起上半身，使体重负荷于坐骨结节之上，形成脊柱充分伸展的坐位姿势，并使患儿坐于长条凳的一端。这时治疗师将保持患儿腰椎部的两手移至其胸椎部，进一步使患儿练习脊柱伸展和躯干前倾的姿势。与躯干的活动相配合，彻底抑制患儿的两上肢的屈曲、内收模式，形成两上肢上举、两肘关节伸展的模式。这样会使躯干部与两侧胸大肌充分伸展拉长，抑制躯干腹侧面整体肌肉痉挛，使两肩胛带易于向后，两上肢伸展与外旋变得容易，此手法要反复地进行操作（图 8-92）。

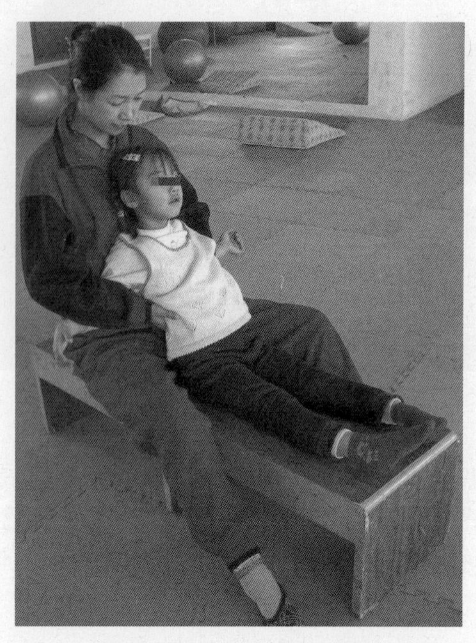

图 8-92 抑制上肢内收和促进躯干伸展和活动性的操作方法

4）控制关键点转移至两肘关节处，治疗师首先握持患儿两肘关节部位，使患儿两上肢保持在向后方水平伸展的肢位上，然后一边被动地使患儿体轴进行小的回旋活动，一边向上牵拉他的上半身使其后倾的骨盆呈垂直位。治疗师要口头吩咐诱导患儿自己进行伸展脊柱、使头部保持在正中方向、抬头、竖颈等活动（图 8-93）。

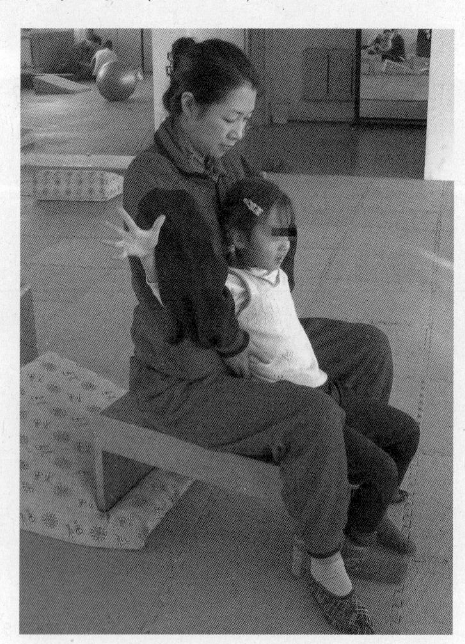

图 8-93 促进体轴回旋活动的操作方法

5）在 4）的操作体位上，治疗师可以将自己的一条腿放于长条凳上，用屈曲的膝部顶住患儿胸腰椎移行部，使患儿自己或被动地进行脊柱伸展和上肢伸展、外展的练习（图 8-94）。

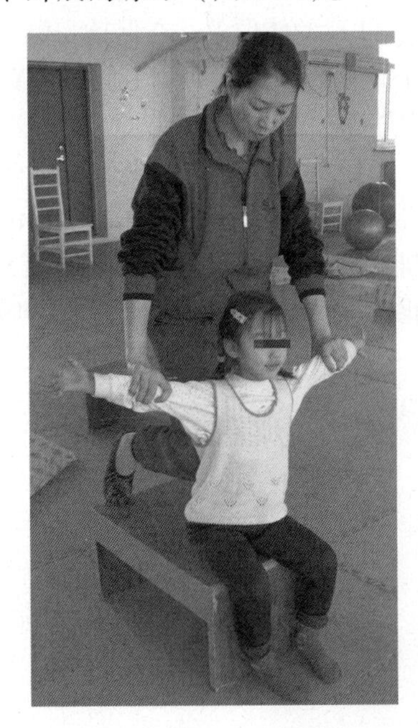

图 8-94 促进脊柱伸展和上肢伸展、外展的操作方法

6）在 5）的操作体位上，向一侧牵拉患儿一侧上肢，将其体重移向一侧坐骨结节上。然后恢复两侧坐骨结节负荷体重后再向另一侧操作，两侧反复进行，促进体重的左右移动。如果体重移动到右侧时，则右侧的躯干侧方产生了最大伸长活动，同时也诱导头部进行向左侧的矫正活动。同样，当体重移动到左侧时，则左侧的躯干侧方产生了最大的伸长活动，同时也诱导头部进行向右侧的矫正活动（图 8-95）。结合体重向左右两侧移动，增强患儿下肢的伸展、外展、外旋模式。在体重向左、右侧移动与负荷体重的同时，同侧躯干产生抗重力伸展活动，这种伸展活动是坐位平衡的基础，一定要反复操作这一手法，直至患儿的抗重力伸展活动得以明显改善。

这种在负荷体重的同时所产生的躯干部抗重力伸展活动是坐位平衡的基础，要两侧反复地、认真地进行操作。

7）治疗师将患儿的保持伸展位的两上肢拿到其身后，并使前臂呈旋后位双手支撑于长条凳上（即支撑时两手指尖朝向后方）（图 8-96）。此操作的目的是在促进脊柱伸展的同时促进两上肢的支持能力。这时治疗师可将控制的关键点移至患儿的两肩部，施以压迫手法，防止再次出现屈肌痉挛的模式。

8）在 7）的操作的基础上，治疗师将控制的关键点移至患儿两肘部，握持两肘部并向下用力，确保患儿用两手掌支持体重，防止肘关节再度屈曲（图 8-97）。

9）治疗师移动到患儿侧方，并将控制关键点移向一侧肘关节。如图中的治疗师移动至患儿的左侧，则将自己的右侧上肢从患儿的左侧腋下穿过，从患儿背后去扶持其右侧肘关节。当患儿的骨盆保持垂直位时，髋关节可自然地屈曲、外展，所以内收肌的痉挛得以缓解。这时治疗师要一只手扶持患儿的一侧肘关节，另一只手使其两下肢外展，两足底部确实地着地支持下半身的体重。这一操作中注意要确保患儿脊柱伸展和两上肢的支持性（图 8-98）。

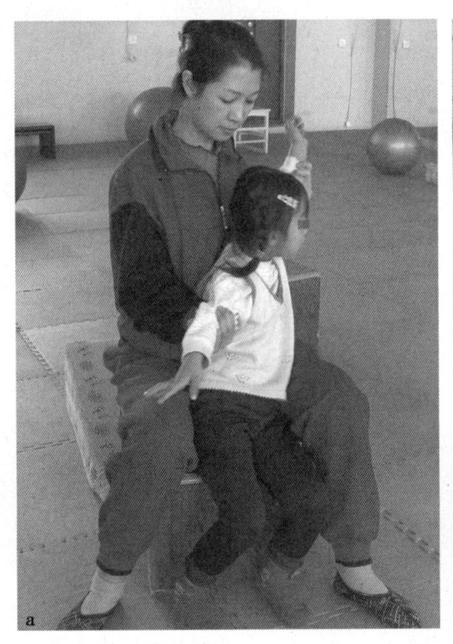

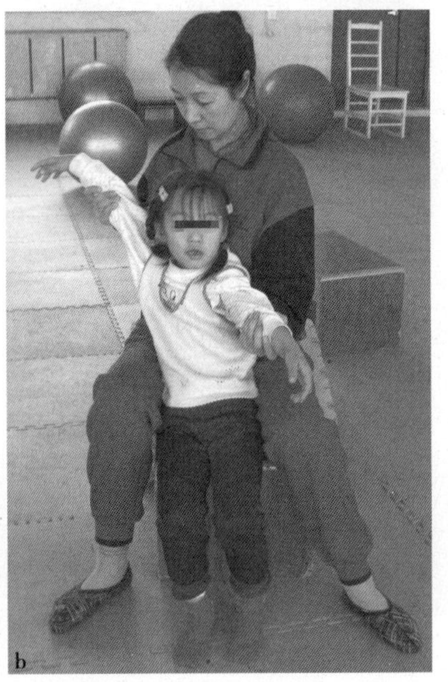

图 8-95 促进体重移动的操作方法

10）当患儿的骨盆能保持垂直位时，髋关节就自然地屈曲、外展，内收肌的痉挛也会减低，治疗师可用另一上肢使患儿呈两下肢外展，两足底着地的姿势，同时要让患儿努力地保持脊柱的伸展位和两上肢的支持性（图8-99）。

11）治疗师再次移至患儿的后方，将控制关键点移至患儿的双肩，在患儿躯干呈对称状态、两手掌和两坐骨结节负荷体重的前提下，使患儿反复地进行身体前倾和将体重向后方移动的运动。在身体前倾姿势上时可以使髋关节屈曲、外展的同时增加膝关节和踝关节的可动性（图8-100）。

12）在11）的体位上，在保持一侧上肢支持性同时，治疗师握持患儿另一侧上肢的前臂将其向侧方牵拉使之外展，并向前、后方向牵拉这一侧上肢，诱导躯干产生回旋活动。这一操作可以使患儿学习和体验到将体重移动到一侧坐骨结节上的方法，同时学习控制躯干的感觉-运动，以及体验上肢的多样性运动。此操作要两侧交替进行（图8-101）。

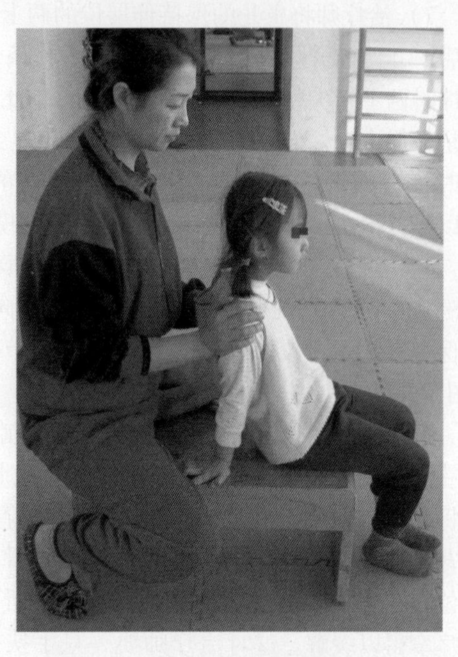

图8-96 促进脊柱的伸展和上肢的支持能力的操作方法

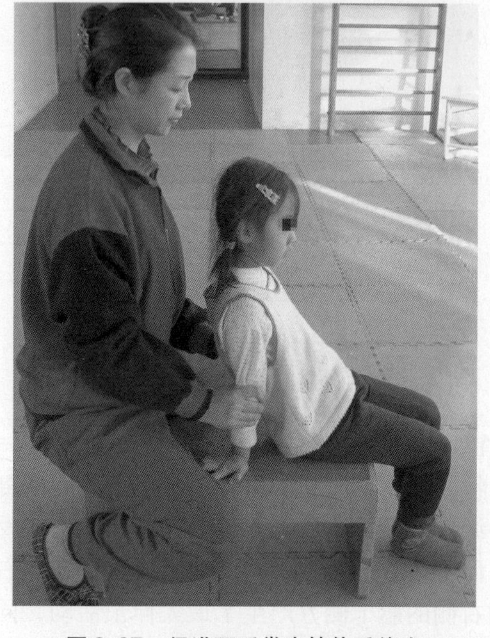

图8-97 促进两手掌支持体重能力的操作方法

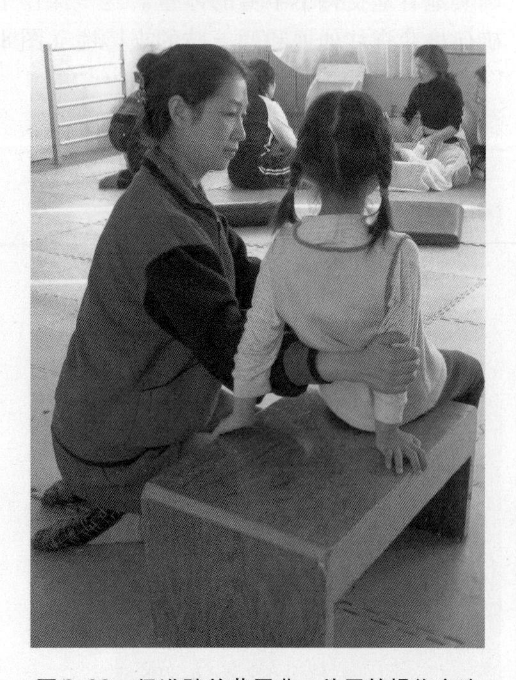

图8-98 促进髋关节屈曲、外展的操作方法

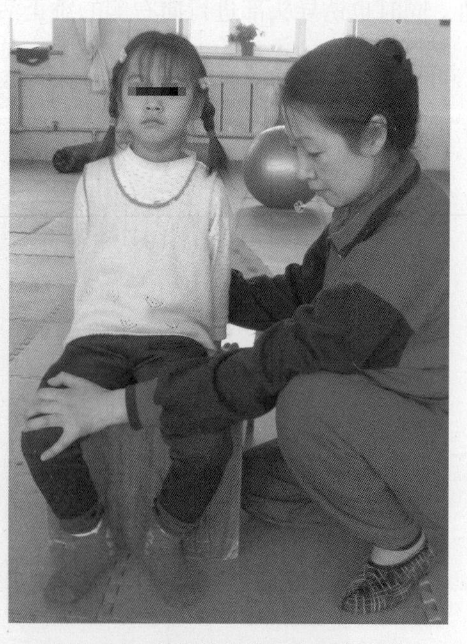

图8-99 促进脊柱伸展和两上肢的支持性的操作方法

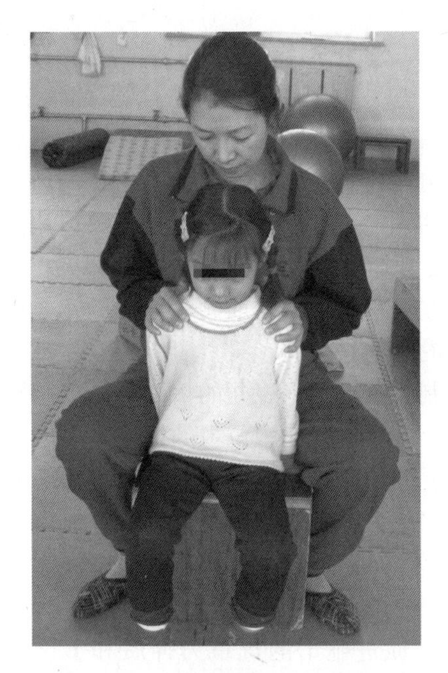

图 8-100 促进身体前倾和体重向后方移动的操作方法

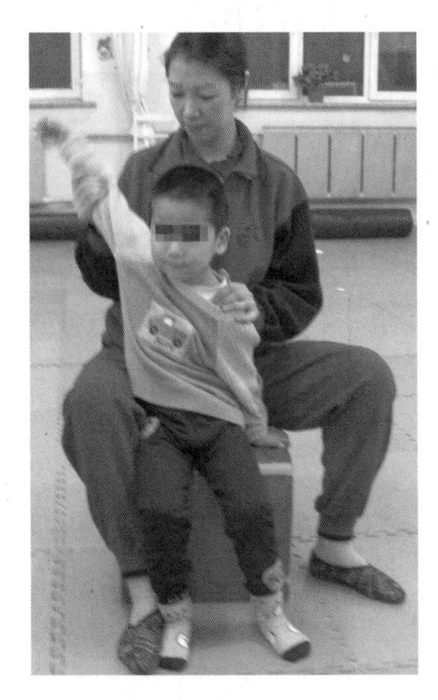

图 8-101 促进体重移动和躯干回旋的操作方法

13）患儿仍然坐于长条凳的一端，治疗师操作患儿两侧肩胛带，向左右扭转患儿的身体，使患儿进行反复的体轴内回旋运动，并尽量诱导患儿进行上肢从躯干分离的自由地摆动运动，随着这一摆动运动的顺利进行，可使上肢向前方伸出的动作变得容易，上肢痉挛也得以缓解，因此，接着可以练习上肢的向各方向伸出的运动（图 8-102）。

（2）床上伸腿坐位的操作方法

1）患儿床上伸腿坐位，治疗师坐于其后两手分别扶持患儿的双肩，向下进行压迫刺激，目的是加强躯干下部的肌肉收缩力，进而促进骨盆的活动。进行压迫刺激时可将躯干稍稍向后倾斜，可促进头部向前方的控制能力。当头部的控制能力增强时，可以增加躯干后倾的幅度。

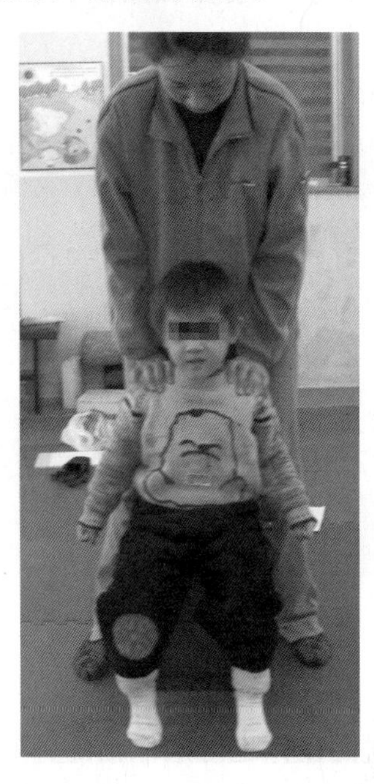

图 8-102 促进上肢运动从躯干分离的操作方法

2）在进行压迫刺激的同时，还可以将患儿的身体向左、右方向倾斜，使患儿的体重向左右移动，由此而产生的负荷体重侧的躯干侧臂的伸长运动可以抑制肩胛带的内收。

3）治疗师的控制关键点移动至骨盆处，用两手握持患儿的两侧骨盆，向前、后倾斜患儿的身体，这一操作可以促进躯干下部肌肉的收缩。随着骨盆前后活动的可动范围的增加，再向左、右方向活动患儿的骨盆，通过体重的移动可增加髋关节外展的可动范围。

（3）其他坐位训练

1）重症病例全身的屈曲和伸肌的痉挛会产生过度的同时收缩，为了抑制之可进行以下的操作。将一滚筒横放于一长条凳上，患儿骑跨长条凳坐于滚筒上。治疗师骑跨长条凳站立于患儿身后，两手握持患儿的上臂部位，使其双上肢上举。然后，用治疗师的腿使滚筒小幅度地向前后滚动，诱发患儿骨盆的可动性。这一操作可以使骨盆进行前倾、后倾活动，同时也可促进躯干的伸展和屈曲等分离运动，另外也可使两上肢进行外展、外旋和伸展运动。在抑制痉挛的同时进行上半身和下半身的分离运动、体重的左右移动、躯干的矫正活动及下肢的外展运动等（图 8-103）。

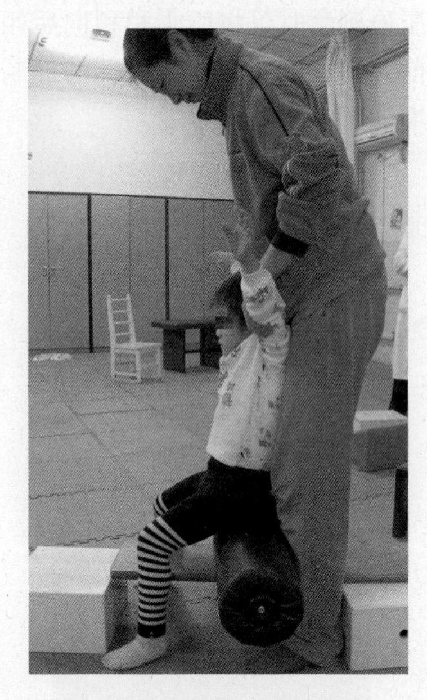

图 8-103 诱发骨盆的可动性和躯干的伸展、屈曲的操作方法 1

2）上述的操作也可采取治疗师和患儿面对面的骑跨于长条凳上的体位，在治疗师的膝上放一滚筒，患儿双上肢伸展、双手扶持滚筒，治疗师则双手扶持患儿的腋下的躯干侧臂。治疗师可以通过自己身体的前倾、后倾运动或者用双手推动患儿的身体的操作方法来诱导患儿的骨盆进行向前倾和向后倾运动。也可以在这一体位上用小的力量使患儿进行体重的左右移动等，进行与 1）相同的训练活动（图 8-104）。

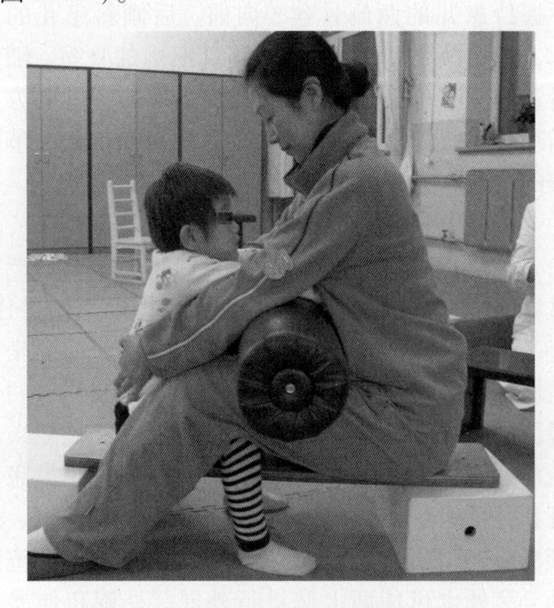

图 8-104 诱发骨盆的可动性和躯干的伸展、屈曲的操作方法 2

4. 膝立位的操作方法

（1）患儿取双膝立位，治疗师坐于或跪立于其后方，治疗师首先用两手握持患儿的两侧骨盆，向下方压迫使体重完全、均匀地负荷在两侧膝上。如果患儿的骨盆有明显后倾，治疗师可以用自己的一侧膝部予以推压，使患儿的髋关节伸展。然后进行体重的左右移动、身体前倾和后倾的运动以及使体轴回旋的运动。

控制关键点根据患儿的情况可以要移至在两肩部、两上肢等，同在坐位上的操作方法进行。

（2）患儿取双膝立位，诱导其一侧下肢伸向前方，使之成为单膝立位，关键点的控制和操作方法参照（1）。

5. 立位操作方法

（1）促进躯干的抗重力伸展和上、下肢的伸展、外展、外旋：患儿取立位，两上肢完全地水平伸展，两手扶持两侧椅子的横木，形成以脊柱伸展为中心的全身伸展模式，这样也可以促进骨盆的运动性及下肢的分离运动（图 8-105）。

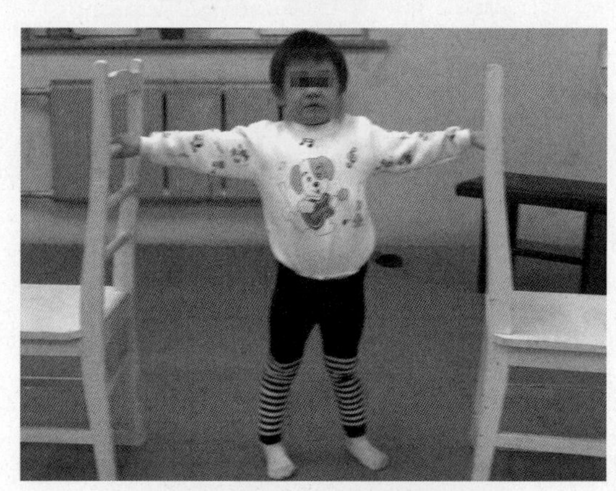

图 8-105 促进躯干抗重力伸展和上、下肢伸展、外展、外旋的操作方法

（2）患儿取立位，在其身体两侧放两把椅子，治疗师站立于其身后。首先使患儿的一侧上肢伸展，前臂旋后，手掌支撑与一个椅子坐面上，治疗师用手扶持其肩部。然后，在另一椅子的面上放上玩具，让患儿用另一只手去玩耍。可诱发患儿体轴内的回旋和上肢的伸展、外展的自由运动（图 8-106）。

6. 步行操作方法 应用步行器、拐杖等进行步行训练。

（1）步行的准备训练：操作方法是治疗师坐于 PT 凳上，在双膝上放一滚筒。患儿两手扶持滚筒，两腿骑跨于治疗师的双膝上。治疗师的两手扶持患儿的两骨盆处，向后退行，患儿随着前行（图 8-107）。

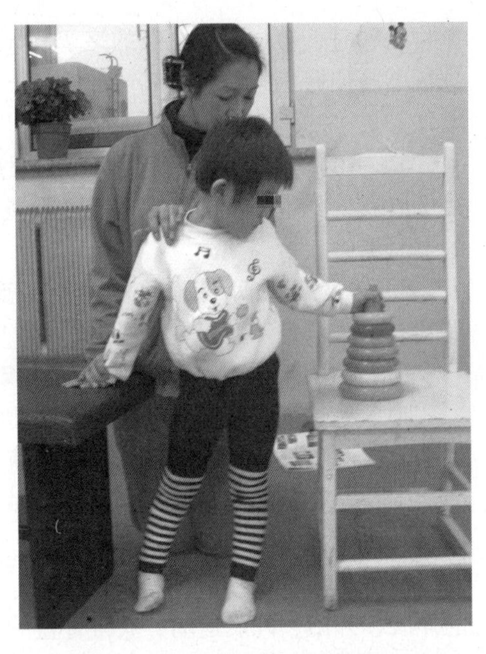

图 8-106 诱发体轴内的回旋和上肢的伸展、外展运动的操作方法

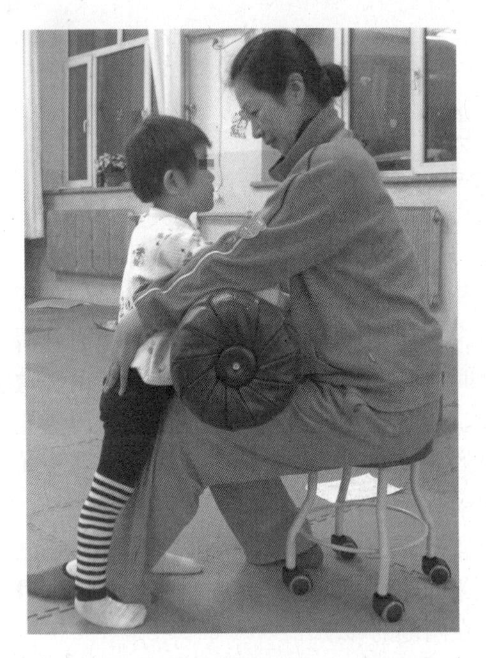

图 8-107 步行准备训练的操作方法

训练的主要目标是，躯干伸展、骨盆运动、一侧下肢支持另一侧下肢向前迈出等步行的准备动作。

（2）应用步行器等器具进行步行练习：患儿应用步行器或拐，将两肘部固定于步行器或拐的扶手上，进行步行训练。或者推着大椅子进行步行练习。治疗师要在其后方对出现的髋关节屈曲等予以抑制，或扶持患儿进行步行训练。

上述的一系列操作方法并不是在每一次训练时都全部应用，也不是对每个痉挛型四肢瘫的患儿完全照搬上述的操作方法。应该根据对患儿的评定结果，阶段性的应用。例如，对躯干部强直和髋关节屈曲痉挛特别明显的患儿，则应首先应用仰卧位的操作方法，缓解这些部位的痉挛后再进行其他姿位上的操作。立位及步行训练只限于中等度和轻度的患儿，可以在治疗师的协助下在步行器中间进行立位的练习（图 8-108），重症的患儿则难以进行这样的训练。

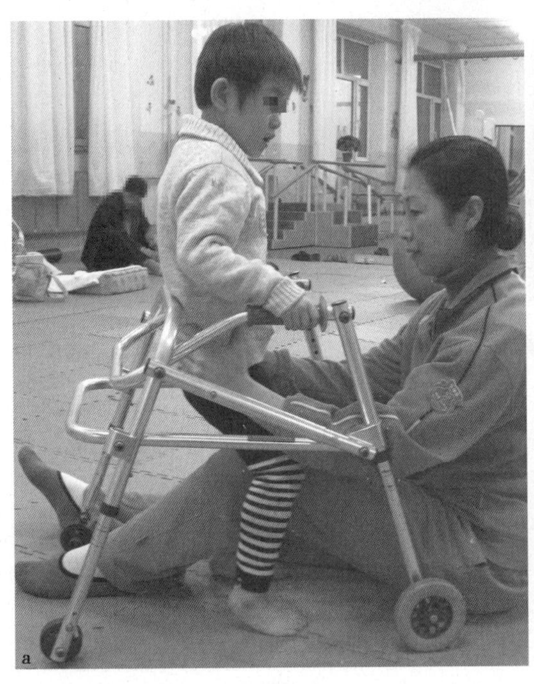

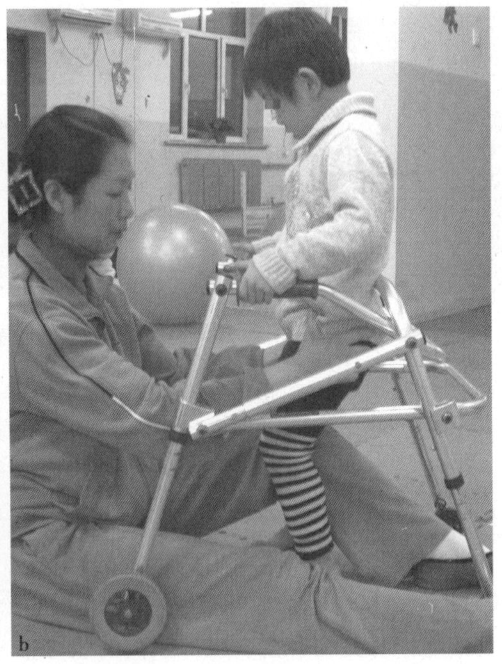

图 8-108 步行训练的操作方法

二、痉挛型双瘫的运动治疗

（一）主要问题和治疗原则

1. 上半身障碍比下半身轻 竖颈、坐、翻身等运动可以得到发育。

2. 躯干、下半身的障碍较重 表现出髋关节内收、内旋和踝关节跖屈等伸肌痉挛占优势的临床表现，同时，也存在着屈肌的痉挛，并因此而妨碍立位和步行时两侧下肢的抗重力伸展活动。由于这种病态的伸肌与屈肌竞争的痉挛状态，会妨碍患儿获得两下肢的分离运动以及步行中摆动相中各个关节的分离运动。

治疗原则：缓解髋关节周围和下肢的肌肉痉挛，抑制髋关节的过度屈曲，促进两下肢的抗重力伸展、体重在两侧的移动。

3. 幼儿期即存在骨盆周围肌肉和髋关节屈肌的痉挛 使其获得臀部肌肉和腹部肌肉的同时收缩的功能延迟，使腰腹部和臀部的发育停滞在肌肉的低紧张状态，也因此影响步行时躯干伸展和上半身的重心向侧方移动能力的发育。

治疗原则：促进腰腹部肌肉的发育，增加其紧张度，防止以后步行时躯干向侧方倾斜和摇晃和支持期的平衡能力低下。

4. 中度的痉挛型双瘫在进行某种活动时会产生病理的紧张性反射即联合反应 如在努力地进行抓物站起时，会增强两下肢的痉挛和异常模式，在进行下肢伸展状态的腹爬时可导致双下肢的紧张性增强等。

5. 手的功能也可发育到一定的程度 所以往往可以获得一定程度的日常生活动作能力和学习时的书写能力。

6. 与痉挛型四肢瘫同样可发生变形和挛缩 尤其是髋关节和下肢出现率更高。

（二）中度和轻度痉挛型双瘫的运动治疗

痉挛型双瘫的治疗可以参考痉挛型四肢瘫的治疗手法进行，但是因此型患儿多数可获得步行的能力，所以应掌握步行训练和为其做准备的操作方法。

1. 仰卧位的操作方法

（1）抑制髋关节周围肌群的痉挛，诱发髋关节的伸展、外旋、外展运动、获得骨盆的运动性和对称性：操作方法是患儿仰卧位床上，治疗师跪坐于其脚的下方处。首先治疗师用两膝夹住患儿的一侧下肢，如果夹住左下肢，则治疗师的右手握持患儿的右大腿处，左手扶持患儿的右侧骨盆处，并向左侧推动骨盆使患儿进行向左侧翻身的运动。也可以在患儿头部的左上方放一玩具，诱导患儿去取，使患儿自动地进行翻身运动（图 8-109）。两侧交替进行，如果患儿骨盆的姿势和运动模式有左右差异，则对有骨盆和髋关节后退、屈曲、内收的一侧操作次数和时间要多于另一侧。

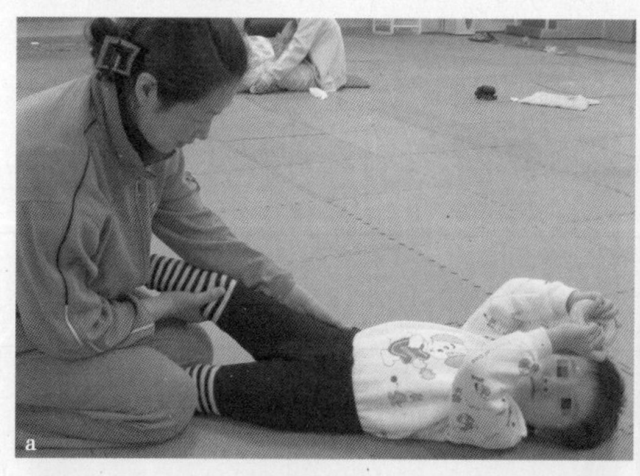
a

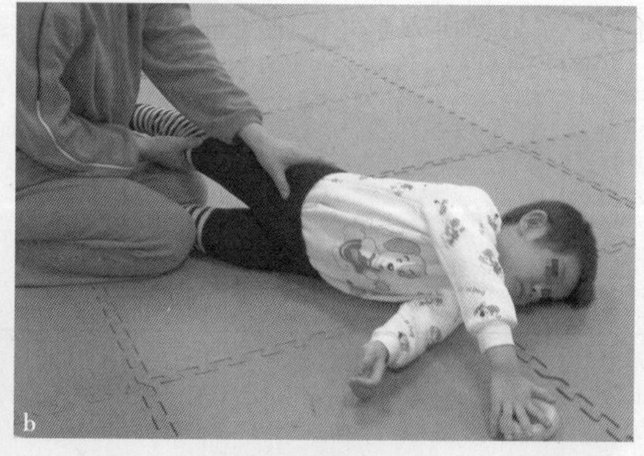
b

图 8-109 诱发髋关节的伸展、外旋、外展运动的操作方法

（2）促进髋关节伸展和腰、腹部肌肉的同时收缩：患儿仰卧位，治疗师跪坐于其下肢处，口头指示患儿将两上肢最大限度地举向头的方向，膝屈曲位足底着床。治疗师用两腋窝向下方压迫患儿的两膝，使踝关节保持背屈位。用两手保持患儿骨盆让患儿抬起臀部，做搭桥样动作（图 8-110）。在进行搭桥样动作动作时要观察腰、腹部肌肉的收缩情况，一定要使两部位的肌肉产生同时收缩。

（3）立位时必需的两下肢伸展、外展、外旋的准备训练：患儿仰卧位，两下肢伸展，治疗师跪坐于其两下肢之间，两手握持患儿的双足，让患儿反复进行双膝伸展状态下的搭桥运动，注意同时要维持两足的背屈状态，以抑制尖足（图 8-111）。

（4）为步行支持性做准备

1）患儿仰卧位，治疗师握持患儿双足部，使两下肢呈髋外展、外旋状态，然后诱导患儿反复地进行两下肢的交替地屈、伸运动（图8-112）。在这一反复的运动中，可以缓解腘绳肌的痉挛。

2）为支持期的足跟着地和摆动期的足背屈的准备训练：患儿仰卧位，治疗师一只手扶持患儿的一侧膝部，另一只是握持同一侧足的前部分，在使膝关节进行屈、伸的运动中诱导踝关节的背屈运动，在膝屈曲时要使足底着床，减少足底着床时的敏感性（图8-113）。

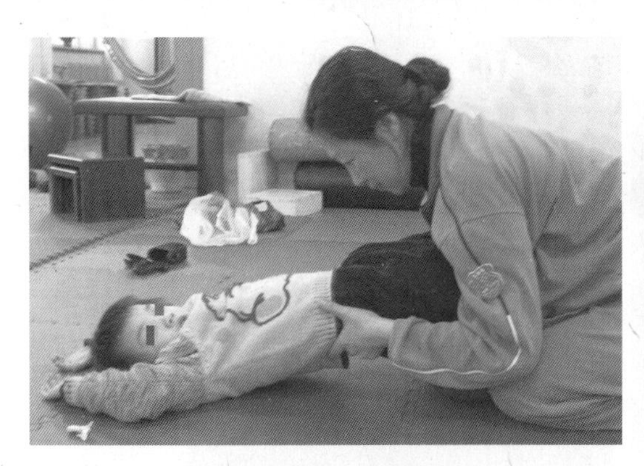

图8-110 促进髋关节伸展和腰、腹部肌肉的同时收缩的操作方法

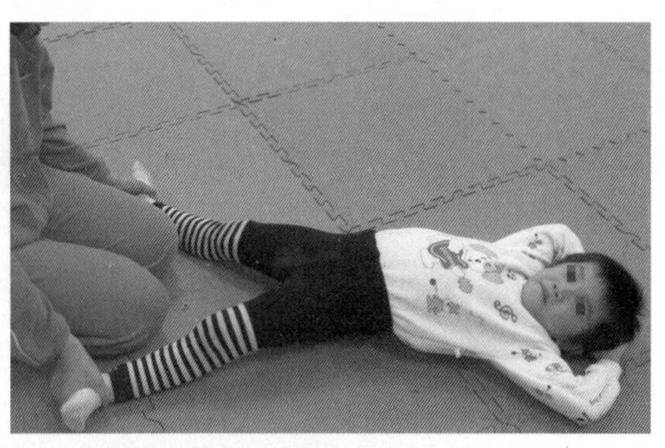

图8-111 两下肢伸展、外展、外旋准备的操作方法

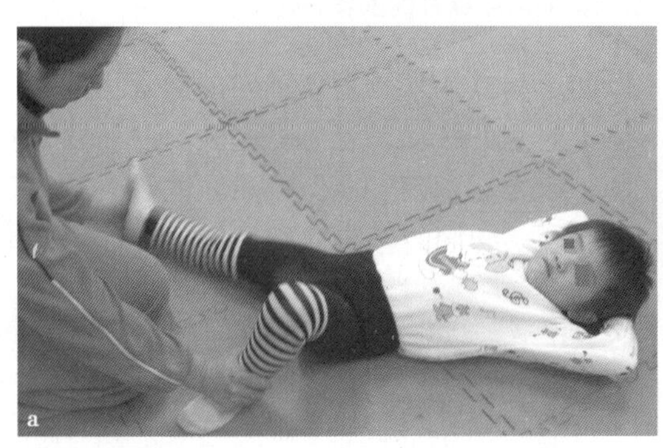

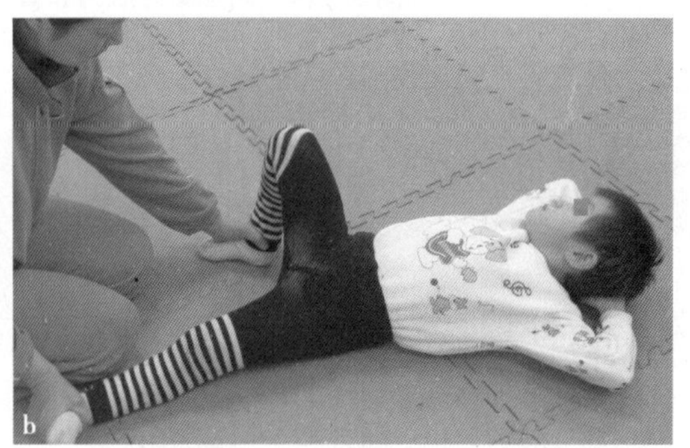

图8-112 缓解腘绳肌痉挛的操作方法

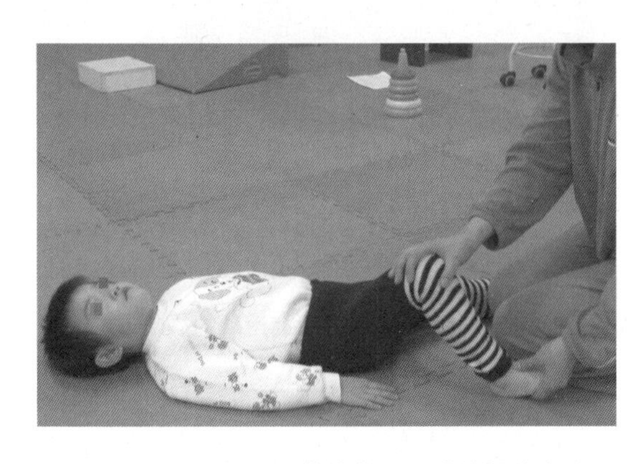

图8-113 诱导踝关节的背屈运动的操作方法

2. 坐位操作方法 治疗师坐于PT凳上，让患儿两腿骑跨坐于其膝上，两上肢上举。通过治疗师交替地抬起自己的一侧膝部的活动使患儿的骨盆向侧方活动，增加骨盆的活动性，同时，也可以提高躯干特别是腹部肌肉和臀部肌肉的同时收缩性（图8-114）。

此操作的目的是诱导患儿正确进行步行时的支持期中的上体的体重移动，两上肢上举的目的是为了完成躯干的伸展，使腰腹部肌肉同时收缩。

3. 立位和步行训练的操作方法

（1）为了改善脊柱伸展和髋关节的可动性，将滚筒的一头垫高，让患儿两下肢夹住滚筒站立，治疗师坐于患儿后方的滚筒上，用双手保持患儿的两膝部，使其下肢呈外旋位，并同时用一侧肩部支持患儿的臀部（图8-115）。

（2）让患儿的两手在滚筒上像两脚走路一样交替向前方运动，然后再交替的向后方运动，如此反复地进行前后运动。在进行这一练习过程中，治疗师要在患儿手向前方运动时，完全地抑制膝的屈曲及肌肉痉挛，用肩部顶住患儿臀部同时促进脊柱的伸展。在患儿手向后方运动时，治疗师要抑制患儿两下肢内收与内旋及踝关节跖屈的肌肉痉挛，并用肩给臀部以抵抗，促进躯干肌肉的同时收缩（图8-116）。

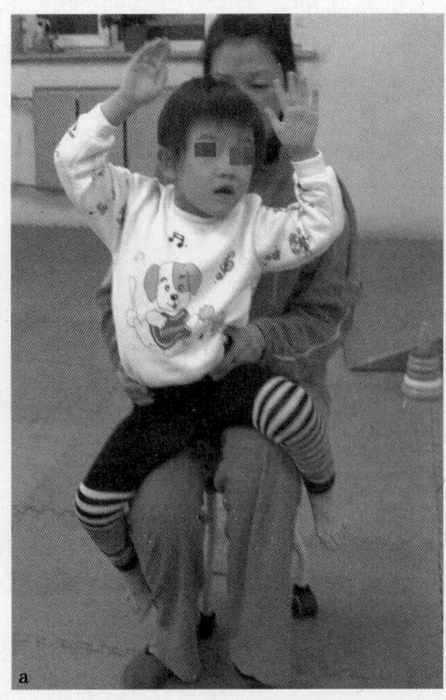
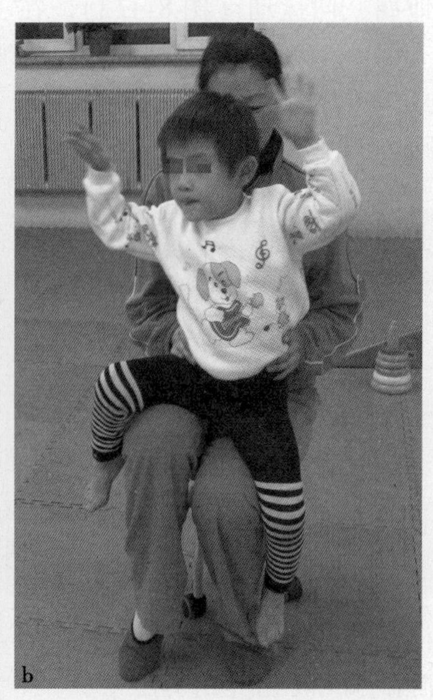

图 8-114 增加腹部肌肉和臀部肌肉的同时收缩性的操作方法

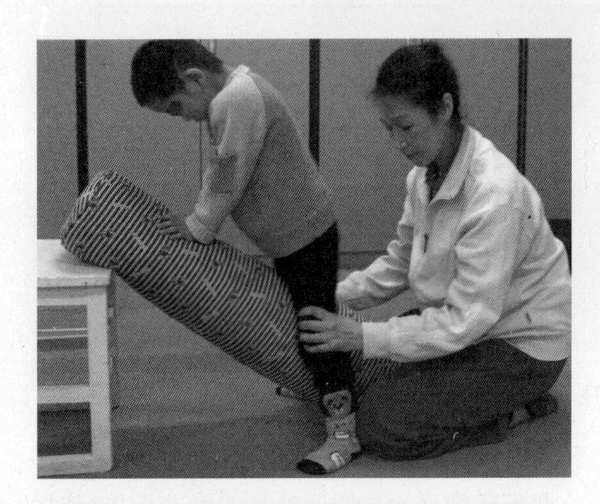

图 8-115 改善髋关节的可动性的操作方法

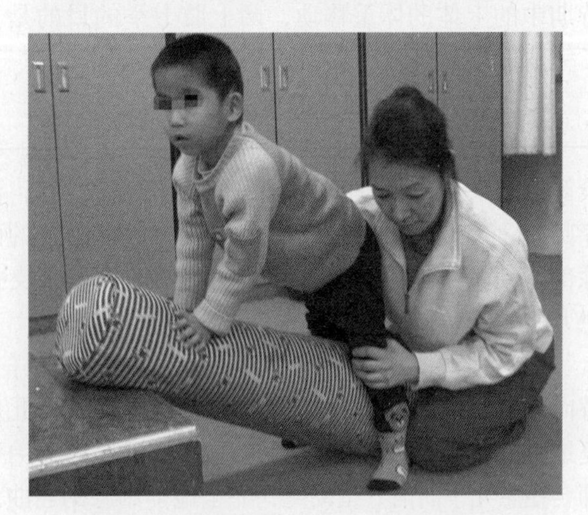

图 8-116 促进脊柱的伸展和躯干肌肉的同时收缩的操作方法

（3）当骨盆带的可动性稍有改善后，可让患儿用一侧上肢支撑于滚筒上，另一侧上肢举向侧方，以此运动方式来诱发体轴内的回旋运动。这时因为体重向侧方移动，容易引起膝与肘屈曲，所以治疗师一定要注意确实地保持患儿的膝关节，防止其发生屈曲。并同时给患儿臀部以支持（图 8-117）。

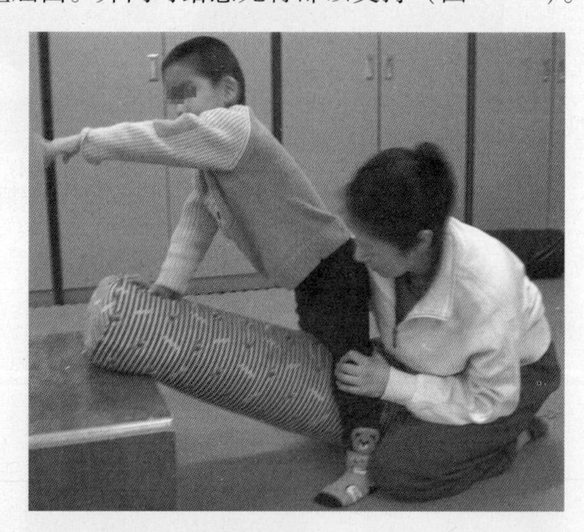

图 8-117 诱发体轴内回旋运动的操作方法 1

（4）进行两上肢交替上举的练习，当左上肢支撑时，鼓励患儿将右上肢尽量高举及进行向侧方外展的运动，进一步促进体轴回旋。随着体轴内回旋运动的改善，逐渐地肌肉的正常收缩会逐次地波及到骨盆带、两下肢、两膝及两足部，也可以达到改善各关节的可动性的目的（图 8-118）。

（5）当患儿两下肢内收、内旋肌痉挛减轻，脊柱伸展变得容易时，治疗师一边仍然用肩部顶住他臀部，一边将患儿的体重大部分移向后方，这时要注意控制两下肢保持外旋、外展状态（图 8-119）。

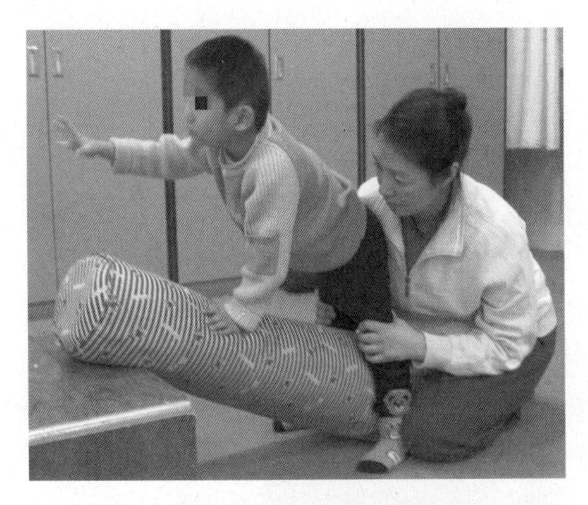

图 8-118　诱发体轴内的回旋运动的操作方法 2

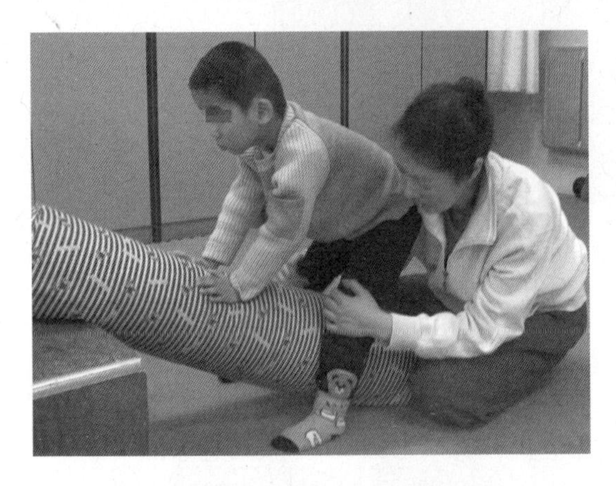

图 8-119　促进体重移动的操作方法

（6）继（5）之后，治疗师只支持患儿的臀部，让他坐于地上，坐下时一定要注意保持两下肢外旋、外展及膝关节伸展状态。患儿两下肢夹住滚筒一端，目的是让他体验正常的伸腿坐位，即两下肢外旋、外展位，膝关节伸展位，髋关节屈曲位的状态及脊柱的伸展状态相组合的坐位。痉挛型双瘫患儿的异常发育中所见到的 W 坐位，正好与伸腿坐位相对抗，因此必须让患儿体验伸腿坐位（图 8-120）。

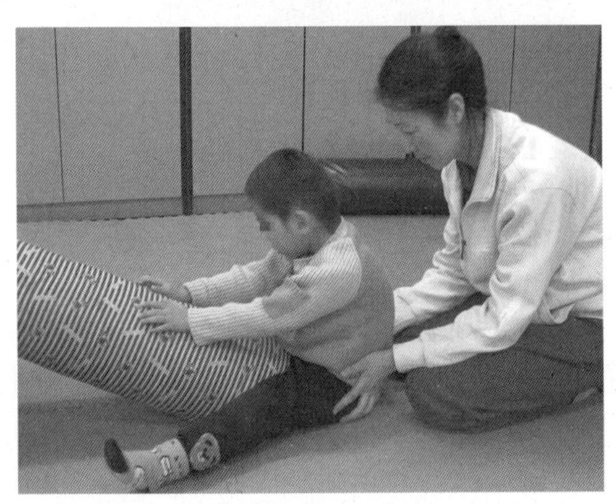

图 8-120　体验伸腿坐位的操作方法

可以在这种坐位上练习上肢的正常的多种多样的活动性，并进一步促进坐位平衡的发育。

（7）滚筒前立位：把滚筒稍稍斜位的立于墙壁上，患儿两腿分开分别放在滚筒两旁，背靠滚筒站立。治疗师与患儿面对面呈单膝立位。用两手扶持患儿的两骨盆部位，促使患儿的脊柱、髋关节、膝关节伸展，诱导患儿学习向上方伸展的活动，注意不是向后方伸展（图 8-121）。

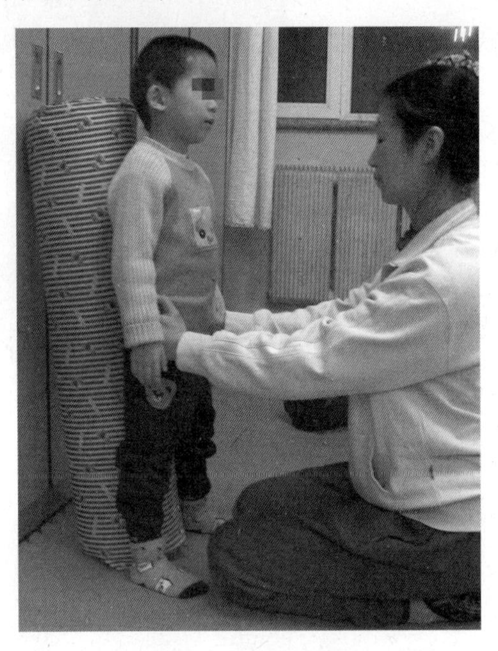

图 8-121　促进脊柱、髋关节、膝关节伸展的操作方法

（8）桌前立位：使患儿站立于相应高度的桌子之前，背向桌子。治疗师在其后方控制患儿的两肩胛带，让患儿将两手在前臂旋后状态下支撑于桌面上，（桌子的高度要使患儿在支撑时上肢呈伸展状态）。此时注意患儿的髋关节、脊柱要充分伸展，体重负荷于足跟之上。然后，治疗师通过控制患儿的肩胛带使其体重向侧方移动，诱导体重移向一侧的上肢和躯干充分地伸展，两侧交替进行（图 8-122a、b）。

（9）球前立位：对于在其他立位上有不安感的小龄患儿，可以让其站立于大球前，治疗师在其前方进行与（1）同样的操作（图 8-123）。

（10）治疗师膝上站立位：治疗师伸腿坐于地板上，使患儿骑跨其一侧膝部呈站立位。治疗师双手扶持患儿的两侧骨盆或膝关节处，可以通过让患儿高举自己的两上肢的方法促进全身的伸展活动，同时可提高髋关节的抗重力伸展活动，当确认患儿的腹部肌肉有持续收缩后，诱导患儿进行体重移动的活动（图 8-124）。

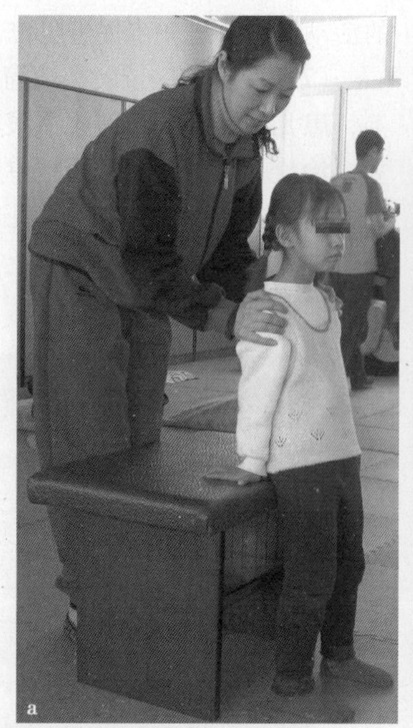
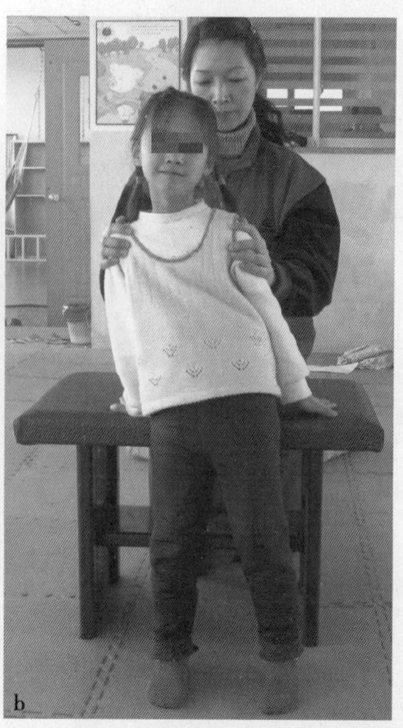

图 8-122 促进脊柱、髋关节、膝关节伸展及体重移动的操作方法

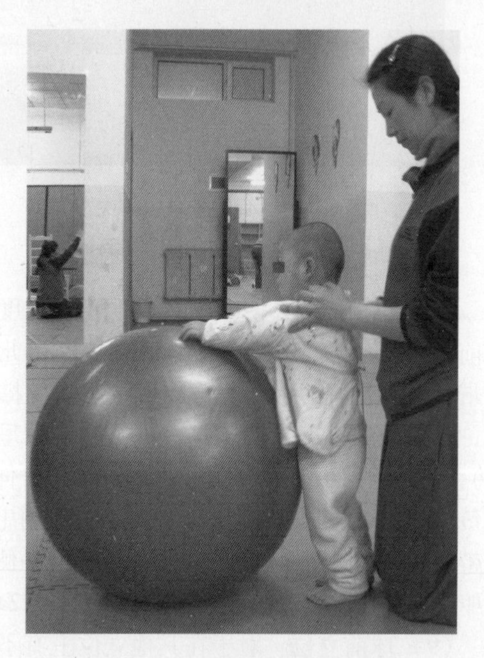

图 8-123 促进脊柱、髋关节、膝关节伸展的操作方法

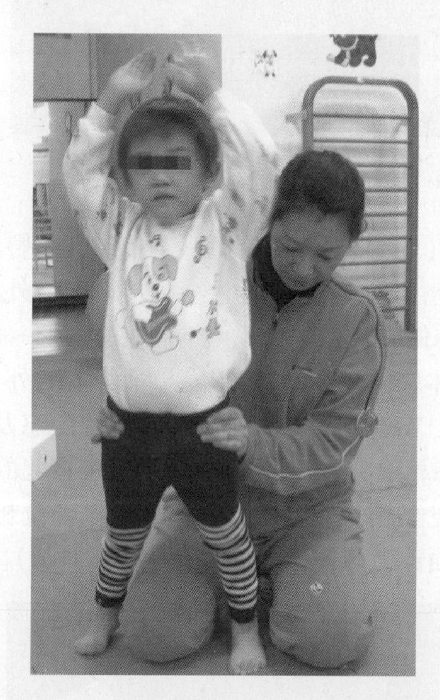

图 8-124 促进全身的伸展活动和提高髋关节的抗重力伸展活动的操作方法

（11）在图 8-124 的体位上，治疗师将控制的关键点移向患儿的两手部，使其两上肢缓慢地向两侧侧平举，然后慢慢地落下，同样也可使患儿学习到使髋关节伸展的运动（图 8-125）。

（12）患儿站立位，两上肢旋前位地向后方伸展，治疗师在患儿的身后，两手握持患儿上举的两手，协助患儿保持立位和诱导患儿进行体重的移动活动（图 8-126）。

（13）进一步减少对患儿的支持，使患儿基本上依赖自己自身的控制来站立。治疗师可在患儿后方，用两手顶住患儿的两手掌予以支持，使患儿保持立位，进行远隔的操作。这种状态下仍然要让患儿进行体重移动的练习（图 8-127）。

（14）治疗师轻轻向上推患儿左上肢，使患儿用右手支撑支持体重，同时要增加右上肢的外旋模式，诱发右下肢的支持性和右侧躯干部自动地伸长。反复的进行体重向左、右两侧的移动，让患儿学习步行时支撑相的下肢和摆动期的下肢的活动方式（图 8-128）。

（15）患儿站立位，治疗师在其后方，将控制的关键点放在患儿的前臂上，牵拉患儿的前臂诱导其进行实际的步行。注意要抑制患儿出现的髋关节屈曲和躯干前倾，在使髋关节伸展、外旋、外展的前提下，进行向前和向后的步行运动，要使患儿体验到髋关节的伸展运动（图 8-129）。

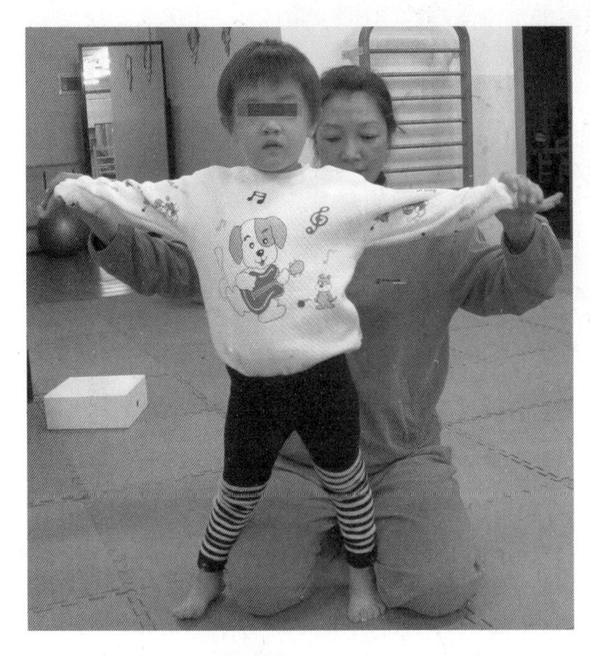

图 8-125 促进髋关节的抗重力伸展活动的操作方法

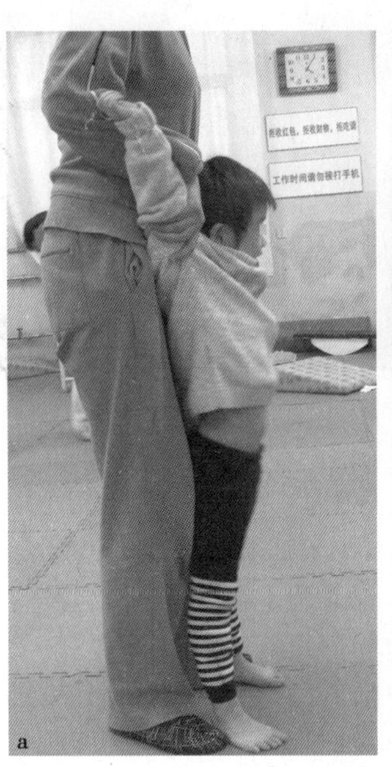

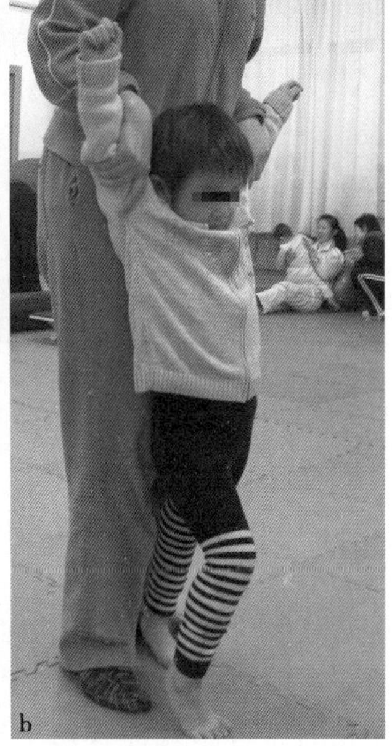

图 8-126 促进体重移动的操作方法 1

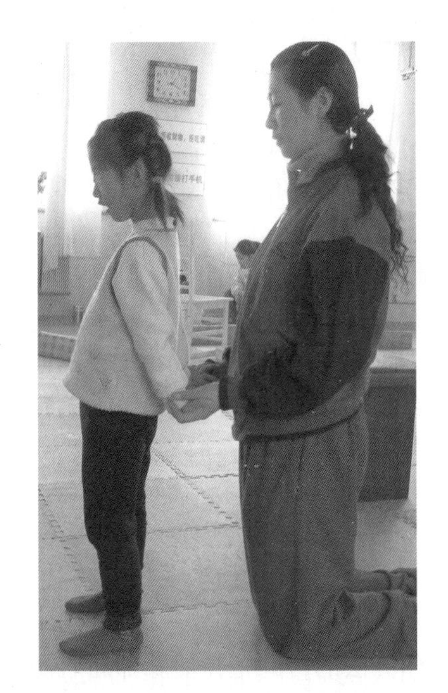

图 8-127 促进体重移动的操作方法 2

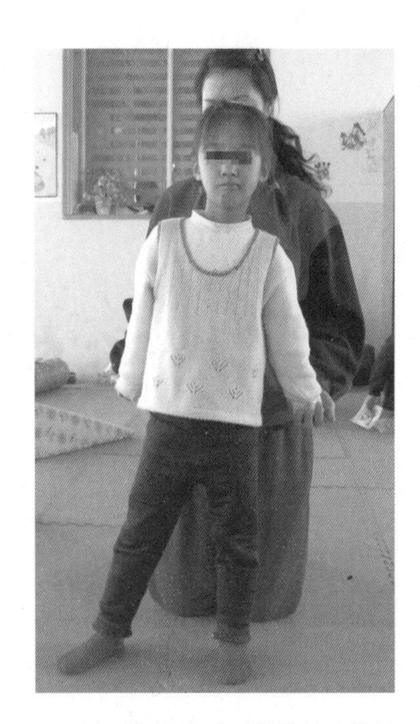

图 8-128 学习步行时下肢的支撑相和摆动相的活动方式的操作方法

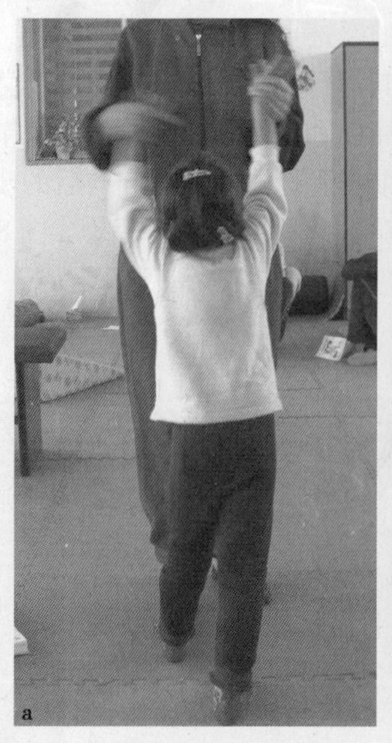
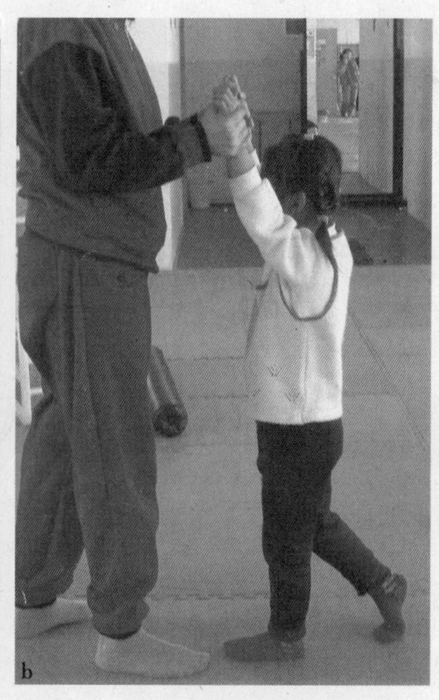

图 8-129 学习步行运动的操作方法 1

（16）患儿站立位，治疗师在其前方，将控制的关键点放在患儿的手上。患儿两上肢上举，治疗师牵其手诱导进行向前和向后的步行运动。当患儿有一定的步行能力时，治疗师可以用自己伸开的手稍稍的扶持患儿伸开的手，进行同样的步行运动（图 8-130）。

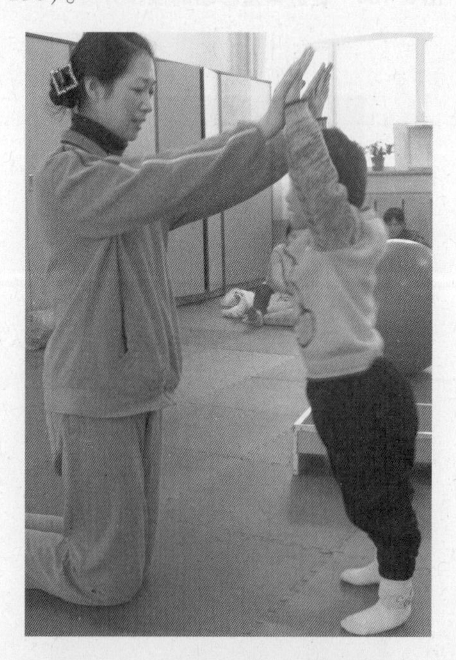

图 8-130 学习步行运动的操作方法 2

4. 痉挛型双瘫大龄儿的步行操作方法

（1）获得步行能力和改善步态的条件：为了使痉挛型双瘫患儿获得步行能力，或者改善已经获得步行能力的患儿的步态，必须保证以下条件。

1）良好的头部控制能力：头部的控制不受上肢、下肢和躯干活动的影响，具有与躯干分离的将头部保持在空间的能力和运动能力。

2）具有维持抗重力体位时所必需的支持性的肌肉紧张性：其中特别重要的是伸肌紧张性的不断发育，以及伸肌与屈肌的相互竞争和统合，达到具有共同保持姿势的能力。

3）头部-躯干-下肢的平衡反应的发育：具有对应体重移动的全身的稳定性（支持性）和可动性（运动性），以及两者结合的能力。

4）上肢和手的自由化：手和上肢的功能从发育初期的指示功能中解放出来，同时需手的精细运动的充分发育。

5）体轴内回旋：体轴内回旋运动可以使各种各样运动得以顺利地进行，如左右分离运动和四肢选择性运动、步行时下肢交互运动、上肢摆动运动、原地站立和步行运动的起动等运动模式中，都不可缺少体轴内的回旋运动。

（2）操作方法

1）促进骨盆带的可动性：患儿取仰卧位，治疗师将控制关键点放于其足上，两手分别握持患儿的双足跟部，向上提拉下肢使其骨盆部抬起离开床面。此操作方法的目的是在使膝部屈肌的痉挛得以减轻的同时，诱发出骨盆的可动性（图 8-131）。

2）促进下肢的分离运动：在 1）操作的基础上，使患儿的两下肢被动地进行交替的屈曲-伸展活动（图 8-132a、b）。

3）促进抗重力伸展活动：患儿俯卧位，两下肢外展、外旋位，治疗师跪坐于患儿的两下肢之间。两手握持患儿的两腕关节处，将其两上肢向自己身体的方向牵拉，使患儿的头部和胸部的一部分离开床面，这样维持着躯干的伸展位，为保持步行中的躯干垂直位做准备（图 8-133）。

4）促进下肢的运动性：在 3）操作的基础上，使患儿在俯卧位上将两上肢伸向前方，治疗师诱导患儿自己进行一侧下肢的屈曲运动，两侧下肢交替进行。使之维持躯干的伸展活动和一侧下肢的分离运动相结合（图 8-134）。

5）促进骨盆的可动性和平衡：患儿坐于木箱上，木箱的高度要使患儿髋、膝关节屈曲 90°，足底全部着床。治疗师跪坐于患儿的前方，扶持其两膝部，诱导患儿进行体重在两侧臀部的移动活动，诱发出骨盆的可动性。同时，诱发躯干的抗重力伸展和体轴内回旋运动相结合的平衡反应（图 8-135）。

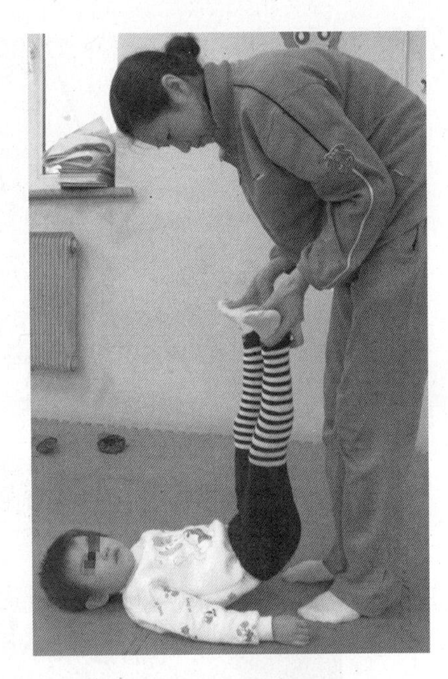

图 8-131 促进骨盆带的可动性的操作方法

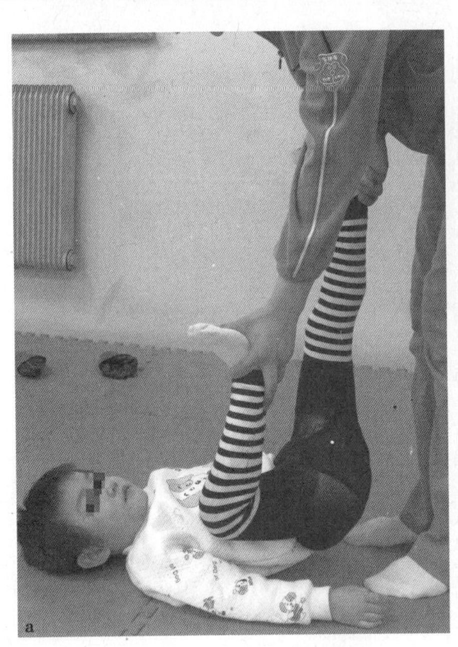

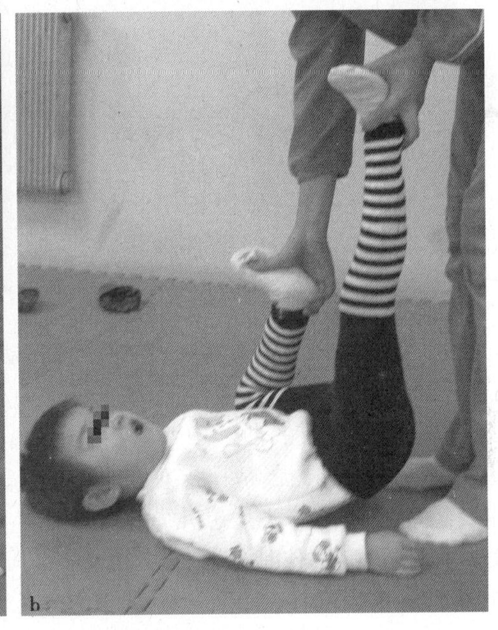

图 8-132 促进下肢的分离运动的操作方法

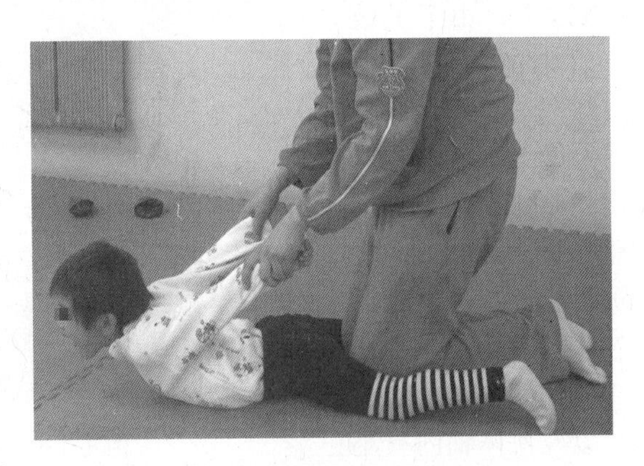

图 8-133 促进抗重力伸展活动的操作方法

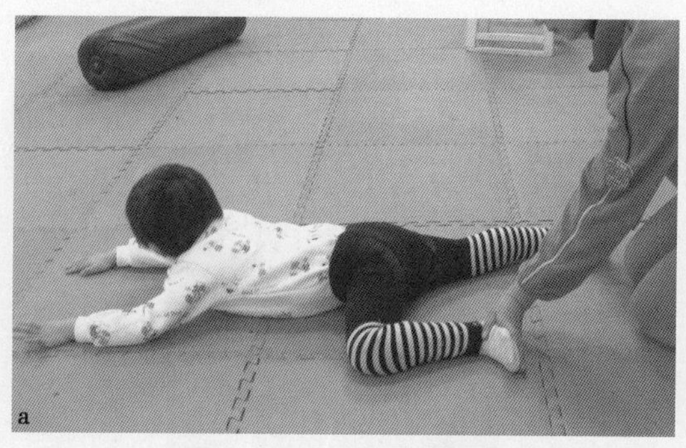

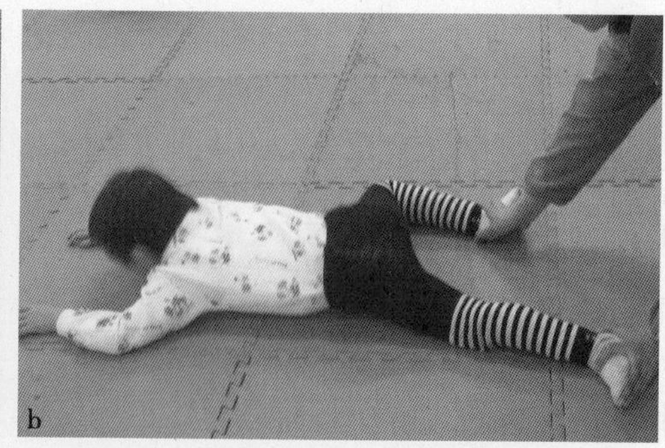

图 8-134 促进下肢的运动性的操作方法

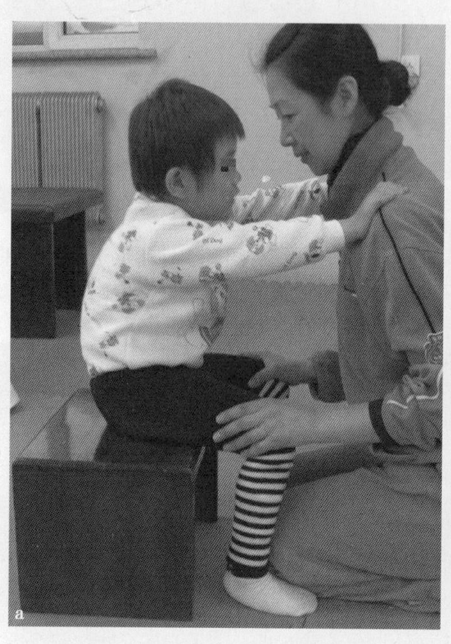

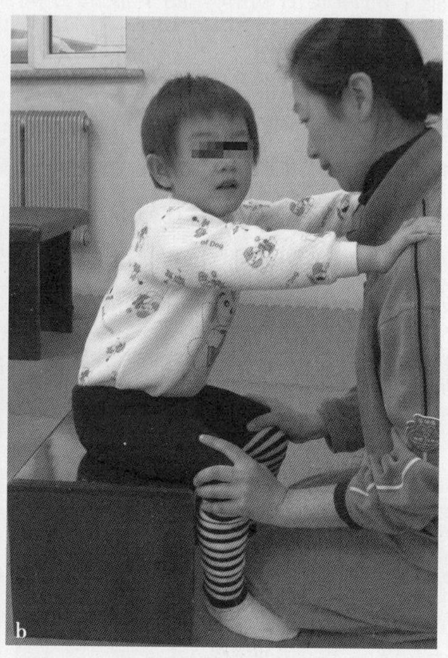

图 8-135 促进骨盆的可动性和平衡的操作方法

6）提高下肢的伸展和支持性：在骨盆有了一定的可动性的基础上，要提高下肢对抗重力的、随意的伸展运动。操作方法是患儿背向桌子站立于其前面，两上肢旋后位地支撑于桌面上。治疗师跪坐于患儿的前方用一只手扶持其双膝部，另一只手扶持一侧骨盆，使患儿的身体重心向后方移动，将体重负荷于足跟之上，由于上肢的支持和体重的后移而促进躯干的伸展活动（图 8-136）。

7）此型患儿因以屈曲模式占优势，所以在步行时常表现为将身体重心放于身体垂直线前方。因此在步行时应设法将其身体的重心移动到后方，只有这样才能保证下肢进行摆动期和支持期中的活动。具体的操作方法是，患儿在步行时，治疗师在其后方，用两手向后下方牵拉患儿的两上肢，使其脊柱和下肢伸展、身体重心后移以及使体轴内有小的回旋运动（图 8-137a、b）。

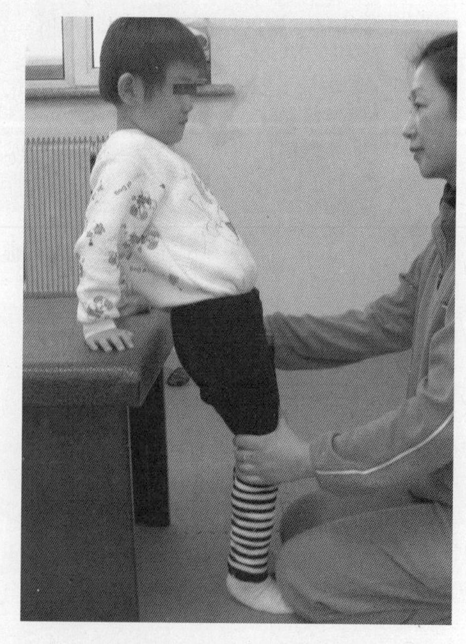

图 8-136 提高下肢的伸展和支持性的操作方法

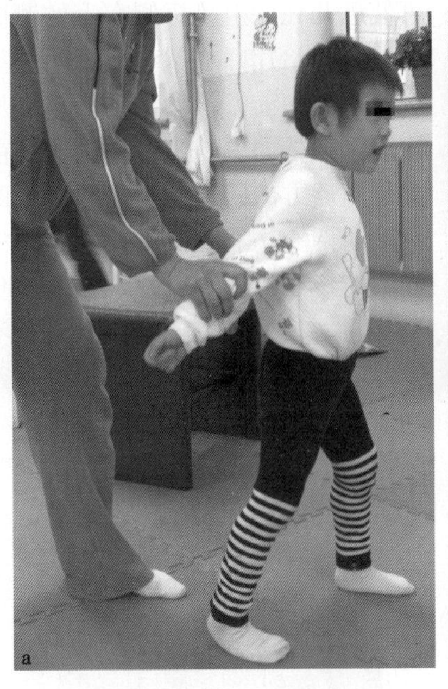
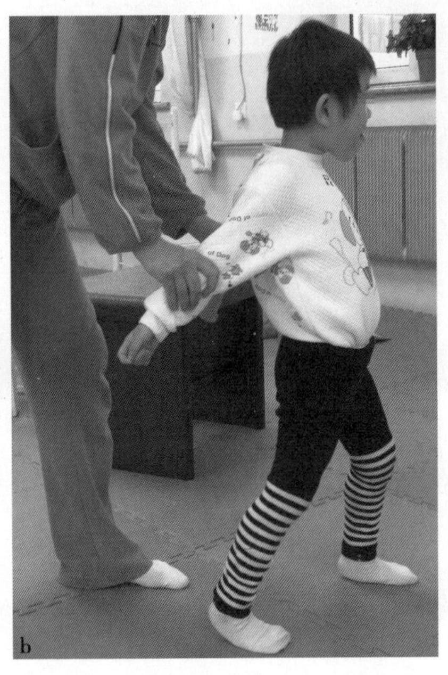

图 8-137 促进身体的伸展和重心后移的操作方法

8）可以让患儿应用拐杖，通过拐杖的协助，保持身体的垂直位和身体中心向后方移动，抑制步行时的异常模式。

三、痉挛型偏瘫的运动治疗

（一）痉挛型偏瘫的特点

痉挛型偏瘫患儿因其与其他类型的患儿相比运动等能力较高，一般在早期不能受到家长的足够重视，往往是症状相当明显时始就诊，所以接受治疗也较晚。

1. 患侧忽视 在日常生活动作中，无论是坐位还是立位患侧上、下肢很少参与活动，患儿讨厌应用患侧手，也讨厌用患侧下肢负荷体重，或者完全忽视自己患侧肢体的存在。

2. 身体非对称 在运动发育的过程中，由于健侧的活动越来越强，所以，无论是在运动方面还是在感觉方面患侧和健侧的差异会逐渐明显，身体非对称性也越来越明显。

3. 联合反应 由于只应用健侧而引起联合反应，使患侧肌肉紧张性增强，其结果使应用患侧更加困难，形成了“应用患侧困难-只应用健侧-产生联合反应-应用患侧更加困难”这样的恶性循环。

4. 情绪问题 此类型患儿有时还同时存在有情绪方面的问题，注意力缺陷，不能集中精力的做一件事，表现出多动的倾向。对于偏瘫患儿来说，这一点往往成为比运动障碍还要严重的问题。

（二）痉挛型偏瘫运动治疗操作方法

1. 治疗原则

（1）治疗目标和应获得的功能：两侧的活动、患侧躯干部和患侧上、下肢的支持功能、步行能力、患侧手的抓握能力等。

（2）需要抑制与促进的模式

1）抑制患侧肩胛带和骨盆带向后方的回旋，促进其向前方突出。

2）抑制患侧躯干部短缩，促进患侧躯干的可动性和支持能力。

3）抑制患侧上肢的屈曲和内收、肘关节屈曲、拇指内收和所有手指屈曲。促进患侧上肢向前方、侧方、后方伸展，促进两手正中位指向活动的发育及手掌对触觉刺激的敏感性。

4）抑制髋关节屈曲、膝关节过度伸展、尖足、足趾屈曲。促进下肢的可动性和抗重力伸展活动及足底对触觉刺激的敏感性。

5）抑制健侧的过剩活动和代偿活动，促进患侧的活动性。

2. 治疗方法

（1）仰卧位操作方法

1）治疗师跪坐于地板上，使患儿的头部枕在其膝上，在这样的仰卧位体位上促进对称性的发育。方法是，治疗师用两手扶持患儿的双肩部，在保持患儿的头部在正中位上的同时要使患儿的两肩胛带向前方突出。诱导患儿将两只手拿到胸前或触摸自己的脸，使患儿感到自己的患侧手的存在（图 8-138）。

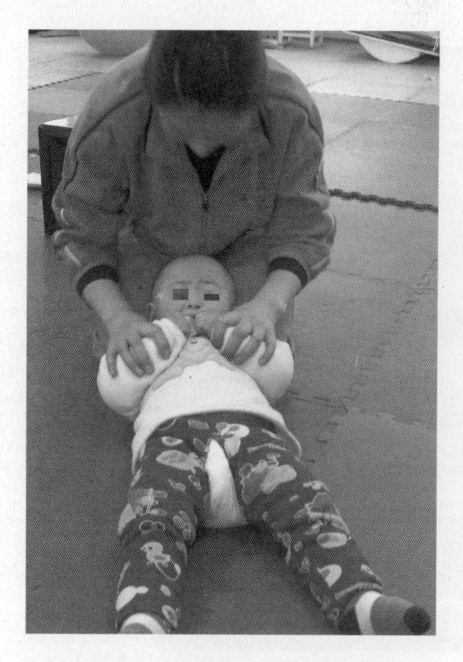

图 8-138 促进仰卧位上肢对称性发育的操作方法

2）在同1）的体位上治疗师诱导患儿进行两下肢对称地踢蹬运动，同时要注意促进其两侧骨盆的非对称性。诱导患儿进行用两只手去触摸自己的两膝或两只脚的活动等，使患儿体验在仰卧位上的正常感觉和运动（图 8-139）。

（2）侧卧位操作方法

1）为了促进短缩的患侧躯干的伸展活动，可使患儿在床上呈患侧在上的侧卧位，使双下肢呈伸展位。治疗师在其身后，用一只手扶持患儿患侧肩胛带并向前方推动，抑制该侧肩胛带的后退。另一只手扶持同侧骨盆带，同样向前方推动，抑制骨盆带向后方的回旋。与此同时，两手沿患儿的身体长轴向两个方向相向用力，使该侧的躯干侧壁牵伸，使短缩的躯干伸长（图 8-140a）。

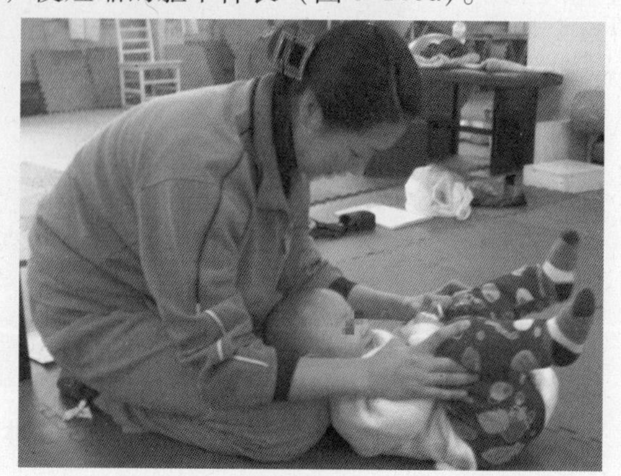

图 8-139 促进仰卧位下肢对称性发育的操作方法

为了达到使患侧的躯干侧臂牵伸，使短缩的躯干伸长的目的，可以在治疗师的腿上进行，右偏瘫的患儿在治疗师的左下肢上呈患侧在上的侧卧位，治疗师用右侧下肢压住患儿的双下肢，进行上述在床上的一系列操作（图 8-140b）。

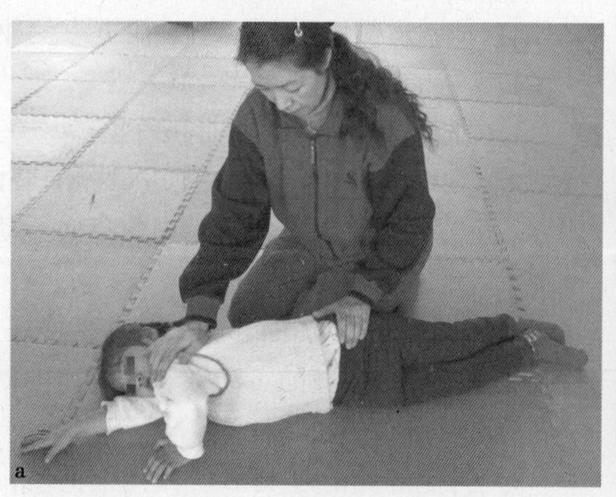

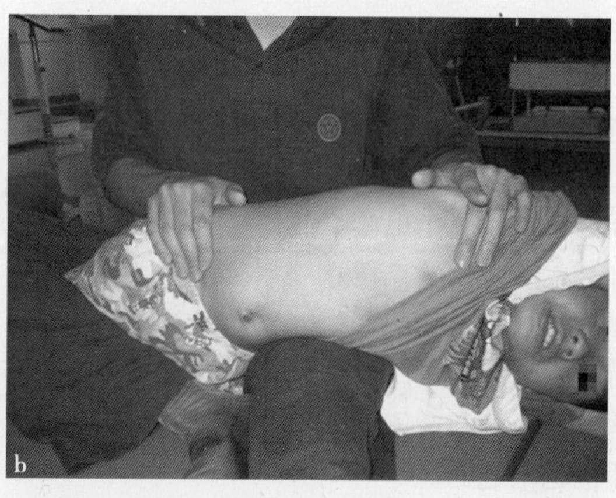

图 8-140 促进短缩的患侧躯干的伸展活动的操作方法

2）为了给患侧的手掌面以刺激，在进行图 8-140a的操作时，要使患儿患侧肘关节屈曲，前臂和手掌面着床，治疗师扶持患儿肩胛带的手在向头部方向和前方用力的同时，还要向下方用力，给患儿手掌面以压迫刺激，使患儿体验到上肢和手负荷体重的感觉。

3）为了增加躯干的可动性，在图 8-140a 的体位上，治疗师可以在充分抑制肩胛带和骨盆带后退的同时推动患儿的身体，使之向前、后活动，促进躯干部产生正常的可动性。

（3）俯卧位操作方法：在进行侧卧位的操作之后，在保持患侧肩胛带不后退的状态下使患儿从仰卧位转换为俯卧位，呈肘支撑位（图 8-141a），注意一定要使患侧上肢也负荷体重（图 8-141b）。

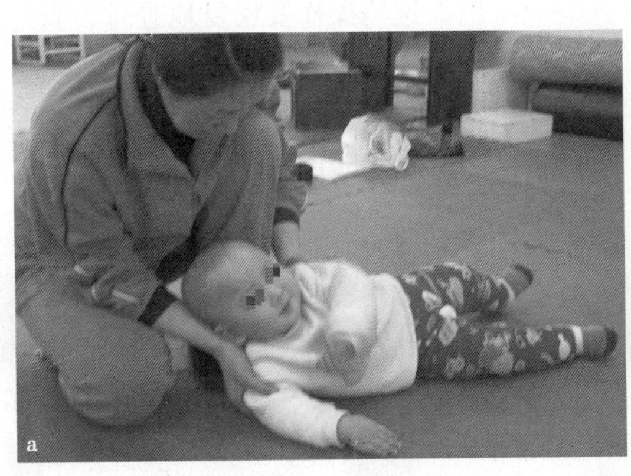

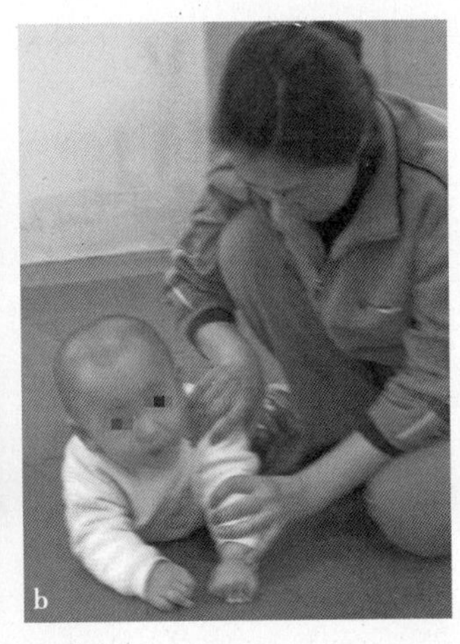

图 8-141 促进患侧上肢负荷体重的操作方法

治疗师在患儿的患侧一方，用一只手扶持患侧肩胛带，另一只手扶持患儿的两只手。要在抑制患侧肩胛带后退和上肢屈肌痉挛的前提下，通过自己的手来诱导患儿进行体重在两侧肘部的移动。然后，让患儿的两手或手指交叉在一起，或拿到口部或脸部，让其感觉到自己手的存在。治疗师用两只手扶持患儿的两手，诱导两肘关节的分离运动（图 8-142）。

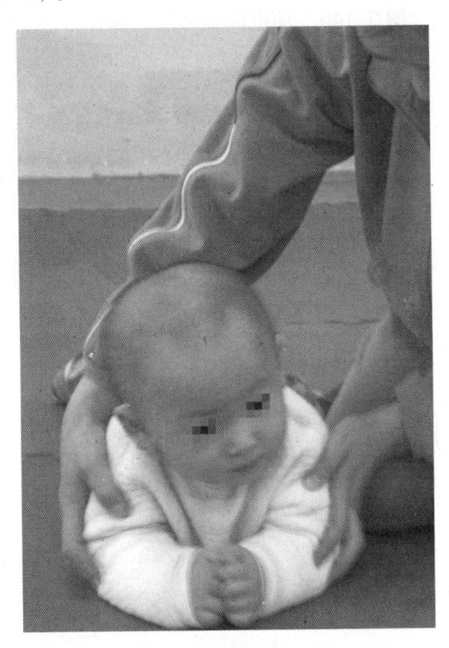

图 8-142 促进体重在两侧上肢移动的操作方法

（4）坐位操作方法

1）促进患侧负荷体重和抑制上肢痉挛的操作方法：如果患儿开始治疗的时间较晚，患侧上肢的痉挛可能会比较明显，或者患儿在坐位上只用健侧臀部支持体重。对这样的患儿进行坐位训练时首先让其取床上坐位，治疗师坐于患儿的患侧方，用一只手扶持患侧的腋窝部，另一只手支持其同侧的前臂或肘部，向自己身体的方向轻轻地牵拉患儿的身体，使患儿的全部体重向患侧臀部移动（图 8-143）。

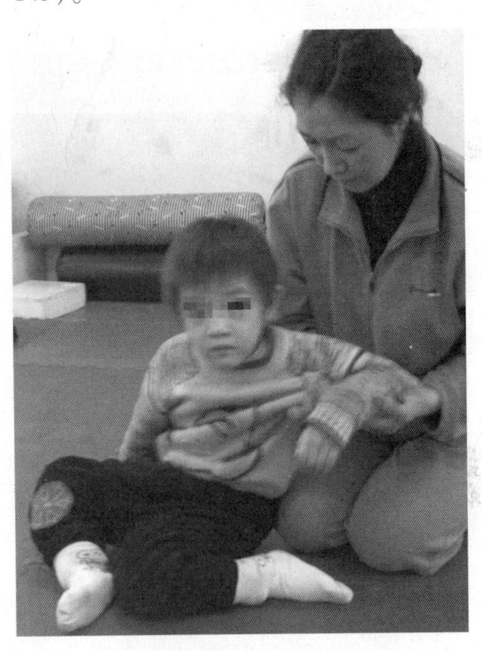

图 8-143 促进患侧负荷体重和抑制上肢痉挛的操作方法

如果患侧上肢的痉挛明显，则被动地牵拉肘关节就比较困难，这时只要将体重稍稍地负荷于患侧的坐骨结节上，就会促使患侧的上肢出现外展，也可以促进肘关节的伸展。当体重完全负荷于患侧，患侧躯干部得以最大地伸长并出现矫正反应时就较容易抑制上肢的肌肉痉挛了，所以治疗师在操作中要保持患侧上肢的伸展位（图 8-144）。

2）促进保护性伸展反应的操作方法：在患侧的痉挛被抑制后，使患侧上肢支撑于床面上（图中为右偏瘫患儿），使其负荷体重。这种操作也可促进对称的坐位姿势和坐位平衡的发育（图 8-145）。

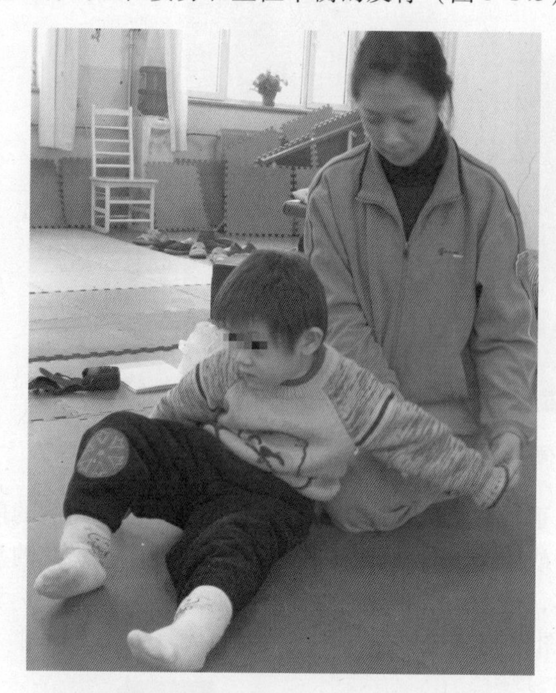

图 8-144　抑制患侧上肢痉挛的操作方法

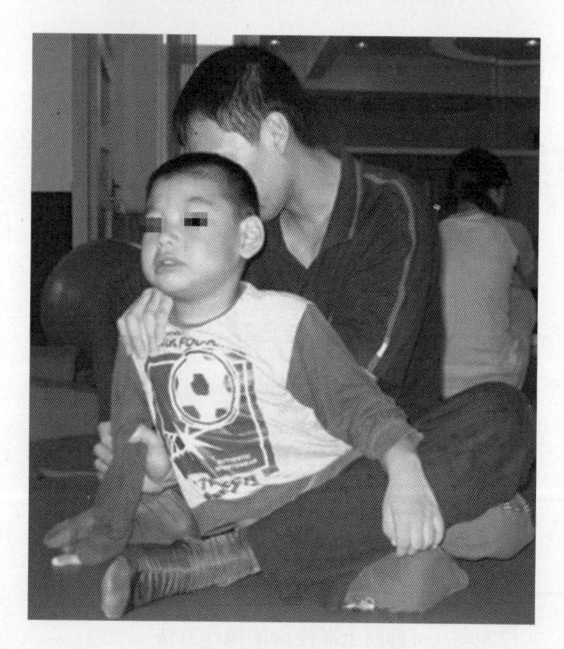

图 8-145　促进保护性伸展反应的操作方法

3）促进体重移动的手法：治疗师移坐于患儿前方，将控制关键点移至患儿的手与足部。治疗师一只手握持患儿患侧手及腕关节，使患侧上肢呈伸展、外旋位，使腕关节呈背屈位。另一只手握持患侧脚及踝关节，使下肢保持在外展与内收的中间位。然后将患侧下肢从床上抬起，使体重向后方移动（图 8-146）。

4）促进患侧躯干部的矫正反应：在 3）的操作之后，握持患侧的手，向上方和侧方牵拉，在体重移动至患侧臀部同时，促进患侧躯干的矫正反应，这一操作要反复地进行，直至患侧腕、踝关节的痉挛被彻底抑制和患侧坐骨结节上的平衡反应出现为止。其客观指标是治疗师感觉到负荷在自己手上的患儿的体重逐渐地变轻（图 8-147）。

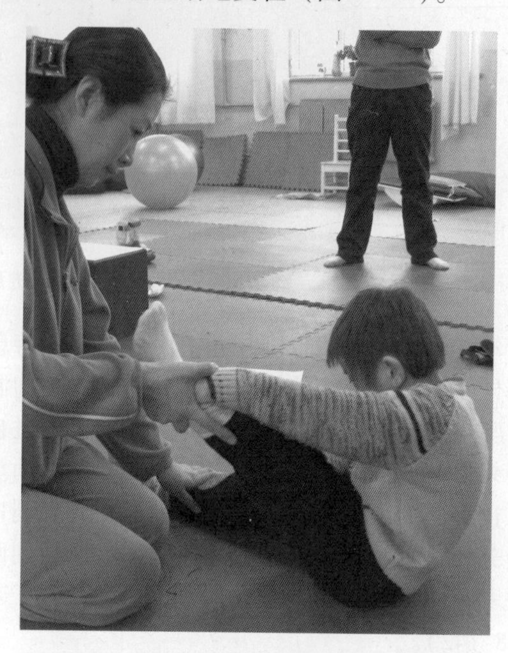

图 8-146　促进体重移动的操作方法

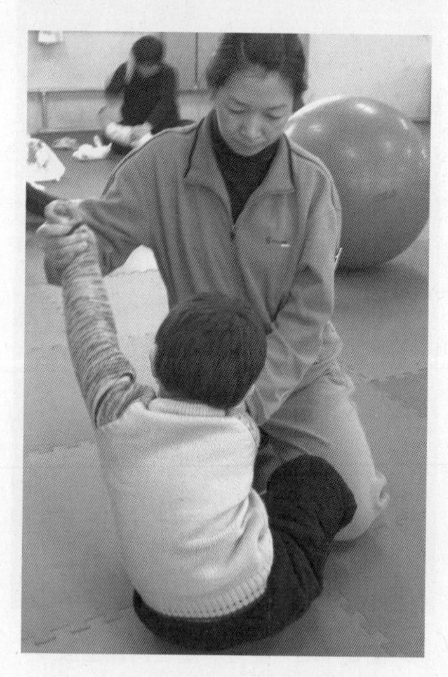

图 8-147　促进患侧躯干部的矫正反应的操作方法

（5）四点支持位操作方法

1）让患儿体验患侧上肢负荷体重及体重向患侧移动的感觉：使患儿在地板上呈四点支持位，治疗师可以扶持其双肩部，并进行压迫手法，促进用患侧负荷体重的能力。然后，只向患侧加压或抬起健侧的上肢，进行体重向患侧移动的训练（图 8-148）。

2）促进四爬移动：治疗师扶持患儿的双肩，诱导患儿进行四爬运动，必要时另一名治疗师在患儿前方予以协助，尤其在用患侧上肢负荷体重时，可扶持患儿肘关节部位，防止其屈曲而影响支撑力（图 8-53）。

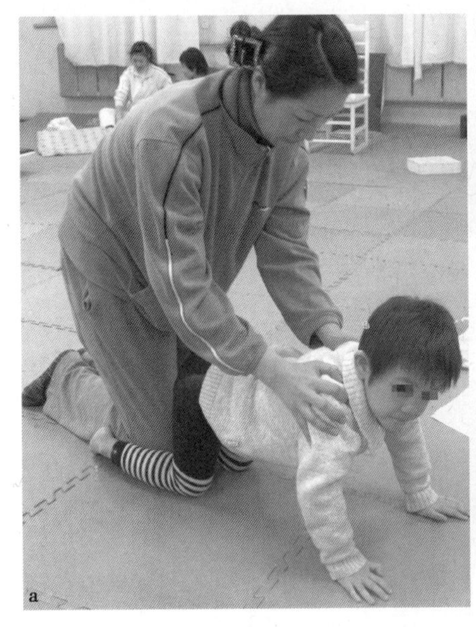
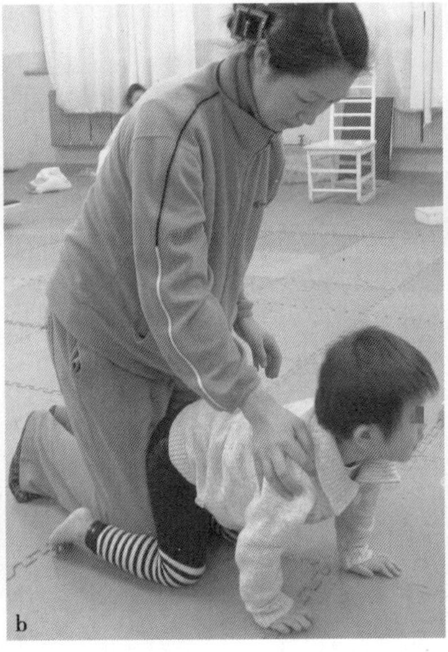
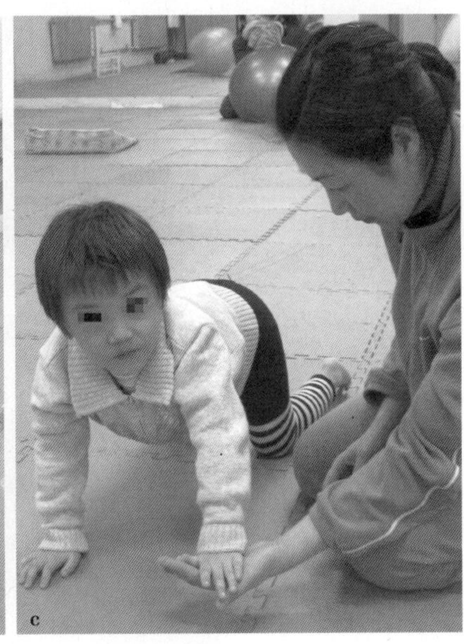

图 8-148　促进维持四点支持位的操作方法

（6）膝立位操作方法

1）使患儿呈膝立位，治疗师扶持其双侧骨盆，首先两手向下方推压骨盆使体重确实负荷于两侧膝上，然后从健侧向患侧推动，使体重移向患侧的膝上，让患儿体验患侧负荷体重的感觉。要反复的使体重左右移动，可能情况下，撤去扶持的手，让患儿自己进行体重移动运动。

2）使患儿呈患侧支撑的单膝立位，治疗师扶持其双侧骨盆，首先向下推压患侧的骨盆使体重确实负荷于患侧的膝上，让患儿体验患侧负荷体重的感觉。然后进行体重向前、后方的移动运动。

（7）立位和步行操作方法

1）患儿取立位，首先使其两下肢同等负荷体重，治疗师站立于其患侧，以操作一名左侧偏瘫患儿为例说明操作方法。治疗师用自己的右手握持患儿的左手，使其保持外展、外旋位，用左手扶持患侧的骨盆带，修正其向前方的回旋，使之向后方的回旋后并向下方进行压迫刺激，使体重移动至患侧并确实地负荷于患侧下肢上（图 8-149）。

在诱导步行时，要保持患侧上肢的伸展、外旋位，抑制肩胛带后退，注意不要使患侧整体向后方回旋。这样就可以修正因联合反应而引起的屈曲模式，以及由于骨盆向后方回旋而引起的膝关节过伸展、尖足等下肢伸肌痉挛的异常模式，以达到形成对称步行的目的。

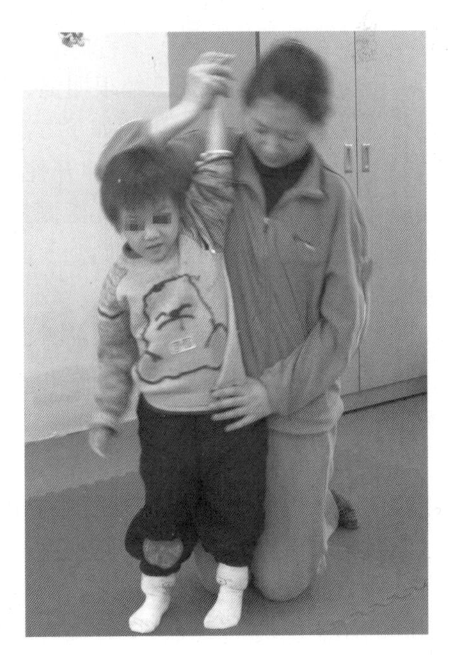

图 8-149　促进体重移动至患侧并负荷于该侧的操作方法

2）让患儿取站立于一个高台上，在其两侧各放一桌子，在上面放上玩具。桌子与患儿的距离是患儿伸手能够到桌子上的玩具。治疗师站立于其身后，首先使患儿取对称的姿势，使体重均匀地负荷于两侧下肢上。然后，治疗师用与患儿患侧相同侧的手牵拉其患侧前臂，使之上举，确保患侧的躯干的伸展（图 8-150a）。之后，让患儿用健侧的手去取放于患侧桌子上的玩具，然后将玩具将玩具放于位于健侧的桌子上（图8-150b）。如此反复地进行练习。通过这一活动诱发患儿进行体重在患侧和健侧之间的移动活动，治疗师另一只手从患儿下肢的前方扶持患侧下肢的膝部，保持该侧足跟着地、髋关节和膝关节的伸展。

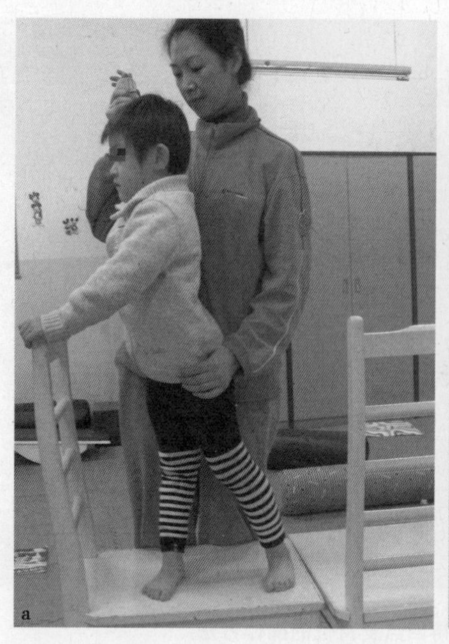
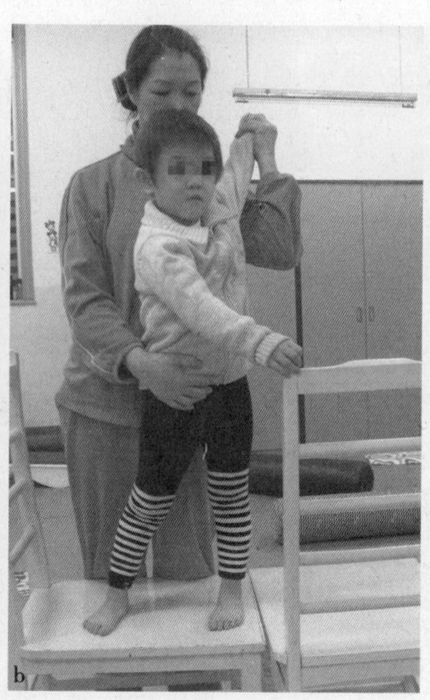

图8-150 诱发体重在患侧和健侧之间移动活动的操作方法

3）对于患侧的异常发育已经很明显，只用健侧下肢进行代偿步行的患儿，可用如下方法。患儿面向墙壁站立，两上肢伸展，两手伸开拄于墙上，治疗师在患儿后方用一只手握持患儿健侧足，将这侧下肢抬起，使患儿仅用患侧下肢站立，此时要注意修正患侧的尖足和膝关节过伸展。治疗师另一只手扶持患儿的患侧骨盆，并给予其向前方回旋的小的活动，目的是增加患侧下肢的可动性和减少肌肉的痉挛和因此而引起的异常模式（图8-151）。

4）在诱导患儿步行时，治疗师站立于患儿的患侧，用两手去扶持患侧上肢，使之保持在伸展、外旋位，同时抑制肩胛带后退和患侧身体向后方回旋。只有这样才能修正因步行时在上肢产生的联合反应而引起的屈曲模式，以及由于骨盆后退而引起的髋关节过伸展、尖足等下肢的伸肌痉挛模式，形成对称的步态（图8-152）。

5）应用后置型步行器，应用两上肢去扶持步行器的把手，有助于患侧上肢的应用（图8-153）。

四、不随意运动型的运动治疗

（一）主要问题和治疗原则

1. 肌张力动摇

（1）表现：患儿肌张力有明显动摇性，已经在第五章第二节中叙述。根据肌张力动摇幅度，又可将此型分为四种类型：

1）间歇性痉挛的不随意运动。

2）痉挛型不随意运动。

3）单纯性不随意运动。

4）舞蹈样不随意运动。

以上所有类型均表现姿势与运动的非对称性和肌张力动摇。

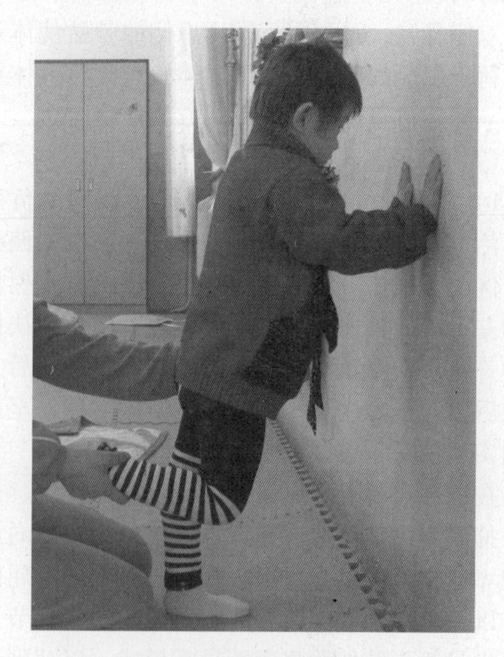

图8-151 增加患侧下肢的可动性和减少肌肉痉挛的操作方法

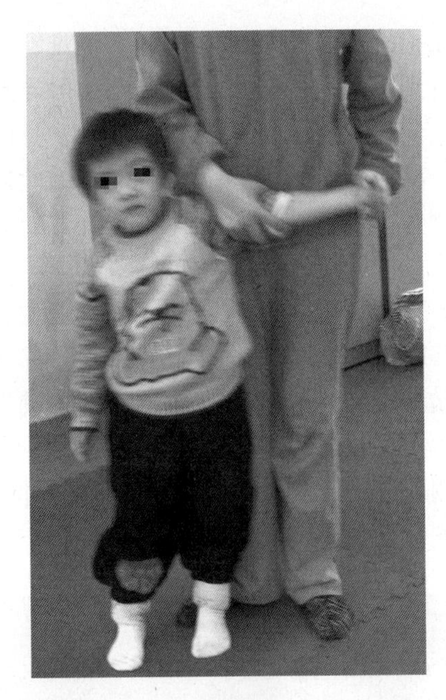

图 8-152 抑制肩胛带后退和患侧身体向后方回旋的操作方法

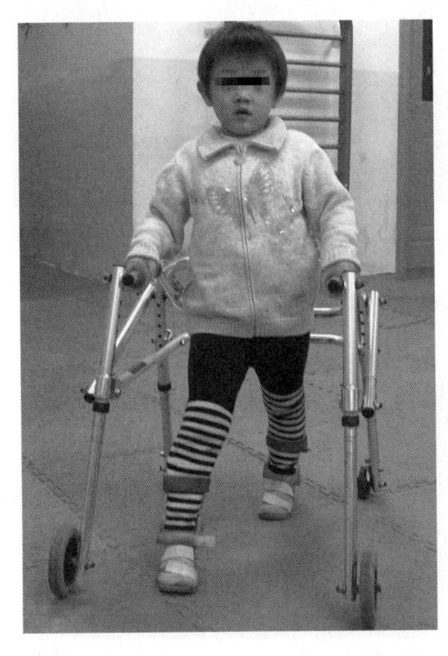

图 8-153 促进应用患侧下肢的操作方法

（2）治疗原则

1）从抑制伸肌或屈肌痉挛入手，缩小肌张力动摇的幅度。

2）促进获得头部、躯干、肩胛带的对称性和维持稳定的抗重力姿势的能力。可采取体重负荷和压迫叩击等操作方法，这些操作方法是提高肌肉同时收缩性和肌张力的有效手段。

2. 上半身与下半身障碍的差异性

（1）表现：上半身的障碍显著，特别是头部的控制能力差，并因此而使眼的注视和追视等视觉功能障碍。另外，有闭口困难及舌突出的症状，导致摄食困难，同时由于口腔功能的问题出现流涎、构音障碍等症状。

（2）治疗原则

1）促进身体中枢部位肌肉的同时收缩和对称性发育。

2）促进获得头部控制能力和用两手进行操作的能力发育。

3）促进构音功能的发育。

3. 手的操作功能障碍

（1）表现：此型患儿当一只手进行操作时，另一侧的肩被牵拉向后方，造成两只手在正中位上的活动、利用上肢支持体重的能力以及持续抓握能力发育障碍，使患儿穿、脱鞋、袜等更衣动作和其他日常生活活动的自立度低下。

（2）治疗原则：提高躯干部和近位部的同时收缩活动，学习控制上肢的能力，以保证入学时的移动和交流手段。应用物理治疗支援患儿在学校和社区的日常生活活动。

4. 症状的可变性

（1）表现：临床症状容易发生变化，即使是同一患儿，在婴儿期、幼儿期、学龄期和成人期所表现的临床症状各不相同。

（2）治疗原则：对不断变化的临床症状进行阶段性评定并确定相应的治疗目标和治疗手段。

5. 挛缩与变形 挛缩与变形发生比率低于痉挛型，但是其中间歇性痉挛的不随意运动患儿因为存在着肌张力动摇和非对称姿势，所以比其他类型不随意运动患儿容易出现挛缩与变形，随着年龄增大可产生与痉挛型患儿相似的挛缩与变形，并可因此引起疼痛。

（二）治疗目标

轻度此型患儿可获得步行的能力，所以要为步行做准备，中度患儿则难以获得步行能力，所以要为坐位做准备。所有不随意运动型患儿的治疗目标都必须是使其获得两上肢向各方向伸展和手的抓握能力，穿、脱衣服等日常生活动作的能力，摄食能力，发声和发语的能力等。

（三）应抑制和促进的模式

1. 抑制头部的非对称性，促进头部保持在正中位的能力。

2. 抑制肩胛带的内收和上举，促进肩胛带的外展和拉向下方。

3. 抑制胸椎和腰椎的过伸展，促进身体的前屈能力和躯干的矫正反应。

4. 抑制手和上肢的不随意运动，促进两上肢的分离运动和选择性运动能力以及两手的正常感觉运动的反馈。

5. 促进颈部和躯干部在坐位和立位时的对称性。

（四）治疗的操作方法

1. 重症紧张性不随意运动型的操作方法 重症紧张性不随意运动型脑瘫患儿因为有间歇性的痉挛及受TLR反射的影响，在仰卧位上全身常被牵拉向重力方向。同时由于头部的控制能力发育延迟，颈部常有过伸展的现象。如果TLR反射长时间持续存在，则会引起肩胛带的后退和被牵拉向上，继而胸椎部过伸展，于是两手很难拿到胸的上面，更难到口。另外，过伸展状态还可导致背部肌肉短缩，同时由于ATNR反射的存在，身体呈非对称姿势。所以，身体的短缩会有两侧的差异，短缩重的一侧骨盆被牵拉向上方，引起继发的髋关节屈曲、内收、内旋（图8-154）。

（1）破坏病态的模式：患儿取仰卧位，治疗师跪坐于其脚的下方。首先牵拉短缩重的一侧躯干，修正骨盆和下半身的扭转，使患儿身体成为对称姿势。然后用一只手握持患儿的这侧骨盆，另一只手握持同侧屈曲的膝部，一边抑制腰椎部过伸展，一边将这侧骨盆整体向后方回旋（图8-155）。

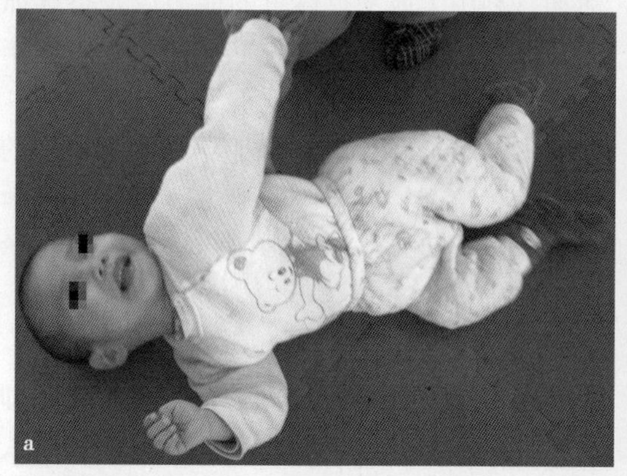
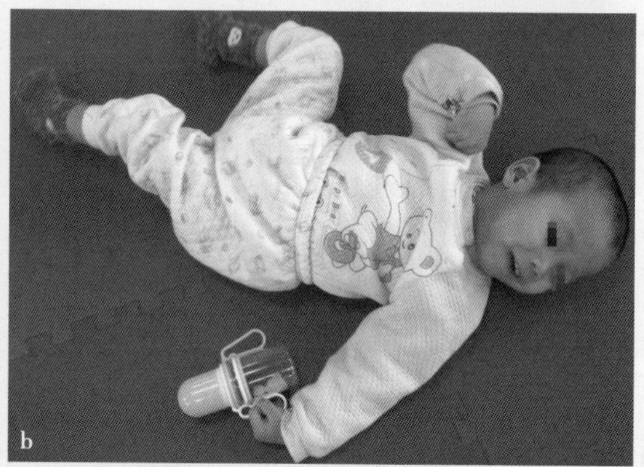

图8-154 紧张性不随意运动型脑瘫患儿的临床表现

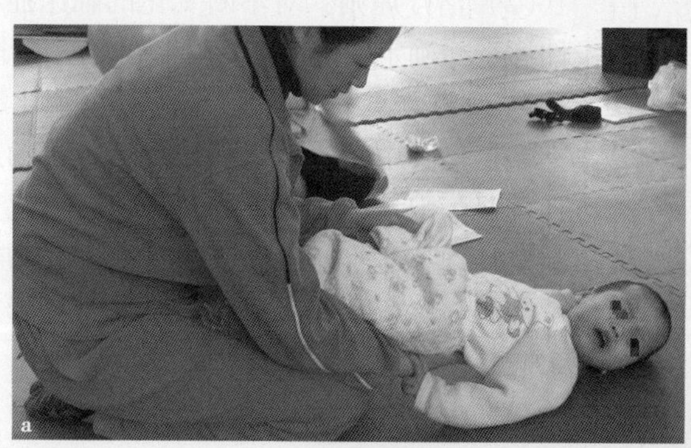
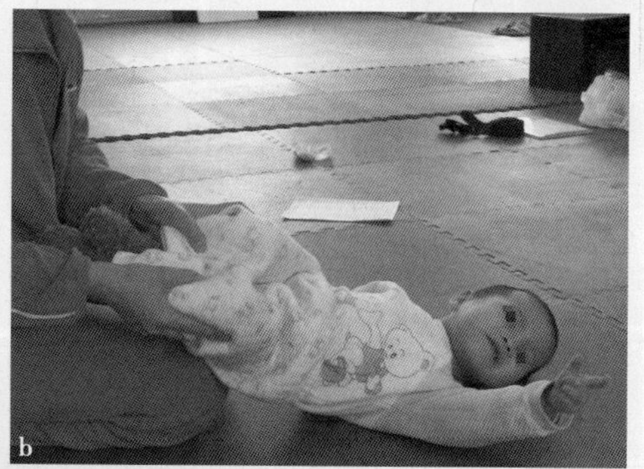
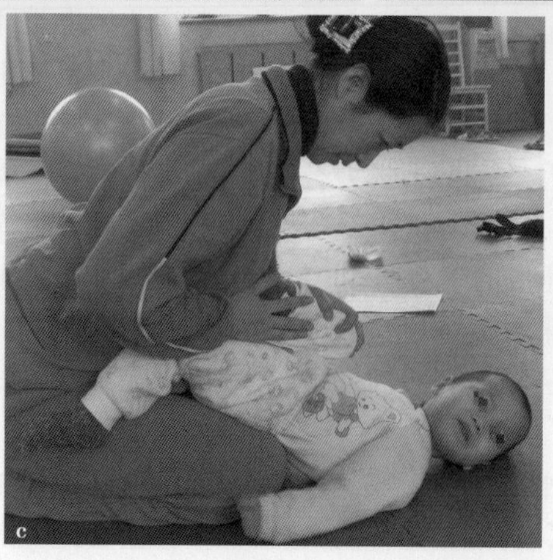

图8-155 破坏病态的模式的操作方法

（2）在（1）的基础上，将屈曲一侧的下肢的足底固定于治疗师的胸前，然后以与1同样的方法操作另一侧下肢和骨盆，使腰椎的过伸展得以减轻，肌肉痉挛缓解，最后使患儿的两侧足底都放于治疗师的胸前并固定之。再次，一只手扶持患儿的双侧屈曲的膝部，另一只手扶持一侧骨盆，强制骨盆向后方回旋。在这一姿势上等待上半身转向对称的姿势（图8-156）。

（3）治疗师用双手扶持患儿的骨盆，并用自己的身体维持着患儿下半身的对称性。然后操作患儿的骨盆和下肢，用两手分别扶持患儿的双侧骨盆处，将患儿的下半身向两侧侧方转动，与此同时肩胛带也随之转动。其目的是给予肩胛带和骨盆带以活动性。注意，在转动的同时要利用向床面压迫双侧肩胛带的动作来防止双肩胛带向前方突出（图8-157）。

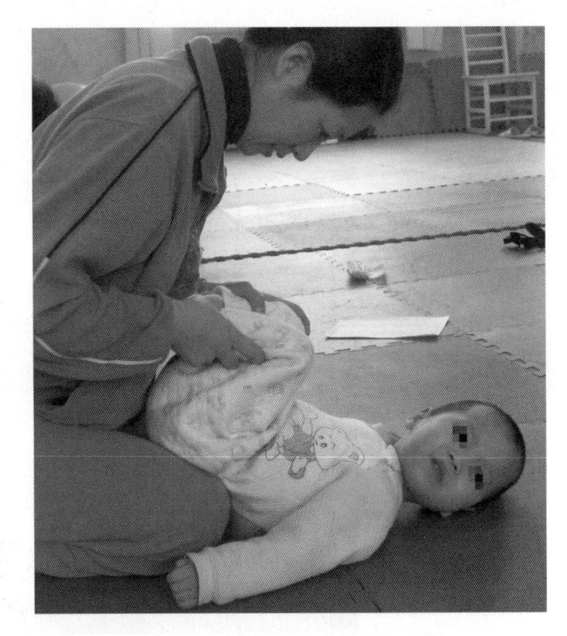

图8-156 减轻腰椎的伸展模式的操作方法

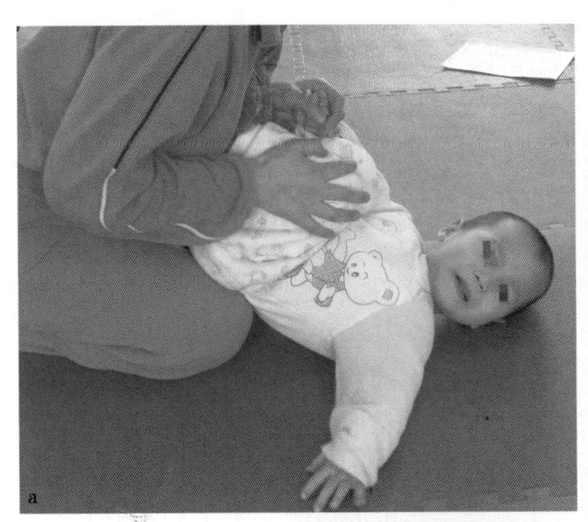

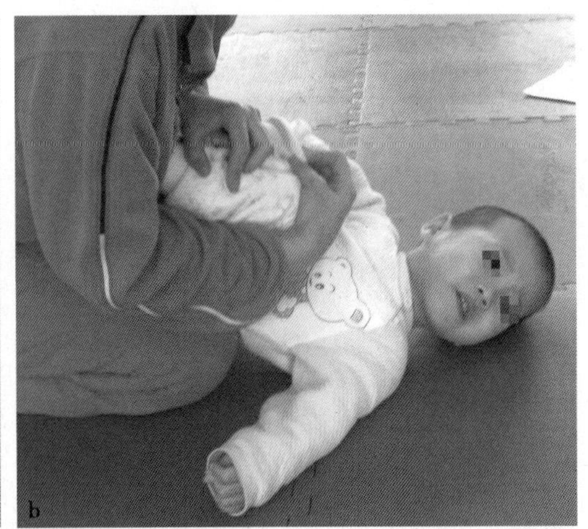

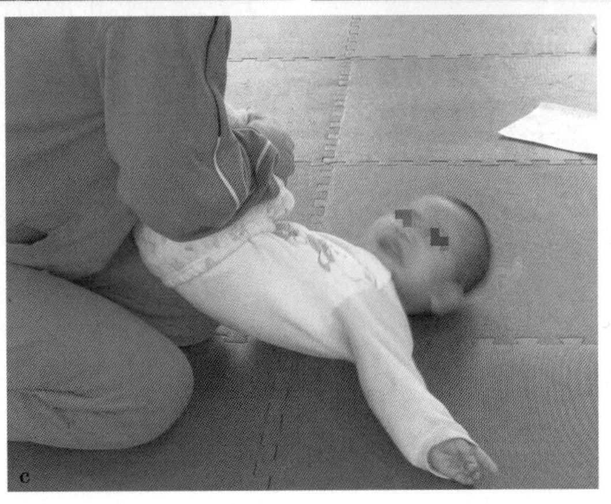

图8-157 给予肩胛带和骨盆带以活动性的操作方法

（4）治疗师在使患儿的上半身成为对称姿势的同时，将患儿的两上肢拿向前方，也就是说将控制的关键点转换到患儿的两上肢。握持患儿的两上臂，向左右转动其头部，抑制颈部的过伸展和控制头部使之保持在正中位上。注意此时仍然用自己的身体保持着患儿的下半身的屈曲、对称姿势（图8-158）。

（5）治疗师两手扶持患儿的两肩部，将其逐渐地抬起来，促进头部向前方的矫正反应，要尽量鼓励患儿自发地抬起头来（图8-159）。

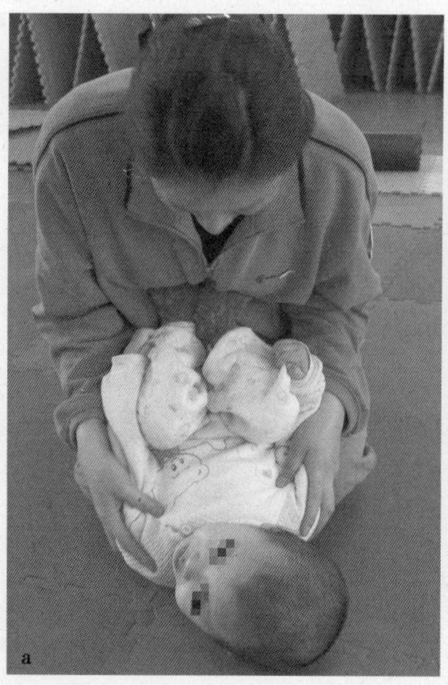

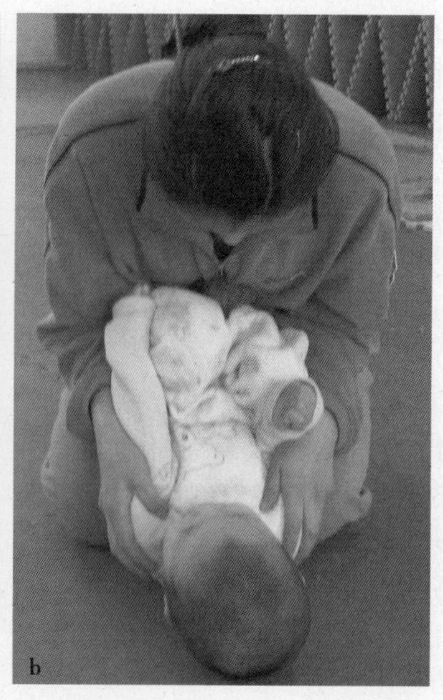

图 8-158 抑制颈部过伸展的操作方法

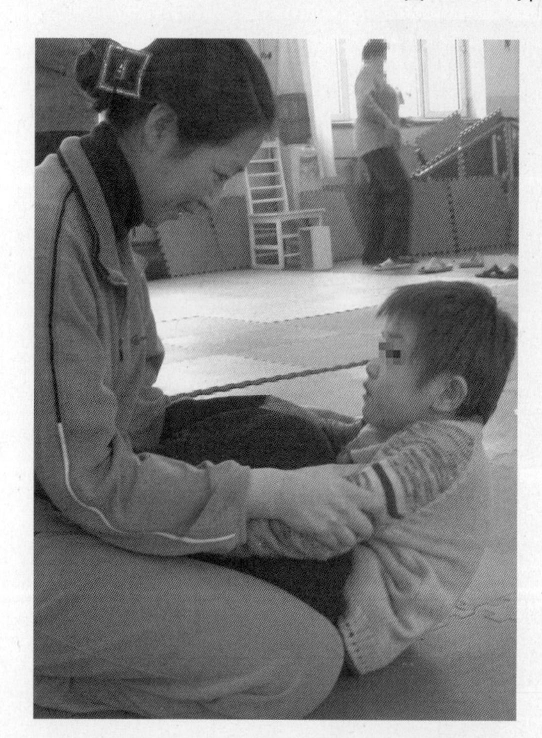

图 8-159 促进头部向前方的矫正反应的操作方法

（6）治疗师结合患儿头部的抬起，将患儿移向坐位，并将上臂从后方环绕患儿的颈部保持这一姿势。然后使患儿将两上肢在胸前交叉，两手分别放于自己对侧的肩上。在这种体位上，伸肌的痉挛可被完全抑制（图 8-160）。

上述一系列的操作方法即所说的“抱球”的反射抑制姿势。

（7）上述操作方法是治疗师用全身来保持患儿的屈曲姿势，这样的操作往往会剥夺了患儿的自由，而且用这种方法虽然抑制了患儿的病态的模式，但是，一旦治疗师撤去保持其姿势的外力，患儿仍然有回到过紧张状态的危险性，所以在操作的同时，要让患儿自己学习在少量的协助情况下，不失去已经获得的松弛状态的自身控制方法。例如，在“抱球”体位上，治疗师只用一只手在后方握持住患儿放在两肩的手，另一只手扶持患儿的下肢，则患儿就可以从“抱球”姿势中多少获得一些解放。然后，使患儿的两下肢伸开坐于治疗师的大腿上，保持腰椎的后弯状态（图 8-161）。

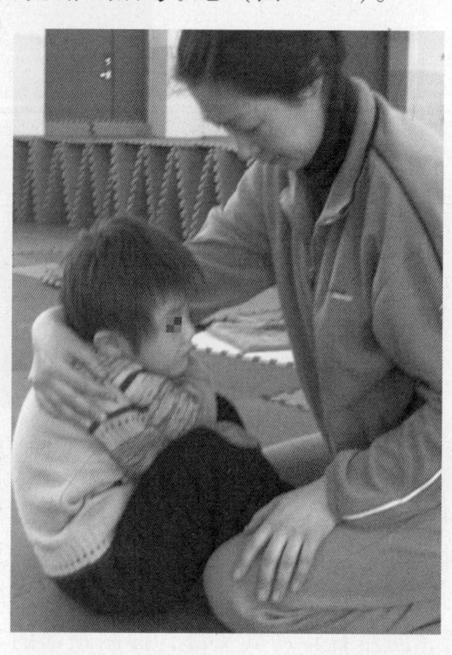

图 8-160 完成“抱球”的反射抑制姿势

（8）在用（7）操作方法解放了下肢基础上，再开始进行解放上肢的操作。治疗师两手在患儿的前方分别握持患儿的两手，使其一侧上肢呈伸展状态并将其牵拉向患儿的对侧大腿之上（图 8-162a）。另一只手握持患儿的另一上肢使其呈屈曲状态，并且用这屈曲的上肢从患儿的前方向患儿的胸、腰椎部位进行压迫（图 8-162b）。通过在左右侧上肢交替地进行这种操作，可以促进正常的体轴内回旋和头部的矫正反应。反复地操作之后，可以诱发患儿的正常的姿势反应，使之学习随意的控制能力。

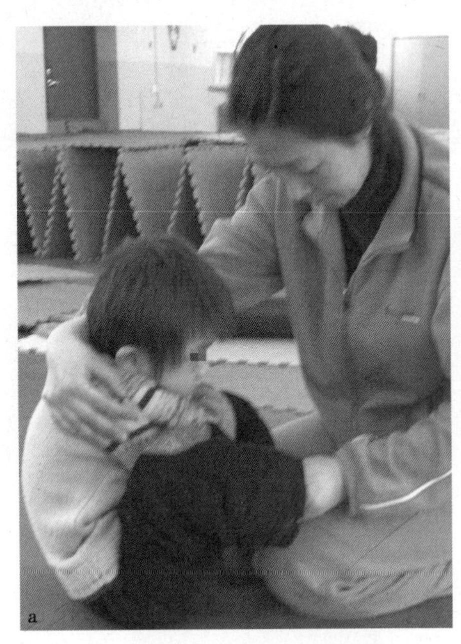

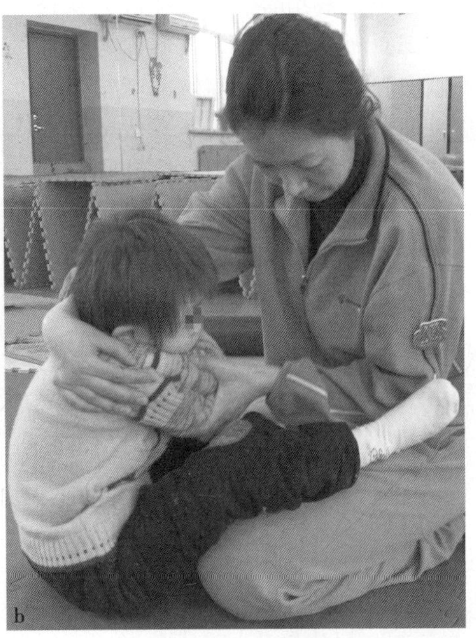

图 8-161 让患儿学习自身控制获得的松弛状态的操作方法

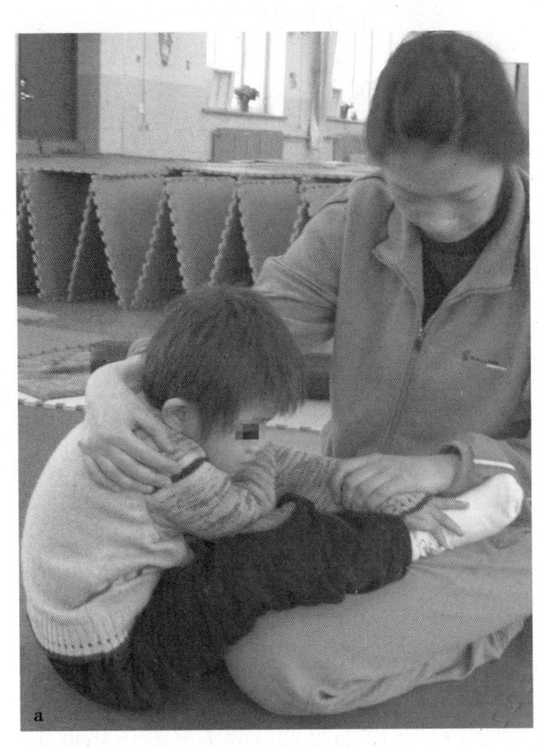

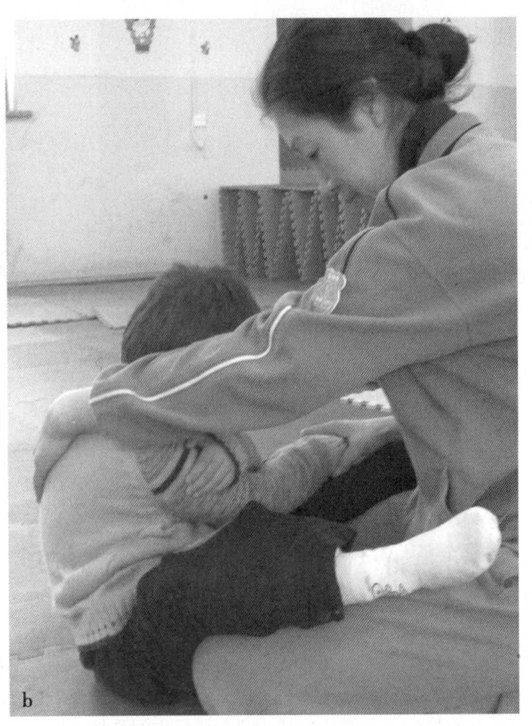

图 8-162 促进正常的体轴内回旋和头部矫正反应的操作方法

在进行了上述的操作之后，可以进行保持坐位姿势训练、上肢向各方向伸出训练、手的抓握动作训练、摄食动作训练、咽下和咀嚼训练、发声和发语的训练等。

2. 轻、中度不随意运动型脑性瘫痪的运动治疗 轻、中度不随意运动型脑瘫的患儿大多能取得坐位功能的发育，部分患儿可以获得步行能力。因此型患儿的共同特点是伸肌紧张，头部的控制能力差，所以可以首先进行上述的重症患儿的操作手法。然后，再进行如下的操作方法。

（1）患儿取长条凳一端的坐位，治疗师骑跨长条凳蹲于其后方，两手从患儿的两腋下穿过去扶持患儿两侧骨盆和腹部，同时用两侧上肢向前方顶住患儿肩胛带，抑制肩胛带后退。并用胸部固定患儿头部，抑制颈部过伸展，此时要使患儿身体稍稍向后方倾斜。治疗师坐于长条凳上，用自己的胸部向前强制地使患儿的头部前屈和抑制胸、腰椎的过伸展并用两上肢修正患儿上半身的非对称姿势（图8-163）。

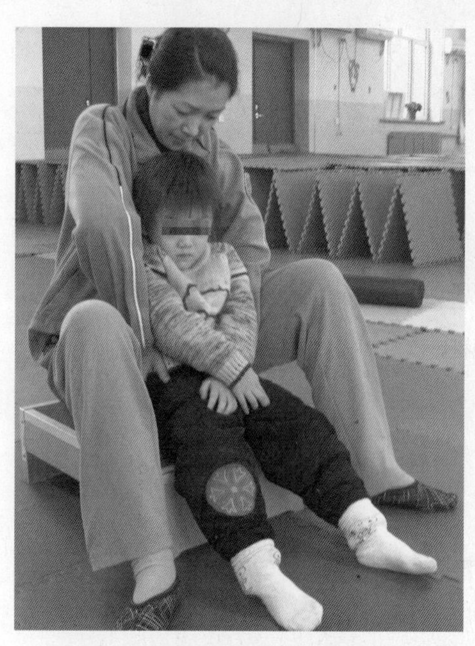

图8-163 修正患儿的上半身的非对称姿势的操作方法

（2）以下进行牵拉短缩的一侧躯干的操作，以操作左侧骨盆为例说明。治疗师用左手扶持患儿的左侧骨盆，右上肢从患儿的右侧腋下穿过，用右手从下方去握持患儿的左上臂，使患儿的左上肢保持内收位。然后，治疗师的左手向下方压迫患儿的左侧骨盆，再将被固定的两上肢向右侧回旋，通过给予体轴内的回旋运动破坏全身的伸展模式（图8-164）。

根据患儿的反应情况，必要时可用同样的操作方法进行对侧的体轴内回旋运动。

（3）在（2）的基础上，治疗师将自己的两手从患儿的两腋下穿出去扶持患儿的两侧骨盆，调整身体成对称姿势，为了不使患两侧躯干再次出现短缩，可使患儿的两上肢上举，促进躯干伸展（图8-165）。

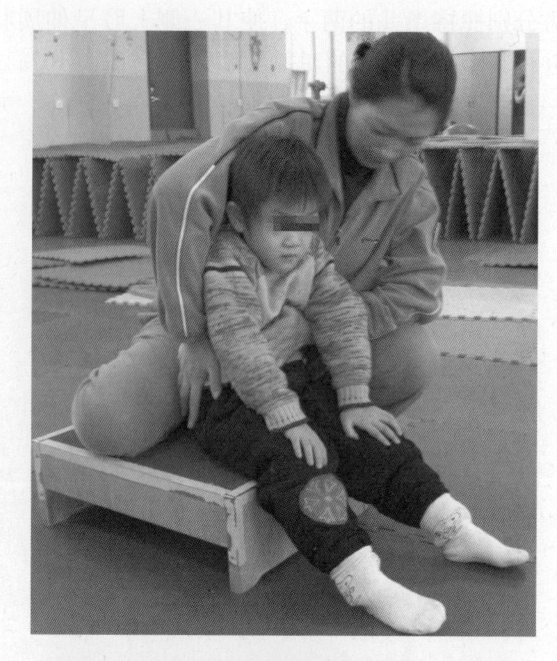

图8-164 破坏全身的伸展模式的操作方法

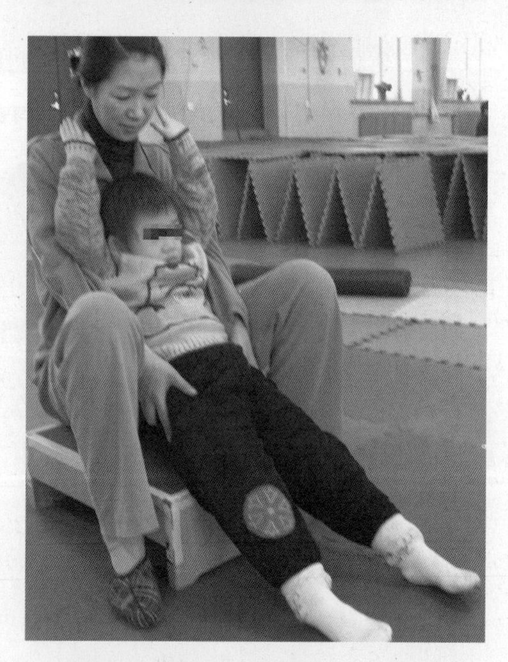

图8-165 促进躯干伸展的操作方法

（4）治疗师仍然用两手扶持患儿的两侧骨盆，使之保持对称性。然后自己站立起来成半蹲位，将患儿的两手放于他自己的前方，取两手在前方支持的坐位。治疗师用自己的上半身压住患儿前屈的身体，抑制其过伸展（图8-166）。

（5）患儿处同（4）的体位，治疗师则转换到患儿的前方，仍然用两手从前方去扶持患儿两侧骨盆，并用自己的腹部使患儿头部前屈，这样就更彻底地抑制了患儿颈部、躯干部的过伸展和非对称性，让患儿在这种姿位上体验并学习用两手和两足负荷体重，并将身体重心前移的方法（图 8-167）。

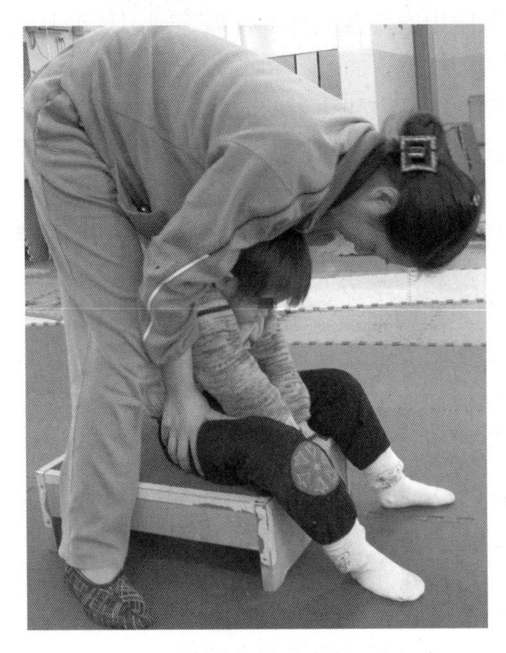

图 8-166 抑制身体的过伸展的操作方法

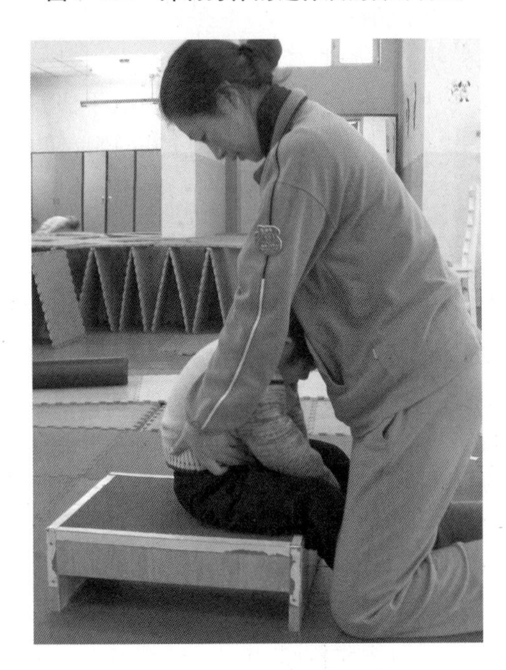

图 8-167 体验用两手和两足负荷体重的操作方法

（6）进一步，使患儿只用足部负荷体重，治疗师从患儿的两侧骨盆部抬起其身体使之成为接近立位的姿势。治疗师仍然要用两手扶持患儿的两侧骨盆部，并用腹部保持患儿的头部前屈的姿势。通过上述的一系列操作，可以彻底地抑制颈部和躯干部的过伸展和肩胛带的后退（图 8-168）。

（7）如果上述的操作可以使抑制的效果持续存在，治疗师可将控制的关键点转移至患儿的两手和腹部，减少协助患儿的量。方法是，治疗师跪立于患儿面前，用一只手握持患儿的两只手，使之向前方伸展，并使患儿的上半身前倾。再用另一只手做握拳状推压患儿的腹部，使其身体向后，这种使身体向前和向后的运动可增加两膝关节的运动性（图 8-169）。

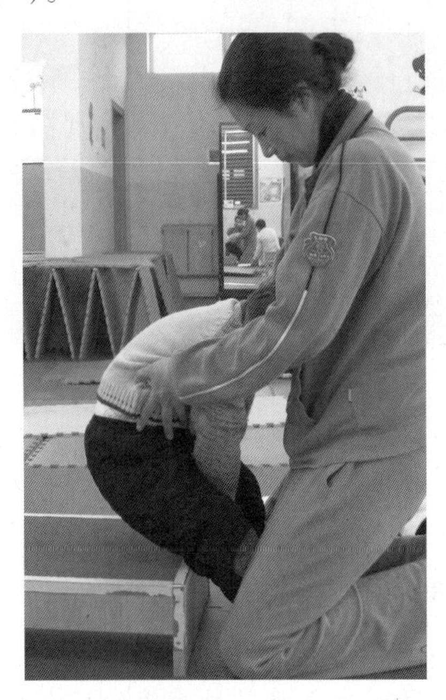

图 8-168 抑制颈部和躯干部的过伸展和肩胛带的后退的操作方法

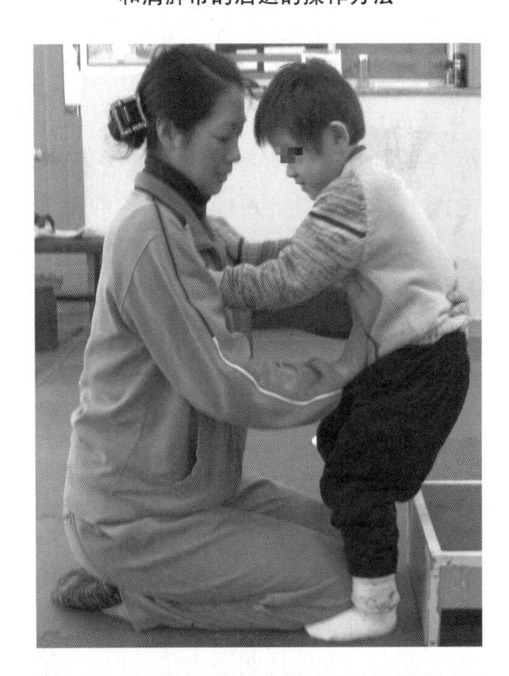

图 8-169 增加两膝关节的运动性的操作方法

（8）在（7）的基础上，治疗师仍然用同样的操作方法使患儿缓慢地坐于长条凳上，在抑制伸肌痉挛的同时促进对称的坐位姿势（图 8-170）。

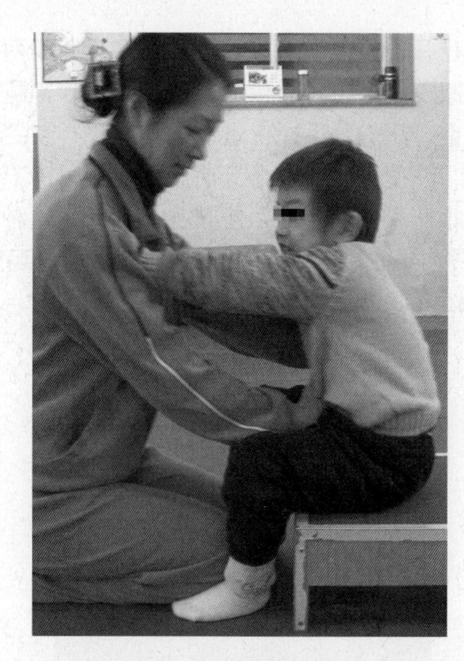

图 8-170 促进对称的坐位姿势的操作方法

在这一操作之后，可以在患儿的前方放一相应高度的桌子，让其进行作业的练习，或者进行促进头部保持在正中位的控制，或者进行正常的呼吸、发声、发语的练习。

五、共济失调型脑性瘫痪的运动治疗

（一）主要问题和治疗原则

本型常与痉挛型混合存在，并常合并精神发育迟缓。

1. 主要问题

（1）全身肌张力或者是降低，或者动摇于降低与正常之间，在日常生活中表现出各种动作缓慢。在仰卧位上检查，双下肢难以保持抗重力的体位，即不能持续地举起下肢。腹部肌群紧张性降低，胸廓扁平变形。有的患儿可能伴有内收肌不同程度的痉挛，但是在被动的分开两下肢时一般无抵抗。

（2）对自身运动的调节发生困难：表现为在重心较高体位如坐位、膝立位上出现身体不稳定，所以患儿在做目的动作时，或者是当需要活动身体时出现动作过大，或者是难以控制身体，尤其是做较高难度的动作时更为明显。当身体姿势发生改变时，出现过度的矫正反应。

具体表现在，在保持四点支持位时，可以见到躯干的低紧张和用上肢来控制阶段性的运动发生困难。表现在上肢从屈曲位进行伸展时，呈现突发样运动，无阶段性。在至伸展位的途中，在中间位上持续的用上肢支撑出现困难。在立位姿势上出现身体的反张，或者由于虚弱而跌倒。在站立起来的过程中，难以开始将身体重心向前方移动的动作，或者停止于途中或者站起的速度非常缓慢。

在应用助行器进行步行训练时，只有上肢随助行器向前移动，而躯干和下肢滞后，向前迈出下肢需要相当的努力和相当的时间。如果能稳定的用两手抓住椅子则可以保持立位，但当松开一只手时就会出现身体摇晃而不能保持平衡。

（3）对运动进行阶段性的控制发生困难：缺乏伴有身体回旋的平衡反应，难以形成对本体感觉刺激冲动的反馈。患儿在矫正自己身体姿势时，协调的调整并取得肌张力的平衡需要相当的时间，这也是促使患儿动作缓慢的原因之一，同时也导致动作不协调，在抗重力活动中难以控制身体的稳定性。

（4）共济失调症状：常有意向性震颤、眼球震颤和其他的共济失调症状，如轮替动作、跟膝胫实验、闭目难立症阳性等。

（5）具有测定距离能力的障碍。

2. 治疗原则

（1）提高姿势肌紧张

1）应用叩击、压迫、负荷体重等手法。

2）让患儿持续的保持一定的姿势，使之获得肌肉的持续性收缩，尤其要在高重心的姿位上边提高姿势肌紧张边培养患儿注意力。

（2）促进平衡反应的发育

1）在坐位、四点支持位、膝立位、立位及步行等抗重力活动中促进平衡反应，在操作中要注意患儿的姿势，在任何姿位上也不要使患儿出现耸肩、缩颈的姿势，操作时要注意促进伴有体轴回旋动作的平衡反应。

2）在步行过程中，要注意促进在狭窄支持面上的平衡反应。

（二）操作方法

1. 增强肌肉张力 可以在各种体位上进行叩击、压缩等操作方法达到增强肌张力的目的。例如，在仰卧位上使下肢屈曲，在膝部向下叩击；在下肢伸展位上治疗师握住患儿的小腿，沿下肢的长轴方向进行压缩的操作；在俯卧位上使膝关节屈曲，从足底面向下方叩击；在坐位、膝立位、立位上从骨盆、肩部等处向下压缩等操作方法都可以增强肌肉张力。

2. 诱发下肢的分离运动模式 治疗目的是诱发下肢交互性分离模式，方法是在仰卧位上，应用下肢的放置反应，即将两下肢伸展并抬起，在提高腹部的姿势肌紧张之后，诱发下肢的交互性分离模式，即反复地进行两下肢交互屈曲、伸展活动，活动时要诱发患儿自己的主动活动（图 8-171），为达相同的目的也可在坐位上应用相同的操作方法。

另外，也可以让患儿在仰卧位上双手握一木棒并举向上方，将两下肢也举向上方，然后进行两下肢的交互屈曲、伸展活动（图 8-172）。

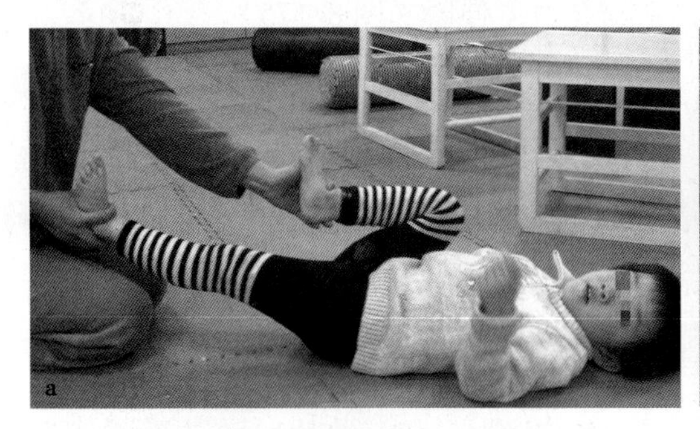

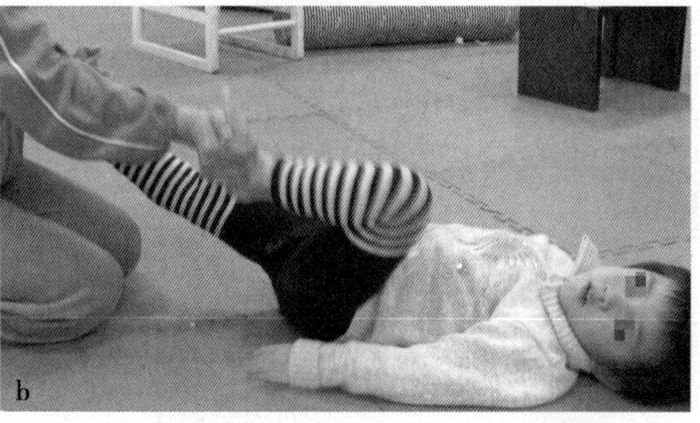

图 8-171 诱发共济失调型患儿的下肢分离运动模式 1

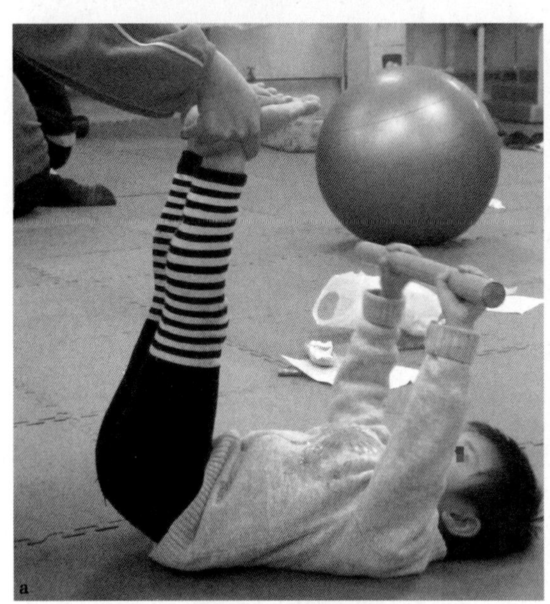

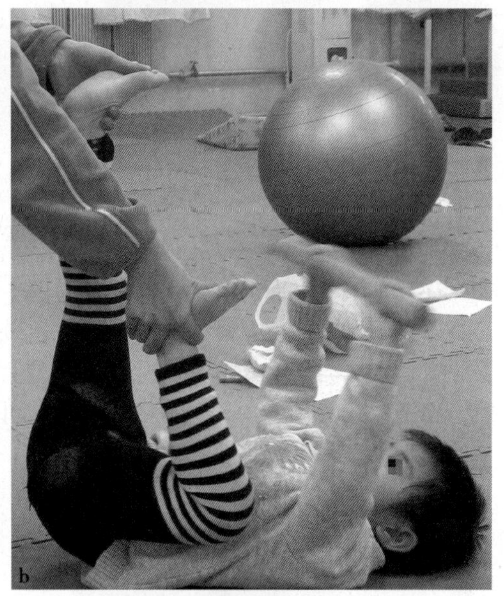

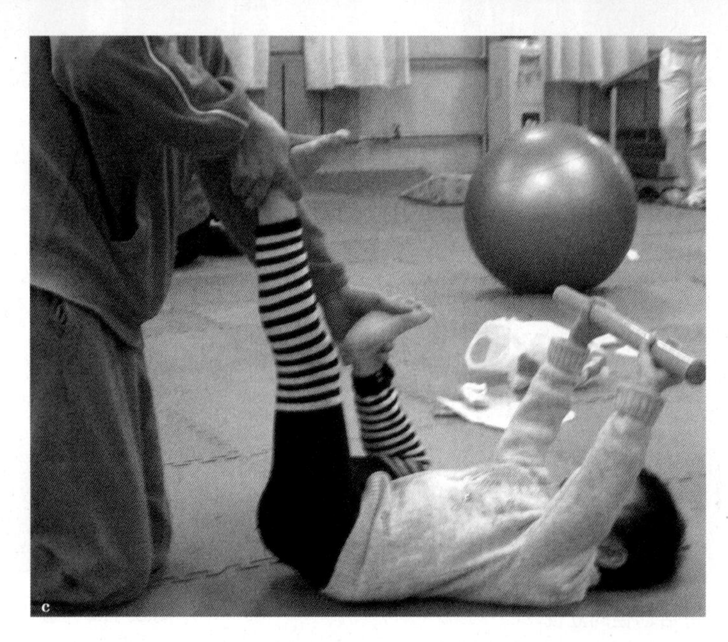

图 8-172 诱发共济失调型患儿的下肢分离运动模式 2

3. 促进保持立位 让患儿背部及臀部倚物站立，促进保持立位的能力，其时要给下肢和腹部以适当的支持，以防患儿突然失去平衡而跌倒，注意站立时要使下肢呈轻度屈曲位（图8-173）。

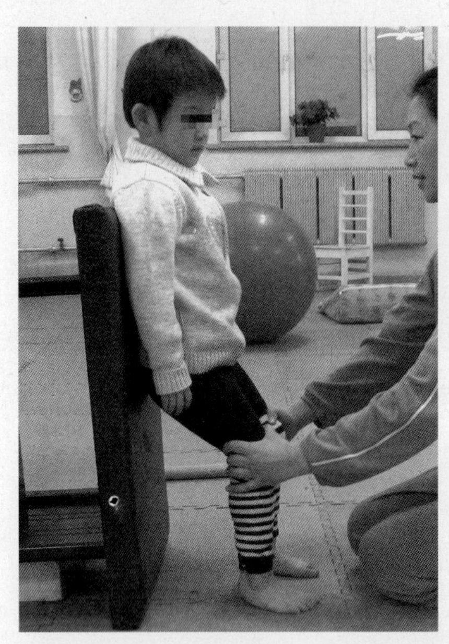

图8-173 促进保持立位能力的操作方法

4. 促进活动性的立位保持能力 在背部与臀部倚物站立的姿势上，让患儿一手握住竖立的木棒，另一手去抓取身体后方的玩具，诱导伴有躯干回旋的上肢伸出功能，促进伴有活动性的立位保持能力，同时要控制下肢膝关节的过度伸展（图8-174）。

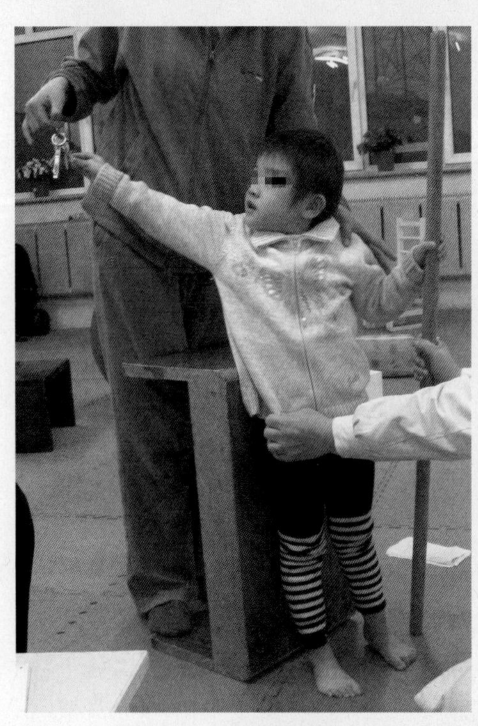

图8-174 促进活动性的立位保持能力的操作方法1

为了达到同样的目的，可以让患儿用一侧上肢扶持物品借以支持自己的身体，治疗师在后方扶持患儿的下肢，让患儿交替地进行将一侧上肢向侧方伸出的运动，进行重心移动的训练，注意要控制下肢避免过度伸展（图8-175）。

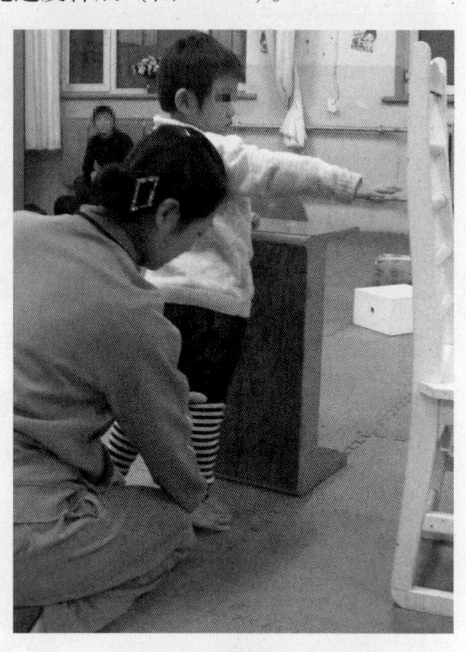

图8-175 促进活动性的立位保持能力的操作方法2

5. 促进下肢迈出的能力 将立起的小桌设想为步行器，让患儿前臂支撑于桌上，一边稍向前推，一边学习迈步，要注意迈步时不可出现下肢内收（图8-176）。

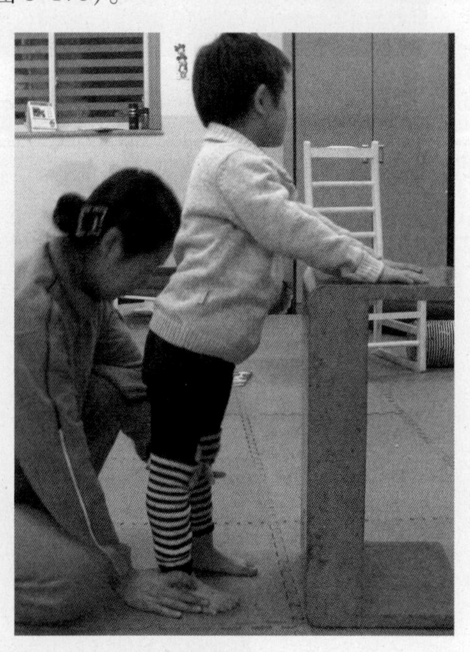

图8-176 促进下肢迈出能力的操作方法1

治疗师也可以跪坐在在患儿的前方，让患儿用双手扶持自己的双肩。治疗师一边控制患儿的躯干与骨盆使其竖直，一边让患儿学习迈出下肢(图8-177)。

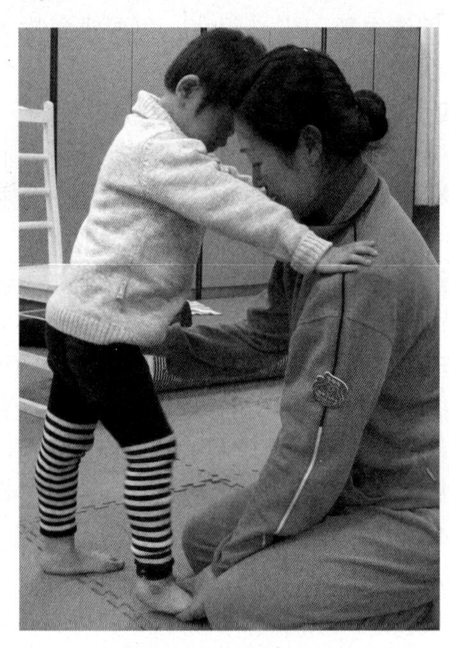

图8-177 促进下肢迈出能力的操作方法2

6. 借助助行器进行步行练习 将患儿的扶持物改为助行器。以在日常生活中获得步行能力为目标逐渐减少对患儿的扶助，使之获得自立的步行能力。

(陈秀洁 范艳萍 侯晓飞)

第三节 核心稳定性训练

一、核心稳定性概述

(一) 核心稳定性的概念

核心稳定性是指身体的核心肌群对腰椎、骨盆和髋关节结构活动的控制能力，也称为核心控制。

(二) 身体的核心区

1. 骨骼核心区 包括脊柱、腹部、髋部和下肢近位端，即腰椎-骨盆-髋关节。

2. 肌肉核心区 肌肉核心区的上部为膈肌，下部为盆底肌。其中的核心肌肉是环绕人体躯干的肌肉，包括腹肌、髋部肌群和与脊柱、骨盆连结的肌肉。

根据功能将核心肌群分为两类：

(1) 表浅核心肌群：又称为整体稳定性肌群，包括腹直肌、腹外斜肌、腹内斜肌、腹横肌、胸腰筋膜、腰方肌、髂腰肌、臀大肌、臀中肌和竖脊肌等29块肌肉。作用是维持脊柱稳定。主要参与快速运动。

(2) 深层核心肌群，又称为局部稳定性肌群。包括多裂肌、腹横肌、腰大肌、髂肋肌、最长肌和腰方肌的中束、骶棘肌、横突棘肌、横突间肌、棘突间肌等。作用是维持身体在前屈、伸展和左右回旋时时的稳定性。主要参与稳定和耐力运动。

3. 核心肌群训练的功能

(1) 在脊椎最适当的姿势下让肌肉做不同形式的收缩练习，使人在日常生活中均可保持适当稳固的脊椎姿势，保持正确的运动姿势，构建运动链，为肢体运动创造支点，提高身体的控制能力和平衡能力。

(2) 核心肌群训练可加强躯干的控制，加大运动时由核心向肢体的能量输出，提高肢体的协调工作效率，减少能量消耗，提高动作效能，预防运动损伤。作为稳定肌群之一的多裂肌，其首要功能是本体感受和运动感觉，高度不稳定支撑状态下的力量训练成为激活、募集核心稳定肌的有效方式，所以核心稳定性训练成为核心力量训练的一个重要因素。但是我们传统的力量训练对表层的运动肌训练的较多，却忽视了深层稳定肌的训练，所以说核心力量训练中增加的这个“不稳定因素”是去其区别传统力量训练的关键。

(三) 核心稳定性的作用

姿势控制是控制身体在空间的位置，以达到稳定性和方向性的目的。这是康复治疗中的重要一环。核心稳定性是姿势控制的一个动态因素，其作用如下：

1. 核心肌群可以稳定脊柱、骨盆，保持正确的运动姿势 此即核心稳定，当上、下肢活动时，可以起到保持身体竖直的作用，将其称为“能量来源”(power house)。

2. 保证运动链正常运行 整个人体排列成为一个运动链，核心区像一座桥，连接人体的上、下两部分，为肢体运动创造支点，保证运动链正常运行。

3. 核心稳定性可以提高人体在非稳定状态下的整体控制能力和平衡能力。

4. 可以提高肢体的协调工作效率。

5. 减少能量消耗，增强应对功能，提高动作效能。

6. 预防运动损伤。

7. 通过核心稳定性训练可以训练人体深层的小肌肉群，协调大小肌群的力量输出；加大运动时由核心向肢体的能量输出。

8. 促进多方面功能 核心稳定是姿势控制的一个动态因素，通过核心稳定性的增强可以促进多方面功能。

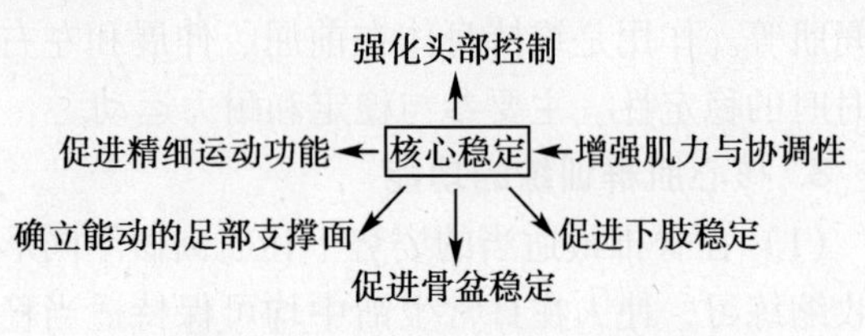

图 8-178 核心稳定促进的功能

二、核心稳定性训练

（一）概念

核心稳定性训练（core stability train）是指针对身体核心区肌群所进行的力量、稳定、平衡、协调和本体感觉等方面能力的训练。是针对提高人体在非稳态下的控制能力，增强平衡能力，更好的训练人体深层的小肌肉群，协调大小肌群的力量输出，增强运动功能，预防运动损伤的训练方法。

（二）核心稳定性训练的理论基础

动态不稳定的支撑环境可以增加对中枢神经系统的刺激，进而提高了中枢神经系统动员肌纤维参与收缩的能力（即中枢激活提高）。核心力量训练的关键是借助动态不稳定的支撑面创造一个动态的训练环境。由于身体在不稳定的支撑面上姿势难以保持稳定状态，重心位置难以固定不变，身体必须不断地调整姿势以控制身体重心和姿势的平衡与稳定，此时核心肌群的工作负荷变大，神经-肌肉系统的刺激效果增强。

核心稳定性训练影响着动作控制，动作控制指与人执行技能性动作有关的一系列神经学、生理学和行为学机制，主要决定动作的速度、动作的幅度、产生动作的力量以及动作的轨迹。在运动中涉及比较多的还是神经肌肉运动控制问题。核心稳定性训练可以充分的调动神经肌肉控制系统，通过不稳定的支撑面练习，提高核心肌群的力量，改善神经肌肉控制的效率，顺利完成对运动的控制。

（三）训练的原则

1. 个体化训练 核心稳定性训练要专门设计符合个体需求的带有稳定、平衡、协调和本体感觉的训练动作。

2. 训练课题难度 由易到难。

3. 训练方法 由稳定到不稳定。

4. 训练顺序 训练操作应从徒手训练开始，之后进行器械训练。

5. 训练次数 未必很多，但要求每次训练达到一定的持续时间。

（四）核心稳定性训练的积极意义

1. 建立了一种新的康复训练理念 核心稳定性训练本着运动链（动力链）理论，在完成技术动作过程中，将参与完成动作的肢体连成一个"链"，参与动作完成的身体的每一个部分则是链上的一个环节，技术动作的完成是依靠动量在各个环节间的传递实现的，核心力量就是动量在动力链的传递过程中发挥着"核心"作用，在上下肢的动量传递过程中起承上启下的枢纽作用。坚固稳定的核心稳定性可以将来自地面的力量有效传递至上肢，以达到对上肢或所持器械的最大加速或减速的作用，也可以将上肢动量传递给下肢，调整下肢肌群对地面的作用力度，从而提高上下肢或技术动作间的协调工作效率，所以核心稳定性训练突出了提高力量的传递、协调组合和控制肌肉能力的特点，体现出全身整体性的、多肌群在多个维度内同时参与运动的新理念。

2. 弥补了传统康复训练在提高协调、灵敏、平衡能力方面的不足 维持人体稳定性的生理机制是神经系统不断接受来自前庭、视觉中枢和集中在肌肉、肌腱、韧带、关节囊、皮肤中的本体感受器传来的信号后，通过激活、控制维持肢体稳定性的肌肉来调节人体平衡，这种调动机制加强了深层肌的募集和兴奋能力，有利于提高肌肉间的协调、灵敏和平衡能力，这对于传统力量训练在提高爆发力量、速度力量、力量耐力等方面做出了补充。

3. 创新了力量训练的方法与手段 目前我们国内力量训练有负重抗阻练习、克服弹性物体的练习、克服外部环境阻力等7种主要训练手段，这些力量练习手段存在一个共同的特点，那就是力量训练的过程中身体重心都是处于相对平衡状态下完成的。在实际运动过程中身体的不稳定状态破坏了我们在稳定状态下培养的力量发挥的条件，从而这种力量练习在场上表现不出来。由于力量训练中不稳定因素的加入，使力量训练中又出现了悬吊训练和震动训练两种主要的核心力量训练方法。如悬吊训练是通过吊索将身体部分或全部悬吊起来，由于悬吊带形成的支撑反作用力不断处于变动之中，迫使身体不断调整不稳定的身体状态而达到提高神经-肌肉本体感受性功能。同样，振动训练通过机械振动进一步激活、募集更多的肌纤维参与肌肉收缩，即肌肉肌腱的振动刺激可以引起肌肉本体感受器的收缩。

（五）核心稳定性训练的方法

1. 稳定状态下徒手练习 是最基础的核心稳定性训练方法，主要涉及核心稳定肌群，通过训练可以让被训练者体会到核心肌的用力和对身体的控制方式。

（1）仰卧位搭桥保持训练：两上肢伸展，分别放于躯干两侧。然后，屈曲膝关节并使两足底着地，抬起骨盆，使骨盆和部分躯干处于空间位，尽可能长时间的持续维持这一姿位，使腰腹部肌肉产生同时收缩（图 8-179）。

（2）四肢上举训练：仰卧位上两上肢伸展，在躯干两侧平行抬起距床面约 10cm。双下肢髋、膝关节屈曲 90°并上举（图 8-180a），或者两膝关节伸展上举（图 8-180b）尽可能长时间地持续维持这一姿位。

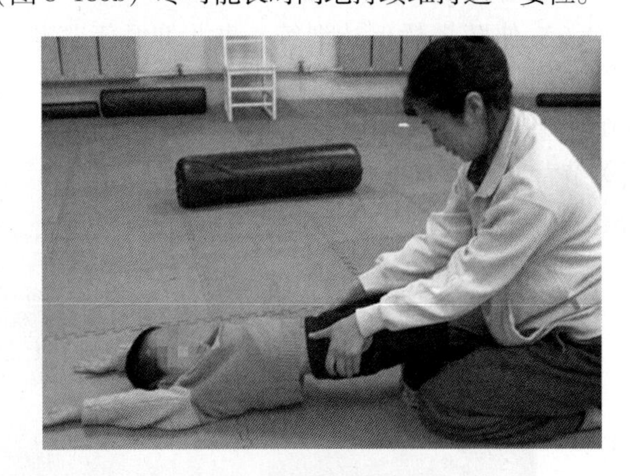

图 8-179 仰卧位搭桥保持训练

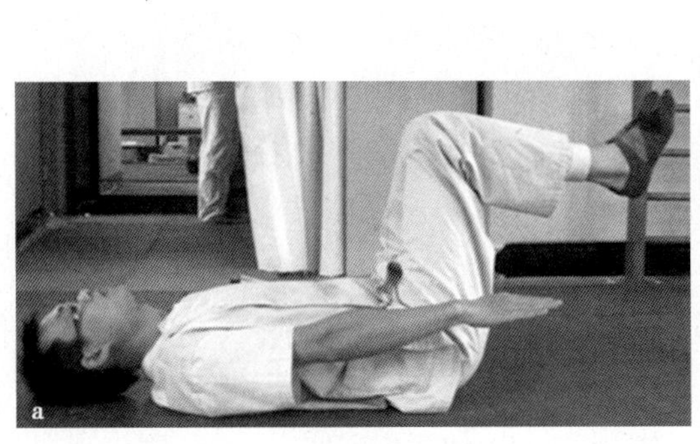

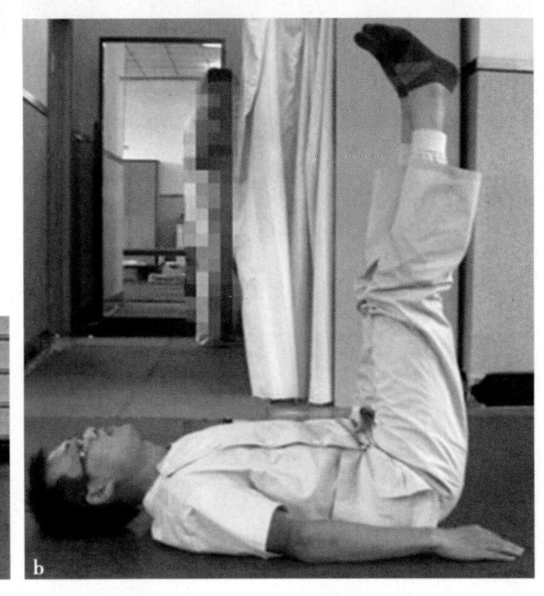

图 8-180 仰卧位上举上、下肢训练

（3）俯卧位肘和足尖支撑使身体呈空间位：被训练者俯卧位，首先屈曲双肘并支撑身体，然后，逐渐抬起腹部、骨盆和下肢，只使双足尖着地。即用双肘和双足尖支撑身体，使之呈空间位。尽可能长时间地持续维持这一姿位（图 8-181）。

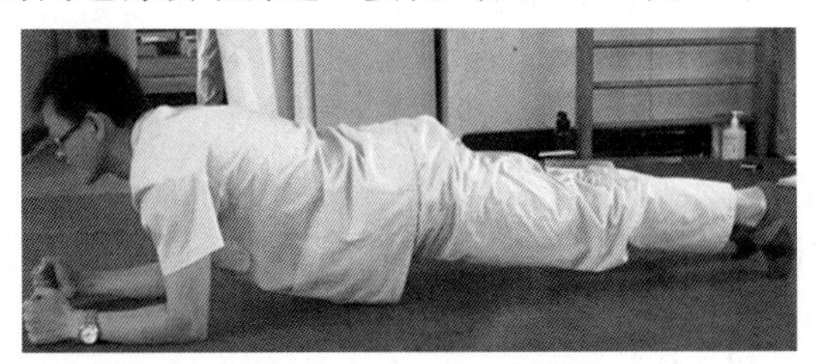

图 8-181 俯卧位肘和足尖支撑身体训练

（4）侧卧位肘和足外侧面支撑使身体呈空间位：被训练者侧卧位，首先屈曲下方侧的肘并支撑身体，然后，逐渐抬起腹部、骨盆和下肢，只使下方侧足的外侧面着地。即用一侧肘和一侧足的外侧面支撑身体，使之呈空间位。尽可能长时间地持续维持这一姿位（图 8-182）。

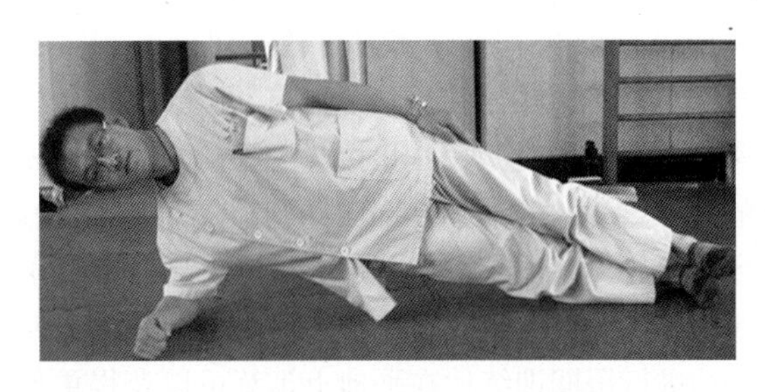

图 8-182 侧卧位肘和足外侧面支撑使身体训练

（5）三点支持和两点支持：患儿取四点支持位，稳定后令其抬起一个肢体，呈三点支持位（图8-183a）维持一段时间，再抬起一个肢体，呈两点支持位（图8-183b）。

（6）伸膝搭桥保持训练：患儿仰卧于三角垫上，双上肢伸展、并沿身体长轴举向头顶方向。治疗师跪坐于其脚下方，两手握持患儿的双足部，使踝关节背屈，并使患儿的两下肢处于伸展状态放于自己的双膝上，让患儿抬起臀部，尽可能长时间地保持这一姿位（图8-184），同时也可以促进髋关节、脊柱、上下肢的伸展活动。

（7）俯卧位核心稳定训练：治疗师于椅子或地板上坐位，令患儿于其前方呈俯卧位，握持患儿两下肢，使之外展、外旋抬起并置于自己的下肢上，令患儿两上肢伸展支撑，将躯干抬至空间位上，保持这一姿位至难以支持为止（图8-185）。

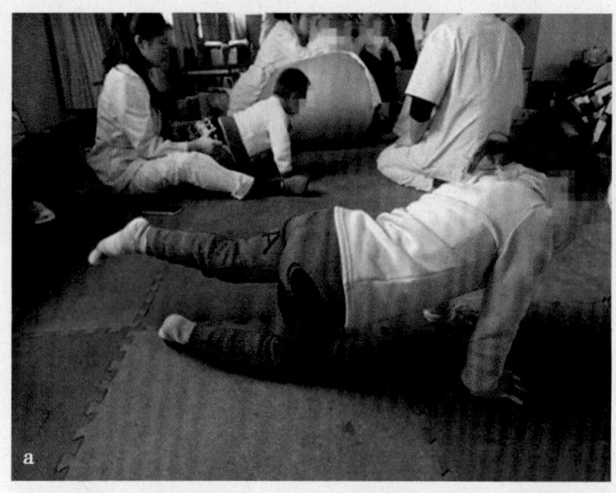
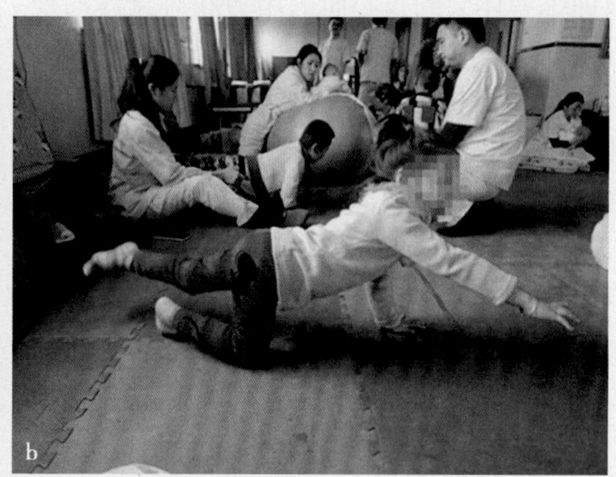

图8-183 三点支持和两点支持训练

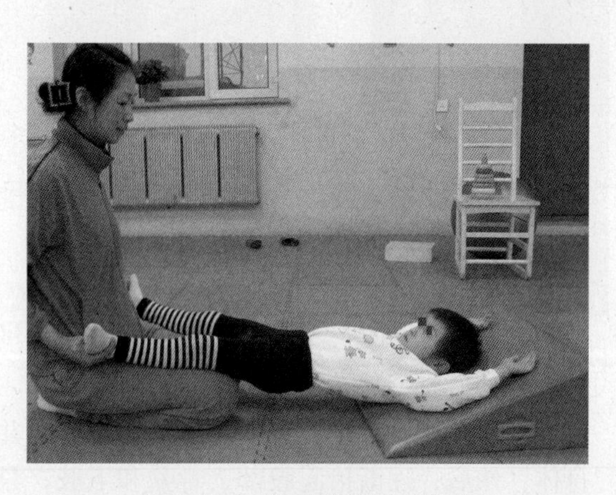

图8-184 伸膝搭桥保持训练

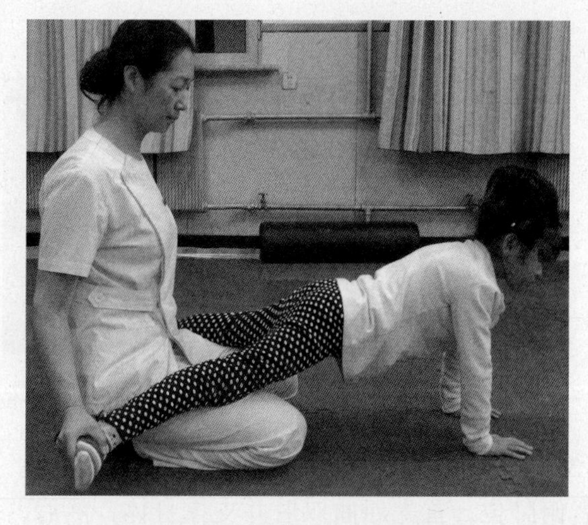

图8-185 俯卧位核心稳定训练

2. 非稳定状态下徒手训练 是将被训练者置于不稳定的支持面上进行训练的方法。利用不稳定的表面进行训练，可以增强对核心肌肉的刺激，提高身体的稳定性。此训练方法可以更有效地动员躯干深层肌肉参与运动，同时也增加了对运动本体感觉的刺激。通过被训练者自身调节不稳定的状态，达到增强神经-肌肉系统的平衡和控制能力，也可增强对本体感觉的刺激。Rutherford 和 Jones 认为，利用健身球进行短期训练比在平地上训练可以获得更好的躯干平衡和肌肉刺激，提高本体感受和协调性。另外，可以更好地刺激神经系统在运动时对身体的控制。

（1）平衡垫或球上站立训练：平衡垫是塑胶充气垫，由于里面有空气而不稳定，人只有在核心部位的肌肉紧张时，才能在其上保持稳定的姿势。可以在平衡垫上进行站立训练，一段时间后，当可以稳定地在其上保持一定姿势时，则可以闭上眼睛，这样对本体感受神经的刺激会更强烈，会增强核心稳定性（图8-186a）。加大难度可让另一只脚踩球（图8-186b）或者单足站在球上（图8-186c）进行维持自身平衡训练，可两足交替。

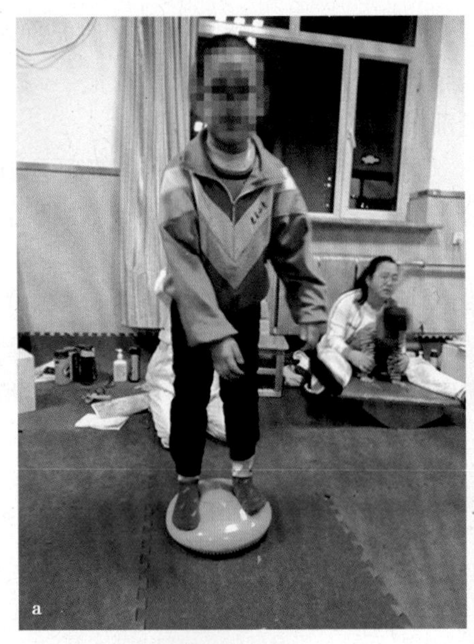
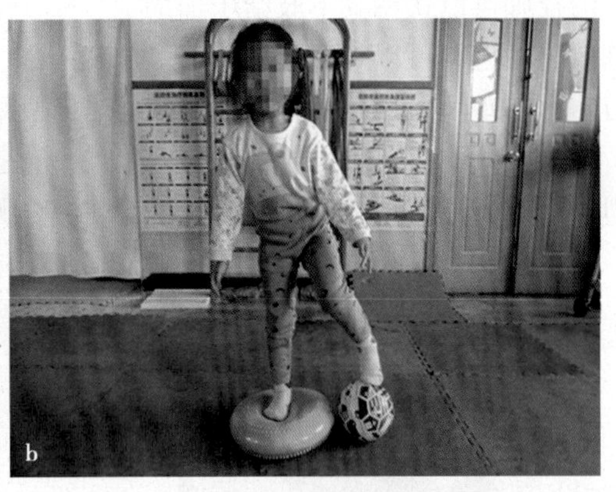
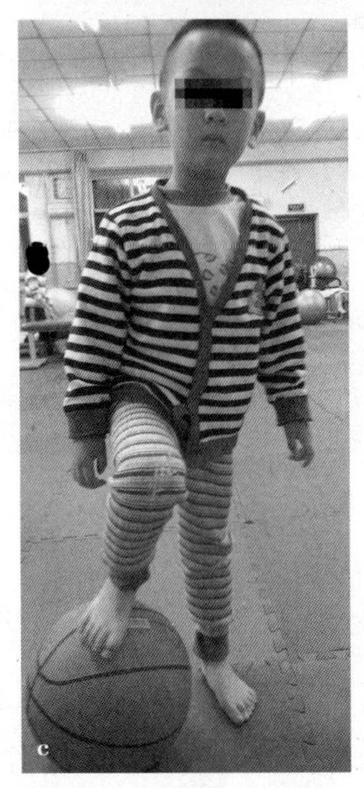

图 8-186 平衡垫或球上站立训练

（2）平衡垫上俯卧撑训练：两个平衡垫放于地板上，其间距离为与两肩同宽。被训练者两手分别放于两垫上，进行俯卧撑动作。运动中，身体从头至足要保持成一直线，下落时肘关节成 90°，起来时注意肘关节不要过度伸展（图 8-187）。

（3）平衡垫上坐位训练：坐于平衡垫上，之后双下肢和双上肢伸展向前上方举起，或手去抓足，也可两手握一球，用球触摸足部（图 8-188）。

（4）平衡垫蹲举训练：两个平衡垫置于与两髋同宽的位置，两足分别踩在平衡垫的中间，进行蹲举动作。注意下蹲时膝部向前下方，不要使髋关节发生内收、内旋或外旋、外展。保持蹲位时，膝关节不能在足尖前方，大腿与地面平行或略高于平行的位置。腰背伸直，可使核心肌收缩（图 8-189）。

（5）平衡垫上两点支撑训练：首先在平衡垫上呈四点支持位，然后抬起一侧上肢和对侧下肢，在保持骨盆中立位同时进行两点支撑训练。控制身体的平衡，保持一段时间后，进行另一侧的训练（图 8-190）。

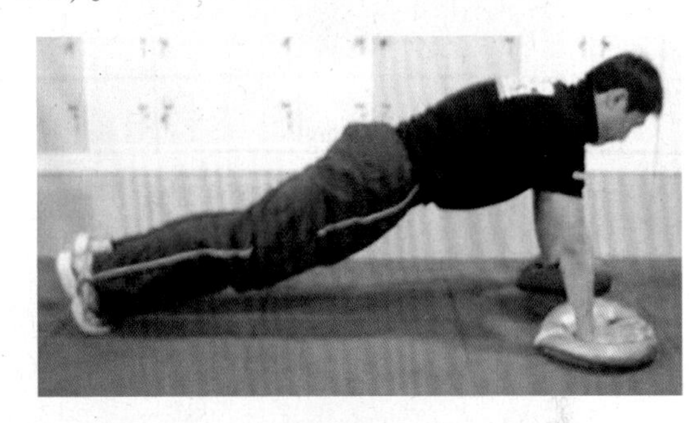

图 8-187 平衡垫上俯卧撑训练

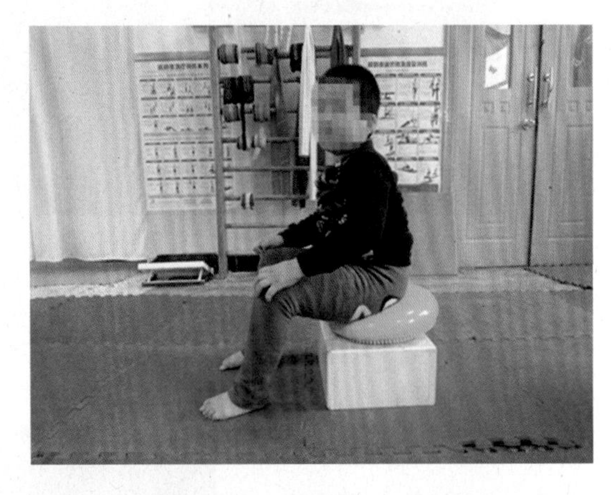

图 8-188 平衡垫上坐位训练

（6）平衡垫上膝立位训练：让患儿在平衡垫上膝立、单膝立位，尽可能维持长时间（图 8-191）。

（7）球上训练

1）屈曲两肘放于球上，两下肢伸展，足尖着地保持平衡，需要保持双足、骨盆和肩部成一直线（图 8-192a）。也可以双腿方于球上，两手支撑于地面上（图 8-192b）。如果被训练者自己保持这一姿势有困难，治疗师可以扶持其下肢给予辅助。

随着训练效果增进，可以加大训练难度，如逐步增大双足与球间的距离、用单足支撑、在下肢上绑沙袋等。

图 8-192b 要保持肩部、臀部、双足成一条直线。随着训练效果增进，可以加大训练难度，如双上肢向前行进，使小腿置于球上→双足置于球上→足部绑沙袋等。

2）仰卧于球上，用双肩部顶住球，双足与双肩同宽，膝关节屈曲 90°，双足全足着地（图 8-193a）。随着训练效果增进，可以加大训练难度：①将球从一侧肩部滚向另一侧；②将一侧下肢伸直→双足绑沙袋，双手握哑铃上举；③抬起一侧下肢→双足绑沙袋，双手握哑铃上举。

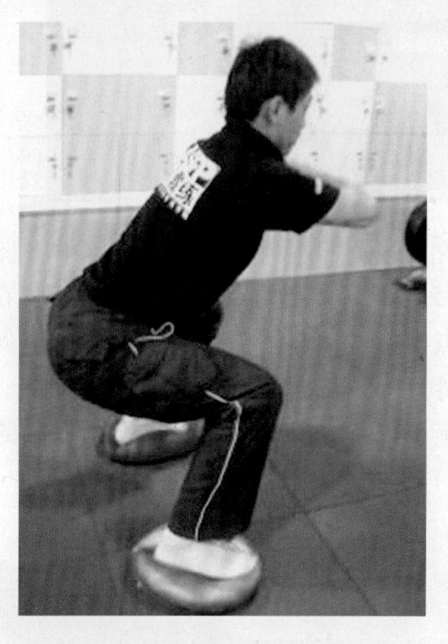

图 8-189 平衡垫上蹲举训练

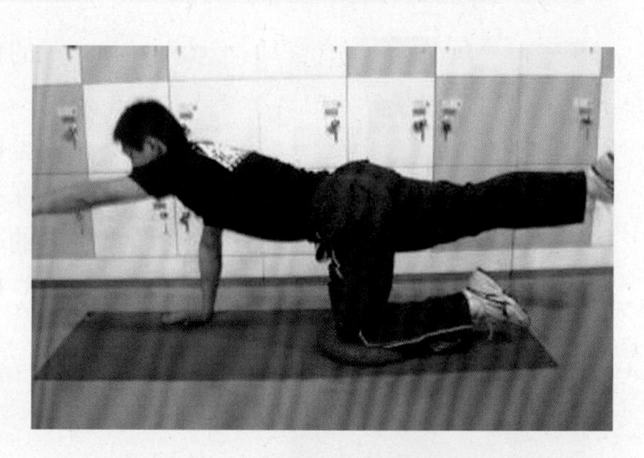

图 8-190 平衡垫上两点支撑训练

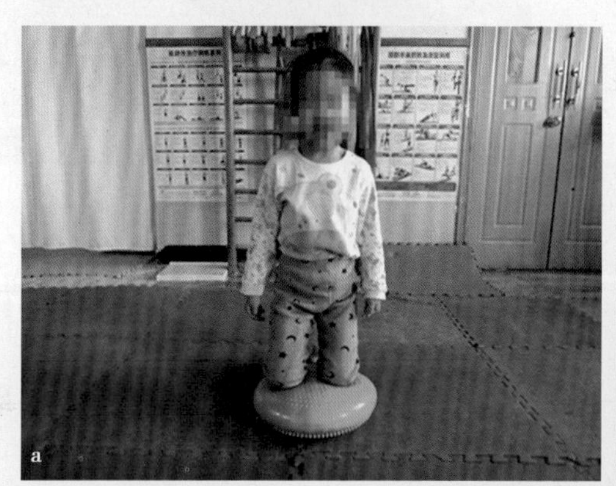

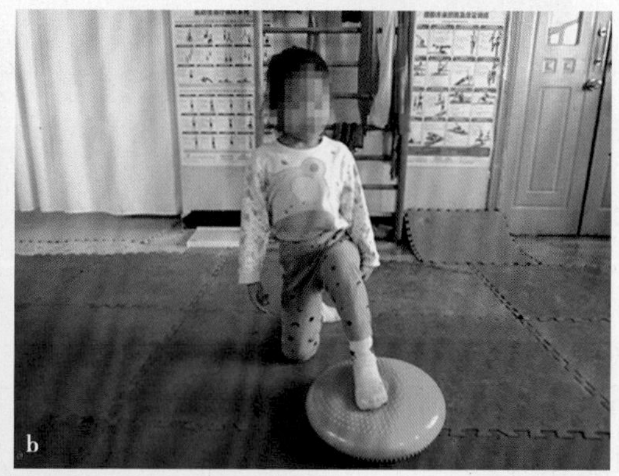

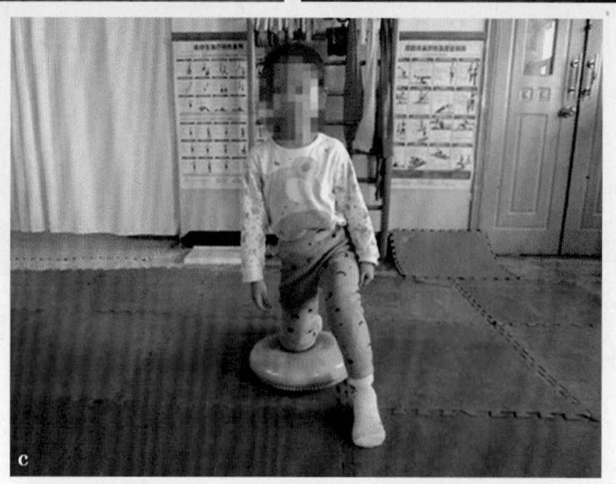

图 8-191 平衡垫上膝立位训练

随着训练效果增进，可以加大训练难度：单足置于球上→双足把球拉向臀部，逐步屈曲膝关节→一下肢抬起并保持空间位，单足置于球上，把球拉向臀部，逐步屈曲膝关节→双手举哑铃，双足绑沙袋。

（8）球上俯卧撑训练：两手打开放于球上，手要在肩的下方。训练初期，可以采取肘关节屈曲放在球上或将两足分开（图 8-194a）。做俯卧撑时，向下落时胸不要碰球，起来时注意肘关节不要过度伸展（图 8-194b）。

（9）悬吊训练：双肘支撑于放于地板的垫子上，将双足和踝部悬吊起来，保持头颈、躯干和骨盆水平位（图 8-195）。

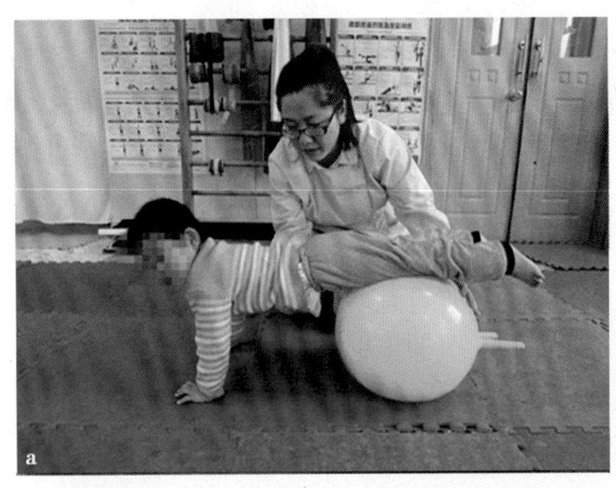
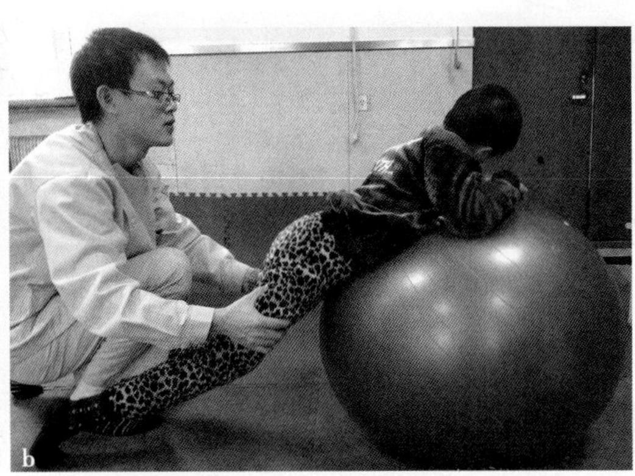

图 8-192 球上俯卧位训练

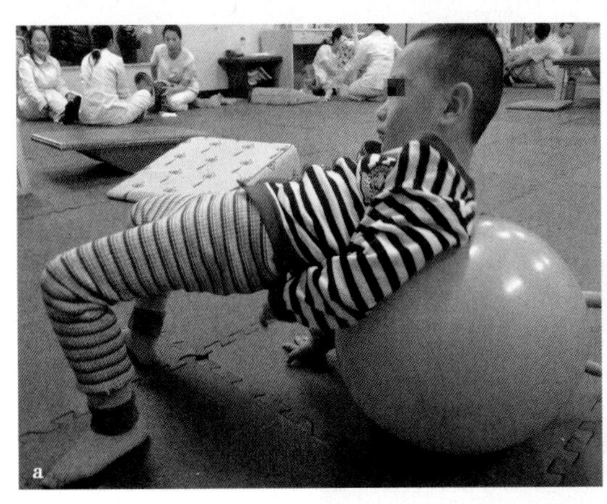
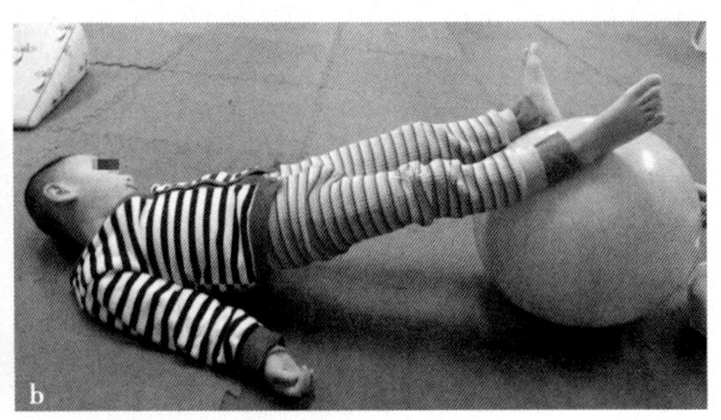

图 8-193 球上仰卧位训练

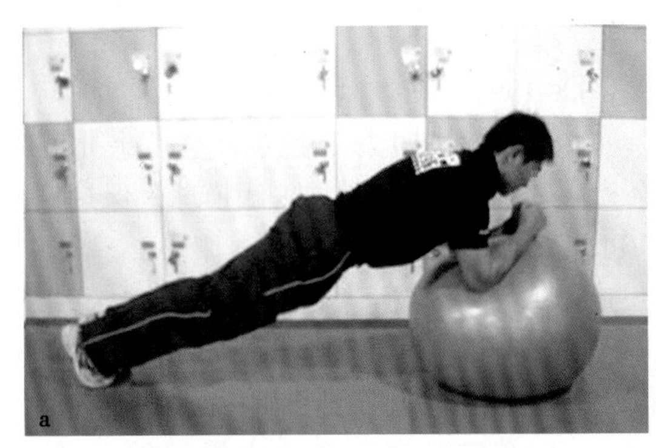
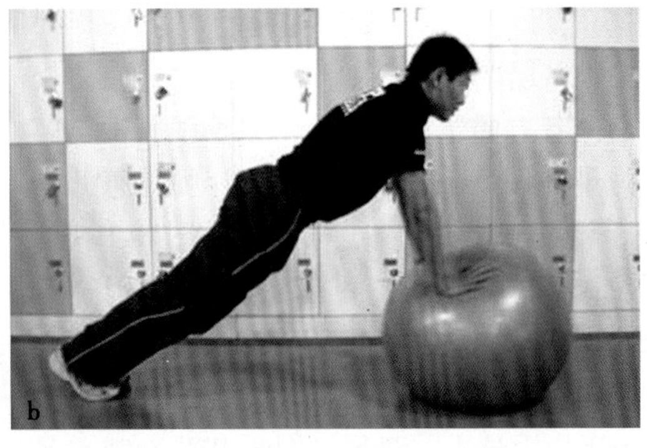

图 8-194 球上俯卧撑训练

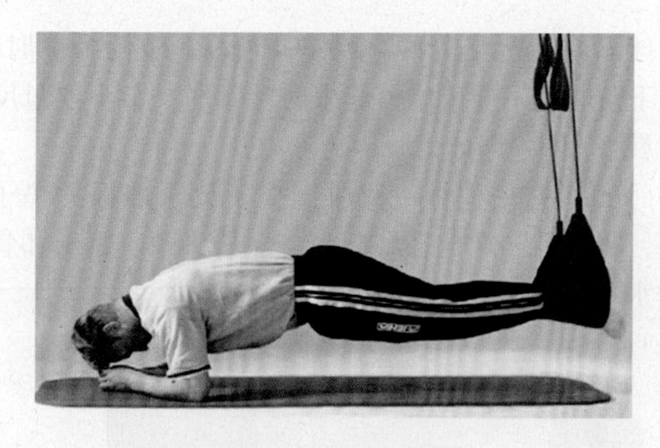

图 8-195 悬吊训练

（10）滚筒上核心稳定训练

1）俯卧位：患儿沿滚筒横轴俯卧其上，两上肢向侧方伸展（见图 8-87），或者两上肢伸向前方，两上肢保持在中间位。治疗师握持患儿两下肢，使之外展、外旋并置于自己的下肢上，使躯干在空间位。保持这一体位至难以支持为止。

2）仰卧位：使患儿纵向仰卧于滚筒上，两上肢上举（见图 8-81）或外展，必要时治疗师可扶持其骨盆等处。在正中位及滚筒向左、右旋转的位置上保持至难以完成。

（11）球上核心稳定训练

1）俯卧位：患儿俯卧于大球上，双上肢向前方伸展去触摸另一球。治疗师在其后扶持其上下肢，保持这一姿势至可能的最长时间（图8-196a）。有能力的患儿可以如图 8-196b，俯卧大球上，双手在前方支撑于滚筒上，维持这一姿势至尽可能长的时间。有能力者如图 8-196c，双手在前方支撑于一小球上，增加难度。

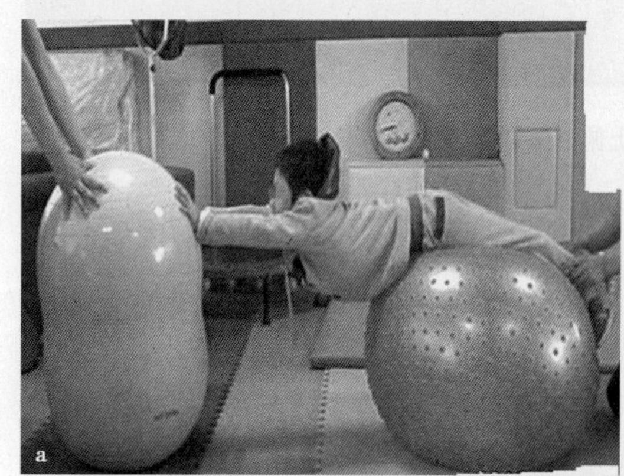

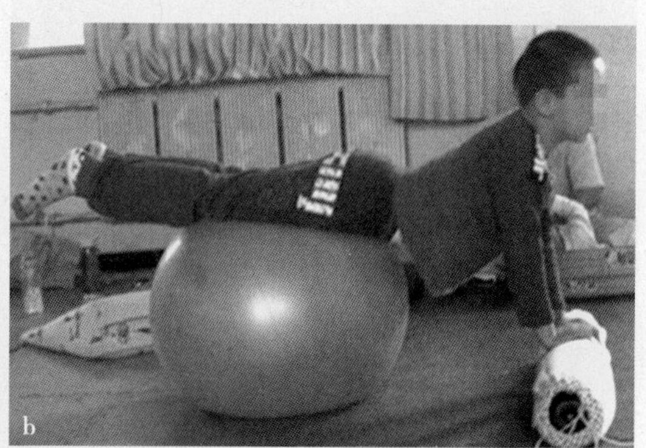

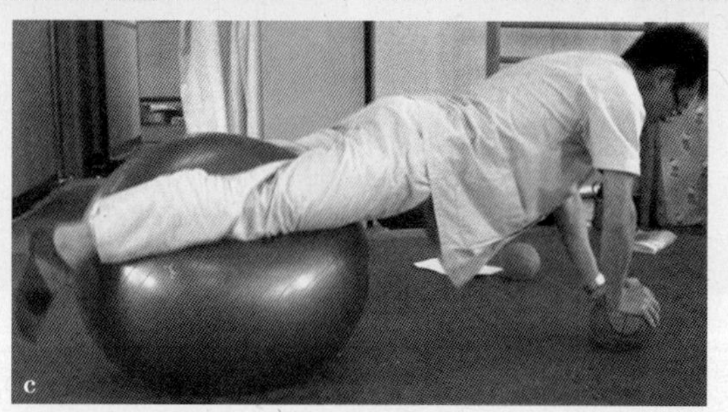

图 8-196 球上俯卧位核心稳定训练

2）坐位：①治疗师控制患儿的骨盆，使之坐于大球上，向各方向滚动大球，可以增强腹部与背肌的收缩力量（图 8-197a）。或者治疗师与患儿均坐于球上，治疗师控制患儿的大腿（图 8-197b）或骨盆部位，令患儿坐起。可起到同样的作用。

②患儿坐于球上，两手抱一小球。双足离开地板，保持这一姿势至可能的最长时间（图 8-198a）。或者患儿坐于一大球上，双足（图 8-198b）或单足放在一小球上，尽可能长时间保持这一坐位。

3）立位：患儿站立于大球上，手扶肋木，治疗师在其后扶持其下肢。维持站立位至最长时间（图 8-199）。

（12）滑板上核心稳定训练 患儿俯卧于滑板上，双上肢向前方伸展去触摸球，保持这一姿势至可能长的时间（图 8-200）。

（13）平衡板上核心稳定训练：患儿坐在平衡板上的球上（图 8-201a），或站立于平衡板上（图 8-201b），治疗师摇晃平衡板。

3. 稳定状态下自由力量训练 是指将患者置于稳定状态下，即固定身体的某部分，进行核心部位肌群的负重训练，达到增强其力量的目的。

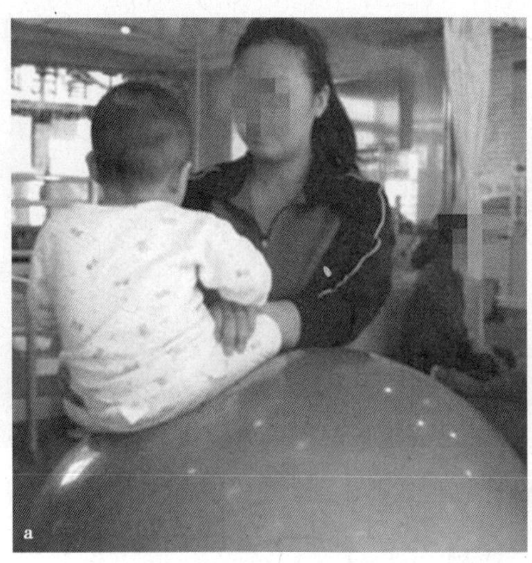
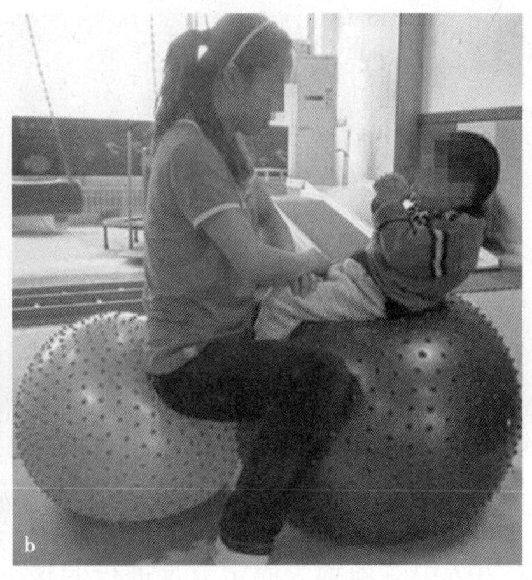

图 8-197 球上坐位核心稳定训练 1

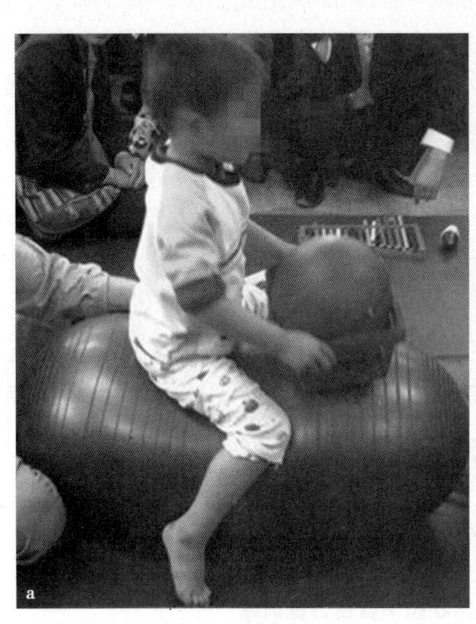
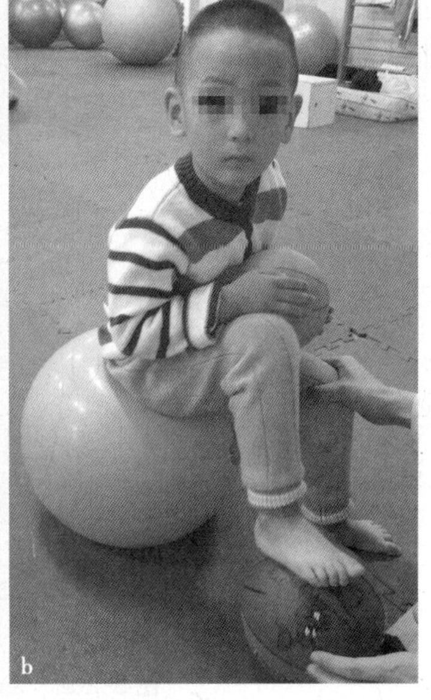

图 8-198 球上坐位核心稳定训练 2

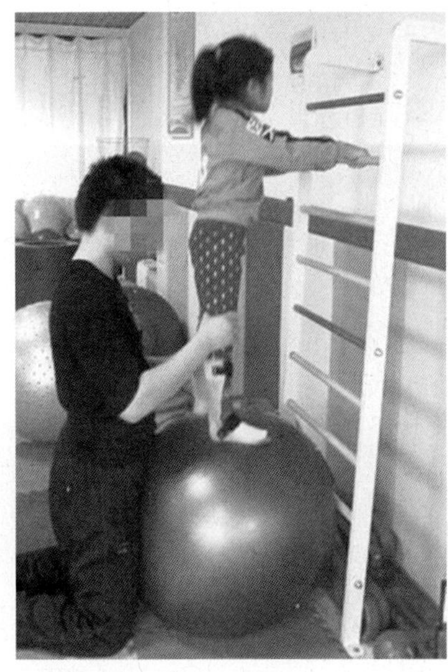

图 8-199 立位球上核心稳定训练

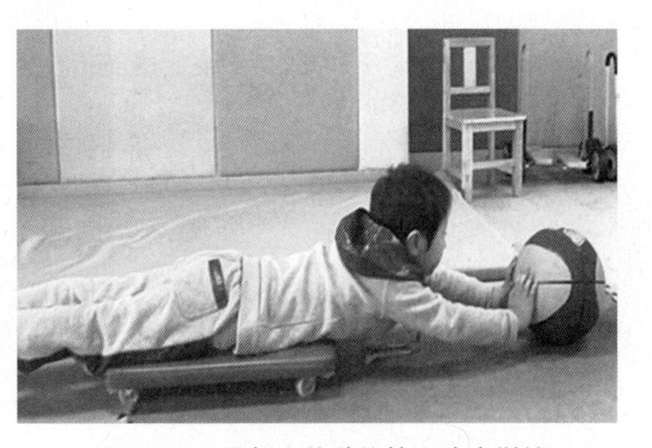

图 8-200 滑板上俯卧位核心稳定训练

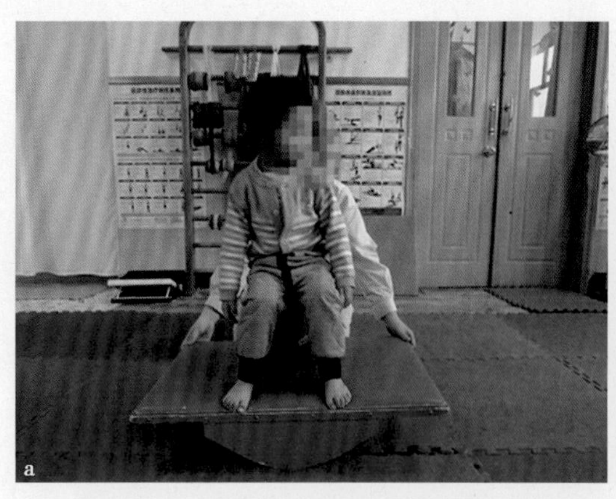
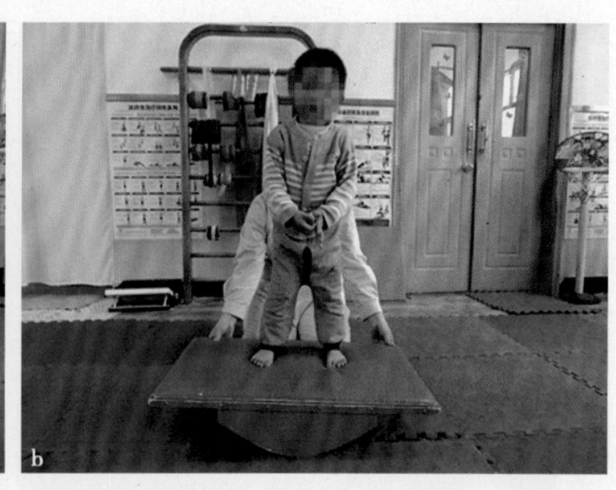

图 8-201 平衡板上核心稳定训练

（1）图 8-202 中三项均为固定双足进行的核心肌群力量训练。其中 a 为固定双足和骨盆部位，两手抱球，进行身体扭转的训练；b 为固定双足，双手从后上方向前下方牵拉悬吊器材；c 为固定双足，双手从前上方向后下方牵拉悬吊器材。

（2）患儿立位，治疗师坐于其后，扶持患儿的两侧骨盆或两膝部，使下肢稳定地负荷体重。令患儿弯腰两手指触及地面后再站起，反复进行（图 8-203）。注意防止膝过伸展。

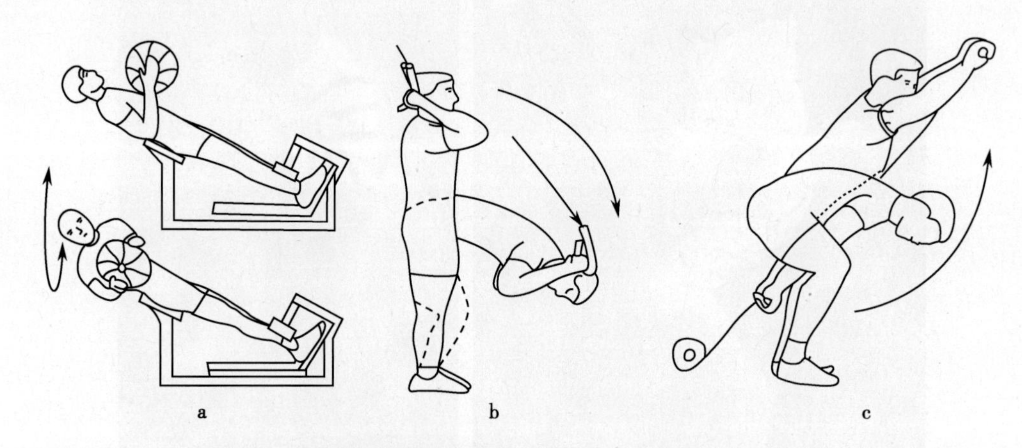

图 8-202 稳定状态下自由力量训练

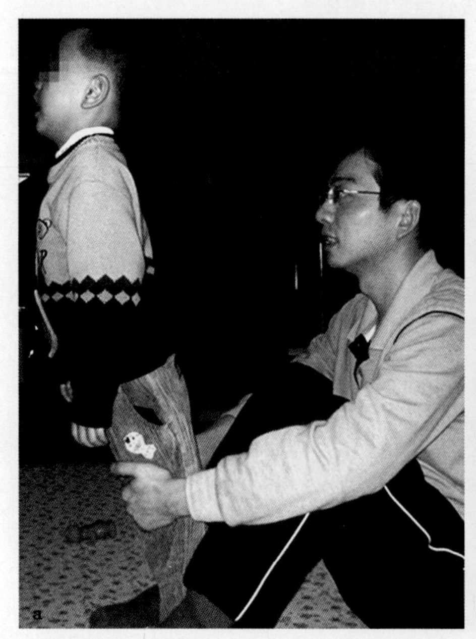
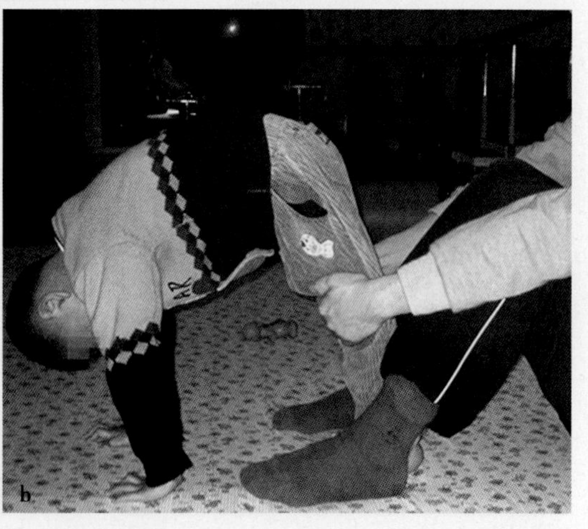

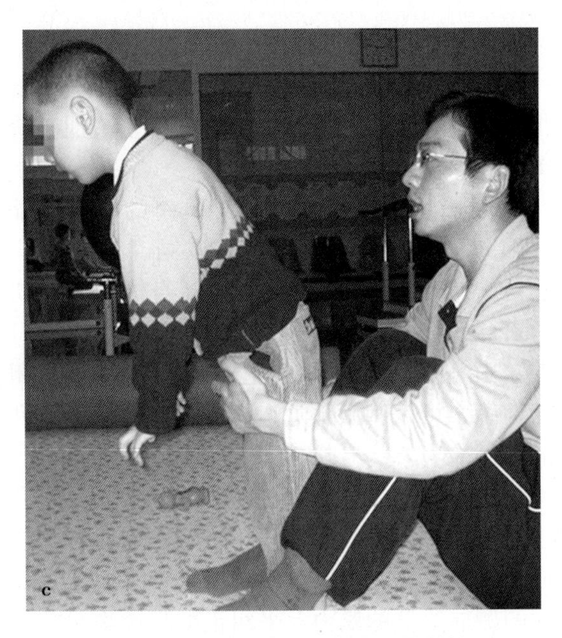

图 8-203 稳定状态下自由力量训练

4. 非稳定状态下自由力量训练 是指将患者置于不稳定的状态下，如在球上、平衡垫上等不稳定面上进行负重训练，达到增强核心部位肌群力量的目的。

（1）坐位与立位训练：图 8-204 中，a 是坐于球上将足底固定于地板上，b 是单足站立在球上，双手持哑铃进行交替上举训练，训练核心肌群的肌力。

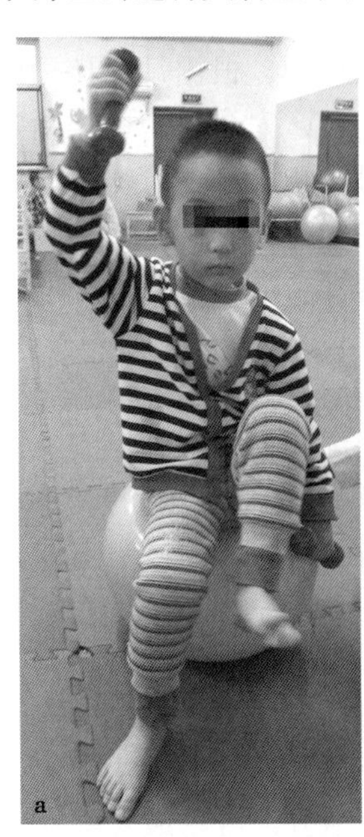

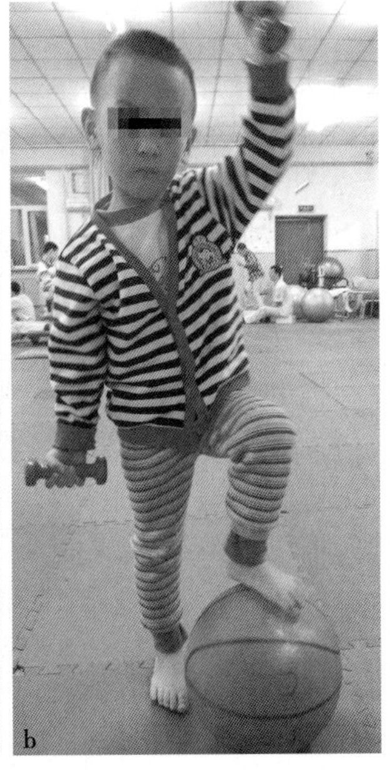

图 8-204 非稳定状态下自由力量训练 1

（2）坐位训练：患儿坐于放在木箱上的平衡垫上，双手握球，向上方高举（图 8-205）。

在不同的条件下进行核心稳定性训练，对提高神经肌肉的控制能力的影响不同，越不稳定的条件影响越大。

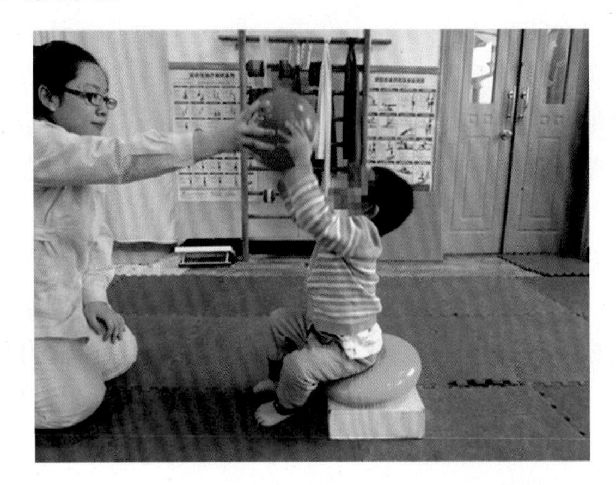

图 8-205 非稳定状态下自由力量训练 2

（陈秀洁 康贝贝）

第四节 悬吊运动疗法在儿童康复中的应用

一、概 述

儿童依从性差、主动运动和维持（重复）能力差，对给予的帮助难以理解和掌握，其康复治疗是一个长期复杂的过程，需要采取综合治疗的方法，将各种疗法加以整合共同发挥功效。随着对躯干稳定性的认识，核心稳定性训练及感觉运动控制训练在儿童康复治疗中越发重要。悬吊运动疗法与传统康复治疗方法不相违背，是一种渐进式训练，通过借助悬吊系统这个平台，对原有的技术进行整合和优化，从而形成独具特色的治疗技术。

（一）定义

悬吊运动疗法（sling exercise therapy，SET）是康复医学中以持久改善肌肉骨骼疾病为目的的，应用主动治疗和主动训练的一个总的概念集合。该疗法以主动训练和康复治疗作为关键要素，包括诊断及治疗两大系统。

诊断是指通过逐渐增加开链运动和闭链运动的负荷来进行肌肉耐力测定，并结合肌肉骨骼疾病的常规检查，确定运动过程中的“弱链”部分。“弱链”是从生物力学的角度出发，把肢体的运动看作是由一个个关节按一定顺序构成的运动链上的传递。在完成某个动作的过程中，由于某部分肌肉（通常是局部稳定肌）太弱以至于不能充分发挥其本身应有的作用，造成力的传递受到干扰，不能正确地完成该动作，或是双侧运动不对称，或是局部感到疼痛。如果在某个运动方向上出现疼痛，说明在这个方向上关节稳定性差。悬吊运动训练认为关节周围的疼痛与关节局部稳定性下降有关，而其主要原因包括局部稳定肌的萎缩、失活及局部稳定肌与整体运动肌之间的协调紊乱等原因。其原因在于参与这一方向控制的神经肌肉系统功能下降，因此可在这一方向上进行运动训练。

治疗以开链和闭链的运动形式训练，包括肌肉放松训练、增加关节活动训练、核心肌群肌力训练、平衡训练、协调训练、移动训练、感觉运动控制训练等，既可进行小组训练，亦可采用个体化家庭指导训练。

（二）发展史

应用悬吊装置帮助患儿进行康复训练已有很长的历史。第二次世界大战期间，人们使用简易的悬吊治疗装置，让伤员采用不同的姿势，来减轻他们的疼痛，防止发生肌肉萎缩和褥疮等。20 世纪 60 年代开始，挪威医学工作者就开始利用吊带治疗肩关节和髋关节疾病。此时的悬吊训练主要是利用吊带消除重力的影响，患儿通过主动训练增加关节活动度、防止肌肉萎缩、减轻疼痛等，临床效果得到了初步认可。但这种方法缺乏持久的疗效保障，易复发。20 世纪 90 年代初，挪威的物理治疗师和医生密切合作，在广泛的生物力学研究的基础之上，创造性地提出了一系列新的训练理念与原则，在此基础上，通过大量的临床实践，发展出全新的悬吊运动治疗体系，促进了悬吊运动治疗理念的进一步发展。这一时期的悬吊运动治疗大量应用于运动系统疾病尤其是慢性颈肩腰背疼痛的治疗，以运动系统疾病得到持久的改善为目的，在临床上得到广泛推广。21 世纪初期，随着竞技类体育体能训练重要性的凸显，以及核心稳定性训练的逐步发展，运动训练领域开始重视悬吊技术的应用。在竞技体育运动中，悬吊运动主要通过提高运动员躯干核心稳定性、平衡与协调能力、下肢爆发力，以及预防运动损伤等来达到提高运动员的运动成绩和保持良好竞技状态的目的。核心稳定性方面，悬吊训练主要针对躯干和四肢进行训练，到达改善机体平衡和协调能力的作用。悬吊设备在此时期也得到了迅速发展，其治疗的适应证也随之增加。目前已经进一步推广用于脑卒中和其他神经病的治疗中，还用来达到儿童发展训练以及健康体能运动的目的。

（三）优越性

1. 悬吊运动训练系统具有自已独特的诊断系统，即“弱链测试”。

2. 通过悬吊运动训练，可以训练传统康复训练很少练习到的深层稳定肌群，例如多裂肌、腹横肌等。

3. 悬吊运动训练可以改善肌肉的协调收缩能力。因为悬吊闭链运动训练可以同时激活“主动肌、协同肌和拮抗剂”，从而提高身体的运动协调能力。

4. 在不稳定的悬吊绳上或使用气垫进行闭链运动训练，可以刺激感觉运动器官，提高感觉和运动的协调能力。

5. 悬吊运动训练可以纠正患儿的骨盆问题和脊柱畸形。例如偏瘫患儿由于患侧侧屈肌张力提高造成的骨盆上提，可通过闭链运动训练躯干痉挛肌对侧的侧屈肌群的肌力，来纠正患侧骨盆上提。

6. 带来全新的治疗理念和技术，儿童悬吊治疗系统通过主动干预技术，早期激发神经网络建立正确控制功能区，恢复平衡功能，协调能力、控制能力、支配能力，来渐进地解决大脑控制失常所产生的不正常用力和异常姿势。

7. 通过悬吊的减重和不稳定的锻炼机制来降低肌张力，缓解全身痉挛状态，改善关节活动度，增强肌力，达到中枢神经系统的通路重建功能。

8. 利用儿童悬吊设备，可以让孩子们在主动的运动过程中完成各项治疗计划，根据每个孩子的功能水平设计不同的治疗内容，完全的个性化治疗方案使孩子们进步很快，可以集神经发育疗法、感觉统合训练、引导教育于一体，对肌张力的缓解、肌力的增强、平衡协调性的提高都能在孩子们的主动运动中完成。

9. 互动性好，这种互动性除了我们的治疗师要积极的对孩子进行一些训练和参与之外，家长也是最大的参与者，因此，悬吊技术与传统的训练技术相比较，它的训练效果在单位时间内是比较好的，可以增强医患信心。

10. 娱乐性强，借助儿童悬吊设备，可以充分调动儿童主动参与的兴趣，又能达到在嬉戏中训练，在训练中嬉戏的目的。似乎这是一个儿童游乐场，在这样一个充满快乐的地方，可以最大程度地激发孩子的各种感觉器官，调动及训练其深部感觉的综合协调能力，增强其神经、肌肉反馈和肌肉力量的目的，让孩子们在快乐的氛围中身心得到康复。

（四）适应证与适用范围

儿童悬吊系统主要用于小儿脑瘫、脑外伤、感觉统合失调及其他伴有运动功能障碍儿童的康复训练，也可以用于儿童注意力不集中、儿童孤独症、儿童斜颈、儿童骨盆倾斜、儿童脊柱侧弯等方面的训练，可以充分地调动儿童的主观能动性，提高其顺应性和感统能力，同时还可以有效地增强深、浅肌群的肌力与肌耐力，完成神经肌肉反馈重建，平衡功能训练与重建，还可用于儿童早期干预、儿童发展训练以及健康体能训练等预防性治疗与锻炼。

二、作用原理

所谓悬吊训练技术，就是将患儿身体的一部分悬吊在固定的绳索上，通过主动干预技术早期激发神经网络，建立正确控制功能区，恢复平衡功能、协调能力、控制能力、支配能力，来逐渐的解决大脑控制失常所导致的不正常用力和异常姿势。通过悬吊的减重和不稳定机制，降低肌张力，缓解全身痉挛状态，改善关节活动，增加肌力，达到中枢神经系统的通路重建功能。

悬吊运动疗法的核心是“Neurac 技术”，翻译为“神经肌肉激活技术”，它处理的并非是肌肉本身，而是激活神经对肌肉的控制，也就是说运动控制。神经肌肉激活技术是一种高水平的神经肌肉刺激，可激活患儿肌肉组织。运动程序是在大脑中进行转换的，通过神经肌肉训练，运动单元被水平电位激活，肌肉从休眠状态转变为激活状态。重新建立正确的肌肉运动控制模式，逐渐协调全身运动，同时 Neurac 技术装置系统还具有集游戏-治疗为一体的特点，可充分调动患儿主动参与治疗的积极性和依从性。其作用原理主要包括以下三个方面：

1. 主动运动 通过主动干预技术早期激发神经网络，建立正确的感觉运动控制通路，渐进地解决大脑异常控制所产生的不正常用力和异常姿势。

2. 消除重力影响 减重状态下，能有效缓解全身痉挛状态，改善关节活动度，使肌肉和关节逐渐活动到最大范围。

3. 提供不稳定条件 强调在不稳定的条件下能够激发和调动机体潜在的功能，增加各种感觉刺激的输入，增强其神经、肌肉反馈，提高感觉运动控制能力。

三、儿童悬吊设备组成及使用

现在的悬吊装置形式各异，或是立于地面上，或是安在墙上，或是吊在天花板上，或是挂在一个可滑动的安在天花板上的悬吊系统上，或是挂在一个便携式的悬吊系统上。悬吊设备主要由多个悬吊装置、吊绳、悬吊带、弹力吊绳、平衡垫等组成（图 8-206）。每个悬吊装置上有两条可以随意调节长度和容易扣住锁定的悬吊绳，各种类型的吊带、吊绳都可与之组合连接。吊带和吊绳可放置于身体任何部位之下，通过拉动与之连接的悬吊绳，将肢体、躯干，或整个身体悬吊起来。考虑到儿童的特殊性，儿童悬吊设备在原有基础上，又配备了一些辅助装置。

1. 早期刺激干预装置 将孩子仰卧放置在板上，适当倾斜板的角度。一定要将板较低一侧的安全带围过腰部系紧，使得板不能离开治疗师的身体（图 8-207）。

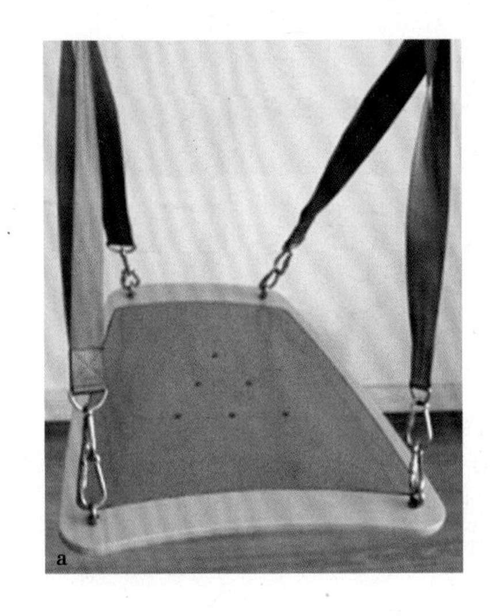
a

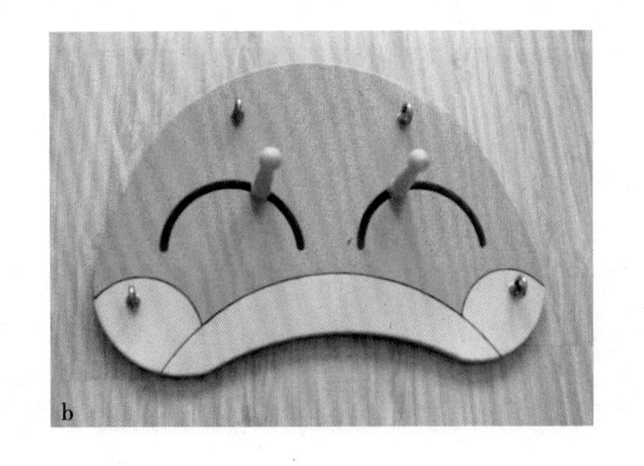
b

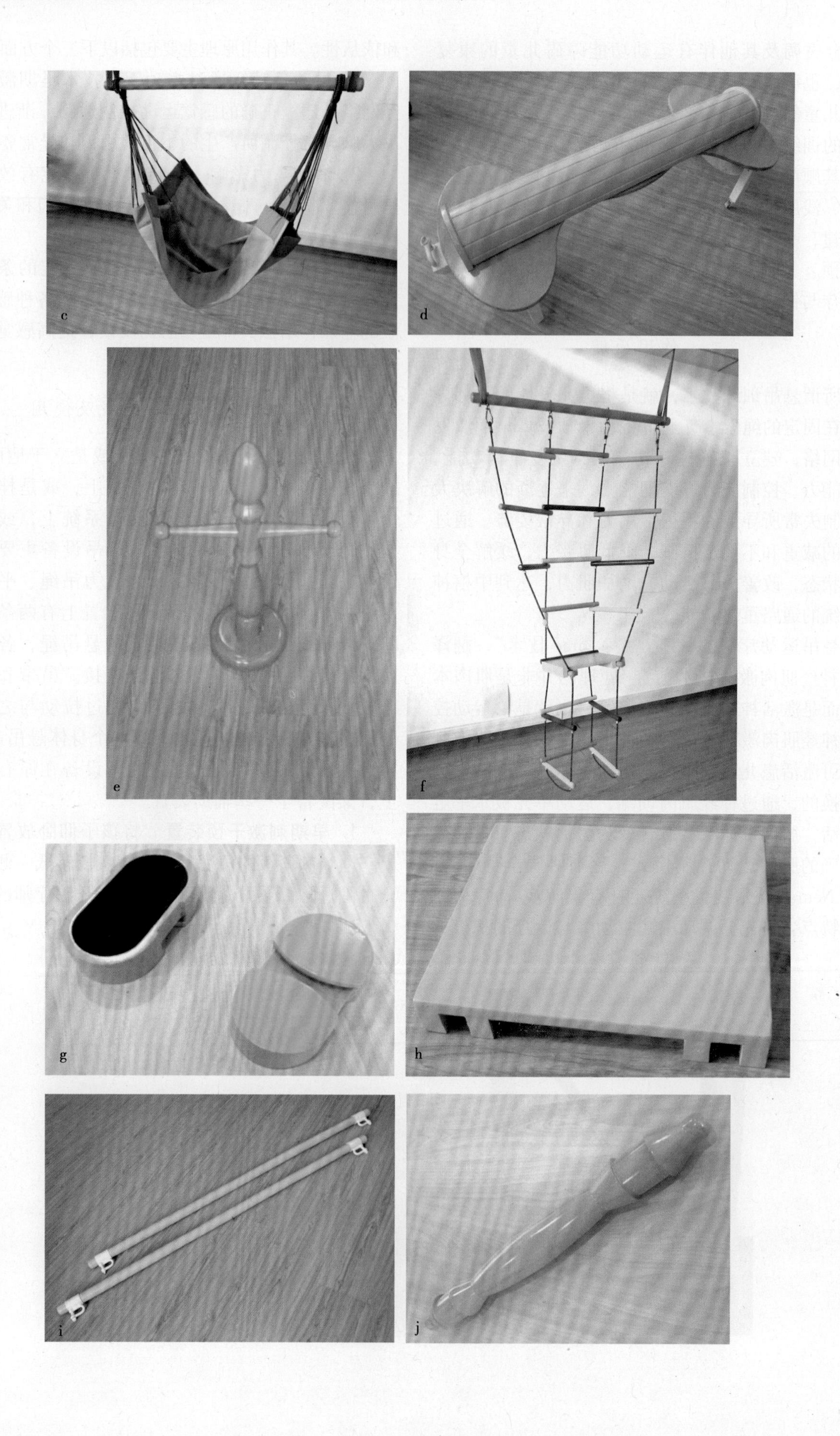

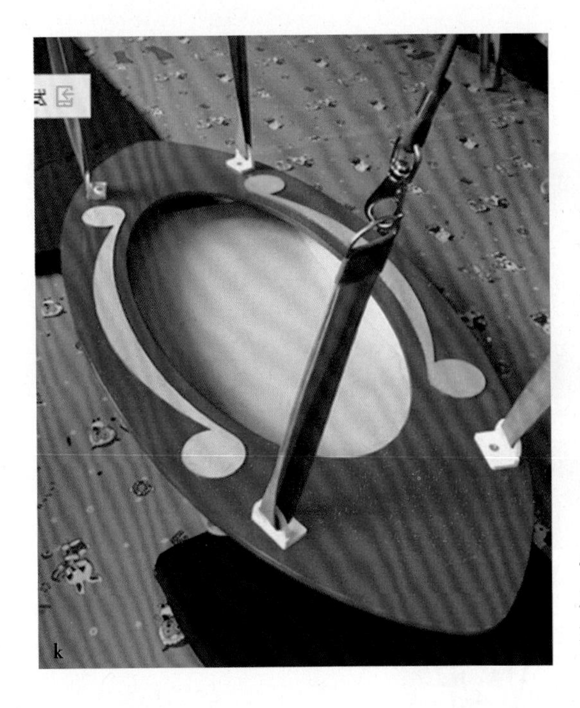

图 8-206　儿童悬吊设备组成

a. 早期刺激干预装置；b. 支持摆动装置；c. 辅助爬行装置；d. 平衡凳；e. 木塔；f. 绳梯；g. 悬吊鞋；h. 坐板；i. 多功能棒；j. 吊床棒；k. 海盗船

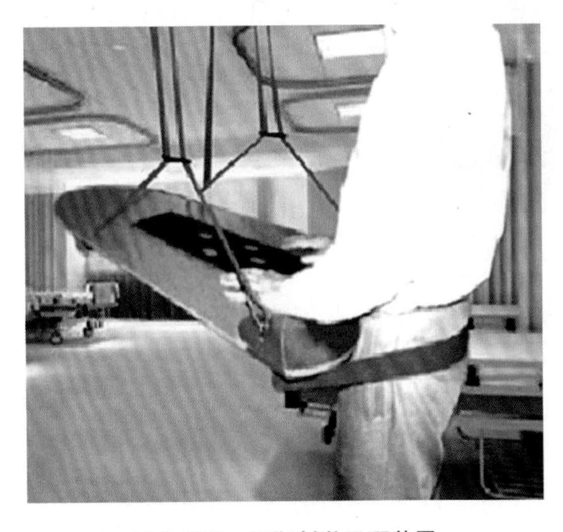

图 8-207　早期刺激干预装置

2. 支持摆动装置　孩子可以采用跪位或立位，双手握住立柱（两个立柱的距离可根据孩子的情况进行调节），前臂放于支持板上，进行移动训练或平衡训练（图 8-208）。

3. 辅助爬行装置　降低设备到地板，把孩子的上腹部放置在器械上，支撑物绕过胸骨。将设备升起大约2～3cm，孩子就能控制与他体重接触的表面，但是不会完全悬空。训练脊柱肌肉拉伸功能，也可以训练因体重刺激腹部和末端，产生身体肌肉活动的合适基础（图 8-209）。

4. 海盗船　克服一些孩子实际上可以掌握但是害怕的事情，增强多个孩子共同参与时的合作和协作，还可进行体位调整，练习平衡（图8-210）。

5. 平衡凳　沿着箭头平面运动（向前-向后），这样孩子必须屈伸（弯腰-伸展）；沿着正面运动（侧向），这样孩子必须侧弯和旋转；沿着横截面运动（自转），这样孩子可以感觉旋转并且前庭刺激强。

6. 悬吊鞋　增强脚、腿和臀部肌肉对称性活动，使用者还会自发地运动躯干。这个鞋子的“盘旋”功能使得使用者的腹部和后背肌肉得到刺激，使用者才能保持自己垂直，这就是通过末梢来锻炼中央稳定性（图 8-211）。偏瘫患儿可以伸展有问题的一侧来负重，而无需治疗师的帮助悬空。

7. 绳梯　将绳梯、攀爬通道、秋千、吊床这些功能轻易地集中于同一器械中（图 8-212）。

8. 多功能棒　帮助支撑，练习行走，而无需使用者被动的吊在设备上。患儿会发现行走轨迹不稳定，但是他们会从固定在地面上的行走轨道锻炼中得到益处。患儿前方或后方通过持着两条棒来增加或调整稳定性。治疗师也可以通过推拉棒子来让患儿旋转和重心转移（图 8-213）。

四、临床应用

（一）治疗原则

1. 首先进行“弱链测试”　训练从出现“弱链”的下一级水平开始。训练通常在略低于导致弱链测试阳性的负荷的水平上开始以保证无痛、姿势正确。疼痛可能意味着训练负荷过大、姿势不正确往往由于患儿使用错误的运动模式完成动作，即以整体运动肌代偿薄弱的局部稳定肌。

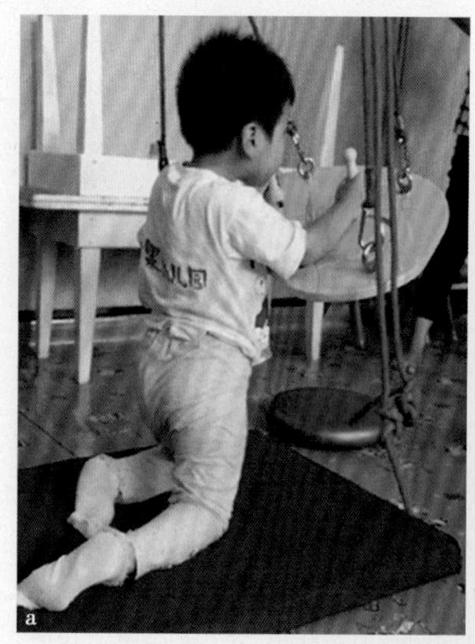

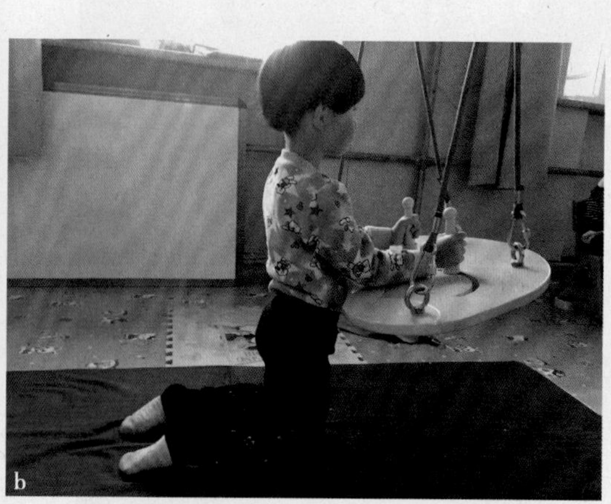

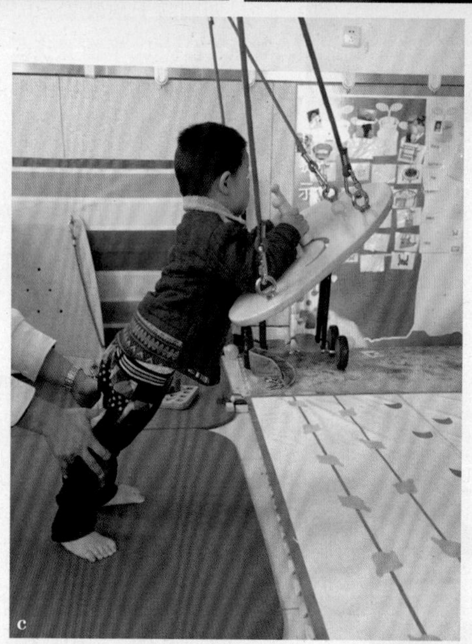

图 8-208 支持摆动装置

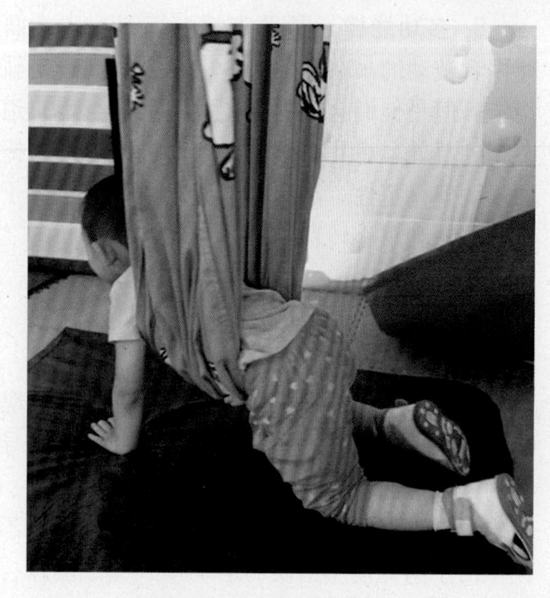

图 8-209 辅助爬行装置

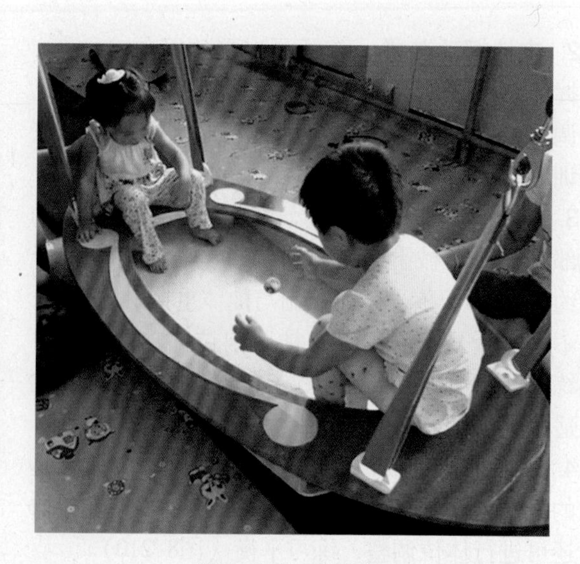

图 8-210 海盗船

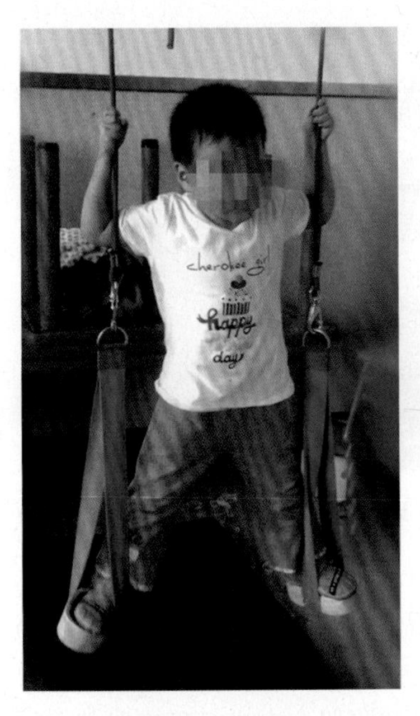

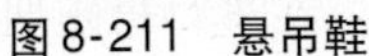
图8-211　悬吊鞋

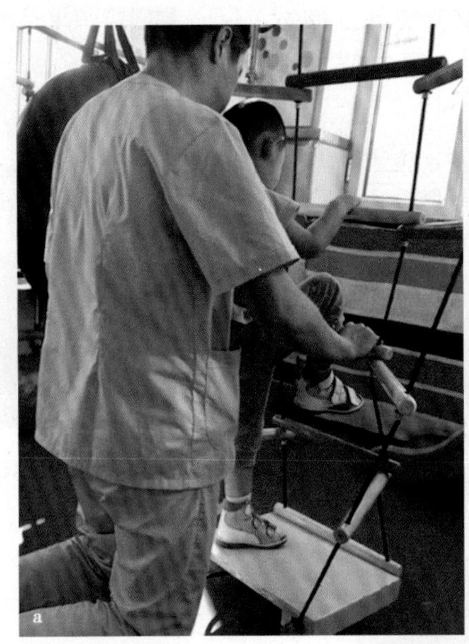

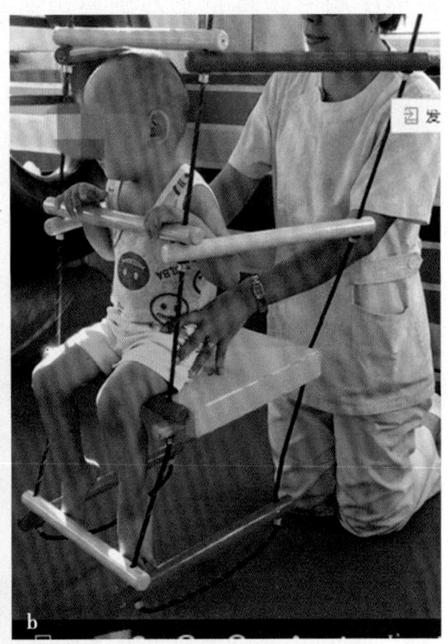

图8-212　绳梯

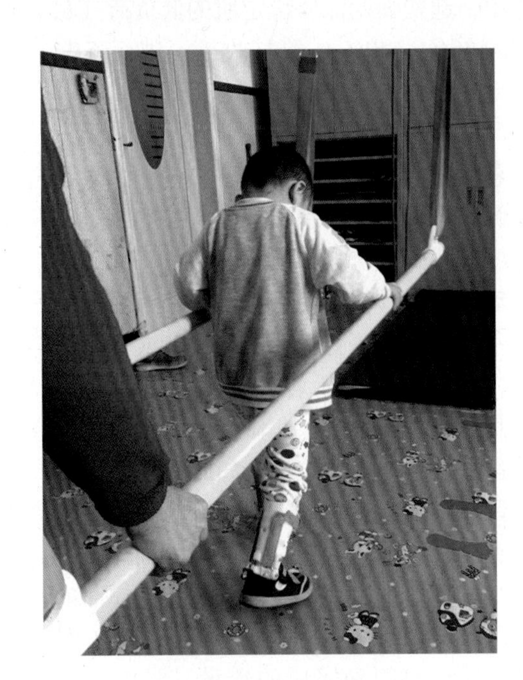

图8-213　多功能棒

2. 先练“神经”、再练“肌肉”　作为悬吊运动的起始阶段，强调恢复中枢神经系统对肌肉的控制能力，再恢复肌肉的整体功能。根据该理论，这一过程应在闭链运动模式下，从静态的姿势保持到动态的闭链运动过渡，从低负荷向高负荷过渡。另一方面，在训练的中后期即“肌肉训练阶段”，也应根据渐进抗阻的训练原理，综合使用闭链和开链运动，不断增加训练负荷。

3. 阶梯式训练原则　训练开始时进行低负荷训练以激活局部稳定肌，在每次训练中，应遵循组与组之间的训练负荷递增直至患儿出现疼痛或动作不正确为止，如此可以不断增加对神经肌肉的刺激，迅速恢复稳定肌的活力。在每次训练时，也应根据上次训练的结果逐渐增加训练强度。

4. 以闭链运动为主　闭链训练可更好地激活和训练局部稳定肌，在身体进行闭链训练时，局部稳定肌和整体运动肌可以更加协调的运动。

5. 在不稳定的平面上进行训练　以悬吊绳为支点或使用气垫，可使患儿在一个不稳定的支撑面上进行运动，身体的不稳定可以最大程度地增加感觉输入，更有效地刺激局部稳定肌收缩。

（二）临床应用

“弱链测试”具体方法：让患儿进行渐进式闭链运动，在运动中逐渐增大负荷直至患儿不能做出正确动作或感到疼痛为止。如果在负荷较低时就发生上述情况或者左右两侧的运动有明显差别时，就表明被检者存在一处或多处“弱链”部分。然后，用开链运动检测各肌肉以确定具体薄弱处。当用闭链运动进行检测时，治疗师要密切观察患儿的姿势，因为机体会尽量让其他肌肉去代偿“弱链”部分。

1. 肌肉放松训练　通过悬吊装置使需要放松的身体部位置于所希望的姿势，然后缓慢、轻柔地移动该部分机体。该操作通常应用于治疗前后及训练过程中出现疲劳休息时，使患儿放松，缓解紧张或疲劳。

悬吊方式：患儿仰卧位于垫子上，双手自然放于体侧。将悬吊带分别置于两踝关节处，调节悬吊高度，髋关节屈曲30°左右，膝关节充分伸展。

动作要领：治疗师位于患儿侧方，下方手放于患儿小腿远端，缓慢轻柔的摆动其下肢，上方手放于患儿胸腹部，感受其呼吸并提示患儿放松，稳定其躯干，嘱患儿下肢随治疗师自然摆动（图8-214）。

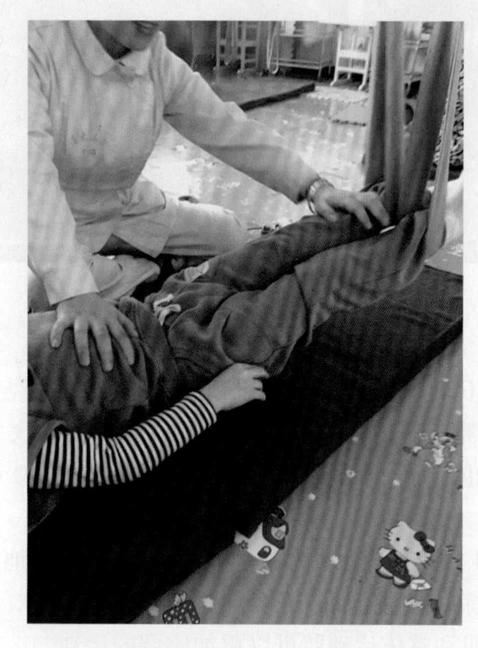

图8-214 肌肉放松训练

2. 关节活动训练 通过悬吊，消除重力影响，能有效控制运动且受到全面保护。在此基础上，通过进一步的助力，则能使肌肉和关节逐渐活动到最大范围，甚至能再进一步稍做牵伸。

3. 增加髋关节活动度训练

悬吊方式：患儿侧卧位于垫子上，躯干充分伸展，下方上肢屈曲枕于头下，上方上肢自然放于体侧。将悬吊带置于上方踝关节处，调节悬吊高度，使所吊踝关节与同侧髋关节处于同一水平面。

动作要领：治疗师位于患儿背侧，下方手放于患儿膝关节处，提示患儿下肢伸展，防止屈膝。上方手放于患儿臀大肌处刺激其收缩，同时嘱患儿做后踢腿的动作，如此反复（图8-215）。

晋级方法：可通过增加患儿摆动的幅度和次数，改变训练的难度或强度。

4. 稳定性训练 机体一些肌肉具有特殊的稳定功能，这些肌肉一般位于关节附近，并有大量的张力性肌纤维保持关节稳定性，对执行正确的功能动作具有重要的意义。人体参与外周关节稳定性的

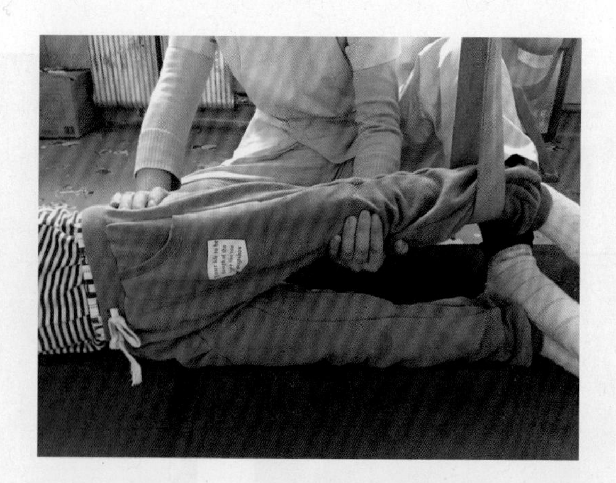

图8-215 增加髋关节活动度训练

肌肉主要有肩关节回旋肌、膝关节股内侧斜肌和髋关节臀中肌后部，稳定腰椎的腹横肌和多裂肌，稳定颈椎的颈长肌、头长肌、多裂肌以及半棘肌，保持躯干稳定的盆壁肌和膈肌。在进行稳定肌的分级训练中，起初强调深层稳定肌的低负荷（最大收缩阻力的30%～40%）等长收缩，进而逐渐激活表层运动共同作为稳定肌和动力运动肌。

（1）仰卧位核心稳定性训练

悬吊方式：患儿仰卧位于垫子上，双手自然放于体侧。将悬吊带分别置于双下肢小腿处，调节悬吊高度，膝关节充分伸展。

动作要领：若患儿仍存在膝关节屈肌痉挛，治疗师一手可放在膝上，下压膝关节或提示患儿主动伸膝，治疗师另一手轻拍患儿臀部（图8-216），刺激其伸髋，同时嘱患儿做伸髋、抬臀的动作，保持骨盆水平，并持续数秒，如此反复。

晋级方法：①可将悬吊点向远端（踝关节方向）移动，增加阻力矩，从而增加训练难度；②可在患儿肩胛骨下加一平衡垫，增加支撑面的不稳定性，以增加训练难度（图8-217）；③亦可通过增加动作持续时间和完成的数量，增加训练强度等（图8-218）。

（2）俯卧位核心稳定性训练

悬吊方式：患儿取肘支撑位俯卧于垫子上，将悬吊带分别置于两膝关节处，调节悬吊高度，使患儿身体处于水平位。

动作要领：治疗师可用手轻拍患儿腹部，刺激其收腹，同时嘱患儿做收腹的动作，保持躯干、骨盆水平，并持续数秒，如此反复（图8-219）。

晋级方法：①可将悬吊点向远端（踝关节方向）移动，增加阻力矩，从而增加训练难度；②改变悬吊方式：由肘支撑变为三点位膝手支撑（图8-220），增加姿势控制难度，促通双下肢分离运动，

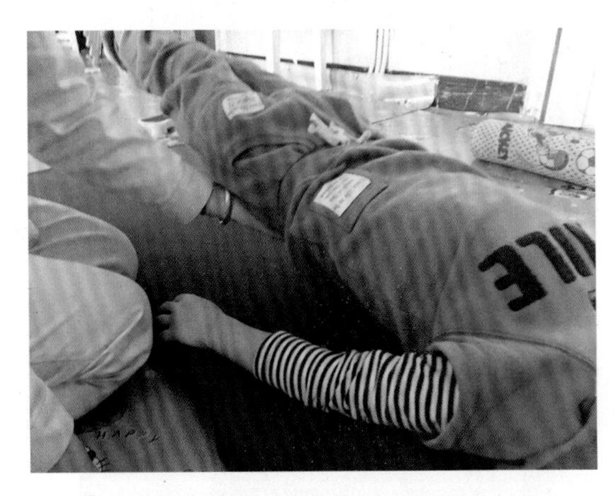

图8-216 将悬吊点向远端移动

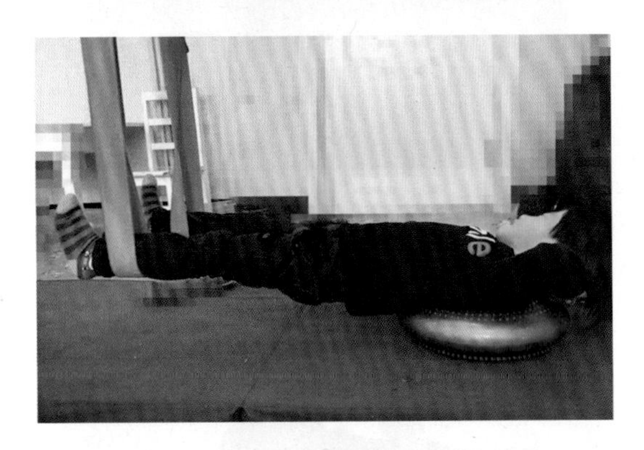

图8-217 在患儿肩胛骨下加一平衡垫

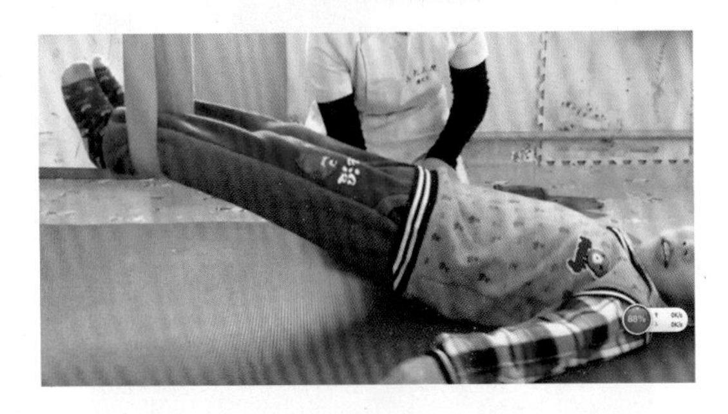

图8-218 增加动作持续时间和完成的数量

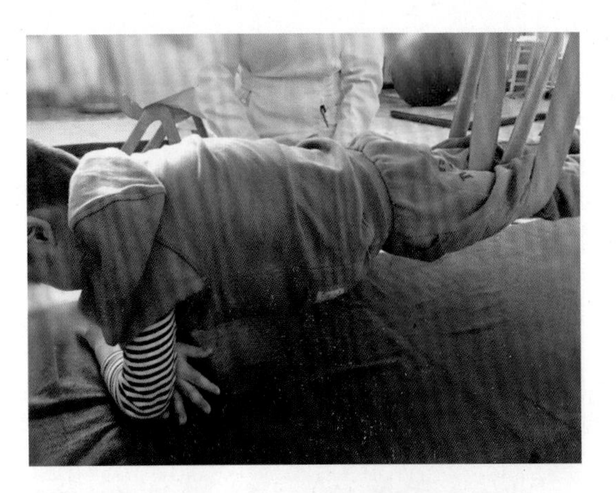

图8-219 俯卧位核心稳定性训练

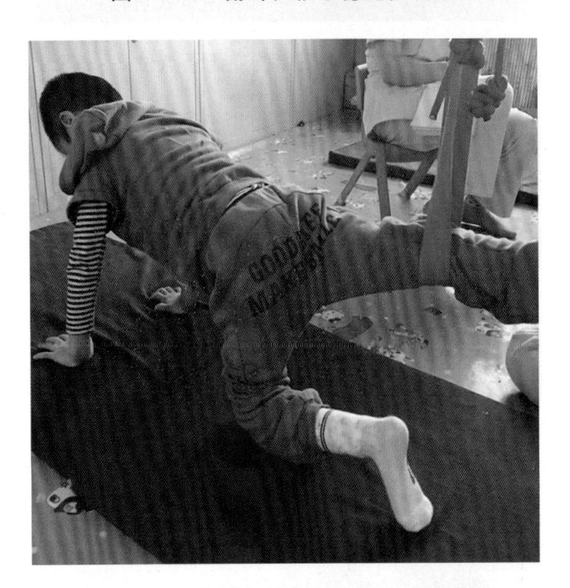

图8-220 由肘支撑变为三点位膝手支撑

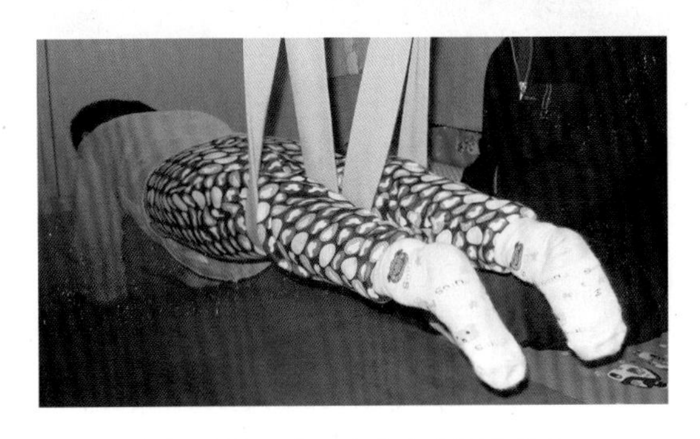

图8-221 由三点位变为两点位1

提高上肢支撑能力；由三点位变为两点位（图8-221、图8-222、图8-223），减小支撑面积，进一步增加姿势控制难度。③应用球增加支撑面的不稳定性，以增加训练难度（图8-224）；④亦可通过增加动作持续时间和完成的数量，增加训练强度等。

（3）坐位躯干稳定性训练

悬吊方式：患儿坐于球上，双足着地，将悬吊带置于前臂近端，调节悬吊高度，使双上肢处于水平位。

动作要领：治疗师在一侧保护，嘱患儿抬头，躯干伸展，肘关节伸展，双手交叉相握，控制球于稳定位，并保持数秒。然后，放松再保持，如此反复（图8-225）。

晋级方法：①改变球的大小，提高重心，减小接触面积，增加训练难度；②在足下放一平衡垫或圆滚，增加支撑面的不稳定性，从而增加训练难度（图8-226）。

5. 肌力、耐力训练 一旦稳定肌有了满意的稳定功能后，即可进行运动肌的渐进式肌力训练，可采用开链和闭链运动。对于肌力训练，要采用相对较大的负荷，大负荷的运动训练可达到改善肌肉耐力的目的。但考虑到患儿动作的准确性及避免引发疼痛，在进行肌肉耐力训练时，常遵循小负荷、

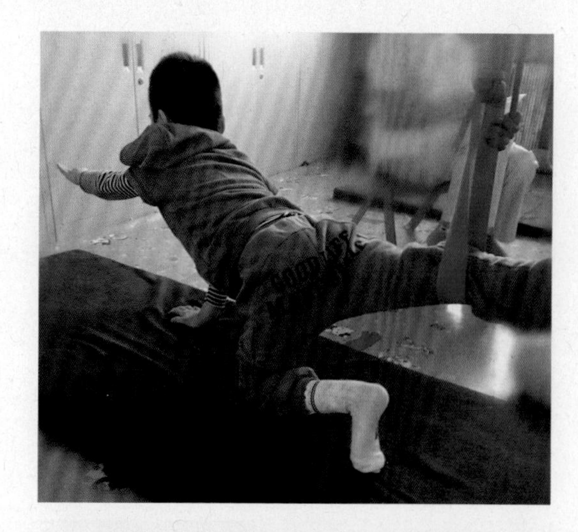

图 8-222 由三点位变为两点位 2

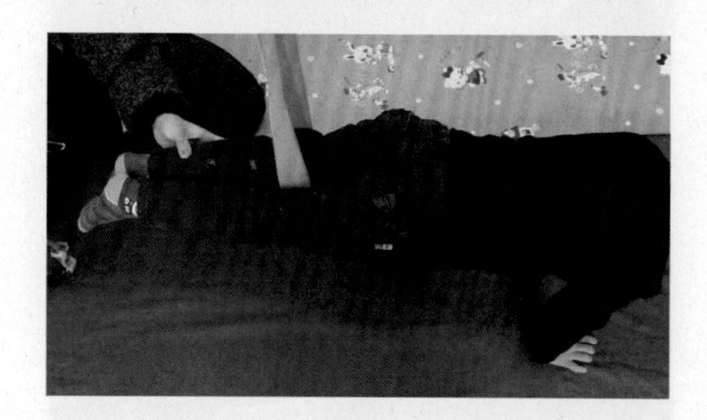

图 8-223 由三点位变为两点位 3

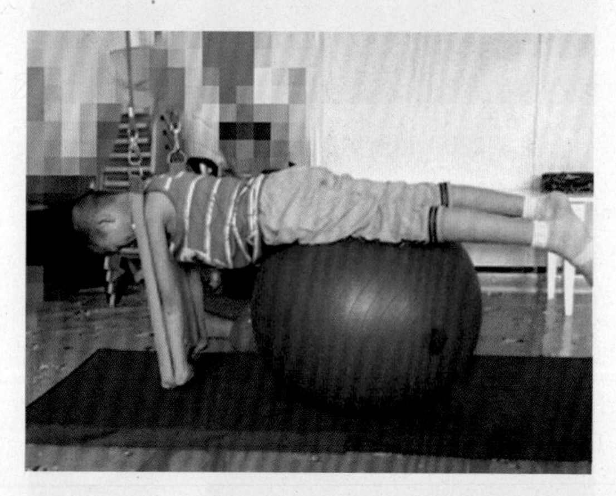

图 8-224 应用球增加支撑面的不稳定性

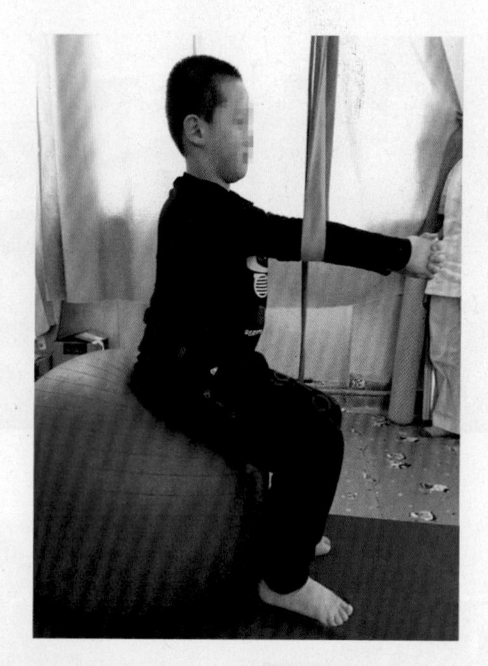

图 8-225 坐位躯干稳定性训练

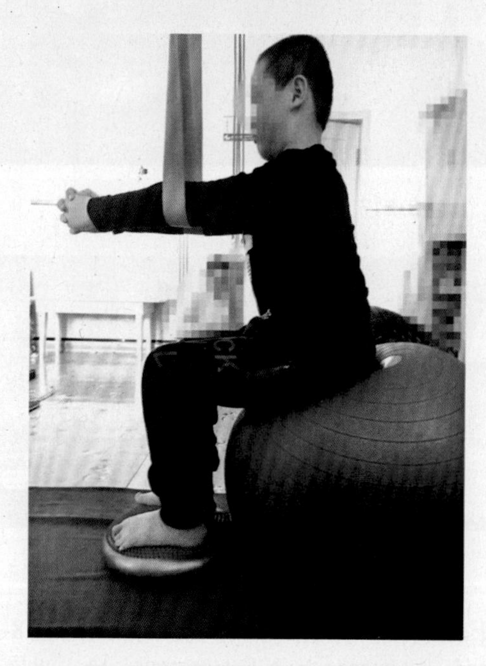

图 8-226 坐位足下放一平衡垫

多重复的原则。

（1）臀大肌肌力训练：

悬吊方式：患儿仰卧位于垫子上，双手自然放于体侧。放松侧踝关节吊于悬吊带上，调节悬吊高度，使该侧髋关节屈曲30°左右，膝关节充分伸展。训练侧踝关节下放置弹力带，根据患儿的功能水平，调节弹力带的高度。

动作要领：嘱患儿训练侧下肢努力向下压，并尽量保持踝关节背伸，膝关伸展，保持数秒后，上抬至初始姿位再重复上述动作，如此反复（图8-227）。

晋级方法：更换弹力大的弹力带或增加弹力带的悬吊高度，增加训练难度；亦可通过增加动作的持续时间或完成数量，增加训练强度。

（2）股四头肌肌力训练

悬吊方式：患儿仰卧位于垫子上，双手自然放于体侧。放松侧悬吊带置于踝关节处，调节悬吊高度，使该侧髋关节屈曲30°左右，膝关节充分伸展。训练侧悬吊带置于膝关节处，根据患儿的功能水平，调节弹力带的高度和沙袋的重量。

动作要领：治疗师可将手放于训练侧股四头肌

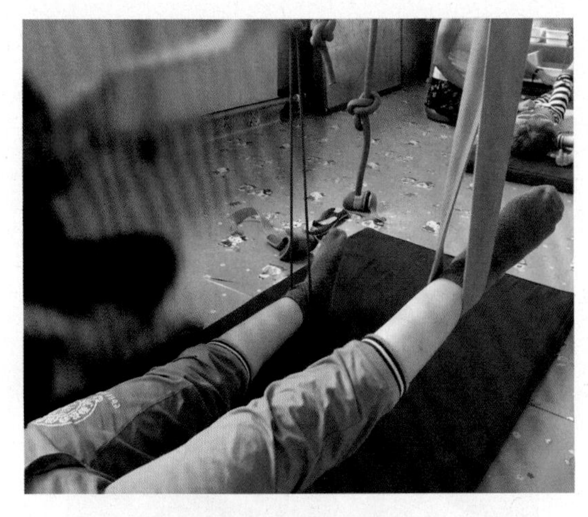

图 8-227 臀大肌肌力训练

肌腹处，刺激其收缩，同时嘱患儿努力伸展膝关节（但不能出现屈髋的动作），并尽量保持踝关节背伸，保持数秒后，放松回到初始姿位再重复上述动作，如此反复（图 8-228）。

晋级方法：通过增加悬吊高度或沙袋重量，增加训练难度；亦可通过增加动作的持续时间或完成数量，增加训练强度。

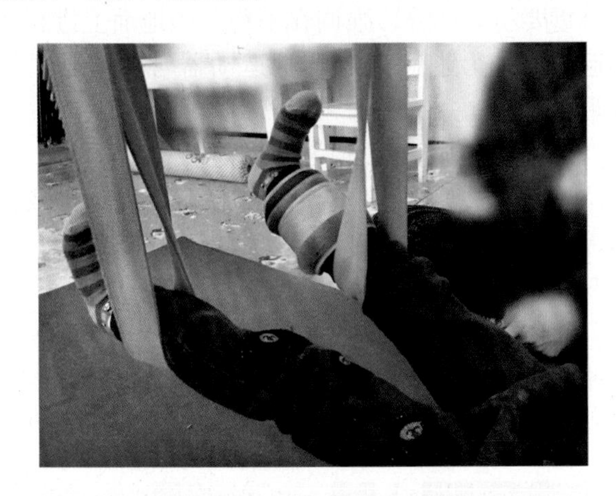

图 8-228 股四头肌肌力训练

6. 纠正骨盆倾斜/脊柱侧弯 研究发现，脑瘫儿童本身存在着腰椎不稳的病理因素，尤其是痉挛型脑瘫儿童，很容易出现脊柱的前凸、后凸、侧弯等畸形，同时由于髋关节外展肌力不足，或躯干两侧侧屈肌群的肌张力不平衡等原因，常伴有骨盆倾斜。因此，可通过闭链或开链运动增加躯干痉挛肌对侧的侧屈肌群和髋关节外展肌群的肌力，来纠正患儿脊柱侧弯和骨盆倾斜的问题。

（1）侧卧位桥式训练

悬吊方式：患儿侧卧位于垫子上，下方上肢屈曲枕于头下，上方上肢自然放于体侧。将悬吊带置于膝关节处，根据患儿的功能水平，调节悬吊高度。

动作要领：治疗师可将手放于下方臀中肌处，刺激其收缩，同时嘱患儿向上提起骨盆（但不能出现屈髋动作），使躯干呈水平伸展位，并保持数秒。然后，放松回到初始姿位再重复上述动作，如此反复（图 8-229）。

晋级方法：①由肩支撑变为肘支撑，减少支撑面积，增加姿势控制难度（图 8-230）；②将悬吊点由膝关节向踝关节方向移动，增加阻力矩，从而增加训练难度（图 8-231）；③可利用平衡垫等，通过增加支撑面的不稳定性，增加训练难度；④亦可通过增加动作的持续时间或完成数量，增加训练强度等。

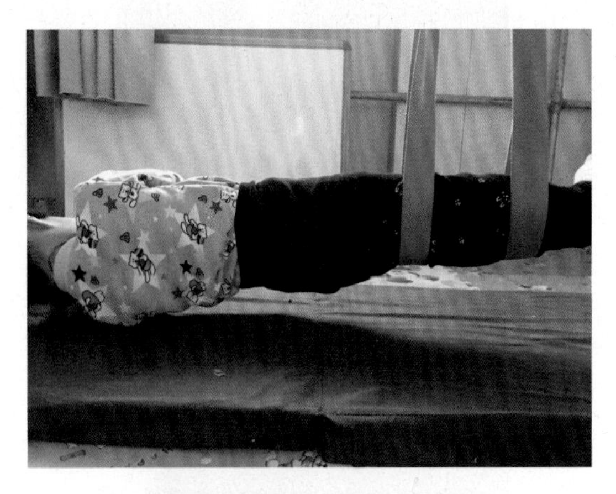

图 8-229 侧卧位桥式训练

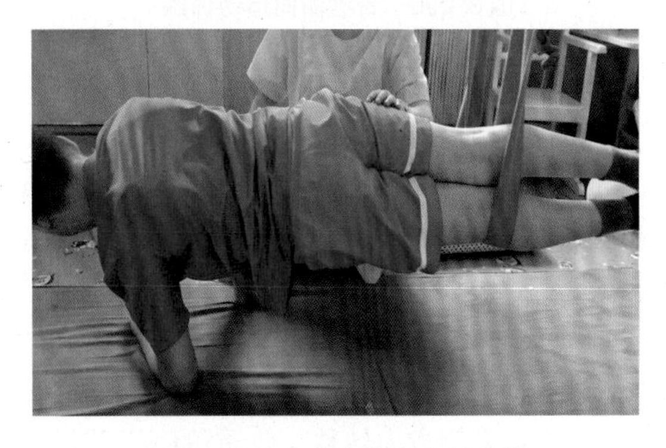

图 8-230 由肩支撑变为肘支撑

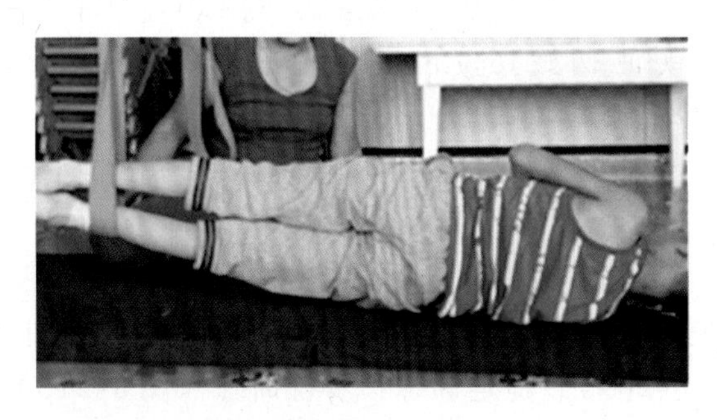

图 8-231 将悬吊点由膝关节向踝关节方向移动

（2）骨盆侧向运动训练

悬吊方式：患儿仰卧位于垫子上，双手自然放于体侧。将悬吊带分别置于两踝关节处，膝关节充分伸展，调节悬吊高度，使双下肢稍离开垫子。

动作要领：嘱患儿努力向骨盆降低侧摆动（但不能出现屈膝动作），保持数秒后，回到初始姿位再重复上述动作，如此反复（图8-232）。

晋级方法：通过增加摆动的范围及保持的时间、完成的数量，增加训练的难度和强度。

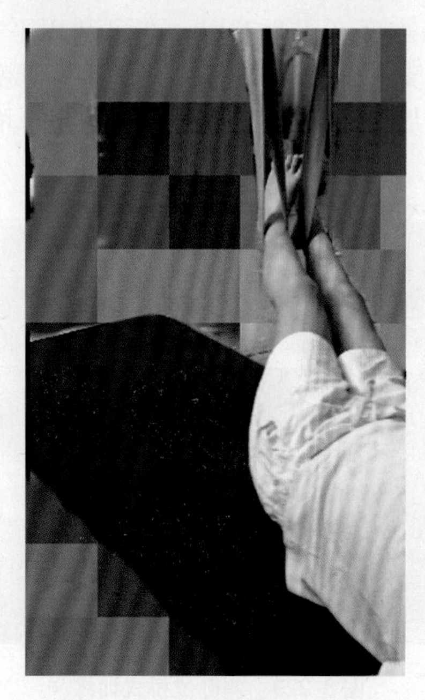

图8-232 骨盆侧向运动训练

（3）单侧负重训练

悬吊方式：患儿取站立位，双手握住悬吊绳，一侧足踩于悬吊鞋上，另一侧足支撑于地板或硬垫子上，根据患儿的功能水平，调节悬吊的高度。

动作要领：治疗师面向患儿，手握住患儿的足与悬吊鞋，防止患儿从悬吊鞋上滑下。嘱患儿站起，重心向负重侧方向转移，负重侧躯干伸展，膝关节伸展，非负重侧下肢屈髋屈膝90°，保持数秒后，回到初始姿位再重复上述动作，如此反复（图8-233）。

晋级方法：可通过增加悬吊高度，增加训练难度，亦或增加训练强度。

7. 移动训练 利用辅助爬行装置、支持摆动装置和多功能棒分别可以进行患儿的四爬训练（图8-209）、跪走训练和步行训练（图8-213）。

8. 感觉运动控制训练 感觉运动控制能力对维持正常水平的运动功能非常重要，任何的肌肉、

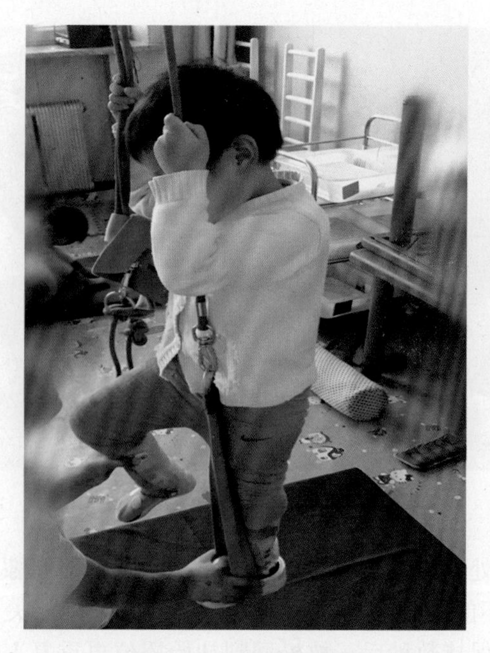

图8-233 单侧负重训练

肌腱等的损伤、失用等都可以导致运动感觉的减退，从而使得运动的协调、稳定、效率等降低，最终损害运动功能。感觉运动控制训练是SET概念的一个重要组成部分，强调在不稳定的地面上进行闭链运动，是为了达到对感觉运动器官的最佳诱发效果。

（1）坐位感觉运动控制训练

悬吊方式：患儿坐于球上，双足踩在地面或楔形板上，将悬吊带置于前臂近端，调节悬吊高度，使双上肢处于水平位。

动作要领：治疗师面向患儿，嘱患儿双下肢做屈伸动作，并提示患儿在运动过程中，保持躯干稳定，并沿直线运动（图8-234）。

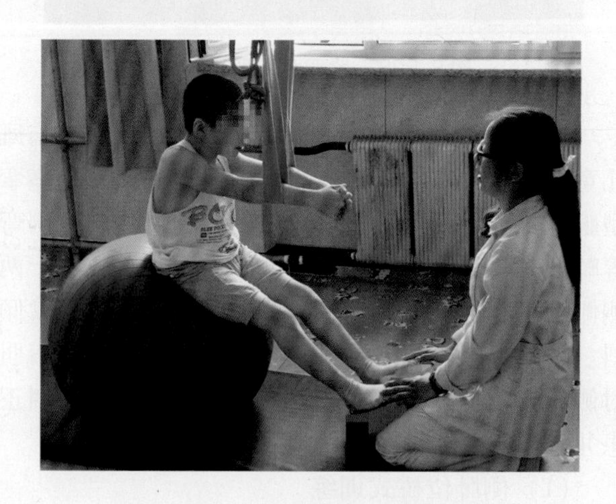

图8-234 坐位感觉运动控制训练

晋级方法：①通过调整球的大小，减小与球接触面积，增加运动控制难度；②通过增大运动幅

度，增加运动控制难度；③让双足踩在平衡垫上，增加支撑面的不稳定性，从而增加运动控制难度（图8-235）。

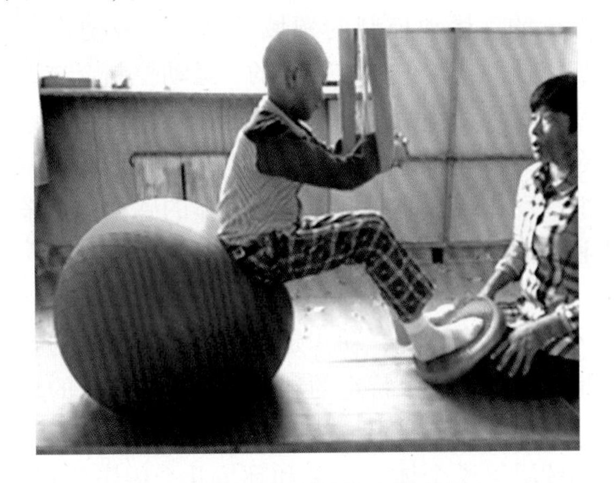

图8-235 坐位双足踩在平衡垫上

（2）膝立位感觉运动控制训练

悬吊方式：患儿取膝立位，俯卧于悬吊圆滚上，根据患儿的功能水平，调整悬吊高度。

动作要领：治疗师可位于患儿侧方，一手放于患儿腹部，一手放于患儿臀部，刺激相应肌肉收缩，同时嘱患儿做躯干和髋关节的屈伸、骨盆的前后倾动作，并提示患儿沿直线运动（图8-236）。

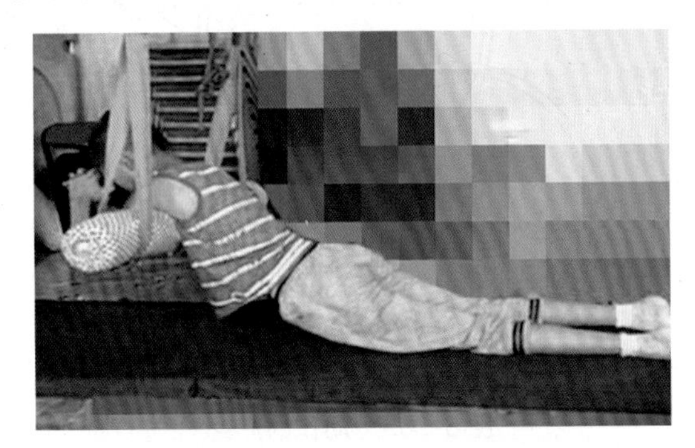

图8-236 膝立位感觉运动控制训练

晋级方法：①通过降低悬吊高度，增大运动幅度，从而增加运动控制难度；②改变悬吊方式，将患儿前臂直接放置于悬吊带上，减少辅助，增加核心区运动负荷，从而增加运动控制难度（图8-237）。

（3）立位感觉运动控制训练

悬吊方式：患儿取站立位，双手上举握住悬吊绳，双足踩于悬吊鞋上，调整悬吊高度，使悬吊鞋离开地面。

动作要领：嘱患儿在冠状面上做双下肢的外展、内收动作。运动过程中，提示患儿保持身体直立，躯干、髋关节、膝关节伸展，不能出现屈髋、屈膝或旋转的动作（图8-211）。

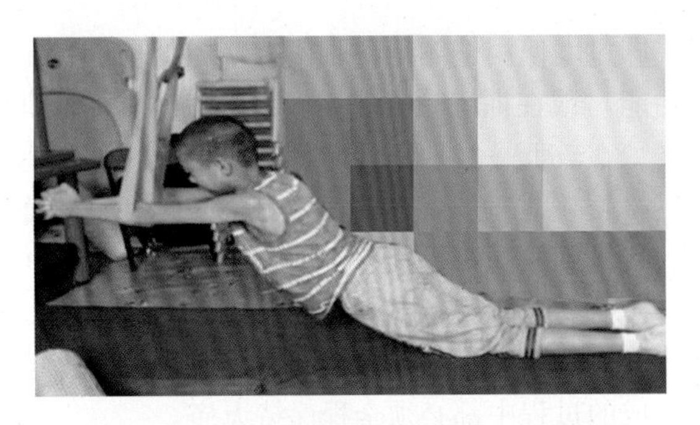

图8-237 将患儿前臂直接放置于悬吊带上

晋级方法：通过增大运动幅度和增加运动时间，增加训练难度和强度。

此外，还可以利用海盗船（图8-238）绳梯（图8-212a）等进行立位感觉运动控制训练。

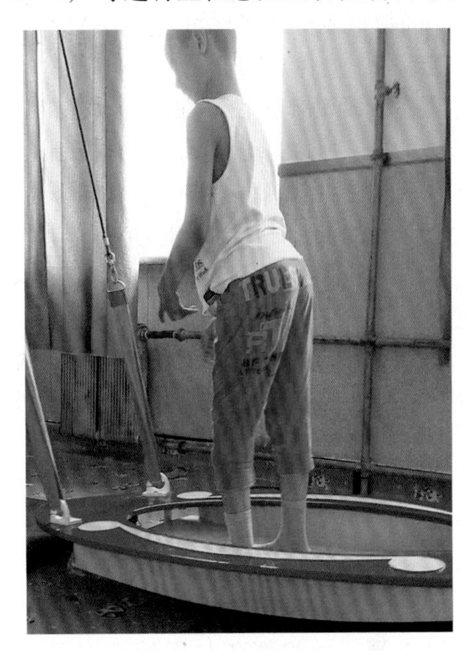

图8-238 用海盗船进行立位感觉运动控制训练

9. 小组训练 指将进行相同运动、但负荷量根据各自水平调整的人员组织起来，或者是将做不同运动的各个级别的人员组织起来，能将正面因素（主观能动性、应对能力、社会交往能力等）的作用最大发挥出来。

10. 个体化家庭训练 在SET观念中，非常强调家庭运动以及治疗师长期随访观察的重要性，恢复功能需要较长时间，要鼓励患儿自己进行运动。

（三）注意事项

1. 遵循阶梯式训练原则 要选择合适的训练难度，尤其是在早期进行闭链静态或动态训练时，如果患儿不能正确完成动作（主要表现为使用代偿模式即过度使用整体运动肌代替薄弱的局部稳定肌的功能）或在训练时出现疼痛，治疗师应降低训练难度，在较低一级别上开始训练，反之，如果患儿能轻松正确地完成动作，治疗师则应增加训练难度，晋升到较高一级别进行训练。

2. 注意观察患儿表情，防止出现疼痛 疼痛意味着训练负荷过大并易引起损伤。因此，所有训练完成的过程中都必须全程保持无痛。

3. 控制训练负荷 过大的训练负荷会迫使神经系统募集过多的外层肌肉参与动作，减少了训练价值。同时，也可能使不稳定的关节在过度负荷下损伤。

4. 控制运动量 运动量过大，患儿出现疲劳，易产生代偿动作，而影响训练目的。当患儿在某组完成动作的数量或持续的时间低于上一组，说明患儿已出现疲劳，应休息调整。

5. 避免出现动作惯性 在进行动态的闭链/开链运动过程中，所做的动作要求是有控制地协调性运动，不能出现动作惯性。如仰卧位向下压弹力带进行臀大肌肌力训练时，由于重力向下与弹力带向上的交替作用，患儿易随弹力带的伸长与缩短而出现快速上下的惯性动作，而非主动性的运动。

6. 必须控制患儿在正确的姿势下完成训练，以减少外层肌肉的参与 如：仰卧位搭桥伸髋时，患儿用力挺胸抬起腰背部是利用颈后肌和胸背肌代偿臀大肌；侧卧位搭桥时，患儿会通过屈髋抬起腰部是利用腹肌代偿臀中肌。

悬吊运动治疗是一种新的治疗理念，经历了较长的发展历程，迎来了崭新的时代。现在各国家都已经开始重视，并根据各自国情特点开始发展。SET在治疗过程中，可以同时解决康复治疗中的肌力、稳定性、感觉运动控制三大治疗要素，另外伴随长期跟踪随访的家庭分级运动也是一个重要的因素。SET治疗具有实用性、有效性和多样性，集多种治疗方法于一体，同一种训练器具可用于各种不同的运动。因此，悬吊治疗的效果并不在于设备的高级与否，而在于治疗人员是否善于动脑，是否能够灵活全面地应用各种康复相关专业知识、理念和临床技能来处理疾病问题。

（康贝贝）

第五节 运动控制在运动障碍儿康复中的应用

动作是生活中一个重要方面，我们能够走路，跑步和游戏，能够找到并食用给我们带来营养的食物，能够和我们的朋友、家人进行交流，能够谋生——这些是生存必需的，对于这些来说，动作都是必不可少的。运动控制的领域是直接研究动作的性质，以及动作是怎样被控制的。运动控制定义为调节或者管理动作所必需机制的能力。中枢神经系统通过神经传递将许多单块肌肉组织起来形成协调的功能性动作，并能通过环境和人体的感觉信息来选择和控制动作。

动作的产生是由三个因素相互作用而来：个体，任务以及环境，动作是围绕任务和环境的要求来组织的。在一个特定的环境中，个体产生的动作是为了达到任务要求。从这一方面来看，我们认为动作的组织受个体、任务和环境几个因素的制约，符合相互作用任务和环境要求的个体的能力决定了（才能体现出）个体功能的能力，只关注行为个体的过程进行而不考虑个体运动的环境以及他（她）正在执行的任务，这样的运功控制，不是一个完整的运动控制模式。动作的产生见图8-239。

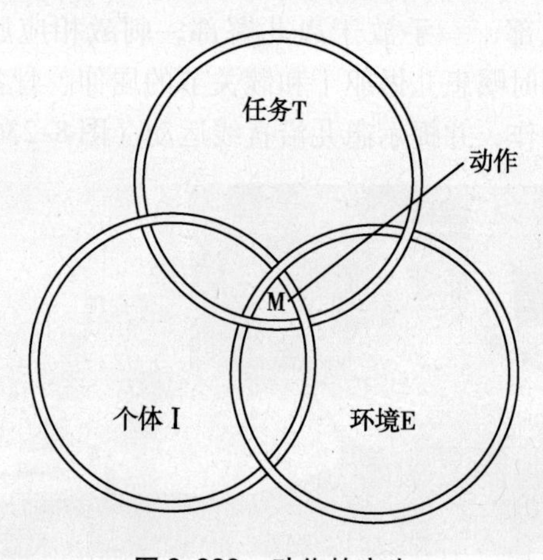

图8-239 动作的产生

运动控制理论是关于控制运动的一组抽象的概念，是将一系列内部之间互相联系的、不可被观察到的结构或过程相互联系，或将可观察到的事件联系起来。不同的运动控制理论反映了关于大脑怎样控制运动的不同观点，这些理论通常反映了对各种运动组成相对重要性的认识方面的差异。例如，一些理论强调外周的影响，而另一些理论则强调中枢的影响，还有一些理论强调在控制行为时由环境得到的信息所扮演的角色。因此，运动控制理论不仅仅是解释动作的一种方法，通常也强调组织动作所内含的神经生理和神经解剖不同方面的重要性。

在生命的早期阶段，儿童发育形成了难以置信的全部技能，包括爬行、独立步行和跑、攀爬、眼手协调和通过各种方式操纵物体。这些技能的出现需要姿势活动的发育从而获得原始的运动。为了明确儿童活动和控制技能的出现，治疗师需要了解这些技能的姿势基础。运动控制是非常广义的概念，儿童的任何动作都可因环境和任务变化而做出相应的调整，婴儿到儿童的整个发育过程之中，是一个不断获得姿势的过程，从仰卧位→俯卧位→四点支持位→坐位→双膝立位→单膝立位→站立位，每一个姿势的变化都标志着儿童获得新的运动功能。运动控制涉及内容极为广泛，本节着重描述姿势的运动控制（简称姿势控制）。

姿势控制指的是控制身体在空间的位置，以达到具有稳定性和方向性的目的。姿势稳定性是控制身体中心与支撑面关系的能力，也被称作姿势稳定；姿势方向性是指保持身体节段间和身体与任务环境间适当关系的能力。能够控制身体在空间的位置是做任何事情的基础。所有任务都需要姿势控制。也就是说，任何任务都有方向性的成分和稳定性的成分。然而，稳定性和方向性的需求会根据任务和环境而不同。有些任务浪费了稳定性，重点是保持适当的方向性。姿势控制通常都是任务的需求，稳定性和方向性在每种任务中的需求均不同。例如，一名三岁的儿童坐在椅子上双手玩玩具这一任务的姿势，方向性要求保持头的位置并稳定凝视手中玩具，臂和手保持适当的任务特异方向性使玩具能相对于头和眼保持适当的位置。此项任务对稳定性的要求并不高。就躯干而言，由于身体靠着椅子靠背而椅子的平面又提供了一个相当大的支撑面，所以姿势控制的主要就是要控制没有支撑的头部。站立位双手玩玩具与之相反，虽然头、眼、臂、玩具的姿势方向性要求大体相同，但稳定性的要求却相当的严格，因为在双足的支撑面上下肢的髋和踝都需要更多的调节。若是站动态的物体上阅读，由于支撑面的运动不可预料，而身体不得不在这种支撑面上进行控制，所以此项任务的稳定性要求就变得更加困难。在这种情况下，需要姿势系统不断地适应随时变化的任务要求。因此，我们在给儿童做姿势控制训练时，一般不会把稳定性和方向性完全分离开单独训练，在训练中可以更注重稳定性训练或方向性训练。

一、姿势控制的调节机制

支撑面（base of support，BOS）是指人体在各种体位下（卧、坐、膝立、站立、行走等）身体与支撑物表面接触的区域。重心投影垂直地落在支撑面的范围内，人体就能保持姿势稳定。站立时的支撑面包括两足底在内的两足之间的面积，支撑面的大小影响身体姿势稳定。当身体的重心投影落在支撑面内，人体就保持姿势稳定，反之，重心投影落在支撑面外时就失去姿势稳定。运动障碍儿往往由于下肢及躯干肌张力的增高和肌力的不均衡，重心投影落在支撑面之外，立位姿势稳定被打破，站立及行走时出现异常姿势。人体能在各种情况下保持姿势稳定，有赖于三个环节的参与：感觉输入、中枢整合和运动控制。在中枢神经系统的控制下，各个系统的相互作用互相整合在维持调节姿势稳定中起到了不同的作用。

（一）感觉输入环节

人体通过视觉系统、前庭觉系统和本体觉系统的神经冲动传入中枢而感知立位时空间位置、周围环境和地球引力之间的关系。一个良好的姿势稳定，需要稳定的头部控制，而头部运动的控制，需要视觉和前庭系统协同作用。通过眼睛对外界物体的观察，可以调节身体姿势稳定状态，而头部的细小运动和前庭系统有着密切关系。上肢、下肢、骨盆及躯干的空间位置觉要依靠躯体感觉的正确输入来调节。

1. 视觉系统 外界物体在人眼的视网膜上形成物像，刺激感光细胞产生神经冲动传入大脑皮层的视觉中枢，提供了外界物体、身体运动方向及速度等信息。在稳定的外界环境下视觉系统能准确感受环境中身体的运动以及眼睛和头部的空间定位。若躯体感觉受到限制，身体立直的姿势稳定状态的调节主要是通过视觉系统完成。视觉系统反馈的信息通过颈部肌肉的持续收缩使头部保持立直位置而保证视线的水平，从而使身体保持或恢复到原来的立直状态，最终获得新的姿势稳定。如果阻断或除去视觉输入，如闭眼、用物体遮盖眼睛和眼部功能障碍等，此时，身体的稳定性要比睁眼站立时明显下降。存在视觉障碍的运动障碍儿姿势稳定能力就会受到影响。

2. 前庭系统 前庭是人体姿势稳定系统的主要末梢感受器官，位于头颅的颞骨岩部内，由三个半规管和球囊（耳石器）、椭圆囊组成。三个半规管感知身体旋转的角加速度，球囊、椭圆囊感知直线加速度。例如，坐在行进的车中即使闭上眼睛，不看窗外，也可感知到车的加速、减速或转弯；又如乘坐电梯时那种升、降的感觉，这些都是半规管、耳石器感知的。前庭感受器感知人体在空间的位置及其位置变化，并将这些信息向中枢传递，主要产生两个方面的生理效应：一方面对人体变化了的位置和姿势进行调节，保持人体姿势稳定；另一方面参与调节眼球运动，使人体在体位改变和运动中保持清晰的视觉，故它对保持清晰的视觉和姿势稳定起重要作用。

3. 躯体感觉 与姿势稳定维持有关的躯体感觉包括皮肤感觉（触、压觉）和本体感觉。在维持身体姿势稳定和姿势的过程中，与支撑面相接触的皮肤的触觉、压觉感受器向大脑皮质传递有关体重的分布情况和身体重心的位置；分布于肌肉、关节及肌腱等处的本体感受器（属于螺旋状感觉神经末梢）收集随支持面而变化的信息（如面积、硬度、稳定性以及表面平整度等而出现的有关身体各部位的空间定位和运动方向），经深感觉传导通路向上传递。例如站立时，正常人维持在固定的支撑面上，足底皮肤的触觉、压力觉和踝关节的本体感觉输入起主导作用，当足底皮肤和下肢本体感觉输入完全消失时，人体失去了感受支持面情况的能力，姿势的稳定性就会受到影响，需要其他感觉特别是视觉系统的输入。如果此时闭目站立，由于同时失去了躯体和视觉的感觉输入，身体出现倾斜、摇晃，并容易摔倒。

（二）中枢整合

三种感觉信息输入在包括脊髓、前庭核、内侧纵束、脑干网状结构、小脑及大脑皮层等多级姿势稳定觉神经中枢中进行整合加工，并形成产生运动的方案。当体位或姿势变化时，为了判断人体重心的准确位置和支持面情况，中枢神经系统将三种感觉信息进行整合，迅速判断何种感觉所提供的信息是有用的，何种感觉所提供的信息是相互冲突的，从中选择出那些提供准确定位信息的感觉输入，放弃错误的感觉输入。

（三）运动输出环节

中枢神经系统在对多种感觉信息进行分析整合后下达运动指令，运动系统以不同的协同运动模式控制姿势变化，将身体重心调整回到原来的范围内或重新建立新的姿势稳定。

以立位姿势为例，势稳定发生变化时，人体可以通过三种调节机制或姿势性协同运动模式来应变，包括踝调节、髋调节及跨步调节机制。

1. 踝调节（ankle strategy） 是通过踝关节为轴进行前后转动或摆动，来调整重心，保持身体的稳定性，往往是指人体站在一个比较坚固和较大的支持面上，受到一个较小的外界干扰时，以这种方式来调节。踝调节时在竖脊肌和腘绳肌被激活的基础之上，股四头肌和腹肌同样被激活，配合踝关节的跖屈力量维持身体稳定（图8-240）。

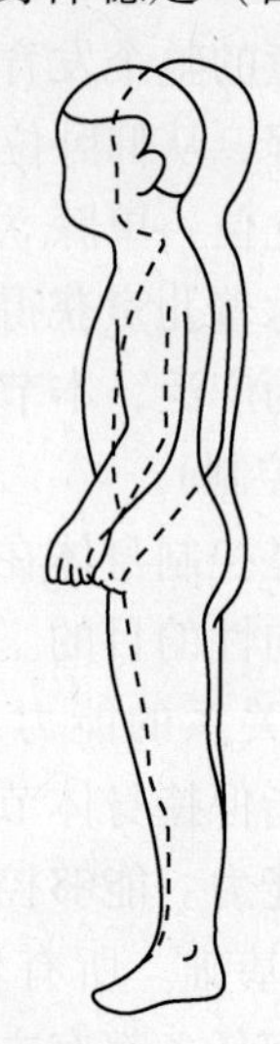

图8-240 踝调节

2. 髋调节（hip strategy） 是通过髋关节为轴进行摆动，来调整重心，保持身体的稳定性。在较小的支撑面上如站在一条横梁上，遇到较大较快的干扰，稳定性被破坏，身体前后摆动幅度增大。为了保持身体的稳定使重心重新回到支撑面的范围内，腹肌和股四头肌先后被激活，其他躯干和下肢肌群配合收缩来对抗破坏姿势稳定的外力。下肢踝和膝关节几乎不产生侧方的运动，因此髋关节是重获侧方姿势稳定的主要关节（图8-241）。

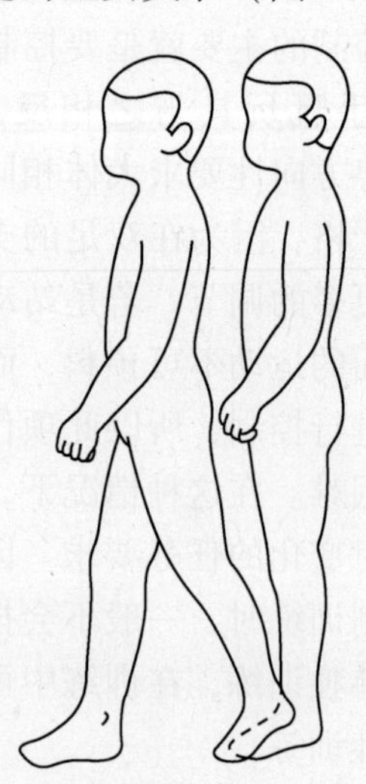

图8-241 髋调节

3. 跨步调节（stepping strategy） 当踝和髋调节不足以恢复姿势稳定时，人体就会启动跨步调节机制迈出步子来保持重心的投影在支撑面内，自动地向用力方向快速跨出或跳跃一步，来重新建立身体姿势稳定避免摔倒。三种姿势稳定调节方式，可以单独控制姿势稳定，但在站立时三种调节往往互为协同来调节人体的摆动（图8-242）。

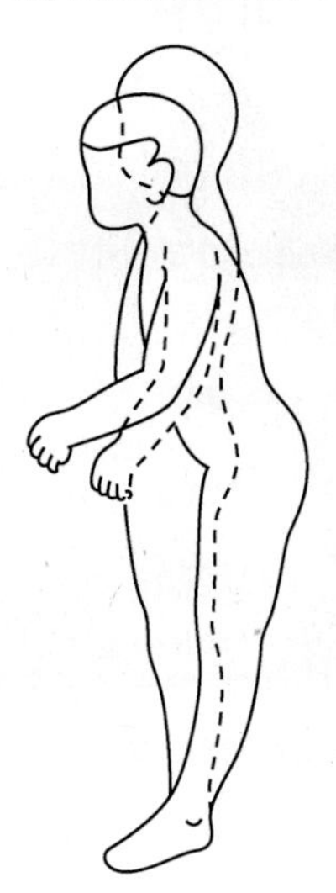

图8-242　跨步调节

此外，前庭神经系统，内侧纵束向头部投射影响眼肌运动，经前庭脊髓通路向尾端投射维持躯干和下肢肌肉兴奋性，经γ运动纤维传出的冲动调整梭内肌纤维的紧张性；而经运动纤维发放的冲动调整骨骼肌的收缩，使骨骼肌保持适当的肌张力，能支撑身体并能抗重力运动，但又不会阻碍运动。交互神经支配或抑制可以使人体能保持身体某些部位的稳定，同时有选择性地运动身体的其他部位，产生适宜的运动，完成大脑所制定的运动方案，其中静态姿势稳定需要肌肉的等长运动，动态姿势稳定需要肌肉的等张运动。上述几方面的共同作用结果，使得人体保持姿势稳定或使自己处于一种稳定的状态。

二、姿势稳定性

（一）姿势稳定性的影响因素

1. 儿童的实际运动发育年龄对姿势稳定功能的影响　在儿童姿势稳定能力没有完全形成前，训练时应遵循运动发育规律。例如一名15个月运动障碍儿为拱背坐，治疗师就已经开始给其练习立位的侧方姿势稳定，而正常儿童立位侧方姿势稳定反应形成在18个月左右，且此患儿坐位姿势稳定实际发育年龄还没有达到6个月，跨越了如此多的姿势稳定反应去练习更高级的姿势稳定能力显然是违背了儿童生长发育规律。运动的发育和其他系统有一定的平行关系，当各方面能力都不完善的时候，姿势稳定功能的训练应尽量围绕其运动发育年龄展开，难易程度应以能引出患儿主动反应为标志。

2. 环境因素对姿势稳定功能的影响

（1）个人因素：儿童的智力、情绪、体质、年龄、性格、兴趣等都能影响其主动配合和参与姿势稳定训练的程度。

（2）环境因素：训练场所的温度、声音、儿童的着装、父母的陪同以及支撑面的大小和性质等都能影响姿势稳定。

3. 姿势稳定的调节机制对姿势稳定功能的影响

（1）与姿势稳定有关的感觉的作用：视觉、躯体感觉、前庭感觉与姿势稳定有重要关系。正常在睁眼时控制姿势稳定以躯体感觉和视觉为主，反应灵敏，而在闭目时则需依靠前庭感觉，但反应不如躯体感觉、视觉灵敏。

（2）与姿势稳定有关的运动控制系统的作用：主要包括牵张反射、不随意运动和随意运动三个系统以及立位姿势变化时三个调节即踝调节、髋调节和跨步调节。运动控制系统功能下降，则姿势稳定功能下降。

（二）姿势稳定性训练原则

1. 安全原则　运动障碍儿姿势稳定训练一定在安全看护前提下进行，静态姿势稳定训练时，要认真观察患儿的反应，一旦有失去姿势稳定的迹象，治疗师一定要给予辅助使其保持稳定；自动态姿势稳定训练时，患儿主动运动的各个方向要接近失衡点但是不要超过；被动态姿势稳定训练时，给予外力强度应适中，过大易使其失去姿势稳定而达不到效果，过小则达不到训练目的。在各种姿势稳定训练的过程中，治疗师要密切观察防止意外的发生，一定让患儿感觉到安全，避免因为惧怕而不主动参与训练。

2. 循序渐进原则

（1）重心由低到高，逐渐增加姿势稳定训练的难度，同样有利于使患儿学会从低姿位向高姿位的体位转换能力。

（2）支撑面改变：支撑面的变化应该由大变小，由硬到软。从最稳定的姿势逐步过渡到最不稳定的姿势。例如，坐位姿势稳定训练时，开始时可让患儿用整个臀部坐在硬质的凳子上（图8-243），通过逐渐减少臀部和凳子的接触面积（图8-244）或在凳子上放置姿势稳定垫来增加训练的难度（图8-245）。

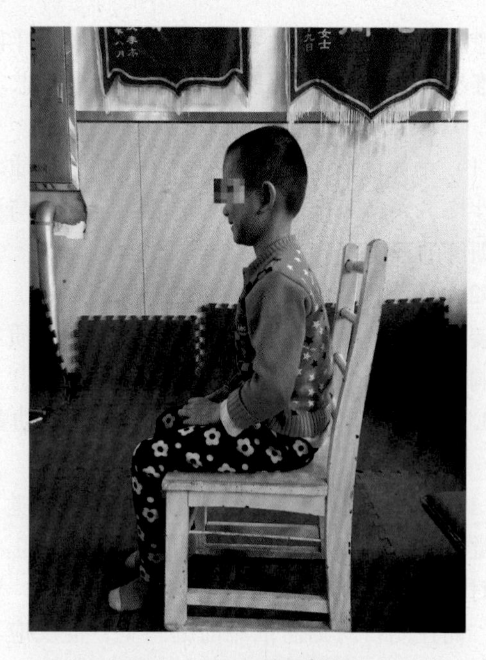

图 8-243 坐硬质凳子

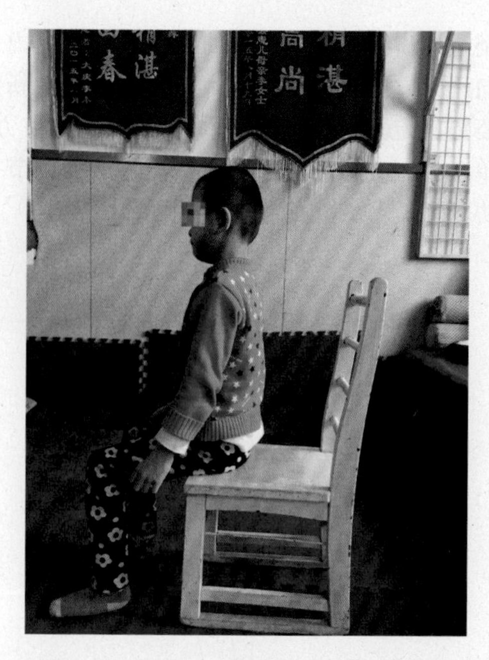

图 8-244 减少臀部和凳子的接触面积

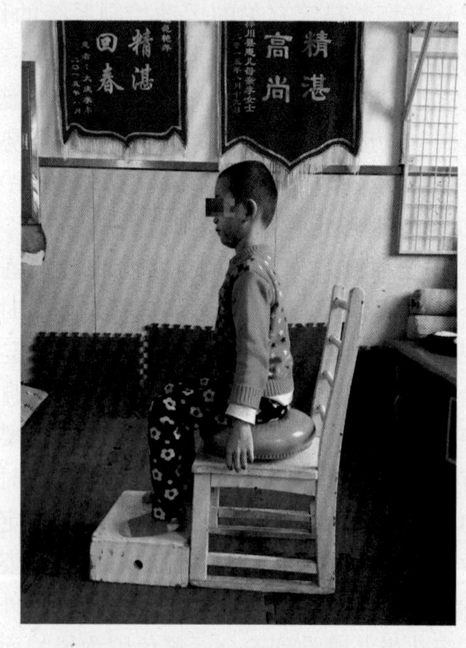

图 8-245 凳子上放置不稳定坐垫

（3）从睁眼到闭眼：视觉对姿势稳定功能有辅助作用，因而开始训练时可在睁眼状态下进行，当姿势稳定功能改善后，在闭眼状态下进行，可增加训练难度（图 8-246）。

（4）从静态姿势稳定到动态姿势稳定：根据儿童的发育规律，先静态姿势稳定再动态姿势稳定，先前方姿势稳定再侧方姿势稳定，最后进行后方姿势稳定训练。

1）静态姿势稳定训练：可以通过训练保持坐或站立的躯干肌肉的等长收缩来达到静态姿势稳定。当患儿静态姿势稳定能力建立之后，再训练动态姿势稳定。

2）动态姿势稳定训练：在动态姿势稳定的训练过程中，要先训练自动态姿势稳定，患儿在坐位、站立位或其他体位上完成各种主动或功能性活动，活动范围由小到大。当患儿自动姿势稳定建立后，再训练被动态姿势稳定。即当患儿能保持独自坐或独自站立时，治疗师从前面、侧面、后面或在对角线的方向上推或拉患儿，将患儿被动地向各个方向推动，使其失去静态姿势稳定的状态，以诱发其姿势稳定反应，然后让患儿回到姿势稳定的位置上。被动态姿势稳定训练中要掌握好力度，逐渐加大，以防出现意外。也可以从不同方向抛球或其他玩具给患儿，患儿接物后再按原方向抛给治疗师。这种训练方法把被动态姿势稳定和自动态姿势稳定结合到一起，更有利于姿势稳定能力的积累。

（5）摆动的频率：摆动的频率越小，姿势稳定越好；摆动的频率越大，姿势稳定越差。姿势稳定反应的训练可在地面、椅、床等稳定的支撑面上，也可在平衡板、摇椅、滚筒、Bobath 球等活动的支撑面上。一般先从在静态的支撑面上开始，再到活动的支撑面上。为增加难度，可以增加摆动幅度和频率，增加上肢、下肢和躯干的主动运动。

3. 综合训练原则 运动障碍儿的姿势稳定功能障碍往往是由于肌力、肌张力、关节活动度、本体感觉异常和发育落后等引起，同时还可能在认知、言语方面存在问题。因此，在姿势稳定训练同时，也要进行增强肌力训练、改善肌张力训练、言语训练、认知训练等综合性训练，全面的康复措施能促进姿势稳定功能发育，同时促进患儿各项功能的恢复。

（三）姿势稳定性训练的方法

姿势稳定训练时，应该根据运动障碍儿现有的姿势稳定功能找到一个合适的节点来进行。一般训练顺序为：仰卧位→俯卧位→四点支持位→坐位→双膝立位→单膝立位→站立位。任何体位下训练，头部的控制能力都应放到首要位置，然后是躯干肌肉协同收缩和四肢的主动运动，最终来保持各种体位下的身体稳定性。在训练的过程中，同样按照静态姿势稳定到自动态姿势稳定再到被动态姿势稳定的过程来训练。

1. 仰卧位姿势稳定训练

（1）患儿仰卧于平衡板上同时使双上肢外展超过90°，治疗师位于患儿的后方，操控平衡板使其左右摆动，然后，诱发患儿下沉一侧上肢出现撑地或伸展反应。此方法同样可以在Bobath球上进行（图8-247、图8-248）。

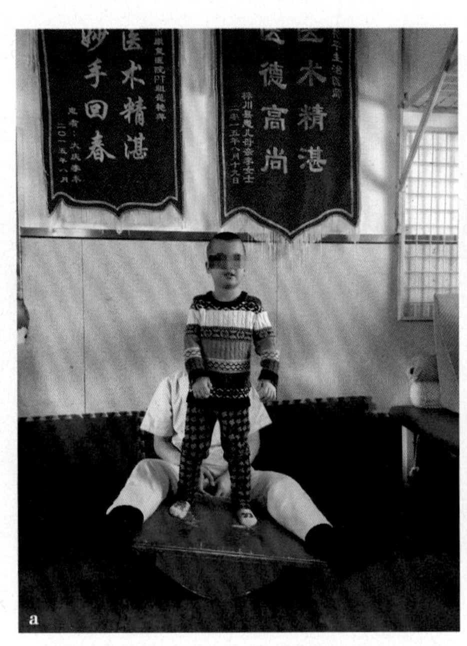

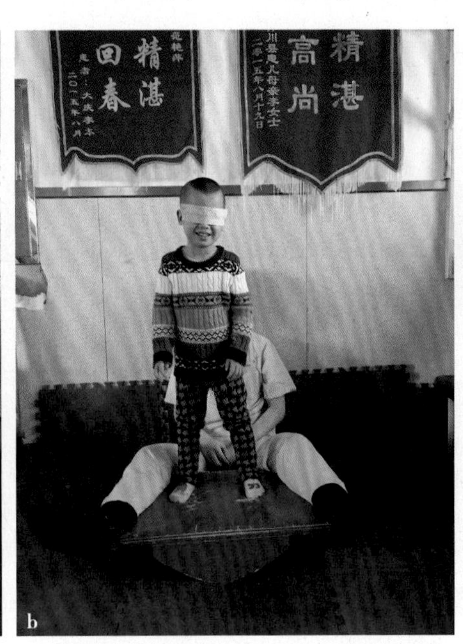

图8-246 平衡板上睁眼、闭眼训练

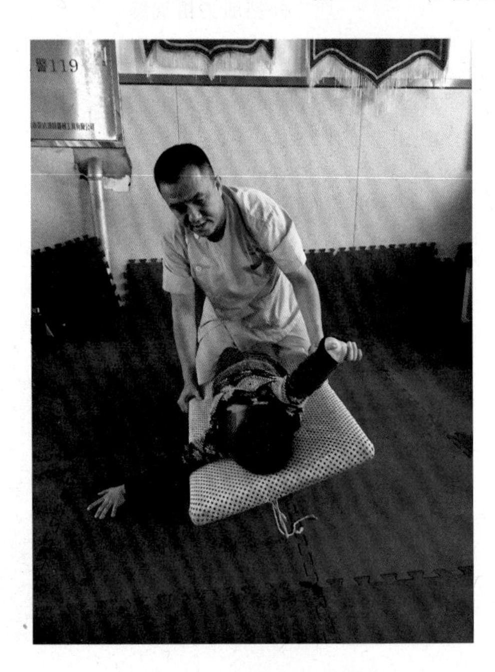

图8-247 平衡板上仰卧位姿势稳定训练

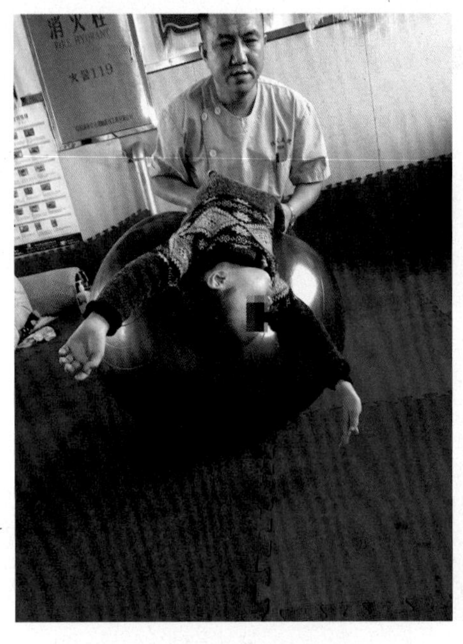

图8-248 Bobath球上仰卧位姿势稳定训练

（2）患儿仰卧于滚筒上双膝关节自然屈曲于滚筒两侧，双足平放于地面上，治疗师面对患儿双膝关节坐于木箱上并用手使其左右滚动，诱发患儿主动调整躯干和上肢，以保持身体在滚筒上的稳定性。根据患儿的反应，滚筒滚动的幅度和速度可以逐渐加大，以此来增加仰卧位姿势稳定的难度（图8-249）。

（3）患儿仰卧在Bobath球上，治疗师双手握住患儿骨盆两侧使其固定，用语言和玩具诱导通过向一侧回旋体干并坐起，然后，诱导患儿向另一侧回旋体干并坐起。治疗师双手尽量不用力帮助患儿。患儿主动坐起的过程中，双上肢最好不接触Bobath球。通过腹内外斜肌肌肉力量的增强，来进一步强化躯干肌在姿势稳定反应中的作用（图8-250）。

2. 俯卧位姿势稳定训练

（1）患儿俯卧于平衡板上同时使双上肢外展悬于平衡板两侧，治疗师位于患儿的后方，操控平衡板左右摆动，然后诱发患儿下沉一侧上肢出现撑地或伸展反应（图8-251）。此方法同样可以在Bobath球上进行（图8-252）。

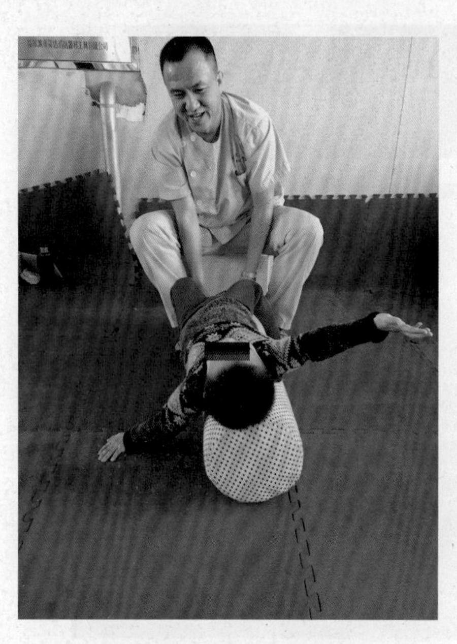

图8-249 滚筒上仰卧位姿势稳定训练

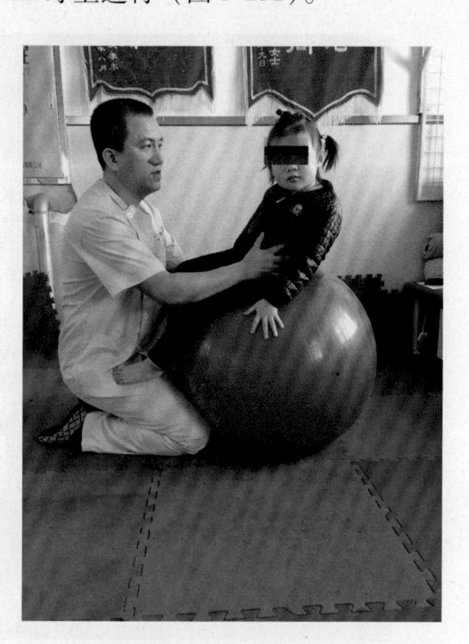

图8-250 Bobath球上腹内外斜肌力量训练

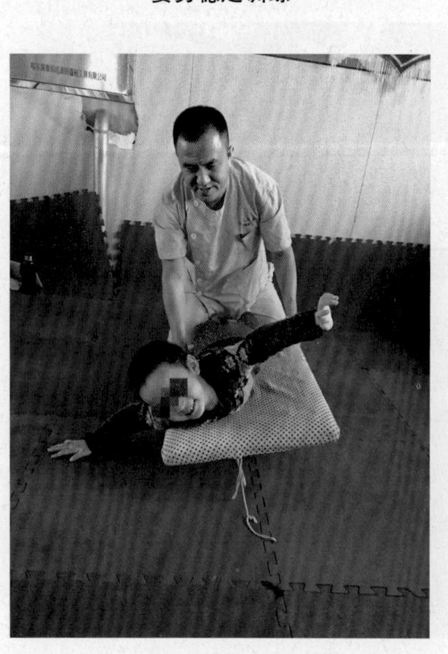

图8-251 平衡板上俯卧位姿势稳定训练

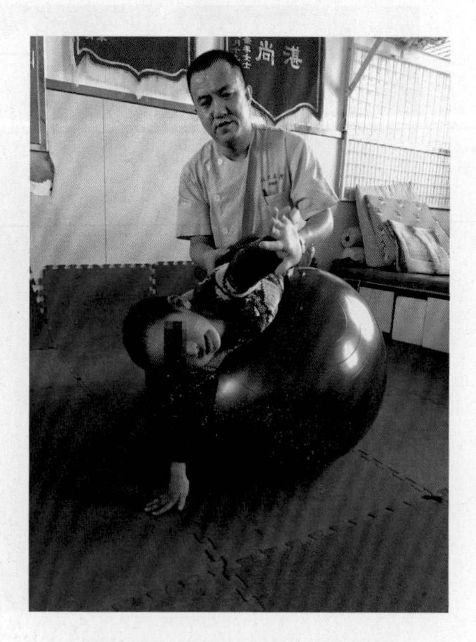

图8-252 Bobath球上俯卧位姿势稳定训练

（2）患儿取俯卧位，用肘或前臂支撑上肢体重。

1）在患儿没有能力用肘或前臂支撑上肢体重之前，治疗师辅助其肘或前臂支撑体重，保持静态姿势稳定，辅助的力量要尽可能的小，以便诱导患儿自己主动用力（图 8-253）。

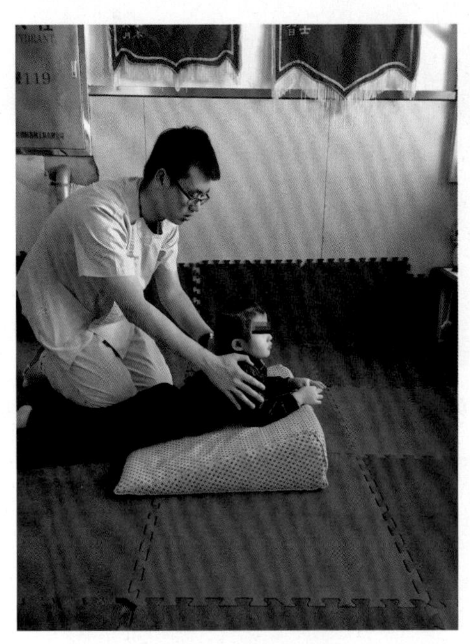

图 8-253 俯卧位静态姿势稳定训练

2）用玩具、声音和图片等诱导患儿前、后、左、右摆动身体，保持俯卧位自动态姿势稳定（图 8-254）。

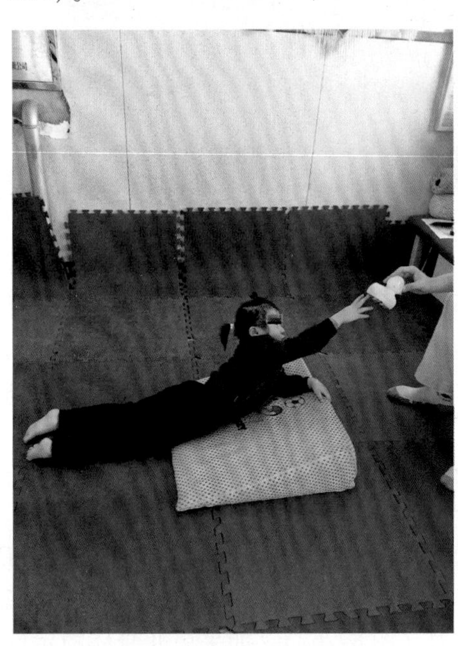

图 8-254 俯卧位自动态姿势稳定训练

3）治疗师向各个方向推动患儿的肩部。训练开始时推动的力要小，使患儿失去静态姿势稳定的状态，又能够在干扰后恢复到姿势稳定的状态，然后逐渐增加再加大推动的幅度（图8-255）。

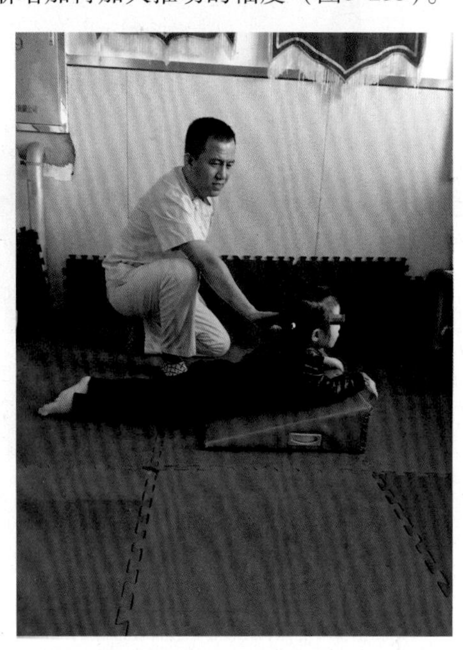

图 8-255 俯卧位被动态姿势稳定训练

3. 坐位姿势稳定训练

（1）患儿坐在平衡板上，治疗师控制平衡板左右摆动，诱发躯干的矫正反应，促通坐位侧方姿势稳定反应的发育，同样可以改变患儿坐位方向，平衡板左右摆动时，患儿前后摆动促通坐位后方姿势稳定反应的发育（图 8-256a、b）。此方法同样可以在 Bobath 球上进行。

（2）患儿取坐位，盘腿或伸腿。

1）治疗师位于患儿后方，辅助其腰部使躯干立直，保持静态姿势稳定，辅助的力量要尽可能的小，以便诱导患儿自己主动用力。最好能让患儿手持玩具玩耍，避免用手支撑，无治疗师帮助下维持稳定体位（图 8-257）。

2）治疗师位于患儿的对面，手拿物体放于患儿的正前方、侧前方、正上方、侧上方、正下方、侧下方等不同的方向，诱导患儿来触碰治疗师手中的物体，保持坐位自动态姿势稳定（图 8-258）。

3）治疗师向侧方或前、后方推动患儿，使患儿离开原来的起始位，开始时推动的幅度要小，待患儿能够恢复姿势稳定，渐增加推动的力度和范围（图 8-259）。

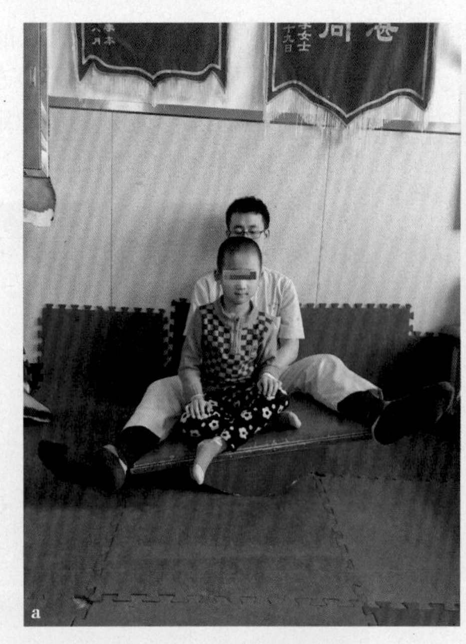
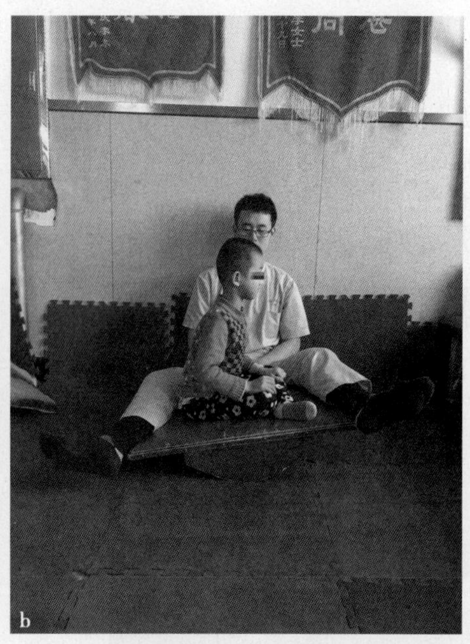

图 8-256 平衡板上的坐位姿势稳定训练

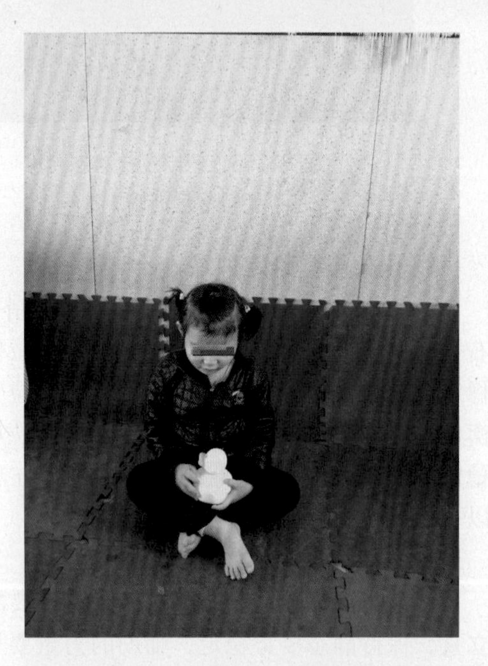

图 8-257 坐位静态姿势稳定训练

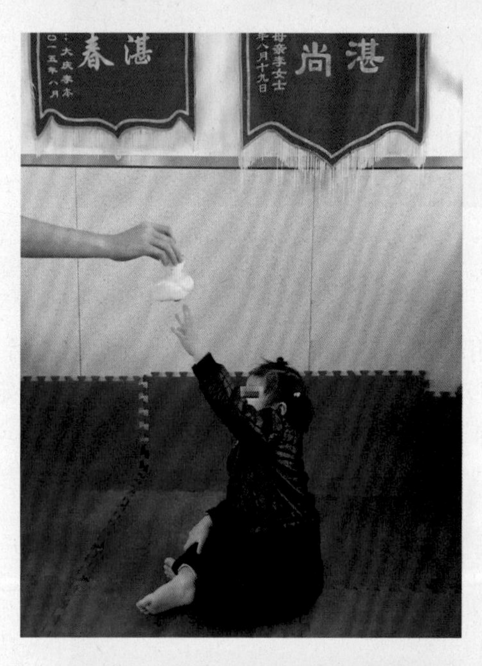

图 8-258 坐位自动态姿势稳定训练

4）患儿坐于平地或平衡板上，治疗师从各个方向抛球给患儿，患儿再从原方向将球抛回，同时要逐渐增加抛球的距离和力度将自动态姿势稳定和被动态姿势稳定结合起来，训练两种姿势稳定的整合能力。

（3）患儿侧坐位或端坐位（坐在凳子上）下的静态姿势稳定训练、自动态姿势稳定训练及被动态姿势稳定训练。

4. 四点支持位姿势稳定训练（手膝位姿势稳定训练）

（1）患儿取四点支持位，用手和膝来支撑体重，治疗师用玩具、声音和图片等诱导患儿维持此动作，训练其静态姿势稳定（图 8-260）。若患儿手或膝力量不足，可将一大小合适滚筒置于腹部下面，辅助手和膝支撑体重（图 8-261）。

（2）患儿取四点支持位，用手和膝来支撑体重，治疗师将玩具等物品放于患儿的正前方、侧前方、正上方、侧上方、正下方、侧下方等，诱导患儿主动抬起一侧上肢够取物品，训练其自动态姿势稳定能力（图 8-262）。如果患儿身体稳定性增强，姿势稳定能力增加，治疗师可逐渐增加复杂性和难度，例如让患儿同时抬起一侧上肢和另一侧下肢。

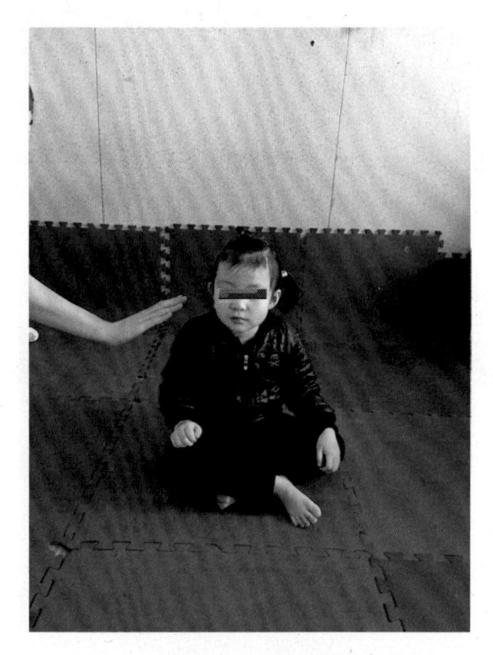

图 8-259 坐位被动态姿势稳定训练

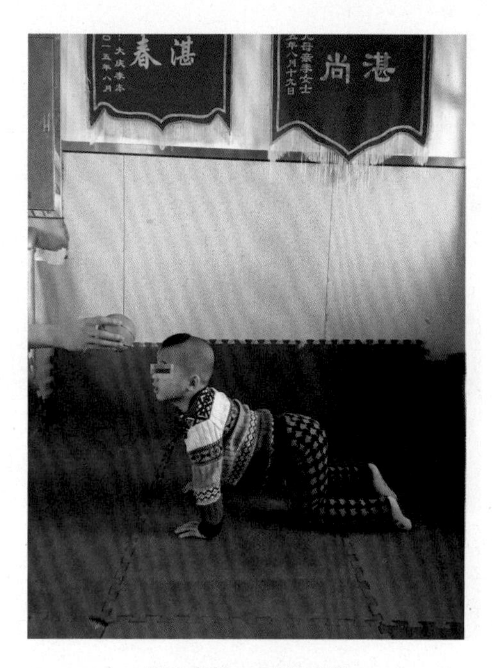

图 8-260 手膝支撑体重训练

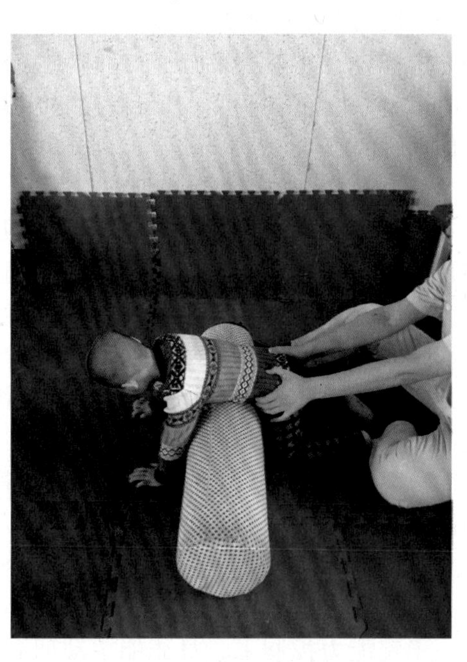

图 8-261 滚筒辅助下的四点支撑训练

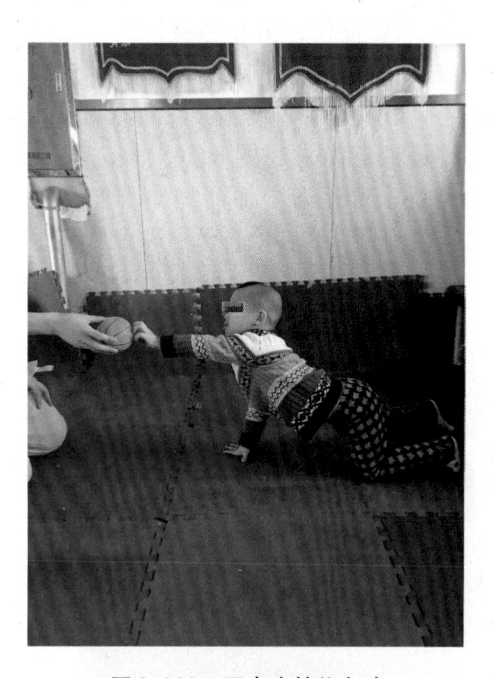

图 8-262 四点支持位自动态姿势稳定训练

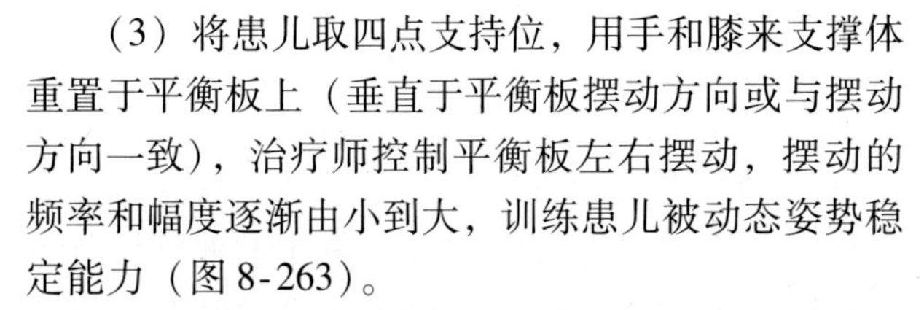

（3）将患儿取四点支持位，用手和膝来支撑体重置于平衡板上（垂直于平衡板摆动方向或与摆动方向一致），治疗师控制平衡板左右摆动，摆动的频率和幅度逐渐由小到大，训练患儿被动态姿势稳定能力（图 8-263）。

5. 双膝立位和单膝立位姿势稳定训练

（1）双膝立位姿势稳定训练

1）患儿取双膝立位，治疗师用玩具、声音和图片等诱导患儿维持此动作，但要求患儿躯干不能前倾或后倾，头、颈、躯干、下肢在侧面观察呈一条直线，通过此过程训练患儿静态姿势稳定。若患儿躯干或下肢力量不足，使身体不能对线，治疗师在其后方，双手控制骨盆两侧使躯干立直，治疗师应根据患儿的反应随时调整力度，尽量可能保证用最小的力维持患儿躯干稳定（图 8-264）。

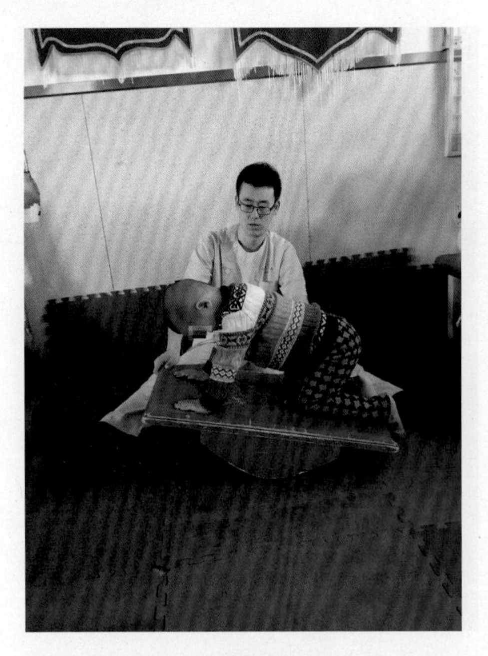

图 8-263 四点支持位被动态姿势稳定训练

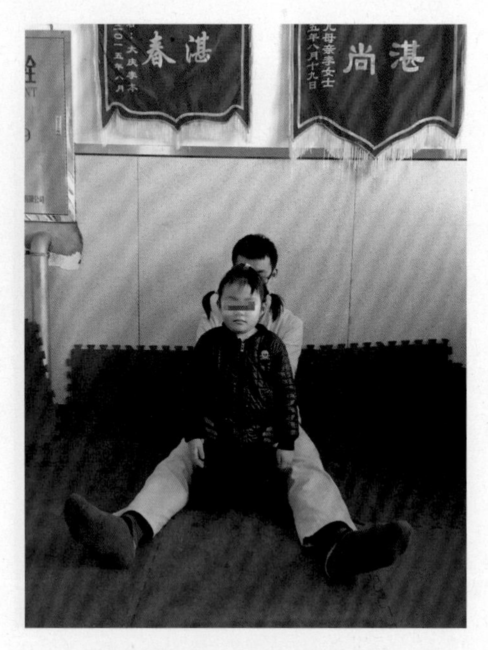

图 8-264 双膝立位静态姿势稳定训练

2）患儿取双膝立位，治疗师将玩具等物品放于患儿的侧前方、侧上方、侧后方等方位，诱导患儿主动抬起同侧上肢并旋转身体够取同侧物品，训练其自动态姿势稳定能力（图 8-265）。若患儿转身够物能力增强，可逐渐增加够物的难度和复杂性，可让患儿用一侧上肢够取身体另一侧物品，加大身体的旋转幅度。

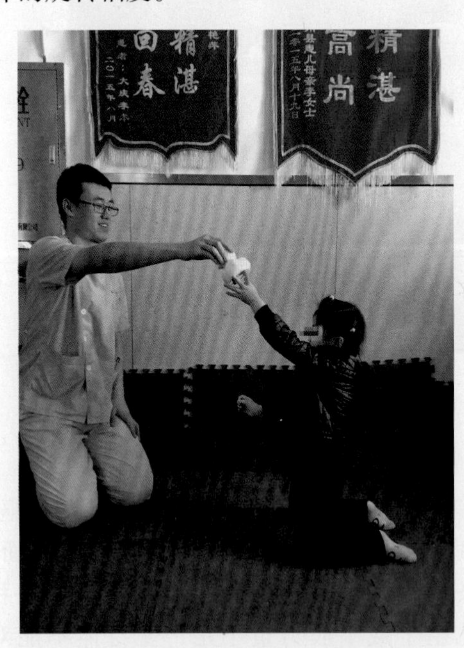

图 8-265 双膝立位自动态姿势稳定训练

3）患儿取双膝立位于平衡板上（垂直于平衡板摆动方向或与摆动方向一致），治疗师控制平衡板左右摆动，摆动的频率和幅度逐渐由小到大，训练患儿被动态姿势稳定能力（图 8-266）。若患儿膝立位姿势稳定能力增强，治疗师可摆动平衡板的同时，另一位治疗师可与其玩抛接球游戏，进一步增加训练的难度。

（2）单膝立位姿势稳定训练

1）患儿取单膝立位，治疗师用玩具、声音和图片等诱导患儿维持此动作，但要求患儿躯干不能前倾或后倾，支撑侧躯干、下肢在侧面观察呈一条直线，非支撑侧髋、膝、踝屈曲均为 90°。若由于肌力或张力等因素，患儿不能维持此体位，治疗师应给予辅助（图 8-267）。

2）患儿取单膝立位，其方法同双膝立位的自动态姿势稳定训练。

3）患儿取单膝立位，治疗师向各个方向推动患儿，推动力度要不要过大，使患儿摆动幅度在姿势稳定能力控制下，身体能主动回到正中位为宜。以此种方法来训练患儿单膝立位被动态姿势稳定。

6. 站立位姿势稳定训练

（1）患儿取立位，双下肢与肩同宽，治疗师在其后方双手放置于骨盆两侧给予辅助，并用语言引导患儿身体立直，同时可在前上方放置玩具诱导患儿双手向上够取物品，达到躯干和下肢伸展，训练患儿静态姿势稳定（图 8-268）（也可以由患儿自己扶助肋木、墙壁、椅背等练习）。当患儿躯干及下肢力量增强，治疗师只用语言或玩具诱导站立不予辅助。

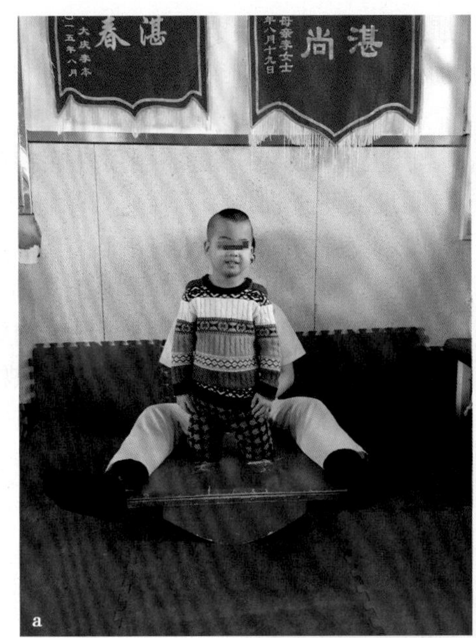
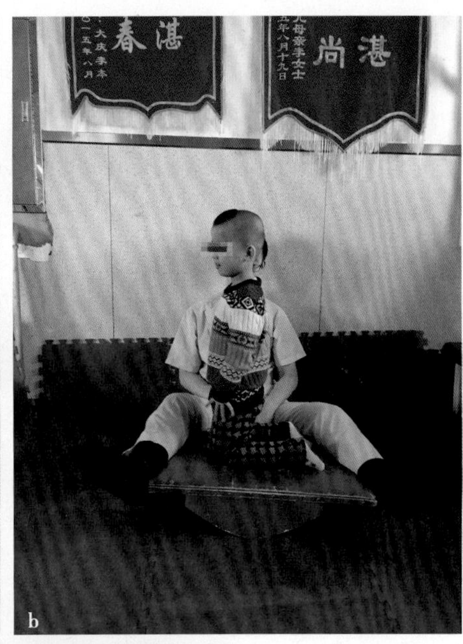
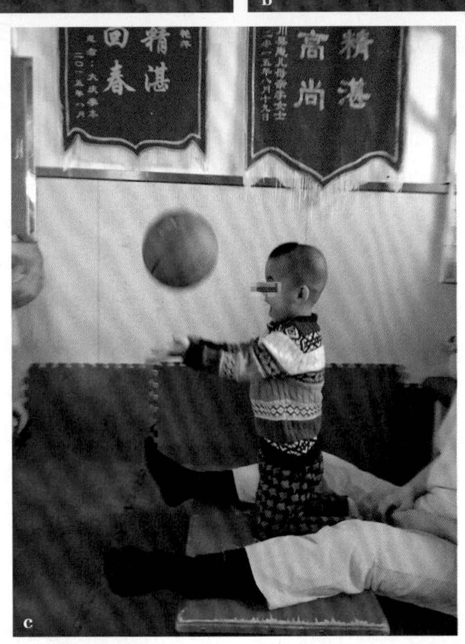

图8-266 双膝立位被动态姿势稳定训练

（2）患儿双下肢与肩同宽，独立立位，治疗师将玩具等物品放于患儿的前上方、侧前方、侧上方、侧后方等方位，同时诱导患儿用前屈、侧屈、旋转身体的方式，伸出双手或单手触碰玩具后再返回直立位，训练其自动态姿势稳定（图8-269）。

（3）患儿取立位，双下肢与肩同宽，站于平衡板上（垂直于平衡板摆动方向或与摆动方向一致），治疗师控制平衡板左右摆动，摆动的难度逐渐增大，诱发患儿的各方姿势稳定反应，训练其被动态姿势稳定能力（图8-270）。

（4）患儿取立位，双下肢与肩同宽，治疗师位于患儿侧方，一手放置于患儿腹部正中，另一只手放置于患儿腰骶部，双手同时向患儿一侧（左或右）用力，引导其一侧（左或右）下肢负荷体重，再用力拉回引导另一侧下肢负荷体重，双侧下肢交替支撑身体，训练其立位下的重心转移能力（图8-271）。

（5）患儿取立位，双下肢与肩同宽，治疗师在自动态姿势稳定建立的基础上，与患儿玩抛接球游戏，用自动态姿势稳定和被动态姿势稳定交互转换的模式，来训练姿势稳定能力。注意在抛接球时，要从身体的各个方向练习，同时也可增加难度让患儿站在平衡板上与治疗师玩抛接球游戏。

在进行站立位姿势稳定训练时，要注意随时纠正患儿的站立姿势，例如，髋关节的屈曲、膝关节的屈曲或过伸、踝关节的跖屈等异常姿势。立位姿

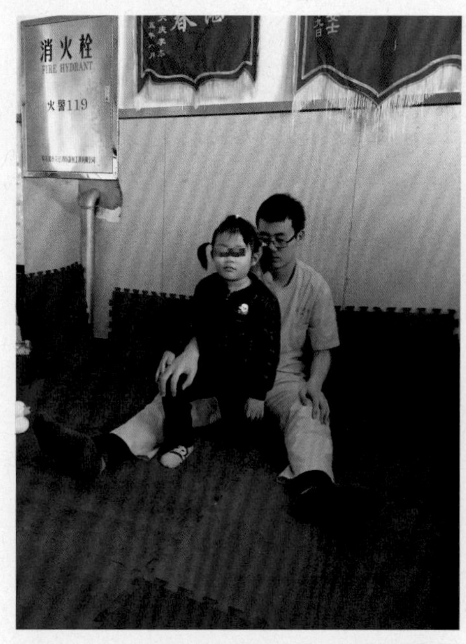

图 8-267 单膝立位被动态姿势稳定训练

势稳定的训练，是为患儿步行做准备，在训练过程中出现的任何姿势异常，如果不加以抑制都可能成为步行的阻碍因素，因此在进入步行训练之前，治疗师应尽量完善患儿立位姿势稳定能力。

（四）注意事项

1. 因人而异、保证安全 治疗师应选择与患者姿势稳定功能水平相当的训练，一般初始时应选择相对较低水平的训练，逐渐从简单向复杂过渡。患儿在主动训练时，治疗师要密切监护以防跌倒，同时要避免训练难度过大而引起患儿恐惧心理。

2. 姿势稳定训练前准备 需要患儿有适当的肌力、肌张力和关节活动度等，因此在训练前，要加强薄弱因素的训练，例如，增强肌力训练、肌肉牵伸训练等。

3. 患儿存在严重的器质性疾病时，应降低训练强度或不予训练 存在认知障碍时，治疗师可适当改变交流方式，例如，用肢体语言交流、更换训练场景等，尽量让患儿理解并配合训练。

4. 姿势稳定训练不是一项单独的训练，而是综合康复的一个环节 认知训练、视觉反馈训练、注意力训练以及感觉统合训练对姿势稳定能力的增强都有辅助作用。

5. 姿势稳定训练的前期、中期和后期的姿势稳定功能评定 评定是十分必要的，目的是了解患儿存在的问题，制订合理的训练计划。

三、姿势方向性

（一）方向性的影响因素

1. 儿童的实际运动发育年龄对方向性动作的影响。

2. 环境因素对方向性动作的影响。

3. 姿势稳定的性训练对方向性动作的影响。

（二）方向性训练原则

1. 循序渐进的原则 由简单到复杂，从最基础、最简单的动作开始，待其完全掌握后再增加难度，进行下一阶段的训练。

2. 强化训练的原则 每个动作都需重复练习，才能起到强化的效果，这种训练动作才能被大脑固化，而进一步加强方向性能力。

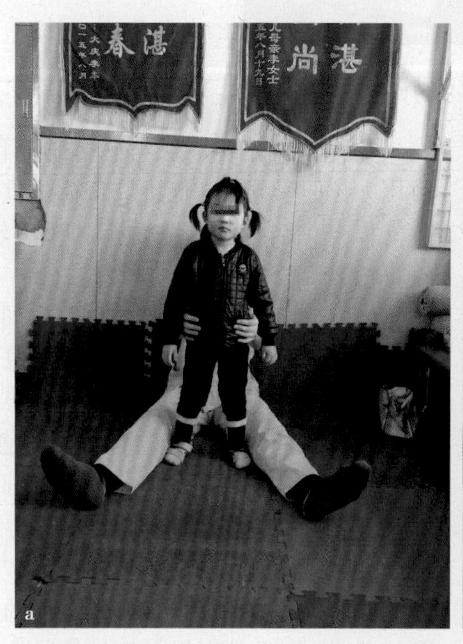

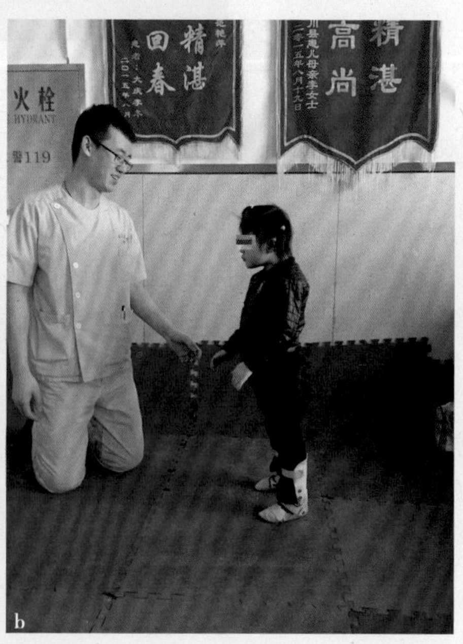

图 8-268 立位静态姿势稳定训练

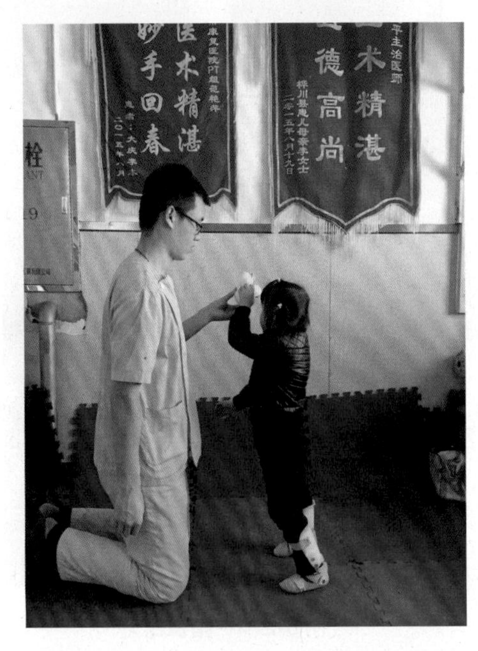

图 8-269 立位自动态姿势稳定训练

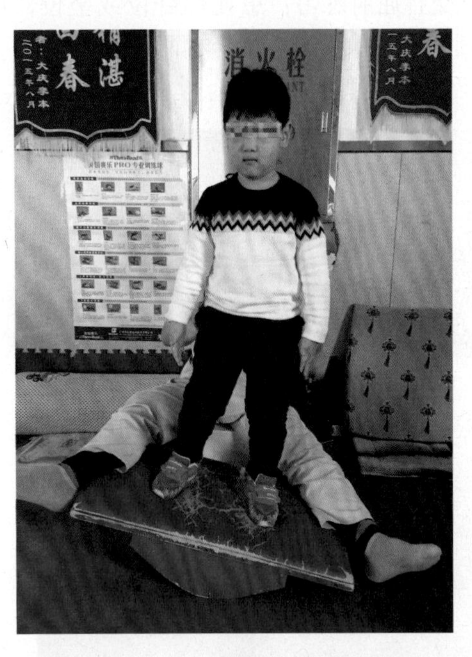

图 8-270 立位被动态姿势稳定训练

3. 针对性训练的原则 不同的任务需要不同的训练模式，有目的性的训练能解决具体的问题。

4. 全面性训练原则 进行针对性协调训练的同时，也需要进行其他方面的训练，如改善姿势稳定的训练、改善认知的训练、增强力量的训练等。

（三）姿势方向性训练方法

姿势方向性训练与姿势稳定性训练的侧重点不相同，但基本方法很相似。姿势稳定的训练侧重于粗大运动和整体运动，以躯干的稳定和身体重心控制的训练为主；方向性运动强调动作完成过程的质量、速度、流畅度、准确性等因素，以多关节的运动为主，强调肢体远端的精细动作训练。在姿势方向性训练的过程中，其评定方法可作为训练项目。

1. 上肢姿势方向性训练 包括轮替动作练习、定位方向性动作练习、节律性动作练习和手眼协调练习。

（1）轮替动作练习

1）双上肢交替前屈练习：患儿仰卧位或坐位，左、右侧上肢交替前屈至最大关节活动度，手臂尽量保持伸直，交替速度逐渐加快（图 8-272）。

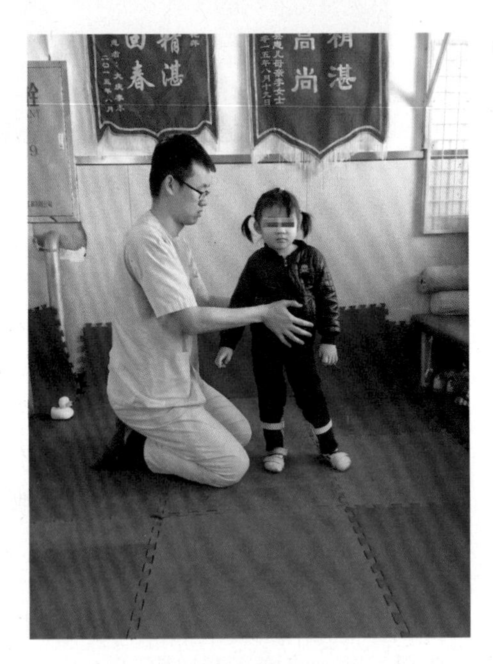

图 8-271 立位重心转移训练

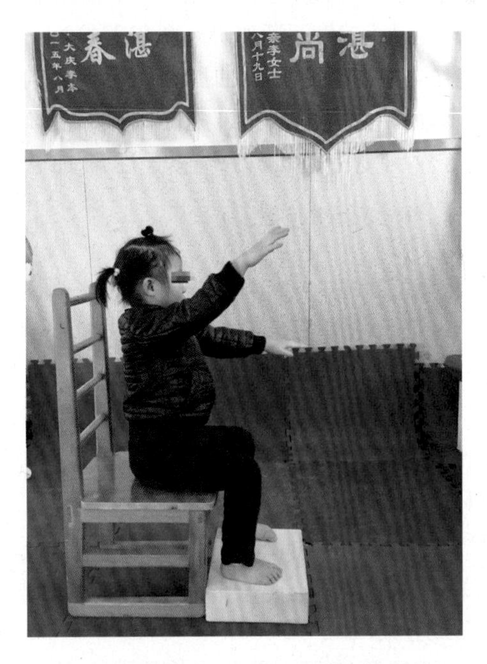

图 8-272 双上肢交替前屈练习

2）交替屈肘练习：患儿仰卧位或坐位，肩关节0°，肘关节屈曲0°，左、右两侧交替屈肘，交替速度逐渐加快（图8-273）。

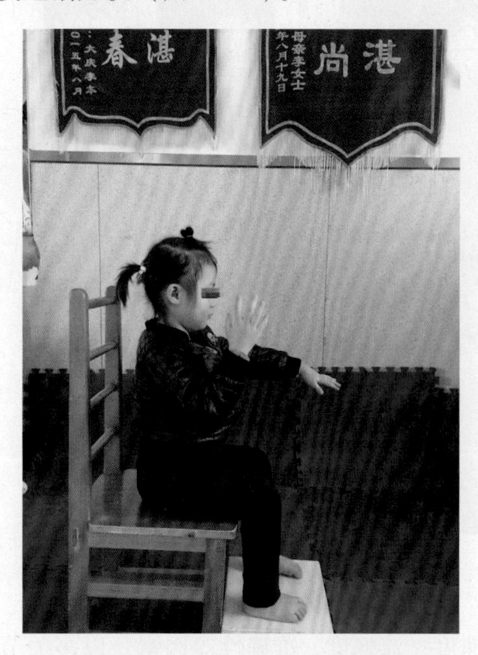

图8-273 双上肢交替屈肘练习

3）前臂旋前、旋后练习：患儿取坐位，肩关节0°，肘关节屈曲90°，两侧同时进行前臂旋前、旋后的练习。

4）腕屈伸练习：患儿取坐位，左、右两侧交替，一侧屈腕，另一侧伸腕，交替速度逐渐加快。

（2）方向性动作练习

1）指鼻练习：患儿取坐位，前臂外旋、伸直，以示指触自己的鼻尖，先慢后快，先睁眼后闭眼，两侧交替反复上述运动，速度逐渐加快（图8-274）。

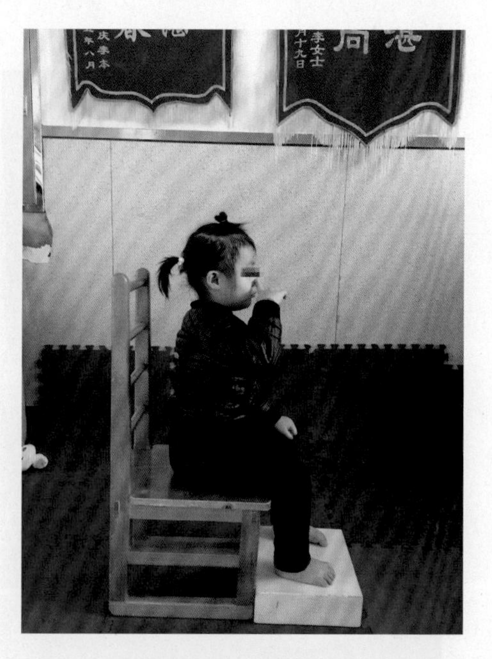

图8-274 指鼻练习

2）指-指练习：伸直示指，曲肘，然后伸直前臂以示指触碰对面治疗师的示指，先睁眼做，后闭眼做，两侧交替反复上述运动，速度逐渐加快（图8-275）。

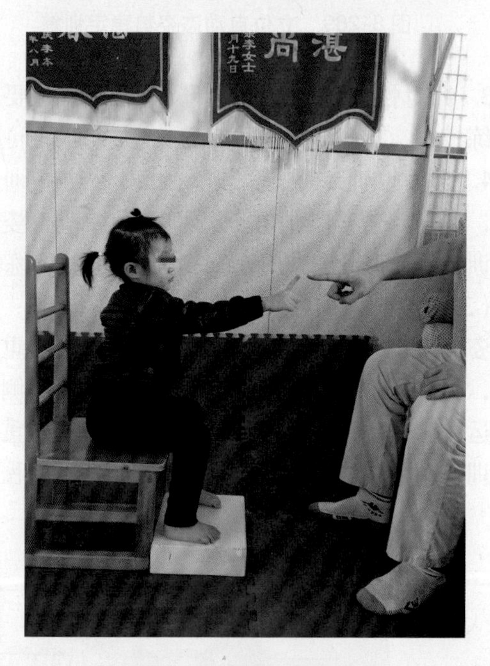

图8-275 指-指练习

（3）手眼协调练习

1）插、拔木棒练习：患儿取坐位，将木棒插入孔中，然后再将木棒拔出，重复练习，从大木棒开始再到小木棒。

2）画图或写字练习：患儿取坐位，先用大笔在较大的纸上画或写，协调功能增强后，换成小笔在较小的纸上进行练习。

3）下五子棋、跳棋、玩拼图或堆积木等游戏。

2. 下肢姿势方向性训练

（1）轮替动作练习

1）交替屈髋屈膝练习：患儿取仰卧位，膝关节伸直，左右侧交替屈髋屈膝，大腿尽量靠向腹部，交替速度逐渐加快。

2）交替伸膝练习：患儿取端坐位于椅子上，小腿自然下垂，左右两侧交替伸直膝关节，交替速度逐渐加快。

3）拍地动作练习：患儿取端坐位于椅子上，足跟触地，依次做脚尖抬起，全足着地动作，双足交替进行，速度逐渐加快。

（2）上下肢配合练习

1）患儿取立位，原地摆臂踏步走，上下肢交互协调运动，速度逐渐加快。

2）患儿取仰卧位，同侧手去抓同侧脚，两侧交替进行，速度逐渐加快。

（3）节律性动作练习：治疗师可用口令引导动作节律，例如，请坐原地踏步动作“开始跟我口令做，1、2、1……”。节律性动作练习，不论是上肢协调训练还是下肢协调训练，都可以设计成用口令来引导动作，以保证节律的稳定和一致。

（四）注意事项

1. 姿势方向性训练应在姿势稳定训练的基础上进行，躯干的稳定有利于上下肢有目的的主动运动。

2. 患儿存在严重的器质性疾病时，应降低协调训练强度或不予训练。

3. 姿势方向性训练的前期、中期和后期评定是十分必要的，了解患儿存在的问题，制订合理的训练计划。

（宋福祥）

第六节　物理因子治疗

物理因子治疗是应用电、光、声、磁和热动力学等物理学因素以及现代科学技术方法来治疗患者的方法。包括利用光、电、声物理特性结合现代科学技术而采用的治疗手段有音频、超声波、激光、红外线、短波、微波、超短波、固频干扰、电磁、旋磁、仿生物电等方法；也包括运用热动力学因素，采用各种冷、热方法进行的治疗，如水疗、蜡疗等。临床上应用的很多治疗方法，都是广泛利用了相应的物理学因素。

物理因子治疗属于物理治疗的范畴，是现代康复的一种重要治疗手段之一。

一、电疗法

（一）电疗法的作用

电疗法既功能性电刺激疗法（functional electrical stimulation，FES），是使用高频、低频、中频电疗仪器，应用瞬间出现的医用电流刺激失去神经控制的横纹肌或平滑肌，引起肌肉收缩的治疗方法。

1. 促进肌肉的规律性收缩　FES 利用肌肉的抑制机制是通过电流兴奋运动神经纤维、神经肌肉接头和肌肉从而使其产生收缩，称为离心式 FES。刺激向心神经纤维，通过脊髓反射机制间接影响肌肉收缩，则称为向心式 FES。

（1）肌肉的规律性收缩和舒张可以促进静脉和淋巴回流，改善代谢和营养，延缓萎缩，并且防止肌肉大量失水和发生电解质、酶系统和收缩物质破坏，保留肌肉中的结缔组织正常功能。抑制肌肉纤维化，防止肌肉组织变短和硬化。

（2）FES 在医学上通过控制平滑肌收缩的作用，可以控制各种节律性功能如心脏的跳动；通过植入电极调节膀胱功能；还可用于调整胃肠运动与其他功能。可通过刺激神经来调整各种功能，如刺激膈神经调整呼吸、在治疗时能肉眼看到肌肉的明显的收缩活动，让患者亲身体验治疗效果。

2. 缓解肢体和躯干的肌肉痉挛　FES 具有缓解肢体和躯干痉挛的作用，脑瘫、颅脑损伤、脊髓损伤、神经元退行性疾病等都会伴有痉挛问题。

电疗法的作用是缓解痉挛、在发病早期帮助重新组织运动、加速随意运动控制的自然恢复、促进脊髓基本运动控制的重建、用电控制替代简单的运动如足背屈等。所以可应用于如脑瘫等运动障碍患儿的治疗，通过缓解肢体和躯干的痉挛的作用改善脑瘫等患儿的运动异常和姿势异常。这类电刺激可以用在康复计划治疗中进行再训练。

3. 减轻肌肉的萎缩　电疗法可以获得有益的功能性运动，使肌肉产生被动的节律性收缩，并因而保留肌肉中糖元含量，节省肌肉中蛋白质消耗，减轻肌肉的萎缩。

（二）种类与方法

1. 经皮神经电刺激法

（1）高频模式：此法频率高，强度低，应用最为广泛。通常频率为 50～100Hz，脉冲宽度 50～125μs，电流强度以产生较舒适的震颤感且不引起肌肉收缩为最佳。其治疗作用通过激活粗大周围神经纤维而获得。

（2）低频模式：此法频率低，强度高，较为常用。频率为 2～5Hz，脉冲宽度 200～500μs，电流强度以患者能耐受且引起相应关节的局部肌肉较强的收缩为宜。某块肌肉兴奋时，其拮抗肌将受到抑制，如屈肌兴奋收缩时，对应的伸肌被抑制而伸展。反过来，伸肌兴奋，被其拮抗的屈肌亦将受到抑制。其作用机制可能与刺激产生内啡肽有关，为了激发产生内啡肽，患者所需的肌肉收缩可能是不舒适的，为减轻重复收缩造成的潜在肌肉疼痛应限制在 1 小时。

（3）强刺激模式：此型的频率和强度均高，常选用使患者舒适和耐受的频率、脉宽和波幅高值，即频率大于 100Hz，脉冲宽度 150～250μs，电流强度选择患者耐受的高限。发现可以通过牵拉伸肌，引起肌肉产生反射性收缩，称这种现象为牵张反射。

实验证明，所有的骨骼肌均显示某种程度的牵张反射，在这种强度刺激下，可以产生少许节律不规则的肌肉收缩。此型基本上是舒适的。其作用原理可能是刺激减缓了疼痛沿粗纤维和细纤维的传导所致，是一种疼痛传递的选择性阻滞方式。此型持续时间短，关机后，治疗区域快速恢复原来的感觉。每次治疗时间为15分钟，当电极置于较大的周围神经处时，镇痛效果最大，但这可使神经干处密度较大的皮下组织产生不适感。对腰背部和颈部疼痛的治疗效果较差。

2. 神经肌肉电刺激法 利用低频脉冲电流刺激神经和肌肉两端使其收缩，以恢复运动功能的方法，称为神经肌肉电刺激法。

此方法的特点是：快速断续输出的波形，频率10～100Hz，脉冲宽度200～500μs，电流强度为以引起肌肉的强直收缩为准。可以激活病理肌肉纤维，促使其向正常肌肉纤维转变，延迟萎缩发生，增强已萎缩肌肉的肌力。激活失神经支配肌肉的运动单位活性，使其同步化，恢复运动单位的募集顺序。增强和维持关节活动范围，引起关节活动牵拉其周围软组织，使麻痹肌发生易化。通过刺激拮抗肌，减轻肌肉痉挛，达到降低其肌张力的目的。使肌肉收缩，维持肌肉健康。促进失神经支配肌肉及恢复强壮那些比较薄弱、不能理想主动收缩的肌肉，由于"肌肉泵"的作用，能减轻肢体肿胀，克服因疼痛引起的对肌肉的反射性抑制。能增加部分失神经支配肌肉残留的正常运动单位的肌力，从而使整个肌肉的肌力增强。增强其患儿蹲下站立的能力，方能诱导其步行。

3. 单极运动点刺激法 是利用笔型电极进行运动点的刺激和穴位电疗的方法。

运动点是在人体表面应用电刺激时，施加最小电流就能引起明显的神经肌肉反应的区域，即刺激神经肌肉时刺激阈最低的一点。

在周围神经的全长都有几乎相等的兴奋性，各处的刺激阈应当基本相同。但是周围神经走行中有时表浅，有时深在。表浅处电流易于达到，所以刺激阈低。深在处由于电流密度减低，所以刺激阈高。因此，周围神经可以有多个运动点，都是神经最靠近皮肤之处，而且由于各点的局部结构不一样，每个运动点的刺激阈也不相同。

肌肉的运动点比较复杂，因为肌肉均受神经支配。神经的兴奋性显著高于肌肉，正常时刺激肌肉的阈值实际为刺激神经的阈值。神经进入肌肉后，其分支支配各肌肉纤维，在此分支点刺激时，能引起最多的肌肉纤维收缩，收缩反应最大，用最低的刺激电流即可引起肉眼可见的收缩。所以，对于浅表肌肉来说，支配肌肉的神经进入肌肉处即为运动点。比如梭形肌，此点位于肌腹中央。对于有多个肌腹的肱二头肌、肱三头肌、腓肠肌，每个肌腹都有其运动点。而腹直肌等羽状肌和扁平肌，则无所谓的运动点，或者运动点甚多，对深部肌肉，其运动点主要位于覆盖它的浅层肌下的外露处。

4. 仿生物电刺激法 小脑电刺激技术作为一种中枢仿生电物理疗法，最初在缺血性脑血管疾病等方面得以广泛应用。近十年来该技术在临床的研究和应用逐步深入，已经不仅局限于脑卒中和偏头疼等领域，在脑瘫的治疗与康复上，也得到许多专家和患者的认同。

研究表明，电刺激小脑或小脑顶核后，通过与大脑皮质的纤维联系形成的特殊传导通路，可以使缺血区局部脑血流增加，脑循环改善，脑电图复原，脑损害减轻，直接诱导病灶的脑组织产生一种相关蛋白（神经纤维生长与再生的重要物质），提高神经组织可塑性，促进神经功能康复效果。Davis报道600例脑瘫患儿中，90%接受了电刺激小脑治疗，其中85%痉挛型脑瘫患者得到了不同程度的缓解，包括流涎、语言、与人交流、呼吸、姿势、步态、关节的活动范围及运动能力等。患儿年龄越小，恢复越好。婴幼儿的神经系统处于高度发育阶段，神经细胞分化、神经纤维及髓鞘形成加速进行，突触广泛联系，此时给予足够的营养、运动及感觉刺激，可以促进脑细胞的发育和髓鞘形成。电刺激治疗后的脑瘫患儿经检测发现，大脑前、中、后动脉的血流速度均明显增加，脑血流动力学的改善与运动功能的恢复具有相关效应；此外电刺激还可能直接兴奋大脑皮层的运动中枢，引起相应的大脑皮层神经发生可塑性改变，从而促进运动功能恢复。另据研究表明，脑在乏氧或（和）缺血时，脑内存在可以保护其自身生存的机制，其中之一存在于小脑顶核的条件性中枢神经元性神经保护，它对小儿脑瘫的脑损伤具有改善的作用。

5. 生物电子激导平衡疗法 根据中医的经络和阴阳学说，结合现代生物运动平衡理论，使用数千伏高电压的脉冲电流，通过对机体中运行的生物电子进行激励导活，从而通调经脉、平衡阴阳、治愈疾病。

（三）电疗法的临床应用

电疗法的最大特点是可以交替输出波宽与频率均可调的两组脉冲，分别刺激患儿的痉挛肌和拮抗肌。通过两组电流的交互抑制使痉挛肌松弛，从而改善患儿肢体功能。

1. 上运动神经元病变 多数诸如脑瘫等上运动神经元病变患儿由于受肌张力的影响，主动运动功能减弱或消失，使得肌肉营养状况不佳，引起肌肉血液循环不良。目前，FES已经成为上运动神经元病变患者康复的一种有效疗法。临床应用于脑瘫导致平衡功能障碍、脑瘫合并言语障碍、流涎、吞咽困难等。

2. 周围神经损伤和下运动神经元损伤 电疗法适用于周围神经损伤和下运动神经元损伤所致的瘫痪。如：桡神经损伤、正中神经损伤、尺神经损伤、腓神经的损伤和临床所见肌张力减弱或消失，肌萎缩、反射消失。

电疗法既可以作为一种独立疗法，也可与其他疗法联合应用，或作为功能矫正器作运动功能的直接替代物。在治疗阶段完成后，还有少数患儿可以将电疗法作为矫正方法持续使用。例如，用于控制指腕背伸的痉挛仪，适用于有抓握活动，但是因伸肌瘫痪而不能进行运动的患儿。使用痉挛仪刺激桡神经或肌肉，可以实现手指的功能运动恢复正常，控制运动量。着重解决患儿痉挛以及其他合并症。

FES的疗效在某些方面优于其他神经病学治疗方法。启动反射机制对于运动神经元活性和动作的形成是必不可少的。

（四）禁忌证

电疗法不适宜应用于如下情况者：

1. 心脏功能不佳，先天性心脏病患儿。
2. 开放性骨折患儿。
3. 有发热、咳喘等感染症状者。
4. 可能眼底出血及视网膜剥离患儿。
5. 皮肤局部有溃疡、感染、脓血状况患儿。
6. 脑外伤出血患儿。
7. 颅内感染患儿。
8. 开放性软组织损伤。

在应用此疗法时要严格按《操作规程》操作，认真阅读使用说明书。

（五）适应疾病

1. 脑性瘫痪的症状治疗

（1）应用神经肌肉电刺激疗法：神经肌肉电刺激疗法（简称NMES）是应用低频脉冲电流刺激肌肉使其收缩，以恢复其运动功能的方法。NMES的临床应用已有100多年的历史，近年来在神经肌肉骨骼疾病的康复中NMES的应用显著增加。它包含的范围很广，用各种电流来刺激肌肉的方法都属于NMES。目前在国内常用的神经肌肉电刺激疗法的仪器有DXZ-2、DXZ-3型低频治疗仪、D88-1型程控神经肌肉诊疗仪、KJ-1型痉挛肌治疗仪等。

大量的动物实验和人体实验证明，肌肉受电刺激收缩后，肌纤维增粗、肌肉的体积和重量增加、肌肉内毛细血管变丰富、琥珀酸脱氢酶（SDH）和三磷酸腺苷酶（ATPase）等有氧代谢酶增多并活跃、慢肌纤维增多、并出现快肌纤维向慢肌纤维特征转变的现象。其治疗作用主要有：治疗失用性肌肉萎缩；增加和维持关节活动范围（ROM）；肌肉再学习和易化作用；减轻肌肉痉挛；促进失神经支配肌肉的恢复；强壮健康肌肉等。

治疗肌肉痉挛的方法有三种：一是单纯刺激拮抗肌的方法；二是单纯刺激痉挛肌的方法；三是对痉挛肌和拮抗肌进行交替刺激（Hufschmidt电疗法）法。第三种方法的特点是将波宽调至与频率相同，使两种肌肉交替收缩。A、B两路电流可单独调节，前后错开的时间也可以调节。该方法的疗效较好，持续时间较长。其原理是先使痉挛肌强烈收缩，神经肌较兴奋，通过反射使痉挛肌本身受到抑制；刺激对抗肌收缩，通过交互抑制使痉挛肌松弛。该方法的疗效较好，持续时间较长。该法可应用于对脑瘫的肌肉痉挛的治疗。治疗时间10～15分钟，强度以引起肌肉明显收缩为度。

（2）各症状的治疗

1）足内翻

治疗的肌肉：胫骨前肌、胫骨后肌、腓骨外侧肌、腓骨内侧肌、伸趾肌治疗时刺激肌肉的部位如图8-276、图8-277和图8-278中箭头所示。

作用：抑制足内翻、矫正异常姿势。

2）肘关节屈曲变形：导致肘关节屈曲变形的原因是上肢抗重力的屈肘肌肉张力增高所致。

治疗的肌肉：肱桡肌、肱二头肌和肱肌，治疗时刺激肌肉的部位如图8-279所示。

作用：伸展肘关节。

3）前臂旋前：主要表现为患儿前臂处于旋前位，旋后困难。使前臂旋前的肌肉包括旋前圆肌和旋前方肌。治疗时刺激肌肉的部位如图8-280所示。

4）屈腕畸形：主要表现为腕关节掌屈，不同程度的影响患手的抓握能力。

治疗的肌肉：主要针对可能造成腕关节掌屈并桡侧偏位的痉挛肌肉为桡侧腕长、短屈肌。治疗部位见图 8-281 所示。

作用：使腕关节背屈。

5）拇指内收畸形　主要表现为拇指屈向掌心内，拇指不能完成拇、示指捏和三指抓物的动作。

治疗的肌肉：造成拇指向掌心内收的痉挛肌肉包括：拇屈长肌、拇内收肌或大鱼际肌（尤其是拇屈短肌）。治疗时刺激肌肉的部位如图 8-282 所示。

作用：抑制拇指内收。

6）足外翻：主要表现为足和踝关节外翻，也可以伴有足趾的屈曲痉挛。

治疗的肌肉：有可能造成足外翻畸形的肌肉包括：腓骨长肌、腓骨短肌、腓肠肌和比目鱼肌等。治疗时刺激肌肉的部位如图 8-283 所示。

作用：抑制足和踝关节外翻，解除痉挛。

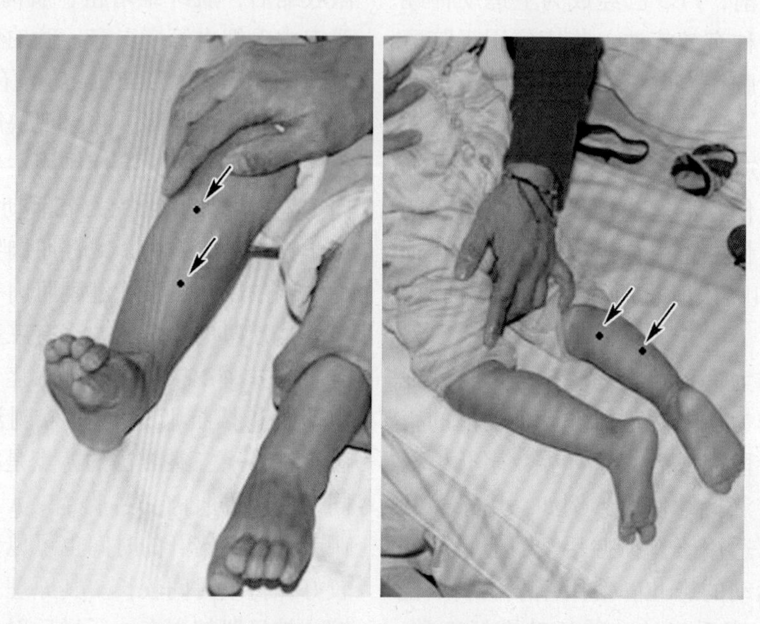

图 8-276　胫骨前肌、胫骨后肌的电刺激部位

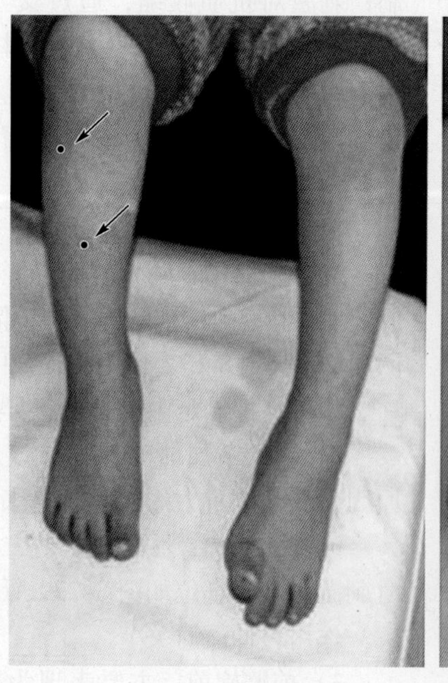

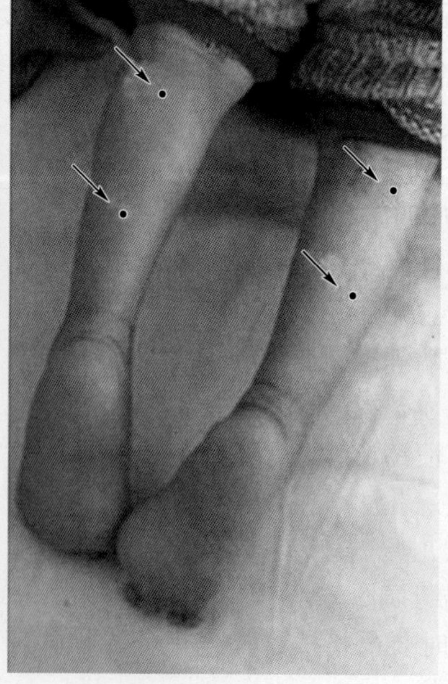

图 8-277　内侧腓肠肌和外侧腓肠肌的电刺激部位

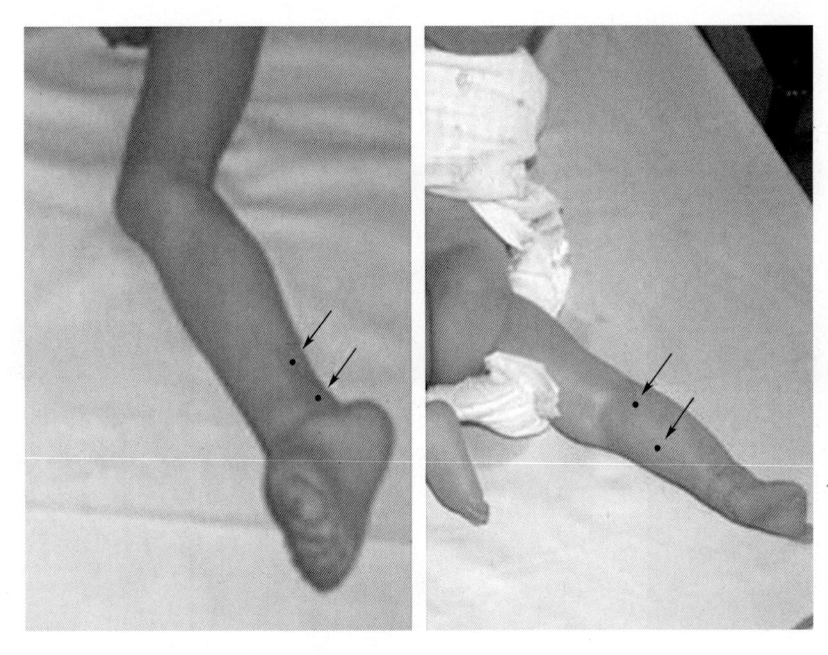

图 8-278 踇长伸肌和比目鱼肌的电刺激部位

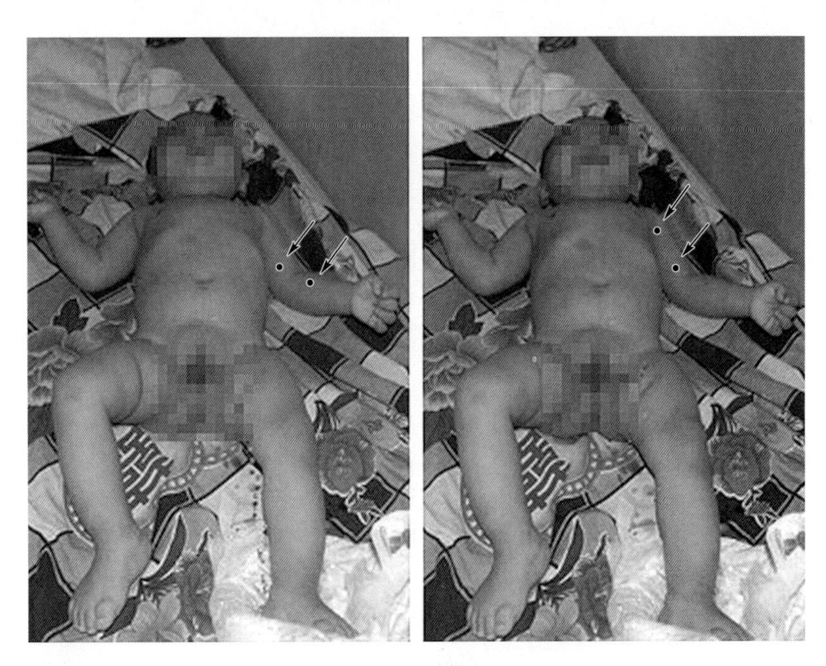

图 8-279 肱桡肌和肱二头肌的电刺激部位

7）髋关节内收：髋关节内收的主要表现为步行时的剪刀步态。

治疗的肌肉：有可能造成髋关节内收的痉挛肌肉包括有：长收肌、大收肌、股薄肌等。治疗时刺激肌肉的部位如图 8-284 所示。

作用：使髋关节外展，抑制剪刀步态。

2. 脑性瘫痪的平衡功能障碍

（1）仪器设备：脑循环电刺激仪。

（2）操作方法

1）开启电源，仪器既处于准备状态（相应指示灯亮），完成使用前的准备工作与全部参数的设置。将贴片粘贴于双侧耳背乳突处，将主输出线夹头固联于贴片金属钮上（图 8-285）。按键钮，仪器输出启动，处于仿生电输出状态（相应指示灯亮），计时器显示倒计时至 0 时自动切换回准备状态，完成刺激输出。

2）参数设置：①比率：比率为辅助输出线组与主输出线组的强度之比 b/a，调节范围为 0.5～5.0，即辅助输出线组的强度是主输出线组的 0.5 倍至 5.0 倍范围内，可调节，调节步长为 0.1。②强度：强度可调范围：1～125，是一无量纲数。数值越大强度越高。③频率：频率可调范围：

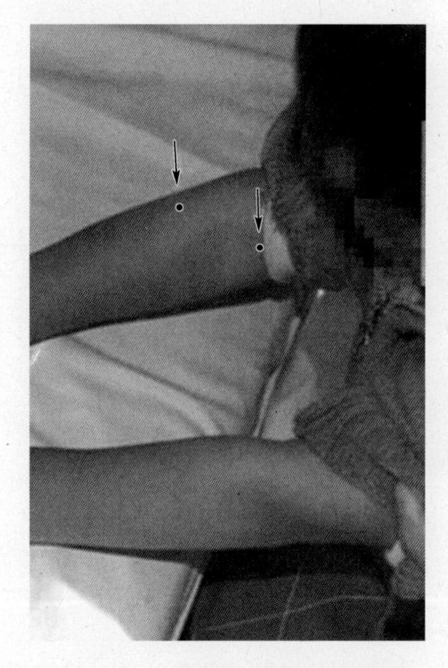

图 8-280 旋前圆肌的电刺激部位

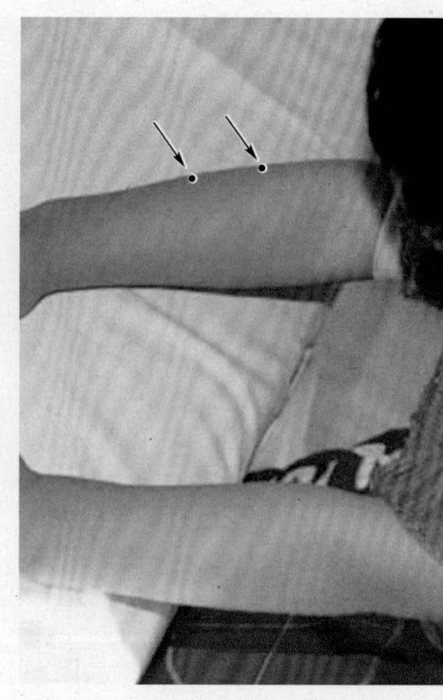

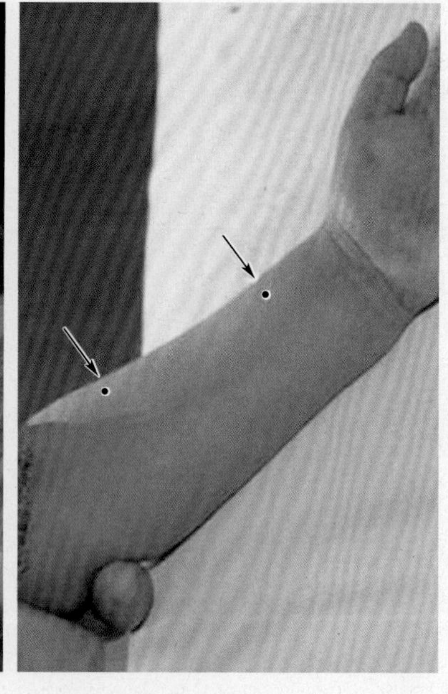

图 8-281 桡侧腕长、短屈肌的电刺激部位

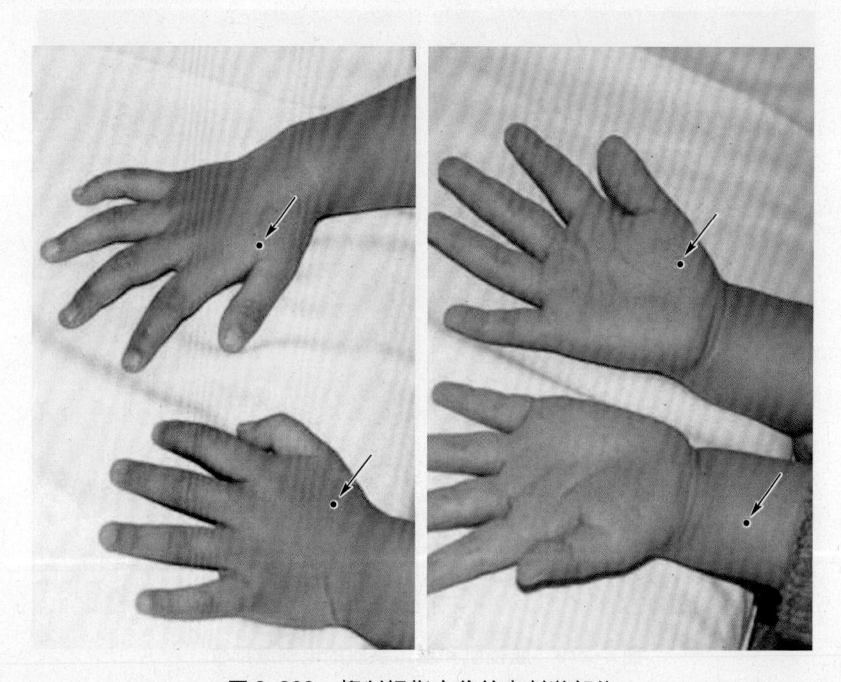

图 8-282 抑制拇指内收的电刺激部位

1～200，是一无量纲数。数值越大频率越高，相应的输出电流频谱移向高频。④时间：20～30 分钟。

3. 脑性瘫痪的并发症的治疗 脑瘫患儿因各种原因所导致的流涎、语言障碍；早期肌力低下可以应用电刺激进行治疗。

（1）仪器设备：经络导平治疗仪，该仪器是根据传统中医经络理论，通过调理人体正负电荷的平衡，治疗多种慢性疾病和一些疑难疾病，如颈椎病、肩周炎、偏瘫、腰腿痛、神经性头痛、失眠等。效果显著，安全、无毒副作用，操作方便。

（2）取穴

1）治疗流涎：部位取穴：风府（负极：－）（以下同），双旁廉泉（－），双神门（正极：＋），双少泽（＋），通电刺激 30 分钟。

2）治疗语言障碍：①根据导平阴阳原理取穴：阴极取穴：关元（－）、双劳宫 30 分钟。双语言二区，阳极取穴：关元（＋）。②双语言二区：阴极取穴：百会（－）30 分钟，阳极取穴：双内关（＋）；

3）治疗肌力低下：双侧上肢的曲池穴、双侧足三里穴、第二腰椎，脊柱两侧。

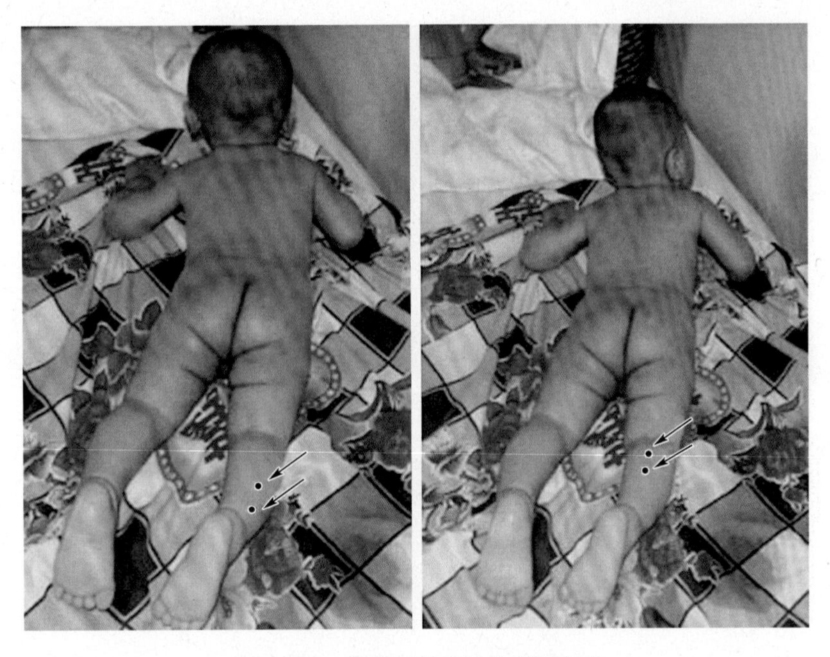

图 8-283 抑制足外翻的电刺激部位

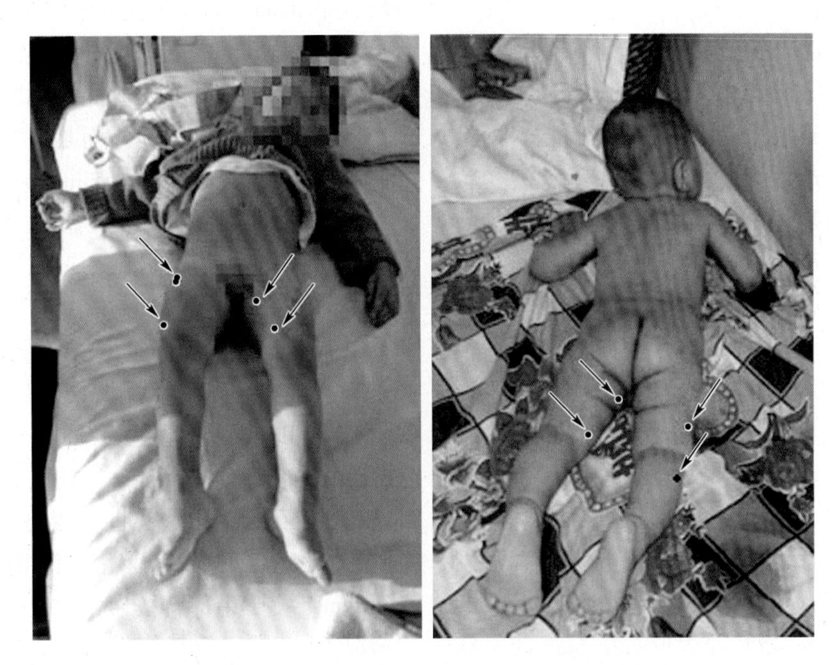

图 8-284 使髋关节外展的肌肉的电刺激部位

作用：增强腰腹及四肢的肌力。

（2）注意事项

1）严格防止棉垫滑脱，致金属电极片直接接触皮肤。引起皮肤电灼伤。

2）对出血性疾病、骨折初期及感染性疾病禁止使用。

3）高度近视、可能有眼底出血者、视网膜脱落者禁止使用。

4）非开放性软组织损伤，无明显活动性内出血病儿。局部可选为“主穴。

5）使用分调电位器平衡时，同一极性的几个输出，不得同时调小，“+”、“-”极至少要各保留一个分调旋钮在始“0”位置，顺时针到底。

二、传导热疗法

传导热疗法（conduction heat treatment）是将加热后的介质作用于人体表面，使热传导到疾患部位以治疗疾病，是促进康复的物理治疗方法。可用作传导热疗法的介质有水、泥、蜡、砂、盐、酒、中药、化学盐袋等。

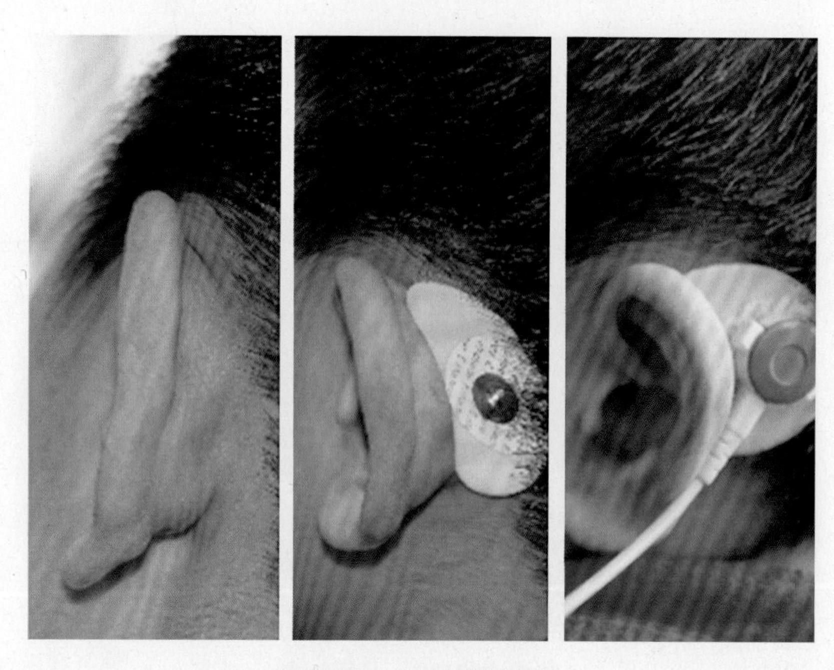

图 8-285 电极放置的位置

(一) 石蜡疗法

1. 定义 将石蜡加热后施用于患部以治疗疾病，促进康复的方法称为石蜡疗法（paraffin theraphy）。

2. 作用机制 石蜡虽达 55～60℃高温，但并不感到热，而且冷却缓慢。之所以患者在接受治疗时能够耐受石蜡疗法的高温，是因为溶解的石蜡与皮肤之间迅速产生冷却层，此层起到一种过滤热气的作用。使用石蜡疗法后皮肤柔软光润，可作美容之用。石蜡虽然很干不含水分，但在治疗中石蜡皮膜与皮肤之间有汗潴留，也具有半湿性温热的性质。其生理学作用是具有温热、充血、镇静作用。

3. 种类和方法

（1）石蜡浴（paraffin bath）：可分为持续浴及间断浴两种。

1）将熔点为 43～45℃的固形石蜡与流动石蜡大致按照 100∶3 的比例混在一起并融化之。此时的温度应稍高于治疗温度。一般熔化 35kg 的石蜡大约需 3～4 小时。

2）将恒温装置调整在治疗温度的 51℃。

3）用肥皂水洗净治疗部位后擦干。

4）如果是治疗手，则将手稍屈，插入石蜡浴槽中至腕部，插入 1～2 秒后离开，反复 10 次后，出现石蜡皮模后，再将手置入石蜡槽，手可保持不动，稍停立即取出。数秒内石蜡呈白色凝固。反复动作至 10 次左右后，手上附着石蜡厚层如手套状。

5）石蜡呈手套状后再将手置于石蜡浴槽中浸没（dip immersion）10 分钟左右，或以油纸、塑料包裹（dip wrap），再以毛巾、毯子等保温。可一次处置多个患者，颇方便。此为间断石蜡浴。

此外还有不反复伸入而是将手持续地放在石蜡槽中的持续浴（continuous immersion）法。

6）治疗结束后取下石蜡手套，置于另一容器中。当石蜡达一定数量后，过滤送回浴槽。

7）每日一次，20～30 次为一疗程，可更长。

（2）石蜡涂抹（paraffin brush-wrap）法：将石蜡融化，用已加温的刷子迅速多次向患部涂抹石蜡，再覆以塑料、毛毯、浴巾，15～20 分钟后将硬化的石蜡剥掉。

（3）石蜡融化法：将石蜡捣碎加入锅中，搅拌加温。大致在 60℃时融化，涂于防水布上，厚度 1～2cm，覆于患部，按压使之与患部形状一致。30 分钟后取下，可反复使用数次。

按上述间断石蜡浴法反复 10 次后，以油纸、塑料包裹，再以毛巾、毯子包裹等保温。

4. 使用注意事项

（1）石蜡浴可反复多次使用，但尘埃、汗、表皮等物容易沉淀于底部，所以每年要更换 2～3 次或将石蜡再生。

（2）石蜡有可燃性，要注意火灾。

（3）注意避免弄脏衣物。

5. 适应证 肌肉痉挛、软组织扭伤、腱鞘炎、术后或外伤后浸润粘连、瘢痕挛缩、关节纤维性强直等。

6. **禁忌证** 皮肤创伤虽已治愈但瘢痕较新，表面尚薄时，最好不用。皮肤有开放性创伤、发炎、脓痂疹、高热、出血倾向等要中止。

（二）热袋温敷法

1. **定义** 将加热的特制吸水热袋置于患部，以治疗疾病促进康复的方法称为热袋温敷法或热气裹法。

2. **装置** 由敷于患处的热敷袋和具有恒温装置的加热箱构成一套。袋的形状，根据患部大小有大、中、小型，也有根据颈、肩等特殊形状而制备的，加热后温度可保持30～40分钟。

3. **特征** 敷袋并不直接接触皮肤，是由吸水性强而特殊加工的硅胶放出的高温蒸气通过数层毛布而达患部，使之加温。所以也称蒸汽袋。但也有一部分热是由热敷袋通过传导而直达局部的。

4. **使用方法**

（1）热袋的加热：将热袋加入装有水的专用的电热恒温箱内，保持于76～80℃中2小时。

（2）治疗操作：将热袋从加热器内取出，挤出多余的水分、垫多层毛巾后放在病患部位，外包毛巾、棉垫、毛毯保温。

（3）剂量与疗程：每次20～40分钟，每日一次，10次为一疗程。

5. **适应证** 肌肉痉挛、四肢关节、腰部、背部、肩部等处的疼痛。术后或外伤浸润粘连、瘢痕挛缩，尤其常用于作为矫正训练的前处置或皮肤性关节挛缩。

6. **注意事项**

（1）治疗时热袋要垫足够的毛巾，并固定好，防止热袋滑下造成烫伤。

（2）勿使热袋压在身体下面，以免将热袋内的水分挤出导致烫伤。

（3）治疗开始后要经常巡视、询问患者的感觉。过热时要及时检查皮肤，调整所垫毛巾和保温用的包裹品。

（4）经常检查加热器的恒温装置和温度指示，以免加热不足或加热过高。

7. **禁忌证** 同石蜡疗法。

三、水疗法

水疗（hydrotherapy）是指利用水的物理特性如温度刺激、机械刺激（冲击力量）和化学刺激治疗疾病、促进康复的方法。

（一）作用机制

水疗法既是一种运动疗法，也是一种物理疗法。通过水中的温度刺激、机械刺激和化学刺激来缓解肌痉挛，改善循环，调节呼吸频率，增加关节活动度，增强肌力，改善协调性，提高平衡能力，纠正步态等。尤其对小儿还可增加训练的兴趣，树立自信心，改善情绪，参与娱乐活动，对于智力、语言、个性的发展都有极大的好处。

1. **对皮肤产生作用** 除刺激局部皮肤外，还反射性地引起远位部位器官发生各种不同反应。由于游泳是全身运动，自然能增强身体的耐力，如学会游泳技能，更会提高患儿的兴趣和信心，利用水的物理特性给患者一种愉快而新鲜的体验同时对身体的感受和活动的认知大有好处。

2. **对肌肉的作用** 水疗会减轻肌肉张力，使平滑肌舒展，减轻疼痛和痉挛，游泳中一定要学会如何控制四肢、躯干肌肉和保持平衡。尤其是对肌张力高的患儿，仰泳姿势可以体验肌肉松弛的感觉。

3. **对循环系统的作用** 水疗对循环系统的作用与水温、治疗时间、部位、及刺激强度有密切关系。水疗时，使心脏搏动加速，增加心肌张力，输出的血量增加，促进血液循环。在热的作用下，汗腺分泌增加，汗液大量排出，使血液浓缩，许多有害代谢物质及毒素随汗液排出。同时，肾脏血管随皮肤血管扩张，发生主动性充血，有利尿作用。

4. **对呼吸系统的作用** 患儿在水中为了抗水压要增强呼吸功能，需要增大胸廓运动力度，强化呼吸器官功能。并且水能刺激皮肤、改善循环、增强了易感冒患者的抵抗力。在水中换气需要训练口呼吸和鼻呼吸分开，这也是语言发音的基本训练方法之一。

5. **对神经系统的作用** 由于热刺激可以在大脑引起抑制过程，水疗后，使神经系统的兴奋性降低，具有较好的镇痛作用。

6. **肌肉松弛作用** 温水浸泡可以使痉挛的肌肉松弛，当水温介于37.8℃与38.9℃之间时，具有安抚情绪效果。

（二）常用的水疗方法

1. **涡流浴** 专用涡流浴装置，水温39°左右，时间5～20分钟，可改善局部血液循环。

2. **气泡浴** 配有气泡发生装置的浴盆，气泡可对人体产生微小的按摩作用，改善血管的舒缩功能，缓解肌肉痉挛。小儿仰卧在水中，水面不超过剑突部，治疗时间10～20分钟为宜，每日或隔日一次。

3. **伯特槽浴** 是一种特制的“8”字形浴槽，可加入涡流浴、气泡浴、局部喷射浴等治疗方式，时间10~30分钟。

4. **步行浴** 在浴槽内可进行仰卧位训练、坐位训练、站立训练、坐位平衡训练及步行训练等。

5. **水中运动** 利用水的浮力，让患儿克服重力在水中运动，在水池中放入一些床、椅、双杠、漂浮物等。可在水中结合训练进行一定的运动，如步行、平衡、协调性训练等。也可结合文体活动开展一些竞赛、游戏等，以提高患儿的兴趣。

在水中可以开展一对一的训练，也可开展一些有趣的小组游戏和竞赛活动，诱发及引导出患儿的自主动作。

对于脑瘫患儿在进行水疗时，水的温度不宜太低或过高，一般调节为34~36℃，以免引起痉挛。训练时间因人而异，一般为20~30分钟，每日一次。

（三）水疗的实施方法

1. **设备** 采用涡流气泡浴槽水疗设备。其设备采用全不锈钢或塑料制作，浴槽上装有可上下调节的喷嘴设备，通过旋转角度，能方便地实现涡流和冲击两种功能。通过加压喷嘴高度及角度的调节，能使患儿得到最有效部位的按摩，达到更好的治疗效果。独特的喷嘴设计能提供方便的水疗方式的转换。通过浴槽内设置的气泡发生装置，能提供均匀的气泡。同时，能提供加压水流，自动循环加热控温，气泡和循环水过滤消毒，可使水疗用水清洁，能降低使用成本。

2. **器具与水温** 槽中放3/4水量，水温34~38℃。患者先双足下水，然后全身缓慢下水，在工作人员指导下在水中进行平衡训练、步行训练、协调性训练和Bad Ragaz训练（亦称救生圈训练法）。水中运动的强度和时间视患者病情及体质而异。行动不便的患者可用升降装置辅助入浴、出浴，在治疗过程中有工作人员陪同下水、严密监护。

3. **水中运动**

（1）精神适应：让障碍儿体验以水为素材活动身体的快乐，要让患儿习惯在水中和普通状态一样，对水淹过了头，身体下沉不感到恐惧和不安。开始先让他练习呼出和吸入动作，一直达到可以自动呼吸的状态。对重症痉挛型和不随意运动型患儿，要注意预防因病态运动模式而导致的应激反应。让患儿学习在水中如何完成在地面上的立位、步行、跳跃、坐位、侧卧位、起立、回旋动作等。在水中最稳定的姿势是使关节轻度屈曲、外展、屈膝、手臂向前伸。

游泳为全身运动，增强体力，而且对认知有好处。

（2）独立：当患儿能够完成上述稳定姿势时，指导者可再教患儿如何与自己拉开距离，当离开协助者时，知道立即伸出手臂自己来游。从紧紧地抱浮慢慢地转入自动训练，最后达到只轻轻用指尖支持即可游泳。

（3）垂直回转：垂直回转指身体在水平面上回旋和从垂直方向朝水平方向的体位转换。患儿仰卧在水面，再以此姿势学习向坐位、立位姿势，这种运动从头部启动，必须事先学习控制头部。

（4）侧方回旋：指以身体的纵轴为中心的模式的回旋，如从仰卧位经过侧卧位向俯卧位回旋。因为水中浮力对重力的对抗，要考虑身体和支持面的关系。

（5）复合回转：是通过将侧方回转和垂直回转结合在一起，引起对线平面回转，需要反复的练习，也是一种保持最自然的运动状态，对中枢性运动障碍患儿来讲，复合回转练习更为必要。但受浮力、相对密度、压力和推力力量及游泳姿势等因素影响，要针对患儿情况给予指导。

（6）浮力：使患儿意识到自己在水面上漂浮，再学习能平静的呼吸。

（7）平衡-静止：欲学习向前游泳，必须学会轻轻地横卧在水面。否则患儿会因不安全感而扭动或屈曲身体，患儿会失去平衡而造成身体下沉。所以，要有能静止保持平衡的能力。

（8）水上的滑动：当患儿学习向前游动时，轻轻支持患儿肩胛骨下侧，一边减弱支持力，一边推着仰卧的患儿向前滑动，教他体验水中的滑动感。

（9）最基本的游泳运动：在这个阶段，可教患儿学习“狗刨”动作，通过学会游泳的方法获得自信。手和足自动的滑动，在水中游动。

（10）最初的泳法：最简单的是仰泳。两臂中等程度屈曲、外展再拉回。尽管有些患者两臂活动度小，但只要活动即可前进。以后可再学习以脚拍打。

4. **水中训练要达到的效果**

（1）头部的控制：游泳时头部必须稳定的控制在中间位。头如果过度前屈和后伸，则不可能在水中横卧和前进，在水中一切运动和姿势变换都是从头部开始，各种回转和应付扰乱运动都是以头部来调整启动。

（2）增强平衡能力：强调完成水中平衡和保持静止状态。泳者一方面不断地用手划动水，以此顺应水的运动，按压和搅动水也必须保持平衡，学会如何使自己自身适应平衡的泳法，同时也增强了患儿在空气中的身体感觉、方向的感觉。

（3）缓解肌紧张：学习控制全身肌肉和身体的平衡使肌紧张性强的患儿记住松弛的舒畅。随着对水的安全感、信赖感的增强，可看到脑瘫患儿肌紧张缓解。这在患儿取平衡的仰卧位姿势时更为明显。肌紧张调节效果如何与水温有关，最适合的水温在29～32℃。

（4）呼吸的控制：当口中有水时，即要用鼻子呼吸，这种运动能改善头的控制，仰卧位较稳定地游泳时，呼吸节律正常，可促进肌肉松弛。力图改善呼吸功能，加强发声、咀嚼、咽下动作。

（5）水中功能训练：一般重度脑瘫患儿俯卧位则肌肉松弛，下肢的踢蹬运动也活跃。不随意运动型患儿姿势稳定性差，手足用力过度，可能出现预期以外的紧张，常常四肢急促的活动，掷打协助者的情况。此时要用温和的声调，稳定患儿情绪，应避免急剧的变换体位，充分获得仰卧位的松弛感觉。而痉挛型脑瘫患儿运动缓慢，身体活动需要必要的努力，故患儿的自发动作减少，不喜欢活动，并且也不知道怎么活动四肢和躯干，可在水中体验到关节活动容易和舒展，协助诱导以大关节为中心的活动，他就会主动配合。另外，还存在水总难以同时控制所有关节活动的问题，应根据情况以上肢为中心，或以下肢为重点进行训练。

5. 注意事项 水疗首要是安全问题，患者自我保护能力差，脑瘫患者多合并有智力障碍，所以训练时一定注意保护，并辅以救生圈或其他漂浮物，一对一地进行训练，防止患者溺水危及生命。有条件者应备好急救箱。

室温、水温要保持恒定，出水后要及时拭干身体、注意保暖、休息15分钟左右，注意预防感冒。

训练前1小时内不应进食，防止呕吐引起窒息，要排净大小便。

掌握好训练时间和运动量，发现患者疲劳时，不要勉强教条的遵守时间。水疗最好安排在PT、OT、ST训练前进行，既有利于提高PT、OT等训练的效果，也防止患者过度疲劳，如有感冒、腹泻等情况可暂时停止。

四、冷疗法

冷疗法（cold therapy）是利用低温治疗疾病促进康复的方法，也称为低温疗法。治疗用的温度在0℃以上，但低于体温与周围空气温度的低温疗法称为冷疗法。

（一）作用机制

1. 可使血管收缩，继而扩张。

2. 使毛细血管通透性低下，从而可抑制水肿。

3. 应用降低新陈代谢的原理来抑制炎症。

4. 可短时间内加重疼痛，但随之减轻，即所说的寒冷麻醉，用以缓解疼痛。

5. 使肌梭活动低下，因此可抑制肌肉痉挛。

山内氏等以零下150～190℃的超低温进行实验，证实了以下事实：寒冷的温度越低，镇痛效果越大，越不易引起冻伤和治疗中的疼痛及不适感。因为温度过低，治疗时间极短，细胞内来不及结冰，并且也因为此种低温远远超过了人的感觉能力。此外温度越低，反应性皮肤温度上升越高，血流量亦越增加，临床上对僵硬感、运动痛、肌力、步行关节活动度、运动的改善亦很显著。

（二）冷疗技术

最常用的治疗方式是用溶化的冰块和水混合应用于治疗。这种混合物的温度为0℃。治疗部位可进入冰水中，对于难于浸入冰水中的身体部位，可将毛巾布浸入冰水中，然后取出并迅即用于身体较大部位而致冷。也可用冰按摩，将冰块与需要致冷的皮肤表面上移动。这些方法均可迅速降低皮肤温度和缓慢地降低肌肉温度。肌肉温度下降的缓慢程度与皮下脂肪的厚度明显相关。假如肌肉已被冷却，痉挛状态减轻，对体瘦者肌肉开始冷却至少需10分钟，而对较胖者则可能需要半小时。临床上对腓肠肌痉挛的患者，为了判定是否已获得预期的效果，可检查其跟腱反射。如已达到治疗作用则阵挛和跟腱反射消失。身体的其他关节对快速运动的阻力减小，说明痉挛状态减轻。如前所述，短时间的冰块按摩致冷仅影响皮肤并常用于肌肉的再训练，当皮肤被冷却而肌肉未被冷却时，才出现α运动神经元的易化作用。

一旦肌肉被冷却到足以解除痉挛状态时，这种效果可持续足够长的时间。对于创伤治疗必须早在实质性肿胀和出血出现之前应用。创伤部位可同时加压。通常这种方式的致冷可持续4～6小时，其间可以换冰敷布或向水浴中加入冰块。

（三）注意事项

1. 防止发生皮肤冰灼伤和冷冻伤 以免出现皮肤红肿疼痛，甚至水疱、坏死。因此冷疗时应注意观察患者的感觉和反应，出现较明显冷痛时应随时中止冷疗。昏迷和皮肤温觉障碍者进行冷疗时尤应谨慎。

2. 注意保护病患部周围的正常皮肤。

3. 冷气雾喷射禁用于头面部 以免造成对眼、鼻、口、呼吸道的损伤。

4. 对冷过敏的处置 少数人对冷过敏，接受冷刺激后皮肤出现潮红、痒、荨麻疹，重者血压下降、虚脱，出现这种情况时，应立即中止冷疗，保温，喝热饮料。

（四）适应证

1. 外伤的急性期或后遗症疼痛、抑制出血水肿。

2. 缓解肌肉、骨骼系统的疼痛。

3. 缓和痉挛性等异常肌紧张、降低肌张力、增加关节活动度。

4. 促通神经肌肉的反应性。

（五）禁忌证

开放性外伤、末梢循环障碍、对寒冷过敏患者等。

（张 伟）

第九章

作业治疗

第一节 概 述

一、概 念

作业治疗（occupational therapy，OT）是应用有目的的、经过选择的作业活动，对由于身体上、精神上、发育上有功能障碍或残疾，以致不同程度地丧失生活自理和劳动能力的患者，进行评定、治疗和训练的过程，是一种康复治疗方法。目的是使患者最大限度地恢复或提高独立生活和劳动能力，以使其能作为家庭和社会的一员过着有意义的生活。这种疗法对功能障碍患者的康复有重要价值，可帮助患者的功能障碍恢复，改变异常运动模式，提高生活自理能力，缩短其回归家庭和社会的过程。

作业治疗是康复医学治疗手段的一个重要组成部分，与物理治疗、语言治疗等疗法同样，在康复医学中发挥着重要作用。

作业治疗是利用经过选择和设计的各种作业活动，对运动、精神障碍的患者进行康复治疗，使障碍者在日常生活活动能力、社会独立性等方面达到最高水平。所说的作业活动要根据障碍者（患者）的障碍特点和个人要求，选择适合他们的各种活动，实施作业治疗的作业治疗师的任务是要认真评定障碍的特点、程度，寻求并创造各种各样的作业活动，采取相应的作业治疗手段，达到作业治疗的目的。

二、特 点

1. 科学性和艺术性 作业治疗具有科学的组成方式，即由评定、制订治疗方案、设计并实施治疗方法三部分组成。这种科学的组成就需要综合医学、心理学、社会学、行为科学、产业科学等的各方面知识，并将所有领域的理论与实践结合在一起，形成一种科学的治疗方法。

作业治疗的艺术性是指作业治疗必须将具有不同程度、不同特点的患者作为主体，针对患者的智能状态、情绪表现、意志力、对外界刺激的反应、日常生活活动能力、认知能力等各方面的问题，给予各具特色的作业治疗，采取各不相同的援助手段，也可以说作业治疗与其他治疗方法一样，是一种因人而异的治疗方法。

2. 以患者为本的思想方法 作业治疗不是单纯的依赖作业治疗师对患者进行援助，要在作业治疗师的指导下，充分发挥患者的主观能动性，调动其潜在能力。患者应该主动学习各种作业活动而不是在他人的援助下进行被动地作业治疗活动。也可以说作业治疗的目的是，通过实施各种作业活动，给患者以活力，并要使这种活力在患者身上生根、发芽、开花、结果，最终目的是使患者能最大程度的自立。

3. 循序渐进的进行方法 作业治疗的治疗程序是循序渐进进行的，实施作业治疗时，要根据患者的功能状况、年龄、对不同强度作业活动的承受能力等的不同状态，对作业活动的种类、时间、强度、间隔时间等进行灵活地调整。原则上是从少量至多量、从短时间至长时间、从小强度至大强度，如此循序渐进地进行，不使患者感到疲劳和厌倦。

4. 结合患者的兴趣进行治疗 作业治疗应该符合患者的兴趣，允许患者根据自己的意愿在一定的范围内选择作业治疗的内容，以便使他们在饶有兴趣的心态下进行作业训练，制造一种积极向上的氛围，提高治疗训练的效果。

三、发展史

将作业治疗作为治疗疾病方法的历史可以追溯至公元前2000年，历经多年，经过许多学者的努力于1959年4月成立了世界作业治疗士联盟（World Federation of Occupational Therapists，WFOT），并在英国召开了第一次会议，会议决定以后每四年召开一次会议，自此以后加盟的国家不断增加。从此作业治疗在欧、美、澳大利亚、日本等国家被广泛应用，成为康复医学中的一种重要治疗手段，目前作业治疗已经与运动治疗并驾齐驱，成为康复医学治疗方法的两大支柱。

在我国，作业治疗同样有着悠久的历史，从古代就已经有应用作业治疗的记录，2000年前《内经·素问》中就记载了应用导引（体操、气功）的方法来进行康复治疗。唐尧时代曾应用舞蹈来矫治关节疾病所致的运动障碍，汉代也有应用劳动来健身和进行心理、精神治疗的记载。宋代曾应用手工劳动和文娱活动来改善身体功能及情绪和心理的问题。元、明、清时代则广泛应用了书画疗法、赏花疗法及音乐疗法。中华人民共和国成立后，在建国初期即在全国各地建立了“荣军疗养院”、结核疗养院、精神病院等，并在其中应用了手工制作、文体活动等方法治疗因战争而伤残的患者和精神病患者。

20世纪80年代在我国相继建立了康复机构，在综合医院也建立了康复科，开始应用康复手段治疗因伤、病和发育障碍等原因所致的各种功能障碍，通过出国学习和请外国专家前来讲学的方式以及学校培养等方式培养了一批康复医学人才，其中也包括作业治疗师。目前在全国各地许多医院及专门的康复设施中已经广泛开展了作业治疗。

四、作用

1. 对精神疾病患者的特殊治疗作用

（1）应用作业治疗可以促进患者与他人的交流，发展其与他人交往的能力。

（2）选择宣泄性作业活动，给患者提供一个适当的、安全的发泄自己情感的机会，使患者心理得以平衡，同时使其正常的情绪得以升华。

（3）用一些有创造性的作业活动，可以使患者在自己创造或收获的成果面前感到安抚和满足，增强其自信心，并能增强患者的独立能力。

2. 恢复身体功能的作用

（1）通过作业活动调节患者的神经系统功能，改善机体新陈代谢，增强体力和耐力。

（2）应用作业活动改善关节活动度、肌力及活动的协调性等，从而改善患者的各方面功能。

（3）应用作业活动改善上肢与手的功能，有利于提高患者的日常生活活动能力。

3. 促进患儿的自立能力的发展

（1）指导患者应用作业活动学习日常生活活动，如摄食、更衣、写字、排便动作、洗浴等动作，促进患者日常生活的自理。

（2）创造、制作并指导患儿应用辅助具和矫形器等，使其借助这些器具完成日常生活活动及其他活动。

（3）指导患者和家属在家庭生活中将在训练中学习到的作业活动应用于日常生活中，同时指导患者家属在家庭中设计各种有利于患儿进行各种活动的设备。

4. 促进患者认知能力的发育

（1）通过作业活动促进患者的视觉认知、触觉认知等功能的发育。

（2）通过作业活动促进患者对空间感的认知能力的发育，以及辨别颜色能力的发育，促进感觉与运动统合能力的发育。

5. 预防与维持健康的作用

（1）作业治疗可以促进患儿各方面正常的发育，同时保持与维持现有的功能和能力。

（2）作业治疗可以防止关节挛缩、变形等继发障碍的发生，同时可以维持通过治疗得以恢复和变化的部分功能。

总之，作业治疗可以通过各种各样的作业活动使患者学习各种技能，改善因伤病及发育障碍而引起的功能障碍状况，并在实际生活中、学习中、工作中得以应用，使患者得到满足感、表现出创造力、决断力、自制能力、自我主张能力等，扩大患者对各种活动的趣味性，发挥其潜在能力，形成一种良性循环。最终目的是，与其他疗法共同致力于对障碍者的援助，使其能得到接受教育的机会，在发育的关键时刻学习到各种技能，成年之后能做力所能及的工作，回归社会，作为社会的一员发挥自己的作用。

五、对象

作业治疗在儿童康复方面应用相当广泛，凡是在小儿期发生的功能障碍、能力障碍以及对社会不利的疾病都是作业治疗的对象，就儿童来说主要应用于以下疾病和症状。

1. 运动障碍 引起运动障碍的各种疾病（详见第五章）。

2. 精神障碍

（1）孤独症（自闭症）。

（2）注意力缺陷伴有多动障碍。

（3）精神分裂症康复期。

（4）焦虑症。

（5）抑郁症。

（6）症状性精神病。

（7）中毒而致精神症状。

3. 人格反应异常

（1）性格异常。

（2）情绪异常。

（3）神经官能症。

（4）因身体障碍而致心理休克。

4. 发育异常

（1）先天畸形。

（2）精神发育迟缓。

（3）学习困难。

（4）认知障碍。

5. 疾病后遗肢体残疾

（1）少年风湿性关节炎。

（2）小儿麻痹后遗症。

（3）骨关节疾病和（或）外伤后遗症。

（4）手和上肢因伤、病而截肢。

（5）脊髓损伤致残疾。

（6）颅脑损伤致残疾。

六、设定治疗目标

（一）设定治疗目标的依据

1. 依据评定结果设定 设定治疗目标首先要将对障碍儿评定后获得的各项资料进行综合及判断，各项资料包括年龄、发育的程度、障碍像、适应家庭生活的状况、具有的潜在能力、对未来的预测、对作业治疗的要求与希望等，然后根据判断结果进行治疗目标的设定。

2. 根据作业治疗的目的设定 通过作业治疗的实施，应该达到如下目的。

（1）促进患儿认知功能的发育与改善。

（2）促进患儿感觉功能的发育与改善。

（3）促进患儿的日常生活活动（ADL）的最大限度的自立与改善。

（4）促进患儿精神功能的发育与改善。

（5）促进患儿运动功能的发育与改善。

（6）促进患儿感觉统合能力的发育与改善。

（7）帮助患儿入学和复学。

（8）帮助患儿了解生存的意义及完成作业课题的成就感。

（9）帮助患儿获得与人交流的能力和技能。

（10）帮助患儿改善与维持体力。

（11）援助患儿在集体内学习与生活中安排时间的能力。

（12）援助患儿在集体内的训练中起一定的作用，并获得这作用的能力。

在实施作业治疗之前要根据收集来的有关障碍儿的临床资料和欲通过作业治疗达到的目的来设定治疗目标。

3. 依据障碍儿的主要问题点 将采集来的障碍儿的临床资料、检查结果及其他信息加以整理、分析，同时结合障碍儿的母亲的主诉对其障碍的背景进行如下分析，障碍在哪一领域，并且推断这一领域的障碍是否对其他领域的发育有阻碍，要明确障碍儿在进行几个动作时的共同的阻碍因素，这就是障碍的主要问题点。例如，当年长的障碍儿在进行写字、摄食及更衣动作产生困难时的共同阻碍因素或者是坐位的不稳定，或者是手与眼不协调，或者是知觉、认知障碍，或者是情绪不稳定等，要根据这一主要问题点来设定治疗目标。

4. 结合整体目标及家长的要求设定治疗目标 作业治疗的治疗目标要与对障碍儿的整体康复目标相吻合，同时要结合家长的要求和希望，作业课题要使家长能接受。

（二）治疗目标的分类

将作业治疗的治疗目标分为长期、中期、短期目标三种。

1. 长期目标 是指作业治疗与康复医学中的其他疗法同时对患儿进行治疗后，预计使障碍儿达到的能力水平，也可以说是康复的最终目的，在这一目的之中设定作业治疗的范围及长期目标。长期目标要考虑到如何使患儿将来在家庭及社会中最大限度的自立和适应集体与社会生活，要与康复的其他部门的治疗成为互补的关系。

2. 中期目标 是指作业治疗的具体的、实际的目标，例如，要使障碍儿能自立地进餐、能自己进入设有扶手和淋浴的浴室并自己洗浴，或者能在一定大小的纸上写字等。换言之，中期目标就是将具体的作业治疗课题作为目标。

3. 短期目标 是指将为了达到中期目标的过程进行详细的分解后，设定在短期内能达到的、明确的作业手段，也就是几个具体的、现实的、障碍儿能比较快的获得的目标。并且将短期目标一步一步地积累，随着短期目标的不断实现，而逐渐达到中期乃至长期治疗目标。

（陈秀洁 徐 磊）

第二节 作业治疗的评定

一、评定目的

作业治疗与其他疗法一样，在设定治疗程序之前，必须根据评定掌握患儿障碍的问题点，并且要根据评定的结果设定治疗程序和治疗计划，选择作业课题，设定作业活动。同时评定的结果也可以作为判断疗效的标准。评定绝不是只在作业治疗开始之前进行，要在治疗过程中定期进行，以便随时了解患儿的情况，即经治疗后障碍程度的变化，并根据其变化改变治疗计划。具体的评定目的可以列举如下：

1. 了解障碍儿的心理的、社会的、身体的功能障碍情况。

2. 掌握障碍儿的问题点，并据此设定治疗目标。

3. 为障碍儿的诊断和预后提供依据和信息。

4. 为进一步研究障碍儿的障碍点以及为作业治疗的科学研究提供资料。

5. 评定的结果可以作为判定疗效的指标。

所以对一个障碍儿在从入院至出院的整个治疗过程中，应该进行多次评定，首先是初诊时、入院时，然后是治疗期间的每月或每两个月一次的评定，最后是出院时的评定，用于疗效的判定和指导患儿家长对障碍儿的家庭疗育。

二、作业治疗评定的程序和方法

（一）对障碍儿的观察

1. 观察目的 了解障碍的种类、部位、程度、预期的发展及预后。详细、准确地观察是医生和作业治疗师在评定障碍儿时最基本的也是必须掌握的技能。在观察过程中，不只是用眼睛去看障碍儿，还要应用其他的感觉去感知。如果是以小组形式进行作业治疗，在观察时首先要将小组作为一个整体来观察小组的治疗情况。与此同时，要分别观察每一个障碍儿，例如障碍儿是如何进入训练室的，是如何开始作业活动的，在作业活动的过程中，与其他障碍儿之间是如何相互关照的等，最后将观察的结果进行客观的记录。

2. 观察的具体方法 将作业治疗中的观察分为三个阶段，在每个阶段中有不同的观察内容。

（1）第一阶段

1）作业治疗场地的观察：①观察作业治疗室内的设施、光线、面积等。②观察作业治疗师是如何接近患儿的，包括直接面对障碍儿的训练方法和间接接近的方法。

2）对作业小组整体的观察：①障碍儿中男女的比例。②对障碍儿的一般外表的观察，如卫生观念、服装的清洁度、心情、情绪等。

3）对障碍儿作业场面的观察：①是否可以自己完成作业，是否频繁地要求其他人的援助。②完成课题时间的长短。③应用玩具进行游戏的习惯，注意力是否集中，是否是漫不经心，对作业课题是否有兴趣及其游戏时间的长短。

4）观察障碍儿与人交流的情况：①观察障碍儿与作业治疗师的对话及与小朋友的对话情况。②观察障碍儿与作业治疗师的接触频度及与小朋友的接触频度。

（2）第二阶段

1）对障碍儿个人的观察：①患儿是由母亲抱入训练室的还是自己进入的，进入训练室后是否还要追随在外面的母亲。②对障碍儿运动能力的观察：运动的协调性，活动是否受限，若有，观察其部位与程度。③一般的行动：有否多动、寡动或有怪异的动作。

2）观察障碍儿如何开始作业课题，是否理解作业课题，是否能理解作业治疗师的吩咐。

3）观察障碍儿如何进行课题，有否完成的欲望，有否解决问题的能力，进行作业时的集中度和注意力。

4）观察障碍儿在作业过程中应对产生的问题的能力，对比较难的课题如何请求作业治疗师或其他患儿的帮助，是否向其他患儿询问，询问的方式。能否完成课题，完成的质量如何。

5）观察障碍儿与其他人的交流情况：障碍儿在作业活动中是否与其他障碍儿对话，对话的频度，对话人数的多少。障碍儿是喜欢独坐还是喜欢和其他人坐在一起。

6）观察障碍儿与其他人的关系：障碍儿与其他患儿和作业治疗师的关系是密切还是冷淡，本人的情绪及情感的表达方式。

7）观察障碍儿是否有幻想或空想：通过障碍儿的语言、游戏时的思想表达、游戏的方式等观察其有无幻想和空想的倾向。

8）观察语言的情况和语言的量：通过作业过程了解障碍儿是多言还是寡语，能否用语言清楚地表达自己的意愿。

9）观察障碍儿的感觉与知觉能力：观察障碍儿对各种各样物体状态的识别能力，如物体的形状、颜色等，同时观察对各种玩具及工具的适应能力。

（3）第三阶段：这一阶段是对障碍儿观察的结果进行总结与记录阶段。

1）记录障碍儿的服装、周围环境及其对其的影响，患儿的情绪及情感。

2）总结并记录与障碍儿能力相关的信息。

3）总结通过观察得知的障碍儿的学习行为，如学习方法、学习态度等。学习应包括向作业治疗师的学习、模仿他人的动作与语言、通过图书学习等方面。

4）总结障碍儿解决问题的方法，以及能否发现问题、能否寻求帮助、能否自己解决问题。

5）总结记录与人交流的情况，与人交流的频度，在障碍儿与职员中间首先与谁交流。

6）整体印象：简短记述以上各项通过观察后对障碍儿的印象，进行全面的总结并记录。

3. 美国加利福尼亚南方大学作业治疗系所制定的观察项目

（1）一般行为

1）外表：适当的保健卫生观念，服装是否符合患儿的年龄或性别，是否清洁。

2）协调性：动作是否灵活或笨拙，应用玩具及训练器具等是否有困难。

3）奇异的行为：刻板动作，如摇晃自己的身体、玩弄自己的手、反复的喃喃自语等。

4）多动：活动与语言过多。

5）寡动：活动与语言过少或迟滞。

6）情绪、情感：情绪与情感的表现是否适合当时的场合。

7）责任感：对自己的行动能否负责及信赖感：能否完成给予的活动，能否对其信赖，能否应用相应的用具。

（2）课题行动

1）从事：可否从事活动。

2）集中度：对给予的课题是否无兴趣。

3）方向性：是否能遵从由口头或书面给予的指示去做。

4）活动进行的正确性：活动中是否漫不经心，注意力集中与否。

5）对活动细节的注意力：是否能确实发现妨碍活动实践的细节部分。

6）实践的水平：实践的水平是否过高或过低。

7）解决问题的能力：面对活动中出现的问题时其适应行为是否受阻。

8）组成课题的能力和课题的复杂性：能否根据要求及给予的工具、材料有效的组成一个活动课题；能否从事复杂的课题。

9）学习的开端和对活动的兴趣：能否很快学会一个课题；是否能表现出对从事的种种活动的兴趣。

10）完成课题的兴趣；是否表现出对完成课题或出色地完成课题的兴趣。

（3）与人关系的活动

1）自力度：对于指示及他人的指导，患儿本人能否决定是否去做，以及情绪的表现，是否要依赖他人去完成活动。

2）协力度：能否服从他人的指示或有道理的忠告。

3）自我主张：用何种态度去表示自己的主张以及希望、要求，表示是被动的还是主动的。

4）对他人注目的反应：是否希望他人对自己注目。

5）对他人的反应：对他人的语言或行动是否发生适当的反应。

6）社交性：能否恰当地并且自发地加入集体的或小组的活动。

7）在集体或小组的课题中所起的作用：能否在小组或集体的课题中起到相应的作用。

8）在小组或集体中的社会及情绪的作用：在小组或集体中能否起到社会方面的、情绪方面的作用，作用是否适当。

9）对小组或集体规则的态度：是否知道并遵守小组或集体的规则。

评分标准：

• 1 分：几乎在所有的时间内都表现出不适应的行动

• 2 分：时常表现出不适应的行动
• 3 分：偶尔表现出不适应的行动
• 4 分：完全没有不适应的行动

（二）治疗师对障碍儿的观察与询问的要求

医生及作业治疗师与障碍儿的面对面接触，即会面（interview），是为了了解障碍儿各方面情况的方法，在条件允许情况下，最好是与障碍儿本人的直接会面并进行观察。但是对于婴幼儿或者有交流障碍的障碍儿，可以与障碍儿家长或其他养育的人接触或者进行询问，通过他们间接的获得障碍儿的各方面信息。

1. 观察与询问的注意点 会面时医生与作业治疗师以及障碍儿与其家长双方都要明确会面的目的，双方协力进行，以达到共同的目的。

2. 观察与询问时医生与作业治疗师需要具备的能力

（1）客观的观察能力：观察能力是非语言性的能力，观察时要客观，如有偏差会导致结果的错误。

（2）认真的倾听能力：认真的倾听患儿或家长的话语，有助于正确的了解患儿的问题点。

（3）正确的询问能力：正确的询问能力包括以下两点，一是要清楚为达到目的而需要询问的关键点；二是要与患儿或家长建立相互信赖的关系，引导被询问者正确的回答问题。

（4）巧妙的引导能力：要有巧妙的引导被询问者用语言表达的能力，给予他述说的勇气，使之轻松面对自己和对方，正确的表述及回答问话。

（5）应用患儿的语言能力：每个人都有自己说话的习惯，医生与作业治疗师要掌握会面的障碍儿的说话习惯和爱好，尽可能地应用障碍儿的语言，制造出使障碍儿感到亲切的氛围。尤其对有交流障碍的患儿，必须考虑到因患儿有智能障碍、知觉障碍或者由于语言关系而导致交流障碍，并因此而致气氛的压抑，此时除了应用障碍儿的语言外，还应在与对方说话时放缓速度。

（6）对询问目的与结果的处理能力：要使会面的内容符合其目的，要设法使障碍儿与家长能简短而准确的回答询问，通过各种话题间接地达到目的。同时要将询问的结果较为准确的归纳、总结，得出结论。

3. 会面需了解的内容

•生育史：母孕期、出生时、新生儿期等。

•家族史：父母年龄及既往史、小儿的养育环境等。

•发育史：要对小儿发育的不同时期分别记录。

•其他：在集体中生活的状况、习惯的形成、与家庭成员的关系等。

（三）检查与测定

检查与测定是客观的评价障碍儿的必要手段，可以判断与探究影响障碍儿功能的各种因素及具有的潜在能力，同时探讨每个因素间的关系及相互影响的程度。

检查与测定从以下几方面进行：

1. 身体功能方面

（1）感觉知觉的评定

1）触觉的感知：检查结果区分为正常、减弱、迟钝的三种。

2）姿势的感知：应用表 9-1 记录姿势的感知情况。

表 9-1 姿势的感知记录表

	右 INT	右 IMP	右 ABS	左 INT	左 IMP	左 ABS	备注
桡神经 手指							
尺神经 手指							
拇指							
腕关节							
肘							
肩							

将结果填写在下面适当的栏内，表示方法为，在相应结果栏内画√。表中缩略语的意思分别为：正常（intact，INT），减弱（impaired，IMP），缺失（absent，ABS）。

3）确认物体：应用表 9-2 记录对物体的确认情况，将结果填写入表 9-2 的适当的栏内。

表 9-2 确认物体记录表

	右 INT	右 IMP	右 ABS	左 INT	左 IMP	左 ABS	备注
硬币							
钥匙							
铅笔							
其他							

（2）上肢与手的功能

1）手的抓握物体并保持功能：手的抓握物体并保持功能由以下动作组成，手伸向物体、抓住、保持、松开的一连串动作。在小儿的正常发育过程中，这些动作从拇指的对立开始，其中拇指在抓握动作中的作用最为重要，约占手的所有运动功能的60%。平时所说的抓握物体的动作（prehension）可分为两大类，一类是抓（pinch），是指由拇指与其他手指共同作用下进行的精细的、协调的动作。另一类是握（grasp），是指由拇指与其他手指再加上手掌的共同作用下进行的粗大的动作。

抓握物体时有如下的不同方式：①指腹捏（finger pulp）：用拇指和其他手指，特别是示指的指腹抓物的动作，是在日常生活中经常应用的动作。②指尖捏（tip pinch）用拇指的指尖抓物体的动作，是在抓握非常小的物品时，如针等物品时应用的动作。③侧捏（lateral pinch）：用拇指的指腹与其他指，特别是示指的桡侧抓物品的动作。在这种抓握的方式中需要用力，应用于稳定手中的物品时，如将纸或钥匙抓握在手中时的动作。④三指捏（tripod pinch pinch）：这一抓握方法是指腹捏的变形，是用拇指的指腹和其他两个手指特别是示指和中指抓握的动作。⑤夹持（side pinch）：用拇指以外的其他手指特别是示指的尺侧和中指的桡侧稳定物品时应用的动作。是在日常生活中少见的动作，在夹住香烟时可以见到。⑥力性抓握（power grasp）：拇指以外的其他四个手指不分离的完全屈曲，拇指在示指和中指的背侧完全屈曲状态下抓物的动作，小指在这一动作中起很大作用，若小指的功能障碍则这一动作不能充分地完成。比在其他抓握物品的动作时更需用力，在日常生活中，当需要拿什么工具去做用力的作业和工作时可以见到。⑦柱状抓握、筒状抓握（columnar grasp）：可以看做力性抓握的变形动作，与力性抓握中所用的力相比，更需要精细性和协调性。进行动作时五个手指只是轻度屈曲而不是完全屈曲，是从与手平行的方向抓取水杯或圆柱形的物品时进行的动作。其时，拇指的用力方向是向着示指或中指的，其他四指不分离且内收或稍稍外展。⑧球状抓握（power grasp）：也可以看做力性抓握的变形，与柱状抓握、筒状抓握相类似。是从上方抓握球形和圆柱形物品时进行的动作。拇指的用力方向与柱状抓握、筒状抓握相比偏向尺侧，即是向着无名指和小指的方向，其他四个手指外展且分离开来。⑨钩状抓握（hook grasp）：这一动作不能说是完全的握动作，拇指不参加到动作中，在其他的抓握的动作中可以见到掌指关节的屈曲，而在钩状抓握的动作中掌指关节处于伸展位，手指的指间关节强度地屈曲，进行牵拉物品的动作。是在提重的物品如皮箱和水桶时、拉拽物品时经常应用的动作。此动作可以抵抗很强的力量，在前臂和手的长轴成一直线时更能发挥此动作的功能，为此，与其他的抓握动作相比，在这一动作中腕关节的位置难以向各个方向变换。

2）支持物品或体重的功能：在人类的各种体位中，如四点支持位、四爬时、从仰卧位向坐位或立位转换等情况下，需要用上肢和手支撑体重，另外，在写字时，需要用一只手固定住纸或格尺等物。这种功能需要上肢全体的力性，这一点比手指的精细性和协调性更为重要。

3）维持平衡的功能：①在步行运动中的上肢维持平衡功能：在小儿刚刚开始步行时，为了维持身体的平衡，常见到将双上肢高举的姿势，称其为“高姿哨兵”的姿势。2岁半至3岁以后，上肢的摆动与下肢的运动相协调，这种上肢的摆动既可以减少躯干在步行中的徒劳的活动，又可以减少伴随着移动身体出现的不稳定状态。在单足站立和沿直线走时，上肢也同样和躯干、下肢共同发挥保持平衡的作用。②维持体型的对称性：两侧上肢共同因重量、摆动等共同维持体型的对称性，倘若失去一侧上肢则会因为身体两侧的重量差和活动的不均衡而产生脊柱的侧弯。

4）交流功能：应用上肢进行交流表现在：上肢和手可以用道具来传达音响及图形，另外可以用手势、身体语言来进行行动意图的传达。在平时的会话中，也常常伴有上肢的动作。由此可见上肢在交流中起一定的作用。

5）识别功能：①立体识别功能：由于手的触觉、立体觉和位置觉的功能，可以知道物体的形状和大小。②硬度识别功能：由于手的触觉和痛觉的功能，可以知道物体的软硬度。③重量识别功能：由于手的深部知觉功能，可以知道物体的重量。④温度识别功能：由于手的温度觉的功能，可以知道物体的温度。

以上的功能是由于手指触摸物体后得到的信息传入大脑的中枢，在其统合后再传出至手，使手可以认知手中物体的各种特性。

（3）上肢与手的功能的发育：上肢与手功能的发育项目及判定方法如表 9-3 所示。

表 9-3 上肢及手的功能检查表

月龄	上肢与手功能的发育	发育月龄	月龄	上肢与手功能的发育	发育月龄
1	双手紧握，拇指内收	1	24	一页一页地翻书	1.5
2	手时而从握拳状态中张开	0.5		可将线穿入有孔的珠	1.5
	手到口，吮指	0.5	27	模仿画直线	3
3	手全张开，可握住放入其手中的玩具	0.5	30	将布口袋投入 12cm 大小的洞穴	1.5
	不灵活地、无意识地拽衣服	0.5		模仿画圆	1.5
	一见到玩具上、下肢的活动就增多	0.5	33	可用剪刀胡乱剪纸	3
4	两手可以到身体的中线	0.5	36	会系扣	1.5
	在仰卧位手伸向上方抓物	0.5		可伸出手捉球	1.5
	用手的尺侧握物但不准确	0.5	40	会画十字	4
5	手可到达目的物，全手握物	0.5	44	在桌面上沿直线剪纸	4
	将玩具从一只手递向另一只手	0.5	48	两手从头上投球	2
6	向玩具伸出一只手，开始桡侧握	1		屈曲上肢捉大球	2
	可用两只手牢固地抓住物品	0.5	52	抓住蹦跳的球	4
7	手可伸向身体对角线上的目的物	0.5	56	自己折纸飞机	2
8	拇指和其他指对立，可松开握住的物品	1		自己穿衣服	2
	两手协同动作出现，两手各握一物互敲	1	60	在空间用剪刀沿直线剪纸	4
9	用拇、示指捏物，但手不能离开桌面	1	66	会系鞋带	3
10	拇、示指钳子样捏物，手可离开桌面	0.5		在 180 秒内插入 45 根木棒	3
11	伸出上肢和手将球推向前方	0.5	72	单手投球、拍球使之蹦跳	6
12	能将粉笔放入盒内	1		在 130 秒内插入 45 根木棒	6
	将两块积木叠起来	1	84	兴趣盎然地拍打球、投球	6
13	可以将水从一杯倒向另一杯	2		用锤子钉钉子	6
14	能将三块积木叠起来	1	96	用一只手抓住球	6
16	可站立投球，但不能投出	1		灵巧地应用剪刀	6
18	可打开 3cm 大小的瓶盖	1.5			
21	横着排列两块积木	1.5			
			发育月龄		
			发育商		

目前，临床应用 Peabody 运动发育评定量表-PDMS 精细运动部分及操作部分、脑瘫儿童手功能分级系统、精细运动功能评定量表、House 上肢实用功能分级法等进行评定，具体见第七章。

（4）肌张力检查。

（5）肌力检查。

（6）关节活动范围测定。

（7）运动的协调性的检查。

（8）反射检查。

2. 日常生活活动检查 人类作为一个生物体存在于地球上，同时人类也是进行社会生活的动物。因此，尽管每个人的发育过程中有着千差万别的区别，但是仍然有着相当多的共同动作。作为一个生物体，要进行睡眠、摄食及排泄动作，作为一个进行社会生活的动物，则要洗脸、穿衣服、要注意自己的仪表、要与人交流，要根据自己的爱好用各种事情度过闲暇时间。在进行上述各种动作之时，还要伴有坐、站立、行走等的移动动作。所有这一切绝不是一个在单纯地“做什么事情”，而是为了适应社会生活被要求进行的各种动作。这种要求既是人类自己对自己的要求，也是社会对人类的要求。上述的各种各样的活动就是日常生活活动。

与日常生活活动的相关问题：

1）日常生活活动的概念：日常生活活动（activities of daily living，ADL）的概念，于1940年产生于美国，随着康复医学事业的发展，其概念也在不断地演变。

当前的日常生活活动的概念：日常生活活动是指人类为了独立生活而每天必须反复进行的最基本的、具有共同性的动作群，即进行衣、食、住、行及个人卫生等基本动作和技巧。其中所说的动作群，取决于适应社会生活的样式和方法，是因人类适应社会生活的结果而产生的连续的动作群。也就是一种不受在职业中和家庭内的各种因素的影响的基本的、共同的动作群。从人类发育的观点来看，日常生活活动是指一个人在7岁左右时可以自立地进行的日常生活的各种动作。

2）日常生活活动的分类：人类在每日的生活中的动作，不是根据单一的功能而进行的单一的动作，而是将各种功能统合后的连续的动作群，可分为以下两类。

①自己身边的活动：自己身边的动作（personal care activities）包括摄食动作、更衣动作、排泄动作、整容动作、入浴动作。②一般的活动：一般的动作（general activities）是指自己身边的活动以外的基本动作群，如与人交流、搬运物品等动作。

3）作业治疗在日常生活动作训练中的作用：障碍儿的日常生活活动的自立是康复过程的第一阶段，而且日常生活活动的自立程度左右着该患儿今后的康复方向。而作业治疗中主要的一项就是针对这些动作对患儿进行训练，所以医生与作业治疗师要明确对障碍儿设立一个什么样的治疗程序，同时要明确自己在对患儿的日常生活活动的评价和训练中所应起的作用。

4）日常生活活动的分析：日常生活活动是各种各样的、连续的动作群，应该明确在作业治疗中指导进行这一动作群的顺序及这一动作群所需的功能，因此需做如下动作分析。①阶段的动作：将构成某一动作群的动作分解为一个一个阶段，称其为阶段的动作。②基本的动作：将构成某一阶段动作的身体的活动及动作进行分解，即为基本的动作。③基本的功能：为了完成基本动作所需要的功能。

5）了解日常生活活动情况的必要的信息准备：在进行日常生活活动的检查之前，需要准备如下几项与障碍儿相关的信息。①个体的因素：年龄、性别、引起障碍的疾病名称及目前状况、身体的一般状态如呼吸、脉搏等；关节活动度、肌力、感觉（浅感觉、深感觉、视觉、听觉）；运动的随意性、协调性、速度、持续性；姿势反应等。②心理因素：患儿进行日常生活活动的欲望、依赖他人的程度、对日常生活活动的态度（不安感、趣味性）。③精神功能因素：知觉-认知统合功能、理解力、判断力、适应能力等。④环境因素：生活的环境、与家族中每个人的关系、家庭经济状况等。

6）评定：日常生活活动的评定重点是，通过评定掌握障碍儿完成连续动作的能力，也可以说是障碍儿的日常生活动作的自立程度。

①评定的标准：要通过日常生活活动的性质、社会适应性等方面来了解障碍儿在进行日常生活活动时的一般动作模式、进行某一动作所需要的时间、他人的辅助程度、动作的实用程度等，为此应该制定本设施的共同的评定标准。②评定的过程：a. 这种日常生活活动可能达到哪一阶段，可完成的动作用哪些方法；b. 在不可能达到的阶段的动作当中是哪一种动作不能完成，判断出不能完成的动作的原因，对不能完成的动作让障碍儿再试着用其他方法去做；c. 了解达到某一种动作需要哪些基本功能；d. 在各个阶段是否都需要他人辅助，辅助的程度，是否需要自助具和辅助具；e. 根据障碍儿的实际情况如何调整其所处的环境。

日常生活活动的评定的具体内容见表9-4，评分标准见表9-5。

表 9-4　日常生活活动的评定表

	项目	评分		项目	评分
摄食动作	1. 主食形态		整容动作	15. 洗脸	
	2. 咀嚼能力			16. 洗手	
	3. 用勺吃饭			17. 应用肥皂	
	4. 用筷子吃饭			18. 使用毛巾擦脸	
	5. 端碗吃饭			19. 梳头	
	6. 用杯喝水			20. 刷牙	
	7. 剥水果皮			21. 洗脚	
更衣动作	8. 穿、脱套头衣服	穿 脱		22. 剪指甲	
	9. 穿、脱前开门衣服	穿 脱	排泄动作	23. 告知便意或尿意	便意 尿意
	10. 穿、脱袜子	穿 脱		24. 移动至排泄场所	
	11. 穿、脱裤子	穿 脱		25. 应用坐式便器	
	12. 解扣、系扣	解开 系上		26. 应用蹲式便器	
	13. 穿、脱鞋	穿 脱		27. 便后擦拭	
	14. 解开与系上鞋带	解开 系上		28. 便后冲水	
			沐浴动作	29. 进入浴盆	
				30. 从浴盆出来	
				31. 自己洗浴	
				32. 自己擦拭	
			移动	33. 床面上移动	
				34. 室内移动	
				35. 室外移动	
	总分				

表 9-5　日常生活动作评价表的评分标准

1. 主食形态
   - 5 分：可以吃普通食物
   - 4 分：需吃软质食物
   - 3 分：只能喝粥
   - 2 分：只能吃糊状食物
   - 1 分：只能吃流质食物

2. 咀嚼能力
   - 5 分：正常，无任何问题
   - 4 分：可以咀嚼，但需时间或咀嚼的不充分
   - 3 分：将食物形态处理后大体上可咀嚼
   - 2 分：只能将食物稍做咀嚼，几乎是囫囵吞人
   - 1 分：完全不能咀嚼，靠食物流入食管

3 ~7、13 ~22、25 ~28，31 ~32
   - 3 分：应用或操作无问题
   - 2 分：需他人部分协助
   - 1 分：不能操作与应用

8、9. （穿、脱分别记分）
   - 4 分：穿（脱）无问题
   - 3 分：可以穿、脱，但需时间
   - 2 分：需部分辅助
   - 1 分：完全不能穿、脱

10、11（穿、脱分别记分）
   - 5 分：无问题，即使在站立位上也能穿、脱
   - 4 分：倚墙壁、坐椅子或坐床上可自己穿、脱
   - 3 分：自己采取方便的方式如卧位等可穿、脱，但需时间
   - 2 分：需他人部分辅助
   - 1 分：完全不能穿、脱衣服

续表

12. 解、系衣扣（分别记分） 5分：无问题，无论大小都可解、系 4分：可以自己解、系，但需时间 3分：只能解、系1.5cm以上的扣 2分：需部分辅助 1分：不能 **23. 告知便、尿意（分别记分）** 5分：会告知 4分：会告知，大体上来得及（不用尿布） 3分：不是用语言，而是用某种征兆或信号告知（可用尿布） 2分：不能在排泄前告知，而是在排出后 1分：无任何告知迹象 **24. 移动至排泄场所** 4分：可以完全自立地完成 3分：可自立，但需要一定时间 2分：可移动至便器，但需辅助才能坐于其上 1分：所有动作均需辅助 **29、30. 出入浴盆** 4分：无问题的自己出入浴盆 3分：应用扶手等特殊设备可自己完成	2分：需他人部分辅助 1分：不可 **33. 地面上移动** 5分：扶物或牵其手可走去目的地 4分：可四爬至目的地 3分：可腹爬至目的地 2分：需他人部分辅助方可完成 1分：不可 **34. 室内（床面以外）移动** 5分：不用轮椅，但需用拐 4分：几乎必须用拐，时而需用轮椅 3分：需用轮椅 2分：可自立地操作轮椅，但无实用性，时而需他人辅助 1分：如无人辅助则不能移动 **35. 室外移动** 5分：无需轮椅，但需拐 4分：根据需要分别应用轮椅或拐 3分：可用轮椅自由地至目的地 2分：可用轮椅自立地至安全地方 1分：若无辅助不能移动

3. 移动运动

（1）移动运动的概念与意义：移动运动是人类从一个场所向另一个场所移动之际所必需的活动，或者是产生于身体的活动。移动运动是完成某些移动运动以外的其他动作所必需的基础运动，是人类为了达到某种目的的基本手段。

移动手段是指人类为了从一个场所向另一个场所移动所需要的方法，可以分为以下几类，即翻身、各种形式的爬、坐位上蹭行、扶物站、扶物走、独立步行。对于障碍儿来说，如果不能达到独立步行，则可以用拐、轮椅等。

（2）移动动作的阶段性动作：移动运动的动作范围很广，是由多个不同的动作组成的连续的、综合的动作。如果将这一复杂的移动运动看作一个流程的话，可以分为几个阶段。

1）翻身（仰卧位至俯卧位再至仰卧位）。

2）床上或被、褥上的半坐位。

3）床上或被褥上的半坐位的移动。

4）从床上或被褥上站起。

5）因为各种事情的移动（室内、厕所、入浴）。

6）在室内想取什么物品时的移动。

7）为了开、关门或窗时的移动。

8）在椅子或地板上坐。

9）从椅子或地板上站起。

10）上台阶。

11）跨越上、下楼梯。

12）走出大门。

13）拿什么物品的移动。

14）上、下公共汽车，在车内坐、站。

（3）基本动作的分析：具体分析某一个动作时其分析方法如下，如对连续的开门、关门的动作群的基本动作进行分析，则可将这动作群分为如下的几项：

1）在门的适当位置停下。

2）抓住门的把手。

3）把门打开。

4）身体随着门的开启而移动位置。

5）关上门。

（4）基本功能分析：在基本动作中需要如下基本功能，肌力、关节活动度、平衡能力、运动的速度及协调性、判断力等。

（5）从运动发育看移动运动：从运动发育看移动运动，总体来说在小儿发育的初期的移动运动是翻身和爬，这一时期上肢的支持功能是非常重要的移动运动因素。在步行的初期，为了确保身体的稳定，上肢仍然要发挥维持平衡的作用。2岁至3岁时，随着上肢和下肢的活动取得协调性，上肢才能从移动运动中解放出来，上肢的功能也因此不断发展并扩大。7岁至9岁时期获得了跑、跳、用手投物的基本动作，开始能够有效率的进行运动。10岁至11岁时期动作的协调性更进一步，可以流畅地进行各种动作。

4. 个人卫生动作

（1）个人卫生动作的概念：在日常生活中，为了保持身体的清洁与舒适、维持与增进健康所需要的动作为个人卫生动作。其中包括入浴、整容和排泄动作。

（2）正常小儿个人卫生动作的发育

• 18个月：会自己擦自己嘴及周围；常有兴趣地看自己的排泄物；尿后可用“qi qi ”的声音告知。

• 21个月：将水等撒落后能立即去擦；在浴室里可将沐浴露涂于自己的身体并洗去；会帮助大人收拾物品。

• 24个月：可正确地告知排便。

• 30个月：在排尿前可告知（白天基本不尿裤子）。

• 36个月：在夜间想排尿时可以呼唤母亲；夜间不需用尿布；无论在梦中如何地游戏也不尿床；已可脱下短裤排便；会刷牙（虽然尚不充分但已形成习惯）；洗头时不哭。

• 42个月：几乎无需多少辅助地自己排便。

• 48个月：会刷牙、漱口；洗浴时可以一定程度地自己洗身体；并会擦拭。

• 54个月：排大便后可以自己处理（排便时已无需大人跟随）。

• 60个月：洗澡后可用毛巾擦身体。

• 84个月：入睡前可以自己去厕所和刷牙；自己洗头发。

5. 更衣动作

（1）更衣动作的概念：更衣动作包括穿、脱上衣和裤子的基本更衣动作，也包括穿鞋、袜子，戴帽子、手套及其他装饰品时的动作。

（2）正常小儿更衣动作的发育

• 15个月：给他穿衣时可以配合，如屈曲上肢等。

• 18个月：可自己脱下有两个手指的手套及袜子，会摘小帽子。

• 24个月：会脱下没有鞋带的鞋子，为其穿衣时可以配合，看见袖管可将上肢伸进去。

• 36个月：对脱衣服的动作很感兴趣，也有能力脱衣服，脱衬衣和毛衣时需要少许的帮助，可用手将扣从扣眼中推出；穿衣服时不明白衣服的前后，容易将衬衣的前后穿反。穿袜子时不能正确地找到袜子的足跟。会穿鞋但不分左右，想系鞋带，但常系错。

• 48个月：稍稍予以帮助即可穿、脱衣服，已经懂得前后，正确地穿衣服。

• 60个月：完全自立地穿、脱衣服。

• 72个月：会系鞋带。

6. 摄食动作

（1）摄食动作的概念和意义：摄食动作是为了摄取食物而进行的口腔器官如舌、齿、唇的活动，以及为了将食物送到口的上肢两方面的活动。摄取食物不只是为了维持生命，还有在生长发育过程中供给活动时所需要的营养和热量的作用。

（2）对摄食动作的分解分析（表9-6）。

表9-6 摄食动作的分解分析（筷子与勺的动作）

部位	运动	目的	代偿动作
手	手指的屈曲，其他手指和拇指的对立	抓取食物	1 将勺夹在手指间 2 手指的内收 3 钩状抓握
腕关节	固定（根据握物的方式是钩状抓握还是其他抓握而出现稍伸展还是屈曲）	取应用手时的最适当的姿位	
前臂	旋前	用器具去盛食物	肩关节的外展、内旋 前臂垂直位、回旋 肩的外旋和内收
	旋后	食物入口时为了不撒落要保持器具的水平位	

续表

部位	运动	目的	代偿动作
肘关节	前臂屈曲	手到口	用膝、肩关节外展、躯干屈曲到桌子边缘
肩关节	防止过伸展 1. 轻度屈曲 2. 固定在外展位上	保持姿位，辅助手举到口的高度	躯干的屈曲、肘拄在桌子上

（3）摄食动作的发育过程

• 1 个月：空腹被抱起时颜面即转向母亲的乳房方向。

• 3 个月：在吸吮乳汁时可用手触摸母亲的乳房或奶瓶。

• 4 个月：可以饮勺中的水。

• 6 个月：自己抓取食物放入口中吃。

• 7 个月：会用杯饮水。

• 8 个月：从母亲手中拿过勺放入自己的口中。

• 9 个月：可用两手拿饭碗并可到口。

• 11 个月：自己拿奶瓶、杯喝奶或水。

• 12 个月：自己拿勺从碗中盛饭吃。

• 15 个月：会剥糖果或糕点的纸后吃。

• 18 个月：可以用勺盛汤喝。

• 21 个月：可以用吸管吸入饮品，可以剥橘子皮。

• 36 个月：吃饭时几乎不撒落饭粒，自己进食，会很好地用筷子吃饭。

7. 心理的、智能功能评定

（1）解决问题的能力。

（2）集中度、注意力。

（3）知觉、身体像。

可以应用绘人试验了解小儿的知觉、身体像的发育状况，绘人智能测验（draw A test）是一种简便易行的智能测验方法。

8. 心理的、社会的功能检查

（1）精神发育状态。

（2）心理的状态、动机、兴趣。

（3）适应社会的能力。

（4）与人交流的能力。

（5）注意力、集中力、记忆力。

9. 家族的支持状况，家庭环境对障碍儿的影响。

作业治疗的评价项目繁多，总结如表 9-7。

表 9-7 作业治疗的评定表

Ⅰ. 自立生活/日常生活技能

1. 身体的日常生活技能：（1）起居动作；（2）饮食；（3）更衣；（4）排泄；（5）入浴；（6）移动；（7）物品的操作
2. 心理的、社会的生活技能：（1）自己概念/自我同一性；（2）自己管理自己；（3）对人关系；（4）与集体的关系；（5）与社区的关系
3. 工作：（1）家务事；（2）就业准备
4. 游戏：游戏/闲暇时的活动（游戏的发育史）

Ⅱ. 感觉、知觉-运动功能

1. 神经肌肉：（1）粗大运动与精细运动；（2）反射；（3）关节活动度；（4）肌力与耐久力
2. 感觉、知觉：（1）感觉认知；（2）视觉-空间认知；（3）身体统合（感觉统合检查）
3. 认知功能、行为
   （1）概念/理解：①理解；②集中力；③集中时间；④记忆力
   （2）认知统合：①解决问题能力；②一般问题
4. 治疗辅助具：（1）辅助支具；（2）自助具、辅助用具
5. 周围环境：（1）住宅；（2）学校；（3）社区

（陈秀洁 徐 磊）

第三节 障碍儿的作业治疗

一、作业治疗的内容

（一）确定治疗内容的依据

治疗内容要依据对障碍儿实施作业治疗的目的来确定，一般来说作业治疗有如下目的。

1. 增大障碍儿对自己周围环境的适应能力。

2. 如果障碍儿是在发育期发生的障碍，这种障碍会影响他的一生及人生的各个方面，且随着年龄的增大及时间的推移，障碍的状态会发生变化，作业治疗必须与其变化相对应。

3. 作业治疗的目标是使障碍儿将来的自立，为此要早期发掘障碍儿自身存在的潜在因素，并且给予早期的援助。

4. 在实施作业治疗的同时要使障碍儿的双亲及其他家庭成员了解其障碍的特点，要指导家庭成员对障碍儿在家庭中进行疗育，使其对患儿的康复起一定的作用。

5. 作业治疗要同等重视对障碍儿的运动、身体两方面的治疗。

6. 医生与作业治疗师要深入研究与制造对障碍儿的功能给以辅助和代偿的辅助用具，用以援助障碍儿功能的恢复和维持。

（二）作业治疗的内容

1. 基础动作

（1）运动训练：上肢的基本动作、坐位平衡、立位平衡、徒手被动运动、徒手抵抗运动、徒手矫正肌紧张、各种体操、其他基本动作。

（2）游戏：运动游戏、感觉游戏、前庭感觉游戏、构成游戏、视觉游戏、描画游戏、被动游戏、折纸游戏、听觉游戏、黏土游戏、智能游戏、小组游戏。

（3）手工作业：手编工艺、缝纫工艺、织物手工、刺绣手工、制花工艺、雕刻手工等。

2. 应用动作

（1）日常生活动作：摄食训练、穿、脱衣服训练、排泄训练、整容训练、入浴训练、写字及使用学习用具训练、扫除、洗涤等家务劳动训练。

（2）社会性作业：购物、家庭财务管理、乐器演奏、绘画、唱歌、跳舞、听音乐、卡拉 OK、其他文艺活动、读书、观看体育比赛、各种体育项目、散步、旅行、围棋、社会生活技能训练、陶艺、木工、园艺、农田作业等。

3. 辅助用具、矫形器的设计及应用 自助具的设计、制作及应用训练；轮椅的选择及应用训练；矫形器的选择及应用训练；对家长的指导；与生活相关的器具的制作及应用训练；义肢、义手的应用训练等。

（三）实施作业治疗的准备

1. 选择适当的实施作业治疗的场所，其原则是能使障碍儿易于适应的物理环境。目前在我国一般的康复设施中基本上都有作业治疗室。

2. 创造适合于障碍儿完成作业课题的氛围，如使作业场所的氛围有助于小儿完成课题，作业治疗师的态度要使障碍儿信任、要善于诱发障碍儿的主观能动性，善于发掘障碍儿的潜在能力。

3. 设定实施作业治疗的形式，是一个人单独进行还是以小组的形式进行。

4. 选择并确定作业活动的内容和种类。

5. 选择作业活动中应用的玩具和工具。

二、治疗学的活动方法

对于障碍儿来说，作业治疗作为手段的所有活动都应将其转换为游戏的方式，因此也将小领域的作业治疗称为游戏治疗。无论是正常儿还是障碍儿都是在游戏中长大的，所以了解小儿的各年龄阶段的游戏内容及方式是确定作业活动的基础。对于小儿来说，最早的活动是开始于对光的反应及注视物体，这种对光和明亮的物体的视觉体验对于小儿的发育是非常重要的。

三、障碍儿的主要问题

（一）运动发育延迟

障碍儿从出生开始即有抗重力的姿势反射、反应的发育延迟，同时有肌张力异常（亢进、低下），以及肌肉活动的不均衡性，肌力减弱，不随意运动等，并因此而阻碍正常发育过程。其中过度肌张力增高以痉挛和强直或两者混合的形式表现出来，也有的类型见到肌张力的过度变化，可以因姿势变化、外来刺激和欲做目的动作时的精神紧张导致肌张力的变化。在运动障碍儿身上可表现出在某种姿势、姿位上表现肌力减弱，而在另一种姿势、姿位上则表现肌肉的收缩。由于肌力的不均衡而产生的变形常以拇指的内收、腕关节掌屈、前臂旋前等形式出现。除此之外还可见到挛缩与变形。

由于这些发育上的问题及日常的操作方式、运动方式、游戏方式等的习惯动作模式，使在新生儿期即已出现的但并不显著的障碍逐渐明显，随着生长发育会引起脱位、变形、挛缩等问题。这些运动发育上的问题阻碍了学习日常生活动作，同时也剥夺了运动障碍儿对运动的体验机会。

（二）缺乏感觉知觉运动的体验

障碍儿的发育问题中，占很大比例的是不能操纵自己的身体在空间自由活动。正常的小儿通过感觉运动的活动而经过探索时期，与此相比，运动障碍儿大多数不能自己步行至目的地或目的物，不能进行一些探索活动，如无论什么物品都试着放入自己的口中、或者试着去触摸、去敲打、去拉拽。若同时伴有智能的问题，还会有对外界的定位问题的障碍，例如，不能如自己想象地去握一物品、手不能到口、不能摇晃自己手中的玩具等，无论用什么方法都不会像健康的小儿一样地活动。运动障碍儿通过自己的身体来具体地体验自己的想法，例如，我如果这样做的话就会做出一个什么物品或动作之类的体验很少，其结果会导致患儿知道外界和物品的机会越来越少。另外运动障碍儿的视知觉功能如手和眼的协调、图和背景、形状的恒定性、空间的位置、空间的关系等方面的障碍也比较多，而且，听知觉、运动知觉、触知觉、嗅知觉等同样有障碍。

（三）获得日常生活活动延迟

由于运动发育与上肢和手功能的发育延迟，使日常生活活动的获得时间也延迟。例如，在运动障碍儿常见的吸吮、舌的控制、口唇的开闭功能的障碍等，并因此形成异常的功能模式。异常的功能模式随着小儿的生长发育逐渐被习惯化，运动障碍儿会将其作为自己日常生活中必需的动作，因此而影响了他的日常生活动作的正常发育。

（四）缺乏社会生活的体验

障碍儿从出生即有各方面的障碍，再加上发育的问题，在日常生活活动等方面需要他人辅助，家族中父母甚至祖父母等都会参与，这样使患儿接触大人的机会远远超过接触小儿的机会。正常小儿一过2岁就会在与其他小儿接触的过程中学习社会性中的很多功能，而运动障碍儿由于长时间的训练及其他医疗管理等使其与同龄小儿一起游戏的机会也减少，所有这些都会影响患儿的社会性发育。所以患儿在遇到困难时常求助于他人，易形成依赖性，更进一步地影响了患儿的各方面的发育。

四、作业治疗具体操作方法

（一）促进保持正常姿势功能

促进正常的运动发育是运动治疗的主要内容，作为作业治疗应该根据患儿的发育阶段进行包含各种游戏的作业活动，其实应注意患儿取得各种姿位和保持姿位的能力。

1. 俯卧位 在俯卧位上应该促进以下的功能发育：

（1）增强肩关节的稳定性。

（2）促进颈部、躯干的伸展。

（3）保持肩臂三角形。

（4）增强前臂及手部的本体觉。

（5）增强桡侧稳定性。

（6）促进两手的中线活动。

具体的促进方法：控制头部、用两前臂支撑并抬起身体、诱发患儿自己抬头、两前臂均等地负荷体重、两手与两膝或两前臂和两膝负荷体重训练。

2. 仰卧位 在仰卧位上应该促进如下功能发育：

（1）上肢肩胛带固定：可以确保两手伸向上方抓物动作的进行。

（2）维持骨盆姿势的能力：以确保两下肢能高举在空中。应设定促进两下肢上举在空中的游戏。

（3）头部位置的维持：以便小儿在仰卧位上能看周围的物体，所以要设定包括头部回旋的保持头部姿势的目的性活动。

3. 侧卧位 在侧卧位上应该促进的功能有：

（1）增强承重侧肩关节稳定性。

（2）促进一侧身体负荷体重的能力。

（3）可保持肩臂三角形。

（4）促进颈部和躯干的伸展。

（5）促进头部、颈部更好的对位（better head/neck alignment）。

（6）促使手越过中线。

（7）促进躯干的转动活动，为翻身运动做准备。

4. 坐位 在坐位上应该促进如下功能：

（1）促进颈和躯干抗重力伸展和矫正能力：可以确保头部姿势的维持、头部矫正功能、头与躯干间姿势保持以及在坐位上身体向各个方向上倾斜时矫正姿势的功能。

（2）在坐位上可以固定一只手，使另一只手移动或进行操作。

（3）增加上肢活动的机会。

（4）使手越过中线。

（5）骨盆与双脚可负荷体重，体验负重的感觉。

（6）可增强本体感觉。

（7）保持肩胛带的姿势，以保证上肢在坐位上支持身体的功能：设定在木箱或凳子上的坐位游戏，在这一动作中可以为上述的所有功能做准备。

障碍儿多数有姿势保持功能的障碍，为了促进坐位的平衡和姿势的改善，以及手的功能的改善可以应用坐位的椅子（图 9-1）。另外还可以制作各种各样的物品如 U 形枕（图 9-2）、坐位支持架等维持或保持患儿的坐位（图 9-3）。

5. **立位和步行** 在立位和步行姿位上应该促进的功能有：

（1）增强颈、躯干、肩关节稳定性和肌力。

（2）保持身体双侧对称。

（3）肩臂呈三角形，双足负荷体重。

（4）增强腕关节的伸展及稳定性。

（5）促进双手协调和在中线上活动的能力。

（6）给予稳定的支持点。

在抗重力支持和负荷体重及垂直面上的头部和骨盆带的姿势保持功能、立位的平衡功能，可以用站立架、步行器、手推小车等保持立位及训练上述功能。

对于以上所述的保持各种姿位时所需要的发育因素，在作业治疗中要适当地选择作业活动，在实施作业治疗的过程中要善于发现用什么样的姿位有利于促进各种功能、在什么样的姿位上进行作业活动比较适合等问题，不断地调整立位及作业活动。

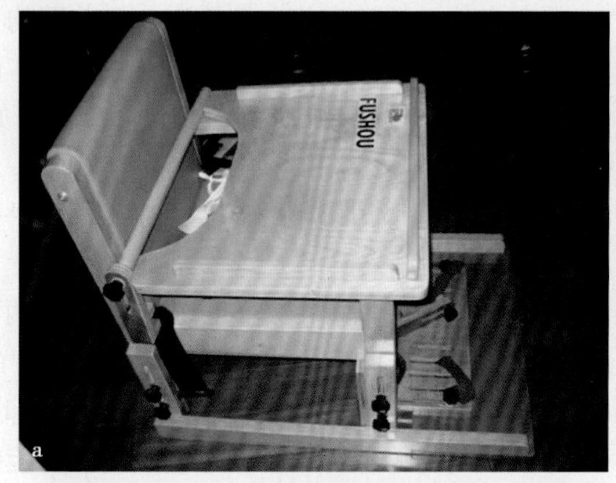

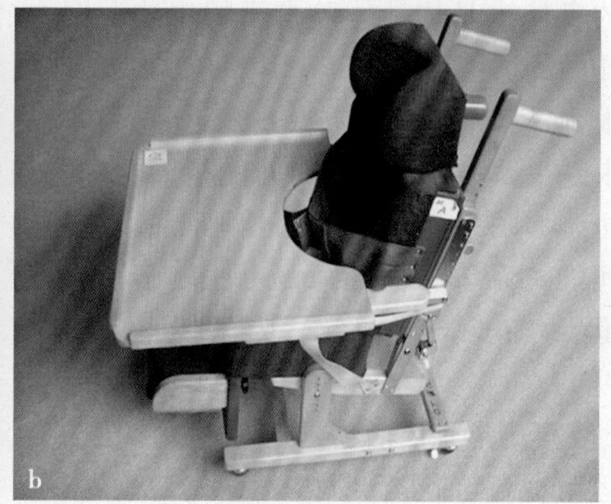

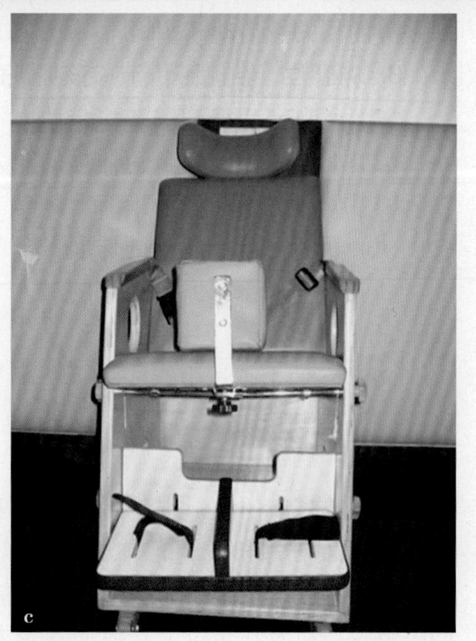

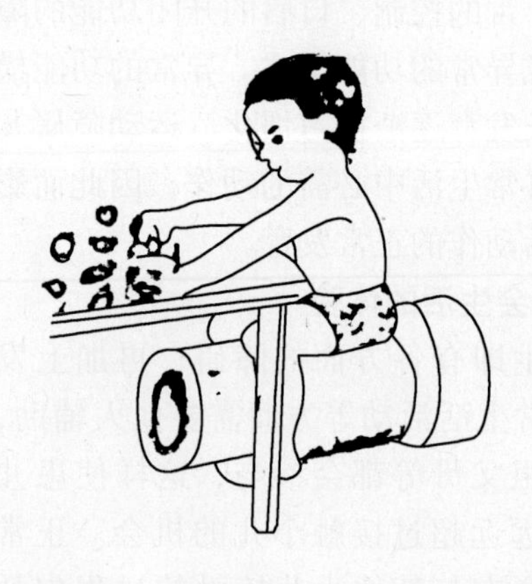

图 9-1 坐位椅子

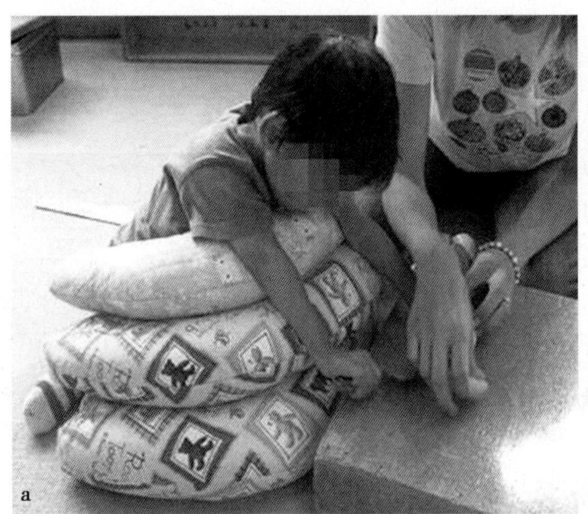

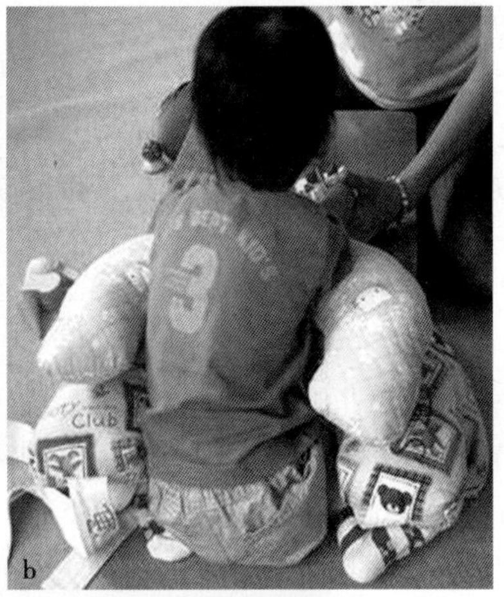

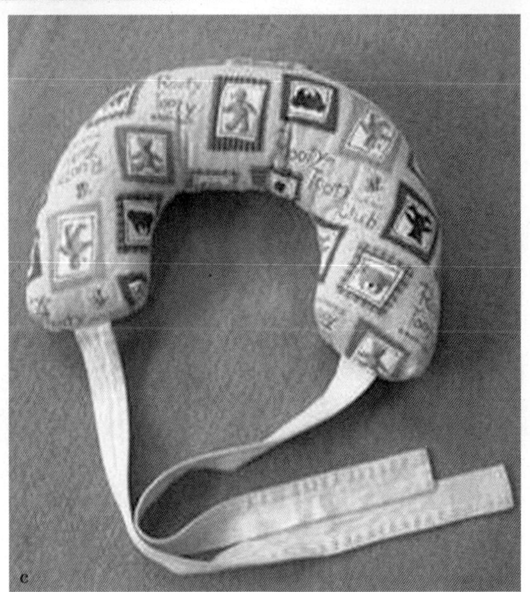

图 9-2　U 形枕及应用

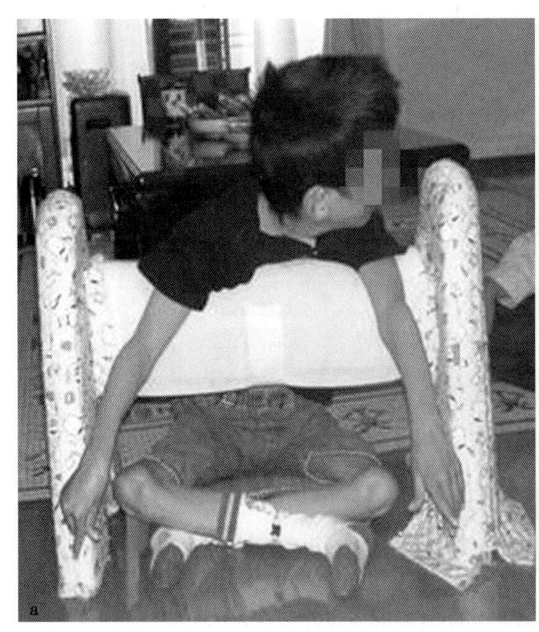

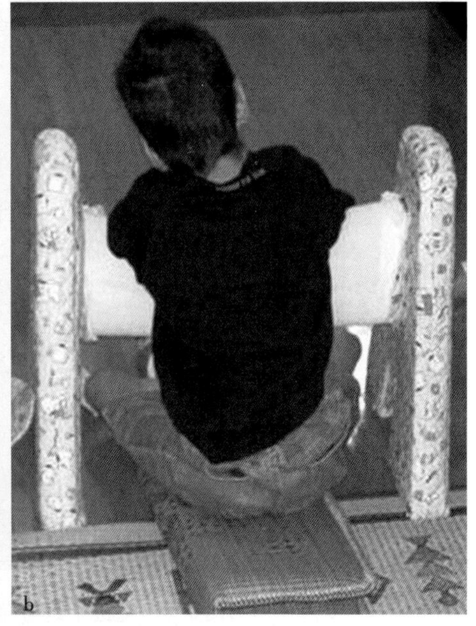

图 9-3　坐位支持架

（二）促进上肢运动功能发育

1. 促进上肢粗大运动功能发育

（1）促进肩胛带与手臂分离动作

1）操作方法1：患儿俯卧位，在其前上方置一面鼓，让患儿手拿鼓槌去敲，治疗师扶持患儿的腋窝部，使肩胛带稳定手臂活动，促进两者分离（图9-4）。

2）操作方法2：患儿俯卧位，双腋窝部位置于滚筒上，在肩关节固定的基础上让患儿伸出上肢去玩前方地板上的玩具，左右两侧交替进行（图9-5）。

3）操作方法3：将患儿的双下肢放于悬吊带上，使两上肢支撑在前方地板上，让其去拿取前方地板上的玩具（图9-6a），此方法同时可以增强核心稳定性。另外，也可以让患儿在爬行架上呈四点支撑位，通过向前爬行促进手臂与肩关节的分离活动（图9-6b）。

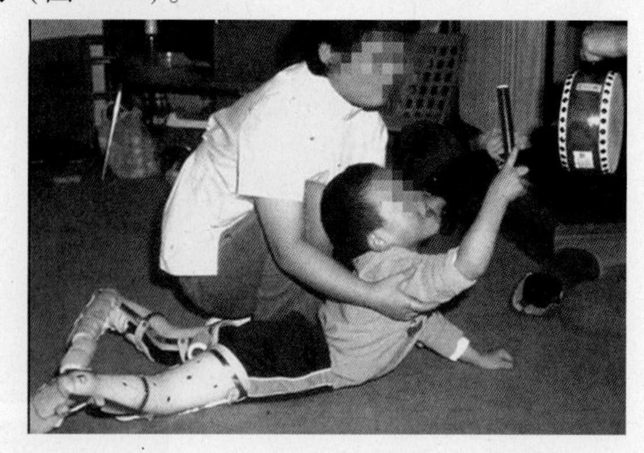

图9-4 促进手臂与肩胛带运动分离的操作方法1

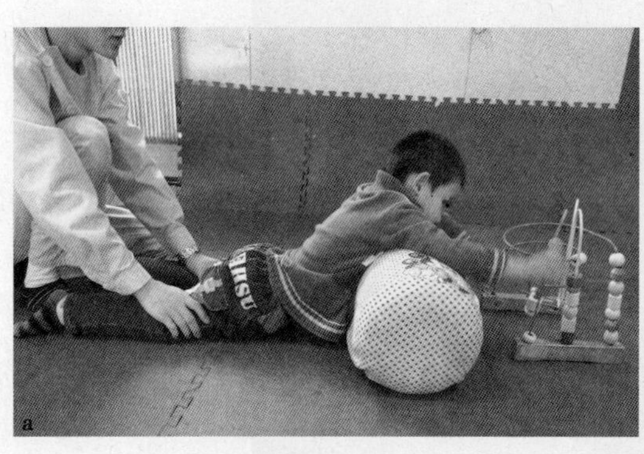

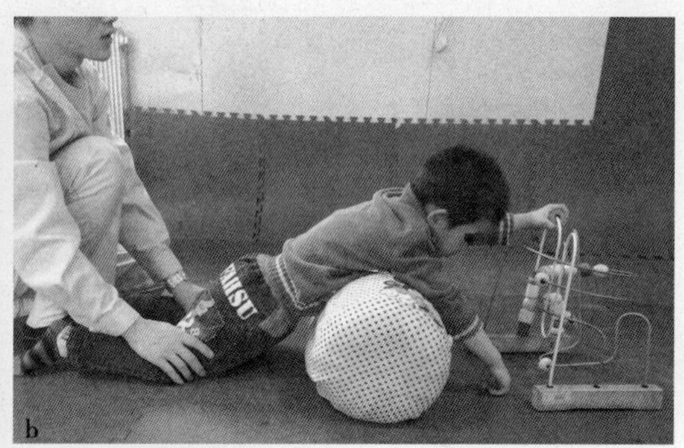

图9-5 促进手臂与肩胛带运动分离的操作方法2

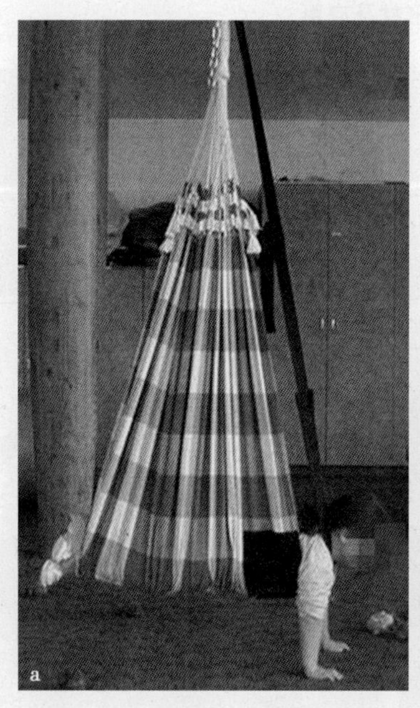

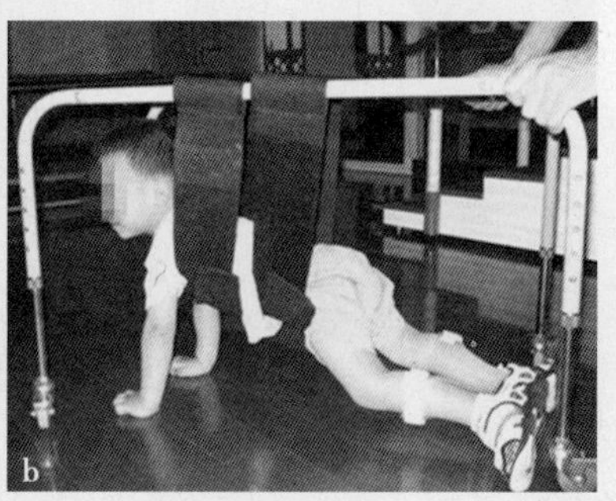

图9-6 促进手臂与肩胛带运动分离的操作方法3

4）操作方法4：患儿坐于小木箱上，前方置一梯背椅，一侧上肢支撑于木箱上，另一侧上肢抬起高举至梯背椅顶端，两侧交替进行（图9-7a）。为了加强上肢的抗重力功能，可以在举起的上肢上加上适当重量的沙袋（图9-7b）

（2）提高肩胛带的自主控制能力

1）操作方法1：患儿取俯卧位双肘支撑姿位，治疗师在其前方，给其肩部以压迫（图9-8a），使肩关节稳定。然后，在其前方用玩具诱导使患儿抬起一侧上肢去抓取玩具，两侧交替进行（图9-8b、c）。

2）操作方法2：治疗师跪立位或立位，两手握持患儿两下肢放于自己身体两侧，让患儿两上肢支撑于地面（图9-9a），并用手和上肢进行向前方行走的活动（图9-9b）。此操作即所谓的“推车运动”。

3）操作方法3：治疗师跪坐位，患儿俯卧于滚筒上，双手在前方支撑于地板上。治疗师两手握持患儿两大腿根部放于自己身体两侧（图9-10a）。然后，通过向前推和向后拉患儿的身体使其前后移动（图9-10b、c），提高肩关节的自主控制能力。

4）操作方法4：治疗师和患儿面对面坐于椅子上，两人用两手同时握一横置木棒（图9-11a），让患儿向自己身体方向牵拉木棒（图9-11 b），然后再推出木棒（图9-11c、d），如此反复进行，治疗师根据患儿能力可给予适当的协助。对于能够站立的患儿也可以在站立位上进行此法训练。

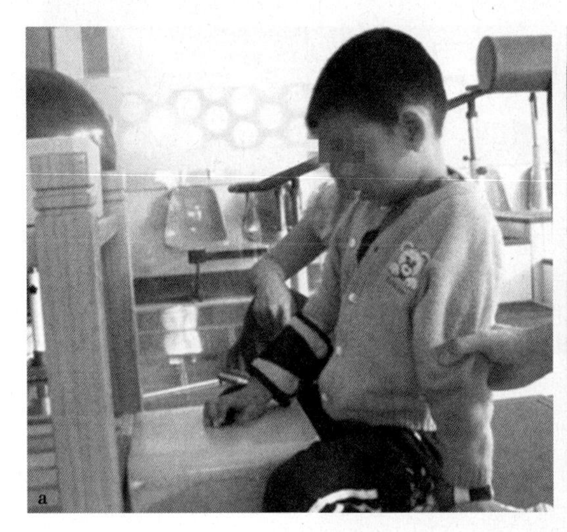
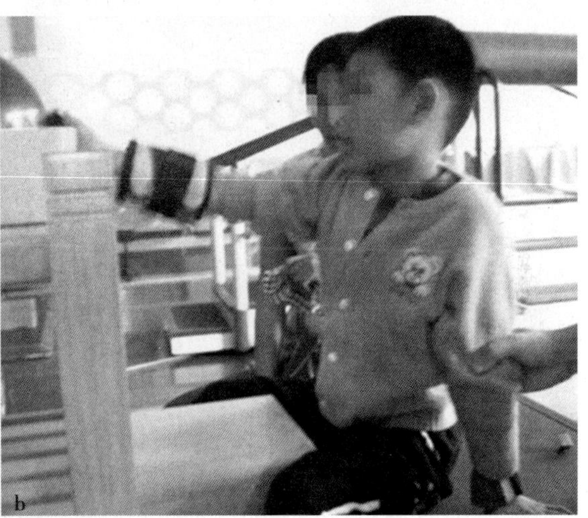

图9-7　促进手臂与肩胛带运动分离的操作方法4

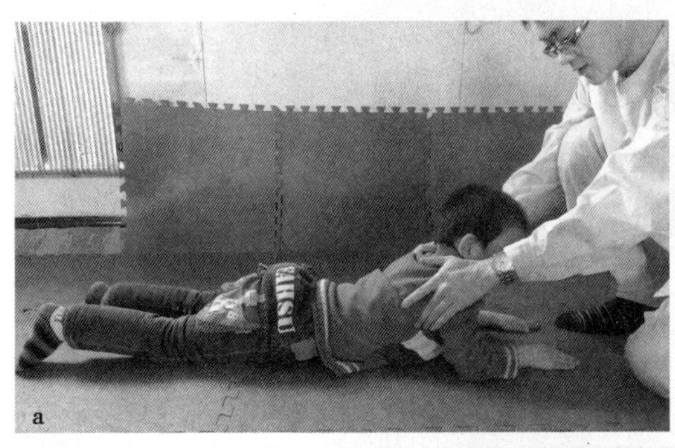
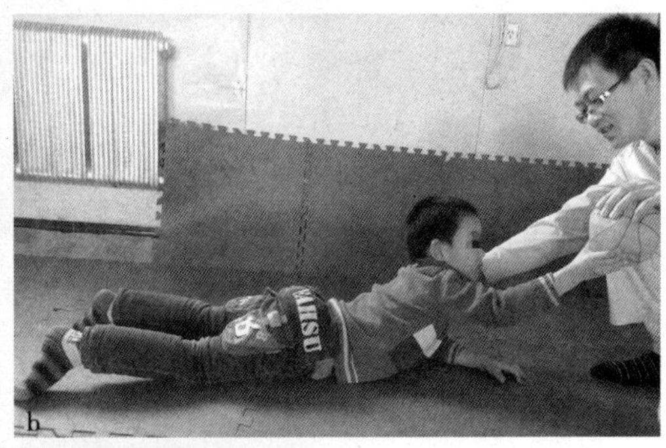
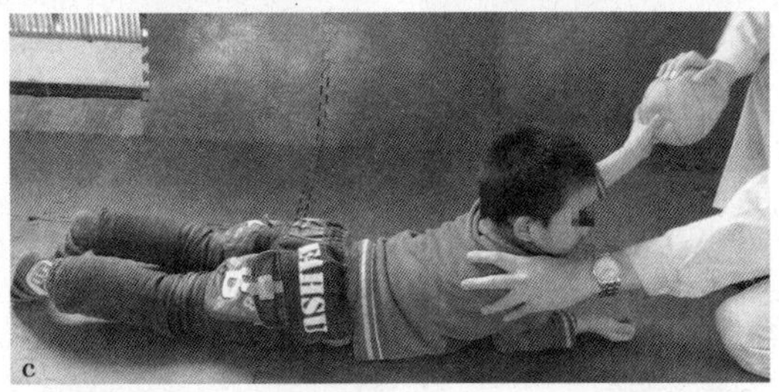

图9-8　促进肩胛带自主控制的操作方法1

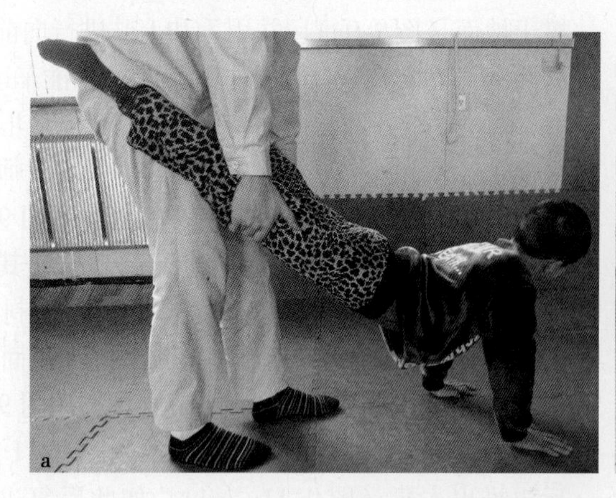
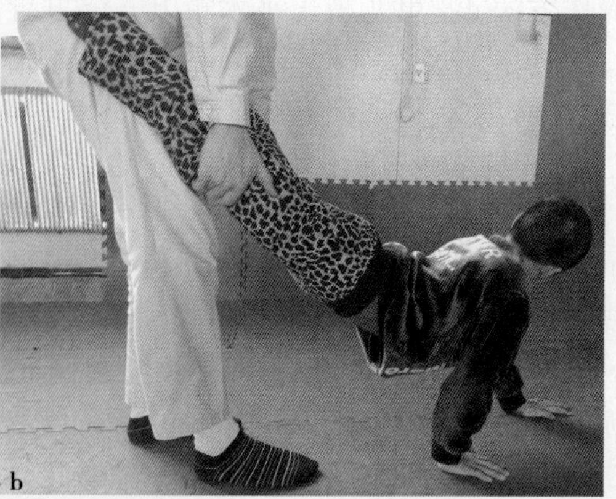

图 9-9 促进肩胛带自主控制的操作方法 2

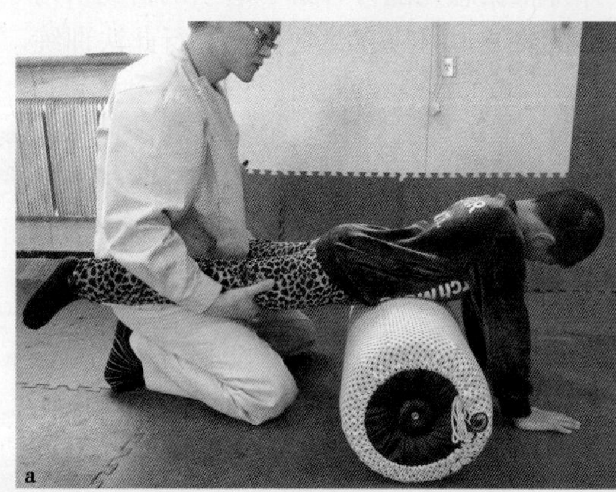
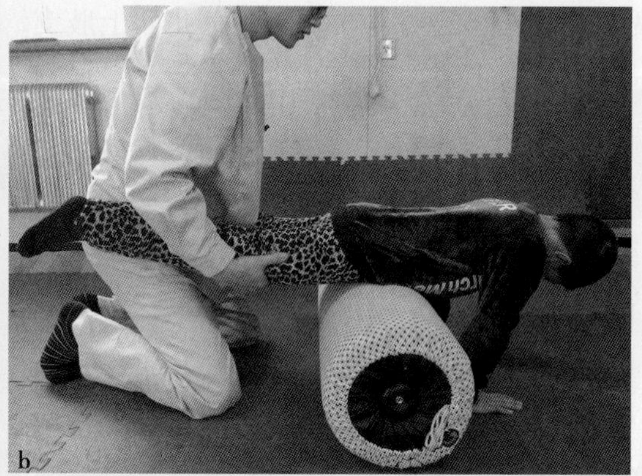
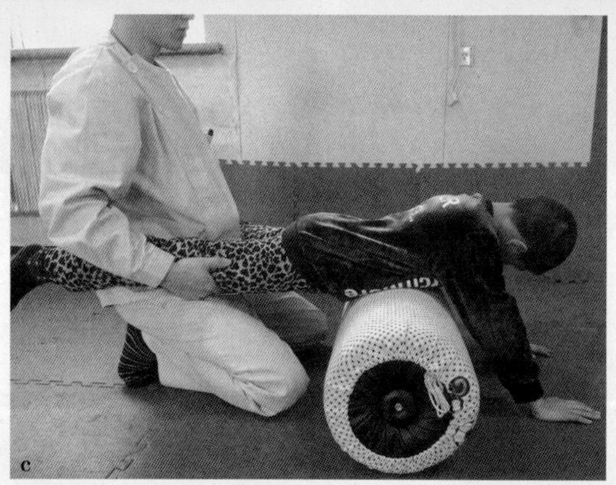

图 9-10 促进肩胛带自主控制的操作方法 3

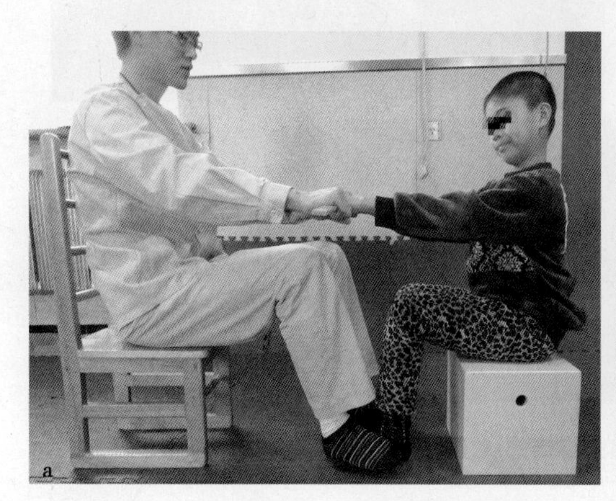
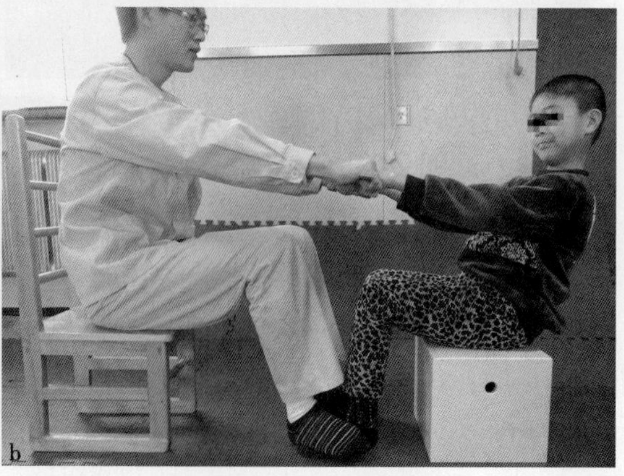

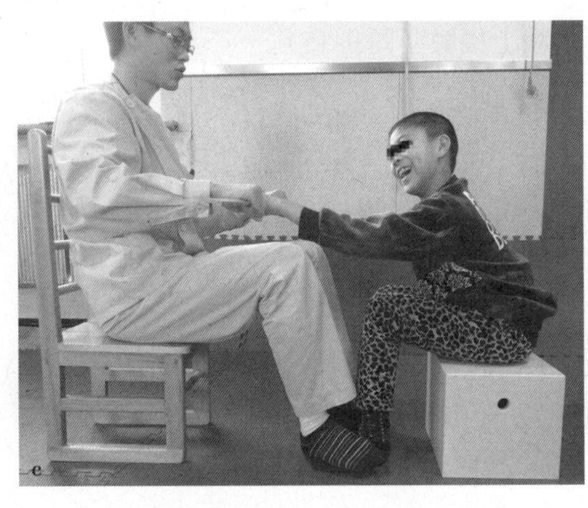
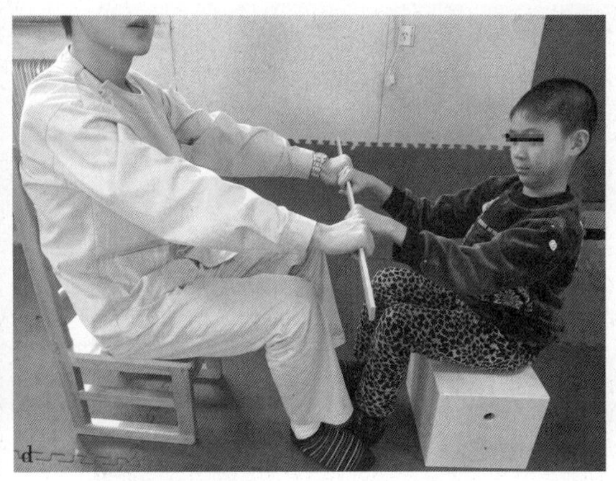

图 9-11　促进肩胛带自主控制的操作方法 4

（3）诱发手到口的动作

1）握持患儿两手，协助其触摸自己的双颊部，口周围（图 9-12）。

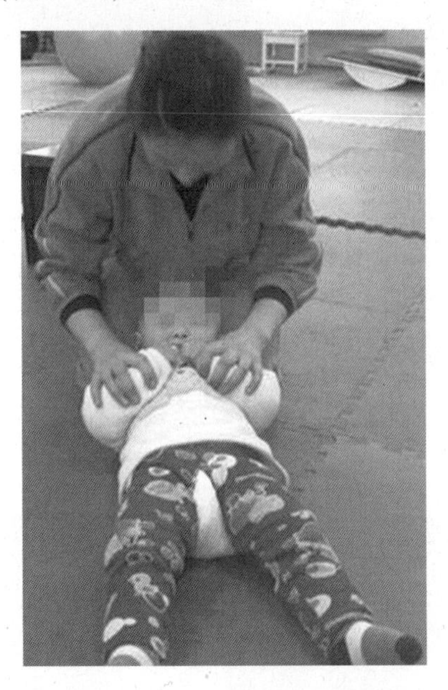

图 9-12　诱发手到口动作的操作方法

2）让患儿手拿食物入口。

（4）诱发肘关节伸直动作：儿童日常生活中很多动作都需要肘关节伸展，比如在四爬移动中、去抓取前方的物体时、向上搭积木时等。但是，脑瘫患儿常见肘关节屈曲，导致很多动作不能完成，因此要诱发患儿肘关节伸展动作。可以在多种体位上，通过多种操作方法诱发患儿肘关节伸展。

1）患儿仰卧位，治疗师坐于体侧，让患儿将上肢伸向上方，小婴儿可以用玩具诱导（图 9-13a）。对于能力稍好的患儿可以在俯卧位上让其抓取前方的玩具，诱发肘关节伸直（图 9-13b）。

2）治疗师取坐位，患儿骑坐于治疗师腿上，在前方放置一个患儿喜欢的玩具，鼓励患儿主动伸出上肢去抓取玩具，诱发肘关节伸展。对于伸手困难的患儿，治疗师可以一只手扶持患儿的肩部，使肩关节稳定，然后诱发或辅助患儿伸手（图 9-14）。如果患儿坐位稳定，可以让其自己取坐位，向前方伸手抓取玩具，或者伸向上方诱发肘关节伸直。

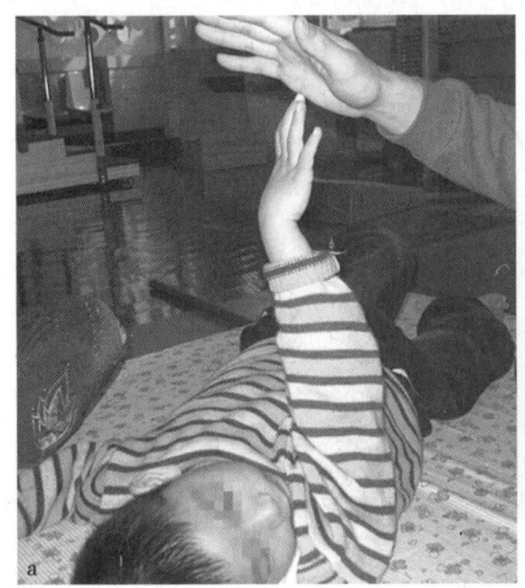
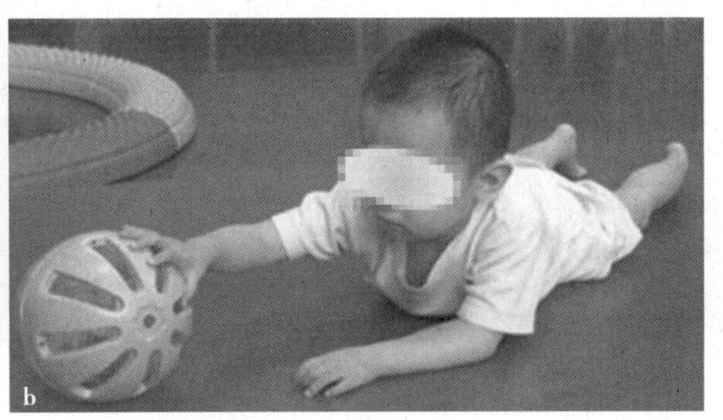

图 9-13　诱发肘关节伸展的操作方法 1

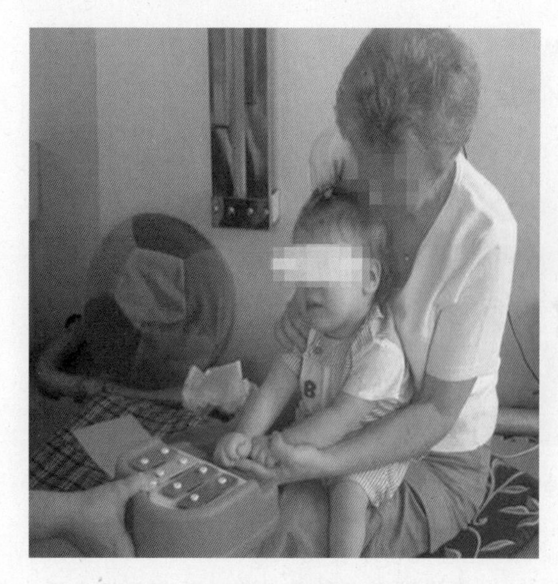

图 9-14 诱发肘关节伸展的操作方法 2

（5）诱发双手在中线上活动：障碍儿，尤其是不随意运动型脑瘫患儿，因肩胛带内收或者非对称性紧张性颈反射（ATNR）的影响，进而影响手到口的动作，因此双手至中线的训练至关重要。

1）患儿仰卧位，治疗师坐于其头部。两手握持患儿的两腕部，引导患儿双手至口部，或者双手在身体上方中间抓握玩具。对于残存 ATNR 的患儿，可以让其在侧卧位玩耍，在这一体位上有利于上肢至中线。也可以在俯卧位上，辅助患儿两手在中线上接触（图 9-15）。

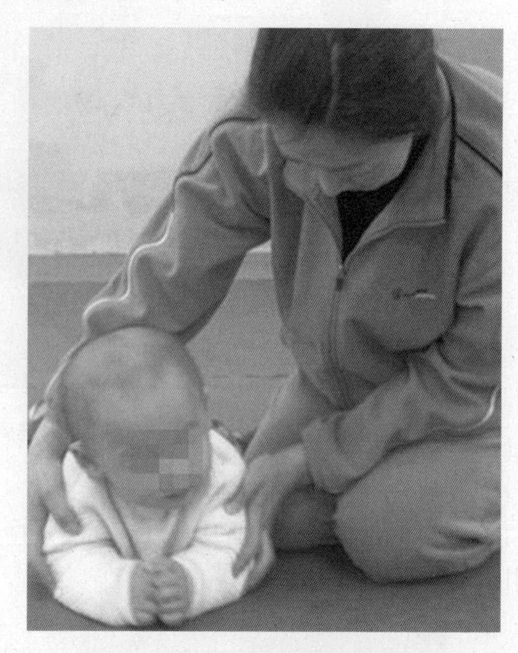

图 9-15 诱发双手至中线的操作方法 1

2）在坐位上诱发双手至中线的训练：如坐在滚筒上，治疗师将其双上肢在前臂旋后状态下伸向前方，在促进肘关节伸展同时使双手至中线（图 9-16a）；患者和治疗师一前一后坐于地板上，辅助患儿两手握持一长木棒（图 9-16b）；患儿坐于桌子前用两手在前方玩耍（图 9-16c）等。

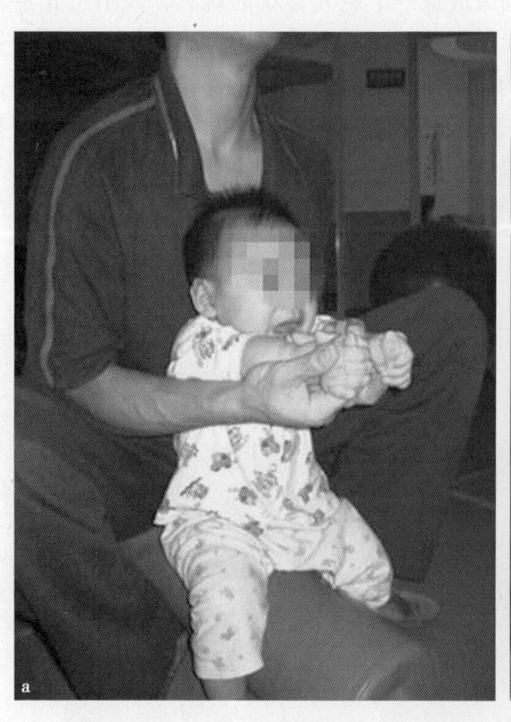

a

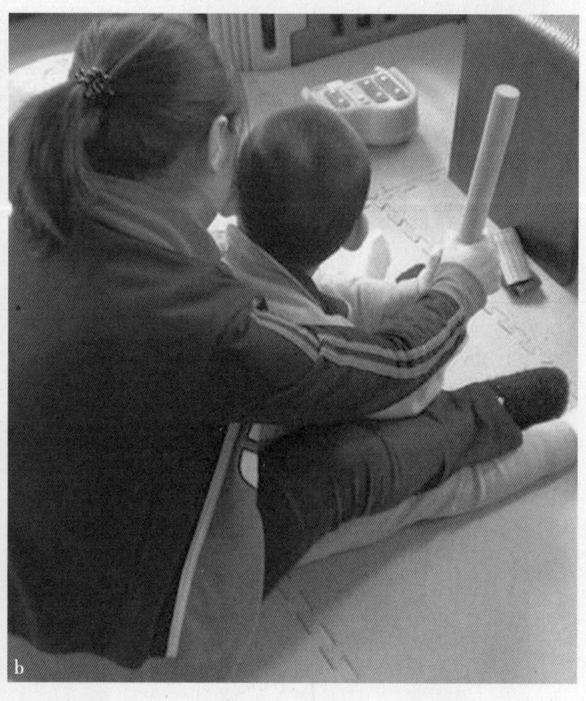

b

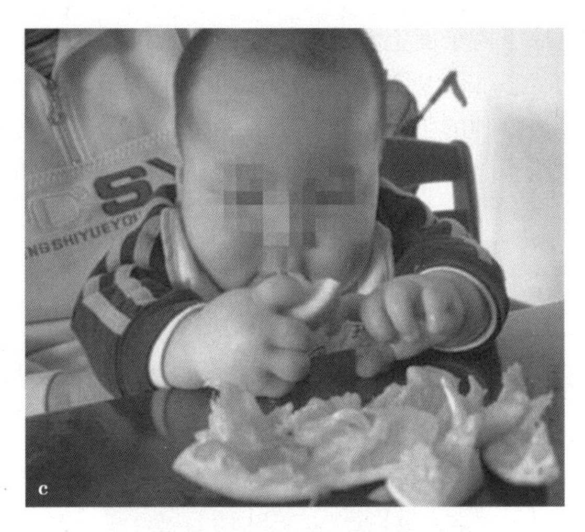

图 9-16 诱发双手至中线的操作方法 2

3）在患者和治疗师一前一后的蹲位上，治疗师用双手拇指握持其双肘关节，同时用其余四个手指扶持其双膝部，使之伸展并伸向前方，两手至中线；在立位或扶持立位上让患儿两手在身体前方玩一个玩具（图 9-17a）；让患儿用两手拿一个玩具在胸前玩耍（图 9-17b）；让患儿两手握住门把手开门等。

（6）诱发坐位保护性伸展反应

1）患儿伸腿坐于平衡板上，治疗师左右摇晃平衡板，诱发患儿伸出上肢去支撑（图 9-18）。

2）患儿伸腿坐于地板上，治疗师在其后向一侧推患儿肩部，使患儿身体倾斜，诱发患儿伸出上肢去支撑。

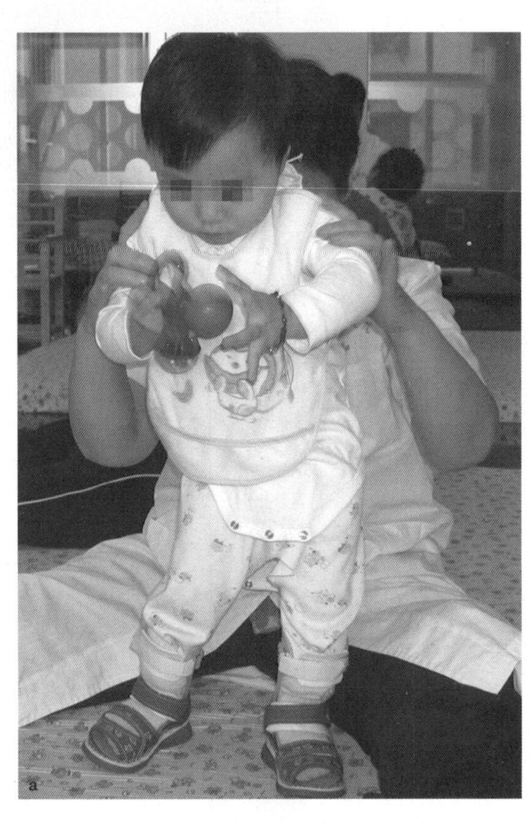

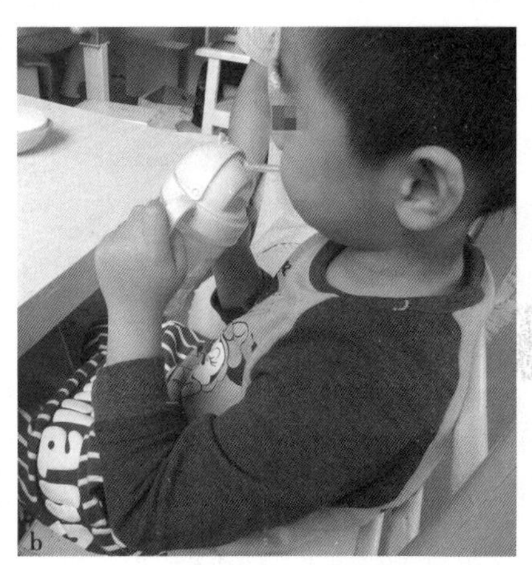

图 9-17 诱发双手至中线的操作方法 3

2. 促进手精细运动功能的发育 上肢的功能和活动随意性的获得及其程度影响着日常生活动作和将来从事各种学习及职业能力的自立程度。

手功能的发育不仅依赖于肩胛带、上肢、手的运动的控制，也与视知觉、知觉运动和认知的发育密切相关，同时与粗大运动的发育有密切关系。

（1）上肢和姿势控制机构的关系

1）头部的控制在手与眼的协调功能中起重要作用。

2）肩胛带的固定能力是在俯卧位、仰卧位、坐位、立位、步行运动的发育过程中获得的，是在张开手、伸出手去握物以及协调地操作物品时必需的功能。

3）在应用手的时候需确立保持头部和躯干、骨盆的姿势控制能力及坐位和立位的稳定性。

4）在各种各样的姿势变化中和粗大运动发育中为了保持姿势均需要手和上肢。运动障碍儿所具有的异常姿势和异常的粗大运动模式以及全身的不随意运动与上肢的伸、握、放开等随意的精细运动有密切的关系，以此为前提讨论改善上肢功能的方法。

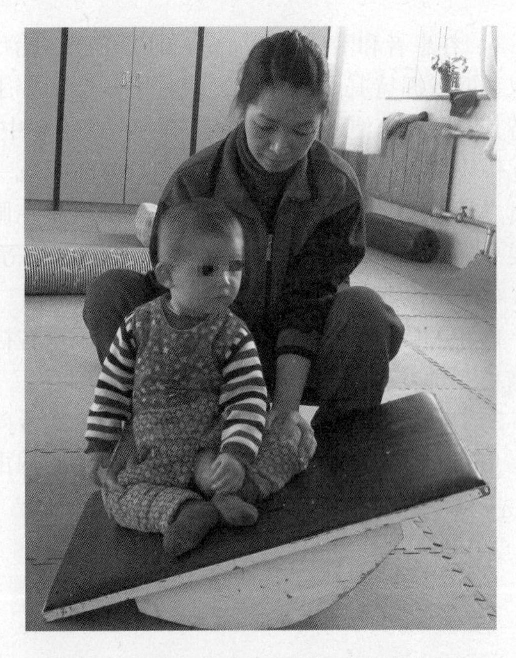

图9-18 诱发坐位保护性伸展反应的操作方法

（2）上肢的运动模式：上肢的运动模式包括交替性活动的交替性模式、各种各样的上肢向不同方向活动的两侧性模式。

（3）促进腕关节背伸的操作方法

1）患儿取坐位，前方放一小桌子，让患儿将手掌心向下平放在桌面上，在患儿手指远端放上一小木块，让患儿上抬手指，使小木块滑到手背，产生主动背伸腕关节的活动（图9-19）。

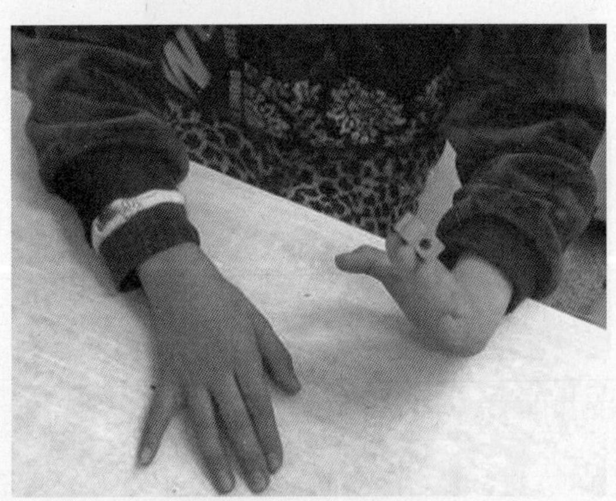

图9-19 诱发腕关节背伸的操作方法1

2）患儿取坐位，让患儿前臂处于旋前旋后中间位，拇指向上放于桌面上。在其掌指关节处放一摞积木（积木的块数高于手掌的高度），嘱患儿设法碰倒积木，产生主动背伸腕关节的活动（图9-20）。

3）让患儿用双手托举一个大球，举过头顶，可以同时促进两侧腕关节背伸（图9-21）。

4）患儿取坐位，使前臂旋后，腕关节背伸，手掌支撑于椅子面上，尽可能长时间地维持腕关节背伸的状态（图9-22a）。如果患儿有能力，可将手支撑于治疗师的手上，让其下压治疗师的手，治疗师可以给予向上的阻力，强化腕关节背伸（图9-22b）。

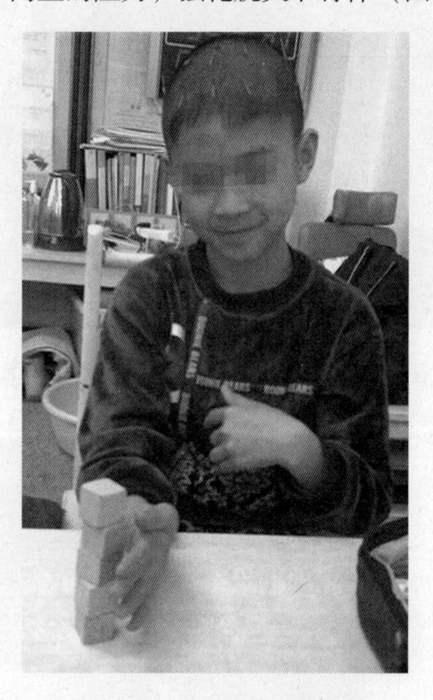

图9-20 诱发腕关节背伸的操作方法2

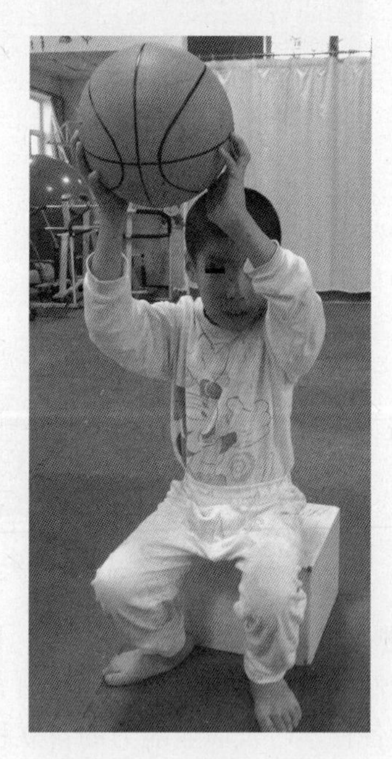

图9-21 诱发腕关节背伸的操作方法3

（4）诱发拇指外展：拇指内收是痉挛型脑瘫患儿手功能发育异常的常见体征（图9-23a），当患儿紧张时更容易出现。临床实践表明，矫正拇指内收比较困难，这也是一直困扰康复治疗人员的问题。在实际康复治疗中可以设计很多方法，举例说明如下。

1）患儿取坐位，手竖直放于桌面，拇指在上，小鱼际在下，手握拳，拇指在四指内，把一硬币放在患儿拇指上，让患儿把硬币向上弹起，做拇指外展运动（图9-23b）。

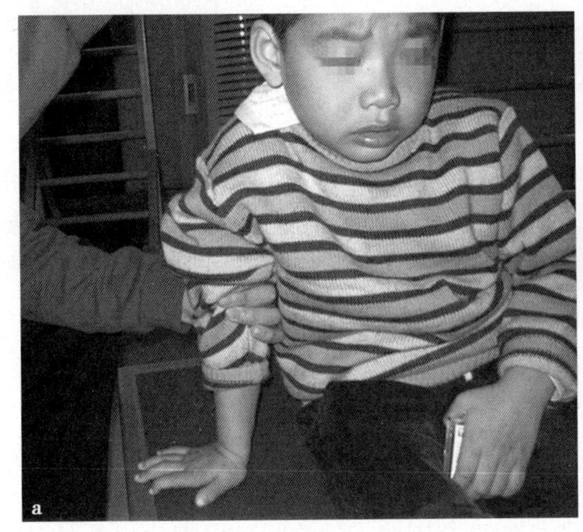

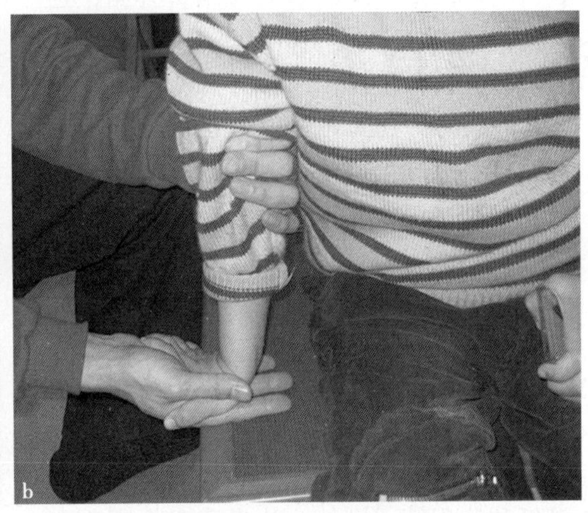

图9-22　促进腕关节背伸的操作方法4

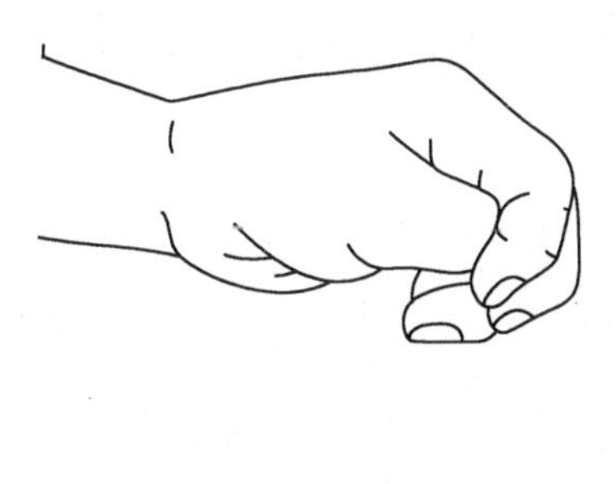

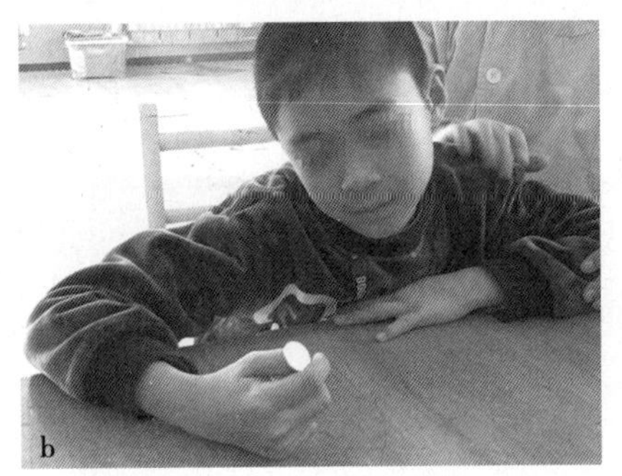

图9-23　诱发拇指外展的操作方法1

2）可让患儿伸开拇指握一能够使拇指外展的球（图9-24a），应用弹力带制作使拇指外展的矫正带，或者应用矫形器矫正（图9-24b）。

（5）促进手眼协调的训练：手眼协调（eye-hand coordination）是指在视觉配合下手精细动作的协调性。手眼协调能力的发育随神经心理发育的成熟而逐渐发展起来，标志着发育的成熟度。通过手和眼的共同作用，患儿可以发现手中物品更多的特性，如眼睛可以看到物品的色彩、形状、大小等，而手则可以触摸物品，感受它的软硬、粗糙度、凉热等特性，通过这些，患儿可以更快更全面地了解周围环境。

随着精细运动能力提高，手眼协调能力越来越占重要地位，贯穿于精细运动之中，精细运动能力发育离不开手眼协调能力的发育，手眼协调能力发育是精细运动能力发育的关键。可以采用以下的方法训练。

1）俯卧位游戏训练：患儿俯卧于滚筒上，一只手或两只手去玩要置于前方的玩具，促进手眼协调（图9-25）。

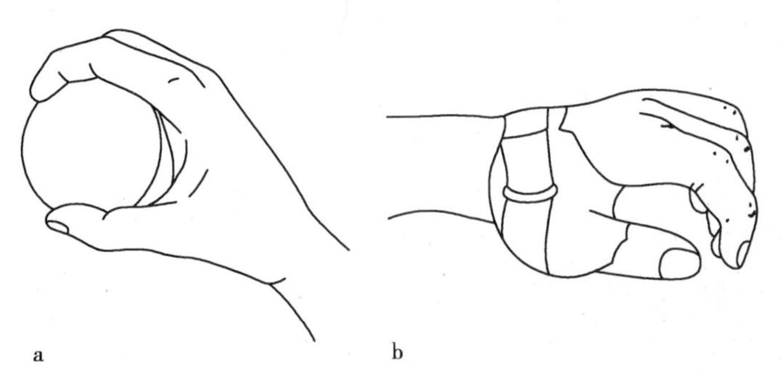

图9-24　诱发拇指外展的操作方法2

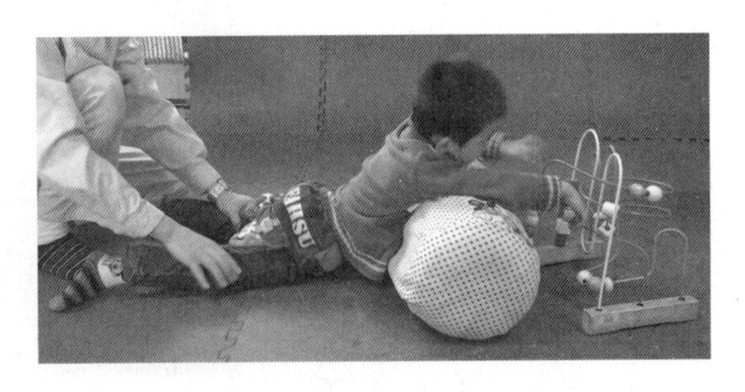

图9-25　手眼协调训练方法1

2）插球或木钉训练：应用填充训练方法，如往小孔里插蘑菇头（图9-26a）；将木钉插入木钉板的孔内（图9-26b），可以从大号木钉开始，逐渐变小；将图粘贴于拼图板中相应的孔内；将不同大小的木盖盖入镶嵌板的孔内；捏不同形状木钉插入孔内（图9-26c），还可增加难度，让患儿按治疗师所说的颜色去拿相同颜色的小蘑菇头。

3）投币训练：在盒盖中央挖一个能投入1元硬币的孔，盒盖在上方，让患儿将硬币投入其中，孔的方向，可以先水平后垂直（图9-27a、b）；使盒盖位于侧面，患儿投币时可以主动背伸腕关节（图9-27c）；改变孔的方向，由水平变为垂直（图9-27d）。训练时，患儿可以将数枚硬币放在掌心，再慢慢把硬币从掌心送到手指，进行投币。

4）撕纸和使用筷子训练：让患儿双手撕杂志上的人物像，越贴近人物的线条越好（图9-28a）。或者让患儿使用筷子去夹起小丸（图9-28b）。对拿筷子有困难的患儿可以应用经过改造的筷子（图9-28c）。

5）钓鱼训练：应用钓鱼玩具进行训练（图9-29）。

6）相互扔球训练：治疗师和患儿取坐位，中间保持一定距离，相互扔球（图9-30a、b），当患儿能很好完成时，治疗师可以向侧方扔球，提高患儿的平衡能力。

7）串珠训练：根据患儿的功能状况，给其相应大小的珠子，用相应粗细的绳或线串入珠子孔，训练手眼协调能力（图9-31）。

（6）促进手指分离性活动训练：运动障碍儿常因整体运动模式和手指紧握，手指的分离性活动差。

促进手指的分离性活动也有很多方法，可以用一根手指按压玩具的按钮，一根手指一根手指地去按，如果有困难，治疗师可以握住患儿的其他四指（图9-32a），辅助患儿的动作。同样让患儿用一根手指去拨算盘珠（图9-32b），用拇、示指捏住蜡笔画图（图9-32c）等。

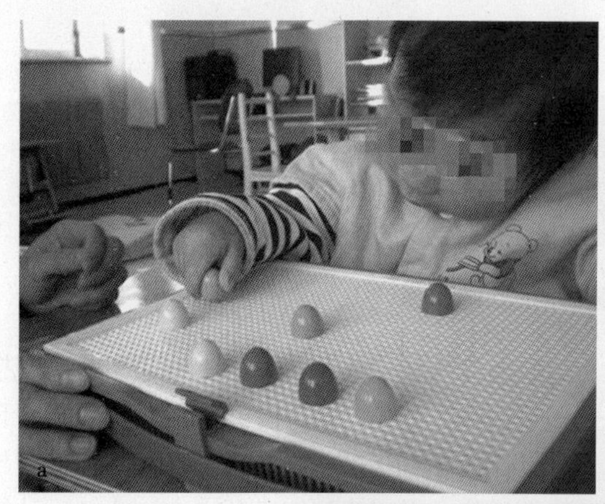

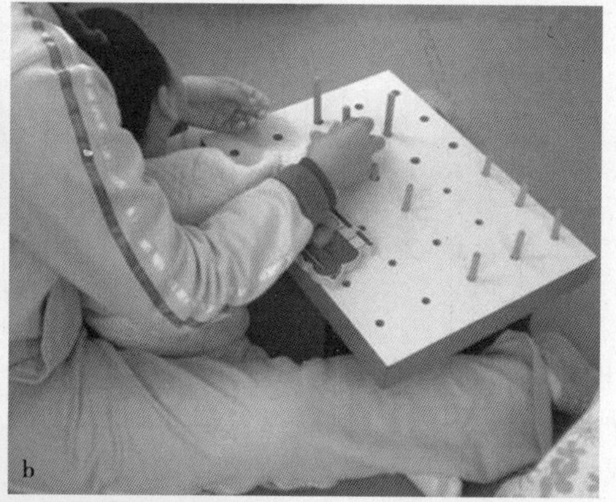

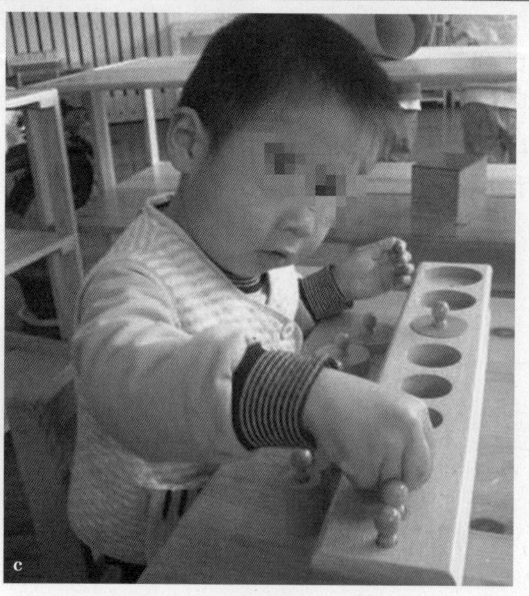

图9-26 手眼协调训练方法2

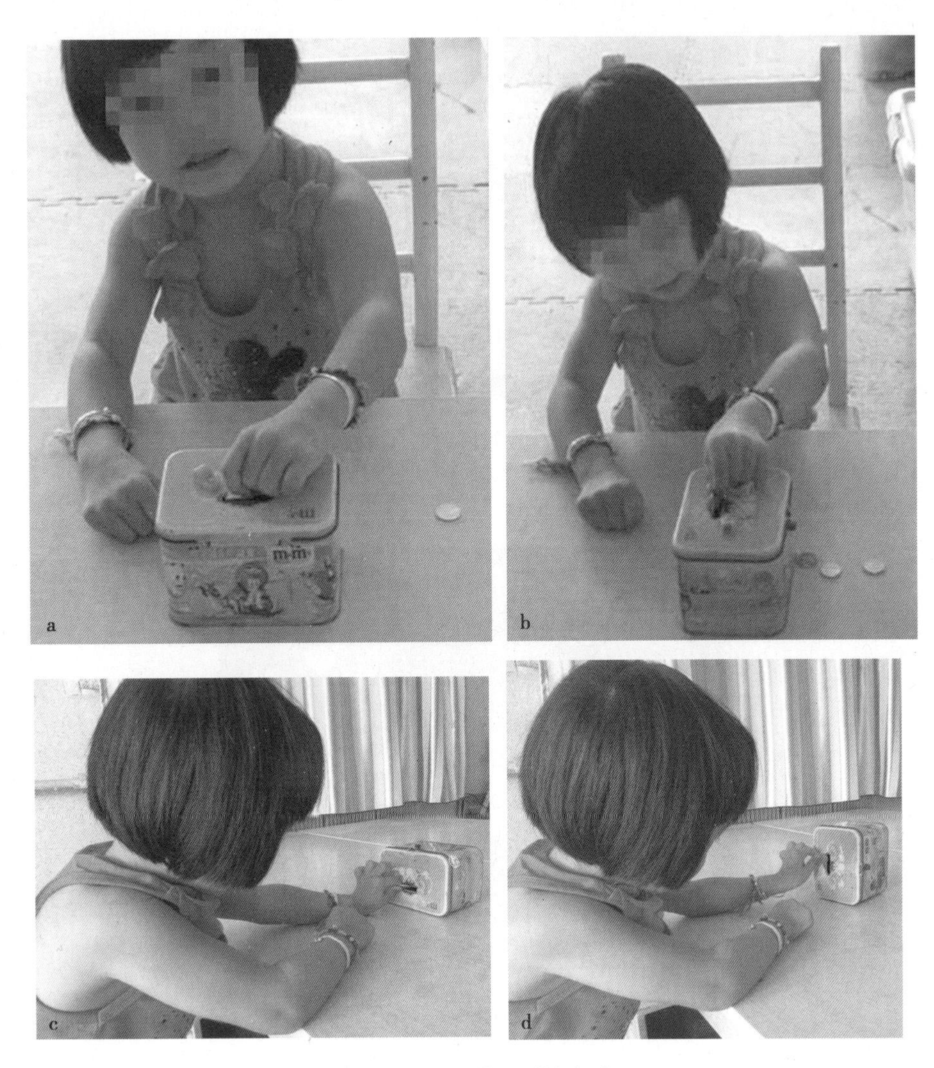

图 9-27 手眼协调训练方法 3

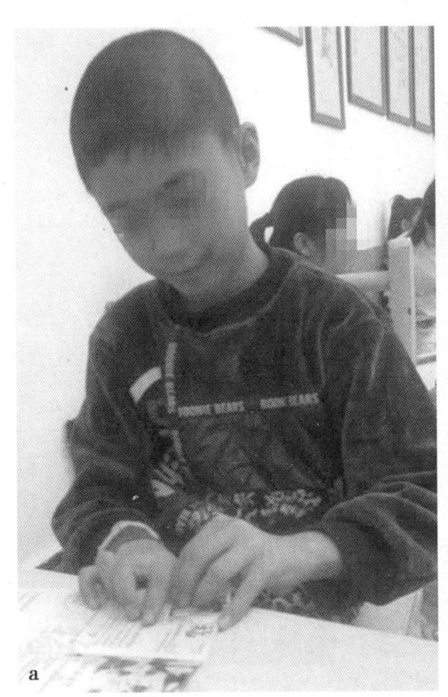

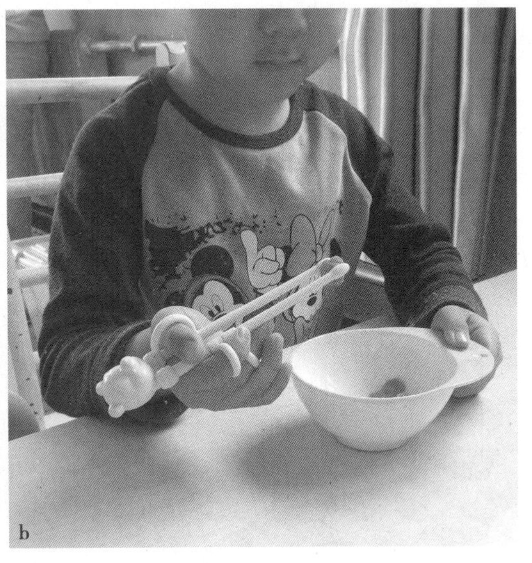

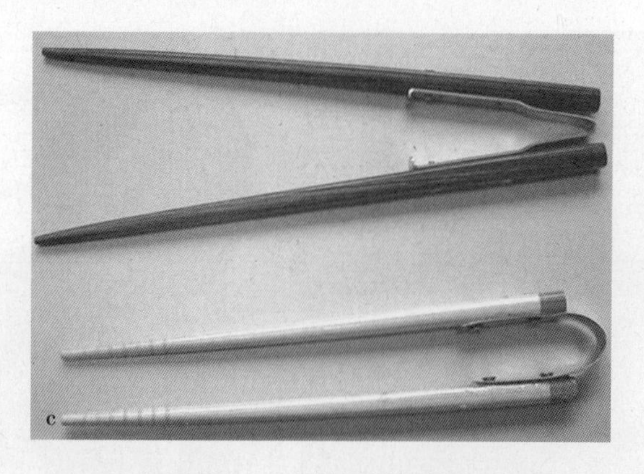

图 9-28 手眼协调训练方法 4

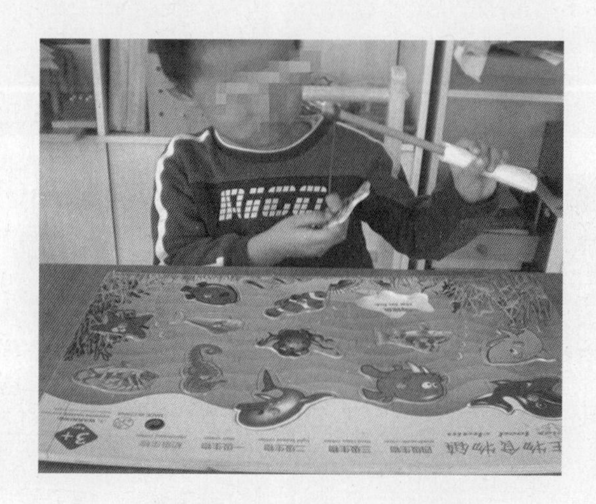

图 9-29 手眼协调训练方法 5

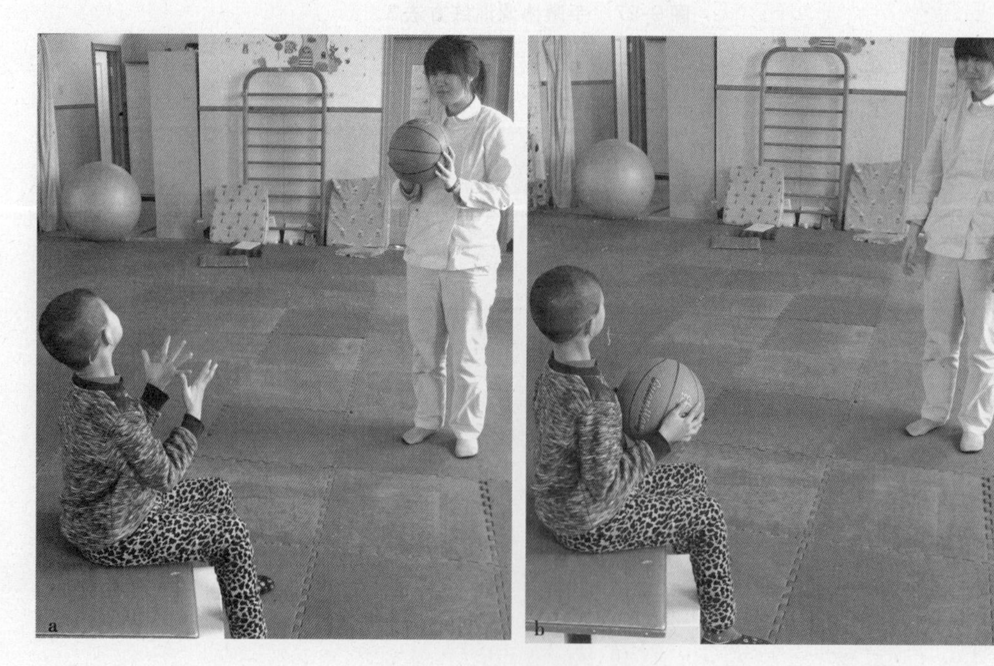

图 9-30 手眼协调训练方法 6

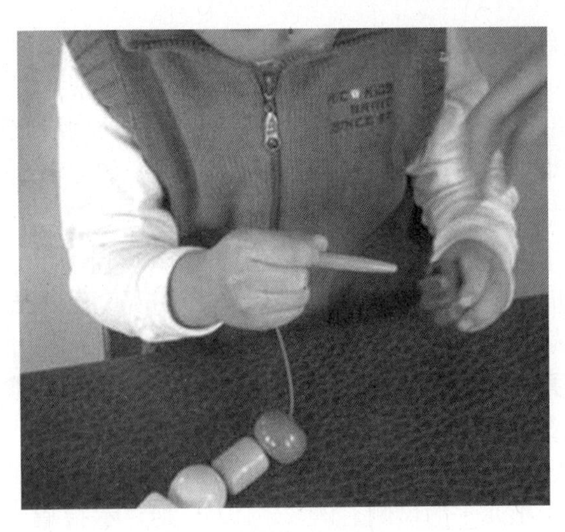

图 9-31 手眼协调训练方法 7

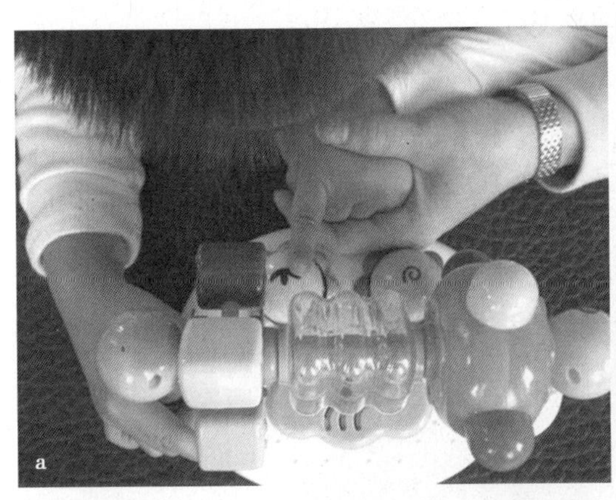

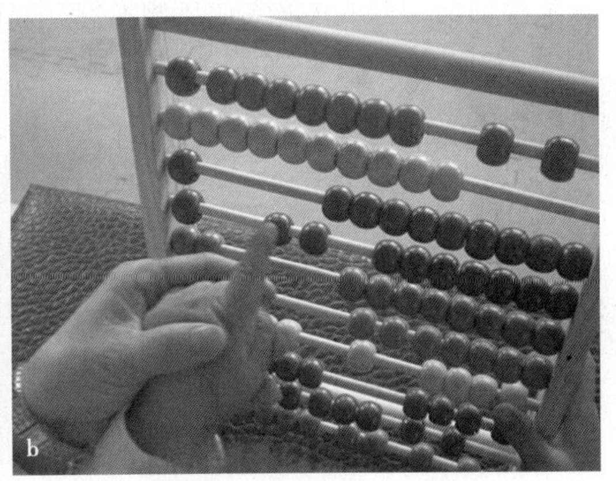

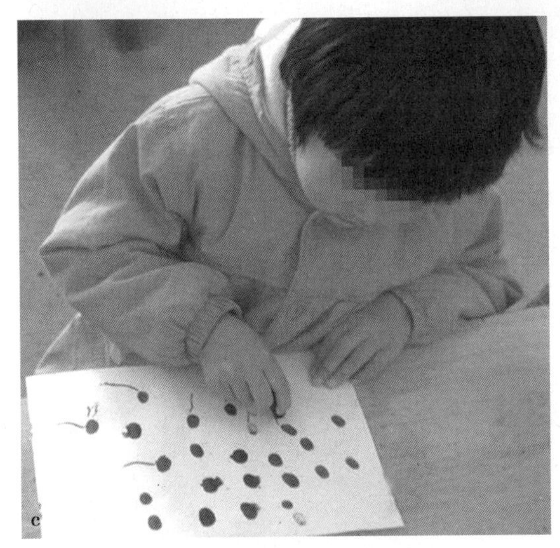

图 9-32 促进手指分离性活动的训练方法

（7）手抓握功能训练：当手去抓握时需要视觉的配合，因此训练过程中要使患儿集中注意力注视自己的手和想要去拿的目的物，达到使患儿手与眼协调的目的。

运动障碍儿常见的手的抓握问题是：用手掌抓握、当想要抓握时出现腕关节掌屈、抓握困难等。当出现这些问题时，要进行在腕关节伸展状态下的手的抓握练习，若取伸展位出现困难时可以应用手与上肢矫形器。痉挛型脑瘫患儿会出现腕关节完全伸展时手指却强力的屈曲，如遇此种情况腕关节只能呈中立位。对于这样的状态，可以用以下的方法进行腕关节伸展的训练，将手指上套上手指娃娃让患儿进行活动练习、用锤子击打物体、从孔穴中取出物品、将木钉拔出等。如在抓握时出现手指过度的屈曲，则应该指导患儿去拿大的物品，而不宜拿小的物品。抓握同时出现手指过度屈曲这是由于想要代偿或者避免拇指的内收，其结果两者同时出现。只有拇指能外展才能桡侧握物，所以要指导患儿尽可能地用桡侧握物。也可以用手矫形器来矫正拇指内收。可应用拇指对掌矫形器、指间关节伸展矫形器、护腕矫形器、腕关节伸展矫形器、腕关节外展矫形器等。

运动障碍儿由于肩、肘的运动障碍影响手伸向物体，由于腕关节和手功能障碍，导致抓握物体的动作发生困难。

由于握持反射残存而使手紧握，不能随意地放开握在手中的物体，并因此影响手的精细运动功能发育。在进行精细运动训练时首先要从抓握和放开入手。

1）抓住物体的训练：给患儿各种各样的玩具，诱导其抓握、玩耍，如果有困难可以予以辅助（图9-33）。

2）放下物体的训练：应用镶嵌板、木钉板等训练用具训练患儿放下手中物体的能力（图9-34）。

3）抓握动作训练：抓握发育规律为：从尺侧抓握开始，逐渐向全手掌握发育，然后发育至桡侧抓握。训练时应遵循这一发育规律。

A. 尺侧抓握训练：此期是抓握动作的过渡期，训练时治疗师伸出一手指，放于小儿手的尺侧，诱导其用尺侧抓握（图9-35）。

B. 全手掌抓握训练：当小儿能完成尺侧抓握后，取一花铃棒，放于患儿的手掌内（图9-36），训练患儿全手掌抓握。

C. 桡侧抓握训练：日常生活中很多动作都是桡侧抓握，如写字、翻书、按遥控器等。桡侧抓握为精细抓握。

a. 三指捏训练：应用玻璃球等玩具，大小适当，患儿需要三指捏起，通过让患儿用拇、示、中指捏起来，训练患儿三指捏的抓握动作（图9-37）。

b. 拇、示指指腹捏：日常生活中很多动作需要指腹捏，该动作十分重要。可通过让患儿用拇、示指指腹捏小的玩具等方法进行训练（图9-38）。

c. 拇、示指指尖捏：通过让患儿捏取一些非常细小物体的方法进行训练，如捏针、线、头发等（图9-39）。

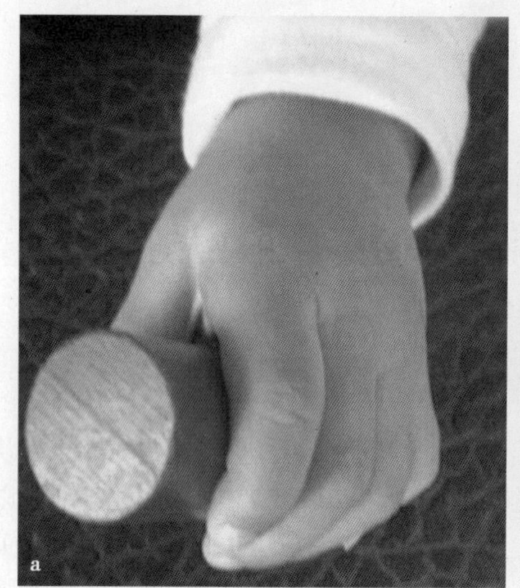

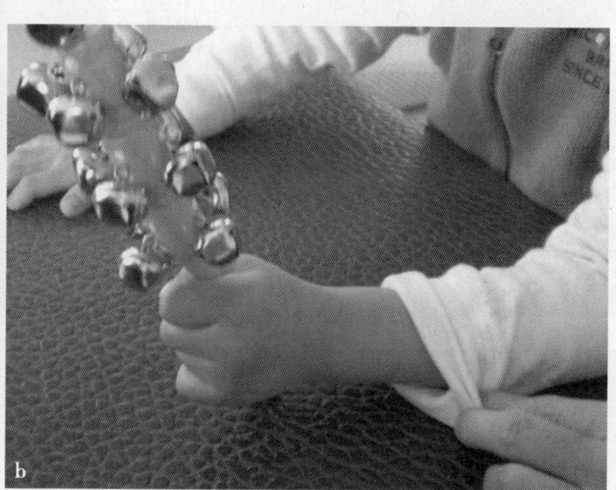

图9-33 抓住物体的训练

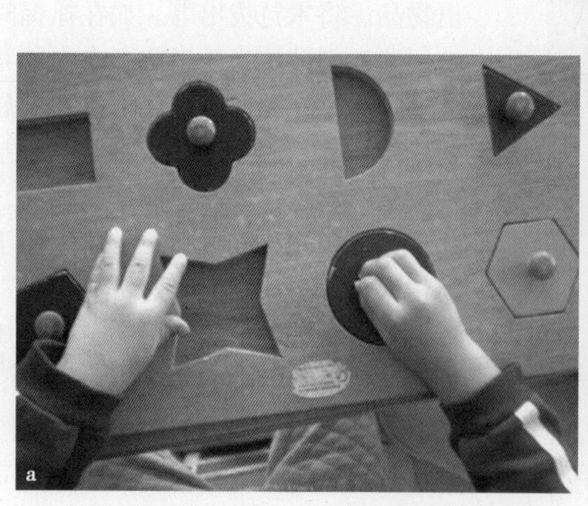

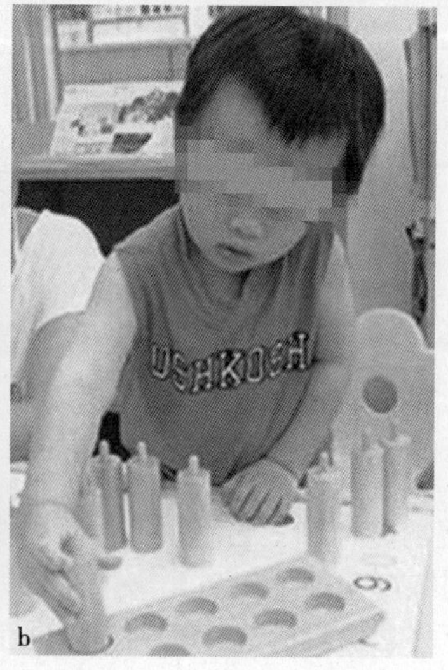

图9-34 放下物体的训练

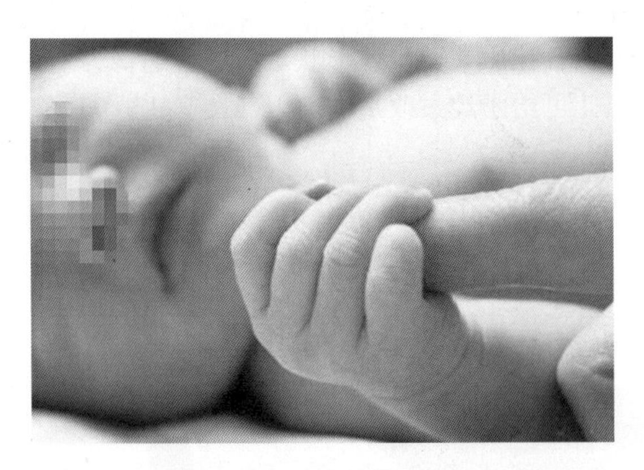

图 9-35 尺侧抓握训练

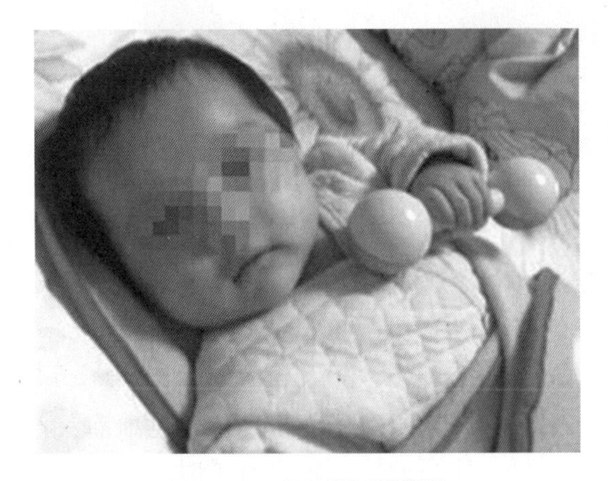

图 9-36 全手掌抓握训练

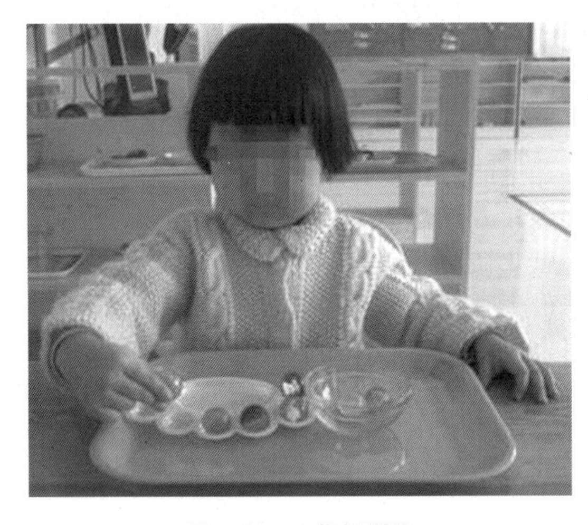

图 9-37 三指捏训练

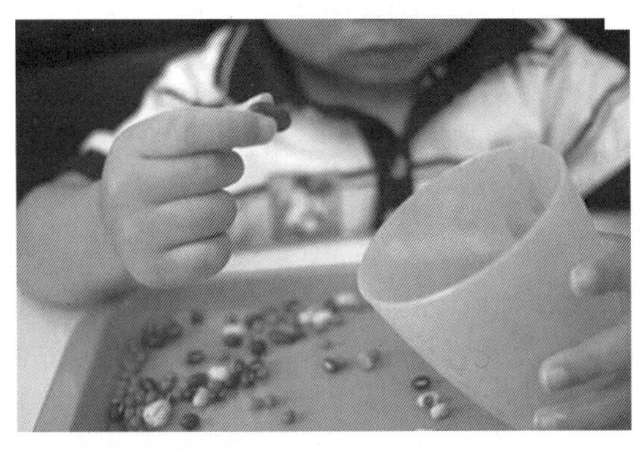

图 9-38 拇、示指指腹捏训练

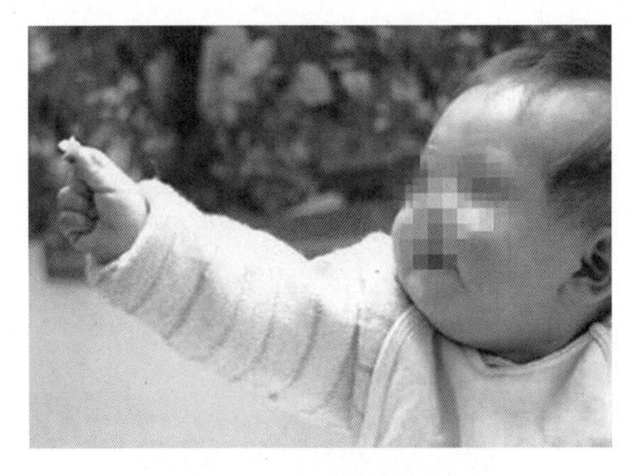

图 9-39 拇、示指指尖捏训练

4）双手协调性训练 双手协调（hand coordination）是指同时使用双手操作物体的能力。

A. 患儿取坐位，一手拿珠子，另一手拿绳头，进行串珠训练（图 9-40）。当患儿不能完成该动作时，先训练将珠子退出绳子的动作，之后再训练串珠子的动作。

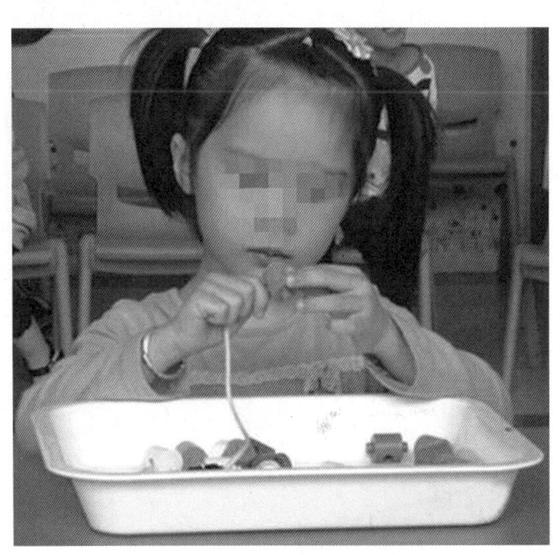

图 9-40 双手协调性的训练方法 1

B. 患儿取坐位，一手固定瓶身，一手拧瓶盖（图 9-41）。

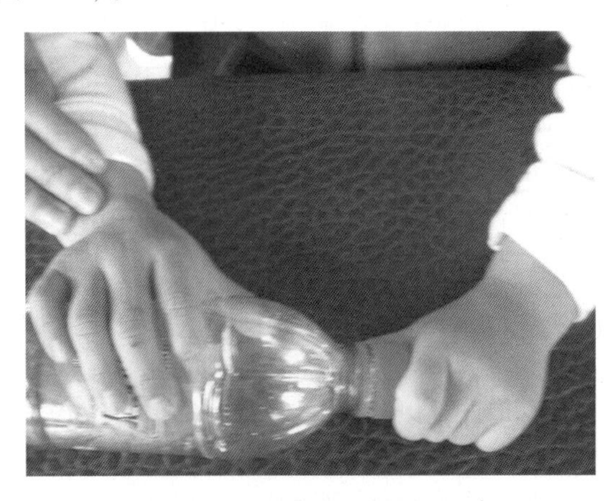

图 9-41 双手协调性的训练方法 2

C. 患儿取坐位，一手固定纸张，一手用剪刀，进行剪纸训练（图9-42a），可以在纸上标记上不同形状，让患儿剪出该形状。应用普通剪刀有困难的患儿可给予经过改造的剪刀（图9-42b、c）。

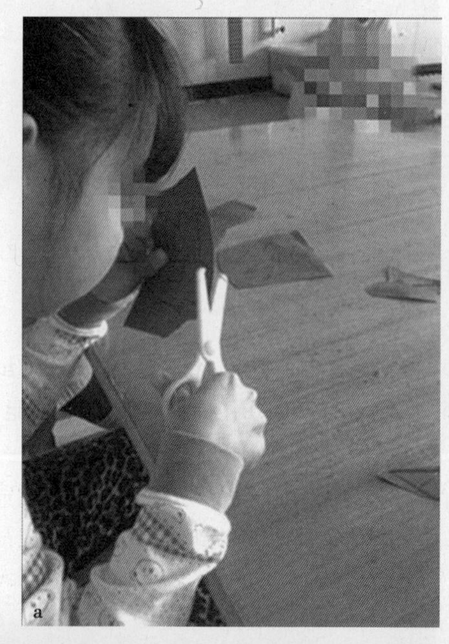

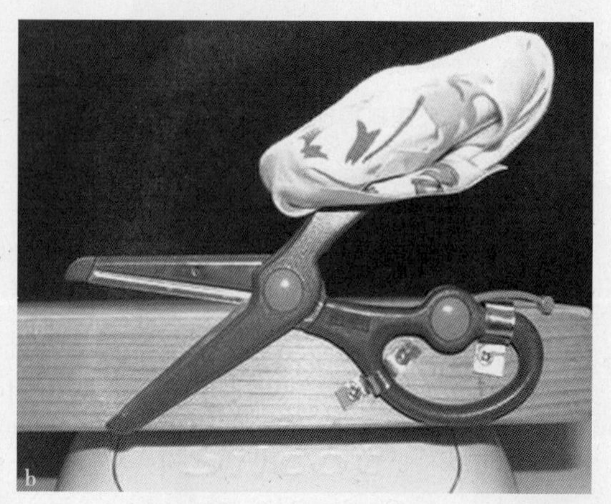

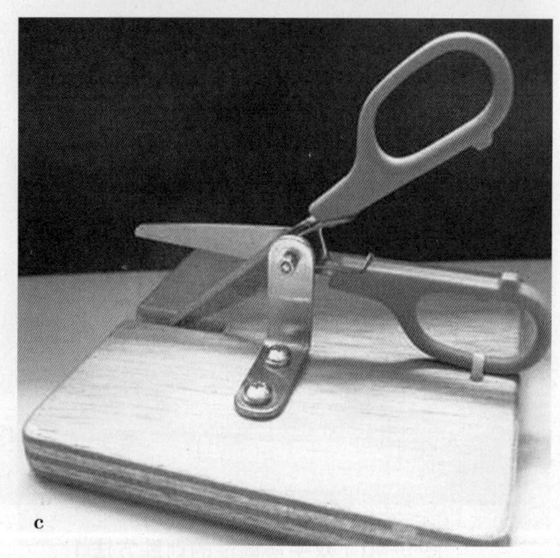

图9-42 双手协调性的训练方法3

5）用笔训练：用笔训练要注意桌子和椅子的高度问题，尤其要注意踝关节，如果患儿的足底不能完全部着地，如同一个人坐在高墙上，此时让他书写，所写的字一定没有平时工整，因为此时他的注意力都在脚上。因此，运动障碍儿坐位时一定要双脚着地，如果患儿的脚不着地，可以在他的脚下放一适当高度的木箱或泡沫垫。

A. 椅子高度：坐位时，髋、膝关节屈曲90°，全足底着地，保持脊柱竖直，垂直于地面。如果儿童难以保持正确的坐位，可以应用辅助器具以保持正确的坐位，在儿童足底放一木箱保证高度和使足底全部着地（图9-43a）；或应用不同高度的椅子腿，在短的部分垫一木箱（图9-43b）。如果儿童的足不能接触地面，此时让他书写，他写的字一定没有平时工整，因为他的注意力都在脚上。

B. 脑瘫儿童的书写障碍：由于脑瘫患儿的大肌肉和小肌肉发育不良，不得不完全用手指的力量握好笔；小肌肉发展缓慢，手眼协调功能差，运笔能力差，感知觉差，对文字、笔画感知和分辨能力差，笔顺概念模糊。此外，很多家长担心患儿在幼儿园跟不上正常孩子的写字速度，在其很小时就训练其用笔，结果好多患儿的手指因用力过度而变形，而有些患儿为了写好字，更是借用上肢的力量，严重影响患儿的身体发育。

C. 前书写：儿童在入学前的书写称为前书写，是学龄前儿童进行的一种非正式的书写活动，也是为顺利进入正式书写活动前的预备性或准备性学习活动。儿童初学用笔时，时常出现两个问题：

a. 握笔的距离异常：手指握笔位置过低，手距笔尖常常不足1寸，甚至握在笔尖上；手离笔尖太远，不能控制笔杆（图9-44）。

b. 握笔姿势异常：不会握笔，只会全手抓；笔杆直立或前倾（图9-45）。两种情况都可导致幼儿写字时手指挡住视线，看不见笔尖移动，故而不得不歪头俯身去看，致使眼睛与书写纸以及眼睛与笔尖的距离过近。所以，家长不能急于求成，只有

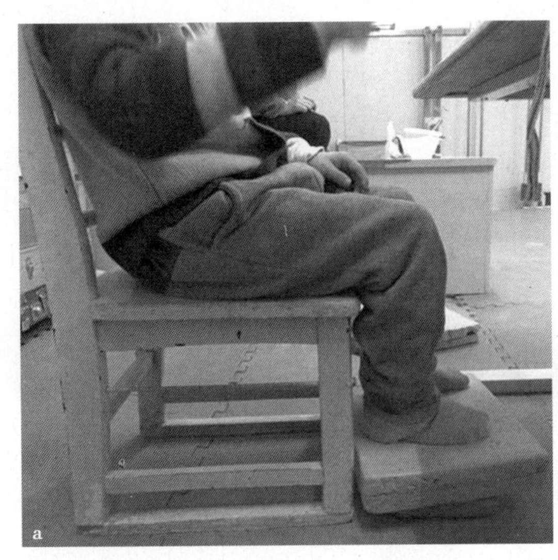
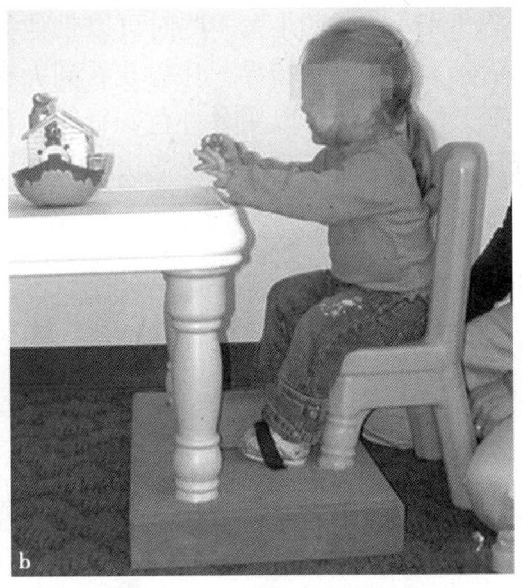

图9-43 正确的坐位姿势

当患儿上肢功能发育到一定阶段才可以开始练习用笔。科学的训练可直接或间接帮助患儿提高用笔能力。或者可以用拇指、示指和中指三指握笔，但环指和小指不能屈曲而处于伸展状态（图9-46）。

根据患儿握笔姿势异常情况进行正确姿势和书写训练。

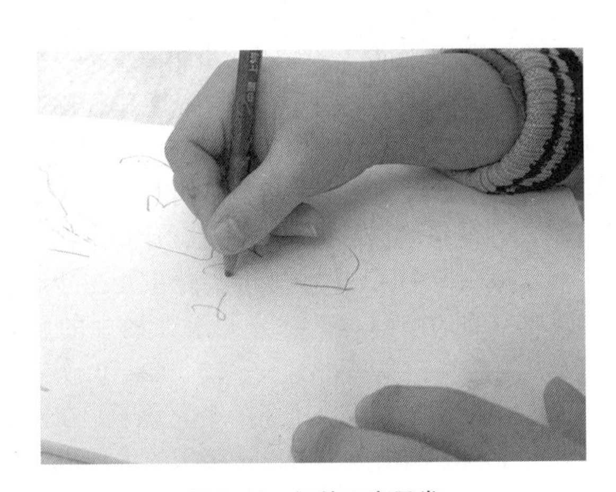

图9-44 握笔距离异常

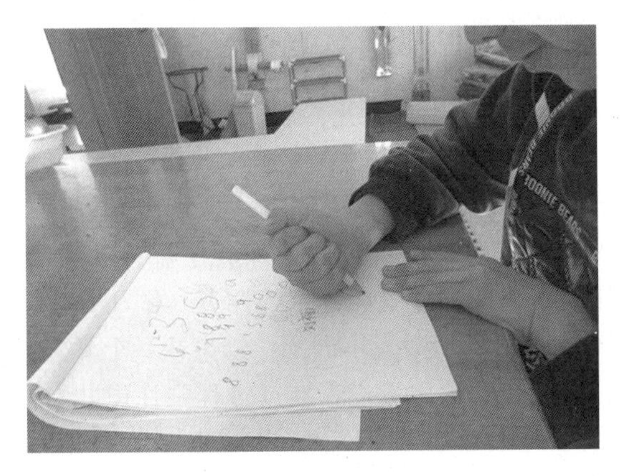

图9-45 握笔姿势异常1

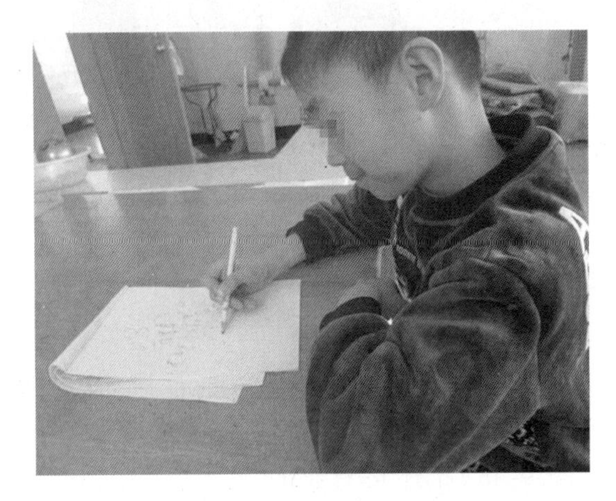

图9-46 握笔姿势异常2

（陈秀洁 徐 磊）

第四节 促进认知功能的发育

一、感觉刺激

1. 视觉刺激 儿童的很多动作都需在视觉的引导下进行，80%的外界信息是通过视觉获得。视觉功能从新生儿期开始不断地接受外界刺激而逐渐发育、成熟和完善。儿童视觉主要是对光的感觉与对色彩的辨别。光线和鲜明的色彩对婴儿智力发育非常重要，因此要尽早给予婴儿以适当视觉刺激，使视觉细胞和感觉功能得到迅速发展，以加强视觉通路的成熟和大脑细胞的发育，促进智力发育。

一些患儿伴有视力问题，但很多患儿家长只重视患儿的肢体训练，而忽略了视觉功能训练。训练方法是：

（1）较小的患儿可以在婴儿床上方悬挂颜色鲜

艳的挂件（图9-47）。当患儿大一些时可以带他去户外观看花草树木，并给予指导，让患儿看到大自然中的花、草、树木，还可以用各种色彩鲜明、背景对比清晰及反光良好的玩具进行视觉功能训练。

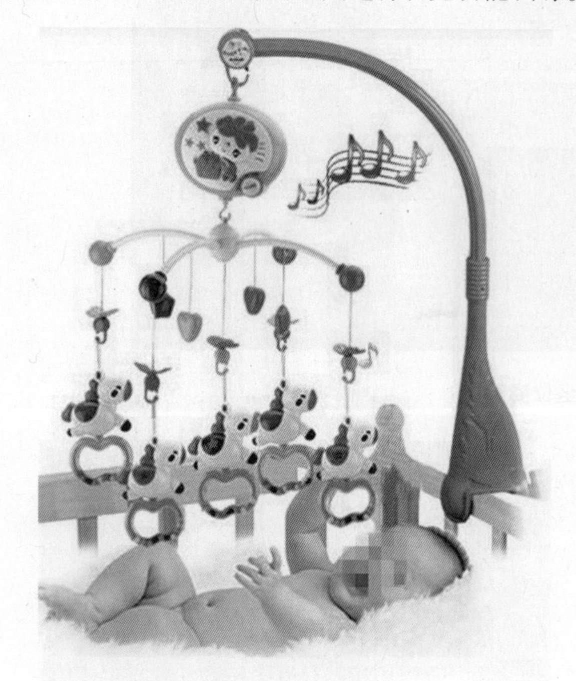

图9-47 看挂件

（2）患儿取坐位，将球放在桌面上，从患儿左侧滚到右侧，再把球从右侧滚到左侧，让患儿追踪球（图9-48）；还可以把球放于儿童头部上方10cm处，嘱患儿看球，让球自由落下，训练孩子追随目标的能力（图9-49）。

2. 听觉刺激 听各种声响，让患儿寻找发声的方向等。反复更换声音的方向、远近和强度，以不断提高患儿对声响的敏感性，以及寻找声源的反应速度。

3. 触觉刺激 通过控制手和手指感觉性活动的训练，给予触觉刺激。

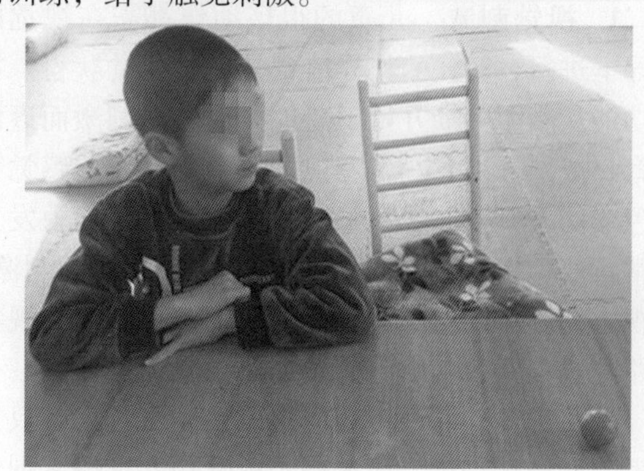

图9-48 水平追踪球

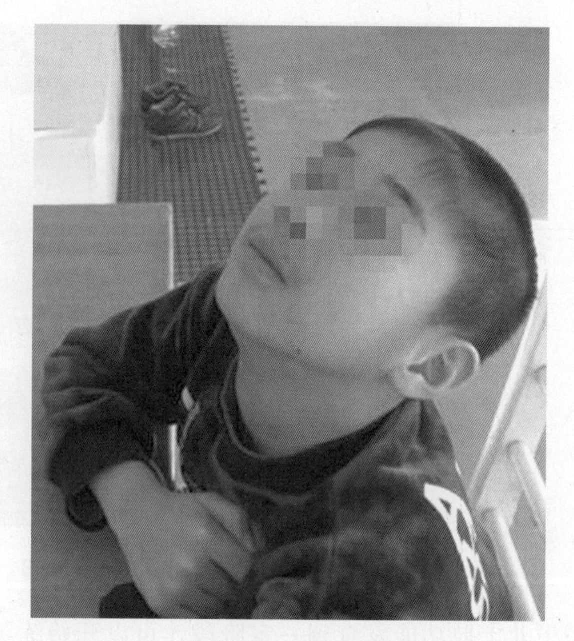

图9-49 垂直追踪球

（1）应用黏土或橡皮泥增强手指感觉训练：双手插入黏土：可以用橡皮泥代替黏土，将手或手指反复插入其中，也可用双手将橡皮泥搓条（图9-50a），或者用双手手掌揉搓（图9-50b），均可以增强手的感觉性。

（2）增强皮肤感觉训练：用油、布、刷子刷手、手指及手臂，可以增强感觉功能，应采取循序渐进的方法，如刷子，刚开始时用软毛刷，逐渐增加刷毛的硬度。也可以应用毛巾摩擦，开始时用新的柔软的毛巾，逐渐用旧的较粗糙的毛巾。

（3）沙池中增强手指感觉训练：让儿童在沙池中，治疗师在指定区域放上玩具，让患儿在沙池中找出玩具（图9-51）。训练患儿手在沙中的触觉能力。

（4）感受质地训练：准备一个大盒子，在盒子上面开一个洞，洞的大小可以让孩子的手伸进盒中（如没有盒子可以用积木桶替代）。将质地不同的玩具和物体放进盒中（如小汽车、娃娃等），让患儿将手伸进盒中触摸玩具，当患儿将玩具从盒子中拿出时，治疗师告诉患儿，玩具的质地是什么，如粗、细、软、硬等（图9-52），让患儿体会并学习各种质地。

（5）感受浮力训练：把球放在盛有水的盆中，患儿向下压球，让其感受水的浮力（图9-53）。

（6）感受用力大小训练：给患儿一个煮熟的鸡蛋，让患儿给鸡蛋剥皮，在这过程中让患儿自己体会用力的大小，要把鸡蛋皮一点一点地剥下去（图9-54）。

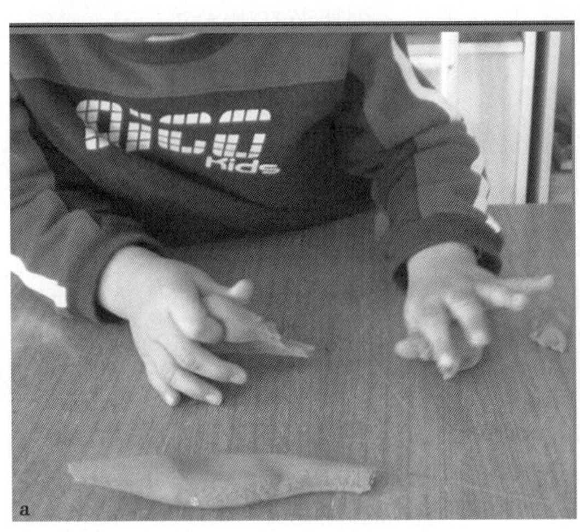

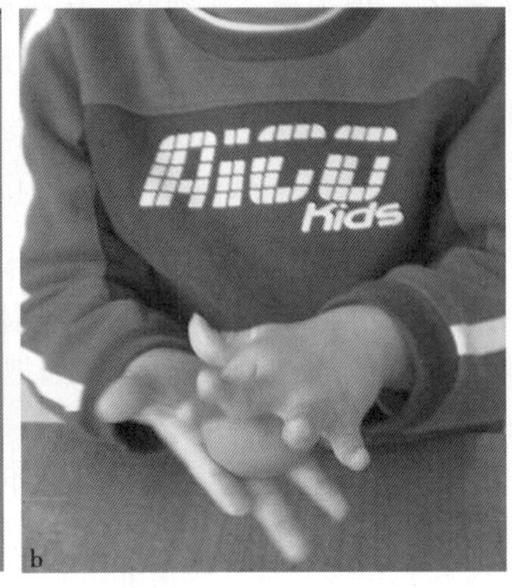

图 9-50 促进手的感觉性活动训练 1

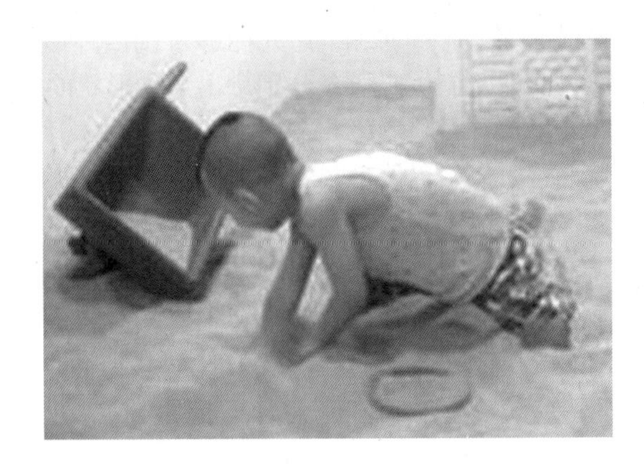

图 9-51 促进手的感觉性活动训练 2

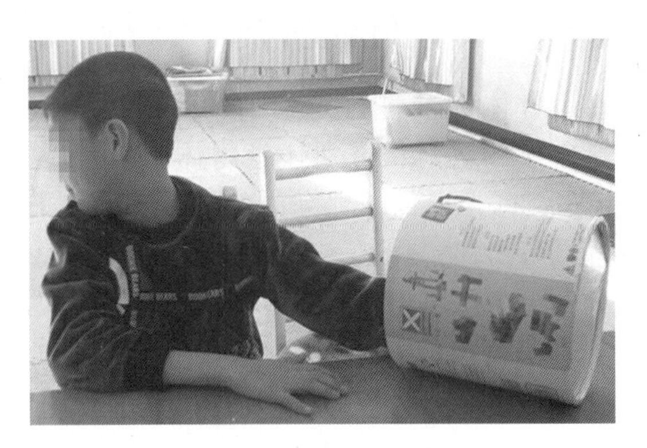

图 9-52 感受质地训练

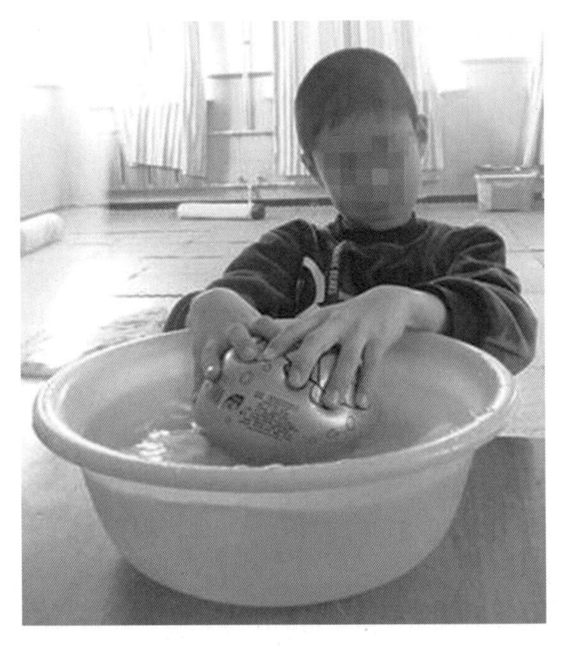

图 9-53 感受浮力训练

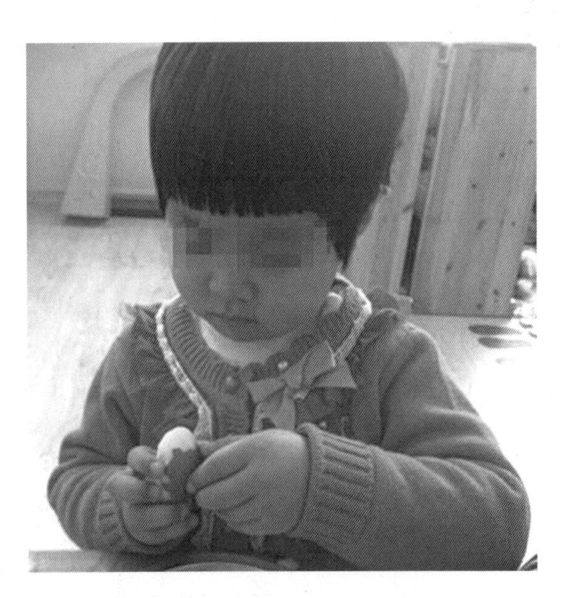

图 9-54 感受手用力大小训练

4. 深感觉输入 做手操、托沙袋、玩哑铃，也可以按压关节和敲打刺激；通过钢琴、打字机、电子琴、电脑、游戏机等来增强深感觉的输入。

二、认识身体部位训练

1. 反复训练患儿辨认身体各部分，叫出身体某一部位名称时，让患儿用手或粗布摩擦该部分身体。

2. 让患儿按命令模仿治疗师的活动，如把右手放在左耳上，左手放在右膝上等。

3. 让患儿按“让我看你的手”或“触摸你的膝”等指令做动作。

4. 描述身体各部位的功能，教患儿进行与某部位有关的功能活动。

5. 玩布娃娃玩具、练习组装人体模型拼板。

三、空间知觉训练

以患儿身体为准进行辨别前、后、上、下，左、右等方位的训练；辨别任意物体间前、后、上、下，左、右等方位的训练；东西南北方向的训练。

1. 上下 对患儿身体部位的上下关系进行训练，如眼睛在鼻子的“上面”，嘴在眼睛的“下面”等。让患儿在某处的“上面”或“下面”放东西，从某处的“上面”或“下面”取东西等训练。

2. 前后 以患儿身体为准训练前后。让患儿将玩具等放在某处的“前面”或“后面”。

3. 左右 以患儿身体为准训练左右，先训练左脚右脚，然后训练左手右手。应结合穿脱衣服、玩玩具等活动进行训练。

4. 距离 通过训练使患儿理解近物大，远物小，近物清晰，远物模糊；让患儿触摸各种不同距离上的玩具或物体，提高患儿准确估计空间距离的能力，在实际生活中学习、掌握物体之间的距离并且逐步准确化；让患者练习将足恰好放在绘在地板上的点上；将木块堆成5～20cm高的台阶，让患儿用足探其高矮，并练习准确地将足放于上面；上下楼时，用足触碰楼梯以找准距离和深度。

四、时间知觉训练

通过有规律的生活帮助训练时间知觉。帮助理解早晨、中午、晚上、今天、明天、昨天、后天、去年、今年、明年等；通过观察一年四季变化，认识春、夏、秋、冬；知道自己的生日，知道儿童节在哪天，国庆节在哪天等。

五、形状训练

结合实物，训练认识圆形、三角形、各类方形（长方形、正方形）、五角形、椭圆形、菱形、圆柱形。

1. 辨别形状 从两种形状开始，采用看、触摸和对比的方法，最先进行圆形和三角形训练。应选择质地、颜色（最好为白色或无色）相同的实物，如积木、套圈、塑料插片等。可以把两种形状的物体混在一起，要求患儿按形状分成两组。

能分辨圆形和三角形后（理解即可，即能按治疗师指令拿圆形或三角形实物），再进行正方形、三角形和长方形的辨别。也可用实物图片配合实物进行训练。通过训练，患儿能够辨别四种形状的实物，即患儿能按照指令分别拿出某种形状的实物。

虽然有些脑瘫患儿在抓住或拿起物体时会感到困难，但他们仍然具备学习形状的能力。磁性板会对这些患儿有很大帮助，把磁性板平放在桌子上，或者用支架将它固定在某一角度上，患儿操作不同形状的物体在磁性板上移动会很容易。当训练患儿把形状块放入简单的形状板中时，可使用带有把柄的形状块（注意柄不能太大，否则会使患儿对形状的轮廓产生曲解）。开始每次从形状板上拿一块形状块让患儿放回原处，接着取出2块，当患儿能熟练操作3块不同形状时，一次将全部形状取出后，再让他放回原处。

2. 命名形状 在辨别形状的基础上，训练患儿对某种形状命名。

3. 在活动中训练 给患儿一个圆形卡片和一张白纸，让患儿把圆形卡片放在白纸上，用笔描一个圆。反复这样做，让他体会这是一种连续的线，叫“圆形”。会画圆形后，再用同样的方法教患儿画方形和三角形。把球和积木一起给患儿，让他感觉两者的差异。

六、颜色训练

1. 辨认颜色 从两种颜色开始，把两种不同颜色附着在相同质地的物体（如圆板）上，让患儿辨认。最先训练的颜色应为红与白或黑与白，能够辨认以后再训练蓝色，然后是黄色。只要能按指令拿对颜色即可，不必说出名称。

2. 命名颜色 能分辨出4种颜色后即可训练患儿对颜色进行命名。说出颜色名称，即这种色叫

"红色"，那种色叫"白色"等。患儿能说出颜色的名称后，对于理解颜色有很大帮助。

3. 联系实物 最常联系衣服、玩具、食物等进行训练。例如，患儿已从颜色板上认识了红色、绿色，就可以把具有"红色"的鞋子、毛线帽子、裙子、积木、西红柿、花、窗帘等和具有"绿色"的黄瓜、豆角、树叶等的图片给患儿看，并摆出红色和绿色的圆板，让患儿说到"红东西"时拿红色圆板，说到"绿东西"时拿绿色圆板。

七、注意力训练

先从无意注意开始训练，如视觉注视和视觉跟踪，听觉捕捉和分辨各种声音，逐渐扩大注意的范围和时间。

1. 重复数字 检查者按每秒一个字的速度说出几个随机排列的数字，让患儿立即重复。从1位数开始，逐渐增加数字距。如"2"，"5"，"8-7"，"4-1"，"5-8-2"，"6-9-4"，"6-4-3-9"，"7-2-8-6"，"4-2-7-3-1"，"7-5-8-3-6"，如能复述数字达（7 ±2）个则为正常。不能复述5个或5个以下数字的患者，可认为有明显的注意障碍。适用于无听觉或语言障碍的脑瘫患儿。

2. 听认字母 治疗师念无规则排列的字母，其中有1个为指定的字母，让患儿每听到此字母时举一下手。适用于无听觉或语言障碍的脑瘫患儿。

3. 视追踪 让患儿看着一个光源，将光源向患儿左、右、上、下四个方向移动，训练患儿视线随之移动的能力。

4. 听跟踪 让患儿闭目听铃声，将铃在患儿左、右、前、后和头上方摇动，让他指出铃声的方向。

5. 声辨认 向患儿放一录有嗡嗡声、电话铃声、钟表嘀嗒声和号角声的录音带，让他每听到号角声时举一下手。

6. 找出缺失部分 指着图片并提问："这张画真可笑，是不是缺点什么呢？你仔细看看，告诉我缺什么?"，让患儿去发现缺少的部分。

7. 玩具在哪里 治疗师与患儿对坐在桌前，在桌上平铺两块手绢。治疗师手里拿着1个玩具汽车或其他小玩具，当着患儿的面放在第一块手绢下面，让他找，在他打开手绢找到后，再当着他的面把玩具先放到第一块手绢下面，然后立即拿出来，再放到第二块手绢下面，让他找。

8. 辨别相同图形 治疗师把画有下面图形的纸板放在桌上，对患儿说："在正方形的两侧各有3个图，如果两边的图完全相同（位置无关），就在正方形内画'○'，如果不同，就画'×'，要看好了再画。"

对于存在注意广度问题（正在做的事情会被周围的刺激打断）的患儿，应在训练过程中尽量减少周围的干扰刺激，选择环境布置简单、较为安静的训练室，不能在患儿视线内放置与本次治疗内容无关的训练器具，也要避免一次给患儿几种玩具。

八、记忆力训练

通过视觉、听觉反复练习，形成暂时联系，从而提高记忆速度。训练短时记忆能力，要求患儿根据训练者的口头指令立即执行；训练长时记忆能力，多采用反复再认和回忆的方式，让患儿牢记。

1. 视觉记忆训练 可采用认物认图、取物品、快速看图说物品名称、识字等训练方法。

2. 听觉记忆训练

（1）多了什么：给患儿一组同类物品的卡片，这些物品要在他认知的范围内，比如衣物、水果、家具等。一组五六张、七八张不等，根据患儿的发育水平确定。让患儿说一说它们分别是什么，比如：衣服、裤子、裙子等。遮住患儿视线后混进一张同类卡片，看患儿能否指出多了什么。

（2）广度训练：治疗师给患儿念一些记忆材料，听完后立即让患儿复述出来。如将下列四组汉字依次念给患儿听，每隔1秒念1个字，念完后，立即让他复述出来。

第一组：书、球；第二组：电、水、车；第三组：好、吃、天、风；第四组：走、饭、花、灯、狗。

（3）实物记忆训练：让患儿根据记忆寻找所需要的玩具，如先让患儿看一个小球，然后把它收起来，再让患儿在其他的玩具中找这种小球。

也可采用背儿歌、传话游戏、听记不连贯的数字、听记并学各种动物鸣叫声等训练方法。

在对运动障碍儿进行感觉知觉及认知训练时，球类和积木的使用必不可少，患儿可以从球类和积木中获得基本的感知能力。

九、其他认知训练

1. 对空间认知和身体像的训练 为患儿提供多量的、有意图的、空间操作自己身体的感觉运动活动，如在各种姿位上用手去抓取位于空间的上、下、左、右、前、后等各方位上的玩具，或用脚去踢球，或跳舞、做体操等。在各种活动中促进患儿对空间方位的认知，对自己的身体在空间位置的认知，以及身体象的发育和感觉知觉运动的发育。

2. 对图形及背景的认知训练 应用各种拼图玩具让患儿拆解和重新组合，或者让患儿对照图形进行绘画练习，要反复地进行。

3. 知觉运动功能发育中的各种因素 所说的知觉运动功能的发育因素是多方面的，比如，肌肉的收缩、身体各姿位上的平衡能力。还有上述的对空间的认知，对自己身体的认知外还要应用各种方法对患儿的触知觉、视知觉、听知觉进行训练。还包括对运动及身体两侧性的训练，给予患儿身体两侧性的活动机会，尤其是有身体两侧性障碍差的患儿此训练更为重要。通过此项训练使患儿对自己的身体的两侧有充分地认识，知道两侧的差别，从而学习对自己周围空间的辨别能力。最后一点，还需要对患儿进行节律性训练，通过律动的运动，使患儿获得运动的节奏感，同时要训练患儿自己制定运动计划及根据情况变化不断修正运动计划。

4. 感觉统合训练 通过感觉统合提高患儿的身体运动的协调性，促进结构和空间知觉的发育，促进听觉、触觉防御功能和语言功能的发育，总之，感觉统合训练可以提高患儿的知觉运动功能的发育。

（陈秀洁 徐 磊）

第五节 促进获得日常生活活动能力

日常生活活动能力（activities of daily living，ADL）是指人们为了维持生存及适应生存环境而每天必须反复进行的、最基本的、最具有共性的活动。包括衣、食、住、行、个人卫生等动作和技巧。

运动障碍儿在日常生活活动的自立上多有困难，影响了患儿和家庭的正常生活。而且日常生活活动本身对小儿的各方面发育具有重要意义。所以要尽可能地使患儿的日常生活活动最大限度的自立。从婴幼儿期起，就应该指导母亲在日常生活中让小儿学习一个一个的动作。

对日常生活活动的训练和语言治疗、运动治疗法中的基本功能及基本动作的基础训练是平行与并列的关系，基础训练和日常生活活动训练有密切关系，可以说基础训练的目标就是日常生活活动的自立。日常生活活动训练的开始时期一般是在障碍儿可以保持坐位时，但是对于重症障碍儿，即使不能保持坐位也要在卧位上进行尽可能的动作训练，例如按呼叫器的按钮、自己擦脸、变换肢位等，然后逐渐导入日常生活活动的训练。

一、训练原则

1. 向家长说明 将评定时所搜集的信息作为准备课题，向障碍儿及家长说明日常生活活动训练的目标。

2. 根据现实的环境和场合决定训练中需要使用的玩具和工具。

3. 循序渐进 训练之初要从障碍儿可以完成的动作开始，经过训练后要达到提高该动作的实用性为目的，医生与作业治疗师要指导训练。

4. 示范和说明 训练中对各项动作可以为患儿进行示范，用容易听懂的语言对训练的内容和方法予以说明和指导。

5. 辅助 障碍儿完成动作的过程中，作业治疗师给予的辅助要适当，不可过多。

6. 反复训练 要指导障碍儿反复多次的进行某一动作，使之熟练并形成习惯。

7. 应用矫形器等 当需要应用矫形器、自助具和辅助用具时，要让障碍儿正确的理解应用目的和使用方法，要以使障碍儿对训练具有安心感及产生完成动作的欲望为目的。作业治疗师要考虑设计与制造比较安全的、使患儿动作易于进行的矫形器、自助具及辅助用具。

二、摄食动作训练

（一）摄食动作自立所必需的技能

1. 头部、躯干、上肢的控制和坐位的平衡能力。

2. 眼睛与手的协调能力。

3. 手和上肢伸出并达到目的物、手的抓握及松开手中的物品的能力。

4. 咬、舔、吸吮、咽下动作中的下颚、口唇、舌的活动能力。

（二）训练方法

摄食动作的训练包括口腔的功能（咀嚼、吞咽等）、手与上肢的活动、颈与躯干的稳定性、手与眼睛的协调等。要根据患儿的具体情况进行相应的训练，例如对于年龄小的障碍儿如果其口部的原始反射仍然残留，则多半同时会有头部及躯干的不稳定，在这种情况下，与其改善上肢的功能莫不如首先训练其头部和躯干的稳定性和支持性。对于年长儿，则应该根据对其摄食动作的评定结果进行相应的指导和训练。

1. 抓握摄食器具 指导练习应用匙和筷子进食的动作，当患儿不能抓握摄食用具时，可训练其用手进食，或者在手掌或手腕处加上固定用具的把手。此外，当患儿不能握住细小的匙柄时，可以应用自助具或根据情况加大匙柄的直径，改造匙的弯曲度（图9-55a、b、c、d、e、f）等，也可以将筷子进行改造（图9-28）。

2. 手至食物 当患儿的肩关节与肘关节的随意活动受限或关节活动度小时，则手伸向食物和饮食用具发生困难。这种情况下，可以加长勺把的长度，为了能使匙入口，可以将匙把改造形成一定的角度，便于摄取食物。

3. 从碗中舀饭、夹菜 手的力量很弱的患儿，会出现用匙或筷子从碗中舀饭或夹菜困难，这时可以改良盛饭菜的容器，如将容器的一个边沿弄矮，使患儿易于操作。同时为了防止容器滑动，可以在其下面放上防滑的垫，或用吸盘吸在桌面上，也可以选择较重、平底的容器（图9-56a、b）。

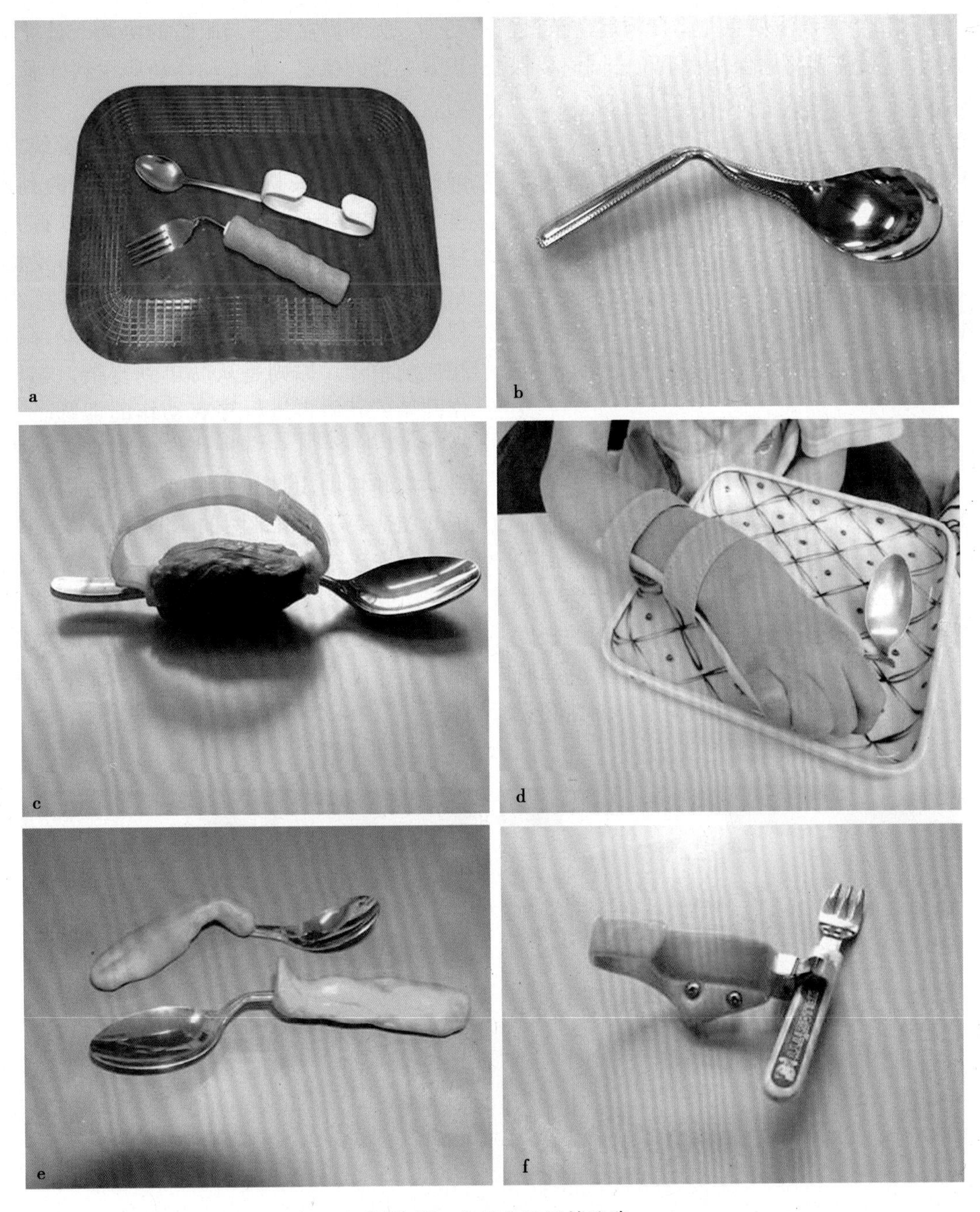

图9-55 勺子和叉子的改造

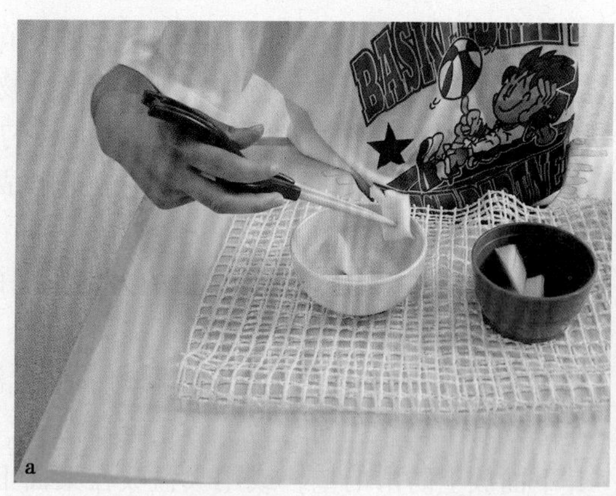
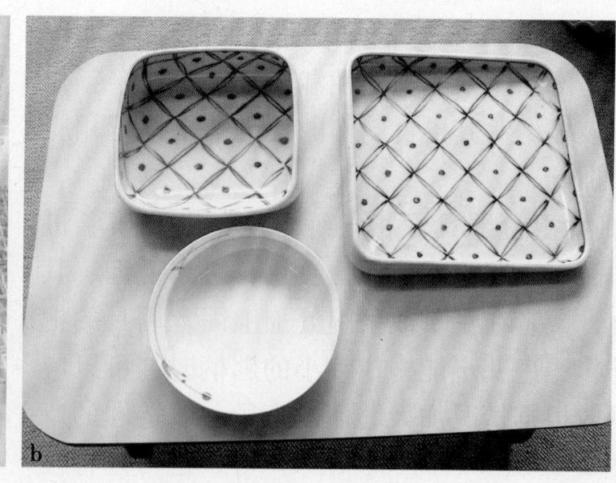

图 9-56 防滑垫和进食容器

4. 食物入口 要设法使患儿将食物运送至口，吃时不撒落，这就需要将匙保持水平位，同时要保持活动和回旋时匙柄的水平位。

5. 饮水及饮料 若患儿拿杯困难可以应用便于拿起的带耳或带双耳的杯子，或者将吸管固定于杯子上。如果患儿有不随意运动，应该应用带杯盖同时有吸水口的杯子，即使杯子倒了也不能使液体撒出。使用吸管时应注意其长度和粗细，短的、细的细管容易吸入，不易呛咳，长的、粗的细管则需要费力去吸，容易呛咳，不利于患儿。

三、更衣动作训练

1. 更衣动作中必需的功能 穿、脱上衣时需要上肢向前方、侧方、上方、后方伸展，需要肩关节和肘关节有充分的活动度和一定的肌力。穿、脱裤子时需要稳定的坐位或立位，需要腰、膝的轻度屈曲，两手能够到足尖，需要髋、膝关节充分的肌力和关节活动度。系扣则需要手运动的协调性和灵巧性。另外尚需要手与眼睛的协调、对身体像的认识及姿势的稳定。更衣动作还应用到排泄、入浴之时，是很重要的功能。

2. 训练指导 障碍儿常出现知觉统合能力的障碍，尤其有失认的小儿不能明确的判断衣服、裤子、鞋及袜子的前后、左右，所以首先要指导障碍儿学习这种知觉统合能力。然后要诱导小儿自己穿、脱衣物的兴趣和欲望，在训练小儿时要根据不同年龄的小儿的更衣动作的发育顺序进行相应的指导。原则是从简单到复杂，如从脱衣动作开始，其后再进行穿衣动作的训练。有困难的患儿可以训练其在各种体位上更衣，必要时应用自助具和辅助用具，如用带长柄的钩子穿或脱袜子（图 9-57），用带圈的工具系扣等（图 9-58）。衣、裤的选择要使患儿易于穿、脱，如衣服最好是前开门或套头的衣服，多用拉锁或尼龙搭扣易于拉开，拉链处或提鞋处加上较大的圆圈（图9-59）。裤子最好用裤腰带松紧带的，尽量不用系腰带的裤子。

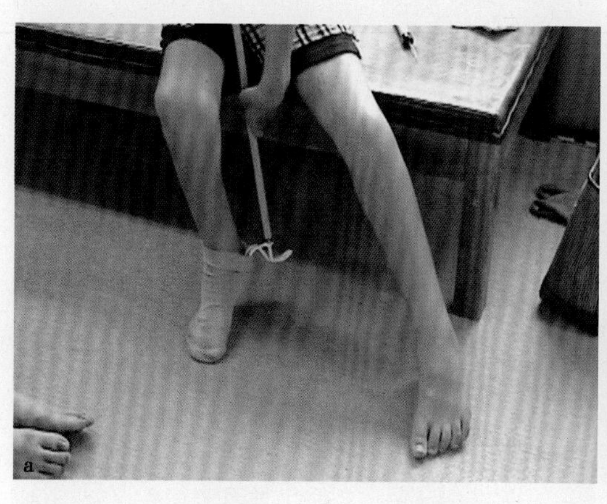
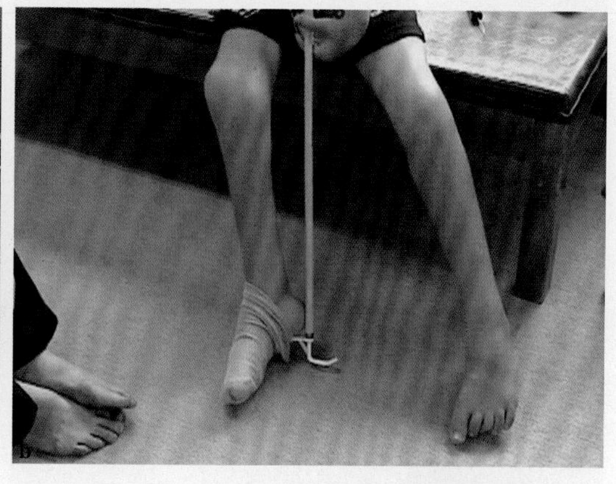

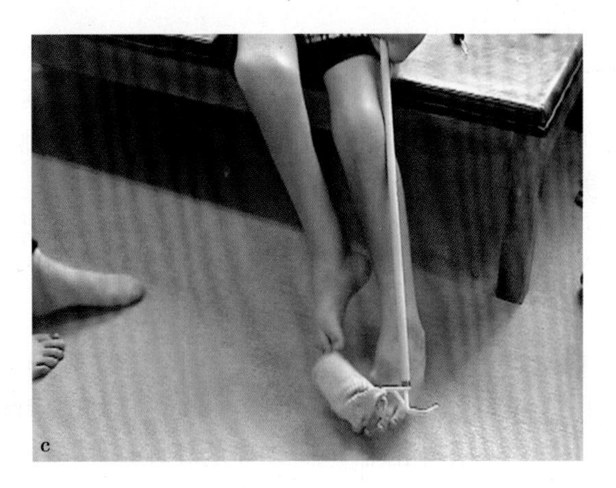

图 9-57 用钩子脱袜子

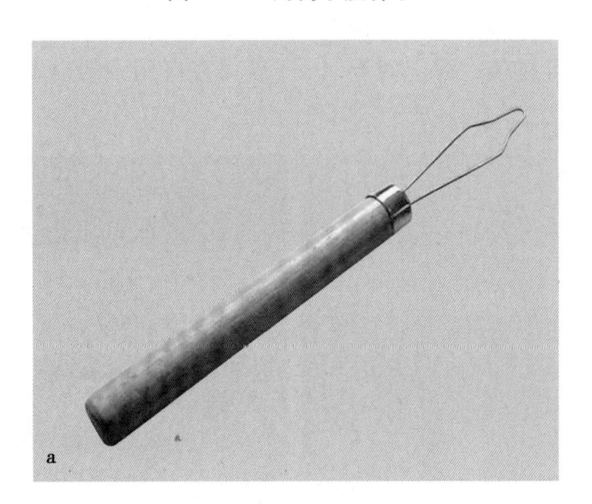

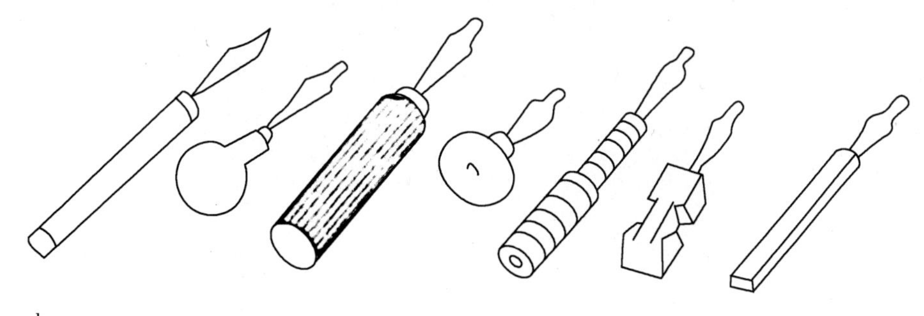

图 9-58 系扣工具

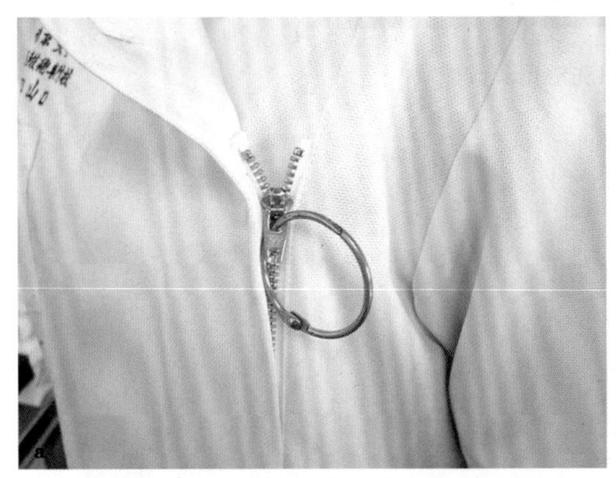

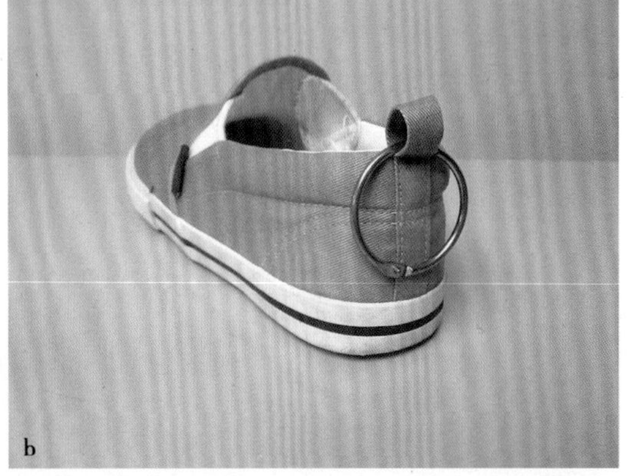

图 9-59 拉链和鞋的改造

四、个人卫生活动训练

个人卫生动作是日常生活中考虑仪表的动作，即刷牙、洗脸、漱口、梳头、剪指甲等。与摄食动作相同，需要手到口、手到头、手到脸等动作，需要坐位姿势的稳定、手与眼的协调及手的精细动作功能。

1. 个人卫生动作中的基本动作

（1）入浴的基本动作：①使用浴液和毛巾；②洗和擦拭身体；③出入浴室；④使用淋浴器；⑤洗头；⑥开、闭水管开关。

（2）整容的基本动作：包括洗脸、刷牙、梳头和应用面巾纸等，其动作多样且复杂，评定时要具体分析。

（3）排泄的基本动作：①开关厕所门；②坐于便器上或蹲下；③脱下裤子；④便后用纸擦拭；⑤便后冲水。

2. 训练指导 根据障碍儿的各种问题，如肌力异常、关节活动度受限、动作不协调等而致出入浴室、坐便器等动作发生困难的情况，要进行个人卫生动作的训练指导。如在作业治疗师的辅助下实现，改善身体的障碍状况，或者改善进行个人卫生动作的环境条件，如根据障碍儿的不同情况改造浴室和洗浴用具改造（图9-60），厕所设施改造（图9-61）。指导应用设置的扶手等。对整容动作障碍者可以应用手的自助具等。

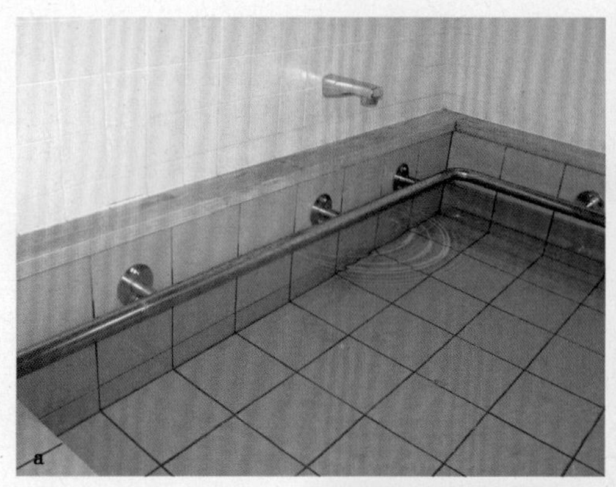

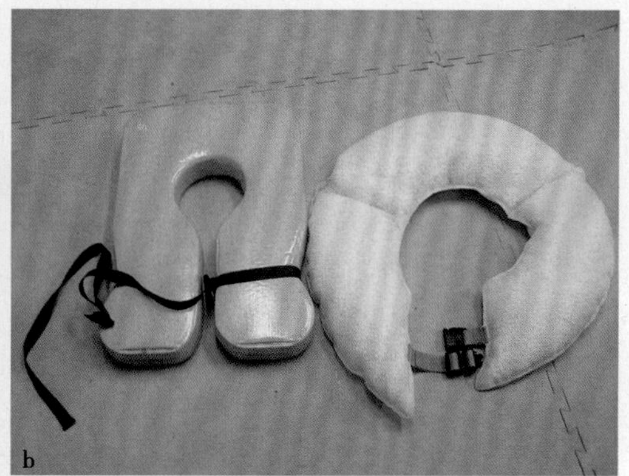

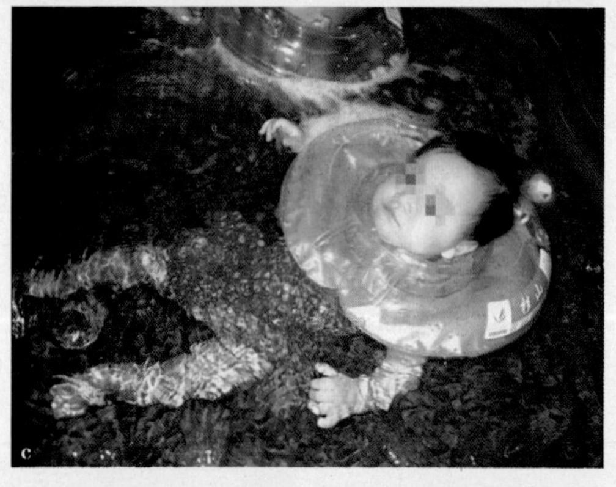

图9-60 浴室和洗浴用具改造

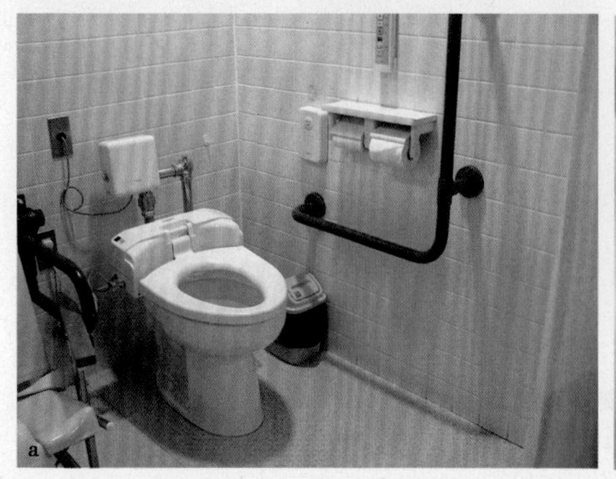

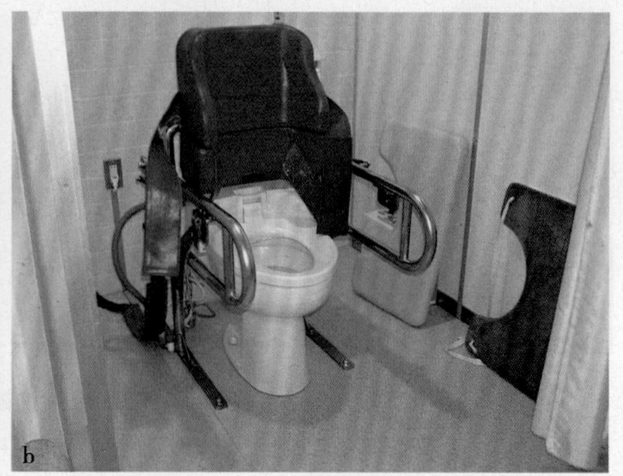

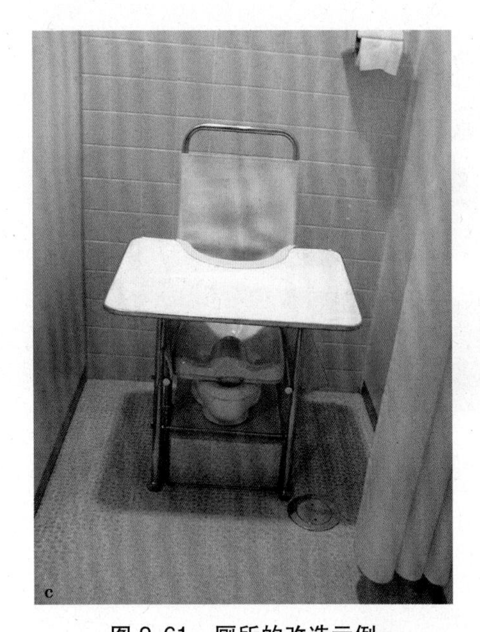

图 9-61 厕所的改造示例

五、学习动作训练

学习是儿童时期的主要任务，为了增长知识，适应将来的社会生活，必须学习文化知识等多方面技能。对于障碍儿来说，学习与其他日常生活动作一样，存在着许多困难。要辅助他尽可能地设法参与学习。除了文化知识外，还要学习时间的概念、数字、物体的形状、大小、重量、立体觉等知识。

学习动作中患儿需要的动作有：拿笔、一只手拿笔另一只手压住纸或本、尺等其他学习用具。同样需要坐位的稳定、上肢的支撑能力、肩肘手的关节活动能力、手与眼的协调等。

在实施作业治疗时与摄食动作同样，制作辅助用具和自助具，以便于患儿用笔（图 9-62）。另外学习用的桌面角度可以适当调整，原则是适合患儿的姿势（图 9-63）。

在学习中经常会应用剪刀，但对患儿来说是有一定困难的，所以可将剪刀安在架子上，便于患儿应用（见图 9-42）。

以上叙述了多量的作业治疗的方法，为了清楚的了解作业治疗的具体步骤，举一实例如图 9-64 所示。

六、扩大游戏的体验与游戏的应用

游戏是儿童作业治疗的主要活动和手段，许多作业课题都是通过游戏进行的，所以根据患儿的年龄、障碍特点选择适当的游戏是医生和作业治疗师的重要工作。在实践中要避免患儿经常独自游戏，指导患儿和人为的对手共同游戏，促进与对手一起游戏的发育，从而促进患儿对人关系和社会性的发育。通过各种各样的游戏促进患儿手与眼的协调、感觉知觉发育和对人关系的发育。同时培养其对游戏的兴趣，使之能在游戏中充分发挥主观能动性和自身存在的潜力。

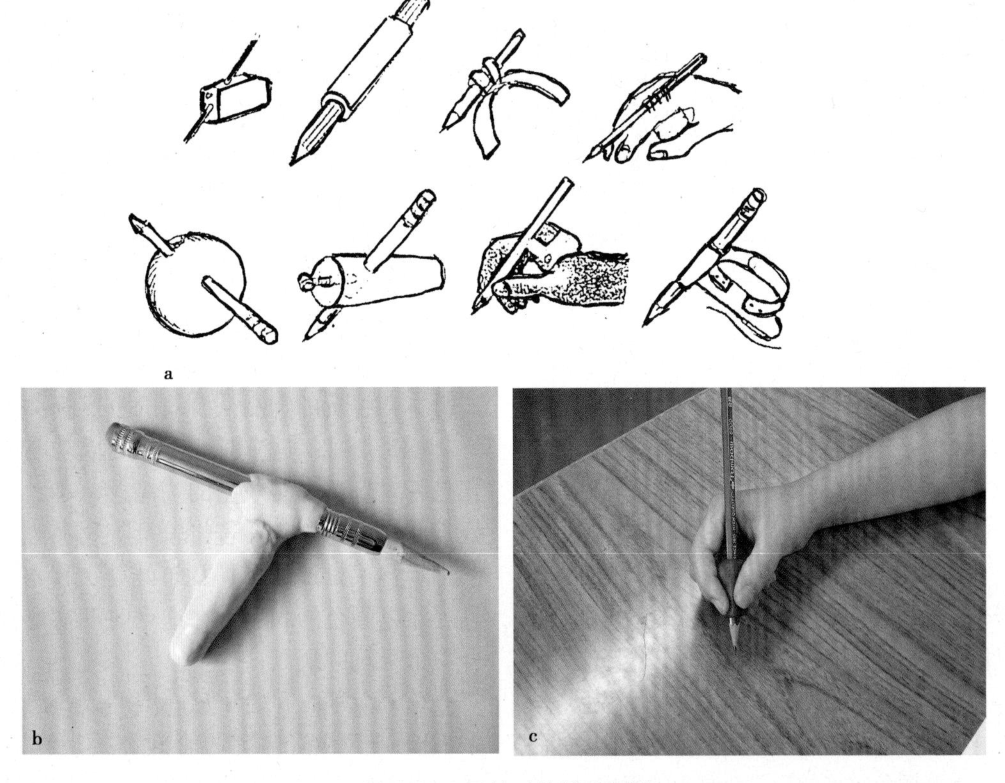

图 9-62 用笔时的辅助用具

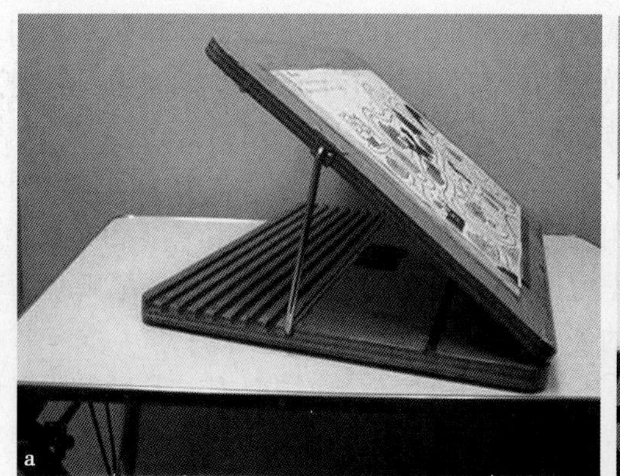

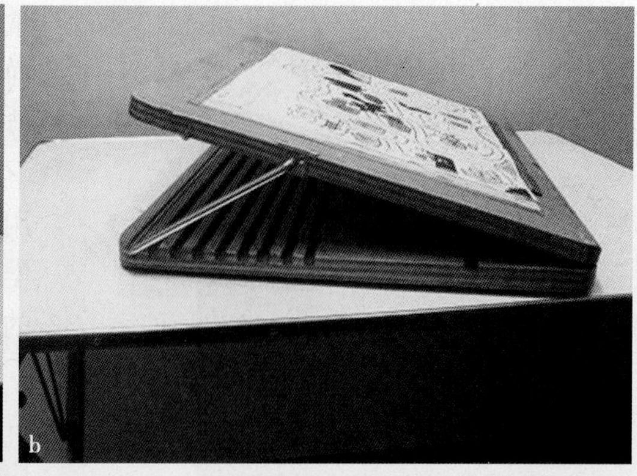

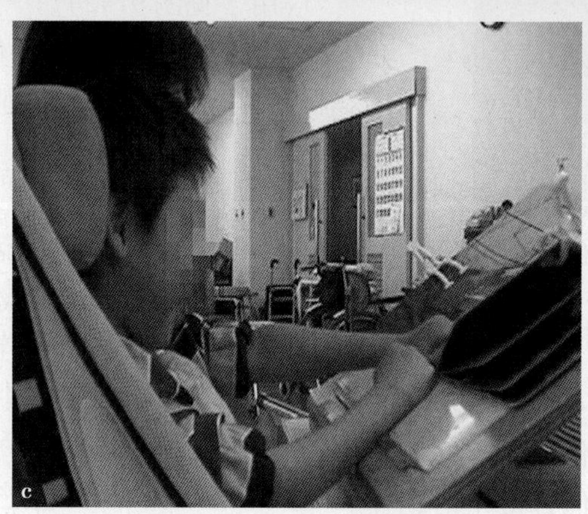

图 9-63 学习时桌面的不同角度

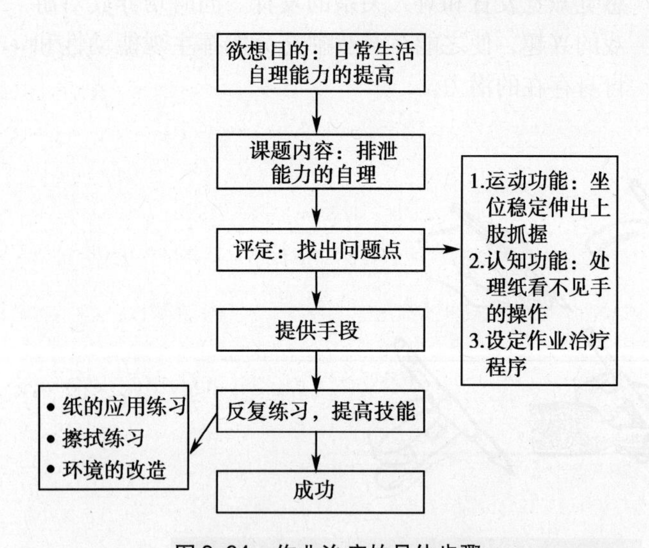

图 9-64 作业治疗的具体步骤

在游戏中会遇到许多困难，所以要根据患儿的不同情况选择不同的玩具，玩具的种类繁多，可自己制作，也可应用市场销售的玩具。同时对患儿进行适当的帮助，如保持姿位的稳定、给予示教或指导，对完成困难的患儿可以适当的辅助。

正常小儿游戏功能的发育过程如下：

• 16 周：在清醒时身体在不停地活动，可以用手去抓住物体，拿着颜色鲜艳的玩具会高兴地玩耍。

• 28 周：会用手与足来游戏，可以活泼的踢、蹬自己的双脚和摇晃自己的身体。喜欢绳、纸以及柔软的橡皮制作的玩具和带响的玩具。

• 40 周：发声是这一时期的主要活动之一，可能说两音节的话，热衷于用口唇成音，会发高调的音。到处寻找玩具来玩，舔或咬他能够得到的物品。

• 12 个月：站立、用脚踢地板，活动中的大部分是粗大运动，例如把什么物品放入容器中，如杯、筐、箱中，或者从其中取出来。

• 15 个月：此时期不能在同一场所长时间的停留，频繁地活动于各种场所。喜欢玩的物品是球、饭勺、杯和箱子之类。喜欢投球、追着球跑，当玩累时，会将玩的物品从游戏的场所扔出去。

• 18 个月：这个时期游戏的成功与否取决于小儿是否对玩具或游戏用的物品感兴趣，小儿喜欢到处走动，登高爬梯。若将家具等物品弄倒时会扶好摆正。喜欢拉拽的玩具及布娃娃、积木、击打的玩具、涂以颜色的画册。在这个时期应避免给予不适合一个人玩的玩具。

• 21 个月：开始注意周围的人，游戏的时间增多，但一个人独自玩的时间缩短。喜欢玩玩具电话、投掷轮子样玩具和游戏。热衷于做饭的游戏，可以打开抽屉，将其中物品的摆放位置予以调换。

• 24 个月：游戏时的表现变得温顺，无论做什么其持续的时间都比上一时期增加。喜欢能活动及旋转的玩具，如玩具汽车、能扭转的玩具。此时期最适合玩组合式积木及其他能相互间组合在一起的玩具。喜欢给玩具熊喂饭，或让它躺在床上或骑在自行车上。

• 2 岁半：玩耍的时候绝大多数时间是边说边玩，喜欢的玩具几乎与 2 岁时相同。已经学会将布娃娃的衣服放在熨衣板上用熨斗去熨。开始认识简单的绘画上的物品，尚不会使用剪刀也不会清理物品。对物品的独占意识很强，当玩腻了玩具或用于玩耍的工具时就会改换为粗大的运动。

• 3 岁：可以长时间的玩一种游戏，具有想象力。会玩大的积木，对绘画上的物品认识增多。可以用蜡笔涂抹于画上。会骑三轮车，会荡秋千。

• 4 岁：此时期的小儿与独自游戏相比更喜欢和其他小儿一起进行游戏，可以用同一种玩具进行各种各样的游戏。会在自己家的门前追逐汽车或人，期待他人的夸奖。

• 5 岁：这一时期比较喜欢作业活动，好作弄人。此时期已经完成了小儿早期的游戏活动，但是活动仍然依赖于各种工具。此时期有如下几项发育：

（1）肌力和活动的精巧性发育：可以玩用一只脚踏的滑板，进行单纯的投球比赛，穿带轮子的鞋玩耍。

（2）构成与创造的游戏发育：可以用不太锋利的剪刀剪纸，可将线穿入 5 个珠子，会 5 ~ 8 个绘画谜语，可将木棒放入相应的孔中。

（3）模仿游戏发育：用玩具电话打电话，模仿家长做家务。

（4）社会性发育：可以进行堆沙子的游戏，进行钓鱼比赛。

• 6 ~ 10 岁：此期有如下几项发育：

（1）肌力和活动的精巧性的发育：可以玩体操的器材，可以跳绳、玩球、参与户外的集体活动、玩风筝等。

（2）构成及创造性的游戏发育：折纸、复杂的积木、会 12 张以上的绘画的谜语。

（3）模仿游戏的发育：给布娃娃换衣服、模仿商店的售货员卖货等。

（4）社会性的发育：会打台球、投掷布袋游戏、打扑克等。

• 10 ~ 13 岁：此期小儿的活动局限于大家都喜欢的竞技游戏，对小儿来说，集体的游戏和个人的竞走活动最具有魅力。喜欢学习特别的运动技能和作业中的较复杂的技术，开始使用需要思考的、知识性的、有刺激性的游戏，此期是青春期发育中重要的、有趣味的时期。此期有如下几项发育。

（1）肌力和活动的精巧性的发育：可以骑自行车、打网球、进行投球比赛、应用户外的体育活动用具游戏，如棒球、曲棍球等。

（2）构成与创造性的游戏发育：可以玩飞机模型、船模型，会复杂的绘画谜语等。

（3）社会性游戏的发育：可以打扑克、参加棒球比赛等。

（4）趣味性和特别的兴趣的发育：例如收集钱币、集邮、参加社会服务、摄影等。

七、促进意思传达能力的发育

在早期就应该开始训练患儿把自己的要求设法传达给他人，除了用声音外，还可以用肢体语言，另外可应用特制的交流板，即在一块板上画上或写上文字、表达意思的图画等，患儿可根据自己的意愿用手、足、眼神、用嘴叼着笔指示等方法在指示板上表达自己的意愿。

八、援助患儿获得完成作业的成就感

患儿在进行作业课题或日常生活活动训练中，无论成功与否，都必须予以鼓励，决不可用如下语言，“为什么不会?”，“危险！不行!”，“把手拿开!”等生硬和否定的语气。对完成课题有困难的患儿要给予适当的帮助与鼓励，使患儿获得成功的成就感，同时增加对各种作业课题的体验。使患儿建立自信心，给予新的功能发育以可能性。

九、对环境的准备和整理

作业治疗室和患儿所在家庭的设置应具备如下条件，一是有辅助患儿的功能，二是要能防止危险的发生。如适于移动的无台阶的门和室内的地面、保持患儿各种姿位的保持具等。

十、对患儿家长的指导

要让患儿的家长了解其障碍的情况，并能接受事实，以积极的心态去面对患儿的病情。特别要帮助患儿的母亲，使其情绪稳定，有正确的养育态度。同时要援助并指导家长在家庭中如何对患儿进行疗育，以及在康复设施中如何配合医务人员对患儿进行治疗。

（陈秀洁　徐 磊）

第十章

语言治疗

语言治疗是康复医学的组成部分，是对各种言语障碍和交往障碍进行评定、治疗和研究的学科。言语治疗也日益受到医疗机构的重视。目前从事此项工作的人员仍然匮乏，因此，发展壮大言语治疗人员队伍和不断提高从业人员水平是当前重要工作之一。

第一节 语言与言语概述

一、基本概念

（一）言语和语言的概念

语言（language）是指人类社会中约定俗成的符号系统，人们通过应用这些符号达到交流的目的。语言包括对符号运用（表达）和接受（理解）的能力，也包括对文字语言符号的运用（书写）、接受（阅读）以及姿势语言和哑语。代表性的语言障碍是失语症和语言发育迟缓。

言语（speech）是音声语言形成的机械过程。为使口语表达声音响亮、发音清晰，需要有与言语产生有关的神经和肌肉参与活动。当这些神经或者肌肉发生病变时，就会出现说话费力或发音不清。代表性的言语障碍为构音障碍，临床上最多见的是假性球麻痹所致的构音障碍。

（二）言语-语言障碍的分类

1. 儿童语言发育迟缓 儿童语言发育迟缓（delayed language development）是指儿童在生长发育过程中其语言发育落后于实际年龄的状态。最常见的病因有大脑功能发育不全、孤独症、脑瘫等。这类儿童通过言语训练虽然不能达到正常儿童的言语发育水平，但是可以尽量发挥和促进被限制的言语能力，不仅言语障碍会有很大程度的改善，还能促进患儿的社会适应能力。

2. 运动性构音障碍 由于神经肌肉病变引起构音器官的运动障碍，出现发声和构音不清等症状称为运动性构音障碍（dysarthria）。常见病因有脑血管病、脑外伤、脑瘫、多发性硬化等。

3. 器质性构音障碍 由于构音器官形态结构异常所致的构音障碍称为器质性构音障碍（deformity dysarthria）。其代表为腭裂，可以通过手术来修补缺损，但部分患儿还会遗留有构音障碍，通过言语训练可以治愈或改善。

4. 功能性构音障碍 功能性构音障碍（functional dysarthria）多见于学龄前儿童，指在不存在任何运动障碍、听力障碍和形态异常等情况下，部分发音不清晰。通过训练这种障碍可以完全恢复。

5. 发声障碍 发声是指由喉头（声门部）发出声波，通过喉头以上的共鸣腔产生声音，这里所指的“声”是嗓音。多数情况下，发声障碍（dysphonia）是由于呼吸及喉头调节存在器质或功能异常引起的，常见于声带和喉的炎症、新生物以及神经的功能失调，发声异常作为喉头疾病的表现之一，在临床上具有重要意义。

6. 听力障碍所致的言语障碍 从言语康复的观点出发，获得言语之前与获得言语之后的听觉障碍的鉴别很重要。儿童一般在七岁左右言语即发育完成，这时可以称之获得言语，获得言语之后的听觉障碍的处理只是听力补偿问题；获得言语之前特别是婴幼儿时期的中度以上的听力障碍所导致的言语障碍（deafness and dumbness），不经听觉言语康复治疗，获得言语会很困难。

7. 口吃 口吃（stutter）是言语的流畅性障碍。口吃的确切原因目前还不十分清楚，部分儿童是在言语发育过程中不慎学习了口吃，或与遗传以及心理障碍等因素有关。口吃可表现为重复说初始的单词或语音、停顿、拖音等。部分儿童可随着成长自愈；没有自愈的口吃常常伴随至成年或终生，通过训练大多数可以得到改善。

8. 失语症 失语症（aphasia）是言语获得后的障碍，是由于大脑损伤所引起的言语功能受损或丧失，常常表现为听、说、读、写、计算等方面的障碍。成人和儿童均可发生。

二、语言中枢及与语言障碍的关系

（一）语言中枢的位置与功能

关于语言中枢的概念最早是在1861年由法国的解剖学家兼外科医师Broca发现，在大脑有专门支配语言的中枢，因此，将这一运动性语言中枢称为Broca区。近代研究得知，语言确实是由脑中的一系列结构产生的，但是，很难充分限定在某一或某几个区域内。

通过对大量的脑中风患者出现失语症的临床症状和对其的定位研究总结出，失语症患者多为左侧脑损伤者而致，由此得知语言多半是由左侧脑所控制。

根据不同的功能，可将语言中枢可以区分为以下4种。

1. 运动性语言（说话）中枢

（1）位置：位于额下回后1/3处（44、45区），又称Broca区。还有许多名称，分别为额语言区、第一语言区、前语言区、前说话区、运动性语言区等。

（2）功能：此区位于控制唇、颊、腭、颌、声带和膈等与语言有关诸肌运动区的前方，如果此中枢受损伤，虽然与发音、说话有关的肌肉并未瘫痪，但患者却丧失了说话的能力，临床上称为运动性失语（motor aphasia），有人形象地称之为“有口难言”。

2. 听觉性语言（听讲）中枢

（1）位置：位于颞上回后部（22区）、颞中回的后部（37区）；另外在顶叶也有较小的部分，大致相当于39区和40区（Wernicke区）。

（2）功能：此中枢与语言的关系极为密切，在个体发生过程中出现的比较晚，皮质相对较厚，柱状结构明显，Ⅴ、Ⅵ层细胞密集，纤维联系极其复杂，特别是来自听中枢、视中枢的传入纤维非常丰富。

此处损伤后，患者听觉功能并无障碍，能听到他人说话的声音，但对语言（别人的以及自己的语言）的理解能力却严重受损，即不能理解其谈话的意思，也就是听不懂，所以常常出现答非所问的现象。临床上称之为感觉性失语（sensory aphasia），形象地称之为“字聋”或“听而不解”。

3. 视觉性语言（阅读）中枢 位于角回（39区），如果此区受损，患者的视觉并无障碍，但是不能理解过去已经认识的文字的含义，不能阅读，临床上称之为失读症（alexia）。

4. 书写中枢 位于额中回后部（8区），若此区受损，患者失掉书写能力，但仍然保存着运动功能，临床上称之为失写症（agraphia）（图10-1）。

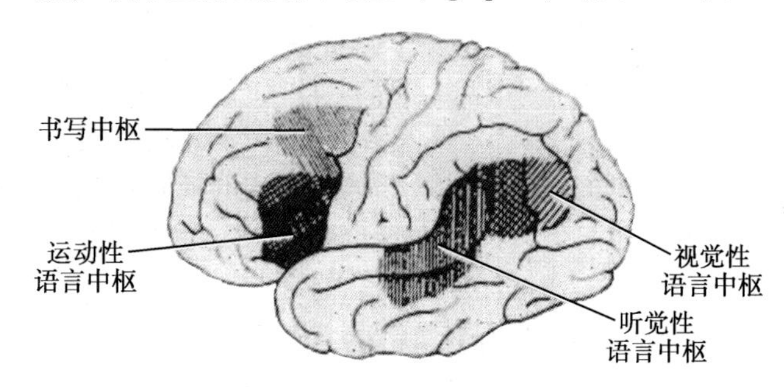

图10-1 语言中枢的位置

5. 上语言区或上说话区

（1）位置：位于左半球背外侧面和内侧面上缘附近。

（2）功能：该区也称补充语言或补充说话区，通常认为它就是补充或附加运动区，此区与发音及语言都有关系，刺激此区可制止说话，所以也称额上回制止说话区。

若此区损伤，可以使患者立即致哑，丧失说话功能，但在数周后即可恢复。

6. 前、后语言区连接部

（1）位置：尚未完全定论，目前认为此区的部位是在大脑外侧沟上下的皮质区和全部弓状纤维，似乎过于笼统。

（2）功能：认为这个部位是一个独立的语言区，此区损伤后，患者的语言复述能力正常，但主动语言有缺陷。

7. 中央回制止说话区 位于两侧半球皮质的喉部代表区和面部代表区之间，与中央回发音区相重叠。刺激此区，可导致正在说话的动作中止。

8. 皮质下结构 主要指左侧基底核（特别是尾壳核）、左侧丘脑（特别是丘脑前核群）以及小脑等区。

损伤、电刺激及PET技术等均证明这些部位与语言功能有关，Damasio 认为它们是词、句生成系统皮质下部分，与本能性学习有关。

（二）脑的两侧对语言功能的作用

1. 对语言中枢的认识过程 既往 Broca 认为，人的语言中枢是在脑的左侧，即所说的语言左侧化。

目前研究认为，语言区位于“优势半球”，即“右利者”或大部分“左利者”的语言区在左侧半球，仅一部分“左利者”的语言区在右侧半球。并且认为，语言和思维是不可分割的，语言和思维是人类大脑皮质的高级整合功能，两者都正常发育才能保证语言的正常发育。

1874 年 Jackson 针对 Broca 的人脑语言左侧化，提出了右侧脑也参与语言功能的观点。自此以后，多年来，各位学者一直没有停止过对这方面的研究。目前倾向性的意见是，脑对语言的控制功能是以左侧为主，但右侧脑肯定也起到一定的作用，只有双侧协同作用才能使语言功能完美。在支配语言功能方面，右侧脑有其自己的特色，这是左侧脑所不可替代的。

2. 语言和思维的研究方向 目前，在语言和思维脑机制研究的自身过程中逐渐形成了两个最主要的研究方向。

（1）研究语言和思维脑功能一侧化问题。

（2）探讨语言和思维的双脑协同机制。

现在人们对语言和思维脑机制已有了一个虽不十分精确，但已经是比较全面的认识，即语言和思维活动的脑机制，既不是未分化的“整体功能”，也不是绝对的一侧半球的功能，而是在功能分工的前提下，脑两个半球协同活动的结果。

3. 双脑协同完成语言功能 关于语言脑功能一侧化的概念，经历了百余年的形成和发展过程后，到 1974 年 Levy 总结了人类对脑研究的大量文献后对大脑两半球的功能进行了如表 10-1 的比较。

表 10-1 大脑两半球的功能比较

左半球	右半球
对时间进行分析	对空间进行分析
着重概念的相似性	着重视觉的相似性
对知觉的精细部分进行加工	对知觉形象的轮廓进行加工
把感觉信息纳入语言描述	把感觉信息纳入印象
善于对语言进行分析	善于做完整性综合

总结上表，认为左半球的作用是：言语记忆、命名、阅读、写作等。右半球的作用是空间定向和定位、感情色彩及语调形式、音色和音调等。

（三）语言形成的三个阶段

言语过程包括感知、理解和表达 3 个重要组成部分，如图 10-2 所示，语言的形成可区分为三个阶段。

1. 语言感受阶段 是通过对言语的感知获得信息的过程，是言语能力的首要内容，也是言语活动的第一个基本环节。主要获得信息的通路是，声音传入内耳，经听觉中枢获得信息，传至感觉语言中枢。另一个获得信息的通路是光线等静视觉中枢进入脑。

2. 脑内形成阶段 即言语理解能力的获得阶段，将感知到的“音”和“形”的语言符号在脑的语言中枢转换成其代表的事物，即“义”的过程，这时就揭示了言语信息的意义。

3. 语言表达阶段 是指个体以语言为载体，通过言语器官或其他部位的活动向别人传递信息的过程，包括说和写两种形式。

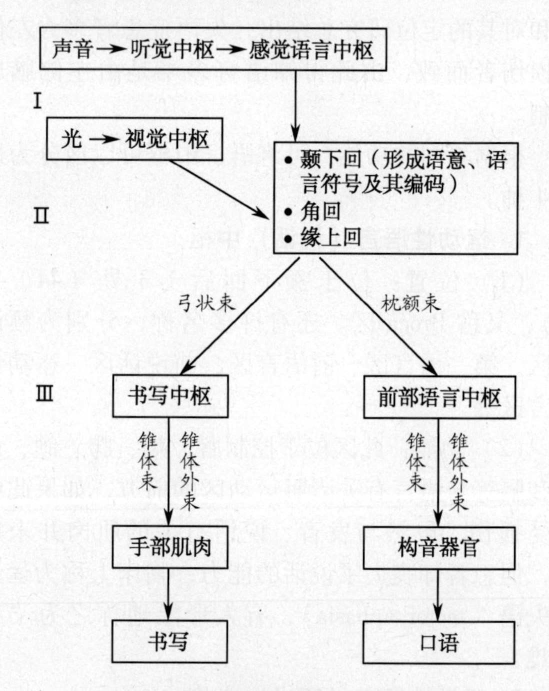

图 10-2 语言形成的三个阶段

（四）完成语言过程的条件

1. 中枢神经系统功能正常。
2. 视、听觉功能和发音器官的运动功能正常。
3. 丰富的语言环境刺激。

三、言语功能发育的生理基础

（一）语音听觉系统的发育

1. 语言听觉系统是外部和内部传导过程 声音

是经外耳撞击鼓膜后引起中耳的三块听小骨的机械性振动，然后诱发耳蜗中淋巴液的振动，由此导致耳蜗中基底膜发生共振。这一共振冲击了基底膜上的毛细胞，即听觉系统的感觉细胞的同盖膜，导致毛细胞的兴奋。至此语言听觉系统的外部传导过程完成。

毛细胞的兴奋经听觉内部传导通路，将冲动传入大脑皮层的听觉神经中枢。

2. 听觉感受器的发育 听觉感受器的形态始发于胎生的早期，听分析器逐渐发育至胎儿的6~8个月就已经具备了初步的语言听觉能力。

（二）发音器官的发育

发音器官结构和功能成熟，才使发声成为可能，发音器官主要有以下几种。

1. 呼吸器官 呼吸器官产生的气流是言语发育的原动力。

2. 喉、声带。

3. 口腔、鼻腔和咽腔。

上述三种器官是声音的三个“共鸣箱”，有放大、润饰由声带发出的声音的作用。

4. 牙齿 有人认为牙齿与语音发展有一定的关系，可能其生长给婴儿带来异样的感觉，婴儿为排除这一感觉才积极地发音。

5. 舌和唇 双唇和舌的多样性活动也会引起新的语音产生（图10-3）。

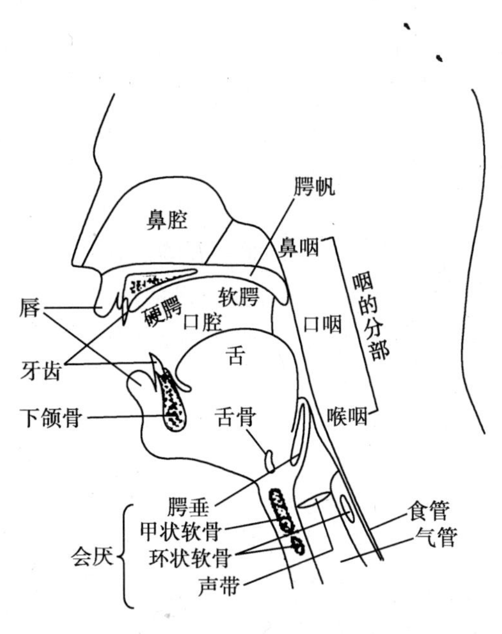

图10-3 咽喉的侧面图

四、儿童期语言的发育过程

儿童语言发育又称为“语言获得”，是指对母语的理解和获得能力的发育，即主要指儿童对母语口语中听话和说话能力的发展。

婴幼儿期是人类语言发育的关键时期，一旦获得了语言能力，就标志着婴儿期的结束。在婴儿掌握语言之前，有一个较长的言语发生的准备阶段，称为“前言语阶段（prespeech stage）”。

（一）婴儿期的前言语行为的发育

1. 婴儿的言语知觉能力发育

（1）听觉阶段：此时期婴儿只能对一个语音进行初步的听觉分析，可以把输入的言语信号分析为各种声学特征，储存于听觉记忆中。婴儿在生后1周内就可以区分出人的语言和其他的声音。

（2）语音阶段：婴儿可把前一阶段所掌握的一些声学特征结合起来，从而辨认出语音并确定各个音的次序。一般3~4个月的婴儿就已经具备了这一阶段的水平。

（3）音位阶段：婴儿把听到的各个音转换为音素，并可认识到这些音是某一种语言的有意义的语音。

10~12个月的婴儿区分和辨别各种语音的能力已经基本成熟，能够辨别出母语中的各种因素，并认识它所代表的意义。

2. 婴儿语音的前言语发育 语音是语言发育的声音，语音发育是语言发育的前提。可区分为以下三个阶段。

（1）第一阶段（0~4个月）：为单音节阶段，婴儿的语音大多都是因成人逗引而发出的，其中绝大多数是单音节，到接近4个月时可能会出现双音节。这时婴儿可以和成人进行类似于相互模仿的“发音游戏”，国外有人称之为“语音网球”（vocal tennis）。可将这一阶段分为两个时期。

1）0~2个月：只能发出单音节的单元音和复合元音。

2）2~4个月：语音类型迅速增加，从辅音加元音逐渐向单元音、复合元音、双音节发育。

（2）第二阶段（5~10个月）：为多音节阶段。常对娃娃和镜子中的自己发音，7个半月已经能模仿成人发「ma」音，10个月时成典型的咿呀学语阶段。可发舌尖的双唇起作用的辅音加元音的音节、唇齿辅音「v」「w」、小舌颤音「r」、复合元音和大量的多音节音。

（3）第三阶段（11~13个月）：为学话萌芽阶段。能正确的模仿成人的语音，且在音色和声调上都极为相似。同时，语音已经能和某些特定的事物联系在一起，产生了最初的真正的词语。

3. 婴儿前言语交流能力的发育

（1）前言语交流能力的目的性：婴儿到了9个月时才能有目的或有计划地进行交流，初步理解交流的实质，其标志是“原始祈使”（proto-imperatives）和“原始陈述”（proto-declaratives）行为的产生。

原始祈使即非语言性请求行为，原始陈述在开始时以“展示”（showing）为表现形式的，婴儿在9个月时会把玩具举起来向成人展示，达到成人做出笑等反应的目的，此即展示性交流。自此2、3周以后，演变为“给予”（giving），将玩具给予成人，通过给予的手段来达到和成人相互作用的目的。即婴儿在9个月时已经能运用象征性行为或信号性行为进行前言语交流了。

（2）前言语交流的指代性：前言语交流指代性的典型外在表现是指示动作，指示动作可能是起源于注意，而不是起源于交流，可能是婴儿定向探究反射的衍生物。这种指示动作的出现，标志着随后语言能力的迅速发展。

（3）前言语交流的约定性：约定性（conventions）在人类社会文化的各个方面，尤其在语言方面起着重要的作用。婴儿可以通过模仿和仪式化来掌握社会文化的约定性，一般在婴儿9个月时具有了动作、姿态和语言的学习和模仿能力。如，用手的动作表示再见、谢谢等，从而使交流行为的约定性得到迅速发展。

（二）婴幼儿言语的发生和发展

1. 对语言理解的发育 婴儿在9个月时是言语理解能力的真正发生时间，这时可以按照成人的言语吩咐去做相应的事情。但是，需要由成人反复的示范和重复这一吩咐，才能诱发出婴儿的相应动作。到了11个月时，婴儿可以迅速的对成人的吩咐做出反应。到了13个月时能理解或接受17～97个词。

2. 第一批词的产生 婴儿能说出第一个有特定意义的词语最早为9个月，最晚可能在16个月，这第一批词语具有了表达性和祈使性功能。

3. 词语概念和运用的发育 婴儿从9个月说出第一个词语开始，以后会以每个月掌握1～3个词的速度发展，到15个月时一般都能说出10个以上的词语。

4. 单词的发生和发展 婴儿到15个月时能以第一批掌握的词汇说出一些单词句，此后婴儿掌握新词的速度显著加快，到19个月时能说出约50个单词，平均每个月学会25个，称这一掌握新词加快的现象为“词汇激增”或“词汇爆炸”。

在此后的2个月内，可说出第一批有一定声调的“双词句”，从而结束了“单词句”阶段，进入了词的联合和语法生成时期。一般将婴儿的15～20个月这一时期称为单词句阶段。此时已经获得了“主语加谓语”和“谓语加主语”的语法结构。当然，单词句结构并不会立即消失，至24个月时才完全消失。

（三）幼儿语言的发生和发展

幼儿期（2～6岁）的儿童的语言发展进入了基本掌握口语期。

1. 语音发育的特点

（1）幼儿发音的正确率随年龄的增长而提高，错误率随年龄增长而不断下降。

（2）3～4岁为语音发展的飞跃时期，4岁以上儿童一般能够掌握本民族的全部语言。

（3）幼儿较容易掌握韵母的发音，正确率高于声母。

（4）3岁的幼儿生理上尚不成熟，发辅音时往往分化不明显，常发介于两词之间的音。

2. 词汇的发展

（1）词汇数量迅速增加：3～6岁是人的一生中词汇量增加最快的时期。

（2）词类范围不断扩大：幼儿首先掌握的是意义比较具体的实词，依次为名词、动词、形容词和其他如数量词、代词、副词等。然后掌握意义比较抽象的虚词，包括介词、连接词、助词和感叹词等。随年龄增大掌握词的内容和类型不断扩大。

（3）对词的意义的理解逐渐加深：1～2岁时的幼儿有将词义扩张的特点，例如用猫来泛指所有四条腿的动物等。至3～4岁时逐渐克服了词义扩展的特征，对词义的理解逐渐缩小，例如对猫这一词可以知道其具体的动物样子，乃至具体到自己家养的猫。

3. 语法结构的发展

（1）句子的功能从混沌一体到逐渐分化。

（2）句子的结构从简单到复杂，从不完整到逐渐完整，从松散到严谨。

（3）句子的类型从陈述句到非陈述句。

（4）句子的长度从短到长。

4. 言语表达能力的发育

（1）从对话言语逐渐过渡到独白言语。

（2）从情景性言语过渡到连贯性言语。

（3）言语功能的发展

1）语言交际功能的发育：3 岁以前主要是使用对话语言、情景性语言和不连贯语言。3 岁以后由于参加了集体的活动，促进了语言交际功能的发育。4 岁以后儿童间的交谈大为增加，5 岁以后儿童在争吵中可以出现用语言辩论的形式。

2）语言概括和调节功能的发育：6 岁前的儿童语言概括能力低，6 岁以后才有明显的进步。语言的调节功能也是一个逐渐发育的过程，3 岁左右出现自言自语的形式，此时言语的调节功能才逐渐出现并发育。

（4）内部语言的发生发展：内部语言是语言的一种特殊形式，是指不出声的语言。其特点是发音隐蔽，语句简略。4 岁左右的儿童在游戏活动中所应用的语言由公开到隐蔽。6 岁女孩说出的语言明显减少，6～7 岁的幼儿已经能默默地用内部语言进行思考。

（四）儿童语言发育顺序

• 新生儿：啼哭是新生儿时期因饥饿、寒冷、口渴等不适引起的一种生理反射，是语言的雏形阶段。

• 2 个月：可发出几个单元音，如 a、i、o 等，能与成人进行交流的发音。

• 3～4 个月：可发出“哦、哦”、“啊、啊”等咿呀学语声，亦只反映心情愉快、怡然自乐的表现，有的还可能发出笑声，这只是语言的萌芽，还不能说是真正的语言。

• 4 个月：可笑出声，会大声叫；能咿呀学语；能主动对人或玩具发出咕噜声。

• 6 个月：喜欢对熟悉的人发声；开始出现唇辅音，如 da、ba、ma 等唇音，但只是无意识的发音，还不能理解爸、妈的含义。或者发出双元音，会发出咋舌声。开始对叫名字有反应。

• 8 个月：能发出重复的音节，如 mama、baba、dada 等。

• 9 个月左右：已经对语言感兴趣，可模仿成人发音，自己的唇、舌及发出的音逐渐协调起来，并开始懂得“再见”的意思。

• 10 个月：能够咿呀学语，对成人的要求有反应；会招手表示“再见”，或拍手表示“欢迎”。

• 12 个月：能听懂几样物品的名称；有意识地叫“爸爸”、“妈妈”；会学动物的叫声“汪汪”、“啊喔”等。真正对词的理解是从 1 岁左右开始的。

• 15 个月：能说出 6 个左右的词；会指自己或亲人的鼻子、眼睛、耳朵等身体部位；开始出现难懂的话。

• 18 个月：能说 10～20 个词；可用言语辅以手势和表情表达需要。

• 1 岁至 1 岁半：是语言发育迅速的时期，这时可说出物品的名称，如灯、碗及身体的部位如手、眼等。这时尚不能理解简单的词的含义，而且还能分辨成人说话的语调，分辨出严厉的声音和温柔的声音的区别。

• 21 个月：能说 20～30 个词；会说“不要”、“我的”；能正确地说出书中几个图画的名称，能将 2～3 个字组合在一起。

• 2 岁：能说 3～4 个字组合的组成的简单句，会用代词“我”、“你”。

• 2 岁半：会说 6～8 个字的复合句，不再说出难懂的话，能说短的歌谣。

• 3 岁：会说姓名、性别，知道 2～3 种颜色的名称，能回答成人的简单的问题。

• 4 岁：能说出较多的形容词和副词，喜欢向成人提问题。

• 5 岁：会用一切词类，知道生日。

• 6 岁：说话流利，句法正确。

2～3 岁是语言发育的关键时期，如果一个小儿是在正确的教育环境下，至 3 岁时还没有一定的口语表达能力，即为语言发育障碍，应该查找其原因。

（郭 津）

第二节 语言障碍的评定

语言障碍是指通过口语、书面、手势等形式来表达个人思想、感情、意见的能力出现缺陷，表现为听、说、读、写四个方面的各功能环节单独受损或两个以上环节共同受损。

语言障碍的常见类型有，构音障碍、失语症、语言发育迟缓、口吃等。

一、语言障碍的类型与特点

（一）构音障碍

构音障碍（dysarthria）是由于神经系统疾病、与言语有关的肌肉麻痹或收缩力减弱、或者是因运动不协调等原因所导致的言语障碍（darley）。此定义强调呼吸运动、共鸣、发音和韵律方面的变化，从大脑到肌肉本身的病变都可引起言语症状。

常见病因为，脑血管病、颅脑外伤、肿瘤、脑瘫、肌萎缩性侧索硬化症、重症肌无力、小脑损伤、帕金森病、多发性硬化症等，根据神经解剖和言语声学特点可区分为如下几类。

1. 痉挛性构音障碍（spastic dysarthria）

（1）原因：出现于中枢性运动障碍如脑血管疾病、假性球麻痹，脑瘫、脑外伤、脑肿瘤、多发性硬化等疾病时。

（2）运动障碍的性质：自主运动出现异常模式伴有其他异常运动，临床检查可见肌张力增高，深部腱反射亢进，病理反射阳性，无肌萎缩或失用性萎缩等。

（3）言语症状：说话费力，音拖长，不自然的中断，说话的音量及音调发生急剧变化，可有粗糙音，费力音，元音辅音歪曲，鼻音过重等现象。

2. 弛缓性构音障碍（relaxation dysarthria）

（1）原因：出现于周围性构音障碍如脑神经麻痹、球麻痹、肌肉本身障碍、进行性肌营养不良、外伤、感染、循环障碍、代谢性和变性性疾病时。

（2）运动障碍的性质：肌肉运动障碍，肌力低下，肌张力低下，腱反射减弱或消失，肌肉出现萎缩。

（3）言语症状：说话过程中出现不适宜的停顿；发气息音或辅音错误；鼻音减弱等。

3. 失调性构音障碍（tonal dysarthria）

（1）原因：出现于小脑系统障碍如小脑肿瘤、共济失调型脑瘫、多发性硬化，酒精中毒，外伤等疾病时。

（2）运动障碍的性质：运动不协调，肌张力低下，运动速度缓慢，出现震颤等症状。

（3）言语症状：元音、辅音歪曲较轻，主要以韵律失常为主，声音的高低强弱呆板、震颤；开始发声困难；说话的声音大，重音语调异常，语音中断明显等。

4. 运动过强性构音障碍

（1）原因：出现于锥体外系障碍如舞蹈病、肌震挛、不随意运动型脑瘫时。

（2）运动障碍的性质：异常的不随意运动。

（3）言语症状：构音器官的不随意运动破坏了有目的运动而造成元音和辅音歪曲，失重音，不适宜的停顿，产生费力音，声音强弱急剧变化，鼻音过重等。

5. 运动过弱性构音障碍（sports a weak dysarthria）

（1）原因：出现于锥体外系障碍如帕金森病等疾病时。

（2）运动障碍的性质：运动范围和速度受限，僵硬。

（3）言语症状：由于运动范围和速度受限。发音为单一音量，单一音调，重音减少，有呼吸音或失声现象。

6. 混合性构音障碍（mixed dysarthria）

（1）肌萎缩性侧索硬化症（ALS）

1）原因：常见于肌萎缩性侧索硬化症。

2）运动障碍的性质：上下运动神经元的退行性变化。言语表现特征为痉挛型和麻痹型变化。

3）言语症状：主要言语表现为鼻音化构音、气息音、言语速度减慢、舌的力量降低、音节的重复速度减慢。

（2）多发性硬化（MS）

1）原因：多发性硬化症。

2）运动障碍的性质：运动方面表现特征为共济失调和痉挛型变化。

3）言语症状：主要言语表现为音量控制失常、嗓音嘶哑费力、不适宜的音量控制、发音歪曲、不同程度的鼻音化构音、重音过强或语调发平。

（3）威尔森病

1）原因：运动系统多重障碍。

2）运动障碍的性质：运动方面表现特征为共济失调、运动减少和痉挛型的部分变化。

3）言语症状：主要言语表现为音量单一、音调单一、不适宜的停顿、发音急促和费力，鼻音化构音、辅音歪曲。不适宜的停顿与共济失调型相似。

7. 单侧上运动神经元损伤型

（1）原因：大脑单侧上运动神经元损伤，特别是额叶。

（2）运动障碍的性质：下列表现可能长期或短暂存在：病灶对侧颜面下部肌肉无力，面部下垂和病灶对侧唇舌无力。病灶对侧肢体远端无力。

（3）言语症状：在严重程度上倾向于表现为比较轻，主要为辅音发音不清，不规则的发音停顿，语速慢，粗糙或费力音，轻度鼻音化，部分语速快，过度重音或缺少重音变化，音量变低。一些严重病例可能合并失语症，失用症。

8. 其他类型的构音障碍

（1）器质性构音障碍：构音器官不存在运动障

碍，是由于其形态异常而产生的构音障碍，如腭裂等。

（2）功能性构音障碍：构音器官不存在任何运动障碍和形态异常，但发音存在异常。预后最好，训练后可治愈。如语言环境不利造成的异常发音等。

（3）发声障碍：是由于产生声源和呼吸的喉头调节存在器质或功能性异常。如：喉癌、喉返神经麻痹等导致发声器官的损伤而致发声困难。

另一方面，新生儿刚出生时以哭泣形式发音是一种危机警告功能。由于构音器官如喉、咽、舌、唇等都在颈部，所以如果颈部不能竖直，这些器官的控制、协调就无法完成。另外，这些器官也与呼吸和摄食功能密切相关。因此，除了姿势对构音器官有影响外，摄食的经验也为构音功能的发育奠定了基础。

（4）口吃：发音和发声不存在异常，但说话时常重复前面的单字，不能流畅地讲话。

（二）失语症

失语症（aphasia）是指某患儿在已经获得了语言能力之后，由于大脑功能受损所引起的语言功能丧失或受损。常见的病因有脑血管病、脑外伤、脑肿瘤、感染等，脑血管病是其最常见的病因。至少三分之一以上的脑卒中患者可产生各种言语障碍。

由于各种原因，如脑血管病或颅脑损伤等损害了大脑半球的语言中枢而致的语言障碍，包括感觉性失语、运动性失语、传导性失语等。主要临床表现有如下几种。

1. 听觉理解障碍 听理解障碍是失语症患者常见的症状，是指患者对口语的理解能力降低或丧失。根据失语症的类型和程度不同而表现出字词、短句和文章不同水平的理解障碍。

（1）语音识别障碍：患者能像常人一样听到声音，但听对方讲话时，对所听到的声音不能辨认，给人一种似乎听不见的感觉，患者可能会说听不懂对方的话或不断地让对方重复或反问，经纯音听力检查听力正常或仅有语音频率外的高频听力的减弱。典型的情况称为纯词聋，是临床上偶见的接受障碍。

（2）语义理解障碍：此种情况在失语症最多见，患者能正确辨认语音，但存在着反复的音义连续的中断以致部分或完全不能理解词意。常见于以下几种情况：在重症情况下，对日常生活的常用物品名称或简单的问候语不能理解；在中等程度时，患者理解常用的名词无困难，对不常用的词有困难，或者对名词无困难，但对动词不能理解；轻症患者往往在句子较长，内容和结构复杂时不能完全理解。

2. 口语表达障碍

（1）发音障碍：失语症的发音障碍和与言语产生有关的周围肌肉结构损害时的构音障碍不同，发音错误往往多变，这种错误大多由于言语失用所致。重症时仅可以发声，在中度时可见到随意说话和有意表达的分离现象，即刻意表达的语言明显不如随便说出的，模仿语言发音不如自发语言，且发音错误常不一致，可有韵律失调和四声错误。

（2）说话费力：一般常与发声障碍有关，表现为说话时语言不流畅，患者常伴有叹气、面部表情和身体姿势费力的表现。

（3）错语：常见有三种错语，即语音错语、词意错语和新语。语音错语是因素之间的置换，如将“鲜花”说成“香花”。词意错语是词与词之间的置换，如将“筷子”说成“勺子”。新词则是用无意义的词或新创造的词代替说不出的词，如将“铅笔”说成“磨小”。

（4）杂乱语：也称奇特语，在表达时，大量错语混有新词，缺乏实质词，以致说出的话使对方难以理解。

（5）找词和命名困难：指患者在谈话过程中，欲说出恰当词时有困难或不能，多见于名词、动词和形容词。在谈话中因找词困难常出现停顿，甚至沉默，或表现出重复结尾词、介词或其他功能词。所有患者都有不同程度的找词困难。如果患者找不到恰当的词来表明意思，而以描述说明等方式进行表达时，称为迂回现象。当面对物品或图片时，不能说出物品或图片名称为呼名障碍。

（6）刻板语言：常见于重症患者，可以是刻板单音，如“啪”“啪”，也可以是单词如“爸爸”，“人啊”“人啊”。这类患者仅限于刻板语言患者，即任何回答都以刻板语言回答，有时会出现无意义的声音。

（7）言语的持续现象：在表达中持续重复同样的词或短语，特别是找不到恰当的表达方式时出现，如有的患者被检查时，已更换了图片但仍不停地说前面的内容。

（8）模仿语言：一种强制性的复述检查者的话，称模仿语言，如检查者询问患者“你叫什么名字”，患者重复“你叫什么名字”。多数有模仿语言的患者还有语言的补完现象，例如：检查者说“1，2”，患者可接下去数数；检查者说“春眠不觉晓”患者接下去说“处处闻啼鸟”。有时补完现象只是自动反应，患者实际并不一定了解内容。

（9）语法障碍：失语法表达时多是名词和动词的罗列，缺乏语法结构，不能很完整地表达意思，类似电报文体，称电报式言语。语法错乱时句子中的实义词、虚词等存在，但用词错误，结构及关系紊乱。

（10）言语的流畅性与非流畅性：一般根据患者谈话的特点将失语的口语分为流畅性和非流畅性。

（11）复述：在要求患者重复检查者说的词句时，有复述障碍者不能准确复述检查者说出的内容。完全性失语患者，几乎完全不能复述。Broca失语患者表现为较长语句不能准确复述。有些类型的失语症可以较好地复述，如经皮质运动性失语、经皮质感觉性失语等。

3. 阅读障碍 因大脑病变致阅读能力受损称失读症。阅读包括朗读和文字的理解，两者可以出现分离现象。

（1）形、音、义失读：患者既不能正确朗读文字，也不理解文字的意义，表现为词与图的匹配错误或完全不能用词与图或实物配对。

（2）形、音失读：表现为不能正确朗读文字，但却理解其意义，可以按字词与图或实物配对。

（3）形、义失读：能正确朗读，却不理解文字的意义。失读患者对文字的阅读理解障碍也表现在语句的层级上，能正确朗读文字，文字与图匹配也正确，但组成句后不理解。

4. 书写障碍 书写不仅涉及语言本身，还有视觉、听觉、运动觉、视空间功能和运动参与其中，所以在分析书写障碍时，要判断书写障碍是否是失语性的，检查项目包括自发性书写、分列书写、看图书写、写句、描述书写、听写与抄写。失语症的书写障碍常有以下几种表现：

（1）书写不能：完全性书写障碍，可简单划一两划，构不成字形。

（2）构字障碍：写出的字看起来像改字，但有笔画增添或减少，或者写出字的笔画全错。

（3）镜像书写：见于右侧偏瘫用左手写字者，即笔画正确，但方向相反，可见写出的字与镜中所见相同。

（4）书写过多：类似口语表达中的言语过多，书写中混杂一些无关字、词或造句。

（5）惰性书写：写出一字词后，写其他词时，仍不停地写前面的字词，与口语的言语保持现象相似。

（6）象形书写：不能写字，只能以图表示。

（7）错误语法：书写句子出现语法错误，常与口语中的语法障碍相同。

（三）小儿语言发育迟缓

语言发育迟缓是指发育过程中的儿童语言发育没有达到其生活发育年龄的相应水平，但不包括由听力障碍而引起的语言发育迟缓及构音障碍等其他语言障碍类型。呈现语言发育迟缓的儿童多数具有精神即对周围人反应的发育延迟或异常。

语言发育迟缓的原因很多，如先天性的21-三体综合征、后天性疾病中的癫痫等。但是，相当数量的语言发育迟缓儿童即进行脑电图、CT等现代化医疗技术所能做到的所有检查，仍查不到原因，其典型表现是对周围人反应发育迟缓的孤独症。

一般认为，阻碍语言发育的主要因素有以下八点：

1. 听觉障碍 听觉对儿童的语言发育非常重要，如果在语言发育期间长期存在声音语言的输入障碍，如中度以上的听觉障碍状态，则语言信息的接受（理解）和发出（表达）等会受到影响，导致语言发育迟缓。其语言障碍程度与耳聋程度相平行。

2. 广泛性发育障碍 有自闭的特征，在社会性交往、交流以及认知等方面有障碍，总称为广泛性发育障碍。如果对作为语言交流对象的存在及语言刺激本身的关心不够，儿童语言发育必然会受到影响。被称为孤独症的儿童即是这一情况的典型。其行为方面的特征是视线不合，即使招呼他也无反应，专注于某一事物及保持某种行为（保持同意行为的欲望）等等，并且在语言症状方面，有反映语言（模仿语言）及与场合不符的自言自语、人称代词的混乱使用、没有抑扬顿挫的单调讲话方式等等。

3. 智力发育迟缓（精神发育迟缓） 精神发育迟缓在语言发育迟缓中所占比例最大，其定义为：在发育期间整体智能较正常平均水平显著降低，并伴有适应性行为障碍。

精神发育迟缓的诊断标准是：

（1）智能低下，比正常平均水平低两个标准差以上，IQ值不足70。

（2）存在与实际年龄相应的适应性行为的障碍。

（3）在发育期出现（18 岁以前）。

作为语言症状，其语言的接受和表达均较实际年龄迟缓，在学习过程中，语言的接受（理解）迟缓，导致语言的发出（表达）也迟缓。另外，模仿语言等语言症状在精神发育迟缓中也可见到。在行为方面多半有多动、注意力不集中等异常行为。

已知发生精神发育迟缓的原因很多。如染色体异常，胎儿期感染性疾病，新生儿窒息及重症黄疸等围产期障碍，脑炎及脑膜炎，先天性代谢异常，脑肿瘤等。但是，其病因清楚者不过20%，目前多数的精神发育迟缓原因不明。

4. 受语言学习限定的特异性障碍 即发育性运动性失语和发育性感觉性失语，所谓发育性运动性失语，即语言的接收（理解）与年龄相符但语言表达障碍。这样的病例预后良好，即使在 3 周岁时完全没有自发言语的患儿，在 6 岁时多能达到正常儿童的发育。

所谓发育性感觉性失语，是指对语言的接受（理解）和发出（表达）同时极度迟缓。这种病例的语言发育的预后不理想。最近发现，在局限于颞叶的颅内感染及抽搐性疾病中可产生这样的语言症状。

5. 语言环境脱离 在儿童发育的早期被剥夺或脱离语言环境可以导致语言发育障碍。比如长期完全被隔离的儿童或者贫民窟居住的儿童长期脱离语言环境而致语言发育迟缓。现已证实缺乏适宜的语言环境将影响正常的语言发育过程。

6. 构音器官的异常 所谓构音器官异常指的是以脑瘫为代表的运动障碍性疾病及以腭裂为代表的器质性病变等。这些因素单独或同时存在均会引起语言发育迟缓。

7. 学习障碍 学习障碍包含有三个特征：第一是虽然智能发育正常但仍然有些欠缺；第二是虽然个体十分努力，但在阅读、书写、计算等方面的能力仍存在困难，或是没有这些方面的能力；第三是推测有中枢神经系统方面的原因造成的这种障碍。

8. 注意缺欠/多动性障碍 注意缺欠/多动性障碍（ADHD）表现为注意力涣散，多动，不能保持坐位，有冲动的行为等特征。多倾向于家庭对孩子的失教，但并不只是家庭失教的问题，还存在有脑功能有异常的问题。

语言发育迟缓的主要表现：语言发育迟缓的儿童如果有精神发育及对周围人反应发育的障碍，如不会说话，只能说单词，言语不连贯，回答问题时出现鹦鹉学舌样表现等等。部分患儿还存在与别人缺少目光接触，烦躁、多动，不与小朋友玩等行为方面的表现。

当分析这些症状时，不仅要重视分析患儿对外界事物、状态的认识，符号化的内容（言语的理解、表达等），同时还要分析与他人的信息交流状况。

语言发育迟缓儿童的症状分类，是把正常儿童的语言发育阶段作为标准，与之比较来判定患儿的语言处于哪一阶段，根据患儿的类型特点和所处阶段制订康复计划。

二、语言功能的评定

语言功能的评定是通过与患者交谈和对其进行各项检查，对其结果给予评分。对语言障碍的性质、类型、原因做出诊断。并对其严重程度及恢复的可能性做出估计，制订出治疗方案、训练程序等。

（一）构音障碍评定

应用中国康复研究中心构音障碍评定法进行评定，该评定法是由李胜利等依据日本构音障碍检查法和其他发达国家构音障碍评定方法的理论，按照汉语普通话语音的发音特点和我国的文化特点于 1991 年研制而成。该评定法包括两大项：构音器官检查和构音检查。通过此方法的评定不仅可以检查出脑瘫患儿是否存在运动性构音障碍及程度，而且对治疗计划的制订具有重要的指导作用。

1. 构音器官检查

（1）目的：通过构音器官的形态和粗大运动检查确定构音器官是否存在器官异常和运动障碍。

（2）范围：包括肺、喉、面部、口部肌、硬腭、腭咽机制、下颌和反射等。

（3）用具：压舌板、手电筒、长棉棒、指套、秒表、叩诊槌、鼻息镜等。

（4）方法：首先观察安静状态下的构音器官状态，然后由检查者发出指令或示范运动，让患儿执行或模仿，检查者进行观察并对以下方面作出评定：

1）部位：构音器官的哪一部位存在运动障碍。

2）形态：构音器官的形态是否异常及有无异

常运动。

3）程度：判定异常程度。

4）性质：如发现异常，要判断是中枢性、周围性或失调性等。

5）运动速度：确认是单纯运动，还是反复运动，是否速度低下或节律变化。

6）运动范围：运动范围是否受限，协调运动控制是否不佳。

7）运动的力：确定肌力是否低下。

8）运动的精巧性、准确性和圆滑性：可以通过协调运动和连续运动来判断。

（5）检查说明：做每项检查前应向患儿解释检查目的，构音器官检查方法（表 10-2）按构音器官检查记录表（表 10-3）的要求检查和记录。

表 10-2 构音器官检查方法

Ⅰ. 呼吸（肺）

用具	说明	方法及观察要点
无	1. "坐正，两眼往前看"	患者的衣服不要过厚，较易观察呼吸的类型，观察是胸式、腹式、胸腹式。如出现笨拙、费力、肩上抬，应做描述
无	2. "请你平静呼吸"	检查者坐在患者后面，双手放在胸和上腹两侧感觉呼吸次数。正常人 16～20 次/分
无	3. "请你深吸气后，以最慢的速度呼气"	用放在胸腹的手，感觉患者是否可慢呼气及最长呼气时间，注意同时看表记录时间，呼气时发［f］、［s］
无	4. "请用最快的速度吸一口气"	仍用双手放在胸腹部感觉

Ⅱ. 喉功能

用具	说明	方法及观察要点
无	1.2. "深吸一口气然后发'啊'，尽量平稳发出，尽量长"	1. 不要暗示出专门的音调音量，按评定表上的项目评定，同时记录时间，注意软腭上提、中线位置 2. a. 正常或嘶哑，气息声急促，费力声、粗糙声及震颤 b. 正常或异常音调，低调 c. 正常或异常音量 d. 吸气时发声
无	3. "请合上我发的每一个音"	3. 随着不同强度变化发出高音和低音，评定患儿是否可以合上，按表上所列项目标记

Ⅲ. 面部

用具	说明	方法及观察要点
无	"请看着我"	这里指的是整个面部的外观，面部的绝对对称很可能不存在，不同的神经肌肉损伤，可具有不同的面部特征： a. 正常或不对称；b. 单侧或双侧麻痹；c. 单侧或双侧痉挛；d. 单侧或双侧眼睑下垂；e. 单侧或双侧口角下垂；f. 流涎；g. 扭曲，抽搐，鬼脸；h. 面具脸；i. 口式呼吸

Ⅳ. 口部肌肉检查

用具	说明	方法及观察要点
无	1. "看着我，像我这样做"（同时示范缩拢嘴唇的动作）	评定嘴唇： a. 正常或范围缩小 b. 正常或不对称

续表

用具	说明	方法及观察要点
无	2. “闭紧嘴唇，像我这样（示范5次），准备、开始”	**评定嘴唇：** 正常或接触力量降低（上下唇之间）
无	3. “像我这样龇牙” （示范2次）	**观察：**a. 正常范围或范围减小 b. 口角对称或偏移
带绒绳的钮扣	4. “请张开口，把这个钮扣含在唇后，闭紧嘴唇，看我是不是很容易地把它拉出来”	把指套放在钮扣上，把它放在唇后、门牙之前，患儿用嘴唇含紧钮扣后，拉紧线绳，逐渐增加力量，直到钮扣被拉出或显出满意的阻力 a. 正常阻力 b. 减弱

Ⅴ. 硬腭

用具	说明	方法及观察要点
指套、手电筒	“头后仰，张口”	把指套戴在一只手的示指上，用另一只手打开手电筒照在硬腭上，从前到后，侧面及四周进行评定，用示指沿中线轻摸硬腭，先由前到后，再由左到右 **观察指动：** a. 正常腭弓或高窄腭弓 b. 异常生长物 c. 皱褶是否正常 d. 黏膜下腭裂

Ⅵ. 腭咽机制

用具	说明	方法及观察要点
1. 手电筒	1. “张开口”	照在软腭上，在静态下评定软腭的外观及对称性 **观察要点：** a. 正常软腭高度或异常的软腭下垂 b. 分叉悬雍垂 c. 正常大小，扁桃体肥大或无腭扁桃体 d. 节律性波动或痉挛
2. 手电筒和小镜子或鼻息镜	2. “再张开你的嘴，尽量平稳和尽量长地发‘啊’（示范至少10秒），准备，开始”	照在软腭上，评定肌肉的活动，并把镜子或鼻息镜放在鼻孔下 观察要点： a. 正常中线无偏移或单侧偏移 b. 正常或运动受限 c. 鼻漏气 d. 高鼻腔共鸣，低鼻腔共鸣，鼻喷气声
3. 镜子或鼻息镜	3. “鼓起腮，当我压迫时不让气体从口或鼻子漏出”	把拇指放在一侧面颊上，把中指放在另一侧面颊，然后两侧同时轻轻的施压力，把鼻息镜放在鼻孔下 **观察要点：** 鼻或口漏气
4. 气球和小镜子	4. “努力去吹这个气球”	当患者企图吹气球时，把镜子放在鼻孔下 **观察要点：** 鼻或口漏气

Ⅶ. 舌

用具	说明	方法及观察要点
无	1. “请伸出你的舌头”	**评定舌外伸活动：** a. 正常外伸或偏移 b. 正常或外伸缩短。如有舌肌萎缩、肿物或其他异常要作记录
无	2. “伸出舌、尽量快地从一侧向另一侧摆动（示范至少3秒），开始”	评定速度、运动状态和范围 a. 正常或速度减慢 b. 正常或范围受限 c. 灵活、笨拙、扭曲或张力障碍性运动
无	3. “伸出舌，舔嘴唇外侧及上下唇”（示范至少3次）	**观察要点：** 活动充分、困难或受限

Ⅷ. 下颌（咀嚼肌）

用具	说明	方法及观察要点
无	“面对着我，慢慢地尽量大地张开嘴，然后像这样慢慢地闭上（示范三次），准备好，开始”	把一只手的示指、中指和无名指放在颞颌关节区（TMJ），评定下颌的运动是否沿中线运动或有无异常的下颌运动 **观察要点：** a. 正常或异常的下颌下拉 b. 正常或偏移的下颌上抬以及不自由的张力障碍性运动（TMJ）弹响或异常突起

Ⅸ. 反射

用具	说明	方法及观察要点
细棉絮	1. 患者睁眼，被检侧眼球向内上方注视	用细棉絮从旁边轻触侧角膜，引起眼睑急速闭合，刺激后闭合为直接角膜反射，同时引起对侧眼睑闭合为间接反射： 被检侧消失，直接反射（+） 对侧消失，间接反射（+） 反射类型：一侧三叉神经疾患 患侧直接反射（+） 间接反射（-） 反射类型：一侧面神经麻痹
叩诊槌	2. “下颌放松，面向前方”	将左手拇指轻放于下颌齿裂上，右手持叩诊槌轻叩拇指，观察其反射有无及强弱程度，轻度咬肌收缩或明显收缩为阳性，无咬肌收缩为阴性
叩诊槌	3. “双眼睁开向前看”	用叩诊槌轻叩眼眶，两眼轻闭或紧闭为阳性；无闭眼为阴性．左右有差异要记录
长棉棒	4. “仰起头，大张开口”	用长棉棒轻触咽弓周围，呕吐反应为阳性，无呕吐反应为阴性
纱布块	5. “伸出舌”	用纱布握住舌体突然向前拉舌，突然后缩为阳性．无后缩为阴性
叩诊槌	6. “口部放松”	轻叩唇周，向同侧收缩为阳性．不收缩为阴性，需注明左（L）、右（R）

表 10-3 构音器官检查记录表

Ⅰ. 呼吸

1. 呼吸类型：胸腹______胸______腹______

2. 呼吸次数 /分

3. 最长呼气时间______秒

4. 快呼吸：能________不能________

Ⅱ. 喉功能

1. 最长发音时间______秒

2. 音质、音调、音量

a. 音质异常______
嘶哑______
震颤______

b. 正常音调______
异常高调______
异常低调______

c. 正常音量______
异常音量______
异常过低______

d. 总体程度 0 1 2 3
气息声 0 1 2 3
无力声 0 1 2 3

e. 吸气时发声
费力声 0 1 2 3
粗糙声 0 1 2 3

3. 音调、音量匹配

a. 正常音调______
单一音调______

b. 正常音量______
单一音量______

Ⅲ. 面部

a. 对称______
不对称______

b. 麻痹（R/L）______

c. 痉挛（R/L）______

d. 眼睑下垂（R/L）______

e. 口角下垂（R/L）______

f. 流涎______

g. 怪相______扭曲______抽搐______

h. 面具脸______

i. 口式呼吸______

Ⅳ. 口部肌肉

1. 撅嘴
a. 缩拢范围正常______
缩拢范围异常______
b. 对称缩拢______
不对称缩拢______

2. 咂唇
a. 力量正常______
力量减低______
b. 口角对称______
口角不对称______

3. 示齿
范围正常______
范围缩小______

4. 唇力度
正常______
减弱______

Ⅴ. 硬腭

a. 腭弓正常______
高窄腭弓______

b. 新生物__________

c. 黏膜下腭裂______

1. 大体观察
a. 正常软腭高度______
软腭下垂（R/L）______
b. 分叉悬雍垂（R/L）
c. 正常扁桃体______
肥大扁桃体______
d. 节律性波动______
或痉挛______

2. 软腭运动
a. 中线对称______
b. 正常范围______
范围受限______
c. 鼻漏气______
d. 高鼻腔共鸣______
低鼻腔共鸣______
鼻喷气声______

3. 鼓颊
鼻漏气______
口漏气______

4. 吹
鼻漏气______
口漏气______

续表

Ⅵ. 舌			
1. 外伸	2. 舌灵活度	3. 舔唇左右侧	
a. 正常外伸_____	a. 正常速度_____	充分	
偏移（R/L）_____	速度减慢_____	不充分	
b. 长度正常_____	b. 正常范围_____	扭曲	
外伸减少_____	范围减少_____		
	c. 灵活_____		
	笨拙_____		
Ⅶ. 下颌			
1. 颌张开闭合	b. 正常上抬_____	c. 不平稳扭曲_____	d. 下颌关节杂音_____
a. 正常下拉_____	异常上抬_____	或张力障碍性运动_____	膨出运动_____
异常下拉_____			
2. 咀嚼范围			
正常范围_____			
减少_____			
Ⅷ. 反射			
1. 角膜反射_____	2. 下颌反射_____	3. 眼轮匝肌反射_____	
4. 呕吐反射_____	5. 缩舌反射_____	6. 口轮匝肌反射_____	

2. 构音检查 构音检查是以普通话语音为标准音，结合构音类似运动，对患儿的各个言语水平及其异常进行系统评定以发现异常构音。此检查对训练具有明显的指导意义，并对训练后的患儿进行再评定也有价值，可根据检查结果制订下一步的治疗方案。

（1）房间及设施要求：房间内应安静，没有可能分散患儿注意力的物品；光线充足、通风良好，应放置两把无扶手椅和一张训练台；椅子的高度以检查者与患儿处于同一水平为准。检查时，检查者与患者可以隔着训练台相对而坐，也可让患者坐在训练台的正面，检查者坐侧面。

（2）检查用具：单词检查用图卡50张、记录表、压舌板、卫生纸、消毒纱布、吸管、录音机、鼻息镜。上述检查物品应放在一清洁小手提箱内。

（3）检查范围及方法

1）会话：可以通过询问患儿的姓名、年龄等，观察是否可以说，音量、音调变化是否清晰，有无气息音、粗糙声、鼻音化、震颤等。一般5分钟即可，需录音。

2）单词检查：此项由50个单词组成，根据单词的意思制成50张图片，将图片按记录表中词的顺序排好或在背面注上单词的号码，检查时可以节省时间。表中的所有单词和文章等检查项目均用国际音标，记录采用国际音标，无法用国际音标记录的现象要尽量描述。检查时首先向患儿出示图片，让患儿根据图片的意思命名，不能自述可复述引出，要边检查边将检查结果记录（表10-4）。

表10-4 构音障碍记录

表达方式	判断类型	标记
自述引出、无构音错误	正确	○（画在正确单词上）
自述、由其他音替代	置换	—（画在错误音标之下）
自述、省略、漏掉音	省略	/（画在省略的音标上）
自述、与目的音相似	歪曲	△（画在歪曲的音标上）
歪曲严重、很难判定说出是哪个音	无法判断	×（画在无法分辨的音标上）
复述引出		( )（画在患者复述出的词上）

3）音节复述检查：音节复述表是按照普通话发音方法设计，共140个音节，均为常用和比较常用的音节，目的是在患儿复述时，观察发音点同时注意患儿的异常构音运动，发现患儿的构音特点及规律。方法为检查者说一个音节，患者复述，标记方法同单词检查，同时把患者异常的构音运动记入构音操作栏，确定发生机制，以利于制订训练计划。

4）文章水平检查：通过在限定连续的言语活动中，观察患儿的音调、音量、韵律、呼吸运动。选用的文章通常是一首儿歌，患儿有阅读能力者自己朗读，不能读者由复述引出，记录方法同前。

5）构音类型运动检查：依据普通话的特点，选用有代表性的15个音的构音类似运动［f］（f），［p］［b］，［p'］（p），［m］（m），［s］（s），［t］（d），［t'］（t），［n］（n），［l］（l），［k］（g），［k'］（k），［x］（h）等。

方法：检查者示范，患者模仿，观察患者是否可以作出，在结果栏的“能”与“不能”项标出。此检查可发现患者构音异常的运动基础，例如一个不能发［p］的患者，在此项检查时发现其不能作鼓腮、叩腮吐气的运动，就要在此栏标出，这对今后训练有重要意义。

（4）结果分析：将前面单词、音节、文章、构音运动检查发现的异常分别加以分析，共8个栏目。

1）错音：是指出现错误发音。

2）错音条件：在什么条件下发成错音，如词头以外或某些音结合时。

3）错误方式：所发成的错音方式异常。

4）一贯性：包括发声方法和错法，患儿的发音错误为一贯性的，就在发音错误栏内以“+”表示，比如在所检查的词语中把所有的［p］均发错就标记“+”，反之，有时错误，有时又是正确的，就标记“-”。

5）错法：指错时的性质是否恒定，如把所有的［k］均发成［t］表示恒定，以“+”表示；反之，如有时错发为［t］有时错发为别的音，就用“-”表示。

6）被刺激性：在单词水平出现错误时，如用音节或音素提示能纠正，为有刺激性，以“+”表示；反之则为无刺激性，以“-”表示。

7）构音类似运动：可以完成规定音的构音类似运动以“+”表示，不能完成以“-”表示。

8）错误类型：根据临床上发现的构音异常总结出常见错误类型共14种，即省略、置换、歪曲、口唇化、齿背化、硬腭化、齿龈化、送气音化、不送气化、边音化、鼻音化、无声音化、摩擦不充分和软腭化等。

（二）语言发育迟缓评定

1. 评定目的 评定的主要目的是发现和确定是否存在语言发育迟缓及类型，患儿的语言处于哪一阶段，并为制订训练计划提供依据。

2. 评定内容

（1）汉语儿童语言发育迟缓评价法：脑瘫语言发育迟缓的评定主要应用“S-S语言发育迟缓评价法”，该评价法是日本音声言语医学会于1987年制定，1989年正式更名为S-S（sign-significance relation）语言发育迟缓评价法，简称S-S法。1991年，中国康复研究中心将此方法引进中国，并按照汉语的语言特点和文化习惯研制了汉语版S-S评价法，于2001年正式应用于临床。

（2）听力检查：脑瘫患儿听觉障碍率很高，因听觉异常导致语言的输入过程受阻，而影响到语言的输出困难，临床上可表现为听力低下、吐字不清等。因此，脑瘫儿童的听力检查应作为临床常规检查。

（3）图片词汇测验（Peabody picture vocabulary test，PPVT）：该测验通过听觉和视觉来了解儿童的词汇能力，评估语言智能。适用于语言表达能力有困难的儿童。

（4）韦氏儿童智力量表（Wechsler intelligence scale for children，WISC）和韦氏学前儿童智力量表（Wechsler preschool and primary scale of intelligence，WPPSI）：测查儿童智力水平（语言和操作）以及儿童的各项具体能力，如记忆、计算、知识和思维等。目前，它是儿童智力评估及智力低下诊断的主要方法。

（5）伊利诺斯心理语言能力测验（Illinois test of psycholinguistic abilities，ITPA）：该检查以测查能力为主，并且从儿童交往活动的侧面来观察儿童的智力活动情况。应用范围为3岁~8岁11个月。

（6）构音障碍检查：语言发育迟缓的脑瘫儿童也可存在发音和言语困难，因此，需要判断患儿的哪些音不能发，发哪些音时出现歪曲音、置换音等，并要掌握其问题的基础是否为运动障碍，特别是口、舌的运动功能障碍，发声时间，音量、音调的变化，另外还要评定患儿的口腔感觉能力等。

（三）汉语儿童语言发育迟缓评定

1. S-S 法 检查内容包括符号形式与内容指示关系、基础性过程、交流态度三个方面。以言语符号与指示内容的关系评价为核心，比较标准分为5个阶段（表10-5）。将评价结果与正常儿童年龄水平相比较，即可发现脑瘫儿童是否存在语言发育迟缓。

（1）阶段1——事物、事物状态理解困难阶段：此阶段语言尚未获得，并且对事物、事物状态的概念尚未形成，对外界的认识尚处于未分化阶段。此阶段对物品的抓握、舔咬、摇动、敲打一般无目的性，例如，拿起铅笔不能够做书写操作而放到嘴里舔咬；另外，自己的要求不能用某种手段表现。这个阶段的儿童，常可见到身体左右摇晃、摇摆、旋转等，正在干什么突然停住，拍手或将唾液抹到地上、手上等反复的自我刺激行为（表10-5）。

表10-5 符号形式与指示内容关系阶段

阶段	内容
第一阶段	对事物、事态理解困难
第二阶段	事物的基础概念
2-1	功能性操作
2-2	匹配
2-3	选择
第三阶段	事物的符号
3-1	手势符号（相关符号）
3-2	言语符号
	幼儿语言（相关符号）
	成人语言（任意性符号）
第四阶段	词句，主要句子成分
4-1	两词句
4-2	三词句
第五阶段	词句，语法规则
5-1	语序
5-2	被动语态

（2）阶段2——事物的基本概念阶段：此阶段虽然也是语言未获得阶段，但是与阶段1不同的是能够根据常用物品的用途大致进行操作，对于事物的状况也能够理解，对事物开始概念化。此时可以将人领到物品面前出示物品，向他人表示自己的要求。包括从初级水平到高级水平的三个阶段，即阶段2-1：事物功能性操作；阶段2-2，匹配；阶段2-3，选择。其中匹配与选择都是利用示范项进行操作，因为检查顺序不同，对儿童来说意义也不同，因此分为2项。

1）阶段2-1——事物功能性操作：此阶段儿童能够对事物进行功能性操作，例如：拿起电话，让儿童将听筒放到耳朵上，或令其拨电话号码等基本操作，在生活中，如穿鞋、戴帽等，只要反复练习，会形成习惯。检查分三项进行，即事物、配对事物及镶嵌板。

2）阶段2-2——匹配：在日常生活当中不难判断是否有“匹配行为”，如果能将2个以上物品放到合适的位置上的话，可以说“匹配行为”成立。例如：将书放到书架上（或书箱里），将积木放到玩具箱里，像这样将书和积木区别开来放到不同的地方为日常生活场面，在这样的场面中是很容易将“匹配行为”引出来的。

3）阶段2-3——选择：当他人出示某种物品或出示示范项时，儿童能在几个选择项中将出示物或与示范项有关的物品适当的选择出来。与阶段2-2匹配不同的是前者是儿童拿物品去匹配示范项，而本项则是他人拿着物品或出示物品作为示范项。

（3）阶段3——事物的符号阶段：符号形式与指示内容关系在此阶段开始分化。语言符号大致分为两个阶段：即具有限定性的象征性符号，也就是手势语阶段和幼儿语及与事物的特征限定性少的、任意性较高的成人语阶段。

1）阶段3-1——手势符号：开始学习用手势符号来理解与表现事物，可以通过他人的手势开始理解意思，还可以用手势向他人表示要求等。

手势语与幼儿语并不是同一层次的符号体系。手势符号为视觉→运动回路，而幼儿语用的是听力→言语回路，因为听力→言语回路比视觉→运动回路更难以掌握，所以将此两项分开为阶段3-1（手势符号）及阶段3-2（言语符号）。

2）阶段3-2——言语符号：是将言语符号与事物相联系的阶段，但是事物的名称并不都能用手势语、幼儿语、成人语来表达。①能用三种符号表达的，例如：“剪刀”，用示指与中指同时伸开做剪刀剪物状（手势语）；手势语和“咔嚓、咔嚓”声同时（幼儿语）；“剪刀”一词（成人语）。②无幼儿语，只能用手势语及成人语表达的（例如：“眼镜”）。③只能用幼儿语及成人语表达的（例如“公鸡”）。④仅能用成人语表达的。在理论上儿童是按 a→b→c→d 顺序来获得言语符号的。

在检查中，阶段3-2共选食物、动物、交通工具和生活用品方面名词16个，身体部位6个，动词5个，表示属性的2个种类。阶段3-1手势符号的检查词汇中，使用的是阶段2（事物的基本概念）中用的词汇以及阶段3-2（言语符号）词汇中的手势语。

（4）阶段4——词句、主要句子成分：本阶段能将某事物、事态用2~3个词组连成句子。此阶段中又按两词句和三词句分成两个阶段。

1）阶段4-1——两词句：开始学习用2个词组合起来表现事物、事态的阶段。儿童在此阶段能够理解或表达的两个词句各种各样，在本检查法中仅举了四种形式，即：[属性（大、小）+事物]、[属性（颜色）+事物]、[主语+宾语]、[谓语+宾语]。

在日常生活中，如不设定一定的场面检查是很困难的。另外，注意选择项图片不宜太多，否则儿童进行起来很困难。

2）阶段4-2——三词句：此阶段与阶段4-1相同，但考虑到句子的多样化，在此仅限定两种形式，即[属性（大小）+属性（颜色）+事物]，例如：大红帽子、小黄鞋等；[主语+谓语+宾语]，例如：宝贝吃苹果。

另外，在阶段5中也有三词句，但有所不同，阶段4的句型是非可逆句，主语与宾语不能颠倒，如：“宝贝吃苹果”，不能为“苹果吃宝贝”。

（5）阶段5——词句、语法规则：能够理解三词句表现的事态，但是与阶段4-2的三词句不同的是所表现的情况为可逆。5-1阶段为主动语态，如：“小狗追兔子”。5-2阶段为被动语态，此阶段中要求能理解事情与语法规则的关系，如：“兔子被小狗追”等。

2. 检查用具（表10-6）

表10-6 检查用具

检查用具及图片目录			数量
实物		帽子、鞋、牙刷、玩具娃娃	4
		电话—听筒、鼓—鼓槌、茶壶—茶杯	3
镶嵌板		鞋、剪刀、牙刷	3
操作性课题用品		小毛巾、小玩具、小球、积木6块、装小球容器1个、3种图形镶嵌板、6种图形镶嵌板、10种拼图	
图片	日常用品	鞋、帽子、眼镜、手表、剪子、电话	6
	动物	象、猫、狗	3
	食物	面包、香蕉、苹果、米饭	4
	交通工具	飞机、火车、汽车	3
	身体部位	眼、嘴、手、鼻、耳、脚	6
	动词	睡觉、洗、吃、哭、切	5
	大小	帽子（大、小）	2
	颜色	红、黄、绿、蓝	4
	词句	（妈、弟）+（吃、洗）+（香蕉、苹果）	8
	大小+颜色+事物	大小+红黄+（鞋、帽）	8
	言语规则	（小鸡、乌龟、猫）+（小鸡、乌龟、猫）+追	6

3. 评定结果分析 检查结束后，要对检查结果与各种信息如磁共振、CT结果等进行综合评定、诊断。

（1）评定总结：将S-S法检查结果显示的阶段与实际年龄语言水平阶段进行比较，如低于相应阶段，可诊断为语言发育迟缓，各阶段与年龄的关系见表10-7、表10-8。

表 10-7 符号形式—指示内容的关系及年龄阶段

年龄	1.5~2.0 岁	2.0~2.5 岁	2.5~3.5 岁	3.5~5 岁	5~6.5 岁
阶段	3-2 言语符号	4-1 主谓+动宾	4-2 主谓宾	5-1 语序规则	5-2 被动语态

表 10-8 基础性过程检查结果（操作性课题）与年龄阶段对照表

年龄	镶嵌图像	积木	描画	投入小球及延续性
5 岁以上			◇	
3 岁 6 个月～4 岁 11 个月			△、□	
3 岁～3 岁 5 个月	10 种图形 10/10+		+、○	
2 岁～2 岁 5 个月	10 种图形 7/10+	隧道		
1 岁 9 个月～1 岁 11 个月	6 种图形 3/6～4/6	排列	|、—	
1 岁 6 个月～1 岁 11 个月	3 种图形 3/3+	堆积	+	
1 岁～1 岁 5 个月				部分儿童+

（2）分类：

1）按交流态度分类：分为两群，即Ⅰ群，交流态度良好；Ⅱ群，交流态度不良。

2）按言语符号与指示内容的关系分群：分为ABC 三个主群。但是，要注意到这种分群并不是固定不变的，随着语言的发展，有的从某一症状群向其他的症状群过渡。原则上适用于实际年龄 3 岁以上儿童。

根据言语符号与指示内容的相关检查和操作性课题（基础性过程）的完成情况比较，将以上的 A 和 C 群又分为 6 个亚群。①A 群：言语符号尚未掌握，符号与指示内容关系的检查在 3-1 阶段以下，不能理解口语中的名称。A 群 a：操作性课题与符号形式与指示内容的相关检查均落后于实际年龄。A 群 b：操作性课题好于符号形式与指示内容的相关检查。②B 群：无亚群，但应具备以下条件和言语表达困难：条件：a. 实足年龄在 4 岁以上。b. 词句理解在 4-1 阶段以上。c. 一般可以用数词表达。d. 言语模仿不可，或有波动性。e. 上述 b～d 的状态，持续 1 年以上。f. 无明显的运动功能障碍。③C 群：语言发育落后于实际年龄，言语符号与指示内容相关检查在 3-2 阶段以上。亚项分类：C 群 a：动作性课题和言语符号与指示内容相关的理解和表达全面落后。动作性课题 = 言语符号的理解 = 表达。C 群 b：动作性课题好于言语符号与指示内容的相关情况。动作性课题 > 言语符号的理解 = 表达。C 群 c：言语符号的理解好于表达，操作性课题检查基本与言语符号理解相当。动作性课题 = 言语符号的理解 > 表达。C 群 d：言语符号表达尚可，但理解不好，此亚群多见于孤独症或有孤独倾向的儿童。

4. 进食功能检查与评定 进食功能与说话的关系十分密切，脑瘫儿童的进食功能发育较正常儿童常延迟，并常伴有下颌、口唇、舌、软腭的运动异常，因此需对进食的各个功能进行观察和评定。

5. 全身姿势与运动功能 因为全身姿势与运动功能的正常与否，可影响发声及语言的形成，所以进行语言功能评定的第一步必须对患儿的姿势与运动状态作出评定。

要注意因全身姿势与运动对发音的影响，包括头部的控制情况、有无角弓反张、有无不随意运动、做主动运动或兴奋时肌肉紧张度的改变情况等。

可通过对手的运动功能的检查来发现随意运动等情况，观察手的粗大动作与精细动作完成的情况，特别是精细动作，如对指动作、捏小球、拼画板、拿勺等；观察手的模仿动作，如再见、拍手、接东西等。

6. 构音功能的评定

（1）语言的理解能力评定：通过对动作、事物分类、语言、文字等的理解能力评定。

（2）语言表达能力

1）判定某种程度的表达能力发音功能检查与评定。

2）检查声音的大小、高低、音质、流畅度、从意欲发音到发音所需要的时间、发音持续时间、发音吸气情况以及随意性发音停顿检查等。

7. 构音的具体检查方法 构音检查是以普通话语音为标准音，结合构音类似运动对语言进行系统评定的方法。

（1）检查用具：手电筒，单词卡片（50张），记录表，小镜子，卫生纸，吸管、录音机。

（2）检查范围：包括会话、单词检查、音节复述检查、文章检查、构音类似运动检查。

1）对会话的观察：主要观察患儿是否能说、发音；发音时声音质量；对口语的理解能力。

2）应用单词检查：应用50个单词，在听患儿读单词时听其读音的情况，我国常用的单词如下：

[踢足球、穿衣、背心、布鞋、草帽、人头、围巾、脸盆、热水瓶、牙刷、茶杯、火车、碗筷、小草、大蒜、衣柜、沙发、手电筒、自行车、照相、天安门、耳朵、台灯、缝纫机、电冰箱、书架、太阳、月亮、钟表、母鸡、歌唱、女孩、熊猫、白菜、皮带、短裤、划船、下雨、摩托车、擦桌子、知了、绿色、黄瓜、牛奶、西红柿、菠萝、扫地、开车、圆圈、解放军]

3）应用文章检查：让患儿阅读如下文章，了解阅读中的问题。

[冬天到，冬天到，北风吹，雪花飘，小朋友们不怕冷，排起队来做早操，伸伸臂，弯弯腰，锻炼锻炼身体好]

8. 观察的项目

（1）部位：哪一部位存在运动障碍。

（2）形态：是否异常或有异常运动。

（3）程度：判定异常程度。

（4）性质：判定是中枢性、周围性或失调性。

（5）运动速度：是否有运动低下。

（6）运动范围：运动是否受限，协调运动不佳。

（7）运动的力量：相关肌肉肌力是否降低。

（8）运动的精巧性：正确性、圆滑性；可通过协调运动和连续运动判断。

最后将前面单词，音节文章构音类似运动检查发现分别记录并结合构音器官检查结果加以分析，确定构音异常的类型和基础。

9. 其他相关检查

（1）发声空气力学检查（喉发声检查）。

（2）CT、MRI检查。

（3）听力检查。

10. 常见的构音异常

（1）省略：将布鞋（bu xie）说成为物鞋（wu xie），省略了b。

（2）置换：将苹果（ping guo）说成为停果（ting guo），用t置换了p。

（3）歪曲：将大读成类似“大”中的“d”的声音，但并不能确定为置换的发音。

（4）口唇化：将相当数量的辅音发成“b，p，f”的音。

（5）齿背化：将相当数量的辅音发成“z，c，s”的音。

（6）硬腭化：将相当数量的辅音发成“zh，ch，sh”和“j，p，x”的音。

（7）齿龈化：将相当数量的辅音发成“d，t，n”的音。

（8）送气音化：将布鞋（bu xie）说成为铺鞋（pu xie），将bu发成pu。将多数不送气音发成送气音。

（9）不送气化：将大蒜（da suan）说成为踏蒜（ta suan），将踏（ta）发成大（da）音。

（10）边音化：将相当数量的音发成“l”的音。

（11）鼻音化：将怕（pa）发成那（na）的音。

（12）无声音化：发音时部分或全部音只见有构音器官活动但无声音。

（13）摩擦不充分：发（fa）音时摩擦不充分而不能形成清晰的摩擦音。

（14）软腭化：齿背音、前硬腭音发成“g，k”的音。

（四）失语症的评定

1. 评定目的

（1）系统全面的语言检查发现患者是否有失语症及其程度、鉴别各类型的失语，为制定治疗计划提供依据。

（2）通过对失语的评定进行对失语的病因学研究以及认知和交往能力方面进行研究。

在对失语症的评定中，听觉理解和口语表达是语言最重要的方面，是检查的重点。

2. 评定的方法 世界各国都有各自的评定方法，在此介绍的是中国失语症检查法（CRRCAE），此失语检查是参考了日本的标准失语症检查，经中国康复中心语言治疗科按照汉语的语言特点设计，1990年编制完成，已经对一部分正常人和非失语症患者进行了测试得出常模，正式用于临床。

（1）检查项目：此检查由30个分测验组成，分为9个大项目，包括听理解、复述、说、出声读、阅读理解、抄写、描写、听写和计算。此检查只适合成人失语症患者，所以在此简单介绍。在大多数项目中采用了6等级评分标准，在患者的反应时间和提示方法都有比较严格的要求，除此之外，还设定了中止标准。本检查是通过语言的不同模式来观察反应的差异，为避免检查太繁琐，在一些不同项目中使用了相同词语。

为了尽量避免和减少患者由此造成对内容的熟悉，在图的安排上有意设计了一些变化。使用此检查以前要掌握正确的检查方法。一般是由参加过培训或熟悉检查内容的检查者来进行检查。

（2）失语症严重程度评定：BDAE失语症严重程度分级标准

- 0级：无有意义的言语或听觉理解能力。
- 1级：言语交流中有不连续的言语表达，但大部分需要听者去推测、询问或猜测；可交流的信息范围有限，听者在言语交流中感到困难。
- 2级：在听者的帮助下，可能进行熟悉话题的交谈，但对陌生话题常常不能表达出自己的思想，使患者与检查者都感到进行言语交流有困难。
- 3级：在仅需少量帮助下或无帮助下，患者可以讨论几乎所有的日常问题。但由于言语和（或）理解能力的减弱，使某些谈话出现困难或不大可能。
- 4级：言语流利，但可观察到有理解障碍，但思想和言语表达尚无明显限制。
- 5级：有极少可分辨得出的言语障碍，患者主观上可能有点困难，但听者不一定能明显觉察到。

（郭 津）

第三节 构音障碍的治疗

一、轻度至中度构音障碍的治疗

轻度至中度病变时，有时听不懂或很难听懂和分辨患者的言语表达。虽然上面列举了不同类型的构音障碍，但是从治疗学的观点看，往往针对的是异常的言语表现而不是构音障碍的类型。言语的发生是受神经和肌肉影响的，所以姿势、肌张力、肌力和运动协调的异常都会影响到言语的质量。言语治疗应从改变这些状态开始，而这些状态的纠正会促进言语的改善。

关于康复生理的途径，学者们强调按：①呼吸；②喉；③腭和腭咽区；④舌体；⑤舌尖；⑥唇；⑦下颌运动的顺序一个一个地解决。要分析这些结构与言语产生的关系，决定治疗从哪一步开始和先后的顺序。这种顺序是根据构音器官和构音评定的结果来确定的。构音评定所发现的异常部位便是构音训练的重点部位。构音评定可发现哪些音可以发，哪些音不能发，哪些音不清楚等，这就决定了构音训练时的发音顺序。一般来说应遵循由易到难的原则。

（一）构音改善的训练

1. 舌唇运动训练 通过构音器官检查，可以发现几乎所有患者都存在舌唇的运动不良，它们的运动不良会使所发的音歪曲、置换或难以理解。所以要训练患者唇的张开、闭合、前突、缩回，舌的前伸、后缩、上举、向两侧的运动等。

训练时要面对镜子，这样会使患者便于模仿和纠正动作，对较重患者可以用压舌板和手法协助完成。另外，可以用冰块摩擦面部、唇以促进运动，每次一两分钟，每日3~4次。

2. 发音的训练 待患者可以完成以上的动作后，要让其尽量长时间地保持这些动作，如双唇闭合、伸舌等，随后做无声的构音运动，最后轻声地引出靶音。原则是先训练发元音，然后发辅音，辅音先由双唇音开始，如［P］、［P′］、［m］等。待能发辅音后，要训练将已掌握的辅音与元音相结合，也就是发无意义的音节［pa］、［pá］、［ma］、［fa］。这些音比较熟练后，就采取元音加辅音再加元音的形式，最后过渡到单词和句子的训练。在训练发音之前，一定要依据构音检查中构音类似运动的检查结果，让患者掌握了靶音构音类似运动后，才能进行此项训练。如构音检查时发现有明显的置换音，可以通过手法协助使音发准确后，再纠正其他音，这样做的效果较好。

3. 减慢言语速度 轻至中度患者可能表现为绝大多数音可以发，但由于痉挛或运动不协调而使多数音发成歪曲或失韵律。这时可以利用节拍器控制速度，由慢开始逐渐变快，患者随节拍器的节拍音发音可以增加可理解度。节拍的速度根据患者的具体情况决定。如果没有节拍器，也可以由治疗师轻拍桌子，患者随着节律进行训练。但这种方法不适合重症肌无力的患者，因为会进一步使肌力减弱。

4. 辨音训练 患者对音的分辨能力对正确发音很重要，所以要训练患者对音的分辨。首先要能分辨出错音，可以通过口述或放录音，也可采取小组训练形式，由患者说一段话，让其他患者评议，最后由治疗师纠正，效果很好。

5. 利用患者的视觉途径 如患者的理解能力

很好，要充分利用其视觉能力，如可以通过画图让患者了解发音的部位和机制，指出其主要问题所在并告诉他准确的发音部位。此外，也可以结合手法促进准确的发音，首先是单音，然后是拼音、四声、词、短句。还可以给患者录音、录像，让患者一起对构音错误进行分析。

（二）克服鼻音化的训练

鼻音化（hypernasality）是由于软腭运动不充分，腭咽不能适当闭合，将鼻音以外的音发成鼻音。治疗的目的是加强软腭肌肉的强度。

1. “推撑”疗法 具体的做法是患者两手掌放在桌面上向下推时、两手掌由下向上推时、两手掌相对推时或两手掌同时向下推时发［au］的声音。随着一组肌肉的突然收缩，其他肌肉也趋向收缩，增加了腭肌的功能。这种疗法可以与打哈欠和叹息疗法结合应用，效果更好。另外，也可以训练发舌后部音，如［ka］、［kei］、［ka］、［kei］等，来加强软腭肌力。

2. 引导气流法 这种方法是引导气流通过口腔，减少鼻漏气。如吹吸管、吹乒乓球、吹喇叭、吹哨子、吹奏乐器、吹蜡烛、吹羽毛、吹纸张，都可以用来集中和引导气流。如用手拿着一张中心有洞或画有靶心的纸，接近患者的嘴唇，让患者通过发［u］声去吹洞或靶心，当患者持续发音时，把纸慢慢向远处移，一方面可以引导气流，另一方面可以训练患者延长吹气。

3. 使用腭托 当软腭下垂导致重度鼻音化构音，而且训练无效时，可以采用腭托来改善鼻音化构音。

（三）克服费力音的训练

这种音是由于声带过分内收所致，听起来喉部充满力量，声音好似从其中挤出来似的。因此，主要的治疗目的是获得容易的发音方式，打哈欠的方法很有效。具体做法是让患者处在一种很轻的打哈欠状态时发声，理论上打哈欠可以完全打开声带而停止声带的过分内收。开始时让患者打哈欠并伴随有呼气，当成功时，在打哈欠的呼气相再教他发出词和短句。另一种方法是训练患者随着［X］发音，由于此音是由声带的外展产生，因此可以用来克服费力音。此外，头颈部为中心的放松训练也可以应用。方法是让患者设想他的头是空铁球，让头“掉进”胸腔然后从前到后慢慢旋转，同时发声。这种头颈部放松可以产生较容易的发声方式。头颈、喉的松弛性生物反馈也有良好作用，可以减轻费力音，同时也可以减轻鼻音化构音。另外，咀嚼训练可以使声带放松并产生适当的肌张力，训练患者咀嚼时发声，利用这些运动使患者发出单词、短句和对话。

（四）克服气息音的训练

气息音的产生是由于声门闭合不充分引起，因此主要克服途径是在发声时关闭声门。前面所述的“推撑”方法可以促进声门闭合；另一种方法是用一个元音或双元音结合辅音和另一个元音发音，如［ama］、［eima］等，再用这种元音和双元音诱导发音的方法来产生词、词组和句子。对单侧声带麻痹的患者，注射硅可以用来增加声带的体积，当声带接近中线时，可能会产生较好的声带震动。

（五）语调训练

通过构音检查可以发现患者的音调特征，多数患者表现为音调低或单一音调，训练时要指出患者的音调问题，训练者可以由低到高发音，乐器的音阶变化也可以用来克服单一的音调。另外，也可以用“可视语言音量训练器”（visi-pitch）帮助训练，患者可以通过仪器监视器上的曲线升降调节音调。

（六）音量训练

呼吸是发音的动力，自主的呼吸控制对音量的控制和调节也极为重要。因此，要训练患者强有力的呼吸并延长呼气的时间。另外，对儿童可以利用声控的玩具训练，此种训练玩具有控制音量的开关，可将音量由高至低进行调节，有效地改善患儿的音量。成人可使用具有监视器的语言训练器，患者在发音时观看监视器的图形变化以训练和调节发音的音量。

二、重度构音障碍的治疗

重度构音障碍是严重的肌肉麻痹使运动功能严重障碍而难以发声，在构音检查的项目中只能完成个别音节的复述和个别音节的部分构音类似运动，而且不充分，构音器官检查中的绝大多数项目均不能完成。这类患者多见于两种情况：一种是处于急性期的患者；另一种见于病程长、病情重并已形成后遗症或病情逐渐加重的退行性病变的患者，如肌萎缩性侧索硬化症和多发性硬化症等。前一种适合用言语辅助装置确保进行交流的同时利用手法辅助进行呼吸和构音训练；后一种往往适合用各种类型的交流辅助系统以保证交流，构音训练常难以收效。

（一）手法

适合于重度构音障碍无法进行主动运动或自主运动控制很差的患者，通过手法可以使患者逐步自主完成构音运动。

1. 呼吸 这类患者往往呼吸很差，特别是呼气相短而弱，很难在声门下和口腔形成一定的压力，呼吸的训练应视为首要训练项目。训练时可以采用卧位和坐位进行。采取仰卧位时双下肢屈曲，腹部放松。患者要放松并平稳地呼吸，治疗师的手平放在患者的上腹部，在呼气末时，随着患者的呼气动作平稳地施加压力，通过横膈的上升运动使呼气相延长，并逐步让患者结合［f］、［xa］等发音进行。如患者可以坐稳可采用坐位，鼓励患者放松，治疗师站在患者前方，两手置于胸廓的下部，在呼气末轻轻挤压使呼气逐渐延长。注意力量不要过大，老年人或伴有骨质疏松的患者不宜采用此法。

2. 舌训练 重度患者舌的运动严重受限，无法完成前伸、后缩、上举、侧方运动等。上运动神经元损伤患者，舌为僵硬状态；下运动神经元损伤患者，舌表现为软瘫并存在舌肌的萎缩。治疗时在手法的应用上不同，上运动神经元损伤的训练要适当，避免过度训练，否则会出现运动功能下降的现象。具体方法是治疗师戴上指套或用压舌板协助患者做舌的各种运动。

3. 唇训练 唇的运动对构音很重要，大部分患者都存在严重的唇运动障碍，通过手法可以帮助患者做双唇展开、缩拢、前突运动并进行吹吸及爆破音的训练。下颌肌麻痹的患者可能会出现下颌的下垂或偏移而使唇不能闭合，治疗师可以把左手放在颌下，右手放在患者的头部，帮助做下颌上举和下拉的运动，使双唇闭合。唇的训练不仅为患者发双唇音做好准备，流涎也可以逐渐减轻或消失。

（二）交流辅助替代系统（alterative and augmentative communication system，AAC）

1. 种类 包括很多种类，最简单的包括图片板、词板和句子结构板。经过训练，患者可通过交流板上的内容表达各种意思。近些年来，随着电子工业的高速发展，许多发达国家已研制出体积小、便于携带和操作的交流器（communicator），有的装置还可以合成声音，这在我国还是待开发的领域。可以使用各种类型的交流板，也可以根据患者的情况设计交流板，这种方法简单而可行，可以发挥促进交流的作用。在为患者设计交流板时，关键要对患者的运动功能、智力、语言能力等进行全面的评定，充分利用残余能力来进行设计，见表10-9。除此之外还要对患者的交流对象进行评定。在使用途径和方法方面，还要评定患者的运动功能，例如患者是高位四肢瘫，采用的控制方法就可以是利用“眼指示”（eye pointing）或“头棒”（head stick）选择交流板上的内容来进行交流。总之，要选择能充分发挥患者的残余功能和最简单易行的交流手段。随着患者水平的提高，要调整和增加交流板上的内容，最终使患者能使用现代的交流辅助系统来补偿重度运动障碍所造成的言语交流障碍。

交流者类型和能力评定：

方法：评定患者时要执行“最低标准”：如果患者可以完成目标行为，即使只有一次，也要给予鼓励并记为“+”；可以部分完成记为“±”，完全不能完成则记为“-”。如果你认为患者在特定的辅助和（或）多加训练后，有可能完成目标行为，那就需要在最后一栏里给患者划分等级（G=好，F=较好，P=差）。在患者进行有可能出现目标行为的功能性或强化活动中进行观察。如果患者的能力、需要、自身情况发生变化，则需要重新评定。

通过计算患者每一份所得的“+”、“±”总数并将结果与正式测试和临床观察相比较，确定患者的基本交流者类型（例如，有听理解障碍但可完成辅助输入部分所列的某些行为的患者就可归为辅助输入型交流者）。虽然大部分的交流者类型还是很好区分的，但某些个体却有可能归为多种类型，特别是理解型和辅助输入型交流者；还有一些个体不能归为任何类型。

表10-9 交流者类型和能力评定

姓名：	自身情况：	日期：	
交流者类型	交流技能	现有技能（+、±、-）	交流潜力（G、F、P）
基本选择型	• 早晨穿衣时可根据需要进行选择； • 可以通过指示图片回答“喜欢的套装”等问题； • 追视； • 取用物品并可将其回归原位； • 其他：		

续表

交流者类型	交流技能	现有技能（+、±、-）	交流潜力（G、F、P）
可控情境型	• 关注印刷品； • 通过指示绘有各种需求（n=2）的图片或图案符号回答问题； • 可以确认并选择感兴趣的主题； • 可以指示或注视文字选项回答问题； • 有意识地按惯例进行日常活动（如治疗前戴眼镜等）； • 其他：		
综合型	• 有一定的自发语； • 可以书写某些笔画、字或词； •可以通过画示意图、地图或物品图案交流； • 可以将物品归类（操作性课题可以完成）； • 会话中指出首字可以说出特定的词； • 姿势语； • 手语； • 对自身错误有自知力； • 对自身交流障碍有自知力； • 会话中表现出具有某些实际能力； • 知道在何时何种情况下应用何种交流模式； • 有在多种情境下与多个伙伴交流的欲望； • 主动提出问题或发表意见； • 其他：		
特定需求型	• 能更有效地完成特定的交流任务 -打电话； -写信； -做祷告； -说出家庭成员的名字； -购物； -列清单； -写备忘录； -坐公车到达目的地； -寻求帮助； • 可以完成其他交流者类型的大部分任务 • 其他：		
帮助输入型	• 关注印刷品； • 关注肢体语言； • 写出关键词可以增强理解； • 交流对象的身势语可以增强理解； • 部分或完全理解抽象符号； • 其他：		

2. 交流对象技能筛选表 为了患者能够很好地与对方进行交流，还要对患者的交流对象进行筛选，见表10-10。

表 10-10 交流对象技能筛选表

患者：____________________ **日期：**____________________

交流对象：____________________

方法：第 1～3 部分，单独测试交流对象并提出相应问题填写表格。第 4 部分，观察交流对象与患者在一起时的表现。训练后重新评价。

1. 基本技能：

听力：______差______ 好______ 矫正听力？______

视力：______差______ 好______ 矫正视力？______

阅读______ 不能阅读______ 阅读新闻、杂志______

笔迹：______差______ 好______

拼写：______差______ 好______

2. 对患者的了解：

你认识__________________多少年了？ __________年。

你跟患者是什么关系？____________________

____

你们都一起参加过什么活动？____________________

____

3. 对疾病的认识：

对于____________________脑瘫，你都知道些什么？

____

还能说些别的吗？

____

你想了解更多吗？ 是______ 不是______

4. 交流技能：

- 交流对象与患者是否有目光接触？ 是______ 否______
- 必要时交流对象是否能给予警告？ 是______ 否______
- 交流对象能否选择患者感兴趣的话题进行讨论？ 是______ 否______
- 交流对象能否选用适当的语言提问？ 是______ 否______
- 交流对象能否给予患者足够的反应时间？ 是______ 否______
- 患者试图引起注意时交流对象能否立刻回应？ 是______ 否______
- 患者不能理解时交流对象能否换其他方法交流？ 是______ 否______
- 必要时交流对象能否以文字补充言语交流的不足？ 是______ 否______
- 患者不知如何回答问题时交流对象能否避免问开放式问题？ 是______ 否______
- 必要时交流对象能否提供适当的文字选项？ 是______ 否______
- 交流对象能否将训练材料移至患者视野内？ 是______ 否______
- 最初的交流模式无法进行时交流对象是否鼓励患者选用其他的替代模式？ 是______ 否______
- 交流对象能否清楚地向患者解释替代交流模式？ 是______ 否______
- 交流对象能否对患者使用对照短语作出反应？ 是______ 否______
- 辅助性会话课题中交流对象能否保持顺序的一贯性？ 是______ 否______
- 交流对象能否不打断患者直到他表达出完整信息？ 是______ 否______
- 交流对象是否喜欢与患者交流？ 是______ 否______

三、脑瘫儿童构音障碍的治疗

不同类型的脑瘫患儿临床表现不同，但大多伴有全身、躯干或肢体运动障碍，这种障碍会影响到发音器官的运动功能。构音障碍主要表现为发声困难、发音不准、咬字不清，声响、声调及速率、节律等异常，以及鼻音过重等。脑瘫儿童构音障碍治疗主要从三方面入手：直接对障碍的说话功能进行训练；强化和补助残留能力的训练；针对社会不利，对患者家属及改善周围环境进行指导。

脑瘫患儿构音器官运动受全身状态的影响，只有全身状态趋于正常，下颌、口唇、舌才能正常运动，患儿才能正常发音。构音障碍治疗包括：松弛训练、构音器官的运动训练、构音训练。

（一）松弛训练

脑瘫患儿对反射抑制姿势适应后，肌张力会渐渐接近正常，因此，首先必须将抑制与构音密切相关的异常反射姿势，可先从头、颈、肩等大运动开始训练逐渐向下颌、口唇、舌等精细运动过渡，目的是为了降低言语肌的紧张性。

1. 姿势控制

（1）让患儿仰卧于床上，言语治疗师协助患儿将髋关节、膝关节、脊柱、肩屈曲，头后仰。

（2）让患儿仰卧于床上，言语治疗师协助患儿将膝关节屈曲下垂于床边，髋关节与脊柱伸展，头向前屈曲，肩放平。

（3）从后面将患儿抱起，令患儿坐在言语治疗师（跪姿）的腿上，然后轻轻地转动患儿的躯干、骨盆，以缓解患儿躯干、骨盆的紧张度，然后将患儿双手放到前面桌面或训练台上，双脚在地面上放平。

（4）对于年龄较小的患儿，让其俯卧于床上，在患儿胸部放一个小枕头，使两上臂支撑，帮助其保持这种姿势，在这种姿势下做头部运动，将头尽量伸直，两眼注视前方，然后头向两侧转动，再向两侧弯。

2. 姿势矫正椅 在训练时采用姿势矫正椅，能够抑制异常反射姿势，固定患儿。

（1）在椅子上有活动头颈靠背，能根据患儿的需要调整头颈姿位。

（2）椅子两边设有躯干垫，根据患儿需要可调松紧以固定躯干。

（3）椅面中间有防止下滑的垫子，其作用一方面防止下滑，另一方面将患儿两腿分开，对降低肌张力有一定作用。

（4）脚下设有可升降的踏板，根据患儿需要上下移动，以便于双脚自然平稳地放在踏板上。

（5）在椅子适当高度上设有一活动的桌面板，患儿可将双上肢放到上面，可以在降低肌张力及抑制异常姿势的情况下进行训练、操作、进食等。

（二）构音器官的运动训练

1. 呼吸控制训练 呼吸气流量和呼吸气流的控制是正确发音的基础，是构音的动力，也是语调、重音、音节、节奏形成的先决条件，必须在声门下形成一定的压力才能产生理想的发声和构音，因此进行呼吸控制训练是改善发声的基础。

呼吸训练前要先调整坐姿，即踝关节、膝关节及髋关节均保持90°，头保持正中位，躯干笔直，双肩水平，如果患儿独自达不到，应采用坐姿矫正椅等辅助。

（1）深呼吸与吸气的控制训练：①将口鼻同时堵住，屏住呼吸，在一定时间后急速放开，从而促进深呼吸。操作时为提高患儿的兴趣与成功感，治疗师可先让患儿屏住呼吸3秒，然后逐渐延长至5秒、8秒、10秒。②让患儿取仰卧位，膝关节和髋关节同时屈曲，用大腿的前部压迫腹部，然后迅速伸展下肢，使腹部的压迫迅速解除，从而促进深呼吸。③对有一定理解能力、年龄偏大的患儿，可以给予口头指示，模仿治疗师“深吸一口气，然后慢慢地呼出去”。④如果患儿呼气时间短而且弱，可采取辅助呼吸训练方法。治疗师帮助患儿进行双臂外展和扩胸运动的训练，或者将双手放在患儿两侧肋弓稍上方的位置，在呼气终末时给胸部以压力，也可以在呼气末向前下方轻轻按压腹部来延长呼气的时间和增加呼气的力量，这种训练可以结合发声、发音一起训练。为了提起患儿的兴趣，更方便于家庭训练，也可以用吹口琴、吸管、羽毛、吹肥皂泡等方法进行训练。

（2）口、鼻呼吸分离训练：患者取抑制异常姿势体位，闭住嘴巴用鼻吸气，再捏住鼻子用嘴呼气。呼气前要停顿，以免过度换气，逐渐增加呼气的时间，在呼气时尽可能长时间的发“s”、“f”等摩擦音，但不出声音，经数周训练，呼气时进行同步发音，坚持10秒。还可以采用可视性口、鼻呼吸训练来提高患儿的兴趣，将薄纸撕成条状，放于患儿口鼻前面，让患儿吹或吸，这样可以提高患儿训练的兴趣。对不能听懂指令或不会做的患儿，治疗师可以对捏其嘴唇，迫使其用鼻吸气，然后捏其鼻孔，迫使其用嘴呼气，交替做2～3分钟。

（3）促进发音与发音持续训练：利用“可视语音训练器”对患儿进行训练，一般患儿对“可视语音训练器”里设置的画面和声音有很大的兴趣，治疗师要抓住患儿好奇这一心理特征，从对声音的认识到训练持续发音、跟读训练逐步进行，但治疗师应注意根据患儿的语言发育水平及智力发育水平选择合适的训练内容。

2. 构音器官训练 参与构音运动的肌群很多，包括面部肌肉、口唇、舌、下颌、软腭、鼻咽等部位，脑瘫患儿构音障碍的个体差异较大，其构音障碍最大特点是歪曲音较多，且缺乏一贯性。经过构音器官检查发现，几乎所有脑瘫患儿的构音障碍均有舌唇及下颌运动障碍，如不随意的口唇运动、张口、伸舌、缩舌、下颌上抬运动；不能灵活进行口唇开合、撅嘴、龇牙、鼓腮等交替运动或运动范围受限；舌的运动功能低下，上、下、左、右、伸、缩活动受限；下颌开合困难以及鼻咽腔闭锁功能不全等。这些障碍导致所发音歪曲、置换或难以理解，唇舌训练是基础性训练。

（1）舌的运动控制训练：舌是最重要、最灵活的构音器官，因此它的精细分化运动是发音训练的重要组成部分，其各部分都有相应的训练方法，要根据患儿的状况灵活选择。训练主要包括伸舌、缩舌、卷舌及舌在口腔内各方向的运动等，可借助压舌板。训练时，治疗师与患儿面对面坐，让患儿保持良好坐姿，注意摆正头的位置：头正中位，不下垂，不转向，不前倾，必要时可使用矫形椅的头托固定患儿的头部，避免身体前倾。让患儿模仿治疗师作舌运动，伸舌时治疗师可用压舌板抵压患儿舌面同时令其用力将压舌板向外推，舌尖上抬时可用压舌板向下压舌尖，同时令其舌尖向上抵抗，以达到上抬的目的，此法称为抵抗运动法，可以促进中枢神经系统的兴奋性和最大限度活化神经肌肉功能，同时还可促进下颌的开合、努嘴等功能。脑瘫患儿正确掌握舌的运动功能非常困难，有很多患儿完全不可能掌握，但对于比较轻的脑瘫患儿来说，这种促进运动非常必要。

舌的控制可以分为3个阶段进行训练：①舌和下颌的协调，也就是咀嚼运动以及舌和口唇的协调性，可以利用吸管和奶嘴等物品来加以训练。②治疗师让患儿的口稍稍张开，并保持下颌在这一位置，让舌尖向前齿方向运动，当出现所希望的动作时，治疗师可以逐渐减少对下颌的支持，向能够自我控制方向过渡。③将海绵、软木塞等放入患儿口中，让其舌按前后、左右等指定方向移动，为防止误咽，可在后面用线系上；对于年龄较小患儿，也可以用棉签蘸取少量的蜂蜜、果汁等患儿喜欢的流质食物（注意流质食物的浓度不宜过大），涂于口周，患儿为了吃到食物，就会伸出舌在口周各个方向舔取，从而达到改善舌运动的目的。

重度患儿舌的运动严重受限，无法完成前伸、后缩、上举等运动，治疗师可以戴上一次性手套或用压舌板等协助患者的舌作运动，或者以消毒纱布分别裹住拇指和示指，伸入口腔，向上、下、左、右摇动舌体，然后捏住舌前部，向外牵拉，重复数遍。

对伴有不随意运动的患儿，当做嘴唇的随意运动时，会同时出现嘴唇的撅起或嘴角向两侧抽动，这时治疗师可在出现口唇前突时，用手指轻轻接触一下口唇；当有剧烈的口角抽动时，可以用手指轻轻触动患儿的两腮，这样就可以缓解和抑制其不随意运动。当患儿逐渐学会自我控制随意运动时，脱离治疗师的碰触，使其不随意运动的范围缩小。

（2）下颌及口唇的控制训练：下颌控制不良口唇就难以闭合，以致无法构音，也是患儿流涎的原因。具体训练方法：①控制口唇闭合的训练：用冰块或冰棒对口唇及舌进行冷刺激；用刷子快速地（5次/秒）刺激口周、口唇、下颌内侧；下颌过度张开时，用手轻轻拍打下颌中央部位及颞颌关节部位的皮肤；利用吸管或奶嘴，让患儿做回吸运动；练习用口唇将不同种类的食物摄入口中；练习用口唇吹纸条、吹羽毛、吹泡泡、吹哨子、吹喇叭、吹乒乓球等，遵循由简入难的原则。通过上述方法诱发下颌反射，促进下颌上抬，口唇闭合。如果患儿可一时性的闭合口唇，治疗师要利用镜子及时进行视觉反馈。②下颌抬高训练：尽可能大地张嘴，使下颌下降，然后再闭口，逐渐加快速度，但需要保持上下颌最大的运动范围；下颌前伸，缓慢地由一侧向另一侧移动，重复5次。③唇闭合，唇角外展训练：双唇尽量向前撅起（发u音位置），然后尽量向后收拢（发i音位置），不发出声音，重复数遍。逐渐增加轮替运动的速度，保持最大的运动范围。双唇闭紧夹住压舌板，增加唇闭合力量，治疗师可向外拉压舌板，可采取互动增加训练情趣。练习鼓腮，有助于发爆破音，尽可能长时间让患儿鼓腮，然后突然排气；不能鼓腮的患儿应每日练习，治疗师可用手堵住患儿口鼻屏气，逐渐延长屏气时间，每天练习吹哨子、吹口琴、吹喇叭等。④腭运动训练：练习张口、闭口，用力叹气；反复发短

"a"音。

（3）腭咽闭合训练：口、鼻呼吸分离训练有助于软腭的升降；把吸管的一端封住，用吸管吸吮，吸吮运动使软腭上抬；将吸管插入玻璃杯中吹气，或吹泡泡、吹纸屑、吹水滴或作鼓腮运动，吹气、鼓腮需要腭提高和腭咽闭合，从而起到训练作用。对不配合或不会做的患儿可用被动训练法，治疗师捏住患者上下嘴唇和鼻孔，令其向外呼气，气体被迫充满口腔帮助其作鼓腮运动。

（4）穴位按摩：对口周穴位进行按摩，注意按摩时手法力度要适中。进行口腔按摩，不但可以脱敏，降低构音器官的紧张性，预防口腔肌肉的萎缩，还可以锻炼口腔肌肉的协调性，改善流涎及吞咽功能，促进语言发育及发音。

（5）针刺治疗：应用头针法，可反射性的增加皮层相应部位的血流量，利用侧支循环，改善皮层缺血缺氧状态，修复损伤脑细胞，促进言语功能。

取穴：语言Ⅰ区、语言Ⅱ区、语言Ⅲ区、四神聪、本神、神庭等头部穴位。常规消毒所选穴位，以28号1寸毫针平刺0.5～0.8寸，留针1小时，每隔10分钟行针1次，每日1次，20天为1疗程。

（三）构音训练

按照构音检查评定结果对患儿进行正确构音训练。训练应遵循由易到难的原则，即先从元音开始，然后再发辅音，辅音要先从双唇音开始，然后向较难的音（软腭音、齿音、舌齿音等方向）进展。训练按单音节→单词→句子→短文的顺序进行，在发各种音时保持良好姿势非常重要。最好是利用现在所能发出的音进行训练。

1. 发音训练 根据脑瘫患儿发音器官运动障碍矫治的程度，选择与其相适应的训练方法。当双唇能闭合时，就应该训练其发双唇音；当上唇能接触下门齿时，练习发［f］音；当双唇能外展时，可训练患儿发［o］、［u］、［ou］、［ao］、［iu］等音素；当舌尖可伸出并上抬时，可训练其发［d］、［t］、［n］、［l］等音素；当舌面上升能抵硬腭时，可训练其发［j］、［q］、［x］、［i］等音素；当舌尖接触下门齿背时，可训练［z］、［c］、［s］等音；当舌尖能抵硬腭前部时，可训练［zh］、［ch］、［sh］等音素；当舌后部能抵软腭或软腭可上升或下降时，可训练其发［g］、［k］、［h］、［ang］、［ong］、［ing］、［eng］等音素。

（1）元音［a］、［o］、［u］：患儿采取良好的坐姿，待患儿做唇、舌、下颌动作后，让其尽量长时间的保持这些动作，随后做无声的发音动作，最后轻声引出目的音。在训练患儿发元音时，要让患儿看清治疗师舌的位置和嘴唇的形状（因为区分元音主要是舌的位置和嘴唇的形状），然后让患儿模仿发音。为了做到发音准确，可用压舌板、筷子、勺子等帮助患儿纠正舌位。当患儿能够发出元音后，让患儿持续、大声地发音，并且进行高低、强弱变化的发音练习，使其能把发音固定下来。能发出元音后过渡到辅音训练。

（2）双唇音［p］、［b］、［m］、［w］、［f］：患儿采取仰卧位的反射抑制姿势，治疗师用手指轻轻闭合患儿口唇，鼓励患儿模仿其发音。能发这些音后，将已会的辅音与元音结合，练习发"ba"、"pa"、"ma"、"wa"、"fa"，熟练掌握以后采取元音+辅音+元音的形式，如"ama"、"aba"等音，再过渡到单个字、两个字、三个字等，逐步增加到单词和句子的训练。

（3）软腭音［k］、［g］、［h］：采取仰卧位，两腿向胸部屈曲，头向后仰或保持坐位，躯干后倾，双手放在躯干的两侧，头向后倾。治疗师用手指轻轻压迫患儿下颌（相当于舌根部），在手指离开的同时发声。治疗时，发目的音让患儿听以增强其听觉刺激。待患儿能发出这些音后，将已会的辅音与元音结合，熟练掌握。

（4）齿音、舌齿音［t］、［d］、［s］、［n］、［z］：患儿采取双腿下垂，两手臂支持躯干，头向前屈的姿势，或采取仰卧位，双腿垂下，治疗师支持患儿的头向前屈的姿势，也可以保持俯卧位，双肘支撑躯干，使头向前屈或保持平直的姿势。在保持以上姿势的同时，使头前屈，被动地使患儿下颌由下向上推压，让患儿模仿治疗师发t、d的音。如果患儿能够按自己方式发目的音，治疗师可以逐渐减少辅助，促进其自我控制能力。待患儿能发出这些音后，将已会的辅音与元音结合，熟练掌握。

2. 克服鼻音化的训练 鼻音化构音是由于软腭运动减弱，腭咽部不能适当闭合而将非鼻音发成鼻音，在脑瘫儿童中较常见。这种情况会明显降低发音的清晰度而使交流困难。

可采用引导气流通过口腔的方法，如吹气泡、吹蜡烛、吹喇叭、吹哨子等运动，用来集中和引导气流。年龄较大的儿童可采用"推撑疗法"，具体作法：让患儿把两手放在桌子上向下推或两手掌放在桌面下向上推，在用力的同时发"啊"的音，可以促进腭肌收缩和上抬功能，另外发舌根音“卡”也可用来加强软腭肌力促进腭咽闭合。

3. 克服气息音的训练 气息音的产生是由于声门闭合不充分，因此，主要训练方法是在发声时关闭声门，前面提到的“推撑”方法可以促进声门闭合。另一种方法是用一个元音或双元音结合辅音和另一个元音发音，如用“omo”引出“me”等。用这种方法可以诱导产生词、词组和句子。

4. 声调训练 即四声的训练。在四声训练中，应遵循由易到难，由浅入深，循序渐进的原则，先让患儿学习一声、四声，然后练习二声、三声。训练时可根据声调符号的特点，用手势动作变化来表示，以调动患儿情绪，增加训练兴趣。

5. 韵律训练 由于运动障碍，很多患儿的语言表达缺乏抑扬顿挫及重音变化，而表现出音调单一、音量单一以及节律异常。可用电子琴等乐器让患儿随着音乐的变化训练音调和音量，也可以用“可视语音训练器”使患儿在玩儿的过程中进行韵律的训练，带有音量控制开关的声控玩具也很有效，特别适合年龄较小的儿童。构音障碍患儿可以发很多音，但由于痉挛或运动不协调而使多数音发成歪曲音或节律异常，可以使用节拍器，控制速度和节律，由慢开始逐渐变快，患儿随节奏纠正速度和节律异常，减慢速率使患儿有充分的时间完成每个字发音动作来增加清晰度。如果没有节拍器，也可以由治疗师轻拍桌子，患儿随着节律进行训练。还可以利用生物反馈技术，把声音信号转变成视觉信号，加强患者对自己语言的调节。

6. 反馈、自我认识 患儿可以喃喃说话时，在训练其每个音的同时，提高其自我认识能力非常重要。治疗师或家长引导其注意，提高其自我发音及音声，对其构音发展具有促进作用。在发音训练中可以利用镜子观察自己的口型，利用录音机、录像带等对其进行音声反馈，使其意识到自己的问题，产生自我控制意识，即灵活使用视觉、听觉、触觉等刺激，这对说话清晰度的改善有不可估量的作用。此外也可以利用生物反馈技术。

（郭 津）

第四节 语言发育迟缓的治疗

言语过程主要包括感知、理解和表达三个重要组成部分，婴幼儿言语功能的发育，主要是指这三方面能力发生、发展的过程。其中，言语感知是通过感觉刺激获得信息的过程，是言语能力的首要内容，也是言语活动的第一个基本环节，婴儿最早获得的就是这种言语感知能力。言语理解是指将感知到的语言符号（声、形）转换为其所代表的事物（意）的过程，即揭示出语言信息意义的过程。言语表达是指个体以语言为载体，通过言语器官或其他部位的活动向别人传递信息的过程。

一、符号形式与指示内容关系的训练

（一）阶段1的训练

通过评定，确定患儿处于语言前阶段尚不能充分理解外界的刺激，训练时可以使用大量的感觉刺激。此阶段患儿可以学习注意物体的形状、大小、颜色、软硬、气味、声音，皮肤的痛、温、触、压等感觉。通过此种方法可使患儿充分注意外界的人与物的存在。

1. 注意力及追视训练 采用声音等听觉刺激、用手触摸等触觉性刺激，促进患儿对事物的注视及随着活动的事物持续进行追视。患儿常对能活动同时又有声音的玩具有兴趣，如前后、上下、左右可活动的球、微型玩具车、不断旋转下降的玩具等。

2. 保持运动的游戏训练 对于注意力不集中或集中时间短的患儿以及物品操作未成熟的患儿，可使用能使其触觉和身体感觉变化而感到快乐的游戏，如哄抱、背背、举高高、转圈圈、追赶等不需器具的、大人与患儿身体接触的游戏；使用大型游戏用具的游戏，如荡秋千、海洋球、羊角球等。通过这些游戏，增加患儿对人的注视。可以持续游戏，也可以稍微玩一会儿后停止游戏，等待患儿“还想玩”的要求出现。

3. 对事物的延迟反应 让患儿注视到眼前存在的事物后，把事物用布遮住或藏在箱中。虽然事物从视野中消失了，但只要除去布或箱子，物品仍存在于布的下面或箱子中，患儿理解这一点，理解事物永远持续存在的性质。最初可仅藏起事物的一部分来进行训练，用患儿兴趣最大的物品（如食物等）来进行较为容易。

4. 事物的动手性操作 通过对外界的事物进行某种操作而发生感知变化的过程。从触摸、抓握、晃动、敲击、拖拉等单一的事物操作，发展到用一物敲打另一物（如敲鼓），再发展到物品的拿出、放入等复杂操作。此项训练应充分进行视觉刺激与听觉刺激的活动。可利用的婴幼儿玩具很多，最初可使用辅助的手法，帮助患儿引出难以实现、但是希望出

现的反应，以逐渐能做到适合事物用途的操作为目的，如不断帮助使患儿能达到理解在头上戴帽子，在脚上穿鞋等事物的功能性操作，以及搭积木、投环、滚球、击鼓等各种玩具的功能性使用。

（二）阶段2的训练

目的是使其能对日常事物有基本的理解，具有事物的匹配、选择能力，并能听懂事物的名称和要求。

1. 事物基础概念的学习训练 通过模仿引起患儿对身边日常用品（水杯、电话等）的注意，并能够执行治疗师的指令，掌握其用途。训练应与家庭指导同时进行，让患儿能做到反应的泛化，即在训练室、家庭和幼儿园等均能使用。

2. 多种事物的辨别训练 通过分类游戏，认识事物的属性、特征和用途，建立事物类别的概念，例如：可以通过匹配、选择，对不同颜色、大小的球进行分组。

（三）阶段3的训练

此阶段为事物的手势符号，也是掌握言语符号及文字符号的基础，因此，在训练手势符号的同时也要给予言语符号作为刺激。当患儿通过手势符号获得某种程度语言能力时再逐渐向获得言语符号方向过渡，手势符号也可以说是获得言语符号及文字符号的媒介。在此之前，手势符号将代替言语符号与他人进行交流。

1. 手势符号的训练

（1）手势符号的训练意义：对于患儿来说，手势符号比言语符号更容易理解、掌握和操作，也容易引起兴趣。另外，还可以将手势符号作为信号引出相应的反应。

（2）手势符号的种类：

1）表示事物的符号：此种手势符号的抽象度比较高，例如：用于拍头表示“帽子”，用手指在嘴外面作刷牙状表示“牙刷”，拍拍脚表示“鞋”等。

2）表示场景依存的手势符号：在特定环境下使用，例如：伸出手来表示“要”，把手重叠在一起拍一拍表示“给我”，在分别时伸出手挥一挥表示“再见”，将两手放在胸前上下摆动表示“谢谢”，张开两手表示要“抱抱”等。

3）表示动作的手势符号：如把手合到一起放在脸一边做睡觉状表示“睡觉”，将两手放在一起搓搓表示“洗东西”等。

4）表示相对关系的手势符号：用手势表示“上、下”、“大、小”，用表情+手势表示“高兴、生气”、“笑、哭”、“热、冷”等。

（3）手势符号训练适应证：适于训练中、重度语言发育迟缓、言语理解和表达尚未掌握的患儿，或言语符号理解可以，但不能表达的患儿。

（4）手势符号训练方法：

1）场景依存手势符号训练：目的在于培养患儿对手势符号的注意程度，训练应在日常生活的空间及训练时的游戏场面中进行。如：训练场景依存的手势符号（如妈妈抱）时，患儿想要“妈妈抱”时，必须让其看着妈妈“张开双臂“的手势令其模仿。从手势模仿渐渐进入手势主动产生的阶段。如果模仿不能完成，可以进行适当的辅助，从手把手的完全辅助逐渐消退到只用语言提示辅助的过程。

2）表示事物的手势符号训练：目的是训练患儿对手势符号的模仿，通过对简单的粗大动作的模仿过渡到对极为复杂的语言的利用。手势符号与指示内容相结合。开始时要使用一些训练用具如玩具娃娃、镶嵌板母板等，渐渐地过渡到单纯用手势符号进行选择，从而促进对手势符号的理解。选择项的事物组合从身体部位远离组合开始，例如：帽子、鞋，逐渐向近距离的组合过渡，在选择组合项时，要注意强化与辅助的运用。如：反应正确时进行正强化；错误反应时应及时提供辅助以修正反应；无反应时给予辅助，出现正确行为后给予强化。

3）利用手势符号进行动词及短句训练：①在日常生活中，根据患儿的行为及要求，在给予言语刺激的同时给予一定的手势符号，并让患儿模仿手势符号，渐渐将此动作固定下来，如：患儿睡觉训练，可将患儿领到床边说：“睡觉觉”，一边将患儿的双手拿起放在治疗师的两手之间共同放在患儿的侧头部，做睡觉的手势符号。反复训练，直至手势符号作为日后患儿日常生活中的示意符号，并用符号引起患儿的相应反应。要经常将患儿日常生活中的要求和行为等用手势符号来表达，例如：上厕所、穿脱衣服、吃饭等。手势符号要简单易行，并将手势符号运用在日常生活当中。②进一步训练言语及文字语言表达前，在短句训练时，用手势符号为媒介将句子的语序予以固化，持之以恒，在学习言语符号及文字符号时，患儿会很自然地正确造句。

2. 言语符号的训练 改善理解力的训练，适用于理解提高及手势符号获得、正在学习事物名称及建立概念的患儿。训练时宜选择日常生活中的物品（鞋、帽、袜子）、食物器皿、动物、交通工具等患儿感兴趣的事物的词汇，从早期已学会手势符号的词汇开始，逐渐向言语符号过渡。如在患儿面前放2~3类相对应的常用名词物品，每一类出示3~4张图片，治疗师说物品的名称，让患儿选择，进行理解训练。可通过增加图片的数目或物品的类别，增加训练的难度，并结合游戏进行。不同年龄掌握的名词数量不同，3岁和5岁是词汇量增长的高峰（表10-11）。

表10-11 儿童词汇量的发展

年龄（岁）	词汇数量（个）
1.5	70
2	270
3	950
3~4	1730
4~5	2583
5~6	3562

注：从上面的数字可以看出，3岁比2岁增加3倍多，4~5岁比3~4岁增长49.3%，5~6岁比4~5岁增长37.9%

（四）阶段4的训练

此阶段的患儿词汇量扩大，词汇的导入可以从最常接触的图片开始，进行词汇的理解训练。词汇一般分为11类：名词、动词、形容词、代词、量词、数词、副词、助词、介词、连词和叹词。正常两岁儿童词汇中各类词汇都已出现，其中以名词和动词占绝大多数。儿童掌握词离不开语境，名词、动词与语境联系最为直接。

1. 词汇量扩大的顺序

（1）先掌握有具体的动作或形象作为依据的词，后掌握抽象概括水平较高的词。虽然患儿掌握的名词量大，但在交往中却是动词使用最多，这都说明词汇的形象性和动作性的特点。

（2）先掌握重复机会多的词。如果一个词反复出现，这个词的语境依托就变得具体，患儿就容易掌握。

（3）先掌握患儿感兴趣的词。可以从日常生活中的、身边的和感兴趣的日常事物、动物、食物、交通工具等开始。并扩大属于同一范畴的词汇，例如：动物和食物等，以促进范畴的内部分化；另一方面，患儿对词的形式即音响、节奏和韵律的兴趣，如单音重叠形容词：轻轻的、悄悄的、慢慢的、红红的等；加重叠词缀的形容词：红彤彤、冷冰冰、圆溜溜等；象声词：轰隆隆等。

（4）先掌握能满足各种需要的词，与患儿日常需要有关的词，也是常用词，其中大多数是实词。

2. 词汇量扩大训练

（1）名词的分类训练：目的是对常用名词的同范畴进行分类训练。如：把不同种类卡片混在一起，进行不同类别的训练不容易完成，可用各种不同的玩具和图片进行分类训练，以形成概念的分化（图10-4）。

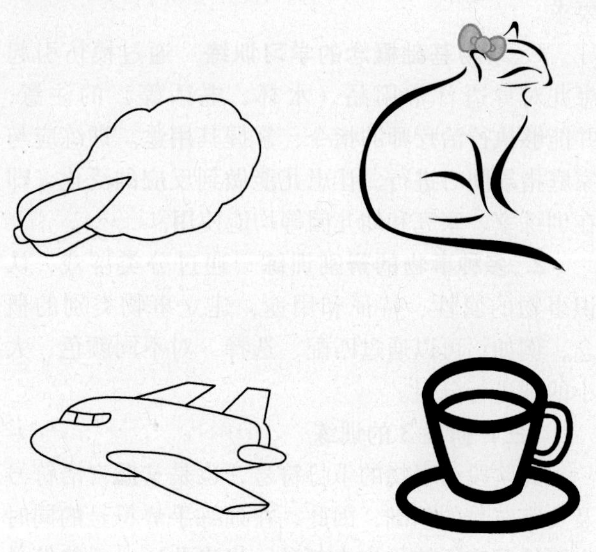

图10-4 名词图片

（2）动词训练：适用于名词词汇量已扩大、可以理解分类的患儿。可用单词进行训练，从有手势语的幼儿词（咔嚓咔嚓、哗啦哗啦）和动词句的形式，导入动词的训练。不能只用图片来训练，也可以同时使用游戏的方法（图10-5）。

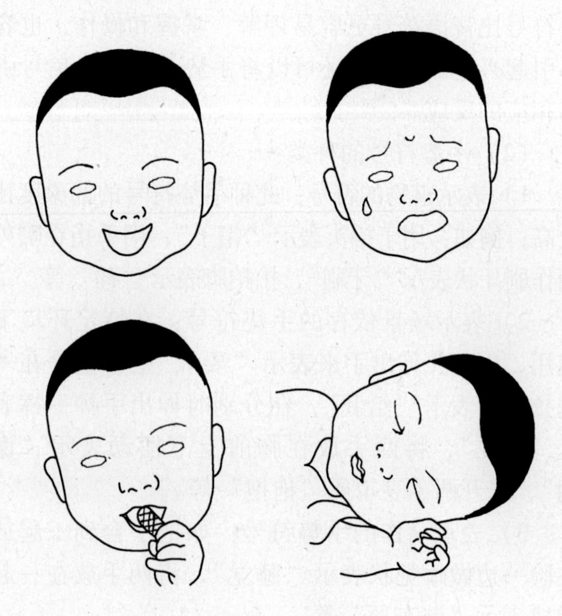

图10-5 动词图片

训练程序：①模仿：做吃食物和切食物的动

作，对应治疗师的操作，患儿作吃食物和切食物的操作。②手势语的理解："吃"，患儿模仿治疗师完成用手拿并且放入口中的手势符号；"切"，患儿完成用刀"切"食物的动作并促进手势符号的模仿。③言语理解：训练患儿通过手势符号增加对动词的理解。④表达：治疗师边操作边询问"我在干什么呀?"，患儿能运用手势符号和言语符号回答治疗师的问题。⑤自发的表达：治疗师和患儿互相交换位置，如果患儿能自发地发出命令，治疗师可执行命令作出相应动作。

（3）形容词训练：适用于可理解名词和多数动词、但两词句少的患儿，以图片和游戏为主。2岁儿童已能使用少量形容词，4.5岁后使用量增长较快，6.5岁儿童使用的形容词可达206个，从物体的特征到事件情境的描述（表10-12）。

训练程序：①匹配：在患儿的面前呈现一张带有颜色的图片，治疗师出示同一颜色的图片，让患儿"把一样颜色的放在一起"。可以完成后，将两张不同颜色的图片并列呈现在患儿面前，治疗师出示与其中一张相同的图片，让患儿对照不同的颜色指示选择颜色，即匹配。②选择：在患儿的面前出示一张红色的图片，放在桌上，下达指令"指红色"，然后让他用手指。从完全到部分辅助，帮助他完成，出现正确反应，给予强化（奖励），直到能够独立完成。③言语理解：在上一基础上加上一个绿色图片，可以先把绿色的图片，放在稍远的位置，逐渐接近，从完全到部分辅助，帮助完成，直到两张图片并排摆放也能指对。④表达：治疗师出示图片，询问"什么颜色的图片?"，要求患儿用"红"、"绿"的言语符号回答。⑤自发表达（执行命令课题）：治疗师和患儿相互交换位置，当患儿发出命令时，治疗师出示红、绿的图片，患儿使用言语符号表达，治疗师作出对应的选择。

表10-12　患儿出现形容词的年龄

年龄（岁）	形容词
2	初出现描述物体特征的词
2.5	出现饿、饱、痛等关于机体感知的词
3	出现形容动作的词
3.5	出现对人体外形描述的词
4.5	出现描述个性品质、表情、情感及事件情境的词

（4）介词训练：适用于理解形容词的患儿。需要掌握的介词主要包括："在……之内"，"在……之上"和"在……之下"。在患儿掌握这些介词后增加："在……旁"、"在……前"和"在……后"等。

训练程序：①首先，训练三个地点介词，"在……下面"、"在……上面"、"放……里"，可让患儿到桌子下面以增加兴趣。②用道具（杯子和玩具小老鼠）演示"在……内"，患儿独立完成放在……内的动作，用此方法训练患儿学习所有介词，如把小老鼠放在杯子内。③用立体东西开始学习平面物品，用接受性地语言要他"把……内"的东西给我，让其回答"在哪儿"。患儿获得介词的大致年龄见表10-13。

表10-13　患儿获得介词的大致年龄

年龄（岁）	介词
2	开始理解"上"
3	开始理解"里、下、后、外"
3.5	基本掌握"里"
4	基本掌握"上、下、后"，开始理解"前"
4.5	基本掌握"外、前"
4～5	掌握"中间"

（5）代词训练：一般说来，大多数患儿运用代词都有问题，训练起来会很困难，因而要花费大量时间患儿才能掌握。"识别身体部位"的训练是解决这个问题的最好方式。与患儿坐对面说"摸我的眼睛"，强调"我的"，从完全到部分辅助，逐渐撤消辅助，反应正确予以强化（奖励），直至主动按任意顺序完成。当患儿可以掌握"你、我"时，下一步的训练目标为"他、她、他的和她的"，可与游戏相结合。

3. 词句训练　句子是能够表达一个相对完整的意思，并且有一个特定语调的语言单位，由词或词组根据一定的规则组合而成。句子的学习可以分为不完整句和完整句水平学习。

（1）词句分类：①不完整句中的单词句，患儿在约满1岁时，讲出一个词可能表示一个句子的意思，如患儿说"鞋鞋"，可能是指"他的脚上穿了一双鞋或"鞋子掉了"等。不完整句中的双词句或电报句，在说单词句的后期，约1.5岁患儿能说出由双词或三个词组合起来的句子，如"妈妈班班"。②完整句，约1.5至2岁阶段，运用简单句、电报句的同时，完整句也得到了发展。句子发展的顺序大致是：不完整句→主－谓句、主－谓－宾句、主-谓-补句→主-谓-宾-宾-补句等，见表10-14。

表10-14 儿童单句出现的年龄

年龄（岁）	单句
2	出现有简单修饰语的句子
2.5	出现兼语句
3	使用复杂连动结构
3.5	使用复杂修饰语
5~6	出现有复杂结构和联合结构的句子

（2）训练方法：从实物、镶嵌板、图片中选用训练构成句子和患儿感兴趣的用具；语言形式用声音、手势语、文字等。从两词句向三词句进行过渡，组成要素等逐步增加。要选用与句子水平的语言形式相结合的图片进行理解训练，逐步进行语法训练，从理解句子顺序向理解副词等其他词逐渐增加。句子水平的学习建立后，应进行以促进交流和文章水平理解与表达为目标的训练内容。

1）名词句（大小+事物/颜色+事物）训练：适用于可以理解人名、大小、颜色名称、事物名称等构成句子的要素，但词句中的一个指示内容和对应关系掌握困难的语言发育迟缓患儿，选择什么句型为主要内容，因训练对象而定，如对于名称理解差的患儿可以从“颜色+事物”句型开始等。可根据事物的大小、颜色等的特征，属性对比明显的事物、模型、镶嵌图片、图卡等，如：大的鞋、小的帽子。

训练程序：①确定是否可以理解构成名词句的单词。②同一事物不同大小的两张镶嵌图卡并列出示，确认患儿是否可以理解词的属性，如：治疗师问“哪个是大的？”“哪个是小的？”让患儿选择相应的镶嵌图卡，患儿选择错时进行提示并确认正确项。大或小的两种事物的镶嵌图卡并列摆放，下一步确定是否可以理解事物的名称。③匹配：将镶嵌图卡的进行母卡与子卡分离，不同大小的鞋和帽子图卡并列摆放，看示范图，然后选择相同的镶嵌图卡。④理解：并列摆放4张不同大小的帽子和鞋的镶嵌图卡，让患儿根据“大的帽子”、“小的鞋”的指令选择应选的镶嵌图卡。选择后，看图卡进行反馈，大小理解错误时，在说口语同时增加体态语或在说大小时进行语气强调。注意事项：在进行两词句理解训练时，要确定患儿能选择出两个构成要素（即事物+属性），患儿听觉记忆能力在两单位以下时不能进行此项训练。

2）两词句（主语+谓语）训练：适用于可以理解人名和动词的语言发育迟缓儿童。两词句的训练方法，训练时“什么”、“谁”、“做什么”等的询问与应答关系的训练要同时进行。

训练程序：①确认可以理解构成句子的单位项（动作/对象）：图卡。把香蕉和苹果的图卡并排放在患儿面前，“哪个是苹果？”，“哪个是香蕉？”让其选择。②匹配：能够理解、读懂表示两词句的图，确认两张图卡是否相同。③理解：言语（动作+对象）+图卡，有四张选择项图卡，在不能正确选择图卡和不能取出动作和对象时，出示示范卡。④表达：图卡+言语，呈现图卡并问“这是在做什么？”患儿表达说出“动词+宾语”的两词句。在只有一个词正确表达的情况下，诱导患儿问“做什么（什么东西）？”，如还不能完成，治疗师教说两词句，促使其复述说出。⑤自发表达（交换位置）：患儿用言语自发表达，治疗师选择图卡，治疗师和患儿在完成④后交换相互位置，患儿看图说话，治疗师选择图卡，确认图卡与图卡是否吻合。除去第二套图卡，只进行自发的两词句表达。

3）三词句（主语+谓语+宾语）：适用于可以理解两词句“主语+谓语”以及“谓语+宾语”的患儿。训练程序：确定构成三词句中的两词句（动作主语+动作）/（动作+对象）两方面的理解→能理解表示三词句的图卡→三词句的理解→表达。训练方法基本与两词句相似。三词句的理解，可从1/4→1/8图片选择过渡，并注意图片的摆放顺序。

4. 语法训练 主要进行可逆句训练。训练程序：明确显示句子的内容→排列句子成分的位置→表达。鼓励患儿在日常生活中应用已学习的句子，多看图片和图书，促进语法学习。

5. 阅读训练 此阶段训练要选择适合患儿发育水平的图书，可以用儿童书本上的顺序引入，什么（what）、谁（who）、哪里（where）、什么时候（when）和为什么（why）。训练程序：①对指示代词“这是什么”的提问，患儿开始时可以用单词进行回答，以后必须学会使用句子。②对人称代词“谁”的提问，患儿开始能够准确回答“男孩”、“女孩”、“女人”、“男人”，最后准确使用爸爸、妈妈等来回答。③对地点“在哪里”的提问，训练方法类似，如问“女孩在哪里”，回答：“在公园”。④对时间“什么时候”的提问，治疗师应围绕明显的和患儿相关的时间阶段训练“什么时候”。⑤最后针对“为什么？因为……”的原因进行提问。以期患儿能够根据图片或图书内容主动进行表述，治疗师也可将此训练融入游戏中进行。

（五）阶段5的训练

此阶段的患儿主要学习组词成句的规则，能理解事情与语法规则的关系。

训练程序：①治疗师出示大图“猫被小狗追”，让患儿注意观察大图中被追的动物。②治疗师将小图按“猫”+“小狗追”的顺序从左到右排列，让患儿注意主语的位置。③患儿说出句子，治疗师可与患儿作相应的模仿动作或游戏来促进患儿对被动句的理解，反复训练，直至患儿能自己排列、理解、说出被动句。

二、表达训练

是指患儿表达性口语的应用能力明显低于其应有智龄的水平，但语言理解的能力在正常范围，发音的异常可有可无。同时患儿的非语言交流能力正常，常常使用示范、手势、模仿作为代偿。词汇量少、讲话过短、句子结构幼稚、语法错误多、常忽略开头和结尾等是这类患儿的临床表现。患儿因为说的话不被人理解，而变得焦虑不安，有时急得哭闹叫喊，易伴有情绪障碍、社交困难、行为问题、多动注意力缺陷等问题。

根据语言理解阶段不同，口语表达的训练课题也不同，重要的是口语表达要与理解水平相适应。语言理解先行于口语表达，语言符号理解的建立是口语表达训练的前提。

（一）训练原则

1. 语言符号尚未掌握阶段 主要依赖于情景状态手势符号的早期导入。然后，伴随事物名称信号的建立，转移到表示事物的手势、语言符号的发出训练，训练重点是语言符号的信号接受课题。

2. 语言符号水平 扩展理解事物名称的范围，再发展到动词、形容词等其他词汇信号接受训练。词汇的表达从所接受词汇中选择，进行训练。对于名称理解仅限于日常常见事物，尚未达到二词句阶段的患儿，最好优先进行接受性训练。

3. 词句水平 在词汇（名词、动词、形容词）水平增加发出信号的范围，导入词句的表达训练。

4. 词句以上水平 导入提高综合语言能力的课题，提高问答关系、系列画的说明、图书的主要说明以及文章的听理解。

（二）训练内容

主要适用于语言符号发出困难的患儿，与语言符号的接受性相比，对发出信号明显落后的患儿应集中对发出信号方面进行训练。

1. 单音节训练 首先选择患儿自然发出的一些音，让患儿反复模仿，然后模仿那些不能自然发出的音，如：a、i、u、ai、o、bu、pa、da、ma等。通过配合粗大动作、精细动作和游戏活动，把“a”“pu”“a～u”等音发出来，发完后稍微停顿一会，再让患儿反复模仿，使发音更清楚、准确。

2. 模仿发音训练 对有语言模仿能力的患儿，应促进其主动口语表达。在训练早期，仅能模仿词头或词尾等单词的一部分，或有构音错误，只要在患儿水平能模仿（如仅能模仿词尾，或仅能模仿语调等）即可。应促进有意义符号的主动发出，这样发出信号行为才能固定。早期引入词汇，以患儿可接受的信号，即患儿可理解词汇为前提，以下词汇较适合：①易于构音的词，例如含双唇音（pa、ba、ma）的词；②单音词及叠音词，例如ma、ma-ma、baba；③多音节词，但词头或词尾等词的一部分音能够发出，例如西瓜（gua）。最初从事物名称开始引入，动词、形容词要按照接受信号的情况引入。由手势语向言语表达过渡阶段，手势符号可发出信号的词、手势符号与言语符号共同发出信号的词、言语符号发出信号的词，三者不断混合存在，逐渐使仅由言语表达的词不断增加。

3. 词句训练 患儿在进行句子表达时仅一个单字发出信号，对不足的句子单位可由提问，例如“吃苹果”的图片，患儿回答“苹果”，再提问“做什么呢”来促进词句的模仿。另外，有的患儿使用图或文字表达句子的构成成分，以此方法能够用词句发出信号。对于此类患儿，可以用手指一边指着图或文字，一边发出言语符号，逐渐除去视觉提示，令其主动地用词句进行表达。早期不能全部用成人语表达句子成分的患儿，可用“吃”的手势符号＋苹果（成人语）；（幼儿语＋成人语），例如吧嗒吧嗒（幼儿语）＋苹果（成人语）等的组合训练，进行吃苹果的表达方式，以促进后期出现多个句子的成分。

三、文字训练

正常患儿的文字学习是在全面掌握了语言的基础上再进行的学习，但对于语言发育迟缓的患儿言语学习困难时，如果将文字符号作为语言形成的媒介，是一种非常有效的学习方法，另外还可以作为语言的代用手段，因此，文字学习的导入必须根据具体情况、具体病例进行。

（一）适用情况

1. 音声语言的理解与表达发育均迟缓的患儿 应以文字作为媒介促进语言符号的理解与表达。

2. 音声语言的理解好而表达困难的患儿 应让其先获得文字语言，以文字作为表达的媒介，从而促进音声语言的表达，另外，文字还可以作为辅助的手段或作为说话困难时的代偿交流手段。

（二）文字训练程序

1. 文字形的辨别训练 为掌握文字符号，必须能够辨别字形。训练程序：几何图形辨别→单字字形辨别→单词水平辨别。

2. 文字符号与意义的结合训练 以文字符号与图片意义相结合为目的。训练程序：字字匹配→字字选择→字图匹配→图图匹配。患儿能辨别1～2个音节后可进行此阶段的训练。

3. 文字符号与意义、声音的结合训练 可进行图片与相应的文字单词连接的作业，然后读出文字。

四、家庭环境的影响

（一）家庭环境调整对患儿语言发育的重要性

患儿语言的发育、发展与家庭和环境密不可分。患儿从出生开始，妈妈在养育他的同时不停地调整并丰富自然声响，将这些自然声响变成有意义的刺激，妈妈与他不断地用言语交流。用视、听、触、嗅等感觉去刺激他，此时尽管他并不懂，但是母亲和养育者却在不厌其烦的刺激他。对于患儿的冷热需求，妈妈会用各种方式去理解，患儿也用各种各样的方式来向妈妈传达信息。因此，患儿在言语尚未发育之前，很多语言运用的基础已经在家庭养育的环境中得以实现和发展。如果患儿脱离了后天的语言环境，患儿的语言发育就会受到很大影响。这种影响可能会影响其一生，甚至终生无法像正常人一样获得语言。

（二）语言发育迟缓患儿家庭养育环境的特殊要求

对语言发育迟缓的患儿进行语言训练是必要的，其目的是促进其语言发育水平接近和达到同龄患儿的语言发育水平。患儿语言发育是由语言交流态度、语言理解、语言表达与患儿的抽象思维、逻辑思维以及与学习能力密切相关的基础性操作过程等方面组成，这几个方面缺一不可。患儿的家庭养育环境与语言发育的上述几个方面有着密切的联系，因此，单靠语言训练达不到预期的效果，语言训练的内容必须在养育他的家庭环境当中得以体现与实践，这当然更离不开养育者的参与。语言训练的专业人员能将患儿的语言状况比较客观地评定出来，较科学地制订出详细的训练计划，根据训练计划指导患儿在家庭中应该注意的以及配合训练的具体事项。另外，训练最直接的实践场所也是家庭的养育环境，在家庭中，患儿喜欢的玩具、喜欢的零食、喜欢的一切感兴趣的物品及任务都可以用来配合训练。因为每个患儿的智力水平、性格、爱好、兴趣等各不相同，所以家庭养育环境的调整和配合相当重要。在调整患儿家庭养育环境中，要注意家庭成员的全面参与。与此同时，也不要忽略了患儿的社会性，要尽最大的可能让患儿参与到社会中（如集体生活中），和同龄的儿童在一起活动交流。

（三）如何改善和调整患儿的家庭养育环境

1. 改善对患儿的教育方法 家庭是患儿学习的自然教育环境，父母与患儿相处时间最长，接触最密切，亦是最早的启蒙教师。家庭教育使全家人有更多机会参与训练过程，不仅可以一对一地个别化教学，而且不受时间与空间的限制，尤其在关键性的学前阶段，若能及早给予各种基本训练，往往达到事半功倍的效果。家长在患儿语言有偏差时，一定要带小孩到有经验的语言治疗机构，找到有经验的语言治疗师检查、诊断偏差的程度以及偏差的类型，制订出训练计划，在家中也要遵循训练计划进行训练，使患儿的语言训练和家中的养育环境真正做到从患儿的语言发育年龄和特点出发，适应患儿而不是让患儿适应家庭的养育环境。

2. 培养患儿健康的性格、良好的兴趣和良好的交流态度 培养患儿健康性格的首要条件是大人必须站在孩子的角度考虑问题。健康的性格是从小开始一点点培养出来的，要把患儿当成朋友对待，无论患儿有什么事情，有什么要求都要和患儿商量，要养成患儿有事一定要商量的良好习惯。

3. 改善家庭内外的人际关系 让患儿生活在和谐、温暖、健康的家庭生活环境当中。良好的家庭养育环境，融融的亲情，不但对患儿的语言发展非常重要，对患儿智力、情感、性格以及社会适应性的发展也有着不可估量的重要意义。

4. 帮助患儿改善周围的生活环境，也是改善语言环境的关键 患儿接触生活的环境不仅只有养育他的家庭，长大后要进入社会环境，比如幼儿园、学校以及邻里的小伙伴等。良好的交流态度和人际关系是语言发展的又一个重要的条件。语言发育落后患儿因为其语言上存在问题，与其他儿童交往时，往往受到嘲笑、轻视等。这些现在都会导致患儿逐渐对交流的厌恶和恐惧。失去交流的兴趣和动力，严重者会导致心理障碍，甚至用自伤和他伤等攻击行为来拒绝与正常患儿交往。另外，孩子们在一起玩的时候，不但要在进行语言运用，还在语言上互相促进、互相学习。所以，在家庭和学校中，家长和老师都要参考语言治疗师的意见，给这些孩子以更多的注意和关心，帮助他们去改善人际关系和交流态度，也要教育别的小朋友要用自己的爱心去帮助这些孩子，让他们在团结、和谐、友好的氛围里尽快地更好地发展语言和其他各个方面的能力。

五、病例举例

患儿，男，5 岁，临床诊断：痉挛型脑瘫。现以“至今5周岁言语清晰度差，仅可用5～6字短句交流”为主诉就诊。经〈S～S〉法检查：交流态度良好，注意力集中时间可持续5～6秒，符号形式与指示内容关系处于5-1水平，基础事物概念：自身五官指认（+）、大小（+）、颜色（+）、两词句（+）、三词句（+）、主动语态（+）、被动语态（-）；操作性课题可完成积木排列、堆积和隧道不能独立完成，10种图形镶嵌板7/10（+），描画不能独立完成（患儿双手精细功能欠佳）。经构音障碍检查：患儿构音50词检查大部分音歪曲、置换；构音器官检查：最大声时5秒、唇力度弱，咂唇（+）、噘唇（-）、咧唇（-），舌灵活性差，弹舌（+）、上舔（-）、左右摆动（-），下颌关节稳定性及调控能力差。语言诊断：语言发育迟缓伴构音障碍。〈S～S法〉检查结果，见图10-6。

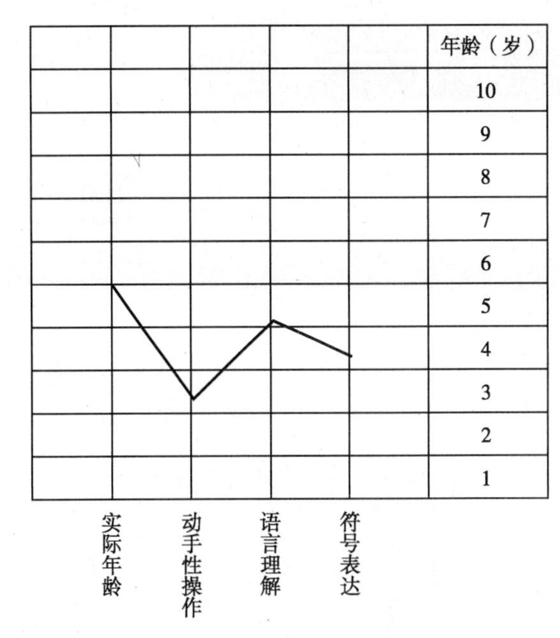

图10-6 〈S～S法〉检查结果

1. 训练目标 促进智力发育，提高理解力，提高构音器官运动灵活性，增加言语清晰度及表达能力。

2. 训练计划

（1）理解训练：词句水平理解训练（主动语态及被动语态理解训练）。

（2）表达训练：三词句为主。

（3）构音器官训练：唇力度及舌灵活性训练。

（4）纠正发音训练。

（5）注意力训练：捡豆、串珠、插片等。

（6）动手性课题训练：拼板、智力箱等。

（郭 津）

第十一章

感觉统合

第一节 概述

感觉统合（sensory integration）是一个关于大脑与行为间关系的理论，以及在此理论基础上发展出的实践技术。

一、感觉统合理论

感觉统合理论由作业治疗师、美国南加州大学心理学博士艾尔丝（Anna Jean Ayres）在1906年首次提出，刚开始她研究“感觉统合理论”用以解释动作学习困难或学业困难的一类儿童，这类儿童没有其他明显的原因（比如中枢神经系统损伤、感觉丧失等），而是与对来自身体及环境的感觉信息的整合能力减弱有关。最初艾尔丝将感觉统合定义为组织来自身体及环境的感觉过程，使得个体能在环境中有效率的运用之。从那时起，有许多研究者和理论学家追随着艾尔丝继续完善感觉统合理论。目前，该理论体系仍在演变发展中。简要感觉统合可视之为一个循环过程（图11-1）。

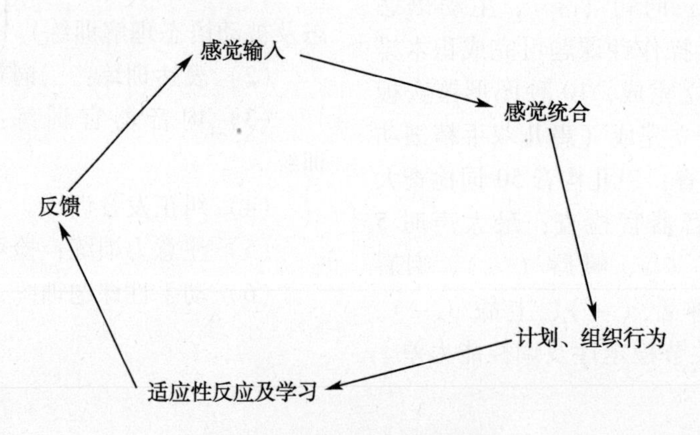

图11-1　感觉统合过程图

二、感觉统合理论的假设

与其他理论一样，感觉统合理论有很多基本假设，这些假设将神经生理与行为、心理联系在一起。

1. 中枢神经系统具有可塑性　大脑，尤其是儿童的大脑，其结构性质具有改变的能力，这种改变塑形的潜能可以在人与环境间的互动中得以促进且强化神经系统整合的效率。也就是说，由感觉统合理论发展而来的相关训练方法能导致大脑的改变就是因为大脑的可塑性。

2. 大脑是以一个整体运作器官　个体和中枢神经系统都是开放的系统，通过与环境间的互动，一个开放系统能够实现自我调节、自我组织和改变。在某种意义上，感觉统合训练的目的是提供给某一层大脑（主要是大脑皮质下组织）以刺激，使其成熟（或更好的运作），进而协助大脑合成一个整体。

3. 适应性反应提升感觉统合　适应性反应（adaptive response）是一个人在遭遇挑战或处新环境时，可以顺应环境。我们从所采取的行为成功与否的反馈中形成经验，塑造神经模式为计划更复杂的行为打基础。感觉统合训练主要通过改变环境，使之产生不同感觉刺激（比如前庭觉、本体觉等）即反馈，从而形成对动作的感觉记忆，使得这种神经模式成为正确或更复杂行为的基础。

4. 内驱力（inner drive）　人都有通过参与感觉动作活动去发展感觉统合能力的内在驱力。出现感觉统合失调的儿童一般表现为没有欲望（内在驱力）去主动参与或尝试新挑战。感觉统合训练所带来的效果最先表现在儿童对自己的能力更具信心，更具有寻求自我实现与挑战的欲望。

三、感觉统合发展对儿童的影响

感觉统合是每一个儿童必经的发展历程之一，感觉统合能力能够影响大脑成熟度及外在行为与活动，呈现在日常生活表现、运动技巧发展以及身心健康方面。

（一）感觉统合发展影响儿童日常生活活动

在日常生活中，感觉统合发展对儿童情绪的影响较为明显，这是因为，儿童在不断地接受感觉刺激（比如：荡秋千接收大量的前庭觉刺激），这些感觉刺激启动边缘系统（情绪脑）释放血清素、多巴胺等产生愉快、正向的情绪，从而引起兴趣，儿童便在各种活动中获得愉悦情绪的体验。除此之外，感觉统合发展对儿童的专注力、自我控制、社会交往及学习等也有很大影响。

（二）感觉统合发展影响儿童运动技巧发展

儿童在不断接受外界环境信息，形成感觉刺激，感觉输入后经过中枢神经系统的组织分析综合处理，获得行为输出，这里包括大运动和精细活动。比如本体感觉出现问题，容易出现姿势维持困难以及左右协调性差等。

（三）感觉统合发展影响儿童身心健康

儿童出现感觉统合问题，比如口腔的触觉过于敏感，便会出现挑食厌食等异常行为，进而影响儿童身体的成长发育。感觉统合过程中，适应性互动就意味着人对环境有某种程度的操控感。儿童在对外界的“操控”同时提高了对自我能力的信任，自信心的树立会给儿童心理带来满足感和挑战欲望，从而促进心智发展。

（刘晓佩）

第二节　感觉系统的构造与功能

“神经科学的任务就是由大脑后活动来解释行为，解释脑中上百万个神经细胞如何运作而得到最后的行为，以及如何被外界环境所影响。”

感觉统合离不开神经系统的作用，同时也在改变着神经系统功能。与感觉统合理论最相关的感觉系统也就是触觉、前庭觉、本体觉及视听觉。感觉统合主要发生在脑干，在胎儿期，各种感觉系统就开始“工作”了（表 11-1），在与外界环境的互动下，感觉统合发展至完善。所以感觉统合发展的关键期在 7 岁以前。

表 11-1　七种感觉最初接受信息时间

感觉别	时间	内容
触觉	孕 8 周	最早发展的感觉，出生时较其他感觉成熟
前庭觉	第 1 孕期	受孕 6 个月已发展完成，TLR 在宫内已运作
味觉	孕 8～9 周	味蕾开始发展，至 12 周时开始吞咽及感受味道
嗅觉	孕 9～10 周	能闻到不同味道，特别是对妈妈的体味最敏感
本体觉	孕 12 周	开始发展
听知觉	孕 22～24 周	开始对声音有反应
视知觉	孕 26 周	对光有反应，出生时视线在 8～10cm 范围内

一、触觉系统

触觉系统（the tactile system）是人类最基本、影响力最广泛的感觉系统。

（一）接受器

触觉接受器为皮肤，由于皮肤内的机械性感

受器分布密度及区域大小不同，所形成的反应有很大差别。比如，在精细触觉辨别区域（例如手指尖、手掌及口部周围）触觉接受器的密度高且接受区域小。另外，触觉系统还包括温度接受器。

（二）接受信息

来自接受器的信息传送至大脑，由对应中枢神经系统处理信息，解释触觉信息以及做出适当反应。这里主要传到的触觉信息有，疼痛、温度、轻触觉、痒、触觉辨别以及压觉。

（三）系统作用

1. 保护（防御）性反应 比如，在皮肤碰触到温度较高的物品时，能够快速躲避，避免损伤，对身体起到保护作用。

2. 辨别性反应 在精细触觉辨别区域，可以不依赖视觉，识别物体的质地乃至形状。

3. 稳定情绪和提高警醒 大面积、缓慢、稳稳重压皮肤有镇静效果；而小面积、快速触碰皮肤可以提高兴奋。

4. 促进动作的灵活 由于触觉接受器分布及投射至大脑中的部位很广泛且与本体觉投射有很多重叠部分，使触觉与本体觉有着许多潜在的互动部分，从而可以提高本体觉运作效率及机体动作的灵活性。

二、前庭觉系统

前庭觉系统（the vestibular system）是唯一与小脑直接连接的感觉系统。当头部在空间中的位置以及头部运动方向改变时，都会产生或多或少的前庭信息。

（一）接受器

前庭感受器包括半规管、球囊与椭圆囊。

1. 半规管 半规管（semicircular canals）像是一个封闭的管子，主要分为水平（外侧）半规管、前侧半规管和后侧半规管三部分，里面充满了淋巴液，头部移动会引起淋巴液流动，从而导致相应顶与毛细胞的改变（顶的移位也能够启动眼球震颤），将移动信息传输给中枢神经系统。半规管主要负责侦测头部的角加速度或减速度的速率及方向上的改变。

2. 椭圆囊与球囊 椭圆囊与球囊（utricle and saccule）的结构特征很相似，毛细胞就包含在它们的上皮中，毛细胞向上传递至耳石器。它们主要负责侦测头部在各个方向的倾斜情形及直线的运动。

（二）接受信息

前庭系统根据头部运动和相对于重力时的位置提供感觉信息。前庭传入信息用于凝视固定、姿势和平衡，构成空间方位中的感觉意识。但是感受器不同，所接受的前庭信息也不同。水平（外侧）半规管接受头部旋转（比如摇头动作）信息；前侧半规管和后侧半规管负责解释垂直的头部信息（比如点头动作）；椭圆囊接受直线的、持续的及低频的刺激（即静止的头部姿势或慢速的头部前后、左右移动）；球囊接受的信息为头部上下、垂直加速运动（重力是垂直输入的最普遍的来源）。

（三）系统作用

1. 恰当的完成自身保护 比如，当身体旋转或倾斜（向下的一侧）时，该侧承重的肢体出现伸直，出现保护性反应。

2. 维持肌张力及矫正反应 比如，快速的头部倾斜会刺激椭圆囊而产生张力性反应（即维持），出现下方承重肢体伸直，上方承重肢体屈曲。

3. 稳定情绪或提高兴奋性 比如，慢速、小幅度、持续性前庭活动能够稳定情绪，而快速、大幅度且瞬间前庭活动会提高惊醒使人兴奋。

4. 调节身体及眼球动作 前庭信息输入对于多种动作反应的协调起着很重要的作用，而且它能帮助固定眼球以在站立和行走过程中保持姿势的稳定。

三、本体觉系统

本体觉（proprioception）与前庭觉的输入在功能上紧密相连，其负责身体基模与姿势反应的发展、姿势张力与平衡及头部与眼睛在动作时的稳定。

1. 接受器 关节、皮肤机械性接受器、肌梭及中枢产生的动作指令。

2. 接受信息 本体感觉主要提醒我们身体及身体部位的方向感、动作的速度与时间、肌肉所产生的力量及肌肉被牵拉的速度。

3. 系统作用

（1）确定身体的位置以及肢体在空间的位置：当个体在书写时，出现注视手而非铅笔或书写内容时，则可怀疑存在本体觉失调。

（2）决定抓握或举起物体所需力量的感觉以及对动作的方向与速度的把握：因为关节感受器主要是在末端的部位作用（屈曲或是伸直），而由中枢神经系统所输出的信息可以预期对物体操作及出现动作计划。

(3) 平稳情绪：深度触压以及本体觉输入可以减少疼痛感及内容触觉过防御。

四、视觉系统

艾尔丝相信视觉处理是学习过程的核心，但她在创立感觉统合理论时，将焦点放在前庭觉、本体觉及触觉系统上。她认为，如果我们只是站在行为的角度来观察孩子，做行为类型的研究和模型，那我们不会发现视知觉的主要基础是前庭觉及本体觉，甚至还有其他感觉的影响。

视觉系统（the visual system）是发现个体所见的视觉世界是什么以及在哪里的过程，当视觉与其他感觉输入的信息不一致时，我们会相信视觉系统（比如当我们坐在一列静止的火车上，旁边经过一列向前移动的火车时，便会出现所乘坐火车后退的假象）。

1. 接受器 位于眼球后面神经视网膜上特化的细胞。

2. 接受信息 处理光、颜色以及有关物体是什么及在哪里的信息。

3. 系统作用 视觉以多种途径协助个体运动控制，当视觉依赖前庭-动眼反射时，可以保持稳定的影像；还可以辨认有关脸部、形状及视野中的动作；眼睛的动作调整。

五、听觉系统

听觉系统（the auditory system）由外耳、中耳及内耳组成，其与前庭系统连接在一起。主要用来听取声音，并从背景声音嘈杂的环境中辨别出特定音色，此外还可以产生警觉性和听觉注意力。

（刘晓佩）

第三节 感觉统合失调

感觉统合失调（sensory integrative dysfunction）是指输入大脑的各种感觉刺激信息不能在中枢神经系统内形成有效的整合而产生的一种缺陷。感觉统合失调也被称为一种“时代病”，它是由现代的不良生活模式所造就的一种现象。感觉统合失调的儿童通常无法有效组织感觉信息，导致其出现触觉障碍、本体觉障碍、前庭功能障碍、视觉障碍及听觉障碍等。这些障碍十分不利于儿童个体的身心健康发展，并且容易产生持久、广泛的不良影响。如果不能对感觉统合失调的儿童及时矫正，最终可能会导致其出现不同程度的行为问题、情绪障碍、学习困难及人际关系障碍等。此障碍多发生在6 ~12 岁的儿童身上。感觉统合训练可以有效地改善儿童的感觉统合失调的状况，帮助其恢复到正常的成长状态。

我们可以通过研究者们绘制的感觉统合理论架构模式图（图 11-2）清楚看出感觉统合失调与感觉系统、行为间的联系，感觉统合失调表现在以下三种主要方式：感觉调节障碍、感觉辨别障碍和感觉性基础运动障碍（图 11-3）。个体可有其中一种或多种状态的失调情况。

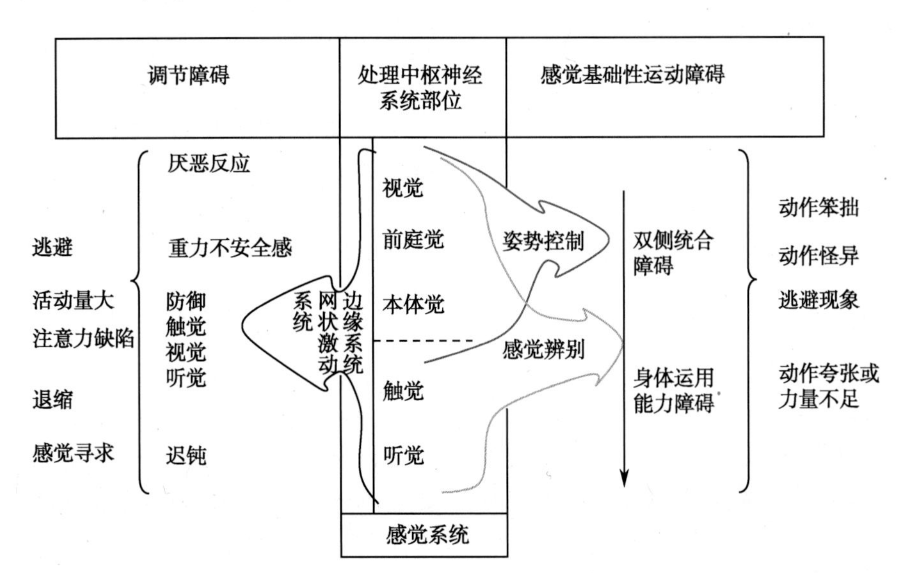

图 11-2 感觉统合理论架构模式图

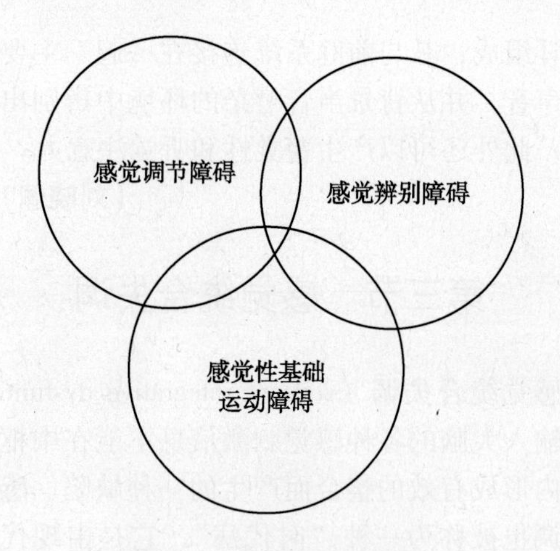

图 11-3 感觉统合失调形式

一、感觉调节障碍

感觉调节是中枢神经系统一种动态的过程，将刺激调整到某种程度，使身体产生适当的反应。在行为上，感觉调节是组织将感觉输入调整及分级来产生适应行为的能力。

感觉调节障碍（sensory modulation dysfunction，SMD）是由于机体不能对所接收的感觉信息进行正确的调节整合，且出现分心、多动、焦虑及自控能力差等行为，所有感觉系统均可发生调节障碍，所以我们常见的障碍类型有感觉防御和感觉迟钝。从行为反应上，我们可以观察到反应过度或反应不足，有些儿童同时会有两种反应表现，而有些只表现出一种（图 11-4）。

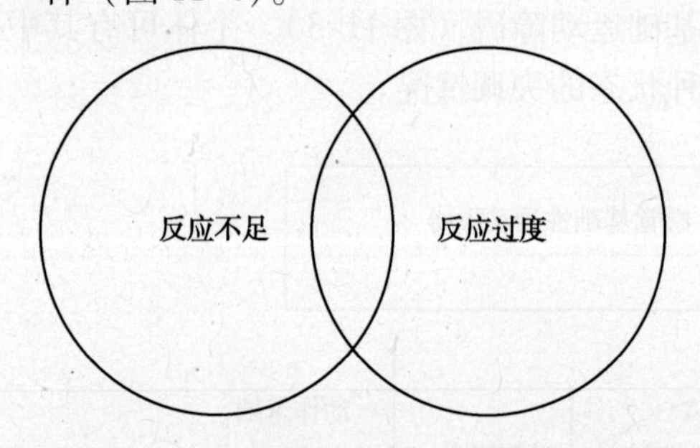

图 11-4 感觉调节障碍儿童反应的假设图

（一）感觉过防御

感觉过防御（sensory defensiveness）是指机体对同一感觉刺激反应明显较一般人快速、强烈或持久，行为上通常表现为感觉反应过高，会拒绝接触感觉刺激，如此也会限制探索环境以提供发展所需的感觉刺激。

常见的感觉过防御有触觉过防御、前庭觉过防御（包括对移动的厌恶和重力不安全感）、本体觉过防御等。这里的重力不安全感主要是指在不至于发生危险或是具威胁性的姿势、前庭刺激或本体觉刺激下，个体出现不安的情绪反应甚至恐惧。

（二）感觉迟钝

感觉迟钝（slow to sensation）与感觉过防御相反，是机体对同一感觉刺激的反应明显较一般人低下和缓慢，需要更大的强度和时间的刺激才能发生适应性反应。通常表现为感觉反应不足，对某种感觉毫无反应或是不断寻求感觉刺激（感觉寻求），这样的反应很容易致伤（比如对前庭觉和本体觉不断寻求时，会出现动个不停、爬高及故意跌倒等行为）。

二、感觉辨别障碍

感觉辨别功能是指个体能明确地辨识各种感觉的质、量、时间及空间准确变化的能力。例如，当个体要完成抛篮球入篮筐的动作时，首先需要触觉与本体觉辨别篮球的质地、重量甚至形状、感受身体与篮筐的位置关系以及动作速度力度，与前庭觉及视觉整合确定身体重心及姿势控制，最后完成较为复杂的动作顺序即投球。

感觉辨别障碍（sensory discrimination disorder，SDD）是由于大脑不能正确地解释所接收的感觉信息，或者信息处理时间过长导致个体不能对环境做出适应性反应。当然所有的感觉系统都可以发生辨别障碍。

三、感觉基础性运动障碍

感觉基础性运动障碍（sensory-based dyspraxia）是指个体不能正确处理与运动计划相关的感觉信息，在行动的计划和安排上存在缺陷，包括双侧统合及动作顺序障碍和身体运用能力障碍。

1. 双侧统合及动作顺序障碍（bilateral integration and sequencing，BIS） 是指身体两侧协调性不佳以及无法完成正确的动作顺序，通常是前庭及本体觉处理问题而产生的一种感觉运动障碍。

2. 身体运用能力障碍（somatodyspraxia） 指需要感觉前馈的预期性以及回馈的动作计划能力差。也会出现动作上的问题，但身体运用能力障碍会表现出对简单动作操作困难，表现为身体地图（body scheme）与动作计划（motor planning）发展能力不足。出现该障碍的个体主要与存在其他感觉系统调节及辨别障碍有关。

四、视觉空间能力障碍

视觉空间能力障碍（visual-spatial abilities disorders）是指判断物体位置以及与个体本身关系的能力不足。属于视知觉障碍的一种，视觉功能主要分为物体视觉以及空间视觉，而与动作活动有密切关系的为空间视觉，它可以影响运动控制技巧以及移动肢体朝向另一物体，所以视觉空间能力障碍会影响处理移动中的物体以及整个身体的动作。

如果存在视觉障碍，同样会出现其他感觉障碍所表现出来的行为，在这里我们必须辨别出异常行为究竟源于何种感觉统合失调类型。

五、中枢听觉处理障碍

中枢听觉处理障碍（central auditory processing disorders）是指个体对一个非理想环境中的听觉信息有处理及整合听觉方面的困难。通常存在中枢听觉处理障碍的儿童在一般纯音听力检查及语言测试的结果是正常，但在动态的听觉环境中，理解语言信息上有困难。

（刘晓佩）

第四节　感觉统合失调的成因、表现与评定

随着个体的成熟，感觉统合也在发展变化（图11-5），从胚胎发育至儿童成长过程中，都会有直接或间接的不利因素导致感觉统合失调。那么感觉统合失调源于感觉处理问题，表现在行为及心理方面。

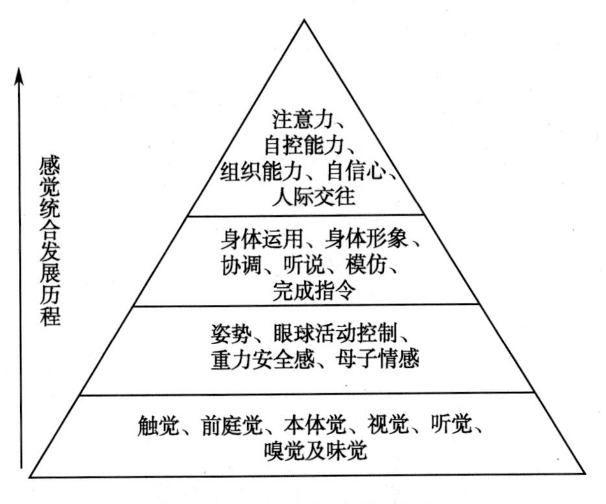

图11-5　感觉统合发展历程

目前，我国感觉统合评定尚不完善，评定的过程干扰性很大，评定结果也有一定误差（比如脑瘫儿童的感觉统合评定会因其神经系统损伤而影响结果）。在此我们可以综合考虑“是否存在疑似因素”、“是否存在异常行为”以及“对应评定量表的值是否处于失调范围”，来判断感觉统合失调与否、失调类型及程度，并运用于临床治疗指导。

一、主要疑似因素

1. 胎儿期有胎位不正　固有平衡失常。

2. 早产或剖宫产。

3. 活动空间狭小　爬行不足或缺失。

4. 过早用学步车　造成前庭平衡及头部支撑力不足。

5. 父母太忙碌　应试学校教育，造成幼儿右脑感觉刺激不足。

6. 祖父母采用传统方式　家长洁癖，要求太多或太放纵。

7. 4岁的儿童仍未建立惯用手。

8. 延误矫正　造成儿童自信不足和不良习惯等。

二、常见异常行为表现及对应障碍类型

感觉统合失调的个体在日常生活行为上表现出异常于感觉统合正常儿童，不同的年龄阶段所表现出的异常行为不同。例如，如果婴儿期出现触觉过防御时会出现换尿布时哭闹，在3岁可能会表现拒绝玩沙子，到7岁时可能表现注意力涣散更明显。

日常生活中的异常行为有可能是感觉统合失调所致，但不能排除会有其他原因（比如脑外伤、脑瘫等）。另外，感觉统合失调表现与其失调类型并非一一对应关系，也就是说一种异常行为可以是一种或多种失调的反映。在这里，列出以下感觉统合失调的主要异常行为，可辅助辨别失调类型。

（一）感觉调节障碍方面

1. 触觉过防御的主要表现

（1）逃避接触

1）不愿意接触某种质地的衣料（比如粗糙的），或是相反，特别喜欢某种衣料的衣服（比如软的或长袖长裤）。

2）会避免接触性游戏以及排队时站到最后以免碰触别人。

3）不喜欢碰触自己的某些身体部位（比如脸部、颈部等）。

4）不喜欢刷牙、使用牙线、咀嚼质地较硬的食物、挑食。

（2）厌恶没有恶意的接触

1）不喜欢被拥抱。

2）不喜欢洗澡、剪指甲、理发以及洗脸。

3）不喜欢手工艺，不玩手指画、粘贴作业以及沙土。

（3）对不具恶意碰触产生反常的反应

1）对于他人轻轻碰触脸、手臂以及脚等感到非常生气。

2）当要靠近别人或在人群中时，会产生很大的压力反应、焦虑及负面情绪。

2. 触觉迟钝的主要表现

（1）触觉刺激反应淡漠

1）对碰伤疼痛反应低下。

2）流口水及发音不清楚。

3）当身体部分陷入沙子中会感到不安甚至哭闹。

4）双手功能不佳，包括精细动作及触摸辨别能力困难。

（2）不断寻求触觉刺激

1）非口欲期仍吃手。

2）手不停地触碰各种物品。

3）摸私处。

4）喜欢光脚。

5）容易出现自残行为。

3. 重力不安全感的主要表现

（1）害怕高处，恐怕跌倒（比如从四点支持位转换为站立位，打滑梯或上下楼梯）。

（2）避免双脚离地（比如荡秋千或双脚同时离地蹦跳）。

（3）拒绝头部的后倾或侧倾斜（比如倒立或仰卧姿势）。

4. 对本体觉过防御及对移动的厌恶反应主要表现

（1）动作缓慢，不敢尝试新事物，更喜欢静态的游戏活动。

（2）时常没有安全感，要求大人保护（比如扶着、牵着或抱着）。

（3）拒绝摇晃、旋转的活动或者翻跟头游戏后容易头晕呕吐。

（4）大运动水平较一般儿童发展慢。

（5）对肢体陷入沙子也会出现焦虑不安。

5. 对前庭觉及本体觉反应不足的主要表现

（1）感觉觉刺激反应淡漠

1）会出现肌张力低下的表现：①全身松软、坐无坐相站无站相；②时常“W”姿势坐在地上；③时常跌倒；④运动或游戏中易疲劳。

2）摔倒时没有保护意识。

3）转圈很久或多次都不会晕。

（2）不断寻求感觉刺激

1）喜欢不停地跳动、跑出跑进、转圈、摇晃身体或头部。

2）喜欢坐摇椅、转椅以及游乐场所中的旋转、快速移动的设施。

3）荡秋千会荡很高、很多次才停下来。

（二）感觉辨别障碍方面

1. 触觉辨别能力不足

（1）精细动作笨拙、不协调。

（2）无法指认被碰触或撞到的身体部位。

（3）无法只用手触摸物件就能辨认出物件的形状与质地或者名称。

（4）口腔动作不佳。

2. 前庭觉辨别能力不足

（1）闭上眼睛时，站立不稳。

（2）身体移动时，保持平衡有困难。

（3）逃避不平坦的路面。

（4）不喜欢改变方向的移动活动。

（5）对方位、速度的把握不足（比如容易迷路，在玩“123木头人”游戏时，不能在移动时突然保持静止）。

3. 本体觉辨别能力不足

（1）攀爬游戏时，无法正确摆放双脚，容易停止不前或滑落。

（2）动作不协调不流畅（比如跳舞时，手和脚不能同时排放在正确的位置）。

（3）精细且缓慢的动作有困难（比如剪纸活动或把积木搭成“大城堡”）。

（4）不能正确模仿他人的动作（包括发音）。

（5）过分怕黑。

（6）判断不出动作的方向、力度大小以及投掷距离。

（三）感觉基础性运动障碍方面

1. 双侧统合障碍

（1）左右手分化不佳，左右辨别混乱，需要双手合作的动作完成不好，4岁还未建立惯用手。

（2）不能很好地跨越中线。

（3）跳格子、跳绳、跨步跳及抛接球游戏的能力差。

2. 身体运用能力障碍

（1）学习新的动作有困难，需要反复示范。

（2）自我身体形象能力差，不能快速辨别身体部位与空间位置关系（比如学骑自行车有困难）。

（3）动作计划能力不足，对需要时间顺序和空间预测能力的动作有困难（比如踢滚动的足球给指定队员）。

（4）经常碰撞周围环境中的物品（比如在进屋时容易撞门框）。

（5）精细动作发展不足。

（四）视知觉障碍方面

1. 视力方面

（1）斜视、复视、视力模糊。

（2）追视或凝视困难。

（3）阅读时跳字漏字。

（4）使用周边视力而非中央视力。

2. 动作活动方面

（1）平衡能力差，容易跌倒。

（2）写字慢，做作业速度慢。

（3）手眼协调动作不佳。

（4）动作幅度大，精确程度低。

（五）中枢听觉处理障碍方面

（1）听力很好，但当身处其他存在噪声环境中时，有明显的语言理解困难。

（2）不能很好地遵循指令。

（3）容易分心。

（4）对某种声音（比如尖锐）显得敏感。

（5）情绪不稳定，易激惹。

三、专业工具评定

除了对疑似因素及日常生活异常行为的分析，专业工具评定也需要专业人员完成。这里的专业人员是指儿科或神经科医生、有经验的感觉统合治疗师。

艾尔丝博士在创立感觉统合理论时，对感觉统合失调的评估做了大量的工作，设计了一系列评估工具，至今仍被使用。当前，用于儿童感觉统合失调的专业评定工具有多种，主要分为间接评定和直接评定两大类。

（一）间接评定

间接评定是由儿童家长根据儿童实际情况，填写专业问卷或量表的方式完成。这种评定方法实施简单、易统计。但由于各种原因会造成一定误差。

1. 儿童感觉统合能力发展评定量表 我国当前使用的中文版《儿童感觉统合能力发展评定量表》是由台湾郑信雄教授根据中国儿童特征编制。由北京大学精神卫生研究所进行修订，推出该量表的中国内地版，有较好的信度和效度。到目前，该量表分化为3～6岁与6～11岁两种。量表皆由对儿童较了解的家长填写，是儿童最近1个月内情况，均采用1～5进行评分（发生频率为100%则为总是如此、75%为常常如此、50%为有时候、25%为很少这样、没有发生过为从不这样），问卷的数据处理是根据儿童的年龄，将已得每项原始分总和转换为标准分，根据标准分T，对感觉统合能力加以总体评定：低于40分说明存在感觉统合失调。30～40分（包括40）为轻度感觉统合失调，20～30（包括30）分为中度感觉统合失调，低于20（包括20）分为重度感觉统合失调。该量表已做出计算机处理软件，提高了数据处理的速度及精确度。

（1）儿童感觉统合能力发展评定量表（3～6岁）：该量表共设30选择题，其中3岁儿童只显示前20题，4～6岁儿童显示全部30题。最后测试项目为视觉平顺、听觉识别、前庭平衡、本体感觉以及触觉。

（2）儿童感觉统合能力发展评定量表（6～11岁）：该量表共设58道选择题，其中6～9岁儿童只需对55题以上进行评估。最后测试项目为：①前庭失衡：主要涉及身体的大运动能力和前庭平衡能力评定，包括“手脚笨拙”等14个问题；②触觉功能不良：主要对情绪的稳定性及过分防御行为进行评定，包括“害羞、不安、喜欢孤独，不爱和别人玩”等21个问题；③本体感失调：主要涉及身体的本体感及平衡协调能力，包括“穿脱衣服、系鞋带动作缓慢”等12个问题；④学习能力发展不足：主要涉及由于感觉统合不良所造成的学习能力不足，包括“阅读常跳字、抄写常漏字或行，写字比划常颠倒”等8个问题。评定6岁以上儿童；⑤大年龄儿童的问题：对使用工具及做家务的评定，主要评定10岁以上儿童，有3个问题。

2. 儿童感觉处理功能调查表 《儿童感觉处理功能调查表》是一套专为儿童评测感觉统合失调的家长问卷，由香港职能治疗师张蓓蓓女士负责制订。它包括：《感觉处理功能调查表》一套、使用手册、使用说明及评估结果报告。其主要从听觉、视觉、活动量、味觉/嗅觉、身体姿势、动作、触觉及情绪/社交，这八个方面来做评估。

（二）直接评定

直接评定是专业人员借助专门的设备或有关标

准对儿童的发展情况进行直接检查和测评的评定手段。主要有感觉统合及运用测验、婴幼儿感觉功能测试量表、Peabody 精细评定量表、感觉统合训练器材筛查、旋转后眼震试验等。

1. 感觉统合及运用测验（sensory integration and praxis tests，SIPT） 艾尔丝博士设计编制理论本身的标准化评估 SIPT，适用于4～8岁儿童，针对动作障碍的项目全面具体耗时（1.5～2小时）、昂贵、软件满意的信度和效度、最有权威性。北美地区有常模，国内很少用。

2. 婴幼儿感觉功能测试量表（the test of sensory functions in infants，TSFI） 适用年龄为4～18个月婴幼儿，适用对象为感觉调节紊乱、发育迟缓或学习感觉加工异常者，其结果反映了感觉缺陷及程度、情绪的稳定性以及学习能力，对临床具有针对性早期干预的作用。整个测评过程分为5个分测验，其中包括深触压反应（5项）、适应性运动功能（5项）、视觉-触觉整合（5项）、眼球运动控制（2项）、前庭刺激反应（5项）。

3. Peabody 精细评定量表（PDMS-2） 2002年出版，创始人 Folio，适用于0～6岁儿童，主要反映动作发育水平，在精细动作中包括视动整合分测验。

4. 旋转后眼震试验（post-rotatory nystagnus test，PNT） 主要作用为测试前庭功能，测试方法：①测试工具为旋转后眼震试验 N 坐位转盘（the Sit‘N’Spin），价格昂贵，也可以用转椅替代；②被测试者体位为坐位、侧卧（鼻与地面45度角）；③转速为1圈/2s，每次10圈（不能耐受者即刻停止）；④旋转顺序：先坐位后侧卧，顺/逆时针方向、左/右侧卧逐项进行；⑤记录结果水平和垂直方向眼震次数以及孩子的身体反应；⑥结果判断，正常结果为水平方向眼震颤8～10次，头歪倒、眩晕、呕吐。异常结果为眼震颤无、过多、过少，表现为旋转时微笑甚至大笑，无眩晕或无呕吐，轻松地走开或反应过于强烈。

5. 感觉统合训练器材筛查 感觉统合训练器材筛查是专业有经验的人员，利用临床训练设施，根据儿童年龄及整体发育水平，设计可以诱发感觉统合问题的状况，通过观察儿童的反应（包括其表情、行为、心理等方面），辅助分析感觉统合是否失调。

（1）注意事项：①筛查时，要排除其他因素干扰（比如对筛查环境或操作者的陌生而出现抗拒哭闹）；②筛查过程中，要避免多次反复操作，主要观察儿童在不经意下做出的反应；③确定筛查环境是非儿童经常活动过的场所；④对感觉调节筛查顺序依次为视觉-触觉-本体-前庭觉，避免后者影响前者结果（比如前庭觉活动会影响视觉）；⑤筛查只能补充其他评定手段，进一步确定失调类型，也可以指导临床治疗方向；⑥筛查手法也可以用作临床训练方法；⑦该方法目前不能确定失调程度。

（2）筛查过程

1）视知觉障碍的筛查：①视力（包括中央视力和周边视力）；②视觉凝视（5～6岁可达到10秒钟）；③追视；④跳视；⑤双眼对整（包括眼睛对整-电筒测试和眼睛对整-遮盖“或-不遮盖测试”）；⑥视动性眼球震颤等。

2）感觉调节障碍筛查：感觉调节障碍的筛查结果，主要观察儿童在感觉输入后的反应，如果出现持续逃避、抗拒、焦虑、过度保护反应或哭闹（大笑）等警觉过度行为可能存在感觉过防御；相反如果出现持续的情绪淡漠、不能引起自我保护动作或要求多次重复（不要停止）等警觉不足行为可能存在感觉迟钝。①针对触觉：a. 采用刷身刷、温/凉毛巾对身体皮肤（从身体远端开始至近端皮肤）进行刷擦；b. 采用触觉球，对仰卧位（俯卧位）儿童进行适度按压（图11-6）。②针对本体觉：a. 钻爬阳光隧道（或彩虹筒等狭小空间）；b. 如果触觉调节没有问题，可用将儿童放入海洋球池中（最好是将除了头部以外的肢体放置球池中）；c. 坐位于椅子上，将双上肢自然放在身体两侧，然后令儿童闭眼，并摆放上肢于某个姿势，观察儿童是否能将另一侧上肢摆出与其对称姿势。③针对前庭觉（由于视觉调节影响，以下皆要观察对比蒙眼之前的反应）：a. 坐位-俯卧位-仰卧位于 Bobath 球上，并左右及前后转动 Bobath 球（图11-7）（睁眼状态，可筛查重力不安全感）；b. 坐-站于方形围边秋千中，左右、前后摆动或旋转秋千（在旋转秋千时，可观察眼球震动）；c. 坐-俯卧于小滑板上，移动滑板前进。

3）感觉辨别障碍筛查：①触觉辨别障碍筛查的方法：a. 利用一个布袋，里面装有不同质地的玩具，要求儿童手伸入（避免视觉干扰），取出指定质地的玩具。B. 儿童在蒙眼状态，评估者用手指触碰儿童皮肤（一处或两处），要求儿童指出触碰位置。②前庭觉及本体觉辨别障碍筛查方法：a. 利用“抛球入篮筐”的游戏活动，观察儿童是否能在不同距离以及不同质地球的情况下准确完成；b. 是否能完成评估者所示范的俯卧伸直姿势（图 11-8），且 6 岁及以上儿童可维持 30 秒；c. 观察儿童是否能跨过评估者推去的滚动体能棒（图 11-9）。

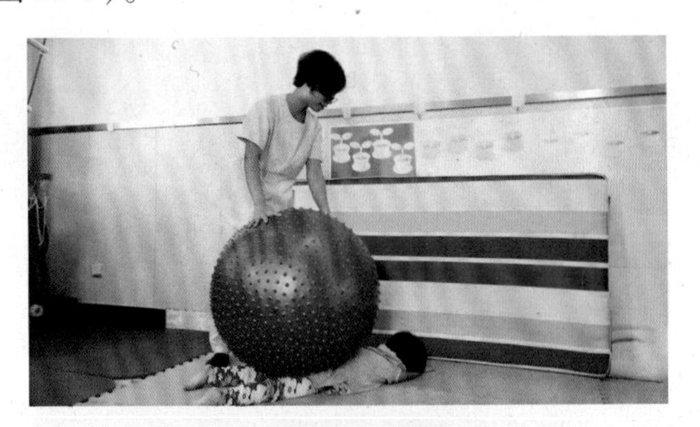

图 11-6 触觉球筛查触觉调节障碍

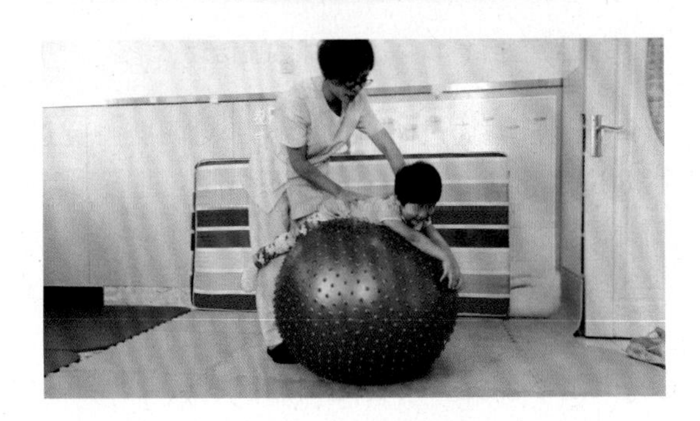

图 11-7 Bobath 球上筛查重力不安全感

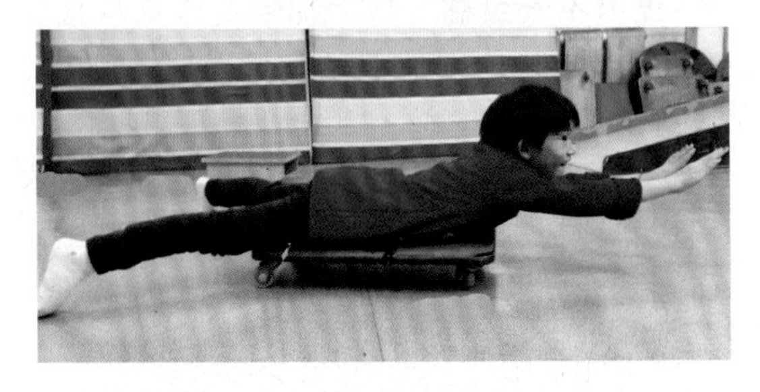

图 11-8 正常的俯卧伸直姿势

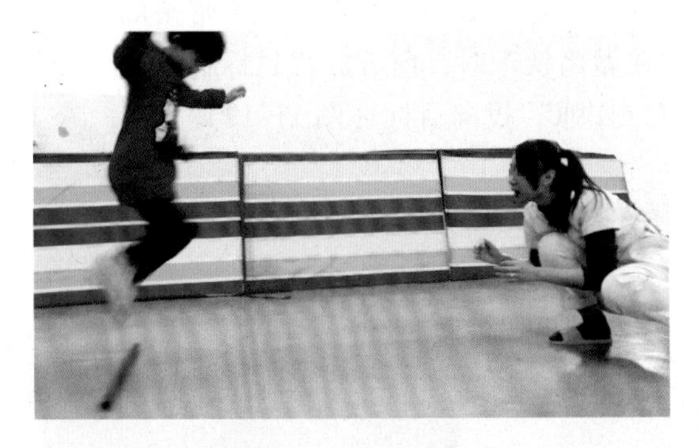

图 11-9 跨越体能棒

（刘晓佩）

第五节 儿童感觉统合训练计划与实施

一、治疗原则

作为感觉统合治疗师或家长，在对特殊需要儿童进行感觉统合训练时，需要熟悉并切实遵循一系列基本原则，它是有效进行训练的基础。

1. **保证儿童安全** 以孩子的快乐为中心。

2. **完成一节感觉统合训练课** 安排粗大活动（动态活动）与精细活动（静态活动）比例为3∶2，且交替完成，确保儿童不会过度疲劳。

3. **遵循循序渐进原则** 每项活动量由标注的最小值逐步增至最大，活动类型由粗到细，多次练习，以免打消儿童积极性和自信心。

4. **适当调整难度** 使儿童感觉“有点难还不太难”即难度适中，对儿童来说，既有成就感又能激发挑战性。

我们以接球游戏为例，在完成接球的几个方面，逐步提高难度：①儿童接球时所维持的姿势，可以是坐位（凳子/篮球/独脚椅/羊角球上配合连续弹跳）；立位（平面上/体能圈内/平衡板/旋转浴盆/单脚着地，另一脚踩台阶/单脚着地，另一脚踩篮球/行走于平衡木/骑脚踏车）。②接（抛）球动作：直抛球/弹跳球/侧方球/双球互抛。③球的质地：篮球/小而轻的皮球/海洋球。④完成数量：由少到多。

5. **鼓励儿童主动参与** 树立儿童完成各项活动的自信。对儿童活动表现，及时给予反馈（比如表扬“你真棒!”或者鼓励“再来一次，你可以的!”）。我们以接球游戏为例，说明一次游戏活动过程中简单语言反馈（图 11-10）。

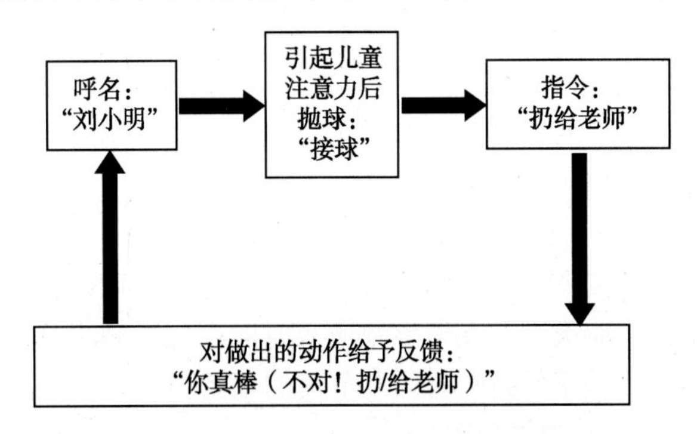

图 11-10 接球游戏中简单语言反馈示范

6. 督促儿童在活动结束时整理适当的器材。

7. 避免诱发癫痫 有癫痫史的儿童避免激烈刺激的游戏项目（比如大滑板等）。

二、治疗流程

1. 分析感觉统合障碍 首先对儿童日常生活活动及是否存在疑似因素进行了解，发现儿童有可能存在感觉统合失调，进一步选用适当的评定方法进行准确评估。

2. 制订训练计划

（1）确定训练目标：如减轻感觉过防御，减少自我刺激，改善姿势控制和身体认知等，最终改善自理、学习、社交、游戏等功能。

（2）制订训练方案：根据训练目标确定具体训练计划，包括训练目标、训练活动项目、训练时间、频率及注意事项等内容。

3. 实施感觉统合训练 遵循感觉统合训练的基本原则，实施所制定的训练计划，并结合儿童具体情况改善训练计划。选择恰当的训练模式，比如进行单独训练，也可以对多名儿童进行集体模式训练。

4. 评定训练效果 一般在训练前及连续1～3个月训练后，需进行首次评定及再次评定，以了解训练效果，提出下一步的治疗策略。

三、感觉统合治疗策略

感觉统合训练的介入包括训练计划与实施。也就是说训练方法应依托于完善合理的训练计划才能实施，否则训练过程会变得混乱，效果会很低，甚至对儿童造成伤害；同样，训练活动的设计也决定训练目标是否能实现。

感觉统合训练计划需要通过感觉统合评定以及家长对儿童的期望的综合考虑来制订，如果说感觉统合评定是“由上至下”的方式，那么感觉统合治疗实施往往是通过“由下至上”的顺序完成。训练计划中，制定目标通常为日常生活中异常行为的消失或身心发展，而实施训练则着手于感觉处理。下面我们就按照感觉统合失调类型介绍对应的治疗策略。

（一）感觉调节障碍的治疗策略

感觉调节障碍的纠正以感觉输入为基础，可以根据障碍类型及儿童感觉输入时的反应，做出不同强度、频率、持续时间及节律的感觉输入。

1. 感觉过防御

（1）提供加强触觉（深压觉）及本体觉的活动

1）软毛刷或手套对大面积皮肤进行规律、缓慢、持续刷擦。

2）重力背心、用软垫子包裹身体。

3）推或拉重物。

4）使用治疗球（或触觉球）大面积、稳定、规律按压在儿童身体上（图11-11）。

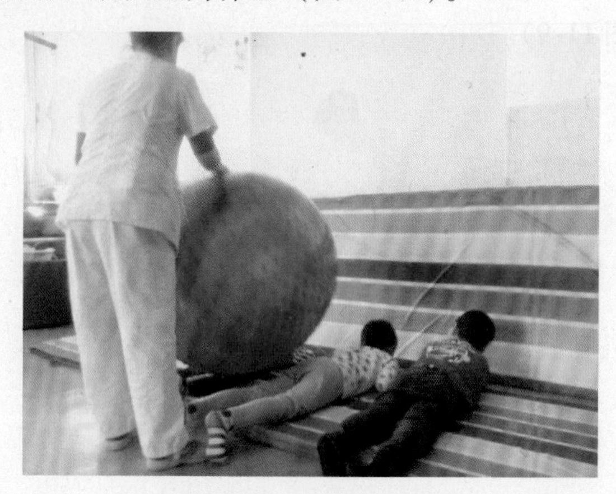

图11-11 触觉球按压活动

（2）改善触觉过防御的活动：对四肢触觉过防御可采用刷身刷、毛巾等对敏感部位进行顺毛孔（由远端至近端），缓慢规律地扫刷。

（3）本体觉输入活动

1）通常较封闭的空间（彩虹筒或隧道内）可以提供大量本体觉，可稳定情绪。

2）跑、跳、跨越障碍活动也可提供本体觉。

2. 重力不安全感 应当加强本体觉及直线运动的前庭觉活动为主，而且活动过程是建立在儿童对治疗师的信任上。

（1）选择脚在地面上或稍微离地的活动，这样儿童可以自我控制中止活动，有足够的安全感，也建立了对治疗师的信任。比如：趴在大内胎秋千上或平台秋千上；坐在羊角球上。

（2）在输入重力变化过程中，加入有趣的任务，可以消除儿童因重力不安全感带来的恐惧，比如，在做荡秋千时，前方放置目标物，让儿童将手里的“炸弹”投向目标（图11-12）。

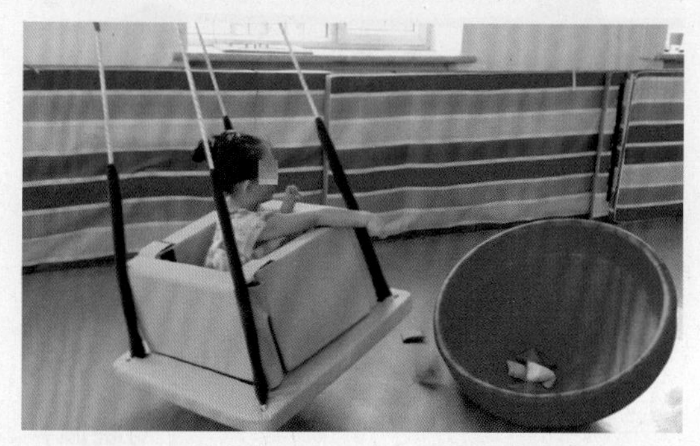

图11-12 方形围边秋千配合投掷活动

（3）当重力不安全感程度降低，儿童的活动幅度和难度也将增加。比如，儿童俯卧（仰卧）于彩虹筒上，滚动彩虹筒，让儿童俯冲至双手碰地面（图 11-13）。

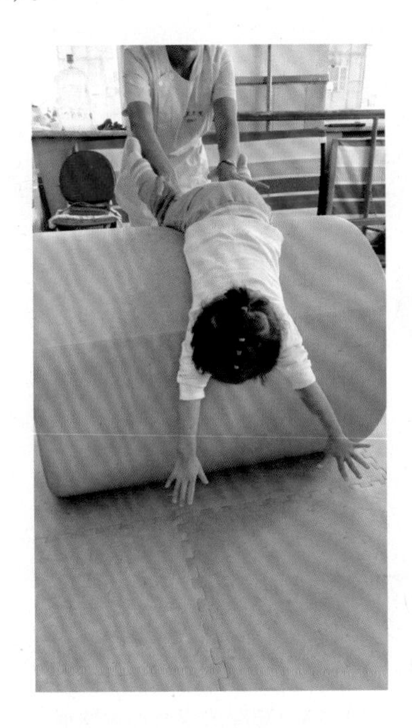

图 11-13　彩虹筒俯冲活动

（4）在刚刚克服重力不安全感后，可以激励儿童主动去挑战高度，引导儿童走上坡路或爬上三行绳梯，获取“奖励”（图 11-14）。

3. 对移动的厌恶　包括对变速直线和变速旋转运动的逃避和恐惧，一开始应当尽量减少旋转的活动，从容易控制的直线移动入手。

（1）输入前庭觉刺激时，应当遵循缓慢、规律、小幅度及持续性的原则，比如，让儿童坐于治疗球、网状秋千或青蛙秋千上，进行缓慢、规律、小幅度及持续性的左右、前后和上下移动。

（2）有阻力的主动运动（本体觉）活动能帮助降低厌恶反应，比如，俯卧于滑板或秋千上，由于头和脚要抗重力才能保持抬起，进而增强了本体觉输入（图 11-15）。

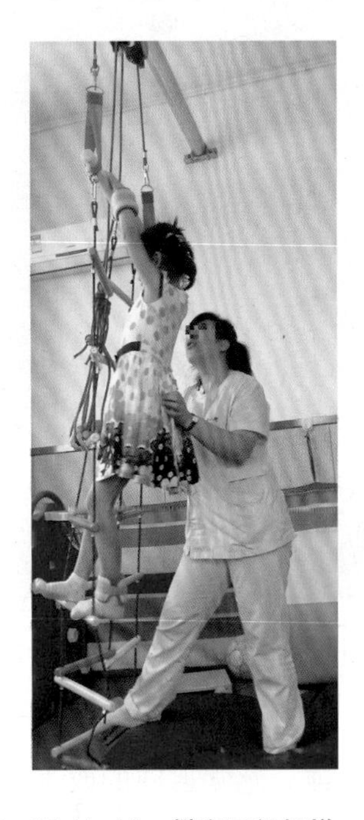

图 11-14　攀爬三行绳梯

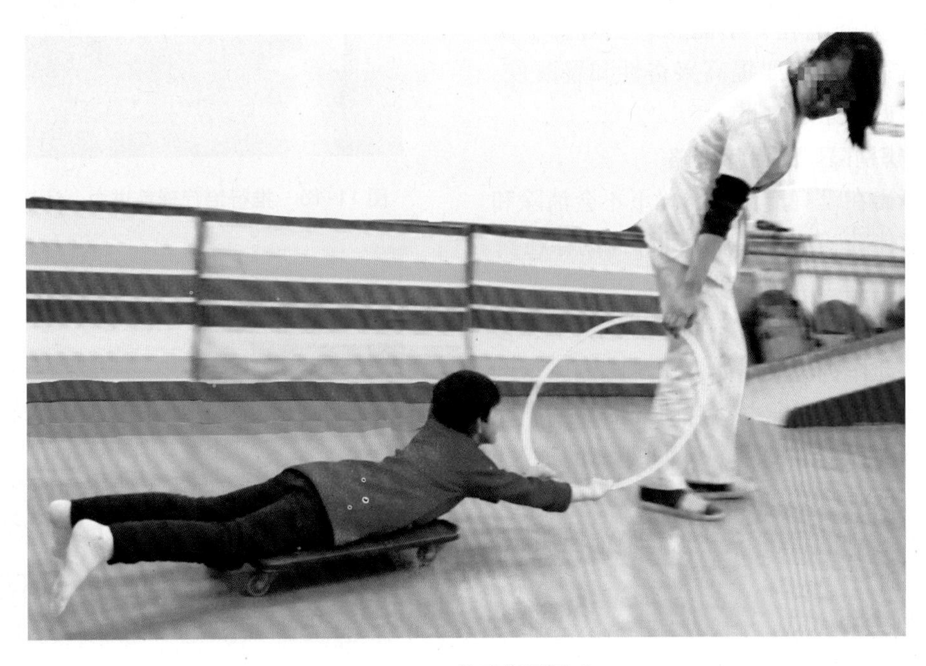

图 11-15　俯卧滑板活动

（3）旋转性活动的目的不是让儿童能耐受一切旋转，而是帮助儿童在日常生活中（比如坐车、低头系鞋带、回头等），没有恶心、恐惧乃至拒绝的现象。可以选择秋千、滑车或手扶旋转盘等器材进行旋转动作，在旋转时，可以增加主动参与性活动（图11-16）。

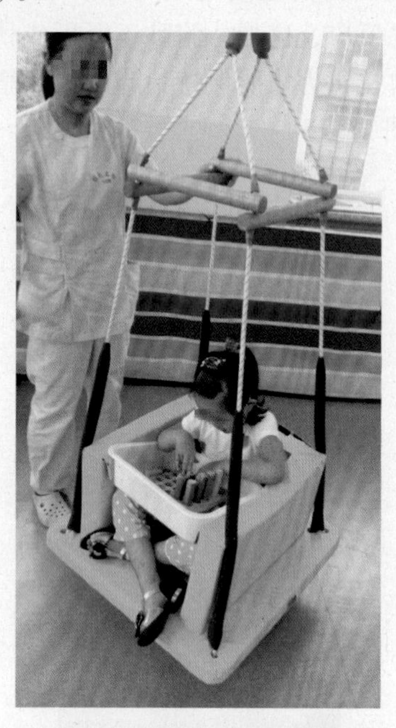

图11-16 坐于方形围边秋千内，配合插棍活动

4. 感觉迟钝 感觉迟钝的改善方法区别感觉过防御的关键是感觉输入的强度、频率、持续时间及节律。针对触觉过防御，采用的训练器材同感觉过防御，但方法为顺毛孔、小面积、无规律、瞬间、反复的触觉刺激，主要提高兴奋性和警醒度。前庭觉与本体觉迟钝亦是如此。

（二）感觉辨别障碍的治疗策略

感觉辨别障碍在没有干预的情况下不会消除和变化，它也常常伴随感觉性基础运动障碍的存在。

1. 前庭觉和本体觉辨别能力降低

（1）采用各种悬吊器材，不同姿势维持下，多提供垂直和倒立动作机会。比如，蹦跳蹦蹦床、倒挂在横抱筒上等，同时配合主动活动（图11-17）。

（2）使用不同质地的球类，不同距离的球筐，让儿童进行投篮球活动。

（3）在水平移动的状态下，进行动作计划和双侧技巧（图11-18）。

2. 触觉辨别障碍

（1）提供丰富时间和空间特质的触觉活动可用来增进触觉辨别，即不同训练下接触各种质地的物品刷扫、摩擦皮肤。

（2）深压觉可改善整体触觉辨别能力，可以将儿童放入海洋球池，进行“淋球浴”或“池中寻宝”（图11-19）。

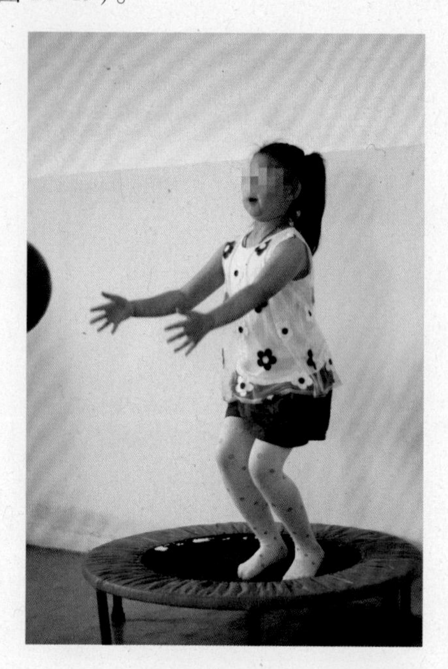

图11-17 蹦蹦床配合抛皮球训练

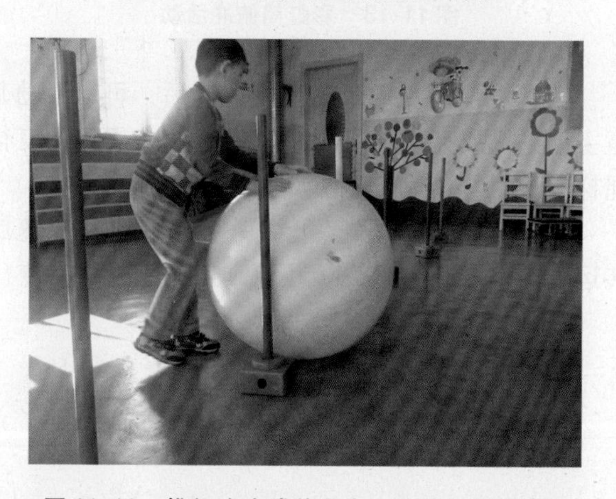

图11-18 推行治疗球前进中，计划绕过障碍物

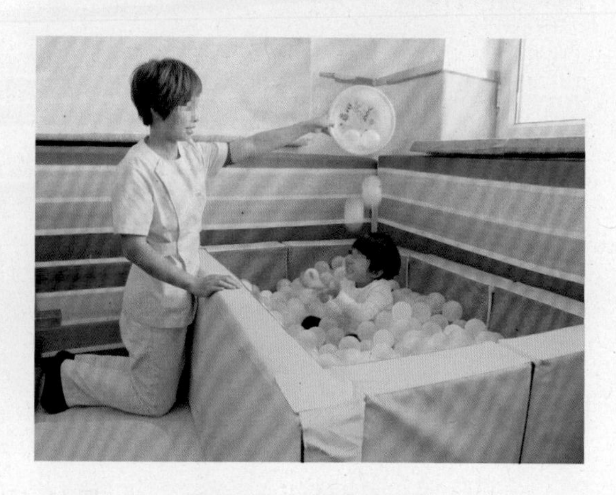

图11-19 淋球浴活动

（3）因为触觉辨别障碍主要影响精细活动能力（比如手部和口部技巧），所以应多设计手、口的活动项目。其中可采用从充满米粒和玉米的盒子里找出纽扣等物品，也可蒙眼后，完成不同质地、形状的辨别（图 11-20）。

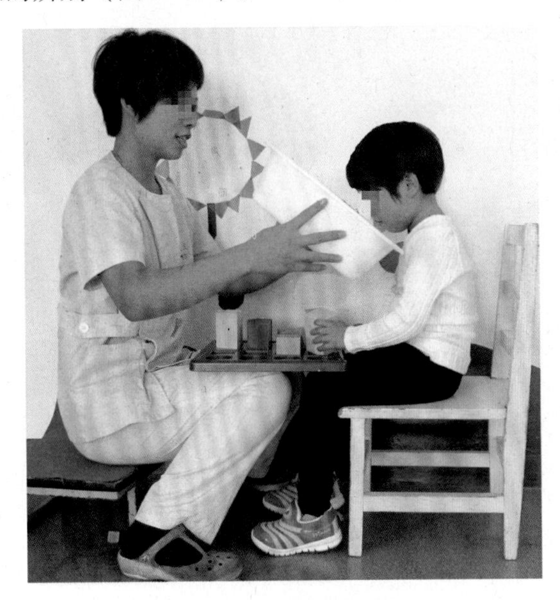
图 11-20 蒙眼后插棍活动

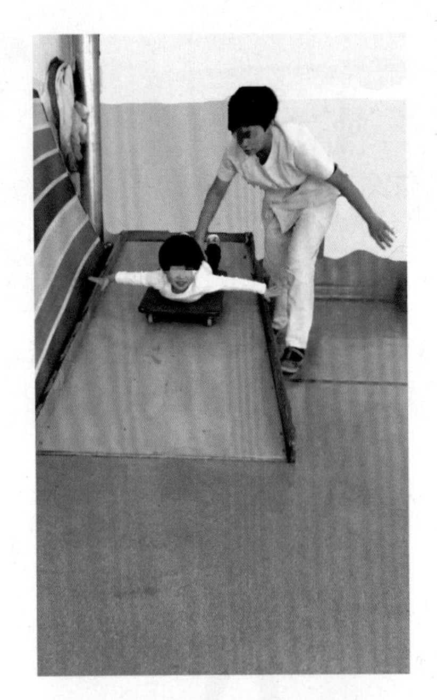
图 11-22 滑板滑行训练

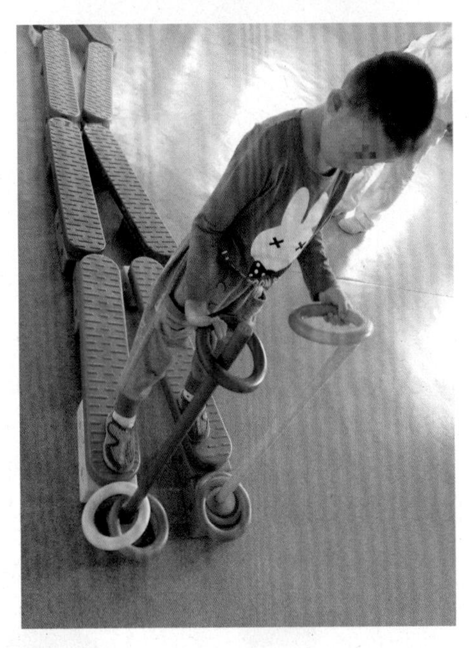
图 11-23 平衡触觉板配合运送套圈活动

（三）感觉基础性运动障碍的治疗策略

1. 双侧统合

（1）同侧性双侧统合活动：儿童俯卧于吊缆（或彩虹筒）上，治疗师前后推动吊缆（或彩虹筒），引导儿童触摸前方玩具，使儿童上肢也跟着发生伸直屈曲变化（图 11-21）；也可以上肢同时屈伸，完成滑板滑行（图 11-22）；双手双脚同时从滚筒秋千（或三行绳梯）上松开落在安全垫上；行走于双排平衡触觉板，配合完成运送套圈（图 11-23）。

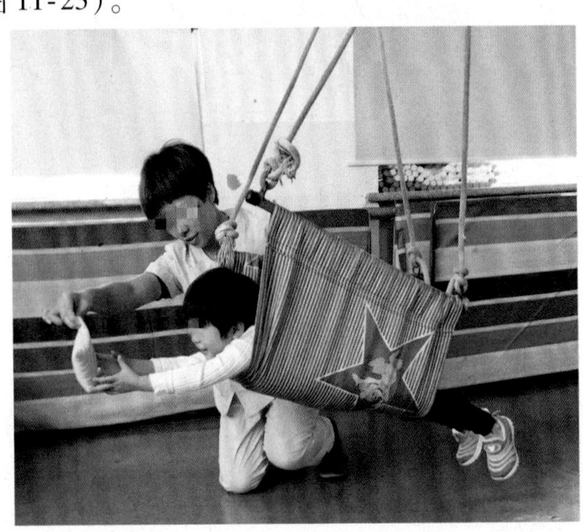
图 11-21 俯卧吊缆配合触摸玩具活动

（2）对侧性双侧统合活动：儿童俯卧于吊缆（或彩虹筒）上，治疗师左右推动吊缆（或彩虹筒），引导儿童触摸侧方玩具；儿童坐于悬吊秋千上，双手把持两侧绳索，左右摇摆，让自己左右晃动；骑行平衡脚踏车；坐于圆形滑车上，交替拽拉绳索前进（图 11-24）。

2. 动作计划

（1）当儿童和目标环境均固定不移动时，动作计划活动会更简单容易些，例如，拍打固定悬吊的皮球、儿童跳入体能圈内（图 11-25）；坐于独脚椅上，配合向目标抛沙包活动等。

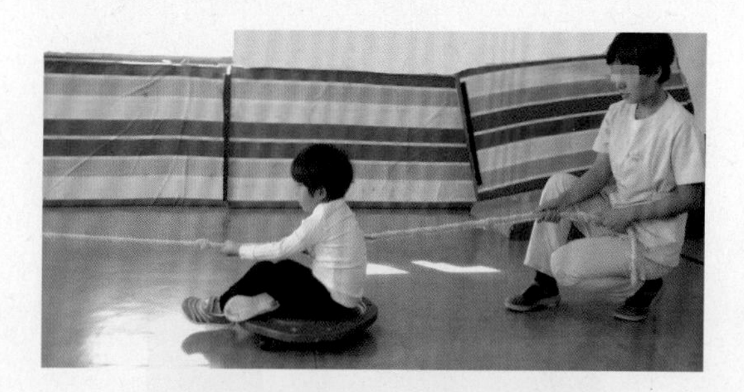

图 11-24 圆形滑车上拽拉绳索前进活动

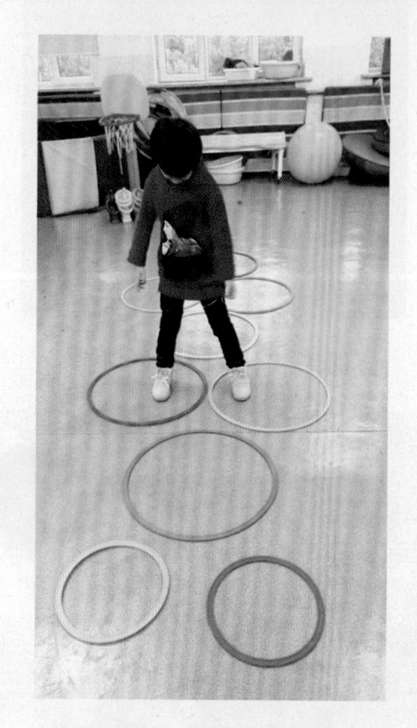

图 11-25 蹦跳体能圈游戏

（2）当儿童固定而目标环境在改变位置时，动作计划活动的难度也有所增加，例如，站（或坐）在固定点，接住治疗师投掷的球；儿童站在平衡板上，向移动的盆内投掷沙包（图 11-26）等。

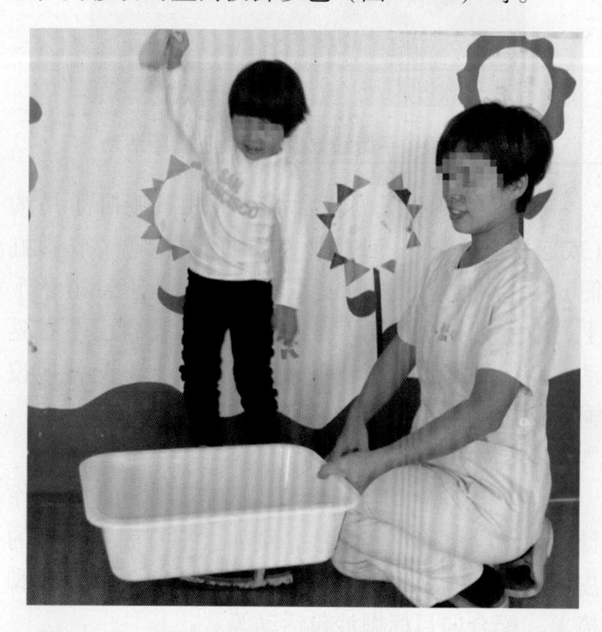

图 11-26 站在平衡板上，投掷沙包进入移动的盆中

（3）儿童移动，将目标环境固定时，动作计划活动的难度再次提高了。例如，在秋千内摆荡时，推倒固定的积木；推手推车绕过障碍物（图 11-27）；滑板车冲下大滑梯时，将手中沙包丢入固定的盆里（图 11-28）；仰卧于滑板上的“滑板过河”等。

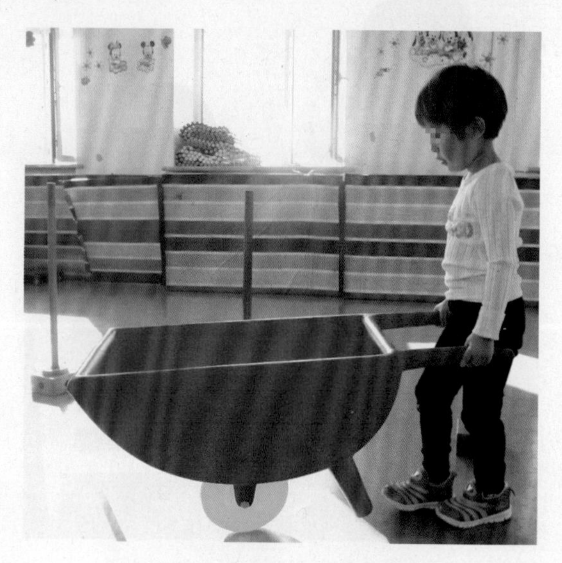

图 11-27 推手推车绕过障碍物

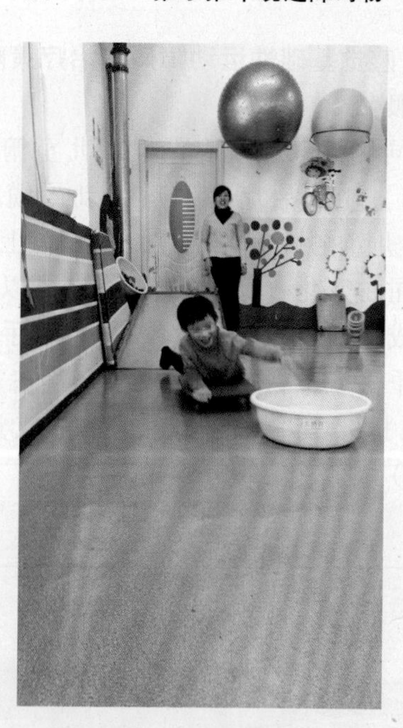

图 11-28 滑板滑动时，丢沙包入盆活动

（4）难度最大的动作计划活动类型是儿童与目标物均处于移动状态，例如：站在摆动的秋千上，同时接住抛过来的皮球（如图 11-29）；骑行平衡脚踏车，同时完成太极板项目（如图 11-30）等。

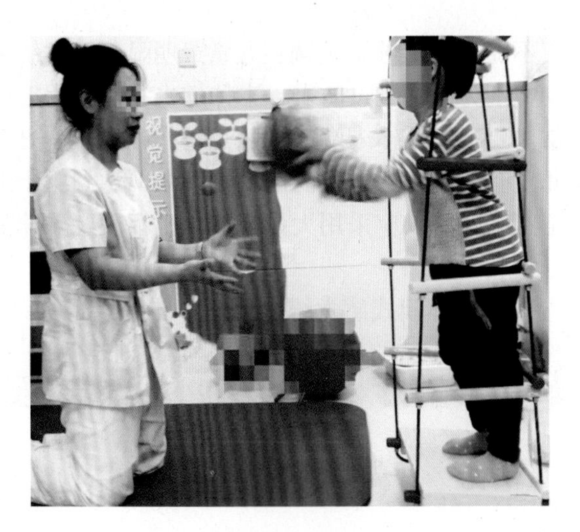

图 11-29 站在摆动的秋千上接抛皮球

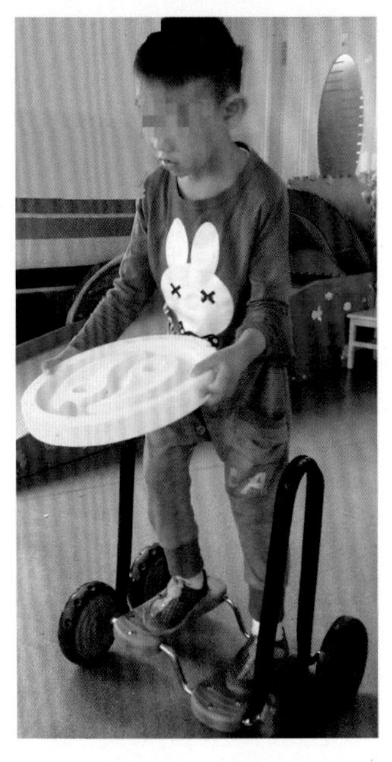

图 11-30 骑行平衡脚踏车配合太极板上滚球活动

四、各类特殊需要儿童的感觉统合训练特点

针对不同类型的特殊需要儿童，一旦出现感觉统合失调问题，需要做出针对性的评定及治疗策略。由于特殊需要儿童的自身病情特征及生活环境，早期介入感觉统合训练活动会预防继发性感觉统合失调的出现。

（一）注意力缺陷多动障碍儿童的感觉统合训练

1. 训练目标 加强儿童感觉、认知与行为间的整合能力；促进感觉信息获取与加工输出的准确性、连续性及协调性发展；延长儿童注意力；提升儿童自信心及自尊心。

2. 训练形式 个体（即一对一）模式。

（二）孤独症谱系障碍儿童的感觉统合训练

1. 训练目标 改善感觉调节障碍导致的异常行为，比如，孤独症儿童较多数存在前庭觉迟钝，日常生活中常常表现出乱跑、不停地转圈或蹦跳；促进大脑神经系统的安定、清醒及条理性；延长眼神接触时间；提高身体的运用能力；引导游戏中主动参与，沟通交流。

2. 训练形式

（1）集体模式感觉统合训练，包括：

1）互动游戏：可以提高儿童之间的互动与模仿，从而提高人际交往能力（图 11-31）。

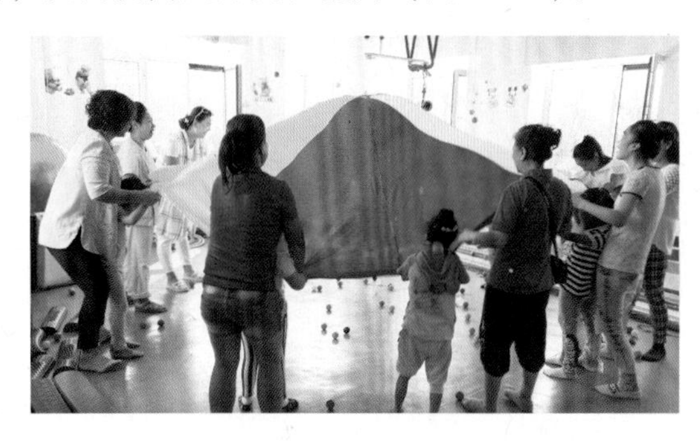

图 11-31 炒豆子游戏

2）竞技游戏：激发孩子的竞争意识，提高孩子的自信心。

3）秩序游戏：培养孩子“等待”的概念，让孩子在排队等秩序中完成游戏活动（图 11-32）。

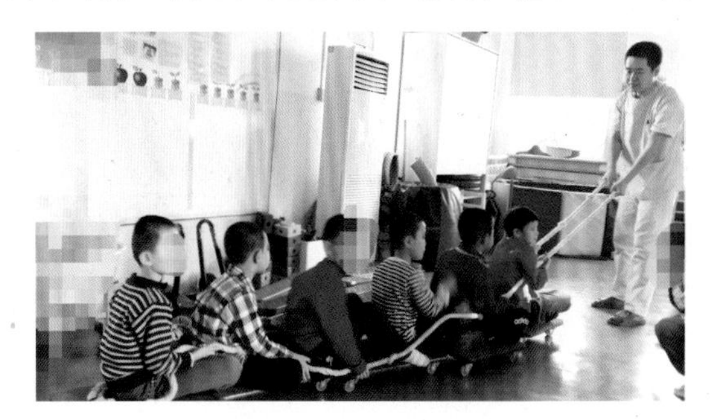

图 11-32 拉火车游戏

（2）个体（即一对一）模式感觉统合训练，包括：

1）稳定情绪及纠正感觉调节障碍。

2）促进身体知觉，学会运用肢体。

（三）脑性瘫痪儿童的感觉统合训练

1. 训练目标

（1）改善动作技巧包括日常生活活动；游戏技巧及特定表现要素（如精细动作与粗大动作）。

（2）改善日常行为包括每日常规的适应性；持续性注意力，两件任务以上的转换性注意力；监控自我行为能力；社会参与以及自尊心。

2. 训练形式

（1）个体（即一对一）模式感觉统合训练：对于痉挛型脑瘫儿童，由于活动限制，接触外界环境较少，因此多伴有触觉过防御，应增加触觉信息输入的训练。

针对偏瘫儿童，应以提高偏瘫侧肢体的本体觉以及双侧统合能力训练为主。

不随意型和共济失调型儿童最明显的感觉统合失调类别为前庭觉过防御，本体觉也有不同程度的异常。要减少肢体末端的不随意动作幅度，首先应使儿童有效过滤掉多余的前庭觉刺激，达到躯干的稳定状态。所以应采用大量规律、小幅度及匀速的前庭觉刺激训练。

（2）集体模式感觉统合训练（同上）。

（刘晓佩）

第十二章

引导式教育

第一节　引导式教育体系简介

一、引导式教育的概念

引导式教育（conductive education，CE）体系是匈牙利学者 petö Andras 教授所创建，故又称为 petö 法。是通过教育方式引导或诱导功能障碍儿进行各方面训练，引导他们应用引导式教育体系的方法学习各种功能，达到改善其异常或者使其恢复正常目的。

引导式教育是通过集体（或称小组）的组织形式，由在引导式教育中被称为“引导员”的工作人员通过一定手段对功能障碍儿进行引导与诱导，引导其学习各种功能动作场面，使其逐步地学习到各种课题，并达到设定的、预想的目标。这种学习与训练场面和预想目标就是引导式教育的方法和目的。

引导式教育的显著特点是最大限度地引导调动患儿自主运动的潜力，以娱乐性和节律性意向激发患儿的兴趣及参与意识。通过引导员不断地给予科学的诱导技巧、意识供给或口令，让患儿主动地进行训练，与科学的被动训练相结合，大大地提高了康复效果；同时将运动、语言、理解、智力开发、社会交往和行为矫正等有机地结合在一起进行全面的康复训练，使患儿在运动功能、智力功能、体质、个性气质培养和行为塑造等方面得到全面的康复和发展。近年来，发达国家将幼儿园、中小学文化课教育和康复训练融为一体的引导式教育模式，深受家长和社会的欢迎。在欧洲、日本、美国及中国香港等发达国家和地区非常盛行。

引导式教育疗法除能有效地对小儿脑瘫进行康复外，还可以对小儿单纯性运动发育迟缓、语言发育迟缓、智力低下、孤独症、成人偏瘫和帕金森病等进行康复治疗。此外，对缺氧缺血性脑病、早产儿、新生儿窒息、胆红素脑病等高危儿，以及各种脑病后遗症均有很高的早期干预和康复效果。

引导式教育体系中，称被教育与训练对象为功能障碍儿而不是患儿。

二、引导式教育的理论基础

（一）脑的可塑性

Petö 教授基于障碍儿的脑虽然受损，但是仍然具有潜在能力的观点，认为应该尽可能地发挥和利用这一潜在能力。同时，他以大脑的可塑性为理论基础，创造性地设计了能够发展儿童人格的方法和促进他们获得适应环境能力的方法。

为了达到神经系统组织化，必须通过功能障碍儿本人神经系统的传入神经和传出神经系统以及中枢神经系统的协调过程才能实现。简单地说，就是在训练时引导员将欲达到的目的以课题形式传达给功能障碍儿，使其通过传入神经系统传达到脑，并在头脑中形成意图化。使其知道自己将要做什么，然后经传出神经系统传达到执行命令器官，最终完成课题。引导式教育体系把神经生理学和神经心理学紧密地结合在一起，并应用了教育学原理帮助功能障碍儿（者）去达到他们的目标和获得生活能力。

（二）学习理论及其应用

引导式教育体系认为，功能障碍儿童和正常儿童一样，都是通过同样方法去学习功能。但因障碍使其学习过程受阻，需要他人给予适当指导和引导。该体系就是以儿童学习和受教育为中心，通过教育方式给予适当指导和引导达到康复目的。

1. 取得学习成功的条件

（1）有意义：学习不能是盲目的，必须赋予意义，只有有意义的学习才能带来积极的转变，并能在功能障碍儿童的一生中不断地产生积极作用。

（2）有动机：只有以学习的动机为引发条件，才能产生效果，而学习的效果又可以进一步的引发学习的动机，形成一种良性循环关系。

（3）巩固学习成果：要用多种方法来巩固学习后所得到的成果，最主要的方法是通过在实践中应用已经学习到的知识来巩固其成果。

2. 学习的整体性和不可分割性 学习是人一生所必须经历的过程，为了立足于社会和高质量的生活，要学习专业知识、人际交往知识、天文和地理知识、气象知识等，这些知识之间是一个整体，不可以各自孤立开来，因此说学习是具有整体性和不可分割性的一种过程。

引导式教育体系是教育儿童的整体，而不是单纯追求改善不正常的神经性功能问题，目的是使儿童在体能、语言和智能活动等多方面同步发展，而不是将它们分割开来使其逐一地、孤立地发展。

3. 学习的连贯性和重复性 在儿童发育过程中，当一种能力或动作刚刚出现还不能被很好地掌握时，儿童会重复这一动作直至能够充分掌握之。儿童不只是需要学会许多技能，而且要在不同场合都能运用这些技能。

引导式教育体系认为，帮助一个有功能障碍的儿童建立新的动作模式需要不断地巩固，只是间歇地在治疗室进行半小时的治疗收效甚微，所以每一个治疗人员都要有整体的认识，要把学习的目标融合到全天程序中，对儿童的要求也应该是全天一致的，这就是应用学习的连贯性。即学习并非局限于特定的时间、环境或情况，所参加的每一项工作和所处的每一个地方都需要提供儿童学习的机会。

4. 学习的动力

（1）目的性：要获得任何技能，必须先确定目标，清楚知道学习的目的。只有个人了解自己要进行的动作将要达到什么目的时，才能通过预先设计好的动作程序来达到其学习的可能性。

（2）反应性：儿童具有极强的感官能力，任何气味、声音、质感、颜色及味道都会引起其兴奋。儿童有特定的敏感时期，对某种事物或知识会特别容易吸收或学习。功能障碍儿童可能会有这种感觉能力的降低，也可能是成人没有给他提供适度的刺激机会。引导式教育体系就是利用环境刺激激发儿童完成某一动作的兴趣和动机。在实施课题时，由引导员来唤起儿童参与活动的欲望和激起其兴趣。

（3）主动性：引导式教育非常重视动机在学习中所发挥的作用，认为只有有了足够的动机才有可能进行学习。只有主动的尝试、主动的用自己的语言或内在语言控制活动时，他才能学习到如何控制自己所用的主动能力，并能更主动地去执行课题。

（三）节律性意向在引导式教育中的作用

1. 节律性意向的概念 节律性意向是由意向和节律两者结合而成的，是在引导式教育体系中促进课题完成的一种重要的方式。其中包括两种因素，其一是把某种行为（即引导式教育的课题）按着自己的意识给予命名即意向性，然后将其告知给小组中的儿童，其二是用一定的方法使实施课题的过程形成一定的节律性，两者结合即节律性意向。

节律性意向是petö教授根据俄罗斯的巴甫洛夫关于“语言能够调节运动功能”的理论学说而创造并用于引导式教育体系的一种方法。petö教授认为：“对人类来说，在一种行为开始之前，将这种行为通过语言的表达而使其赋予意向性（即意图化）是非常重要的”。因为在这一意向性形成过程中，人类可以通过神经系统的传入系统将要进行的行为信息传递入脑，经过脑的组织化后，再由传出系统输出冲动至效应器，通过传入→组织化→传出的过程，可以达到使语言和行为相结合的目的。对个人来说，这一过程使课题目标具有了意向性，也就知道了课题的内容和自己将要去实施这一课题。可以说，通过语言而形成的意向性是为行为做准备的一种方式，是人类从意识向行为、从简单过程向复杂过程发展的出发点。

2. 意向性的作用 将课题的活动命名之后，以指令的方式告知功能障碍儿，然后让他们再复述之。这种给予和复述两个过程使功能障碍儿知道了课题内容和将要达到的目标，并用自己的语言将这一目标表达出来。这种得知→复述过程使儿童在头脑中产生了行为的意识化或者说是意图化，产生了实施课题的意向性。也就是在自己头脑中作了进行课题活动的准备，使语言和运动初步地结合起来。

3. 节律的作用

（1）顺应性：在人类的头脑中有许多相关体系，称为形式、模式或型。其中最严密的就是数的概念和系列，例如，当一个集体一起进行数数时，如果其中一个人在中途停下来，而其他人仍然会不随意地继续数下去，因为数的连续性可以使人产生顺应性，并不会因一个人停止而使大家都停止，会因为这种顺应性而不停止地继续地数下去。引导式教育体系应用这一现象的原理，在小组实施课题同时应用让儿童进行有节律地数数、重复动词、共同唱有节律的歌曲、背诵童谣的方法使数的顺应性在实施课题过程中得以发挥，使全体儿童能如同数数一样，顺应地完成这一意向性节律。同时，通过有节律的语言活动方式给儿童提供了很强的节奏感，有利于儿童完成课题。

（2）时间的保证：完成课题是一种行为，而这种行为需要在神经系统进行组织化后才能产生，由于这一组织化过程比较缓慢，于是就在行为组织化和完成课题之间形成了一段空白的时间，数数、唱歌、重复动词或背诵童谣的时间正好填充了这一空白，于是就确保神经系统进行意识化的时间，从而保证了课题完成。

4. 意向性节律的作用

（1）知道自我的存在：由于应用意向性节律的方法是将课题直接地传达给每一个功能障碍儿，使他们能感觉到“自我”的存在。

（2）知道将要做的事情：使儿童对自己的活动有目标性，同时在这种有节奏的氛围中，可以帮助他们排除其他的干扰，专心致志地实施课题。

（3）有意识地准备：帮助功能障碍儿在自己的头脑中有意识地准备一个学习活动，同时也教导儿童学会将自己的意向表达出来。

（4）调节行为速度：节律性意向还可以调节行为的速度，经过一段时间后，语言就会和行为意向性结合，有助于形成内在语言模式和无声意向性，最终形成近似无意识地、像具有正常功能的儿童那样地去活动。

（5）集中注意力：这种具有意向性的、有节律的活动方式，可以使儿童的注意力集中于活动之中，同时可以帮助他们产生对活动中的运动的记忆能力。

（6）将节律性意向变成自己的工具：在开始实施课题应用节律性意向时，儿童会随着引导员的指导和小组的节律进行活动，随着在不断、反复地重复同一活动的过程，儿童会逐步地将这种节律性意向当成自己的工具，并可以借助它以自己的方式进行活动，最终脱离引导员的管理，能动的自己进行活动。

（7）联系的纽带：在引导式教育体系中，意向性节律是引导员与功能障碍儿联系的一种行之有效的方法，也是维系疗育小组中各个成员的纽带，由此可以帮助并协调整个小组的活动节奏。

（8）不同类型节律具有不同作用：生动的、快速的节律具有使弛缓肌肉增加紧张性的作用，而缓慢的节律则可以抑制肌肉紧张性，从而使痉挛的肌肉弛缓。所以说意向性节律有帮助障碍儿调整和控制肌肉紧张性的作用，从而可以提高运动的质量。基于这一点，对于不同类型的障碍儿要用不同的节律，如失调型儿童的小组应该用较快的节律，而痉挛型儿童的小组则应该用缓慢的节律。

（9）制造氛围：意向性节律可以制造一种活泼、向上、轻松、愉快的氛围，有助于功能障碍儿建立自信心，树立积极的态度，从而能积极、主动地选择自己的活动方式，去完成课题和面对生活。

（10）指导家长：意向性节律也可以用于指导障碍儿家长，让他们学习和应用这种方式对自己的孩子进行协助和引导。

（陈秀洁）

第二节 引导式教育的特点

一、适应范围

引导式教育体系适应于0岁开始至成人的各个年龄阶段的脑性运动功能障碍、脊髓性运动功能障碍和末梢性运动功能障碍等疾病的治疗。

二、组织形式

（一）编组的依据

根据功能障碍儿的整体情况来决定分组条件，一般是按疾病种类进行分组，例如对脑瘫患者，可以按其不同类型来分组，如分为痉挛型小组、不随意运动型小组、失调型小组等。也可以根据功能障碍儿病情轻重来分组，如分为重症组、轻症组等。

要在对障碍儿进行全面观察和评定后进行编组，小组的大小要适当，不可过大或过小，一般以10～30人为好。编组的原则是，要使小组成为一个使儿童间的个别差异有足够发展空间，同时又有利于引导员与儿童交往，必要时也可以在大组之中再划分小组。无论是引导员还是障碍儿都不能只把小组看作是一个单纯训练组，要把小组看做具有培养对他人负责的功能团体，而且是一个为儿童提供学习和寻找解决自己问题的方法和场所。

因为无论什么样的障碍儿童其对功能的要求都大致相同，所以可以把不同类型的障碍儿童分在一个小组，一起参与同一组的活动程序。不过，要允许小组中每一个儿童按着自己的速度和功能水平去活动。

（二）疗育小组形式的优点

①提供了与他人沟通的机会；②提供了相互学习的机会；③给予安全感和归属感；④提高竞争意识。

三、引导员的职责

（一）引导员称谓的由来

引导式教育体系的专业人员被称为引导员，这是因为petö教授把引导式教育中的疗育班比喻作“管弦乐队”，把引导员看做这一乐队的指挥，而班中的儿童是持有不同乐器的演奏者，他们在引导员的指挥下，各自发挥着独自的特点，在每日24小时的严密疗育流程中学习并获得各种功能，得到全方位的康复。

（二）引导员的作用

1. 引导员是一名教育者 利用教育原理帮助障碍儿，使之达到目标。要确保连贯性的工作方式。

2. 引导员是一名指挥 要协调小组儿童的活动，使每一个儿童的活动都能与组内其他人协调一致。

（三）引导员的职责

1. 编组 根据障碍儿的情况编排相应的小组。

2. 观察与评定 详细地对每个障碍儿进行观察与评定，评定要分别在小儿正常情况下和个别情况下进行，即评定小儿的日常生活动作情况和其主要功能障碍情况等。

3. 设立目标 设立小组的长期目标和短期目标，然后把目标综合起来创造一个安全、可信，同时又具有挑战性的环境，在一天内引导着小组的活动。

4. 计划课题程序和常规 计划每日和每周的课题程序和常规，这程序中要包括障碍儿所有应该发展的、应该掌握的动作和技巧。

5. 课题前准备 要在课题前准备好活动中所需要的工具，如教具和桌、椅、木箱等促进工具，另外，还要准备好活动的场所。

6. 与儿童建立良好的关系 引导员必须和儿童建立起有意义的联系，建立起融洽的、和谐的、相互信任的关系。要熟悉每个小儿的长处和弱点，以便在实施课题时予以适当地引导或协助。

7. 实施程序和常规 实施每日、每周的程序和常规，引导儿童进行全日和全周的活动，使其沐浴在持续的学习过程之中。

8. 不断提高自己 引导员要不断地学习，自觉地更新知识，要不断地按着新的要求改进课题计划。

9. 制造良好的氛围 应用寓教于乐方法，例如可通过做游戏、唱歌和背诵童谣等方法来实施课题，也就是要制造出一种使儿童情绪高涨的氛围，要知道其实最好的学习效果是发生在儿童们主动参与和尽情玩耍之中。

10. 对儿童要有针对性 在小组中的每一个儿童都有其自己的特点，引导员在照顾全局的前提下，要针对每个儿童的不同特点不断地寻找新方法，解决不断出现的新问题。

11. 巩固知识 引导员要注意将障碍儿已经掌握的技能和知识应用到下一阶段的课题中去，同时要把学会的功能贯穿到日常生活中去。

四、具体实施程序

（一）编组

参照本节第二部分中所述的方法进行编组。

（二）制定课题和实施流程

1. 课题的内容

（1）床上课题。

（2）卧位课题。

（3）坐位课题，其中还包括上肢功能与手的精细动作功能的课题和为学习做准备的认知课题，如辨认颜色、区分左右手、拼图游戏、书写与绘画练习、认识空间关系等。

（4）立位和步行课题。

（5）语言-言语课题：包括语言的表达和理解、发音和构音训练等。

（6）日常生活动作课题：如洗漱、就餐、穿和脱衣服、排泄、洗浴等。

（7）应人能和应物能课题：如外出购物模拟训练、外出郊游、宿营活动等。

（8）对学龄儿童要进行文化教育。

凡是能为儿童重返社会做准备的活动都是引导式教育的课题内容。

2. **实施流程**　课题的内容中要包括日计划、周计划和月计划，要详细计划每日如何进行各种课题，课题间如何衔接等。

（三）确定和准备实施课题的场景，准备应用的工具和教具

根据日课的内容作好场地、应用工具和教具等准备工作。

（四）实施课题

1. **课前准备**　小组全体成员按课题要求集合并取坐、卧位或者站立位等姿势，由主引导员点名，被点到的功能障碍儿要答"到!"，同时要举起手来示意。然后一起唱歌或背诵歌谣等，或者作发音练习，在发音同时要配合由引导员自行设计的动作，如发"a"时举起右手，发"o"时两手抱在胸前等，可以自己创造各个发音的不同肢体表示方式。这些做法的目的是不仅让儿童学习发音和与人交流等方面的功能，还可以使小组的全体成员消除紧张情绪，制造出轻松氛围。

2. **课题开始**　首先由主引导员向全体小组成员说明课题的内容，然后按课题分解的顺序将课题内容的第一项向大家发出指令，如"举起右手"，在主引导员大声喊出后，全体一起重复之，然后引导员与全体儿童再一起大声地数数："1、2、3、4、5"或者重复"举、举、举、举、举"的节律中一起举起右手。当然，由于障碍程度的不同，完成课题的情况会参差不齐，对完成课题确实有困难的功能障碍儿，主引导员以外的其他的引导员可以予以协助，如放一木箱、椅子等在儿童的面前，使其手放在上面，或先使功能障碍儿的手放在梯背椅最低的横木上，让他的手逐步地向上方的横木移动，于是上肢和手就逐步地举起，在这种有辅助条件情况下完成举起右手的课题。课题的一项动作完成后，再进行下一项动作。

相同的课题序列可以反复多次进行，直至小组内大部分功能障碍儿都能较顺利地完成后，再重新设定新的学习目标，制定新的课题内容。

（五）24小时的严密训练

引导式教育强调的是每日24小时严密的训练方式，功能障碍儿从清晨起床至晚上入睡的一日之中所有的活动都要作为学习的课题。要将每日诸多课题有机地连接起来，使功能障碍儿沐浴在全天的疗育之中，即使是就寝、游戏等也要以小组为单位以完成课题的形式来进行。

（陈秀洁）

第三节　对功能障碍儿的观察和设定训练目标

为了全面了解功能障碍儿的功能状况，了解他们的能力和需求，必须逐一地、全面地、系统地对其各方面功能状态进行详细的观察并做好记录。

一、进食与饮水功能

（一）进食功能

观察与评定功能障碍儿能否用眼睛持续地看着食物及摄食用具如勺、筷子、饭碗、菜碟、杯子等；能否把上肢和手伸向食物和饮食用具；能否用手、勺、筷子等拿或摄取食物；能否把食物拿起及送到口中；能否用牙咬、切、咀嚼食物；能否闭合口唇，使食物不向外溢；能否使食物在口腔中形成食物块；能否用舌将食物送入咽喉部；能否将食物吞咽下去等。

（二）在引导式教育中学习进食功能的范畴

1. **用手和用汤匙进食**　①经过学习达到使功能障碍儿尽可能自立地进食的目的；②学习如何克服肌肉痉挛或不随意运动等功能障碍，使上肢和手指伸展并伸向食物或食具；③学习手与眼睛、手与口、手与手的协调能力；④学习用手抓握物品的能力和将手中握住的物品放开的能力；⑤学习用牙齿咬、切食物的能力和咀嚼食物的能力；⑥学习闭合口唇的能力；⑦学习吞咽能力。

2. **用筷子进食**　除了在用手和汤匙进食项目中所需功能外，尚需以下功能：①手指的协调能力；②前臂旋前和旋后运动能力。

3. **饮水**　除了在用手和汤匙进食和用筷子进食项目中所需能力外，尚需肘关节的固定能力。

（三）进食和饮水功能中存在的问题及解决方法

1. **口周围敏感**　功能障碍儿不愿意让别人触摸其口周围部位，对其处理方法是：轻轻按压其口腔周围，给予轻柔的刺激，经反复地操作可使其口部和口周围敏感性降低。如果功能障碍儿难以接受这种刺激，在开始时引导员可以拿着他自己的手进行同样刺激，待适应后再用引导员的手进行刺激。

2. **流涎**　功能障碍儿常由于口唇闭合不严及头部控制能力不佳等原因出现流涎的症状。处理方法如下：①用适当的力量向下按压其上唇，方法是从上唇的中心向两侧滑动下压；②指导功能障碍儿学习用吸管饮水；③指导并教会功能障碍儿如何闭合口唇，可以用吹肥皂泡、嘬食冰淇淋等方法具体地进行闭合口唇训练；④当为功能障碍儿擦口水时要在口唇的周围用力按压，具体方法是上唇要向下压，下唇向上压，注意按压的力量要适度。

3. 吃饭时张口困难 ①在就餐时要创造一种轻松的气氛，减轻儿童的紧张情绪，以利于张口；②从下方向上方反复地推压下颌处，可以启动张口的动作。

4. 不会用奶瓶吸奶 ①应用上述的闭合口唇的练习；②喂奶要从稀薄的奶水开始，逐渐变浓；③用可以被挤压的奶瓶可以刺激小儿吸乳。

5. 喂饭时咬住勺不能放松 ①喂饭时尽量避免用餐具刺激其牙齿、上侧牙龈和舌；②进食时要尽量保持儿童的头部在正中位上，并呈稍前屈位；③喂饭时勺要从小儿的嘴的中间放进去，从侧方取出来；④当小儿咬住勺的时候，切记不要用力地把勺从口腔中拉出来，应该给儿童以安慰，鼓励他放松，缓慢地张开嘴后再拿出来。

6. 将饭吐出或咳出 ①勺中盛的食物要适量，不可过多；②食物的温度要适宜，不可过热或过凉，避免功能障碍儿由于对温度的过度敏感而发生不当的反应，进而将饭吐出或咳出等；③注意食物的质地，避免给予过于粗糙的食物。

7. 吐舌 ①喂饭时应让功能障碍儿坐好，头部要尽量保持在正中位上，并稍前屈；②喂饭时勺要从小儿的嘴中间放进去，从侧方取出来，以帮助儿童咀嚼；③用勺喂食时，可以将勺放在舌中央部，用适当力量向下压和向里压；④勺中盛的食物要适量，最好是少量；⑤在进食前30分钟对舌进行脱敏处理，方法是把手指放在小儿的舌尖部近中央处，反复向舌的内部滑行，可起到脱敏作用。

二、如厕功能

1. 如厕功能需要的动作 ①扶持梯背椅子下蹲；②坐于便盆上；③大、小便的控制；④便后擦拭；⑤从坐的便盆上站起来。

2. 如厕功能需要的能力 ①蹲位和站立位的平衡能力；②头部控制能力；③身体对称性；④手的抓握、持续地抓握和放松能力；⑤膝关节伸展和活动能力，包括屈曲和伸展能力；⑥躯干伸展能力；⑦踝关节屈曲、伸展能力和背屈能力；⑧站立→蹲位→坐位→再站起的能力；⑨下肢伸展和外展能力；⑩身体重心的移动能力；⑪退下裤子和提起裤子的能力；⑫认识身体的各个部位，如头部、躯干、手、肘、髋、膝、足、踝、臀等；⑬懂得“分开”的意思，明白坐于便盆上之后需要进行的“把两腿分开”的课题的意思；⑭自己控制大、小便能力；⑮便后自己进行清洁的能力，如擦拭、洗手并擦干等。

三、穿、脱衣物的功能

在引导式教育中非常重视让功能障碍儿学习穿、脱衣物的功能，包括穿和脱袜子，穿和脱鞋，穿和脱上衣，穿和脱裤子等。其中应该学习如下的功能和能力：①坐位平衡能力，坐位包括坐在床上、地板上、凳子上等的几种坐位；②头部控制能力；③手的抓握和放松能力；④腕关节伸展能力；⑤双手协调动作能力；⑥抓握和拉起衣物时拇指伸展和外展的能力；⑦认识身体部位，如头部、上肢、肘、肩、躯干、下肢、髋、膝、臀、腰、踝、足、足趾等；⑧认得衣物的概念，如袜子、鞋子、裤子、上衣等；⑨知道左、右和上、下、前、后等的空间概念；⑩认识衣物的不同部分，如袜子的开口和足跟，鞋子的前后和左右，衣服和裤子的里外面，衣服的衣领和衣袖、拉链、扣，裤子的前后等；⑪认识不同季节的衣物；⑫专注于穿、脱衣物的活动之上的能力；⑬穿上和脱下衣物的能力；⑭基本的姿位转换能力，如侧卧→仰卧→侧卧，坐位→站起→坐位等。

四、洗漱与整容功能

为了洗漱和整容需要如下功能：①正中位指向的发育，功能障碍儿要有中线定位的能力；②将手放平的能力和手能越过中线的能力；③双手协调动作的能力；④手指的精细运动能力；⑤知道手、手指、头部、脸、口腔、牙、舌、头发等身体部位的名称和特征的能力；⑥认识毛巾、水龙头、肥皂、牙刷、牙膏、梳子等洗漱用具，并知道各自的用途；⑦腕关节、肘关节和肩关节的活动能力；⑧用一只手固定身体，活动另一只手的能力；⑨手与口、手与眼的协调能力。

五、洗浴功能

洗浴需要学习的功能有：①移动到浴室的能力；②上肢和手的运动能力；③手眼协调运动能力；④个人卫生的意识。此外，尚需要洗漱与整容功能一项中的各种能力。

六、坐位功能

维持坐位需要学习如下功能：①坐位的平衡能力；②头部的控制能力；③身体的对称性；④中线概念；⑤肘关节伸展的能力；⑥上肢支持体重的能力；⑦髋关节屈曲运动能力；⑧躯干伸展能力；双下肢分开的能力；⑨两侧臀部对称的负荷体重的能力；⑩在身体的垂直位上对周围环境的感知能力；⑪认识自己身体的部位，如头部、躯干、臀部、肘、手、足、膝、腿等。

七、体位转换功能

1. 坐位→立位→坐位转换 需要学习如下功能：①在训练床前可以抓握梯背椅子的横木从凳子上站起来，也可以以同样方法从站立位坐于凳子上的能力；②持续地抓握能力；③肘关节伸展功能；④保持身体对称性的能力；⑤身体重心移动的能力，尤其是身体重心前、后移动的能力；⑥下肢负荷体重能力；⑦髋、膝关节屈曲与伸展的能力。

2. 扶持立位→伸腿坐位转换 扶持梯背椅子从站立位转换为地板上的伸腿坐位，在这些动作中需要学习如下功能：①从站立位至膝立位的体位转换能力；②在地板上从膝立位至侧坐位的体位转换能力；③从侧坐位至伸腿坐位的体位转换能力；④手的抓握和松开的能力；⑤手能放平并用上肢支持体重的能力；⑥肘关节伸展能力；⑦在髋关节屈曲时膝关节保持伸展的能力；⑧身体重心转移的能力。

3. 伸腿坐位→扶持立位转换 在这一动作中需要学习如下功能：①从伸腿坐位至侧坐位的体位转换能力；②从伸腿坐位至膝立位的体位转换能力；③应用抓握梯背椅子横木的方法从膝立位至站立位的体位转换能力；④手抓握和松开的能力；⑤肘关节伸展的能力；⑥手能放平并用上肢支持体重的能力；⑦在髋关节屈曲时膝关节保持伸展的能力；⑧身体重心的转移能力。

八、上床功能

1. 立位转移 需要学习如下功能：①抓握和松开物体的能力；②身体重心转移的能力；③躯干转动的能力；④上肢和下肢外展的能力；⑤站立位平衡能力；⑥向侧方行走的能力。

2. 上床的动作 需要学习如下功能：①在髋关节需要屈曲时，可以保持膝关节的伸展和踝关节的背屈能力；②在下肢作外展动作时，能保持髋、膝关节伸展的能力；③头颈和躯干伸展的能力；④能将下肢抬高的能力；⑤手抓握和放松物体的能力；⑥肘关节屈曲和伸展的能力。

3. 俯卧位上旋转 需要学习如下功能：①身体在俯卧位上的移动能力；②上、下肢的外展能力；③头颈、躯干的伸展能力；④身体重心的移动能力；⑤固定身体的一部分，活动另一部分的能力；⑥手的抓握和松开的能力。

4. 从俯卧位→仰卧位转换 需要学习如下功能：①从俯卧位翻身至仰卧位的能力；②头部控制能力；③当翻身抬举上肢时，可以不牵动身体其他部分的能力；④躯干的伸展能力；⑤躯干转动的能力。

九、起床功能

1. 从仰卧位向俯卧位翻身 需要学习如下功能：①头部的活动能力；②当翻身抬举上肢时，可以不牵动身体其他部分的能力；③肘关节伸展的能力；④上、下肢可以越过中线活动的能力；⑤在翻身运动中下肢的活动能力；⑥躯干的转动能力；⑦起床的能力。

2. 俯卧位体轴回旋 需要学习如下功能：①俯卧位上身体活动的能力；②上、下肢外展的能力；③颈部的伸展的能力；④躯干伸展的能力；⑤固定身体一部分，活动另一部分的能力；⑥身体重心移动的能力；⑦上、下肢交替运动的能力。

3. 从床上向下移动功能 需要学习如下功能：①颈部伸展的能力；②上肢抬高的能力；③肘关节的屈曲和伸展能力；④躯干的伸展能力；⑤膝关节伸展和踝关节背屈时髋关节屈曲的能力；⑥手抓握和松开的能力；⑦从床上站到地板上的体位转换能力。

4. 侧位行走功能 需要学习如下功能：①侧位行走的能力；②身体位置的转换能力；③手抓握和松开的能力；④身体重心移动的能力；⑤上、下肢外展的能力；⑥站立位平衡能力。

十、站立功能

站立时需要如下能力：①站立位平衡的能力；②身体对称的姿势；③头部控制的能力；④躯干、髋和膝关节伸展的能力；⑤可以使踝关节处中间位而不出现足内翻、外翻的能力；⑥手持续性抓握能力；⑦两下肢对称负荷体重的能力；⑧当处直立位时对周围环境的感知能力；⑨认识自己身体各部分之间关系的能力；⑩认识身体各个部位，如头、躯干、髋、臀、膝、足、上肢、肘等；⑪知道身体空间的概念，如前面、后面、上面、下面等；⑫可以将两腿分开的能力；⑬肘和腕关节伸展的能力。

十一、步行功能

（一）一般步行功能

需要学习如下功能：①步行平衡能力；②身体对称能力；③头部控制能力；④躯干、髋和膝关节伸展能力；踝关节活动能力；髋关节活动能力；⑤用下肢负荷体重的能力；⑥肘关节伸展，腕关节背屈的能力；⑦身体重心的移动能力；⑧双手持续性抓握物品能力；⑨通过保持下肢关节的灵活性来帮助功能活动进行的能力；⑩、⑪、⑫分别同“十、站立功能”中的⑧、⑩、⑪。

（二）高级步行功能

1. 与步行有关的高级步行功能 需要学习如下功能：①向侧方行走的能力；②向后方退着行走的能力；③在不平坦的地面上行走的能力；④步行中跨越障碍的能力；⑤在步行中上斜坡和下斜坡的能力；⑥沿着狭窄的支持面上行走的能力，如在平衡木上行走的能力；⑦两腿均能用单腿站立并持续15秒的能力。

2. 上、下楼梯的功能 需要学习如下功能：①用双手扶持栏杆，一只脚上一个台阶后，另一只脚也跨上同一个台阶，然后再向上一个台阶，简称为“双足一阶”。如果是为两只脚交替地一步上一个台阶则称为“单足一阶”。②用双手扶持栏杆，单足一阶；用一只手扶持栏杆，双足一阶。③用一只手扶持栏杆，单足一阶；不用手扶持栏杆，双足一阶。④不用手扶持栏杆，单足一阶。

3. 跳跃 需要学习如下功能：①从低矮的台阶上跳下的能力；②在原地向上方跳跃的能力；③在原地向前方跳跃的能力；④连续地向前方跳跃的能力；⑤跳过障碍物的能力；⑥用单腿跳的能力。

4. 与球类相关的活动功能 需要学习如下功能：①两脚均能踢球的能力；②两脚均能将球踢向1m远的目标的能力；追着球跑并能同时踢球的能力。

5. 其他活动功能 需要学习如下功能：①沿着直线骑脚踏车的能力；②骑脚踏车并能转弯的能力；③跑的能力；④跳绳的能力。

十二、手的精细动作功能

在观察功能障碍儿手的精细动作功能时，首先要知道他的利手是右手还是左手，并予以记录。需要学习如下功能：

1. 手抓握和松开的功能 ①握拳时无拇指内收；②在握拳时拇指向上方伸出的能力；③桡侧握的能力；④用两手指捏物的能力；⑤将1cm直径的小珠放入瓶内的能力；以上5项要分别观察并记录左、右手的情况；⑥逐页地翻书的能力；⑦分别将2块、4块、6~8块、9块以上2.5cm大小的积木叠起来的能力；⑧拧开和拧紧2cm大小的瓶盖的能力。

2. 双手协调性活动功能 需要学习如下功能：①将线穿入直径为2.5mm、1mm大小的珠孔的能力；②以对指捏的方式撕纸的能力；③把一张纸对折一半的能力；把一张纸对折后再对折一半的能力；④用剪刀对物品剪一下、连续剪两下、沿一直线剪、沿曲线剪、沿一简单的图形剪的能力；⑤把球推向其他人的能力；⑥两手抓球高举向前抛、向目标抛、向上方抛的能力；⑦用两只手共同截住滚动的球、接住抛向他的球、接住弹跳起来的球和拍球的能力。

3. 书写功能 需要学习如下功能：①用三只手指捏住蜡笔的能力；②用蜡笔分别模仿画“—”、“|”、“○”、“/”、“+”的能力；③用铅笔画线条的能力；④在两条相距2cm的线内画线（20cm长）的能力；⑤在5cm×5cm大小的方格内写一个简单的汉字的能力；⑥在一只手进行书写时另一只手可以固定纸的能力。

（陈秀洁）

第四节 引导式教育的日间课程

引导式教育体系充分运用了体育运动的“熟能生巧”这一原理，并使其在对功能障碍儿疗育中发挥了极大的效应。petö教授创立了用每日日间课程（以下简称日课）程序的方法给功能障碍儿们提供了一个学习环境，petö教授的一句名言概括了他的思想方法，即“对于学习而言，每日每时每分每秒都是学习的时刻”。所以对引导式教育的认识应该从日课开始，通过介绍日课的流程可以一目了然地认识引导式教育的具体实施方法。

一、日间课程流程

（一）晨间的课题

1. 起床、排泄　疗育小组全体人员要集体起床，起床后的第一个课题是排泄，在疗育小组中不允许给障碍儿用尿布，一定要让儿童学会自己排便。当然，这一动作对功能障碍儿尤其是不随意运动型的脑瘫患儿是很困难的课题。引导员极大的错误就是将功能障碍儿抱到便器之上，这是在引导式教育中不允许的事，一定要指导功能障碍儿学会自己坐于便器之上。在这一课题中，需要学习下床、向排便处移动、褪下裤子、坐于便器上、排便后擦拭、拉上裤子、系裤带等课题。所以要想学会排便，还需要有许多其他的已经学会或正在学习中的课题作保证。

功能障碍儿应用已经学会的腹爬运动方式从床上下来，首先让他两手抓住床的横木，然后两手逐渐向下移动，以向后方退行腹爬的运动模式将身体向下移动，直至两下肢垂于床沿下为止。然后可以用一只手抓住床的横木，用另一只手褪下裤子。再从床的一端站到地面上，为了确保扶持立位的稳定性和建立双足着地的意识，引导员可以为他准备一个木箱，让他将双足站到木箱上，这样的站立方法可促进他膝关节伸展，于是功能障碍儿就可以用两手抓住床横木站住。这时要在他面前放一把梯背椅，引导他将两手转移到椅背的横木上。对有困难的功能障碍儿，引导员可以在其背后予以协助。协助的方法可以有多种，如握住功能障碍儿握椅横木的手或压在腕关节处使其背屈等，然后引导功能障碍儿将两脚从木箱上移到地面上。站稳之后，使其两手逐步地从高处的椅横木上向下方的椅横木上移动，并逐渐地下蹲，最后坐于便器之上。排便以后要进行的擦拭、提上裤子、系好裤带等动作，也都同上述动作相同，而且要一步一步地经过学习才能获得这些能力。至此，功能障碍儿基本完成了排便动作。在完成过程中肯定有许多困难，需要引导员去协助、引导、诱导他们去完成。在日积月累反复进行这些动作的过程中，学会并能独立进行这些动作，达到一部分目标。

在学习过程中，功能障碍儿逐步地学习并获得了排泄动作的能力，并且还养成了坐便器排便的良好习惯。而对于引导员来说，是给予了功能障碍儿以学习正常功能和通向社会的机会。

2. 上床与晨间操　功能障碍儿排便后按着与下蹲时的方式相反地方向和方式向椅子的上方横木逐渐向上移动自己的手，逐渐站起来并移动到床边。在此之前，引导员要打开窗户、收拾好床上的被褥等，并在床边放好装有功能障碍儿的衣服的布袋。功能障碍儿从中取出毛巾搭在床边上，然后再上床。上床的课题是其前已经学习过的动作，两手抓握床的横木，一条腿迈上床，然后再迈另一条腿，再使两手逐渐地向上方移动，以腹爬运动形式使身体居于床的中央。

全体功能障碍儿在引导员的指挥下在床上进行晨间操，在一定的节奏下在床上进行身体回旋、抬起上肢或下肢、抬起臀部、翻身等动作，引导员可以对进行上述动作有困难的功能障碍儿进行必要的协助或指导。然后引导员关上窗户，并指导功能障碍儿用毛巾擦拭身体。

3. 更衣、洗漱　功能障碍儿在前一天晚上入睡前更衣后将衣服叠好放在床头的椅子上，这一整理衣服的动作也是学习课题的一部分。这不仅是让功能障碍儿学习这种动作，还同时培养他们形成要求整洁和美的意识，这是促进教育成功的条件之一。

自立地穿、脱衣服是所有课题中的最基本的一项，在疗育小组中允许功能障碍儿用各种方式进行更衣，如根据自己的实际能力，既可以采取坐位也可以采取卧位姿势穿、脱衣服。这一过程中有许多饶有兴趣的课题，引导员可以予以协助和引导。功能障碍儿之间可以相互学习和相互模仿，甚至可以相互帮助。

更衣后再次下床，用引导员事先放在床上的洗漱用具洗脸和手，从袋中取出肥皂盒，打开并取出肥皂应用，也可以拿出指甲刷、梳子进行刷指甲和梳头等整容活动，洗漱完毕后再将各种用具收拾好放入袋中，这一活动也是课题中的必需部分，不可忽视。移动方便的功能障碍儿可以让他们去洗漱间进行洗漱。

4. 早餐

（1）向餐厅或餐桌移动：向餐厅或餐桌移动是一个相当重要的课题，是引导式教育中疗育的高级部分。为了这一移动，在其前的日课中已经学习了许多种移动的方法，要将这些方法结合到每一餐向餐厅移动的课题中去。在这一课题中重要的是，无论功能障碍儿的障碍程度如何，都必须由他自己或者借助于辅助用具移动到餐厅或餐桌旁，绝不可以由引导员将其抱入餐厅。功能障碍儿可以应用自己力所能及的方法进行移动，如独立步行、推椅子或应用步行器步行、拄拐步行、着下肢矫形器步行、应用爬行器爬行、在摆好的通向餐厅的床上爬行等各种各样的方式。引导员为了照顾移动速度缓慢的功能障碍儿，可以将他的餐桌放在餐厅的门口，最先到达的功能障碍儿可以参与就餐的准备工作或者听广播、看报等，设法让他们充分利用这一段闲余的时间，不能无聊地等待。

(2) 就餐：餐桌可以应用训练时用的床，在上面铺上木板和塑料布后作为餐桌使用。

对于功能障碍儿来说就餐是一项既困难又必需的课题，所有功能障碍儿都必须学会自立地饮水、吃饭，引导员的任务是对特别困难的功能障碍儿给予协助、引导。功能障碍儿要根据自己的情况在引导员的指导下用各种方式进餐，如有的功能障碍儿一旦拿起饭勺将要放入口中时就会出现角弓反张，这时要指导他首先弯下腰，然后屈曲膝部，用这种方法抑制角弓反张以后，饭勺就能放入口中。有不随意运动的障碍儿，可以在餐桌上放一木棒，让他用一只手握住，这样就起到了稳定的作用，另一只手就可以比较容易地拿餐具用餐。在饮水时可为他准备带有双耳的杯子，让他将双肘部放于桌面上起固定的作用，两手分别握杯的两耳，然后，低下头部去喝杯中的水，这样会比较容易喝到杯中的水。注意开始时水不要装满杯，只要装到1/4杯，以后根据情况逐渐增加水量，条件允许后，可以用玻璃杯取代双耳杯。在就餐时引导员要针对功能障碍儿的不同情况制造辅助用具，如带柄的勺，根据不同情况可应用弯曲的柄，增粗的柄等；或者将饭勺绑在功能障碍儿的手上等多种方法。对就餐相当困难的儿童，引导员可以喂他或给予协助，同时要教给他进食方法，使其逐渐的学会进食。并逐渐减少协助与喂食，逐步的争取让他独立地进食。

在就餐同时，可以教给儿童饭、菜、餐具的名称、颜色等，提高其认知功能。

就餐后再次刷牙、漱口，回房间更换脏衣服后稍事休息。

（二）上午的课题

1. 床上或坐位的课题 一般进行1小时，其后有短暂的中间休息。

2. 进行90分钟的立位、步行课题。

这些课题的具体做法在下面叙述。

（三）午餐

午餐和晚餐用与早餐同样方法向餐桌移动和用餐。

（四）下午的课题

按计划分别实施两节课题，每一课题大约1小时的时间。如床上的课题、认知的课题、应人应物的课题、小学或幼儿园的教育内容的课题等，在两节课题中间可以进行一次间餐。

（五）晚餐

课题的进行方法同早餐和午餐。

（六）就寝前活动

包括进行娱乐活动、洗浴、刷牙、漱口，测体温等。

（七）就寝

更换衣服，将衣服叠好，放入袋中，预备明日早晨应用，于20:00或21:00就寝。就寝最好以小组为单位，就寝的地点一般应该在实施课题时所应用的场所，将训练用的床放上垫子，就可以做睡觉用的床。

由上述可见，功能障碍儿在引导式教育疗育小组中，从早晨起床至晚间就寝，24小时都是在完成各种各样课题的过程中度过的，是沐浴在严密的疗育之中。

二、日间课程程序范例介绍

日间课程程序范例介绍见表12-1。

表12-1 日间课程程序范例介绍

时间	具体内容
6：30	起床、排泄、晨间操、擦拭身体、更衣、洗漱
7：40	向餐厅移动
8：20	早餐
9：30	卧位或者坐位的课题
11：00～12：00	立位或步行的课题
12：30	向餐厅移动
13：00	午餐
14：00	学龄儿或幼儿园的课程
15：30	间餐
16：00	坐位上上肢和手的功能训练课题以及与语言相关的课题
17：00	向餐厅移动
17：30	晚餐
18：30	娱乐活动、洗浴、更衣等
21：00	就寝

三、课题程序的注意点

（一）小学和幼儿园的课程安排

上述的日间课题应安排在周间的教育课程中，可以编排两种教程，小学和幼儿园的课程要以〔A〕周和〔B〕周间交替的形式进行，如一个课题在〔A〕周是安排在午前，在〔B〕周则安排在午后。学龄的功能障碍儿的疗育小组也可以从15：30以后开始顺序地进行算术、语文、阅读、书写等文化教育课程。

（二）安排日课的灵活性

1. 根据不同情况安排课题顺序 课题顺序不是在每日、每周都固定不变的，引导员要根据各类疗育小组的实际情况，如小组成员的功能障碍程度、完成课题的情况等来制定课题程序。

2. 根据不同情况制定不同的课题 课题要尽可能地使小组中的每个功能障碍儿都能完成，而且，不同类型的功能障碍儿要有不同的课题顺序，如脑瘫痉挛型小组一天的课题应该从床上的课题开始，而不随意运动的小组则应从手功能的课题开始。

3. 课题时间 每一个课题进行的时间要根据小组成员的实际情况而有长有短，如立位、步行的课题的时间可长可短，可用20～90分钟。

4. 应用以往学习过的课题 要注意将以往学习过的课题动作运用在本节课题之中，在进行所有课题时都要注意正确应用课题要求的活动，绝不可以只是在实施课题的时间内这样做，而在其他时间如休息、外出等时间就放任自由地任障碍儿自行其是，也不要由保姆、家长等随意地代替功能障碍儿的动作，或者予以过分的协助，以免使儿童产生依赖心理。

5. 课题的连续性 每日的课题应该是一个连续的过程，引导员要时刻想到如何从一个课题向下一个课题过渡，不可在中途中断。另外，日间的课程也不是平淡如水的流程，而是要在引导员的努力下，形成一种抑扬顿挫的生动活泼的场景。

6. 课题的结合 日间课程的各个部分要有机的结合，引导员要善于观察疗育小组中的各个功能障碍儿的情况，把各种问题印到脑海中，随时结合到连续的课题中去。例如，当功能障碍儿写字时，引导员必须要想到与写字这一动作相关的运动要素有坐位平衡、姿势稳定、上肢与手的控制能力、手与眼的协调等。哪一项有问题都会影响写字的动作的完成，所以要设法引导功能障碍儿去学习这些动作和功能，并将这些动作有机地结合在一起，才能保证动作的完成。

7. 课题的内容安排 学习与掌握课题内容要先易后难，首先要让课题在容易完成的体位上去进行，如穿袜子的课题，一般情况下都是在坐位上进行，而有困难的功能障碍儿可以先从卧位开始学习穿袜子，随着功能的进步，再改换为在坐位或立位上进行。

8. 引导员要学会观察 要动态地观察小组中的每一个功能障碍儿，通过观察来确定应该组织什么样的课题，在什么样的场合进行，用什么样的语言去引导，哪个功能障碍儿需要什么样的帮助等。与此同时，要观察功能障碍儿在实施课题过程中的变化，一定要及时发现他们的微小变化，例如，某个功能障碍儿学会了什么动作，情绪有什么变化等。另外，要观察功能障碍儿的颜面颜色、排泄状态、食欲等身体情况，及时发现问题并及时解决。

9. 精心策划学习的环境 功能障碍儿活动的房间要安全，通风良好，布置得要协调。不可因过多的装饰物品而影响了功能障碍儿们的注意力，另外，玩具和教具要放在功能障碍儿的视线的水平位上。

10. 注重功能障碍儿的独立性 在任何移动中都不可以由引导员将功能障碍儿从一处抱到另一处，而是应该教会他们按自己的能力水平设法自己移动到达目的地。

（陈秀洁）

第五节 日间课程的程序

一、日间课程计划书

在引导式教育体系中，为了确保顺利实施课程，引导员要制订周密的计划，而且一定要将计划以书面的形式表达出来，内容如下：

1. 课题 逐一写出课题的内容，要一项一项的写清楚。

2. 准备 写出实施课题需要准备的场地、各种工具等。

3. 计划 课题进行的顺序。

4. 协助 个别的功能障碍儿所需要的协助方法和用具、如何协助等。

5. 预计 估计课题进行中会出现的问题，并计划出解决的方法。

二、日间课程实施方法

以床上的课题为例，叙述课题实际进行时的情况。

（一）场地准备

将引导式教育的床并排摆成一横列，两边的床最好靠墙壁，每一床之间不要有空隙。在每一个床前的地面上放一个适合每个功能障碍儿高度的木箱，其高度应该是当功能障碍儿坐于床边，两下肢下垂，髋、膝关节屈曲90°时，两足正好能平放于木箱上。

（二）功能障碍儿在课题开始时的姿势

疗育小组的全体成员分别坐于床头上，脱掉鞋、袜。两下肢从膝关节处下垂，髋、膝关节屈曲90°，两足平放于木箱上，尤其有尖足的功能障碍儿，一定要注意其足跟也要放在木箱上。两膝盖要分开，两手张开，手心向下平放于两膝盖上。

（三）开始前的导入

首先全体相互问候，然后由引导员点名，每个小组成员要予以回答，并要举起手。然后引导员带领全体唱歌，使大家的情绪轻松起来。然后，进行发音练习及同时进行肢体活动。

（四）课题开始

以一个床上课题的实例说明。

躺在床上（主引导员喊：躺在床上！→全体齐喊：躺在床上！→全体功能障碍儿一边齐喊1、2、3、4、5，一边向床上躺下去，数1～5的过程也可以用重复动词，一起喊躺、躺、躺、躺、躺的节律来代替）；两手握住床上的横木（其后的方法同上所述，以下略）；两手松开；两手向上举；两手放下；把左腿支起来；抬起右腿；把右脚放在左膝盖上；放下右脚；把两腿伸直；把右腿支起来；抬起左腿；把左脚放在右膝盖上；放下左脚；把两腿伸直；支起两腿；把两膝盖分开；抬起上半身；把两手放在两膝盖上；用两手用力向外分开两膝盖；放下两手；再躺下；伸开两腿；转成右侧侧卧位；脸朝下趴下；翻身成仰卧位；两腿支起双脚放在床上；把右脚向右侧迈出去；左脚跟上右脚，右脚再向右侧迈出去，左脚再跟上右脚等，形成在床上的仰卧位地连续地、有节奏地旋转活动（在此时可以全体唱一个节奏感强的歌曲，边唱边旋转，旋转数圈后至两下肢朝向床边，至课题开始时儿童所坐的位置时停止）；伸直两腿；伸直两上肢；翻身趴下；两上肢向前方伸出；两手握住床横木；挪动两手和身体向下方滑动；两腿垂下床边；两脚踩在木箱上；抬起上身两手扶床站起来。以上每个分号间的内容都是一个课题，做法如"躺在床上"的课题相同。

在全体功能障碍儿站起时，引导员要及时对有困难者予以帮助，如对于有明显的髋关节内收、尖足的功能障碍儿，可以在其身后，用两手交叉地从儿童的两膝间伸向前方，两手分别地扶持他的两膝盖处，使其两大腿外展、外旋，并以头部或其他的部位顶住功能障碍儿的臀部使其髋关节充分伸展。这样，功能障碍儿就可以足跟着地的站立。对于不随意运动型的儿童，为了让他得到站立的稳定性，可以在床上放一梯背椅，使其两手握住横木，这样可以使其较稳定的站立。同时要用语言指导功能障碍儿理解这样的站立方式，使他有这样站立的意向，逐渐地学习并获得这样的站立方法。

三、活动分析与活动序列

引导式教育应用活动分析的方法来分解每个课题，如上所述，将每个课题活动分成若干步骤，让功能障碍儿每次做一个步骤，应用节律性意向将功能障碍儿的注意力集中于这些特定步骤之上，同时控制每个步骤进行的时间。这种方法可以使功能障碍儿专注地应用每次机会去学习并逐渐获得这些功能。

（一）活动分析

活动分析是根据功能障碍儿的实际能力和需要所进行的对一个动作进行分解的分析方法，例如当一个儿童在学习"拿杯喝水"这一的动作时，必须学习以下的各个步骤的动作：

1. 认识杯子 首先要知道杯子是装水用的，同时，还要知道如何将杯子放在桌子上。这就需要功能障碍儿有认识空间位置和距离感的能力，同时要认识物体的温度、质地等。

2. 能用眼睛注视杯子 并可以使自己的上肢和手伸向杯子。

3. 具有把杯子拿到自己嘴边的能力 这就需要运动协调性，以及控制不随意运动或震颤的能力。同时还要具有使杯子倾斜的能力，而且要具有用自己的嘴唇封住杯子边缘的能力。

4. 具有吞咽能力 喝水时不使水洒到外面等，这就需要口部运动的协调性。

对功能障碍儿来说，在刚刚学习这样课题时，既会感到很困难又会感到是一件很复杂的活动，但是在每天数次、每周数十次或更久的学习和练习过程中，就会逐渐学会并掌握之。每个课题究竟需要分解为多少个步骤来进行为好，则要根据功能障碍儿的智能水平和实际功能情况来决定。

（二）活动序列

活动序列是指将各种运动课题联结在一起，构成连续的、有意义的活动，这就是活动序列。建立活动序列是根据功能障碍儿目前实际具有的能力水平和他们应学习的目标而定。其目的是，随着功能障碍儿学习与不断进步的节奏，帮助他们学习并获得能使他们独立生活的技能。

常见的活动序列有如下几种：

1. 运动活动序列 包括粗大运动和精细运动两种活动序列。

（1）粗大运动活动序列：仰卧位和俯卧位的各种运动活动、翻身、坐位、四点支持位、高爬位、各种体位的转换、腹爬移动、四爬移动、高爬移动、坐位上移动、从各体位上站起、立位的活动、步行、跑、跳等活动序列。

（2）上肢和手的精细运动活动序列：用手去触摸物品、手抓握与松开物体、手在正中线上的活动、上肢伸向各个方向等。还有手的其他具体的活动如书写、绘画，玩橡皮泥或积木等。

2. 教室活动序列

（1）游戏活动序列：游戏有多种多样，可根据功能障碍儿的智能和实际操作能力安排。

1）认识实物游戏：应用日常常见和常用的实物，指导功能障碍儿去辨识，要使其知道物品的名字、用途等。

2）社交游戏：组织小组的共同游戏，培养功能障碍儿与小组成员间相互沟通与交往的能力。

3）象征性游戏序列：组织具有象征意义的游戏活动，如组成一个家庭，分别有人扮作妈妈、爸爸、哥哥、姐姐等，进行家庭间的模拟活动，或者模拟做饭等家务活动等。

4）合作性游戏序列：组织两个人合作或更多的人一起进行的一项活动，必须大家合作才能完成这一活动项目，使功能障碍儿学习合作精神。

（2）语言性活动序列：在课堂上进行与语言-言语有关的活动，如朗诵课文、背诵童谣、造句、讲故事、唱歌等。

（3）音乐活动序列：听音乐，并随着音乐的节拍拍手或击打乐器、活动双脚等，也可随着音乐力所能及地跳舞等。

（4）手工艺活动序列：进行各种手工艺活动，如编织、折纸、拼图、陶艺、木工制作、制作玩具、画画等。

（5）与进食有关的活动序列：进行口腔与颜面的运动训练，如鼓腮、吹气、吹气球或笛子、紧闭和张开双唇、皱眉、扮哭、扮笑等；进行舌的运动训练，如应用糖等食物诱导儿童的舌进行上、下、左、右、前、后的活动及卷舌活动等；让功能障碍儿咬与咀嚼硬质食物，如硬饼干、苹果等。

（6）感觉运动训练序列：用各种方法训练听觉、视觉、嗅觉、平衡觉；同时要应用各种物品训练触觉、痛觉、温度觉；还要训练功能障碍儿对物品的质地、颜色、重量、形状等的认识能力等。

（7）自我生活能力的训练序列：指导功能障碍儿学习日常生活动作，使其能自己照顾自己，逐渐达到生活的自理。

（8）电脑操作训练序列：这一项训练序列对功能障碍儿来说是非常重要的，对今后步入社会参加工作具有实际意义。可以从简单的操作开始训练，逐步深入地学习。

（9）户外活动序列：不要把功能障碍儿整天关在室内，要给予一定的户外活动时间，可以在户外设置一些适合他们活动和游戏的工具和玩具，如将两条粗大的绳子系在一定的距离的物品上，功能障碍儿可以在其间进行步行训练。或者备些细沙，供功能障碍儿游戏用。在户外可以有许多活动的内容，应由引导员去设计。

3. 其他的活动序列

（1）外出活动：外出活动的内容相当多，如去超市购物、参观动物园等，要根据具体情况选择外出活动的内容。

（2）野餐活动：这是一项具有多功能的有意义的活动，因为功能障碍儿可在活动中学习许多功能活动，如移动能力、就餐能力等，也可以领悟到集体活动的乐趣，得到相互帮助、相互交流的机会等。

（3）郊外旅行活动：组织功能障碍儿一起去郊外旅行是一项有意义的活动，但是对引导员来说却是一项艰难的工作。笔者在日本的わらしべ学园进修时曾经不止一次地参加了这项活动。当时，全体引导员和学园的职员们带领全体功能障碍儿和成人功能障碍者乘汽车、电车，换地铁，长途跋涉地到达目的地。虽然大家都很辛苦，但是那种集体活动的乐趣，经过艰辛后终于到达目的地的成就感等却给这个集体中的每个成员带来了学习各种功能的契机和动力，得到了在训练室中所不能得到的效果。

（4）生日聚会活动：在每一个月都为功能障碍儿举行一次生日聚会，使他们感到了集体的温暖，得到了与人沟通的机会。

（5）庆祝节日活动：在例行的节日中，都要搞不同形式的庆祝活动，也可以以某个有纪念意义的一天作为该疗育设施的纪念日，每年进行庆祝活动。

（陈秀洁）

第六节 疗育的促通

一、促通的概念

引导式教育中所说的促通就是教育学上所说的援助，是通过教育的方法引导、协助、诱导功能障碍儿学习并获得解决课题的方法和能力。同时，还要引导他们把已经掌握的解决课题的方法行之有效地应用到日常生活、学习和工作中去。解决课题的过程就是学习的过程，所以引导式教育中的促通还包括引导员设法使这一学习过程变得容易，从而使功能障碍儿能较为顺利的解决课题，并获得能力的过程。

二、促通的方法

（一）机械关系促通

1. 利用瘫痪肌肉的重力作用的机械促通 应用在运动中所产生的重力作用和肌肉本身的弹性可以促通瘫痪肌肉功能的恢复，这就是机械促通的原理。例如，当一功能障碍儿有上肢的屈肌瘫痪使腕关节呈掌屈状态，导致抓握能力减弱时，可以设定一个使其腕关节背屈的课题来促通他的抓握能力。因为抓物的动作需要各个手指屈曲并接近手掌才能达到目的，在腕关节掌屈的状态下，就很难完成这一动作。所以这时可以通过使腕关节进行背屈运动来抵抗屈肌重力的这一机械过程，使抓握动作变得容易。

2. 利用其他肌群的重力作用促通 除上述的利用肌肉重力的机械促通方法外，还可以利用其他相对健康的肌群的机械作用使瘫痪的肌肉活动。例如，当上肢肌肉瘫痪时，可以用通过摇动躯干或肩的方法来使上肢举向水平位。然后再使躯干向后方倾斜，将上肢的重心移到肩关节的后方，这样可以保持上肢前举的姿势，也可以应用这种方法使瘫痪侧的手举伸向头的上方。

（二）应用课题意图化的促通

引导员在制定课题时必须要考虑到所负责的疗育小组成员完成这一课题的可能性有多大，要根据完成的实际情况来确定课题，这是疗育观察的最基本的本质。另外，引导员还要设法使功能障碍儿达到课题的目标，要引导功能障碍儿通过自己中枢神经系统的组织化，通过传入神经和传出神经的调节，使课题在自己的头脑中意图化，即意识化。并且把完成课题的行为组织化，只有这样才能使功能障碍儿主动学习完成课题的方式并完成课题。

例如，一个不随意运动型患儿，当他尝试着去完成“将上肢外展”的课题时，如果从课题一开始就直接地去进行外展动作，往往会引起上肢反而内收的相反动作。在引导式教育中认为出现这一现象的原因是没有将课题进行意识化。所以，为了使功能障碍儿完成这一课题，在课题开始时，引导员可以插入一个中间的导入课题，如首先让儿童呈仰卧位，向他发出“把右上肢举到头上方”的指令，然后让儿童重复这一指令，用语言将这一课题表达出来。使其在头脑中意识到“举手”这一课题，达到课题在脑中的意识化的目的，从而完成课题。而这一课题是为了完成“将上肢外展”课题的准备课题，也可以说是中间目标，如果完成了这一中间目标，再向功能障碍儿发出“将上肢外展”的指令时就可以避免出现上肢的痉挛性内收，就可以比较容易地完成外展的课题。

（三）不同类型功能障碍儿的促通方法

1. 不随意运动型脑性瘫痪 在不随意运动型脑瘫的疗育小组中，课题是使功能障碍儿们抓握住放在其前面的椅子横木，然后通过意识化使他们的肘关节伸直。如果在这时再让他们举起上肢，就可能会出现肘关节的再度屈曲，从而导致“上举上肢”的课题失败。在这种情况时，应该加入导入的促通课题，如首先让功能障碍儿们抓握椅子最下方的横木，然后一步一步地、缓慢地将手向上方横木移动，在这一过程中，可以使“肘关节伸展”这一动作在儿童们头脑中形成意识化，这意识化可保证完成上举上肢的课题。反复多次的进行之后，即使在肘关节屈曲状态下，也可以将上肢上举并举过头顶。

2. 痉挛型脑性瘫痪 痉挛型脑瘫患儿常呈双

下肢交叉步态、尖足、脊柱后弯、上肢屈曲、全身硬直的状态，这样的患儿即使可以独立步行，也不能使自己的体重在左右两下肢上移动，所以在步行时需要将身体重心向前方倾斜才能驱动身体向前。同时，由于这类患儿的立位极不稳定，又常有髋关节的屈曲、内收和内旋以及膝关节屈曲的倾向。而且，这种状态会随着步行活动的增加而加重。在引导式教育中，对这类患儿的疗育方法首先是设定让他们学习如何使髋关节和脊柱伸展的课题和使体重在左右两下肢移动的课题。具体的课题实施方法是，让功能障碍儿取站立位，双上肢向前方伸展，肘关节伸直，两手的腕关节背屈状态下抓握放在前方的椅子的横木。在此时一定要强调将“肘关节的伸展”和“两腕关节背屈”的意识化，因为腕关节的背屈和肘关节的伸展能促通脊柱和髋关节的伸展。当目标达成之后，可以不再用两上肢，只用一侧上肢进行上述的课题形式来促通脊柱和髋关节的伸展。另外，体重在两下肢的移动也是很重要的课题，在引导式教育中可以有许多课题去学习这一动作，如在功能障碍儿的四周放上四把椅子，首先让他伸展上肢并抓握其中一把椅子的横木，然后放开一只手比如是右手去抓握身体右侧的椅子横木，这样就使身体的重心移动到右下肢上，继而另一只手也转向侧方的椅子上，使身体旋转了 90°，体重又回到两下肢上。如此这样的向右、向左地旋转身体的过程中，体重在两下肢间进行了移动，也同时促通了上肢的伸展和肘关节的伸直的动作。除此之外，例如让功能障碍儿两手抓握椅子的横木站立，将一只脚抬起放在椅子的下方的横木上，将体重完全地负荷在另一侧下肢上，两侧脚交替进行，也是促通体重移动的课题。引导员要想方设法地去创造课题，达到疗育目标。

（四）通过人与人之间的关系的促通

1. 人与人之间关系的重要性 人类人格的形成、功能的组建都必须以不让他脱离人群为前提，也可以说一个人的生长发育必须是在与人交往的过程中，只有在正常与他人交往的过程中成长，才能使他的精神、运动等功能发育健全。

功能障碍儿也同正常人一样，必须建立起正常的人与人之间的关系，必须得到亲人的呵护，才能充分发挥自己的能动性，才能主动的学习课题并获得完成课题的能力。在引导式教育中非常重视对功能障碍儿的人格形成的培养，所有的课题都要考虑到这一点。所以就要对功能障碍儿有亲人般的态度，要给予他们与人交往的机会，只有这样才能达到目标。

2. 疗育小组氛围的重要性 疗育小组这样的组织形式可以诱发功能障碍儿的学习信心和热情，可以形成一种热烈的氛围，可以使功能障碍儿们形成相互学习、相互模仿、相互协助的场面，这种氛围和场面非常有利于功能障碍儿的学习并获得功能。

引导员要充分地利用人与人间的人际关系，创造出一个像幼儿园、小学校那样的活跃、欢快的气氛，使每个功能障碍儿都能能动的充分发挥自己的最佳竞技状态，为完成课题做好意识上的准备。

（五）利用初级课题进行循序渐进的促通

在设定某一目标之后，并不是要求功能障碍儿立即就要完成为达成这一目标的课题。为了帮助课题的完成，首先要设定初步的课题，即功能动作的基础阶段，也是对完成高级课题的促通方式。比如，“将右手举向上方”这一课题是已经意识化的目标，是要将上肢在伸展状态下举过头顶。但是，因为对功能障碍儿来，一开始就让他们顺利地完成这一课题比较困难。所以，并不是必须一下子就要求功能障碍儿将两手举过头顶，这时可以首先进行初步的课题，如把手指举向上方、把手放在某一设定的位置上、把上肢举到一定的高度而未必举过头顶、把上肢放在椅子背上等动作都可以看做已经“将右手举向上方”。这些动作是上举上肢这一课题的初级阶段，随着初级阶段的动作完成的质量越来越好，达到可以无任何辅助的上举上肢的程度时，就可以像课题要求的那样完成高级阶段的课题，即此课题的最终要求，将上肢在伸展状态下举过头顶。这一点对引导员颇有意义，其指导思想是要引导员引导功能障碍儿一步一步地、循序渐进地、螺旋式的上升式地去完成课题，达到最终目标。

（六）疗育小组的促通作用

在疗育小组中，某一个功能障碍儿所进行的动作也具有对其他功能障碍儿的促通作用，功能障碍儿可以学习和模仿成功地完成课题的其他功能障碍儿的动作，如举起右手的课题，可能会有功能障碍儿举起左手，而当他看到大多数的功能障碍儿所举的手与自己的不同时，会感到自己是举错了，于是可以立即改正过来，与此同时也知道了哪一只手是右手。同时，其他的功能障碍儿完成了课题也激励着完成课题缓慢或不能完全完成课题的功能障碍儿，使他增加信心和勇气。所以，引导员在安排小组功能障碍儿的位置时应该注意将轻症和重症的功能障碍儿的位置交错开，以便相互学习和模仿。

（七）应用具体的课题内容的促通

在制定课题时尽可能地应用比较具体的词汇或具体的动作。如，若课题的目标是让功能障碍儿学习前臂的旋前和旋后动作，如果只是用抽象的语言“把前臂旋前、旋后”的指令去吩咐他们去做，恐怕功能障碍儿未必能完全理解其意思，会表现出不知所措或者进行错误的动作。这时如果我们给他一把锤子，让他用两只手一只掌心向左而另一只掌心向右地去横着抓握住锤把，将两前臂放在桌面上。这时向功能障碍儿发出“请把锤子的头转向上方”的指令，功能障碍儿就可以随着进行这一动作而将两前臂分别地旋前或旋后。再如，做抬腿的课题，单纯用“请抬起腿来”的指令也可能使功能障碍儿不懂，可以用“请把脚放在木箱上”的指令，就可以使其顺利地抬起腿。

（八）语言的促通

在引导式教育体系中，语言也可用于促通，有时一句话也可发挥作用。如不随意运动型的脑瘫儿在进行用上肢支撑身体的课题过程中非常容易出现握拳的动作，影响课题的完成，在这个时候，引导员可以走到他身边反复地柔声说“请把手张开”。通过这种反复的提示，功能障碍儿往往就可以张开握拳的手，这种现象是不可思议的事情。可能是“请把手张开”的语言信号反复传入功能障碍儿的大脑中，并在其中形成了意识化，使功能障碍儿将注意力从手握拳的姿势中分散开来，从而把手张开。

（九）引导员的协助的促通

在功能障碍儿完成课题有困难时，引导员的协助是非常必要的，因此，引导员不能对未完成课题的功能障碍儿视而不见，要根据情况给予适当的协助。协助的方法首先是要给予语言的鼓励，若经语言的鼓励仍然不能完成时则要予以最小限度的协助。这种协助要由大开始而逐渐减小，直至完全不予协助。

（十）连续课题的相互促通

连续课题可以通过其间的相互影响达到促通的目的，如肘关节的伸展可以促通将上肢放于身体的两侧，而上肢放于身体的两侧又可促通将上肢放于身体的中央，上肢放于身体的中央又可以促通进行手心向上的动作等，在设定课题时要充分发现并应用这些促通的连锁反应。

（十一）用准备课题促通

要达到设定目标时，常常要应用一些准备课题去促通目标的实行。如不随意运动型儿童在进行书写准备课题时，必须首先学会两手抓握和松开物品的能力，以及抑制手指不随意运动的能力。为了学习到这些能力，作为准备的课题有，手掌的支撑能力、手指的各种动作、抓握不同粗细的笔或木棒、用两根手指捏笔能力等。只有达成这些准备的课题，才能拿起笔或绘画用具进行书写或绘画。

三、促通的范围

引导式教育体系促通的范围非常广泛，包括促通功能障碍儿学习如何做课题的方式，如何最大限度地克服功能障碍，如何学习各种功能，及如何做力所能及的各种动作等。而且，一种促通的课题可以引起一连串的、互相促通的课题，形成一个连锁反应。

例如，对于一个不随意运动型脑瘫儿童，为了抑制其许多不随意运动，可以让他用双手抓握一个木棒，这一课题既促通了抓握物体的动作，同时也抑制了不随意运动，反过来说，也只有抑制了不随意运动才能确保握在手中的木棒不至于落下。另外，这一握木棒动作又可以促通肘关节伸展，而肘关节伸展又可以抑制不随意运动，握木棒动作还可以促通立位的平衡，所以有促通步行运动作用，如此形成了一连串的促通作用。除此之外，如果让功能障碍儿用一只手握木棒，则可以使另一只手稳定，这样另一只手就可以进行许多动作，如写字、进餐等。进一步，握木棒的动作也可以使发声器官得以稳定，可以使发声变得清晰。

再如，稳定立位对抬头和躯干的伸展都有促通作用，但是，如果在功能障碍儿没有意识到“抬头”这一课题之时，引导员去命令他“抬起头来”，也未必能使他立刻抬起头来。这是因为课题还没有在功能障碍儿的头脑中形成意识化。作为引导员此时给予的促通课题应该是，“请向上看”，及“请向上举起两手”。如果达成了这两个课题，功能障碍儿的头部自然就会抬起。

对于使立位稳定为目的的课题，导入课题可以是，“请立定并向前看”，或“请立定并拍手”，课题反复进行之后，可以逐渐地去掉“向前看”和“拍手”这样的课题，只单纯地用“立定”的课题就可以使功能障碍儿完成“立定”这一课题了。其实，“向前看”和“拍手”的课题是为了促通“立定”这一课题的辅助的课题或者说是导入的课题，是使“立定”的课题意识化的课题，一旦“立定”的课题已经意识化了，而且经过反复多次的实施，功能障碍儿可以较顺利地完成了，“向前看”和“拍手”这样的辅助课题就没有必要了。通过这样的有意识化的促通方式，可以使功能障碍儿较为具体地了解课题的内容和含义，而不是用抽象的方式去说明，这就是引导式教育的有目的的促通课题的具体方式。

在此必须强调的是，在疗育小组的全体实施课题时要允许功能障碍儿用各种各样的方式去完成课题，就是说要根据功能障碍儿的功能障碍的不同情况让他们用各自适合于自己的方式进行。作为引导员必须清楚地知道每个功能障碍儿所具有的促通可能性，并要将其记录在案，而且要进一步地根据理论去论证和实际应用。例如，在不随意运动型脑瘫的疗育小组中，在实施从卧位坐起的课题时，允许功能障碍儿用多种多样的方式去完成，如有的功能障碍儿用在仰卧位上把两下肢垂于床下，将两上肢向前伸，两手握在一起，然后用力地将上半身抬起的方式坐起来。而有的功能障碍儿则是用在侧卧位上将两下肢交叉，抬起上半身后再分开两腿变为坐位的方式。另外有的功能障碍儿可以用两只手抓住床前的椅子横木的方式使自己的身体抬起变为坐位等。这些上述的完成课题的方式中，无论哪一种都必须要用手的动作协助坐起动作的完成，所以学习手的功能的课题是要在此前做好准备的必需的课题，只有手的功能达到能协助坐起的课题完成的程度才能使坐起的课题得以完成。所以，在引导式教育体系中各种课题之间是相辅相成的、不可分割的关系。

四、达成目标

引导式教育体系中所说的达成目标是指课题的完成，也是本疗法的最终目的。这一目标的达成是逐步的、循序渐进的过程，不能设想功能障碍儿经一次课题的实施就可以达成目标。在开始设定的目标达成后，一定要将学习到的功能动作运用到适应-学习过程中去，使其进一步完善，然后再制定新的目标，完成后再运用到新的适应-学习过程中去，使其更加的完善。如此，循环往复的使儿童所学到的功能动作能力呈螺旋式上升，与此同时，其他各方面的能力也同步上升，从而达到疗育的最终目的。

五、促通应用的工具

（一）木条床

1. 木条床的样式　引导式教育体系中的床是特制的，床面不是光滑的木板，而是用木条组成，其四角要求是圆弧形，在此称其为木条床（图12-1）。另外，要设有不同高度的能将床升高的套床腿的木管。另外需要准备铺在床上用做床面的木板多块。

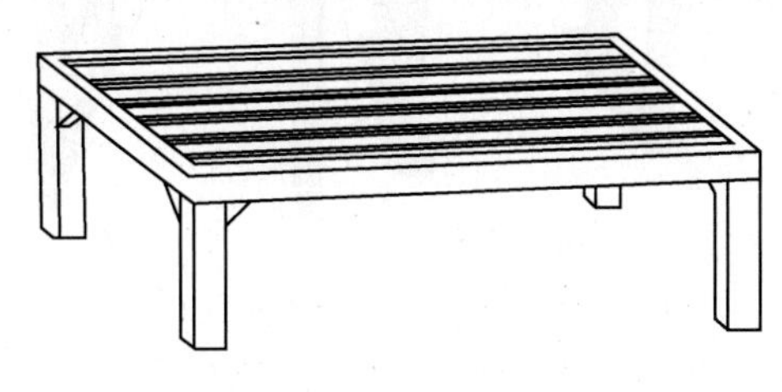

图12-1　木条床

2. 用途与作用

（1）实施床上课题：将木条床排列在一起，可以用于进行卧位的课题，木条的作用是让功能障碍儿抓握，便于辅助他在床上的各种活动，如翻身、旋转、抬起上肢或下肢等。

（2）实施上、下床的课题：功能障碍儿站立于床前，进行上床课题，或在床上进行下床的课题，可以抓握木条，使身体倚在床边学习上、下床的动作。

（3）实施坐位课题和教室的课题：在木条床上铺上木板，即可做桌子使用，在其上进行手的动作的课题、书写与绘画的课题等。

（4）就寝用的床：与3同样地铺上木板，即可用做就寝的床。

（5）实施步行的课题：将床排列成两列，让功能障碍儿在其间进行步行的课题，可使他们有安全感。

（二）梯背椅

1. 梯背椅的样式　在引导式教育体系中有许多大小不等的梯背椅，所谓梯背是指在椅子的后面放上设有一定间隔的横木，类似梯子。梯背椅子是很好的促通工具（图12-2）。

2. 作用与用途

（1）促通功能障碍儿学习抓握与放开和肘伸展的能力：功能障碍儿站立位、坐位和卧位上可以以各种方式抓握或松开椅子的横木，如前所述还可以学习肘关节的伸展。

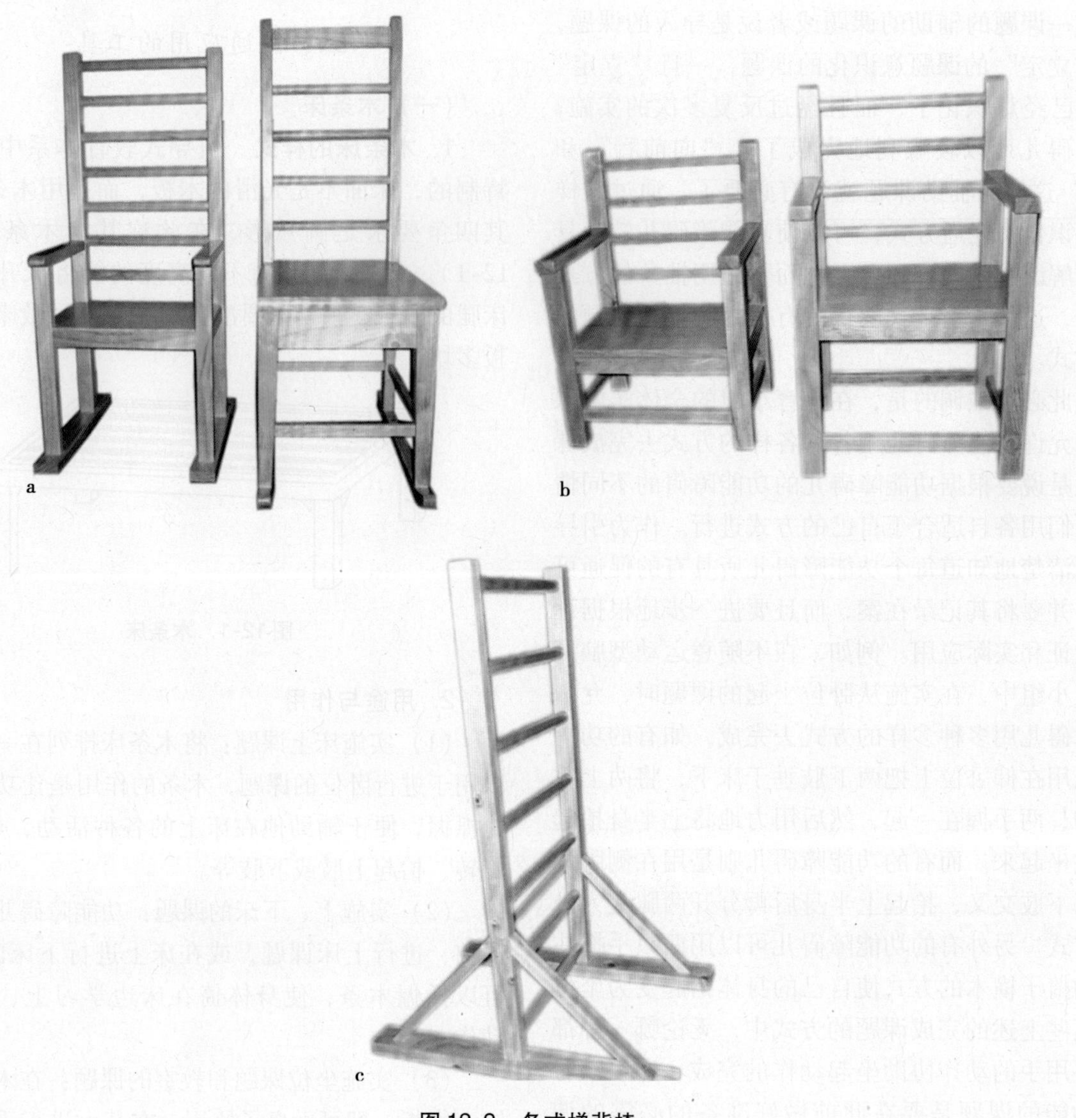

图 12-2 各式梯背椅

（2）实施立位和步行的课题

1）学习立位稳定性：若功能障碍儿立位稳定性尚未发育完全时，站在椅子后面可以增加他的安全感，消除恐惧感。他可以在开始时用两只手去抓握椅子横木，随着立位稳定性增强，可以松开一只手，并逐渐地松开两只手。这样同时学习了抓握与松开的动作。在椅子后面学习站立功能要比在无任何辅助工具的情况下更为容易。

2）实施步行的课题：①在梯背椅子底部装上光滑的板（图 12-2a），功能障碍儿可以应用它进行步行的课题。②将椅子排列成行让功能障碍儿在其间进行步行的课题。其目的是给功能障碍儿以安全感，使他可以充分发挥自己的能力。③抓握或触摸椅子横木可以抑制功能障碍儿的不随意运动，抓握的方法可以是用全手掌、一或几根手指、手指尖或脚指去触摸等方式，都可以看做抓握的课题。④学习身体前屈课题时，可以让功能障碍儿坐于椅子上，用两只手去抓握下方的、椅子腿间的横木。⑤学习抬高肢体的课题时，如果功能障碍儿尚不能做到使肢体抬高的动作，则可以将他的上肢或下肢放于椅子的横木之上，这样的做法可以在各种体位上进行。而且，这不是单纯地用指令去抽象地告诉功能障碍儿“抬起下肢”的课题，是较为具体的活动，是良好的促通方法。⑥完成下蹲、从坐位或蹲位站起、从四点支持位上站起、从立位转换为四点支持位或坐位等课题时均可以应用椅子去进行。⑦对运动失调的功能障碍儿，可以将四把椅子摆列成圆圈形，让儿童坐于其中一把椅子上，然后再站起来坐到另一把邻近的椅子或者对面的椅子上，这样逐次地坐下去。随着完成课题能力的增大，可以将四把椅子的距离加大。⑧可以将椅子放到床上，用于学习坐位上伸展肘关节、上举上肢等课题的实施。也可以用于仰卧位或俯卧位上抓握、抬起身体、伸展上肢等课题的实施。

（三）其他

1. 木箱

（1）规格：在引导式教育体系中设有许多高低、大小不等的方形木箱，要求表面光滑，角为圆钝的形状（图12-3）。

（2）作用：①用于功能障碍儿坐位、立位时放于脚下，目的是使其对坐位和坐位上脚要放平等的课题在头脑中意识化，无论功能障碍儿是坐在床头上、椅子上、高的木箱上都要在脚下都放上木箱。②将高低不同的木箱排列起来，让功能障碍儿从一个木箱换坐到另一个木箱上，可以完成屈曲下肢负荷体重、体重负荷的转换以及从下蹲→坐位→蹲位的转换的课题。③将木箱放于床上，可用于功能障碍儿在卧位上抬高或上举上肢和下肢时的课题。

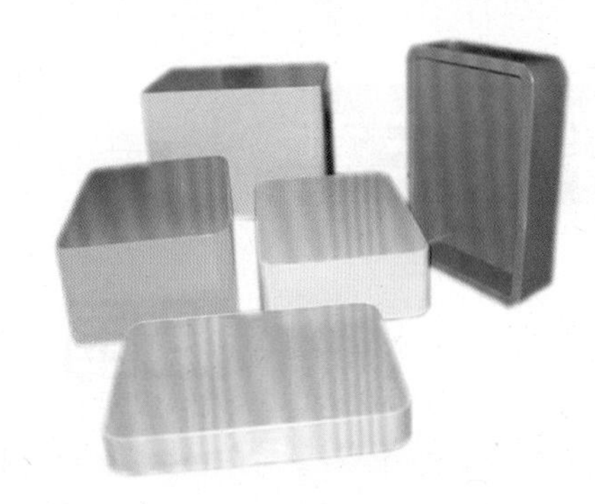

图12-3　各式木箱

2. 其他　木棒、胶圈或塑料圈、球、木梯、平行杠、抽屉式阶梯、踝足矫形器、沙袋、教室用具、各种各样的玩具、站立架、粗大的绳子等。

（陈秀洁　张伟）

第十三章

祖国传统医学治疗

第一节 概　述

中医学对小儿生理和病理论述不同于现代医学，其独特的理论体系指导了儿科疾病的诊治，对于一些儿科疑难杂症，运用中医儿科理论进行诊治，其疗效颇为显著。中医学发展了近五千年，其丰厚的文化知识有待于后人去研究与发掘。小儿不同于成人，从胎儿到新生儿、婴儿、幼儿、学龄前儿童、学龄儿童和青春期，都处在不断发育、迅速生长的过程中，不像成人那样相对稳定。小儿的生理和病理也不同于成人。

一、小儿生理特点

小儿脏腑初成，形气未充，生机蓬勃，不耐寒热温凉，不食水谷五味。宋·钱乙《小儿药证直诀》对小儿生理描述为“五脏六腑，成而未全，全而未壮。”故小儿脏腑娇嫩，易虚易实，易寒易热，肌肤柔弱，脏气清灵，气血未充，经脉未盛，内脏精气不足，卫外功能未固，六腑柔弱，难食药饵，无七情六欲，阴阳二气均不足。关于小儿生理特点，主要论述集中于两个方面：

（一）脏腑娇嫩，形气未充

脏腑，是指五脏六腑；娇，指娇弱，不耐攻伐；嫩，指柔嫩；形，指形体结构，如精血津液、四肢百骸、肌肉骨骼等；气，指各项生理活动功能。小儿出生之后处于生长发育期，五脏六腑的形态结构未成熟，各项生理功能不健全。小儿脏腑娇嫩，虽是指小儿五脏六腑的形与气皆属不足，但其中又以肺、脾、肾三脏不足更为突出。这一方面是由于小儿出生后肺脏、脾脏、肾脏皆成而未全、全而未壮所致。更是因为小儿不仅与成人一样，需要维持正常的生理活动，而且处于生长发育阶段，必须满足这一特殊的需求。所以，小儿对肾气生发、脾气运化、肺气宣发的功能状况要求更高。因此，相对于小儿的生长发育需求，经常会出现肾、脾、肺气之不足，表现出肺脏娇嫩、脾常不足、肾常虚的特点。形气未充表现在五脏六腑的功能状况不够稳定、未曾完善。如肺主气、司呼吸，小儿肺脏娇嫩，表现为呼吸不匀、息数较促，容易感冒、咳喘；脾主运化，小儿脾常不足，表现为运化力弱，摄入的食物要软而易消化，饮食有常、有节，否则易出现食积、吐泻；肾藏精、主水，小儿肾常虚，表现肾精未充，婴幼儿二便不能自控或自控能力较弱等。不仅如此，小儿心、肝二脏同样未曾充盛，功能未健。心主血脉、主神明，小儿心气未充、心神怯弱未定，表现为脉数，易受惊吓，思维及行为的约束能力较差；肝主疏泄、主风，小儿肝气未实、经筋刚柔未济，表现为好动，易发惊惕、抽风等症，肌肤柔嫩，腠理疏松，气血未充，肺脾娇弱，肾气未固，神气怯弱，筋骨未坚等方面。小儿五脏六腑功能皆属不足，尤其以肺、脾、肾三脏更为突出。这种生理特点，古代医家早有论述。清代吴鞠通在前人论述的基础上，将这种生理现象归纳为“稚阳未充，稚阴未长”，奠定了“稚阴稚阳”学说。

（二）生机蓬勃，发育迅速

我国现存最早的儿科专著东汉·卫汛《颅囟经·脉法》中说：“凡孩子三岁以下，呼为纯阳，元气未散，若有脉候，即须于一寸取之，不得同大人分寸。”金·刘完素《宣明论方·小儿门》说：“大概小儿病在纯阳，热多冷少也。”明·虞抟《医学正传·小儿科》说：“夫小儿八岁以前曰纯阳，盖其真水未旺，心火已炎。”《小儿药证直诀·

四库全书目录提要》说："小儿纯阳，无烦益火。"将小儿这种蓬勃生机、迅速发育的生理特点概括为"纯阳"。这里的"纯"指小儿先天所禀的元阴元阳未曾耗散，"阳"指小儿的生命活力，犹如旭日之初生，草木之方萌，蒸蒸日上，欣欣向荣。"纯阳"之说，高度概括了小儿在生长发育，阳充阴长的过程中，表现为生机旺盛，发育迅速的生理现象。综上所述，"稚阴稚阳"和"纯阳之体"的理论，概括了小儿生理特点的两个方面。前者是指小儿机体柔弱，阴阳二气均较幼稚不足；后者是指小儿在生长发育过程中，既是生机蓬勃、发育迅速，又是相对地感到阴常不足。小儿的生长发育非常快速，形体发育，身体各项功能，智力发育及脏腑功能快速生长，不断完善、成熟并健全起来。古代医家将小儿这种生机蓬勃，发育迅速的生理现象，叙述为稚阴稚阳，阳强阴弱用"纯阳"来概括，称小儿为纯阳之体。

二、小儿病理特点

小儿时期，寒暖不能自调，易为六淫所侵。饮食不能自节，易为饮食所伤。小儿的病理特点概括为以下两点：

（一）发病容易，传变迅速

小儿脏腑娇嫩，对疾病的抵抗力较差，加之幼儿寒暖不能自调，乳食不会自节，故在外易为六淫所侵，在内易为饮食所伤，以及胎产禀赋因素，所以小儿易受其影响，容易发病，且年龄越小，发病率越高。小儿脾常不足，运化力弱，容易引起疳证、食积、泄泻等以脾胃虚弱为主要临床表现的病症。小儿肾常虚，易发生先天元精不足而引起各种疾患，如解颅、胎怯胎弱、五迟五软等疾病，也可由脾胃之精摄取不足，影响肾气藏精而产生佝偻病等疾患。传变迅速是指小儿在疾病发生过程中容易发生转化，变化多端。

（二）脏气清灵，易趋康复

小儿感染疾病转变迅速，寒热虚实错综复杂，但小儿体禀纯阳，生机蓬勃，活力充沛，组织再生和修补的过程较快，且病因比较单纯，疾病过程中情志因素的干扰和影响相对较少，所以轻病容易治愈。重病若及时诊治，护理得宜，大多数也能获得较好的疗效。

三、传统医学对小儿脑瘫的认识

中医学医集中没有脑性瘫痪这一病名，但古代医家对本病的病因病机及临床表现早有论述。东汉末年的《颅囟经》中曾有"行步迟"的记载。隋·巢元方《诸病源候论·小儿杂病诸候》最早提出"五迟"，书中有"齿不生候"、"数岁不能行候"、"头发不生候"、"四五岁不能语候"。宋·钱乙《小儿药证直诀》中也有类似五迟的论述，如"长大不行，行则脚软，齿久不生，生则不固，发久不生，生则不黑"。《太平圣惠方》进一步记载了"语迟"，"行迟""发迟"，"齿不生"等证候的治疗方药。清·吴谦《医宗金鉴》"小儿五迟之证，因父母气血虚弱，先天有亏，致儿生下筋骨软弱，行步艰难，齿不速长，坐不能稳，要皆肾气不足之故，分立迟、行迟、发迟、齿迟、语迟"。五迟作为正式病名提出；有关"五软"的记载，宋代以前的古医集没有专述，医家将其纳入"胎弱"、"胎怯"，或迟证等综合论述。南宋·刘昉《幼幼新书》"小儿五软不治：手软、项软、脚软、腰软、背软"。以后诸多医家论述"五软"的内容亦不尽相同。如在《医宗金鉴》中"谓头项软、手软、足软、口软、肌肉软"。而清代《幼幼集成》则谓"头项软、身体软、口软、肌肉软、手足软"等。明·鲁伯嗣《婴童百问》曰"五软者，头软、项软、手软、脚软、肌肉软是也"。元·曾世荣《活幼心书》中始见"五软"的名称，并指出"头、项、手、足、身软，是名五软"，并与"胎弱"、"胎怯"和"迟证"等疾病加以区分；而关于五硬"的古医集记录，首载于明·鲁伯嗣《婴童百问·卷三》"五硬则仰头取气，难于动摇，气壅疼痛，连胸膈间，手脚心如冰冷而硬，此为风症难治"，把头颈硬、胸膈硬、手硬、脚硬和心腹硬称谓五硬；清·陈复正《幼幼集成》明确将手、脚、腰、肉、颈硬命名为五硬。清嘉靖·楼英《医学纲目·小儿部·五硬五软》区别说："五硬即痉之属，经所谓诸暴强直，皆属于风是也。五软即痿之属。"故脑瘫属于中医学的"五迟"、"五软""五硬"范畴，属儿科疑难杂症。经过对古医集的整理现将五迟、五软、五硬总结如下：

1. 五迟　是指立迟、行迟、发迟、齿迟、语迟。

- **立迟**：站立过迟，不稳或不能站立。
- **行迟**：走步过迟，或迟迟不能行走。
- **齿迟**：牙齿届时未出或甚少。
- **语迟**：说话过迟，或者不能说话。
- **发迟**：初生无发或少发，随年龄增长而头发稀疏难长。

2. **五软** 是指头项软、口软、手软、足软、肌肉软。

• **头项软**：不能竖颈，不能抬头。

• **口软**：咀嚼无力，口角流涎。

• **手软**：手软不能抓握或提举。

• **足软**：不能站立，或站立不稳。

• **肌肉软**：肌肉松软无力。

3. **五硬** 是指头项硬、口硬、手硬、足硬、肌肉硬。

• **头颈硬**：头硬后仰，不能俯视，颈部紧张或角弓反张。

• **口硬**：口唇僵硬，言语謇塞。

• **手、足硬**：手足发凉如冰而硬。

• **肌肉硬**：四肢肌肉紧张，屈伸困难。

（一）病因病机

多因先天禀赋不足，肝肾亏损，精血不能注于筋骨，《张氏医通·婴儿门》指出其病因是“皆胎弱也，良由父母精血不足，肾气虚弱，不能荣养而然”。《活幼心书·五软》指出：“头项手足身软，是名五软。”并认为：“良由父精不足，母血素衰而得。”；或元阳不振，阳气不能温煦肌肤，营于四末而成；或平素乳食不足，哺养失调；或久病、大病后失于调养，以致脾胃亏损，气血虚弱，筋骨肌肉失于滋养所致，《保婴撮要·五软》指出：“五软者，头项、手、足、肉、口是也。……皆因禀五脏之气虚弱，不能滋养充达。”；或因感受热毒，内陷厥阴，后期伤气耗阴，日久气血失调，筋脉失养；或风痰留阻络道，气滞血瘀，筋脉失利而致。有关其预后，《活幼心书·五软》明确指出：“苟或有生，譬诸阴地浅土之草，虽有发生而昌茂者少。又如培植树木，动摇其根而成者鲜矣。由是论之，婴孩怯弱不耐寒暑，纵使成人，亦多有疾。”

（二）辨证分型

1. **脾肾两亏型** 头项软弱，不能抬举或挺而不坚；口软唇弛，吸吮或咀嚼困难；肌肉松软无力，按压失于弹性，两足痿弱，骨软无力。面白，肢倦无力。舌淡，苔薄白。脉沉无力或指纹淡。

2. **心脾两虚型** 语言发育迟缓，智力低下，伴运动发育落后，发迟或发稀萎黄，四肢萎软无力，肌肉松弛，口角流涎，咀嚼无力，弄舌，食欲不振，大便偏干，神疲体倦，面色无华，唇甲色淡，舌淡胖，苔少，脉细弱，指纹淡。

3. **肝肾亏虚型** 肢体不自主运动，关节活动不灵，手足徐动或震颤，动作不协调。语言不利，或失听失明，或失聪。舌质淡。脉细软或指纹淡紫。

4. **肝强脾弱型** 自出生之后多卧少动，颈强不柔，肢体强直拘挛，强硬失用，或动作笨拙，肌肉瘦削。烦躁易怒，遇到外界刺激后加重，食少纳呆。舌质胖大或瘦薄，舌苔少或白腻。脉沉弦或细弱，指纹沉滞。

5. **痰瘀阻络型** 自出生后反应迟钝，智力低下；关节强硬，肌肉软弱，动作不自主，或有癫痫发作。肌肤甲错，毛发枯槁，口流痰涎，吞咽困难。舌质紫暗，苔白腻。脉滑沉。

（三）治疗原则

小儿脑瘫病情复杂属于本虚标实之证，根据中医学辨证施治的原则，急则治其标，缓则治其本，不急不缓标本同治。临床中对于小儿脑瘫的治疗应结合其病因病机、辨证分型确定具体治疗原则。脾肾两亏型治以健脾补肾，生肌壮骨；肝肾亏虚型治以滋补肝肾，强筋健骨；肝强脾弱型治以柔肝健脾，解痉启痿；痰瘀阻络型治以祛痰化瘀，活血通络；心脾两虚型治以健脾养心，补益气血。

（四）治疗方法

小儿脑瘫的祖国传统医学治疗方法主要为针刺康复治疗、推拿康复治疗，灸法、中药熏蒸、穴位注射、经络导平及口服中药等。

（吴青伟）

第二节 推拿疗法综述

推拿疗法是在中医理论指导下，以经络腧穴理论为基础，运用推拿手法施术于人体的经络、腧穴、特定部位以及疾病阳性反应点，以达到防病治病为目的的一种临床治疗方法，属于中医学外治疗法，是具有中国特色的康复疗法。推拿疗法结合现代医学理论，通过推拿手法将机械力的刺激作用转换成不同的能量和生物电信息，使机体通过反馈与负反馈作用产生各种生物学效应，进而调节机体的生理、生化、病理状况，达到防治疾病的作用。

一、推拿疗法的基本作用

从中医学理论出发总结了推拿治疗的四大作用：

（一）调整脏腑

脏腑是化生气血，通调经络，主持人体生命活动的主要器官。脏腑功能失调后，所产生的病变，通过经络传导反应在外，如精神不振，情志异常，食欲改变，疼痛，汗出异常，寒热，肌力及肌张力改变等出现各种不同的临床症状，即《丹溪心法·能合脉色可以万全》：“有诸内，必形诸外”。推拿通过手法刺激相应的经络、腧穴，并通过经络的连属与传导作用，对脏腑功能进行调节，达到治疗疾病的目的。如：肾阳不足可用擦命门穴达到温补肾阳的作用；肝阳上亢者可用强刺激点按太冲穴，达到平肝潜阳的作用。这说明推拿对脏腑功能具有良好的调节作用，这种作用一是直接作用，通过手法刺激体表直接影响脏腑功能；二是间接作用，即通过经络与脏腑间的联系来实现的。

（二）疏通经络

经络是人体气血运行的通路，包含经脉、络脉、经筋和皮部。经络内属脏腑，外连肢节，通达表里，贯穿上下，将人体的脏腑，组织器官联系成一个统一协调而稳定的有机整体，具有“行血气而营阴阳，濡筋骨，利关节”之功能。推拿具有疏通经络的作用意义非常广泛，所谓“经脉所至，主治所及”。当经络的正常生理功能发生障碍时，外则皮、肉、筋、脉、骨失养不用，内则五脏不荣，六腑不运，气血失调不能正常地发挥营内卫外的生理作用，则百病由此而生。经气是脏腑生理功能的动力，经气的盛衰，直接反映了脏腑功能的强弱。推拿手法作用于体表经络腧穴上，可引起局部经络反应，起到激发和调整经气的作用，并通过经络影响到所连属的脏腑、组织、肢节的功能活动，以调节机体的生理、病理状况，达到百脉疏通，五脏安康，使人体恢复正常生理功能。

（三）行气活血

气血是维持人体生命活动的基本物质，是脏腑、经络、组织器官进行生理活动的基础。“血”具有营养和滋润作用，气血周流全身运行不息，促进人体的生长发育和新陈代谢。气血调和，能使阳气温煦，阴精滋养；气血失和则皮肉筋骨，五脏六腑均失去了营养而产生一系列病理变化，《素问·调经论》说：“血气不和，百病乃变化而生”。推拿具有调和气血，促进气血运行的作用，其途径有三：一是推拿对气血的生成有促进作用，推拿通过手法的刺激可调节与加强脾胃功能。脾胃具有饮食消化和运输水谷精微的功能，而水谷精微是生成气血的重要物质基础，故有脾胃是“后天之本”和“气血生化之源”之说。推拿可使胃肠运动增强，促进脾的运化功能，有利于气血的化生。二是通过疏通经络和加强肝的疏泄功能，促进气机的调畅。气血的运行有赖于经络的传注，肝的疏泄功能，关系着人体气机的调畅，气机条达舒畅，则气血调和而不发生瘀滞。三是通过手法的直接作用，推动气血循行，活血化瘀，疏通经脉。

（四）理筋整复

中医学中所说的筋，又称经筋，类似于现代解剖学的软组织，如肌肉、肌腱、筋膜、韧带、关节囊、腱鞘、滑液囊、椎间盘、关节软骨盘等软组织。因各种原因造成的软组织损伤，统称为筋伤或伤筋，产生“筋出槽，骨错缝”的解剖位置异常的一系列病理变化。推拿可以通过手法作用，纠正其解剖位置的异常，促进软组织修复，松解粘连，促进无菌性炎症介质分解，促进水肿、血肿的吸收，活血止痛，才能有利于软组织痉挛的缓解和关节功能的恢复。推拿治疗伤筋具有独特的疗效。

二、推拿疗法的作用机制

从现代医学理论出发，推拿治疗对人体的八大系统均有不同的作用。下面针对小儿脑瘫疾病相关的作用机制作一简述。

（一）扩张毛细血管

推拿手法作用于人体组织可引起一部分细胞内的蛋白质分解，产生组织胺和类组织胺物质，使毛细血管扩张，使储备状态下的毛细血管开放。毛细血管开放数量增加，其直径和容积也扩大，渗透性增强，改善了局部组织的供血和营养。另外，推拿手法机械力作用于人体组织可转化为热能，也能使毛细血管扩张。

（二）促进血液循环、淋巴循环

推拿手法的压力及持续挤压使血管壁有节律地被压瘪、复原，当复原后，受阻的血流骤然流动，流速加快，但由于动脉内压力很高，不容易压瘪，静脉内又有静脉瓣的存在，血液不能逆流，故推拿对改善微循环作用较大。微循环是血液与组织间进行物质及气体交换的场所。推拿能使血液从小动脉端流向小静脉端的速度得到提高，促进微循环内的血液流动，对人体生命活动具有重要意义。

（三）对神经系统的作用

推拿对神经系统有一定的调节作用。推拿手法刺激可通过反射传导途径来调节神经系统的兴奋和抑制过程。根据神经生理的特性，一般来讲，急速重度用力的手法刺激，如提、弹、叩击手法，可兴奋中枢神经，抑制周围神经，交感神经占优势，使精神振奋，肌肉紧张，且产生酸麻胀重之感。轻度用力缓和轻微的连续刺激手法如轻揉、抚摸手法可抑制中枢神经，兴奋周围神经，副交感神经占优势，可产生轻松舒适之感，放松肌肉，缓解痉挛，镇静止痛的作用。推拿治疗中常根据这一生理特性治疗疾病。

（四）改善局部神经营养，促进神经细胞和神经纤维的恢复

推拿手法的刺激部位和穴位，大多分布在周围神经通道上，如神经节、神经干等，推拿手法的刺激作用，可改善周围神经装置及传导通路，可促使周围神经产生兴奋，以加速其传导反射，因手法还具有改善局部血液循环的作用，所以可以改善局部神经营养状况。推拿手法刺激局部触觉小体，压力感受器，牵张感受器等，反射性地促进受损神经细胞，神经纤维的恢复。

（五）改善肌肉的营养代谢，增强肌肉的张力、弹力、活力和耐力

肌组织可因运动减少（瘫痪）而发生变性、坏死、结构紊乱、结缔组织增生等病理改变。推拿手法可促进肌纤维的收缩和伸展，促进肌组织的血液、淋巴液等体液的循环，从而改善了肌肉的营养状况，促进肌肉组织的新陈代谢，增强了肌肉的张力、弹力、活力和耐受力，消除了肌肉的疲劳，预防治疗肌萎缩。

（六）解除肌肉痉挛

推拿手法具有很好的放松肌肉的作用，能解除缓解肌肉痉挛。其作用机制有三个方面：一是加强局部血液循环，使局部组织温度升高，致痛物质含量下降；二是在适当手法刺激下，局部组织的痛阈提高；三是将紧张或痉挛的肌肉通过手法使其牵张拉长，从而直接解除其紧张或痉挛。

（七）增强肌张力

推拿手法用力轻重不同将对神经产生强弱不同的作用，而引起不同的反应。重度用力的手法，其刺激作用较强烈，可使中枢神经系产生兴奋。这种机械力刺激所产生的功效会作用到下丘脑-垂体系统，促使分泌大量的神经递质，使精神振奋，肌肉紧张。如叩击法可增强局部肌肉的兴奋性，增加了肌紧张，从而增强了肌张力。

（八）增加关节活动度，矫正畸形

肌肉组织和骨关节可因运动过度及运动过少而发生变性、坏死、结构紊乱等病理改变，而出现关节活动度减小，关节变形，导致解剖位置的改变。推拿手法的直接或间接作用，可促进肌纤维的收缩和伸展活动，肌肉的活动又可促进血液、淋巴等体液的循环活动，进而改善了肌肉的营养状况增强肌肉的张力、弹力和耐力。运用各种整复手法使关节、肌腱各入其位，达到滑利关节，增加关节活动范围和纠正关节解剖位置异常的疗效。

三、小儿推拿疗法的特点

小儿推拿疗法是中医儿科学和推拿学相结合的产物，是在中医基础理论指导下，根据小儿的生理病理特点，运用一定的手法作用于小儿一定的经络和穴位，调节经气，调整阴阳，调节精、气、神，改善小儿体内状态，达到脏腑组织间的阴阳平衡。以防治儿科疾病，保健儿童身心和促进儿童生长发育的一门中医外治疗法。小儿推拿疗法独立体系形成于明朝末年，明清时期是推拿疗法发展的鼎盛时期。小儿推拿疗法适用于7周岁以下的小儿，特别是3周岁以下的幼儿。7岁以上小儿运用小儿推拿时应增加时间和力度，并配合成人手法。小儿推拿具有以下特点：

1. 操作简便，安全无副作用，适应范围广，疗效显著。

2. 手法以推、运、揉、摩、掐、搓、理、擦、捏、挤、摇、抖为主，要求轻快、柔和、平稳、着实。

3. 小儿推拿操作部位，多与经络、腧穴相结合，尤其小儿特定穴有点、线、面的特点。

4. 小儿推拿手法操作时，应遵循轻→重→轻的原则。

5. 小儿推拿一般遵循先头面，次上肢，次胸腹、次腰背，次下肢的操作顺序。或根据病情以重点部位起始者。

6. 小儿推拿操作时，根据疾病特征需用一些介质，主要起到保护皮肤，避免损伤，其次是加强疗效。如滑石粉、爽身粉、葱姜汁、白酒、蛋清、红花油等。

四、小儿推拿疗法的基本技术要求及注意事项

（一）基本技术要求

小儿推拿手法是推拿治疗的核心内容，推拿治疗的疗效关键在于手法。由于小儿的生理、病理特点，决定了小儿推拿手法的基本技术要求，必须做

到轻快均匀，力量柔和，平稳着实，轻柔深透，补泻分明。适达病所，不可竭力攻伐。推拿手法操作过程，要有节律性，在一般情况下要保持相对稳定。手法操作足够时间而不变形，保持动作的连贯性。作用力要根据施治部位，病证虚实，要灵活掌握。手法要轻而不浮，重而不滞，其作用要达到组织深处的筋脉，骨肉，功力要达到脏腑，达到外呼内应的效果。

（二）小儿推拿手法的补泻关系

根据病证的虚实，采用补虚泻实的原则。

1. **按经络的循行方向**　顺经为补，逆经为泻。

2. **按手法的旋转方向**　顺时针旋转为补，逆时针旋转为泻。

3. **按手法的刺激强度**　轻揉为补，重揉为泻。

4. **按手法的操作时间**　时间短为补，时间长为泻。

5. **按操作手法的频率**　缓摩为补，急摩为泻；频率慢为补，频率快为泻。

6. **按手法的性质**　旋推为补，直推为泻。

7. **按手法的运动方向**　推上为补，推下为泻。

8. **按血液循环方向**　向心性操作为补，离心性操作为泻。

（三）小儿推拿的注意事项

1. 手法刺激量要轻重适宜，无任何不适感，小儿易于接受，无恐惧心理。

2. 推拿操作过程中，要精力集中，操作认真仔细，全神贯注，不能边操作边嬉笑，边说话等。

3. 空腹、过饥、过饱、大运动量后均不利于推拿，饭后30～60分钟为宜。

4. 推拿治疗要辨证施治，补泻分明，要做到心中有数。

5. 医者必须经常修剪指甲，保持双手清洁温暖。

6. 患儿体位要安置得当，舒适，医者要随时调整自己的姿势。

7. 推拿时间每次10～30分钟为宜。根据病情每日可做1～2次，20～30次为一疗程，中间休息2～3天。

五、小儿推拿特定穴

小儿推拿特定穴是指具有固定名称、穴区、主治功用和专门用于小儿的特殊穴位。传统腧穴多与经络相连，多为点状区域。小儿推拿特定穴有其不同于传统腧穴的特点，小儿许多重要特定穴，特别是代表五脏的五经穴都分布于两掌。五脏有病取五经已经成为小儿推拿的固定模式，故有“百脉皆汇于两掌”之说。其作用原理受经络腧穴理论指导，特定穴具有点、线、面的特点，这种穴位形态的多样性，更符合小儿推拿操作习惯。下面根据小儿脑性瘫痪的中医病因病机、辨证分型以及临床表现的特点。介绍与小儿脑性瘫痪推拿治疗有关的小儿推拿特定穴。

（一）百会

1. **位置**　前发际正中直上5寸。

2. **作用**　安神镇惊，升阳举陷。

3. **操作**　用拇指端按或揉，按30～50次，揉100～200次，称按揉百会（图13-1）。

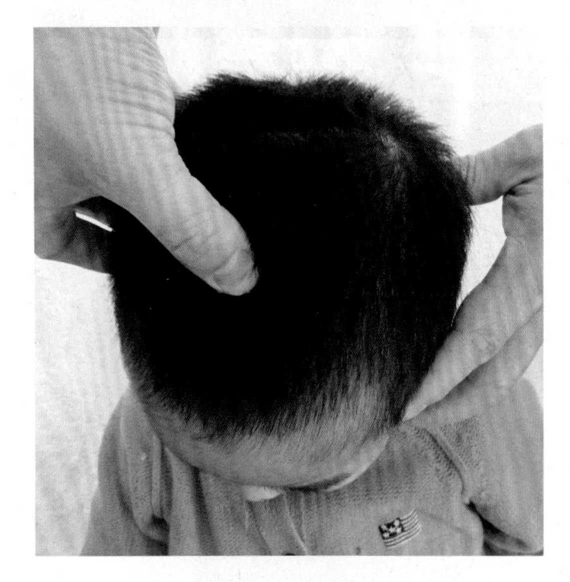

图13-1　按揉百会

（二）天门

1. **位置**　两眉中间至前发际成一直线。

2. **作用**　醒脑开窍，镇静安神。

3. **操作**　用双手拇指自上而下交替直推30～50次，称开天门（图13-2）。

（三）坎宫

1. **位置**　自眉心起，沿眉弓上缘至眉梢成一横线。

2. **作用**　醒脑明目。

3. **操作**　用两拇指自眉心向两侧眉梢作分推，推30～50次，称推坎宫，亦称“分阴阳”（图13-3）。

（四）天心

1. **位置**　前额中部，神庭穴与眉心连线中点处。

2. **作用**　醒脑安神。

3. **操作**　用拇指甲掐天心30次，或用螺纹面揉天心30次，称掐揉天心（图13-4）。

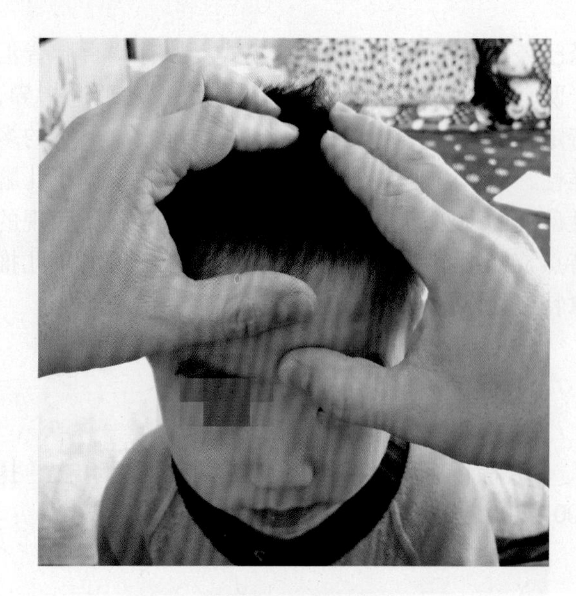

图 13-2 开天门

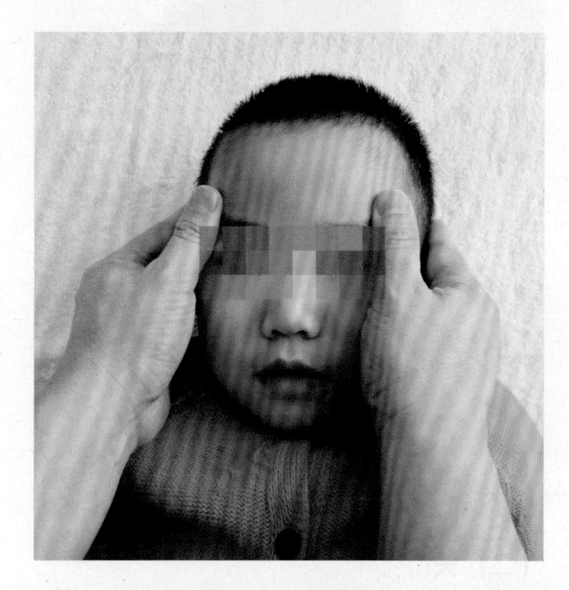

图 13-3 推坎宫

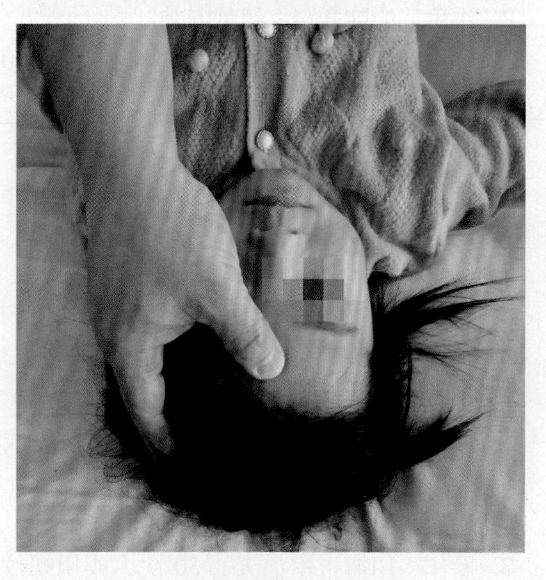

图 13-4 掐天心

（五）眉心

1. 位置 两眉内侧端连线中点处。

2. 作用 醒脑安神，祛风通窍。

3. 操作 用拇指甲在眉心处掐 3～5 次，称掐眉心。用拇指端揉 20～30 次，称揉眉心（图 13-5）。

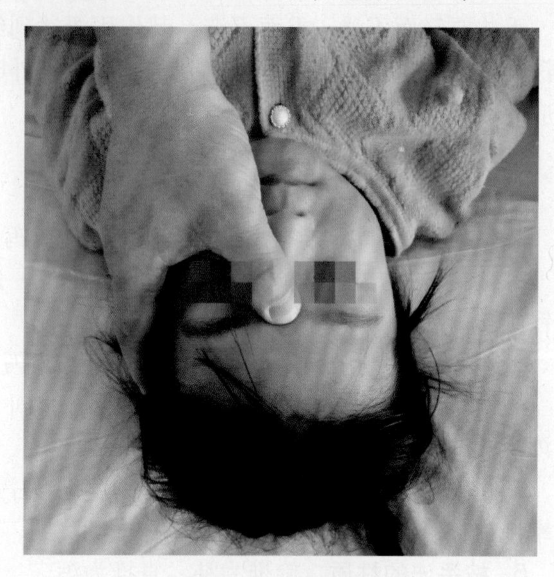

图 13-5 揉眉心

（六）脾经

1. 位置 拇指末节螺纹面。

2. 作用 健脾胃，补气血。

3. 操作 以拇指螺纹面，旋推患儿的拇指螺纹面 100～500 次；或自指尖桡侧缘向指根方向直推 100～500 次称补脾经（图 13-6）。

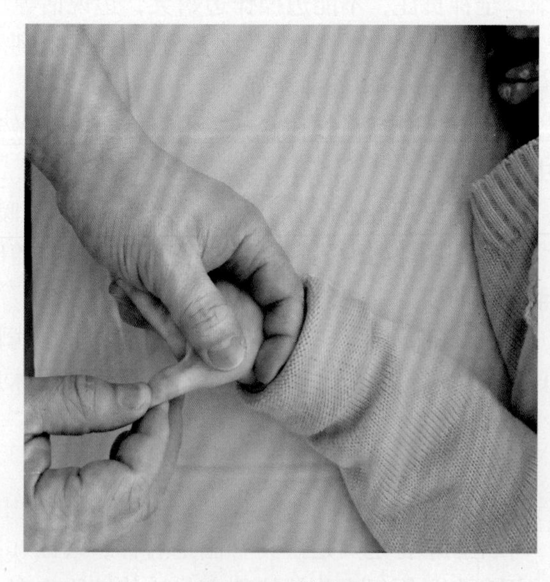

图 13-6 补脾经

（七）肝经

1. 位置 示指末节螺纹面。

2. 作用 平肝泻火，和气生血。

3. 操作 自示指掌面末节指纹起，推向指尖称清肝经（图13-7）。

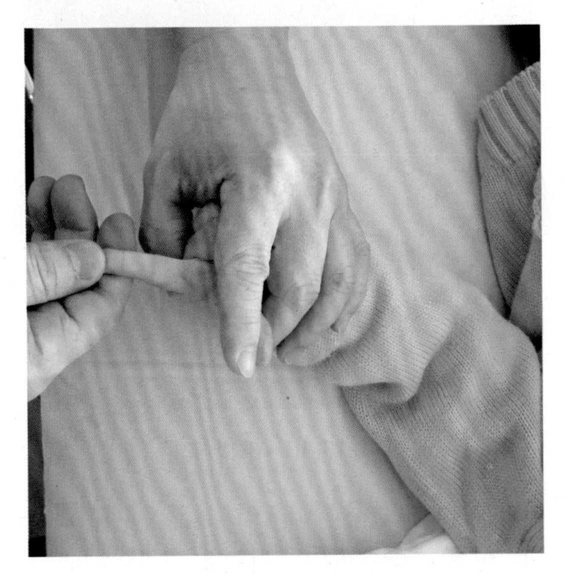

图13-7 清肝经

（八）心经

1. 位置 中指末节螺纹面。

2. 作用 清心退热，镇静安神。

3. 操作 自拇指指端向指根方向直推100～500次称推心经（图13-8）。

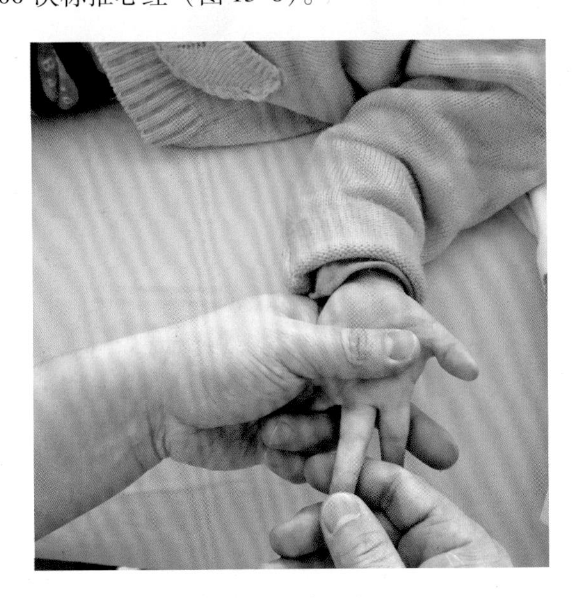

图13-8 推心经

（九）肺经

1. 位置 无名指末节螺纹面。

2. 作用 补肺经：补肺气。清肺经：宣肺清热，止咳化痰。

3. 操作 以拇指螺纹面旋推患儿无名指末节螺纹面100～500次称补肺经。以拇指指端推患儿无名指末节螺纹面，从指端推向指根100～500次，称清肺经（图13-9）。

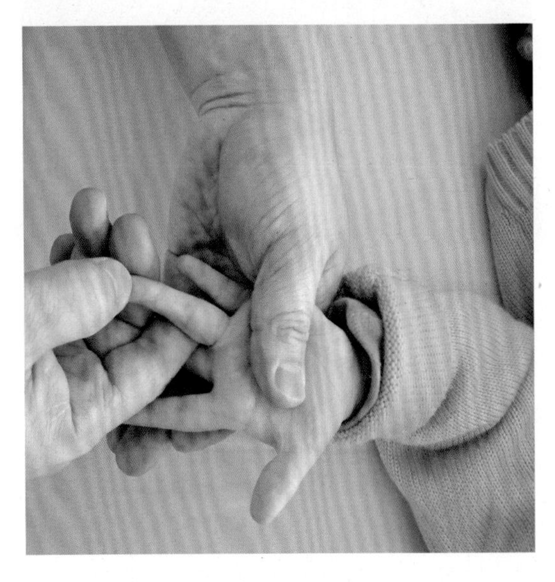

图13-9 推肺经

（十）肾经

1. 位置 小指末节螺纹面。

2. 作用 补肾益脑，强筋壮骨，用于小儿先天不足。

3. 操作 以拇指螺纹面推患儿肾经，由指根推向指尖100～500次，称补肾经（图13-10）。

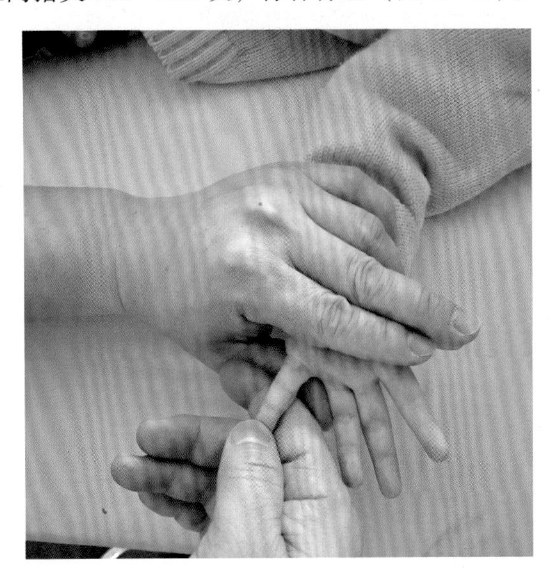

图13-10 补肾经

（十一）大肠

1. 位置 示指桡侧缘。

2. 作用 调理肠腑。

3. 操作 由指尖推向指根为补大肠；指根推向指尖为清大肠；来回推为调大肠（图13-11）。

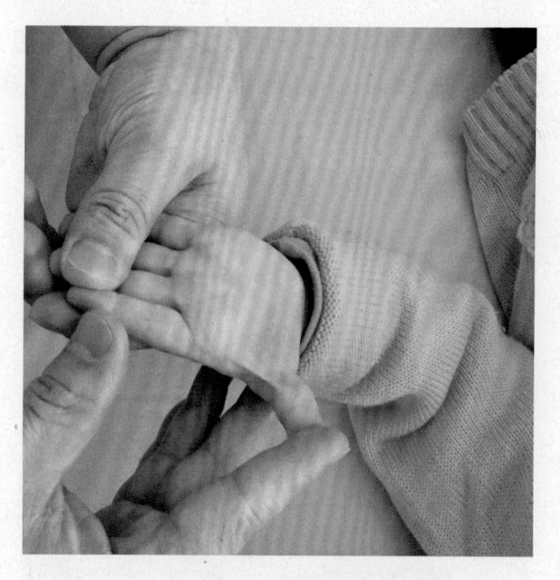

图 13-11 调大肠

（十二）小肠

1. 位置 小指尺侧缘，指尖至指根一条直线。

2. 作用 温补下焦，清热，控涎。

3. 操作 下推为清，上推为补（图 13-12）。

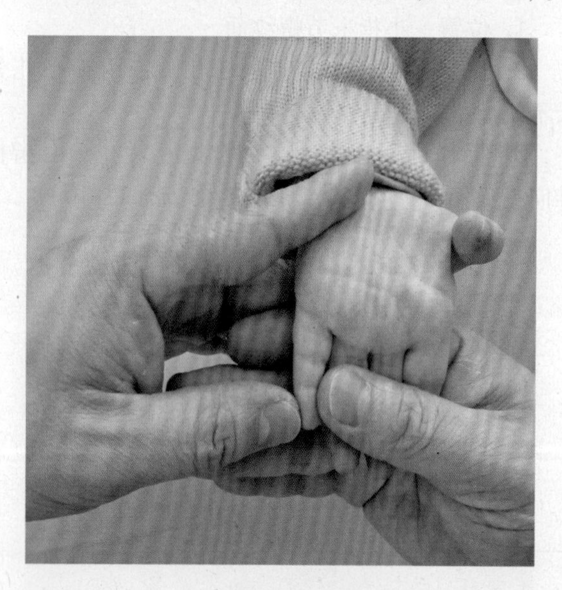

图 13-12 调小肠

（十三）板门

1. 位置 手掌大鱼际平面。

2. 作用 揉板门，健脾和胃，消食化滞。板门推向横纹，健脾止泻。横纹推向板门，和胃降逆止呕吐。

3. 操作 以指端揉板门 50～100 次称揉板门；自指根推向腕横纹 100～300 次称板门推向横纹；反向推 100～300 次，称横纹推向板门（图 13-13）。

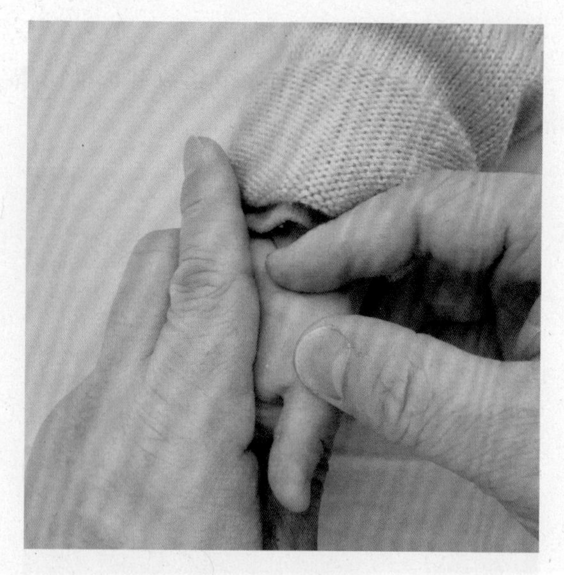

图 13-13 推板门

（十四）内劳宫

1. 位置 掌心正中，当第 2，3 掌骨间，屈指时中指指尖下取穴。

2. 作用 清热，镇惊。

3. 操作 可揉，可运，可掐（图 13-14）。

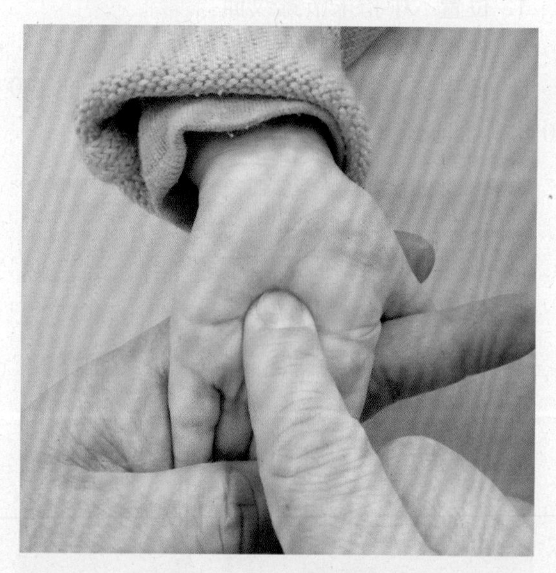

图 13-14 揉内劳宫

（十五）小天心

1. 位置 大、小鱼际交接之陷中。

2. 作用 通经络，解肌，清热。

3. 操作 可揉，可点按，可掐（图 13-15）。

（十六）总筋

1. 位置 腕横纹中点，相当于大陵穴。

2. 作用 镇静，镇惊，多动症，抽动秽语综合征。

3. 操作 可掐，10 次（图 13-16）。

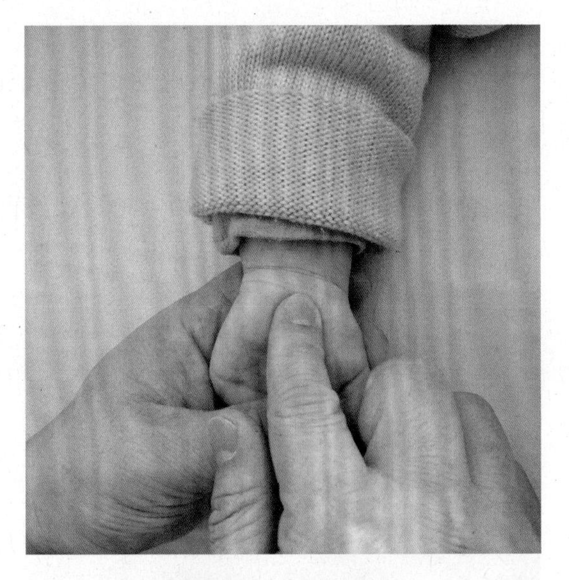

图 13-15　掐揉小天心

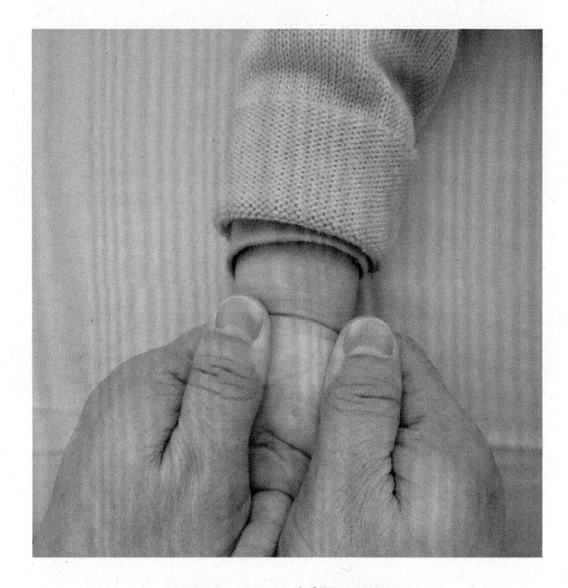

图 13-17　分推手阴阳

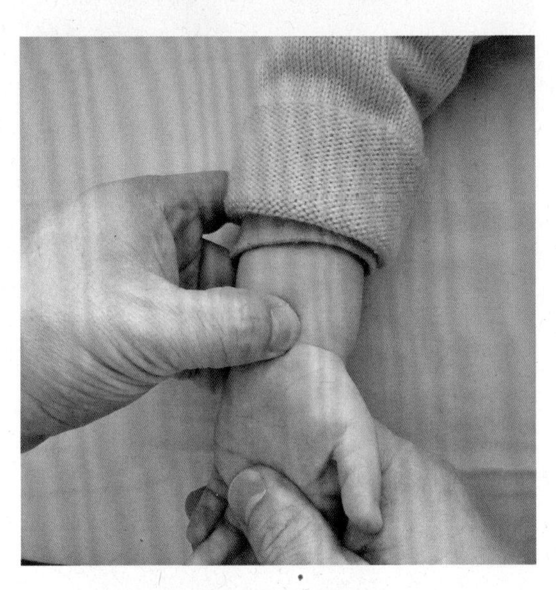

图 13-16　掐总筋

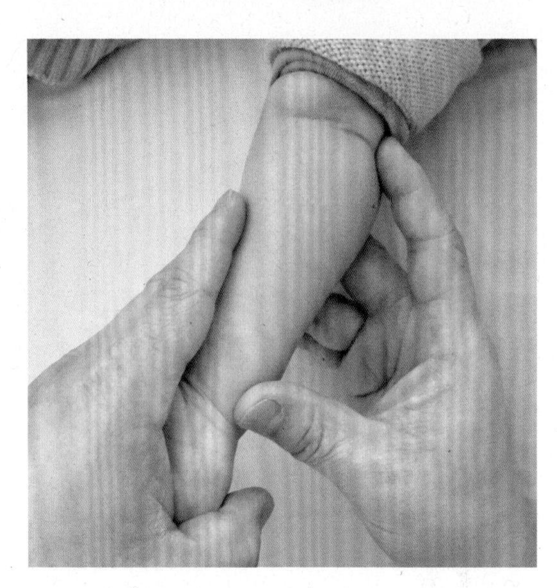

图 13-18　推三关

（十七）手阴阳

1. 位置　腕横纹两端，桡侧为阳池穴，尺侧为阴池穴，合称手阴阳。

2. 作用　平衡阴阳，调和气血，退热。

3. 操作　可分推与合推，可按揉（图 13-17）。

（十八）三关

1. 位置　前臂桡侧缘，阳池穴至曲池穴成一直线。

2. 作用　补气行气，用于治疗气血虚弱。

3. 操作　用拇指桡侧面，自患儿腕横纹推向肘，推 100～500 次，称推三关（图 13-18）。

（十九）天河水

1. 位置　前臂正中内侧，腕横纹至肘横纹成一直线。

2. 作用　清热，止抽，滋阴。

3. 操作　可推，可清，可按，可打马过天河（图 13-19）。

（二十）内八卦

1. 位置　以手掌中心为圆心，圆心至中指根距离 2/3 为半径的圆周。

2. 作用　补气行气，平衡阴阳。

3. 操作　顺运内八卦为顺时针运作，逆运内八卦为逆时针运作（图 13-20）。

（二十一）五指节

1. 位置　掌背五指，第一指间关节。

2. 作用　安神镇惊，促进小儿智力发育。

3. 操作　用拇指、示指揉捻五指节 30～50 次，称揉捻五指节（图 13-21）。

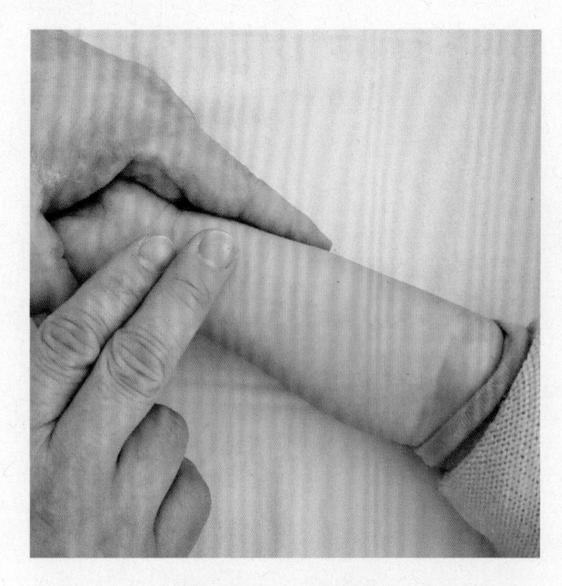

图 13-19　清天河水

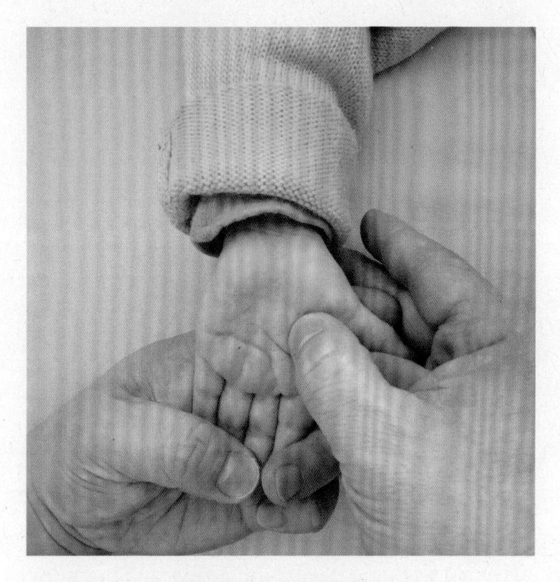

图 13-20　运内八卦

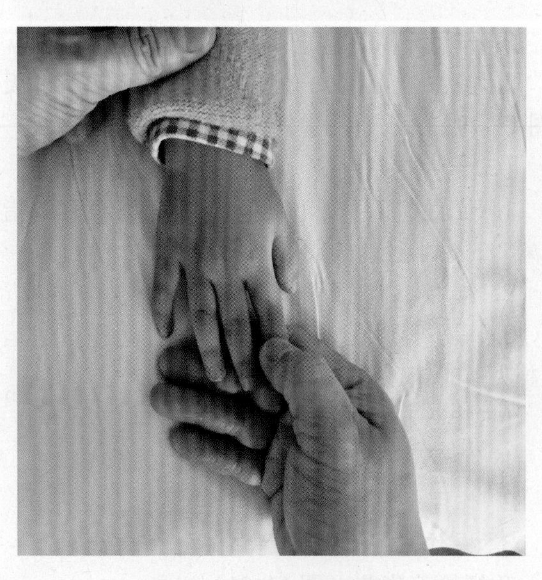

图 6-21　揉捻五指节

（二十二）二人上马

1. 位置　手背无名指及小指掌指关节后凹陷中。

2. 作用　滋阴补肾。

3. 操作　以拇指端揉穴处 100～500 次，称揉二人上马（图 13-22）。

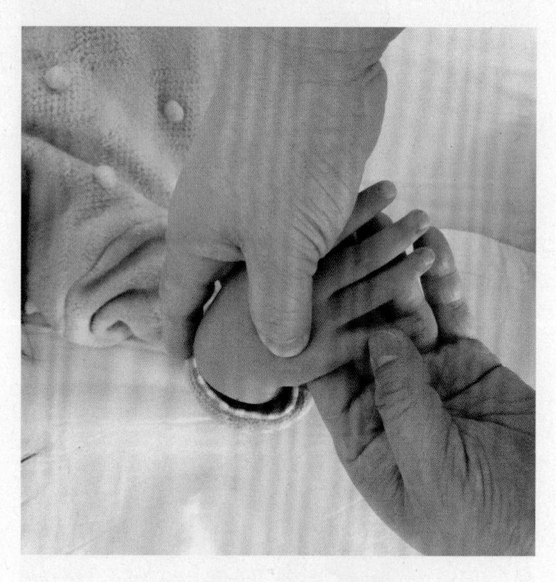

图 13-22　揉二人上马

（二十三）一窝风

1. 位置　手背腕横纹正中凹陷处。

2. 作用　温中行气，通经络，利关节。

3. 操作　以拇指或中指端按揉 100～300 次，称揉一窝风（图 13-23）。

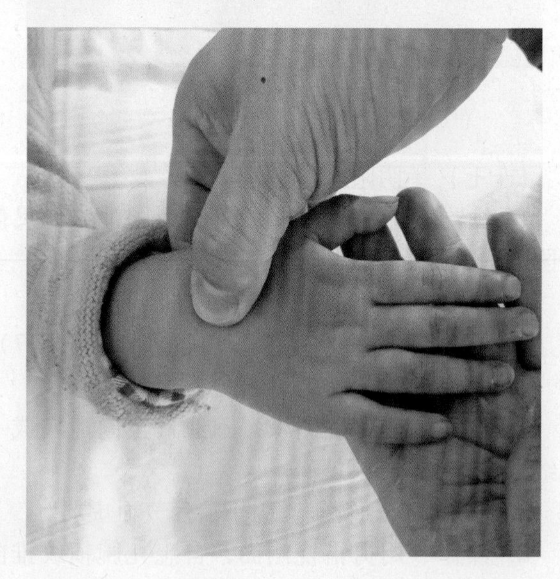

图 13-23　揉一窝风

（二十四）丹田

1. 位置　小腹部，脐下 2 寸与 3 寸之间。

2. 作用　培肾固本，治疗小儿先天不足。

3. **操作**　用掌摩穴处2～3分钟，称摩丹田；用拇指或中指端揉100～300次称运丹田（图13-24）。

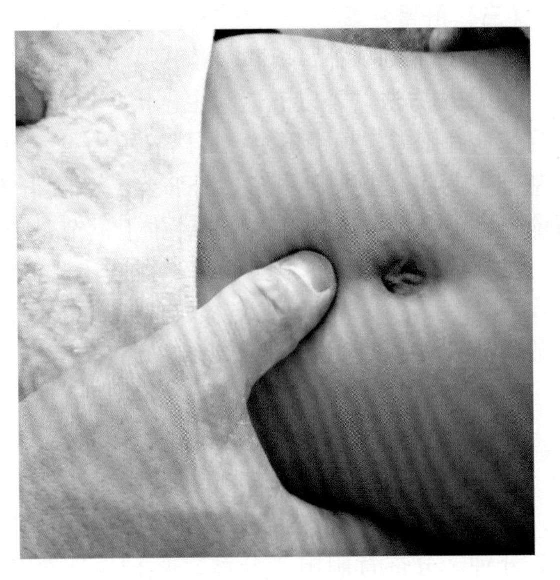

图13-24　运丹田

（二十五）肾俞

1. **位置**　在第二腰椎棘突下，旁开1.5寸处。
2. **作用**　滋阴补肾。
3. **操作**　以拇指螺纹面揉肾俞穴50～100次，称揉肾俞（图13-25）。

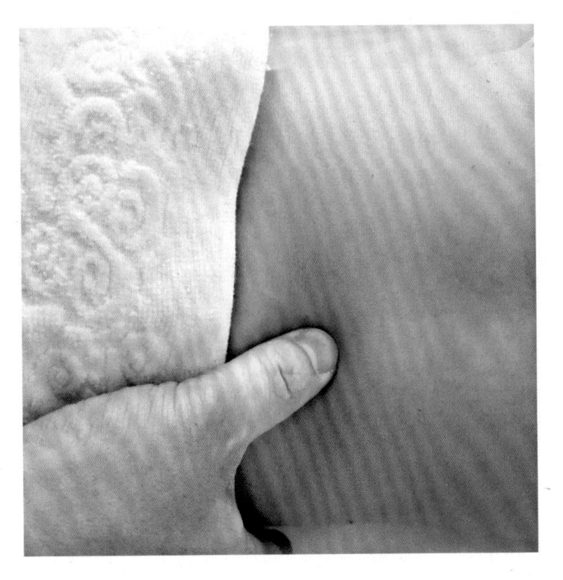

图13-25　揉肾俞

（二十六）百虫

1. **位置**　髌骨内上缘2.5寸，肌肉丰厚处。
2. **作用**　通经活络，平肝熄风。
3. **操作**　以拇指螺纹面按揉百虫10～30次，称按揉百虫。用拇指与示指指端提拿百虫3～5次称拿百虫（图13-26）。

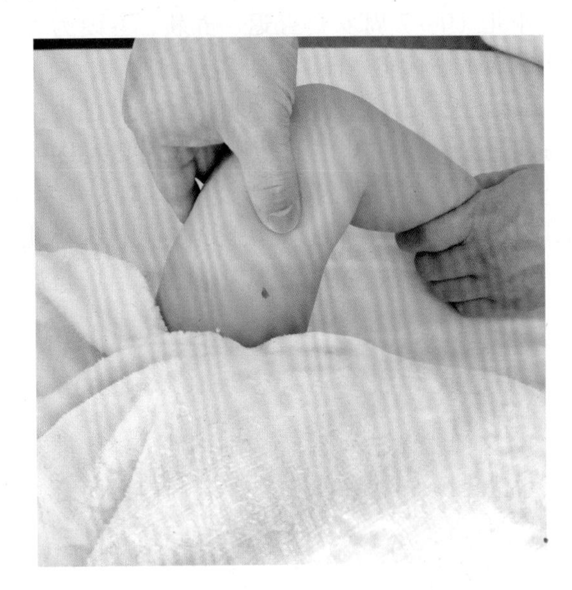

图13-26　拿百虫

（二十七）仆参

1. **位置**　昆仑穴下，外踝后下方，赤白肉际凹陷中。
2. **作用**　益肾健骨，舒筋活络。
3. **操作**　用拇指与示指、中指相对用力，在仆参穴上拿捏5次，称拿仆参；以拇指爪甲在仆参穴上掐压5次，称掐仆参（图13-27）。

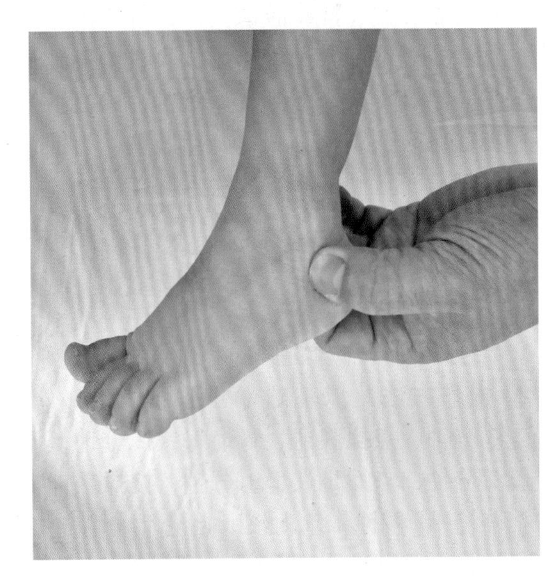

图13-27　掐仆参

（吴青伟）

第三节 小儿脑瘫推拿治疗方法

小儿（0～7周岁）五迟、五软、五硬为发育障碍，属本虚标实之证，以补益、促发育、局部治标为其治疗法则。因外伤、久病入络或痰浊内生者常虚实夹杂，应在补虚的基础上采用化痰逐瘀之法。本病之发育与功能障碍涉及多个部位，多个脏腑，机制并非单一。治疗方法已经突破传统小儿推拿特定穴位和手法。治疗上应中西医结合，辨病的同时辨证治疗。

一、整体推拿治疗方法（基础方）

1. 囟门推拿法 医者分别用摩、揉、推、振四类手法，操作约5～8分钟。若囟门已闭合，取百会穴替代。

2. 调五脏 左右手各5～8遍。①运土入水与运水入土，根据脾与肾虚损程度确定治法。脾虚以运水入土为主，肾虚以运土入水为主。②推上三关与下六腑，根据具体病情，确定运用哪种治疗方法。虚证寒证者以推上三关为主，实证热证以退下六腑为主。

3. 腹部操作法 运用分推、下抹、揉、振、按、摩、横擦七手法，操作6分钟。

4. 顺序 先按揉血海、足三里、阳陵泉、三阴交每穴1分钟。后疏理上下肢，分别对上下肢进行㨰、揉、拿、按、推及活动关节，每侧操作6分钟。此法属于经络腧穴远治作用，取“治痿独取阳明”，“筋会阳陵泉”补脾胃，增肌力，益气血。全方中西医结合，调整脏腑，疏活肢体，为推拿治疗五迟、五软、五硬的基本方法。

二、辨证论治

（一）脾肾两亏

1. 治疗原则 补肾健脾、和血益髓。

2. 操作方法 以基础方并加补脾经3分钟，补肾经3分钟，点揉脾俞、肾俞每穴2分钟，温运中上脘2分钟，点揉足三里1分钟，按揉悬钟1分钟，掐仆参10秒钟，拿太溪、昆仑2分钟。增加补脾经操作时间。

（二）心脾两虚

1. 治疗原则 健脾养心、补益气血。

2. 操作方法 治疗以基础方，加补心经、点揉心俞各操作2～3分钟，调补心气，补养心血，补脾经3～5分钟，揉脾俞、补肾经1～3分钟，补先后天，生气血，补五脏。向上直推督脉3～5遍，分背阴阳1～3遍，捣小天心1～3分钟。

（三）肝肾亏虚

1. 治疗原则 补肾填髓、养肝强筋。

2. 操作方法 若以五迟为主，治疗以基础方；若易惊，睡眠差，烦躁不宁，或以五硬为主，治疗以基础方为主，并加补肝经，补肾经，点揉肝俞、肾俞每穴1分钟，运丹田2分钟，推上七节骨2分钟，按揉绝骨1分钟，掐昆仑、拿揉太溪2分钟，总收法。并配合关节活动，点揉穴位时以患儿出现关节活动，或是肌肉出现收缩为宜。

（四）肝强脾弱

1. 治疗原则 补脾养血、柔肝强筋。

2. 操作方法 此证属五硬，治疗在基础方之上，增加清肝经，补脾经，弹拨肝俞，点揉肾俞每穴1分钟。分推背阴阳2分钟，推下七节骨1分钟，向下直推督脉5遍。推上三关2分钟，拿百虫窝1分钟，点阳陵泉1分钟，按揉足三里1分钟，捻揉手、足十指。并配合上下肢关节活动。

（五）痰瘀阻络

1. 治疗原则 涤痰开窍、活血通络。

2. 操作方法 治疗以基础方，加清脾经1～3分钟，点揉脾俞1～3分钟，点神门1～3分钟，开窍醒神。掐揉推四横纹5～8遍，拍背30～40秒钟，振点膻中1分钟，拿百虫窝1分钟，点揉丰隆1～3分钟。总收法。

当患儿年龄在7周岁以上时，推拿治疗本病时当根据康复医学对本病的具体分型进行治疗，在手法的选择及具体治疗部位上，都将结合成人推拿手法和相应的经络腧穴及具体部位。具体分型治疗如下：

三、分型论治

（一）痉挛型脑瘫

推拿治疗痉挛型脑瘫时，可根据其牵张反射亢进，持续性肌紧张引起运动功能障碍两个特征进行治疗。痉挛型双瘫，侧重于治疗双下肢，腰腹部；痉挛型偏瘫，侧重于治疗偏瘫侧的上下肢体及对侧头顶颞部。在缓解痉挛肌治疗时，要对其弱化的拮抗肌采用不同的推拿治疗手法，增加肌张力和肌力，同时进行治疗。痉挛型脑瘫推拿治疗手法辨证论治与手法分型论治，可按疗程交替使用，也可选择性应用或增加新的治疗手法。推拿治疗与其他疗法共同综合治疗，效果显著。

1. 治疗原则　疏经通络、行气活血、解痉止痛、理筋整复。

2. 操作

（1）头部

1）取穴及部位　百会、印堂、四神聪、神庭、本神、顶颞前斜线、顶颞后斜线、顶旁1线、顶旁2线。

2）主要手法：一指禅推法、按法、揉法、梳法、点法、运法。

3）操作方法：患儿取仰卧位。①医者先用拇指运法，从印堂穴向上经神庭穴至百会穴，反复操作3遍。后由神庭穴向本神穴操作3遍。②用一指禅推法，从印堂穴向上经神庭穴推至百会穴，再推顶颞前斜线、顶颞后斜线、顶旁1线、顶旁2线，反复操作3～5遍。③用拇指螺纹面点、按、揉以上腧穴及刺激线，每穴约半分钟，以酸麻胀得气为宜。同时配合用一指禅扫散法作用于腧穴及腧穴周围刺激区。④用五指梳法，从前发际梳至后发际。用双手五指梳法从头顶部分梳至耳部，反复操作5遍。

（2）上肢部

1）取穴及部位：肩髃、臂臑、曲池、手三里、少海、尺泽、外关、合谷，肩贞、天宗、肩井、巨骨、肩及上肢部。

2）主要手法：按法、揉法、拿法、捏法、点法、摇法、抖法、一指禅法、弹拨法、理法。

3）操作方法：①患儿仰卧位，医者坐在侧方，用拿法、捏法操作于手三阳经及手三阴经，充分放松肩关节周围及上肢的软组织，从上向下，反复操作3～5遍。以肱二头肌、肱三头肌、三角肌、前臂伸肌及屈肌为重点。②患儿侧卧位，医者一手固定患儿的上肢，另一手施术以点法、按法、揉法于以上的腧穴，每穴约半分钟，以穴位产生酸麻胀得气为宜。③患儿侧卧位，医者用一指禅法、弹拨法依次操作天宗穴、巨骨穴、肩贞穴、少海穴、手三里穴、合谷穴及外关穴，使局部肌肉充分放松，达到局部肌肉产生收缩为宜，每穴操作5秒钟。④患儿仰卧位，医者一手固定患儿，另一手握住患儿的手施以抖法，要求动作轻柔，频率适中，操作2遍。⑤患儿仰卧位，医者一手扶持患儿的上肢，另一手轻摇患儿的上肢。同时配合作肩关节外展、外旋，肘关节及指间关节的屈伸。后做腕关节背伸桡偏，拇指外展，指间关节伸展等被动运动。最后施用理法，分别轻理十指。⑥患儿俯卧位，医者一手扶持患儿，另一手用拿法、揉法、点法、按法操作于肩井穴、天宗穴、巨骨穴及肩胛周围和颈项部肌肉3～5遍，同时配合作上肢外旋、上举、内收及肩关节外展等被动运动。

（3）下肢前侧及内外侧部

1）取穴及部位：髀关、伏兔、风市、血海、箕门、髋骨、足三里、阳陵泉、解溪、太冲，下肢前侧及内外侧部。

2）主要手法：按法、揉法、拿法、捏法、点法、弹拨法、摇法、扳法。

3）操作方法：患儿取仰卧位。①医者坐在患儿的侧方，先用揉法、按法疏通足太阳膀胱经、足太阴脾经、足阳明胃经气血，反复操作3～5遍。②医者一手固定患儿，另一手以拇指点法分别依次操作上述腧穴，每穴约10秒钟，以酸麻胀得气为宜。③再用㨰法操作于股四头肌、胫骨前肌群、下肢内收肌群，反复操作3～5遍，充分放松下肢前侧及内外侧肌肉，以达到行气活血，舒筋解痉。④再用弹拨法重点操作于箕门穴、髋骨穴、阳陵泉穴、解溪穴，使患儿出现屈曲髋关节，屈曲膝关节及背屈踝关节动作，进而达到疏经通络，滑利关节的目的。⑤医者用摇法操作，轻摇髋、膝、踝、趾各关节。同时配合作髋关节外展、外旋，膝关节伸、屈，踝关节及趾关节背伸等被动运动。最后用扳法操作于下肢，做髋、膝、踝关节牵拉法，以舒筋强筋。注意手法宜柔和不可强求关节弹响。

（4）腰背骶部

1）取穴及部位：肺俞、脾俞、肝俞、肾俞、腰阳关、至阳、华佗夹脊穴、督脉、膀胱经。

2）主要手法：推法、㨰法、揉法、点法、拿法、擦法、拍打法、捏脊法。

3）操作方法：①患儿俯卧位，医者用双手掌或双手掌根部，施“八字推法”，推患儿背部的督脉及双侧的足太阳膀胱经络。督脉从骶尾部推至颈部，足太阳膀胱经从颈部推至骶尾部。反复操作2～3遍。如果患儿短小，可用单手操作。推力要轻柔着实。②患儿俯卧位，医者先用拇指顺时针揉法依次操作肺俞穴、脾俞穴、肝俞穴、肾腧穴每穴约半分钟，以酸麻胀得气为宜。继之医者用点法依次操作至阳穴、腰阳关穴、华佗夹脊穴每穴操作5秒钟，以患儿背部肌肉出现轻微收缩为宜。③患儿俯卧位，医者用㨰法操作于足太阳膀胱经及督脉，充分放松背部肌肉，之后用拍打法自上而下，轻快拍打腰骶部及背部，反复操作3～5遍。④医者用拇指后位捏脊法沿两侧膀胱经、督脉操作3遍，用擦法操作背部及腰骶部2~3遍，最后拿风池穴及肩井穴。

（5）下肢后侧部

1）取穴及部位：环跳、承扶、委中、承山、飞扬、昆仑、太溪。

2）主要手法：拿法、㨰法、揉法、点法、弹拨、抖法、扳法。

3）操作方法：患儿俯卧位。①医者先用揉法依次操作臀大肌、腘绳肌、小腿三头肌及下肢后侧痉挛肌群，从上向下反复操作3遍，后用拿法操作上述肌肉群3遍。②医者用点法分别操作上述腧穴，每穴半分钟，以酸胀为宜。并配合做屈曲膝关节和踝关节的被动运动。③医者用㨰法操作于膀胱经下肢部及环跳、承山、殷门等穴，反复操作3~5遍。继之弹拨环跳穴、委中穴、承山穴、昆仑穴、太溪穴，每穴5秒钟，以患儿出现屈髋屈膝屈曲踝关节为最佳。④医者一手固定患儿，另一手握住患儿踝关节，轻抖下肢2~3遍。继之医者一手固定患儿臀部，一手持下肢近端后伸扳下肢，力量宜轻柔，以抑制痉挛的髂腰肌。最后用掌推法从环跳穴推至昆仑穴，反复操作3遍。

（二）不随意运动型脑瘫

不随意运动型脑瘫，肌紧张多在随意运动时，从低到高反复变化，表现为明显的动摇性。不随意运动由近端到远端是本型的最大特点，头部调节差，呈非对称性紧张性姿势，眼与手协调障碍，有意向性震颤与姿势震颤，推拿时要注意控制全身的稳定性。

1. 治疗原则 调整脏腑、疏通经络、滑利关节、抑制不随意运动。

2. 操作

（1）头部

1）取穴及部位：百会、四神聪、风池、头维、气海、双侧舞蹈震颤区。

2）主要手法：按、揉、点、叩法、扫散、一指禅推法。

3）操作方法：①仰卧位，术者用右掌心按压百会穴，左手掌按压气海穴，然后右手掌逐渐用力，使掌力由颈椎直达腰骶，可促进头部稳定。②用一指禅推法，从上向下，推双侧舞蹈震颤区3遍。③用拇指螺纹面，按揉百会、头维、四神聪、风池穴，每穴约半分钟，以酸麻胀得气为宜。④用五指叩点或散点作用于头部百会、四神聪、风池穴及周围刺激区、双侧舞蹈震颤区。

（2）上肢部

1）取穴及部位：臂臑、曲池、手三里、外关、八邪。

2）主要手法：拿捏、推、拍、叩、擦法。

3）操作方法：仰卧位。①拿捏或推揉肩关节周围及上肢，从肩至腕，反复操作3~5遍。②用拇指指端点按以上腧穴，每穴约半分钟，以酸麻胀得气为宜。③用拍法或叩法作用于肩关节周围及上肢，从上向下，反复操作3~5遍。同时配合做双上肢对称前伸、上举、交叉等对称性被动运动。④用掌擦法，擦肩关节周围及上肢，温热为度。

（3）颈、胸、腰背骶部及下肢后侧部

1）取穴及部位：肝俞、胃俞、肾俞、腰阳关、委中、承筋、督脉、华佗夹脊穴。颈胸腰背骶部，下肢后侧部。

2）主要手法：推法、拍打、叩击、擦法。

3）操作方法：俯卧位。①用八字推法或掌根推法，推督脉及双侧华佗夹脊穴，从颈部推至骶尾部，从环跳穴推至跟腱处，反复操作3~5遍，重点推华佗夹脊穴。②用拇指指端点按以上腧穴，每穴约半分钟，以酸麻胀得气为宜。③轻快拍打或叩击腰背骶部，臀部及下肢后侧部，自上向下，反复操作3~5遍。④用掌擦法，擦腰背骶部，臀部及下肢后侧部，温热为度。

（4）下肢前侧、内外侧部

1）取穴及部位：风市、阴市、鹤顶、膝眼、飞扬、三阴交，下肢前侧，内外侧部。

2）主要手法：推、拍打、叩击、擦法。

3）操作方法：仰卧位。①用拳推法或掌根推法作用于下肢前侧，内外侧。从上向下，反复操作各3~5遍。②用拇指指端点按以上腧穴，每穴约半分钟，以酸麻胀得气为宜。③轻快拍打或叩击下肢前，内外侧部，自上而下，反复操作各3~5遍。④用掌擦法作用于下肢前，内外侧部，温热为度。

（三）共济失调型脑瘫

单纯的共济失调型脑瘫，临床上十分罕见，主要表现为平衡感觉障碍可引起不协调运动和辨距障碍。肌张力低下，但腱反射正常。推拿手法治疗，可根据患儿病情及具体情况，选择性地应用。

1. 治疗原则 调整脏腑，疏通经络，行气活血，荣筋养肌。

2. 操作

（1）头部

1）取穴及部位：百会、风池、脑户、风府、枕下旁线，枕部。

2）主要手法：按揉、梳法、推法、叩法。

3）操作方法：俯卧位。①用五指梳法，从百会穴向后梳至后发际，反复操作3～5遍。②用拇指螺纹面按揉以上腧穴，每穴约半分钟，以酸麻胀得气为宜。③用拇指平推法，从上向下推双侧枕下旁线，反复操作3～5遍。④用拳推法，从上向下推枕部3～5遍，同时配合用五指端叩点枕部。

（2）上肢部

1）取穴及部位：肩贞、曲池、少海、手三里、外关、合谷，肩及上肢部。

2）主要手法：拿捏、拍打、擦法。

3）操作方法：仰卧位。①拿捏肩及上肢部，从上向下，反复操作3～5遍。②用拇指螺纹面按揉以上腧穴，每穴约半分钟，以酸麻胀得气为宜。③轻快拍打肩及上肢部，从上向下，反复操作3～5遍。④用掌擦肩部及上肢部，温热为度。

（3）腰背部，下肢后侧部

1）取穴及部位：大椎、肝俞、脾俞、肾俞、腰阳关、承扶、委中、悬钟、阳陵泉，督脉，足太阳膀胱经第一条侧线，腰背部及下肢后侧部。

2）主要手法：按压、点压、拍打、推法。

3）操作方法：俯卧位。①用双手叠掌或单手掌按压，督脉及足太阳膀胱经，下肢后侧部，从上向下，反复操作3～5遍。②用单手掌根推足太阳膀胱经及下肢后侧部，从上向下，反复操作3～5遍。③用拇指螺纹面按揉以上腧穴，每穴约半分钟，以酸麻胀得气为宜。④轻快拍打或叩击腰背骶部，臀部及双下肢后侧部至跟腱处，从上向下，反复操作3～5遍。

（4）下肢前侧及内外侧部

1）取穴及部位：阴市、足三里、梁丘、鹤顶、膝眼、飞扬，下肢前内外侧部。

2）主要手法：拿捏、推揉、点压、拍打、叩击法。

3）操作方法：仰卧位。①施拿捏或推揉法，作用于下肢前内外侧部，从上向下，反复操作3～5遍。②用拇指螺纹面按揉以上腧穴，每穴约半分钟，以酸麻胀得气为宜。③轻快拍打或叩击下肢前内外侧部，从上向下，反复操作3～5遍。

（四）混合型脑瘫

根据混合型脑瘫的特征，参阅以上各型脑瘫的推拿治疗手法，选择性地综合采用。下面以痉挛型与不随意运动型的混合型脑瘫为例：痉挛型＋不随意运动型脑瘫，既有不随意运动特点，又有痉挛型特点。身体呈非对称姿势。因为肌紧张亢进，所以不随意运动相对不明显。痉挛多发生在身体的近端，不随意运动多发生在身体的远端。重者出现角弓反张及不对称姿势。

1. 治疗原则 舒筋通络、行气活血、矫正姿势。

2. 操作

（1）头部

1）取穴及部位：百会、风府、天柱、大椎，双侧舞蹈震颤区。

2）主要手法：按、揉、拿、捏、梳、擦、摇法。

3）操作方法：仰卧位或坐位。①左手扶持头部，右手用五指梳法，从前发际梳至后发际，用双手五指梳法，从头顶部梳至头侧部。反复操作3～5遍。②一手扶持头部，另一手用擦法，擦双侧舞蹈震颤区，微热为止。③用拇指螺纹面，按揉以上腧穴，每穴约半分钟，以酸麻胀得气为宜。④拿捏颈项部3～5遍。仰卧位，头前屈5～10遍。

（2）上肢部

1）取穴及部位：肩髎、肘髎、臂中、合谷、中渚。

2）主要手法：按揉、㨰、摇、搓、抖、捻法。

3）操作方法：仰卧位。①按揉肩关节周围及上肢软组织，从肩到腕，反复操作3～5遍。②术者一手固定患儿的上肢，另一手用㨰法，从肩到腕，㨰上肢3～5遍。重点㨰上肢内侧肌群。③用拇指螺纹面点揉以上腧穴，每穴约半分钟，以酸麻胀得气为宜。④轻摇肩、肘、腕、指关节。同时配合作肩关节外旋，内收，肘关节伸屈、腕关节背伸，拇指外展，指间关节伸展等被动运动。⑤搓揉上肢，捻五指各3～5遍。

（3）颈、胸、腰背骶部及下肢后侧部

1）取穴及部位：肝俞、脾俞、肾俞、环跳、承山、足太阳膀胱经第一条侧线，华佗夹脊穴，腰背骶部，下肢后侧部。

2）主要手法：按、揉、㨰、压法。

3）操作方法：俯卧位。①用掌或大小鱼际按揉背部双侧足太阳膀胱经第一条侧线，华佗夹脊穴及臀部，股后部，小腿后侧部，从上向下，反复操作3～5遍。重点作华佗夹脊穴。②用拇指螺纹面按揉肝俞、脾俞、肾俞、环跳、承山穴，每穴约半分钟，以酸麻胀得气为宜。③用掌㨰法或拳㨰法作用于胸、腰背骶部，臀部，股后部及小腿后侧部至跟腱止，从上向下，反复操作3～5遍。④用双掌按压或按推两侧肩胛带3～5遍。

（4）下肢前侧，内外侧部

1）取穴及部位：髀关、伏兔、足三里、阳陵泉、解溪、太冲。

2）主要手法：按、点、揉、㨰、拿、摇。

3）操作方法：仰卧位。①先用按法、揉法，㨰法作用于下肢前侧（从腹股沟至髌骨上缘），内侧（从腹股沟至股骨内侧髁），外侧（从髀关穴经足三里穴至解溪穴）。从上向下，反复操作各3~5遍。再用拿法操作股四头肌，下肢内收肌群，反复操作2~3遍。②用拇指螺纹面点按以上腧穴，每穴约半分钟，以酸麻胀得气为宜。③双侧下肢屈髋屈膝，摇髋、膝、踝关节及腰部3~5遍，同时配合作下肢各关节的被动运动。

四、小儿脑瘫常见临床表现推拿治疗

（一）小腿三头肌痉挛

小腿三头肌由腓肠肌与比目鱼肌组成，位于小腿的后侧。小腿三头肌痉挛主要是腓肠肌痉挛。腓肠肌内侧头和外侧头均起于股骨内侧髁和后侧髁的后面，然后下行与比目鱼肌会合组成跟腱，止于跟骨结节处。腓肠肌强大而有力，在人体站立，行走运动中起着非常重要的作用。两肌痉挛的鉴别可作踝关节背伸实验和跟腱挛缩实验。痉挛型脑瘫患儿，因小腿三头肌痉挛而引起行走和站立尖足状态，是临床最常见的临床症状。

1. 推拿治疗手法Ⅰ

（1）治疗原则：舒筋解痉，活血化瘀。

（2）取穴及部位：足三里、阳陵泉、委中、承山、浮郄、解溪，小腿三头肌。

（3）主要手法：按，揉，点，揉，㨰。

（4）操作方法：俯卧位，两下肢伸直。

1）按揉小腿后侧法：以单掌或单掌根部，置于一侧下肢的腘窝下方，逆时针按揉至跟腱处，反复操作5~10遍。

2）用拇指螺纹面按揉委中、承山穴，每穴约半分钟，以酸麻胀得气为宜。

3）㨰揉小腿后侧法：以掌㨰法自腘窝处，沿小腿后侧㨰至跟腱处，反复操作5~10遍。

4）术者一手将患肢膝关节屈曲90°做踝关节背伸，趾关节背伸牵张被动运动。

5）患儿仰卧位，双下肢伸直，从小腿前外侧犊鼻穴开始，顺时针按揉至外踝处，反复操作5~10遍。

6）用拇指端点揉足三里、阳陵泉、解溪穴，每穴约半分钟，以酸麻胀得气为宜。

2. 推拿治疗手法Ⅱ

（1）治疗原则：舒筋活络，解痉散结。

（2）取穴及部位：阴陵泉、上巨虚、下巨虚、承筋、昆仑，小腿前后部。

（3）主要手法：按揉、拿、叩击、推、擦。

（4）操作方法：俯卧位，两下肢伸直。

1）推小腿后侧法：以一手掌根或四指关节并置于腘窝委中穴，自上而下推至跟腱处，反复操作5~10遍，用力要平稳着实，速度宜缓慢。

2）拿小腿后侧法：以单手或双手的示指，中指，无名指和小指并置于下肢内侧阴陵泉，以单手或双手的拇指，置于相对应的小腿外侧，自上而下，推拿小腿后侧三头肌至跟腱处，反复操作5~10遍。

3）用拇指螺纹面按揉承筋，昆仑穴，每穴约半分钟，以酸麻胀得气为宜。

4）踝关节背伸侧击法：用一手将患肢膝关节屈曲90°，将足背伸使跟腱处于紧张状态，然后用另一手的小鱼际部侧击跟腱及肌肉与肌腱的结合部。用力由轻渐重，同时配合作踝关节背伸，跖屈被动运动。

5）仰卧位，双下肢伸直，用拇指端点揉上巨虚、下巨虚、阳陵泉穴，每穴约半分钟，以酸麻胀得气为宜。

6）擦小腿的前外侧部，温热为度。

（二）股内收肌群痉挛

痉挛性脑瘫患儿容易出现大腿内收肌群痉挛，造成股角小，剪刀步，严重地影响患儿的步行功能。

1. 治疗原则 舒筋解痉，活血化淤。

2. 取穴及部位 环跳、风市、中渎、膝阳关、阳陵泉、悬钟、箕门、血海、阴廉、曲泉、阴包、足五里。

3. 主要手法 按揉、掌㨰、拿捏、按推、掌擦、叩击。

4. 操作方法 患儿仰卧位。

（1）术者用腿压住患儿一条腿，一手握住患儿另一条腿的踝部或膝部，尽量外展。另一手以掌、掌根部或大小鱼际部逆时针按揉大腿内侧内收肌群，从大腿内侧的根部，从上向下，按揉至膝部，反复操作3~5遍，双下肢交替进行。

（2）术者一手握住患儿踝部，另一手扶持膝部，使之屈膝，屈髋，然后使髋关节尽量外展旋外，继而旋内，反复旋转。手法宜轻快缓慢，幅度

从小至大，反复操作2～3分钟，双下肢交替进行。

（3）患儿双下肢尽量外展，术者施掌㨰法作用于大腿内收肌群，从上向下，反复操作3～5遍。用轻快弹拨法，弹拨大腿内侧僵硬的条索状肌腱数十次。双下肢交替进行。

（4）术者用双手分别拿握患儿的双侧膝部，屈膝，双手同时向外用力，使双侧髋关节旋外，轻轻下压，持续约半分钟，继而旋内，反复进行数次。以患儿双髋略感疼痛为度。

（5）用指按揉以上腧穴，每穴约半分钟，以酸麻胀为宜。

（6）用双手示指，中指，无名指和小指并置于大腿内侧根部，双手拇指置于相对应的大腿外侧，自上而下拿提或拿捏大腿内外侧的软组织，或用单手进行操作，反复操作3～5遍，双下肢交替进行。

（7）助手辅助固定患儿一条腿，伸直。术者一手握住患儿另一条腿的踝部，拇指在外侧，余四指在内侧，另一手扶持住膝部。双手同时向外侧用力扳大腿，幅度从小至大，使髋关节外展被动运动，反复操作2～3分钟，以患儿双髋略感疼痛为度，双下肢交替进行。

（8）患儿侧卧位，术者从大腿外侧上部开始，顺时针按揉或按推大腿外侧的软组织至膝部，反复操作3～5遍。从大腿外侧上部，用掌擦至膝部，温热为度。最后用掌根或小鱼际侧部叩击大腿外侧，从上向下，反复操作3～5遍，双下肢交替进行。

（三）膝过伸

1. 治疗原则 疏通经络，强筋壮骨，滑利关节，理筋整复。

2. 取穴及部位 鹤顶、梁丘、膝眼、足三里、阳陵泉、飞扬、委中、肾俞，膝部。

3. 主要手法 按揉、拿捏、推压、搓、擦。

4. 操作方法 患儿仰卧位。

（1）患者下肢微屈，膝下垫一软枕，以一手拇指螺纹面及余四指屈成弓状，拿捏或按揉髌骨周围，膝部周围的软组织。力度由轻到重，再由重到轻，反复操作2～3分钟。

（2）患儿双下肢伸直，用双手或单手握踝部，向膝关节处推压或挤压1～3分钟。

（3）患儿膝关节微屈，以拇指推法，在膝关节周围的足三阳经及足三阴经的循行路线施术，反复操作3～5遍。

（4）患儿下肢微屈，膝下垫一软枕，用拇指螺纹面稍用力按揉鹤顶、内外膝眼、梁丘、足三里、飞扬、阳陵泉穴。重点按揉内外膝眼穴，俯卧位，双下肢伸直，按揉委中、肾俞穴，每穴约半分钟，以酸麻胀得气为宜。

（5）患儿双下肢尽量伸直，用双手掌置于膝关节内外侧，作稍缓慢的搓法持续作1～3分钟，手法宜深沉而缓和，同时配合作膝关节伸屈的主被动活动。

（6）患儿尽量伸直膝关节，施以擦法，从腘窝处开始擦双侧副韧带、擦双侧膝眼及髌骨周缘，以透热为度。

（7）患儿做膝关节稍微屈曲站立，可以提高股四头肌及膝部肌肉的张力，增加膝关节的稳定性。

（四）踝关节过度跖屈

踝关节过度跖屈主要是由于屈曲踝关节肌群肌张力过高，或是伸展踝关节肌群肌张力过低，不足以拮抗屈肌肌群张力，导致拮抗肌失衡而出现的症状。

1. 治疗原则 疏通经络，强筋启痿，解痉止痛，理筋整复。

2. 取穴及部位 环跳、承扶、昆仑、委中、承山、太溪、五枢、髋骨、梁丘、解溪、太冲、仆参、阳陵泉。

3. 主要手法 拿、揉、㨰、弹拨、点、按、扳法。

4. 操作方法

（1）俯卧位，术者用拿、揉、㨰法从腰骶部起向下到臀部，循大腿后侧向下至足跟，操作3～5遍，放松下肢后侧肌群。然后点按环跳、承扶使患者出现屈曲髋关节和膝关节的动作；点按委中、承山使患者出现屈曲膝关节的动作；拿昆仑太溪使患者出现背屈踝关节动作。

（2）仰卧位，术者用拿、揉、㨰法从腹股沟向下经股四头肌至胫骨前肌群由轻到重操作3～5遍。然后用弹拨股四头肌、胫骨前肌群，点按居髎、髀关、五枢穴使患者出现屈曲髋关节的动作；点按髋骨、梁丘使患者出现屈曲膝关节动作；点按鹤顶、膝眼穴使患者出现屈曲髋关节膝关节及背屈踝关节动作，点按阳陵泉、解溪、太冲、仆参穴使患者出现背屈踝关节动作，最后施踝关节扳法，不可强求关节弹响。

（五）足内翻

小儿脑瘫患儿，出现足内翻较少见。而出现足外翻较多见，主要由于腓肠肌痉挛而胫骨前肌弱化而引起，推拿治疗手法根据中医学的局部取穴，循经推拿，点穴推拿的原则，结合现代医学局部解剖学，掌握局部肌肉的位置与功能，采用不同的手法来治疗。

1. 治疗原则 疏通经络，舒筋整复。

2. 取穴及部位 悬钟、昆仑、飞扬、丘墟、解溪。

3. 主要手法 按揉、拿捏、推揉、点按、摇、推。

4. 操作方法

（1）仰卧位，拿捏或推揉踝关节周围的软组织及小腿的前侧、外侧肌群3～5分钟。重点做腓骨长短肌及第三腓骨肌，提高其肌张力，肌力，增强足外翻功能。逆时针轻快按揉胫骨前肌1～3分钟。

（2）俯卧位，一侧下肢屈膝，术者一手扶按于足跟部，另一手握住足趾部，做顺时针或逆时针方向的环转摇动3～5遍。逆时针按揉胫骨后肌1～3分钟。同时配合做踝关节外翻的被动运动。

（3）用指点按或按揉以上腧穴，每穴约半分钟，以酸麻胀得气为宜。重点做悬钟、昆仑穴。同时配合作足外翻的被动运动。

（4）侧卧位，患儿足外侧朝上，以拇指推揉踝关节周围及小腿的足太阳膀胱经及足少阳胆经的经络，根据经络的循行反复操作3～5遍。

（六）足外翻

1. 治疗原则 通络活血，整筋理复。

2. 取穴及部位 足三里、三阴交、太溪、照海、复溜、冲阳。

3. 主要手法 按揉、推揉、按推、㨰、叩击、擦。

4. 操作方法

（1）仰卧位，用拇指指腹顺时针按揉，按推和叩击小腿前侧肌群，从外膝眼至外踝处，反复操作各3～5遍。重点作腓骨前肌。

（2）侧卧位，患肢在上，用掌擦法，按揉法作用于小腿外侧肌群，从膝部至外踝处，反复操作各3～5遍。重点作腓骨长短肌。

（3）用拇指螺纹面按揉以上腧穴，每穴约半分钟，以酸麻胀得气为宜。重点作三阴交，太溪，照海穴。同时配合作踝关节背屈，足内翻的被动运动。

（4）仰卧位，左侧或右侧下肢屈曲，足内侧朝上，以拇指推揉足少阴肾经，自复溜穴推至然谷穴止，反复操作3～5遍。

（5）俯卧位，双下肢伸直，按揉和掌㨰小腿三头肌，从上向下，反复操作3～5遍。叩击腓骨后肌，增强其肌张力。

（6）俯卧位，一侧下肢屈膝，术者一手握住其足趾部，另一手握拳叩击足跟部约1分钟。

（七）小儿流涎症

小儿脑瘫患儿，部分患有小儿流涎症，由于护理不当可造成口腔周围的湿疹。推拿治疗根据“面口合谷收”及近部取穴原则，疏调口腔周围的经络经气治疗本症。

1. 治疗原则 健脾益气，强筋摄唾。

2. 取穴及部位 肺经、脾经、百会、承浆、地仓、迎香、颊车、廉泉、合谷、吞咽、外金津、外玉液。

3. 主要手法 按、揉、推、运、摩法。

4. 操作方法

（1）补脾经3～5分钟，补肺经1～3分钟，补肾经2分钟，运内八卦3～5次，推三关、摩腹5～8次，揉足三里、百会每穴位1分钟、捏脊5次。

（2）用指揉法，依次按揉地仓、颊车、迎香、承浆、合谷每穴1分钟。

（3）用点按法操作廉泉、外金津、外玉液每穴1分钟，拿揉吞咽穴，操作时以患儿出现吞咽动作为宜。

五、小儿脑瘫常见的合并障碍推拿治疗

（一）智力障碍

智力障碍是脑瘫患儿最常见的合并障碍，脑瘫患儿智商的高低，直接影响患儿的预后。引起智能低下的主要原因有先天因素。父母禀赋不足，胎儿始生，禀受父精母血化生，若精薄血弱，阴阳二气俱为不足，失去胎养，则心脑发育不全而痴呆。后天因素主要是分娩难产，窒息缺氧，颅脑损伤出血，脑部感染等。治宜补益心肾，固本培元，填精益髓，补先天不足。健脾和胃，益气培土，固后天之本。以下推拿治疗手法及二组腧穴，可根据病情按疗程交替使用，也可选择性综合采用。

1. 治疗原则 补益心肾，健脾和胃，补气补血，健脑益智。

2. 取穴及部位

• 一组：百会、四神聪、神庭、本神、风府、足三里、三阴交、悬钟，内关。

• 二组：上星、头维、风池、大椎、照海、大

钟、间使、脊三穴（脊三穴：哑门穴下1寸，旁开0.5寸；第二胸椎棘突旁开0.5寸，十七椎穴旁开0.5寸）。

• 共用腧穴：肾俞、命门、关元、气海。

3. 主要手法 按、揉、拿、一指禅推法、推、摩、抹、梳。

4. 操作方法

（1）用五指梳法，从前发际梳至后发际，反复操作5~10遍。

（2）用双手分推或分抹前额部及顶部，从中间向两边操作，操作5~10遍。

（3）用一指禅推法，从印堂穴向上推至百会穴；从大椎穴向上推至风府穴，反复操作3~5遍。

（4）用拇指螺纹面按揉以上腧穴，每穴约半分钟，以酸麻胀得气为宜（用拇指，示指按揉风池穴，脊三穴）。

（5）用五指扣点或散点以上头部腧穴及周围刺激区2~3分钟。

（6）用双拇指螺纹面按揉双侧肾俞穴1分钟，擦命门穴，以微热为宜。

（7）顺时针摩腹1~3分钟，按揉关元穴，气海穴1分钟。

（8）拿揉颈项部，从上向下，反复操作3~5遍。

（9）按揉或掌推督脉及足太阳膀胱经第一条侧线，从上向下，反复操作3~5遍。

（二）言语障碍

脑瘫患儿约有3/4都伴有轻重不同的言语障碍。主要是言语发育迟缓，发音器官肌肉麻痹，造成运动性构音障碍。言语障碍严重影响小儿语言交流与沟通，影响小儿学习、发育和日常生活。脑瘫患儿的言语障碍多由于先天禀赋不足导致，故多以虚证为主。推拿治疗重在益气养阴。益气有助于语言洪亮、有力、有序；养阴使声音清晰、圆润。益气重在肺脾心；养阴以肺肾为主。此外，益髓填精，健脑益智也是治疗言语障碍的重要一方面。

1. 治疗原则 益气养阴，益智开音。

2. 取穴及部位 百会、廉泉、哑门、通里、鱼际、合谷、肾俞、风府、上廉泉、天突、曲池、郄门、内关、肺俞、双侧运动区下2/5处、语言二区、语言三区、颞前线、咽喉部三条侧线（第一条侧线为喉结旁开1分处直下，第二条侧线在喉结旁开1.5寸直下，第三条侧线在前二条侧线中间直下）。

3. 主要手法 摩法、揉法、振法、推法、点法、抹法、叩击法。

4. 操作方法 方法Ⅰ适用于3岁以下患儿，方法Ⅱ适用于3岁以上患儿。

（1）方法Ⅰ

1）推五经：旋推补脾经、补心经、补肺经、补肾经，直推清肝经。各经操作3~5分钟。调五脏，左右手各操作5~10遍。

2）推拿囟门法：分别用摩法、揉法、振法、推法、抹法、操作5分钟。囟门已经闭合者，百会穴代替，增添点法，其他操作方法相同。

3）振脑门：医者一手扶住患儿前额，使头略微后仰，另一手用小鱼际轻轻击打后枕部，每击打5~8次，就顺势向上推顶后枕部，使头颈得以拔伸，操作2分钟；后改用小鱼际为空拳，以拳眼轻叩击颈椎，从上向下为1遍，操作3~5遍；最后用小鱼际横擦头颈交界处，使之微热为度。

4）鸣天鼓法：双掌同时从两耳后向前使耳廓折叠，耳窍密闭；中指紧贴头皮，示指置于中指的背面，示指快速从中指背滑下，弹击后枕部，反复操作10次。

5）捏脊法：常规捏脊法，可拇指前后位两法交替操作，3~6遍。

6）揉二人上马，1~3分钟。

（2）方法Ⅱ

1）用拇指、示指拿揉咽喉部三条侧线及两侧胸锁乳突肌，往返数次，手法宜轻快柔和。

2）用一指禅推法，推双侧运动区下2/5处，语言二区，语言三区，颞前线往返数次。

3）用拇指螺纹面按揉以上腧穴，每穴约半分钟，以酸麻胀得气为宜。

4）用拇指，示指捏住患者喉部，左右活动，同时配合作语言练习。按五音配五脏，选择性发角、徵、宫、商、羽音，以调动相应脏腑经络功能。

5）按揉口腔周围的肌肉，着重在地仓、迎香、人中、承浆、颊车穴周围部操作。同时配合做口唇闭锁，下颌开合，舌肌运动等训练，重点做舌徐徐前伸回缩运动。

（三）视觉障碍

脑瘫患儿中有视觉障碍也较多，多为视网膜发育不良或枕叶视中枢及视神经变性，视觉传导路损伤所造成。主要有斜视、弱视、近视、远视、屈光不正、失明等眼部疾病，其中斜视、弱视多见，严重地影响患儿的日常生活和学习。中医学认为多为先天禀赋不足，后天发育不良，致使睛珠形态异常。肝开窍于目，肝肾亏虚，脾胃虚弱，正气不足是主要病因。以下推拿治疗手法，可根据患儿病情，辨证加减，选择性地采用：

1. 治疗原则 滋补肝肾，健脾和胃，疏通经络，解痉明目。

2. 取穴及部位 太阳、阳白、睛明、承泣、瞳子髎、球后、攒竹、鱼腰、丝竹空、风池、养老、光明、合谷、足三里、三阴交、肝俞、肾俞、脾俞、命门，枕下旁线、枕上旁线、枕上正中线。

3. 主要手法 按揉、一指禅推法、点按、指按、拿、擦、抹。

4. 操作方法

（1）患者仰卧位，双目微闭，术者用一指禅推法从右侧太阳穴处开始，缓慢地推向右侧阳白穴，然后经过印堂，左侧阳白穴，推到左侧太阳穴为止。再从左侧太阳穴开始经左侧阳白，印堂，右侧阳白穴，到右侧太阳穴为止。反复操作3～5遍。

（2）用双手拇指或中指端，轻轻按揉睛明、承泣、瞳子髎、球后、攒竹、鱼腰、丝竹空、太阳穴，每穴约半分钟，以酸麻胀得气为宜。

（3）用双手拇指指腹各抹上下眼眶，从内向外，反复各抹3～5遍。

（4）用一指禅推法或指推法，从上向下推枕下旁线，枕上旁线，枕上正中线反复操作3～5遍。

（5）用拇指指端按揉或点按养老、光明、合谷、足三里、三阴交、肝俞、肾俞，脾俞穴，每穴约半分钟，以酸麻胀为度。

（6）拿风池、合谷穴，3～5遍。横擦肾俞，命门穴以透热为度。

（7）内斜视者，重点按揉睛明，承泣穴；外斜视者按揉瞳子髎；上斜视者按揉球后，鱼腰穴；下斜视者按揉鱼腰、承泣穴；上睑下垂按揉阳白、鱼腰穴。

（四）听觉障碍

听觉障碍多由核黄疸造成耳蜗蜗壳病变引起，多为高音区耳聋。不随意运动型脑瘫听觉障碍最多，也有一部分脑瘫患儿患有中枢性耳聋。由于听力障碍而引起言语障碍，严重影响患儿语言交流及日常生活与学习。本病证有虚实之分，脑瘫患儿听觉障碍多为虚证，主要由于先天禀赋不足，肾精亏损，髓海空虚；或久病耗伤，病后失养；或实证日久，气血亏虚，终致耳窍失养。推拿治疗主要根据“肾开窍于耳”，及近部选穴的原则，疏调耳部及舌本经气，补肾养血复聪。

1. 治疗原则 补肾益精，疏通经络，行气活血，通利耳窍。

2. 取穴及部位 耳门、听宫、听会、完骨、角孙、翳风、翳明、风池。

3. 主要手法 按、揉、点、捻、擦、运、拿、掐、扫散法。

4. 操作方法

（1）Ⅰ补肾聪耳法

1）补肾经（3～5分钟）。

2）掐肾纹（3揉1掐，约2分钟）。

3）调五脏（先逐一捻揉五指螺纹面并牵拔五指，后逐一掐五指十宣穴，左右手各5遍）。

4）揉外劳宫（1～3分钟）。

5）拿风池与肩井（各拿3～5分钟）。

（2）Ⅱ头面局部手法

1）开天门约1分钟；推坎宫1～2分钟；揉或运太阳2～3分钟；耳后完骨3揉1掐，约30～60遍。

2）点揉百会与四神聪：每穴点揉约10～20次。

3）用五指扫散法，快速扫散头两侧足少阳胆经30～50秒钟。

4）拿五经法：操作5～10遍。

5）耳部操作：①点揉耳周：用点法操作耳门、听宫、听会、完骨、角孙、翳风、翳明、风池穴，每穴操作5秒钟；以大鱼际或拇指指腹揉耳周2～3分钟。②双手拇食二指夹捏耳尖，向上向外提拉，手指一捏一放，使耳尖发热发红微潮为佳。然后顺势向下推抹，并向下牵拉耳廓；每提拉3～5次耳尖，向下捻揉牵拉耳垂1次，如此操作15遍。③五指分开罩住耳朵，五指端节律性叩击耳周20～30次。④两掌心正对耳窍，同时向中央挤压并密闭耳窍，然后突然放开，反复操作10遍。后以一掌从耳后向前，使耳廓折叠并按压密闭，另一手食中无名指节律性的击打按压手背10次，同法操作另一耳。⑤食、中二指分开置于耳朵两侧，快速上下擦之，透热为度。

（吴青伟）

第四节 其他疾病的推拿治疗

一、小儿麻痹后遗症

小儿麻痹后遗症属于中医“痿症”范畴，主要由于风、寒、湿、热之邪侵袭肺胃之经，使津液滋生和输布发生障碍，致使津液亏乏，后期累及肝肾，肝肾阴虚则筋骨肌肉失去阴液的滋养润濡而成瘫痪、废痿不用。

1. 治疗原则 行气活血，荣筋养肌，矫正畸形。

2. 取穴及部位 攒竹、瞳子髎、颊车、地仓、肩井、曲池、合谷、委中、环跳、阳陵泉、足三里、太冲、绝骨。

3. 主要手法 推、揉、拿、滚、按、摇。

4. 操作方法

（1）面部：患儿仰卧位，用推、揉法从攒竹斜向瞳子髎、颊车、地仓穴，往返操作5～6次。

（2）颈及上肢部：患儿坐位，用推揉法自天柱至大椎、肩井等处往返数次，再用推揉法操作于肩关节周围，然后用拿法和推揉法自三角肌部经肱三头肌、肱二头肌部至肘关节，向下沿前臂到腕部，操作5～8次。

（3）腰及下肢部：患儿俯卧位，用推法和滚法从腰骶部起，向下到臀部，循大腿后侧往下至足跟，往返操作3～5次，配合点按肾俞、腰阳关，拿揉委中穴。患儿仰卧位用推揉法和滚法，从腹股沟向下经股四头肌之小腿外侧，往返操作3～5次配合点按扶兔、足三里、阳陵泉、绝骨、解溪等穴位。如踝关节有畸形者加摇法，并在畸形部位作重点推拿治疗。

二、孤独症

孤独症谱系障碍又称自闭症，是一类起病于发育早期，以社会交往障碍、交流障碍、兴趣狭窄和行为方式刻板为特征，多数伴有智力发育障碍的神经发育障碍性疾病。临床以性格孤僻、自我封闭、交流交往障碍、少语、无语、喃喃自语、动作刻板重复、兴趣狭窄为主要表现。

中医古籍未见孤独症谱系障碍之病名，但纵观古代医家的各种描述，孤独症谱系障碍与“语迟”、“童昏”、“清狂”等疾病相关。

1. 治疗原则 健脾养心，调肝补肾，醒神开窍。

2. 取穴及部位 手阴阳、总筋、脾经、肾经、肝经、心经、威灵、精宁、百会、天门、坎宫、天心、门心。

3. 主要手法 推、掐、揉、按、运、拿、捏、点。

4. 操作方法

（1）面部：患儿仰卧位，按揉百会穴1分钟，开天门手法1分钟，推坎宫、分推额阴阳各操作8次，点按天心、门心穴各1分钟。叩击语言一区、二区、三区各1分钟，对口周和头面部穴位水沟、地仓、翳风、颊车、大椎进行顺时针方向按揉，每穴1分钟。

（2）四肢部：患儿取仰卧位或坐位，补脾经，清肝经，清心经，补肾经各操作300～500次。分推手阴阳，掐总筋10次，运内八卦100～300次，掐威灵10次、掐精宁10次，掐揉五指节50～80次。

辨证加减手法：心肝火旺证选用清肝木、清心火、清天河水，按揉少海、血海、合谷、太冲各1分钟；痰蒙心窍证按揉丰隆穴1分钟；心脾两虚证选用补脾土，按揉足三里1分钟；肾精不足证选用补肾水，按揉太溪、复溜1分钟。临床有两证合参者，可以多种手法同时使用。

（3）背部：顺经推膀胱经第一线、第二线各5次，顺经推督脉5次，叩击华佗夹脊5次，捏脊5次，从第2次开始，根据患儿出现的不同症状，采用重提的手法，有针对性的刺激某些背俞穴，加强治疗。捏脊结束后，操作者用双手拇指指腹，采用按揉并作对肾俞穴揉按5分钟。

（吴青伟）

第五节 针灸治疗

针灸是以中国传统中医理论为指导，以针刺技术为基础治疗疾病的方法。中医理论认为，头为诸阳之会，任督二脉又总领阴阳，头部穴位既可调整五脏六腑之经气以通络，又可协调机体之阴阳平衡，治疗脑源性疾病有特效。随着现代科学技术的发展，研究发现针灸对运动系统、神经系统、循环系统都有调节的作用。儿童运动障碍往往与脑损伤相关，针灸通过穴位刺激，疏通经气，调整气血，改善脑供血和脑血管的血循环状态，增加脑组织的血氧供应，这是促进脑神经元功能代偿不可或缺的代谢基础。而且已有的研究也表明，针刺可改善脑血循环，提高脑血流量，增加脑血氧供应，增强已衰退神经元的代谢。

现代医学方面目前较公认的头针治疗疾病的机制主要为神经学说，主要从“生物电、生物磁场、压力感受器”能量联系这方面来解释头针直接刺激头部特定的部位，能调整改善脑部病变及其周围神经组织的兴奋性，快速缓解血管痉挛，使脑血管扩张，阻力减低，脑血流量增加，提高脑内神经营养因子的供应，一方面能补充局部所消耗的介质，修补和激活脑的神经细胞，使神经细胞间建立新的联系，从而完善大脑皮层网络；另一方面可以使脑神经细胞再生，促使部分（休克）神经细胞的功能恢复，从而达到预防和治疗脑源性疾病的作用。故笔者认为这是针灸发挥神经调节功能的部分机制所在，结合临床患儿肢体功能的改善，可以认为这是传统理论关于通经活络、活血化瘀治疗运动功能疾患的原则的具体体现。随着近年来传统医学与康复医学的结合越来越密切，经广大医务工作者临床实践，针灸和康复技术相结合治疗儿童运动障碍和精神障碍的疗效较好。

一、选穴方案介绍

（一）头皮针穴名国际标准化方案

头针，是在头部特定的穴位进行针刺的一种方法。随着头针的逐步发展，产生了不同风格的流派。不同的流派头穴各有差异。为了适应国际上头针疗法的推广和交流，促进头针疗法的发展，由中国针灸学会主持制定的《头皮针穴名标准化国际方案》是按照分区定经、经上选穴，并结合古代透刺穴位方法（透刺法）的原则进行制定的，该方案于1984年5月世界卫生组织西太平洋区针灸穴名标化会议通过，并于1989年11月世界卫生组织主持召开的国际标准针灸穴名科学组会议（日内瓦）正式通过，向世界各国针灸界推荐。该方案制定了十四条头针治疗线的具体部位，既融合了部分大脑皮层的功能定位，又体现了针灸经络的特点，具有科学性和实践性。

1. 额区

（1）额中线

定位：在头前部正中，即自神庭穴向前引长1寸的线（图13-28）。

主治：头痛、精神失常、失眠、健忘、多梦、癫痫、鼻病等。

（2）额旁1线

定位：在头前部，额中线外侧直对目内眦角，即自眉冲穴沿经向前引1寸的线（图13-28）。

主治：冠心病、支气管哮喘、支气管炎、失眠等。

（3）额旁2线

定位：在头前部，额旁1线的外侧，直对瞳孔，发际上下各半寸，即自头临泣向前引1寸的线（图13-28）。

主治：急慢性胃炎、胃十二指肠溃疡、肝胆疾病等。

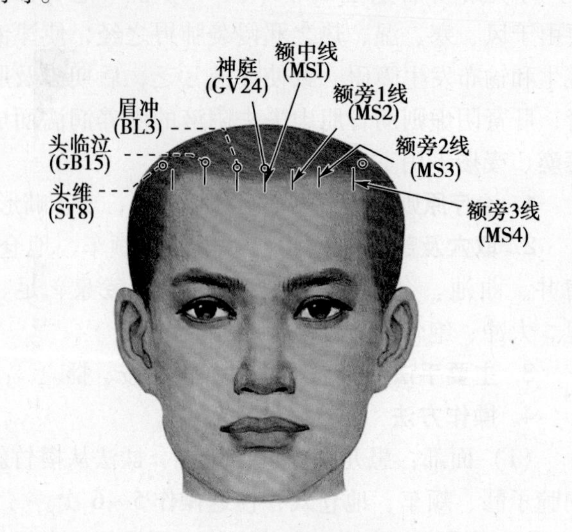

图13-28 额区穴位

（4）额旁3线

定位：在头前部，额旁2线的外侧，自头维穴的内侧0.75寸起向下引一条长1寸的线（图13-28）。

主治：功能性子宫出血、阳痿、遗精、子宫脱垂、尿频、尿急等。

2. 顶区

（1）顶中线

定位：在头顶正中线上，自督脉百会穴至前顶穴之间的连线（图13-29）。

主治：腰腿足病症，如瘫痪、麻木、疼痛、皮层性多尿、小儿夜尿、脱肛、胃下垂、子宫脱垂、高血压、头项痛等。

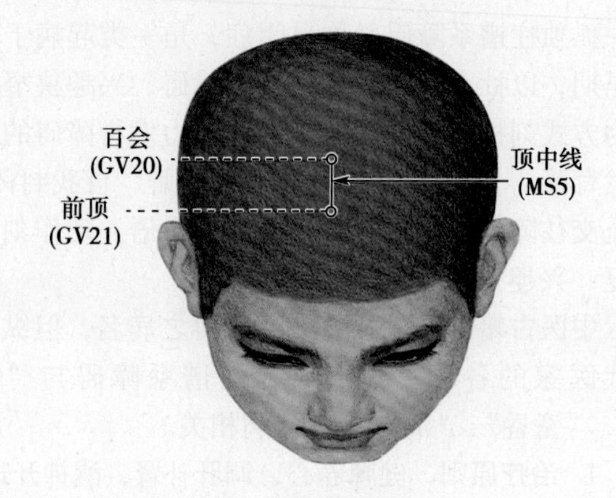

图13-29 顶区穴位

（2）顶颞前斜线

定位：在头部侧面，从前神聪至悬厘穴的连线，此线斜穿足太阳膀胱经、足少阳胆经（图 13-30）。

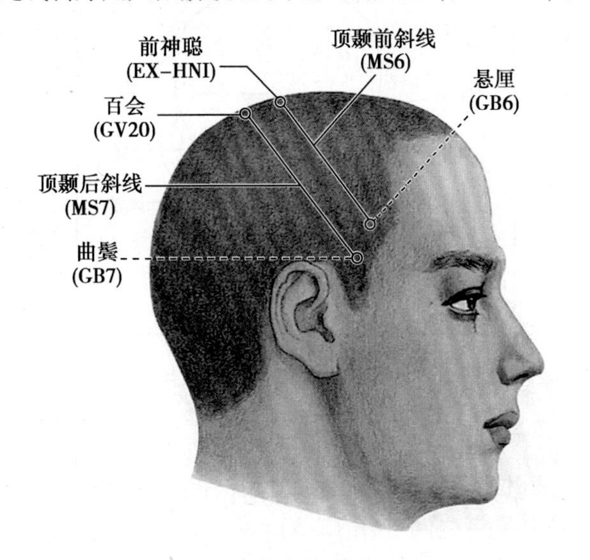

图 13-30 颞区穴位 1

主治：对侧肢体中枢性运动功能障碍。将全线分 5 等分，上 1/5 治疗对侧下肢中枢性瘫痪；中 2/5治疗对侧上肢中枢性瘫痪；下 2/5 治疗对侧中枢性面瘫、运动性失语、流涎、脑动脉硬化等。

（3）顶颞后斜线

定位：在头部侧面，从百会穴至曲鬓穴的连线。此线斜穿督脉、足太阳膀胱经和足少阳胆经。其与顶颞前斜线平行（见图 13-30）。

主治：对侧肢体中枢性感觉障碍。将全线分成 5 等分，上 1/5 治疗对侧下肢感觉异常；中 2/5 治疗对侧上肢感觉异常；下 2/5 治疗对侧头面部感觉异常。

（4）顶旁 1 线

定位：在头顶部，顶中线左右各旁开 1.5 寸的两条平行线，自通天穴起向后引 1.5 寸的线（图 13-31）。

主治：腰腿足病症，如瘫痪、麻木、疼痛等。

（5）顶旁 2 线

定位：在头顶部，距正中线 2.25 寸，自正营穴起向后引一条长 1.5 寸的线至承灵穴（见图 13-31）。

主治：肩、臂、手病症，如瘫痪、麻木、疼痛等。

3. 颞区

（1）颞前线

定位：在头部侧面，颞部两鬓内，从额角下部向前发际处颔厌穴到悬厘穴的连线（见图 13-30）。

主治：偏头痛、运动性失语、周围性面神经麻

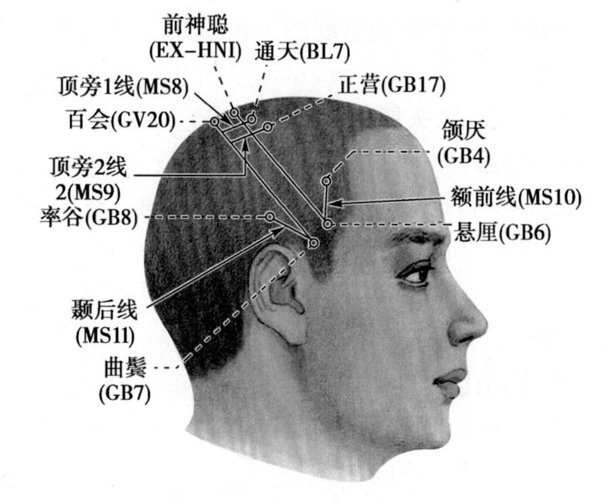

图 13-31 颞区穴位 2

痹及口腔疾病等。

（2）颞后线

定位：在头部侧面，耳尖直上自率谷穴到曲鬓穴的连线（见图 13-31）。

主治：偏头痛、眩晕、耳聋、耳鸣等。

4. 枕区

（1）枕上正中线

定位：在后头部，枕外粗隆上方正中的垂直线。自强间穴至脑户穴之间的连线（图 13-32）。

主治：眼病、足癣等。

（2）枕上旁线

定位：在后头部，由枕外粗隆脑户穴旁开 0.5 寸起，向上引一条长 1.5 寸的线。

主治：皮层性视力障碍、白内障、近视眼、目赤肿痛等眼病（见图 13-32）。

（3）枕下旁线

定位：在后头部，从膀胱经玉枕穴向下引一直线，长 2 寸，属足太阳膀胱经（见图 13-32）。

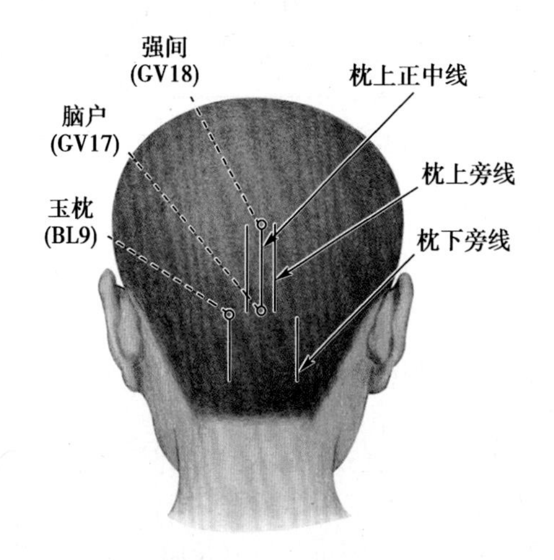

图 13-32 枕区穴位

主治：小脑疾病引起的平衡障碍、后头痛、腰背两侧痛。

（二）于氏头部腧穴七区

1. 顶区

部位：百会透前顶，与左、右神聪，及再向外左、右各1寸向前透刺（图13-33）。

主治：运动障碍，感觉障碍，二便障碍，空间定位障碍，失用症及癫、狂、痫等。

2. 顶前区

部位：从前顶至囟会及其向左、右各1寸的平行线（见图13-33）。

主治：运动障碍、不自主运动、肌张力障碍、自主神经功能障碍及书写不能等。

3. 额区

部位：从囟会至神庭及其向左、右各1寸的平行线。其下为额叶的前部（见图13-33）。

主治：精神症状，以及时间、地点、人物定向力障碍，癫、狂、痫。

4. 枕区

部位：从强间至脑户，及其向左右旁开各1寸的平行线向下透刺（图13-34）。

主治：视力障碍、眼部疾病。

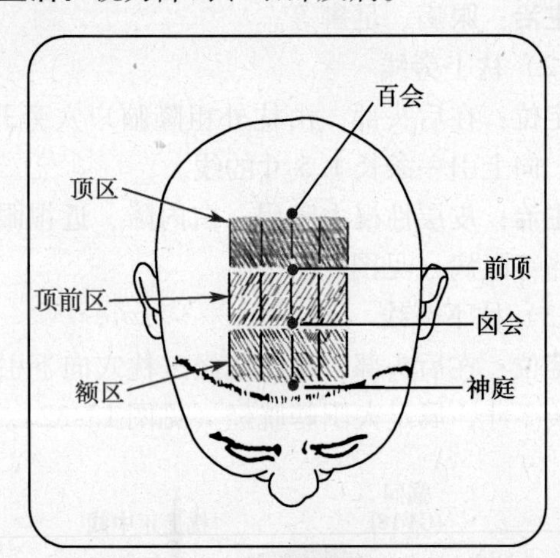

图13-33 于氏头部腧穴顶区

5. 枕下区

部位：脑户透风府、玉枕透天柱。其直下为小脑（见图13-34）。

主治：小脑疾病、平衡障碍。

6. 项区

部位：风府、风池及其二穴之间（见图13-34）。

主治：以吞咽困难、饮水反呛、声音嘶哑为主要症状。

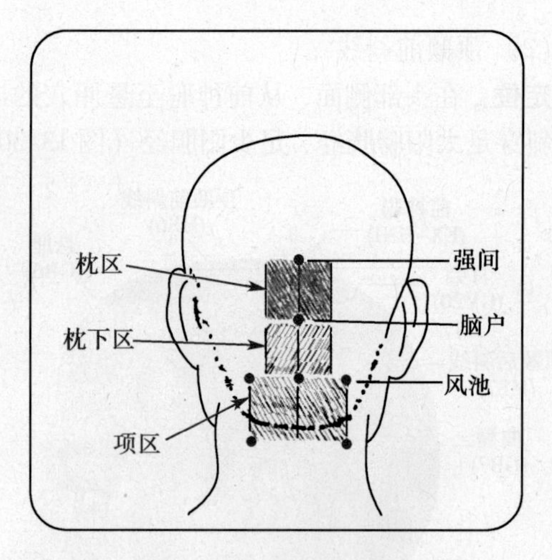

图13-34 于氏头部腧穴枕区与项区

7. 颞区

部位：头维后下方0.5寸、顶骨结节前下0.5寸及其二者之间（图13-35）。

主治：各种语言障碍、听力障碍、眩晕症等。

注：唐强教授的“针康法”选穴采用于氏（于致顺）头部腧穴七区：头穴丛刺长留针、康复训练同时同步进行能够改善运动功能障碍，降低神经功能缺损，提高日常生活能力优于单纯头针及康复训练。

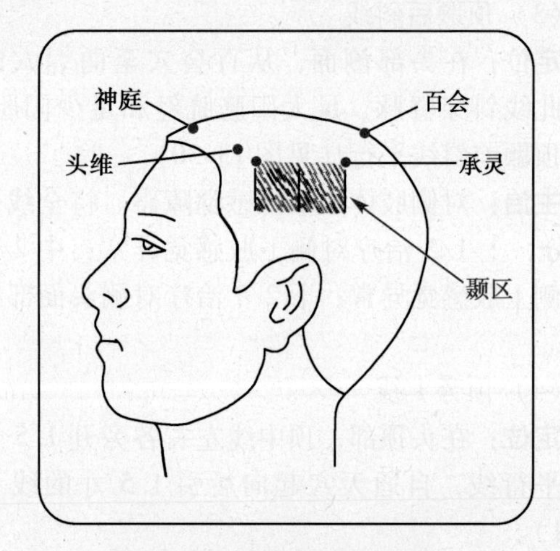

图13-35 于氏头部腧穴颞区

（三）项针穴位以及新穴

1. 风池

定位：平风府穴，斜方肌和胸锁乳突肌之间凹陷处取。

操作：针尖微向下，向喉结方向刺入1.5寸。

解剖：针经皮肤、皮下组织，经胸锁乳突肌和斜方肌之间，穿过头夹肌、头半棘肌，到达头后大直肌外侧，颈椎横突后方的蜂窝组织。浅层布有枕动、静脉和枕小神经的分支；深层有椎动、静脉和枕大、枕小神经分支。

主治：感冒头痛，头晕，项强痛，眼病，耳鸣，耳聋、高血压病，偏瘫和脑部疾病的吞咽障碍。

注意事项：切勿过深，严格掌握进针方向，以免刺伤延髓。

2. 供血（新穴）

定位：风池下1.5寸，平下口唇处。

操作：直刺约1.5寸，刺向对侧口唇处。解剖：该穴平颈2、3椎间，针经皮肤、皮下组织、胸锁乳突肌头半棘肌，经颈2、3椎体之间，达椎动脉前。

主治：脑缺血发作（椎-基底动脉系统），吞咽困难，构音障碍，肌紧张性头痛，功能性震颤，失眠症。

3. 翳明

定位：位于乳突下缘，翳风与风池连线中点。

操作：直刺向咽喉部，达1.5寸。

解剖：针经皮肤、皮下组织，穿过胸锁乳突肌上端，头夹肌和茎突根部，到达颈静脉脉孔后方。浅层布有枕小神经和耳大神经的分支及耳后动、静脉。深层有颈内动、静脉及迷走神经。

主治：脑缺血发作，眩晕，视力减退，失眠。

4. 舌中（聚泉）

定位：舌体上面正中处。

操作：向下刺向舌根方向。约0.5寸，捻转10秒钟后出针。

解剖：针经舌黏膜、舌肌腱膜、上纵肌、舌横肌、舌垂肌达颏舌肌。

主治：舌瘫，舌肌萎缩，吞咽困难，发音不清，流涎、舌体胖大。

5. 廉泉

定位：喉结上方舌骨上缘凹陷处。

操作：向舌根方向斜刺1.2寸，捻转10秒钟后出针。

解剖：针经皮肤、皮下组织，穿过下颌舌骨肌、颔舌肌，到达舌根部舌肌中。布有舌下神经分支及舌咽神经分支。

主治：面瘫，舌肌萎缩，流涎，吞咽困难，构音不清。

6. 外金津玉液（奇穴）

定位：廉泉旁开0.5寸。

操作：针尖向舌根方向，刺入1.2寸，捻转10秒钟后出针。

解剖：不详。

主治：舌瘫，舌肌萎缩，流涎，吞咽困难，构音不清。

7. 纠内旋　肱骨外上踝下1.5寸，斜刺1寸，内有旋后肌使前臂后旋。

8. 内髀关　髀关穴内1.5寸，直刺0.5~1寸，内有耻骨肌、长收肌，可使大腿内收内旋。

9. 下血海　血海穴下1.5寸，平刺1寸，内有缝匠肌止点，使小腿屈曲和内旋。

10. 纠内翻　上踝上3寸，腓骨后缘，直刺1寸，内有腓骨长肌、腓骨短肌，可使足外翻。

二、针灸注意事项与禁忌证

1. 患儿在过于饥饿、饱食、疲劳，精神过度紧张时，不宜立即进行针刺。对身体瘦弱、气虚血亏的患者，进行针刺时手法不宜过强，并应尽量选用卧位。

2. 婴儿由于颅骨缝骨化不完全，不宜采用头针治疗。小儿囟门未合时，头顶部的腧穴不宜针刺。或避开囟门刺。

3. 由于头针的刺激较强，刺激时间较长，医者必须注意观察患儿表情，以防晕针。

4. 患儿头针时因为头部有毛发，故必须严格消毒，以防感染。

5. 由于头皮血管丰富，容易出血，故出针时必须用干棉球按压针孔1~2分钟。

6. 常有自发性出血或损伤后出血不止的患儿，不宜针刺。患儿皮肤有感染、溃疡瘢痕或肿胀的部位，不宜针刺。

7. 对胸、胁、肋、背脏腑所居之处的腧穴，不宜直刺、深刺，若直刺过深，都有伤及肺脏的可能，使空气进入胸腔，导致创伤性气胸。

8. 针刺项部的风府、哑门等穴以及脊椎部的输穴，要注意掌握一定的角度，不宜大幅度地提插、捻转和长时间留针，以免伤及重要组织器官，产生严重的不良后果。

三、儿童运动障碍和精神障碍的针灸治疗

（一）脑性瘫痪

脑性瘫痪（cerebral palsy，CP）是一组持续存在的中枢性运动和姿势发育障碍、活动受限症候群，这种症候群是由于发育中的胎儿或婴幼儿脑部非进行性损伤所致。中医中并无此病名，其症状在

古代文献中却早有论述，根据其临床表现归属于中医“五迟”、“五软”、“五硬”、“胎怯”、“痿证”、“痴呆”的范畴。

1. 病因病机 主要由先天不足，或后天失养，或病后失调，致使精血不足，脑髓失充，五脏六腑、筋骨肌肉、四肢百骸失养，形成亏损之证。《张氏医通·婴儿门》指出其病因：“皆胎弱也，良由父母精血不足，肾气虚弱，不能荣养而然。”可见父母精血充盈，孕母身体健康等先天因素是孕育健康胎儿的保证。父母精血亏损，胎失所养而致先天禀赋不足，元气不足易感受外邪，后天失养，而影响肾、脾、肝、心的脏腑功能，精血化生不足发病。后天调摄失宜，导致脾胃亏虚，气血虚弱，筋肉关节失于濡养；或风、痰等外邪入侵经络或脏腑，久之则阴虚风动，痰瘀阻络。

2. 辨证分型 脑性瘫痪中医辨证为肝肾亏虚证、心脾两虚证、痰瘀阻滞证、肝强脾弱证、脾肾两亏证5个证型。

（1）肝肾亏虚证：发育迟缓，翻身、坐起、爬行、站立、行走、生齿均落后同龄小儿，伴反应迟钝，肢体僵硬，筋脉拘挛，屈伸不利，或伴筋骨痿弱，头颈痿软，头颅方大，囟门迟闭，目无神采，或伴易惊，夜卧不安，盗汗，舌质淡，舌苔少，脉沉细无力，指纹淡红。

（2）心脾两虚证：发育迟缓，四肢痿软，肌肉松弛，咀嚼无力，言语迟滞，智力低下，发稀萎黄，或伴精神迟滞，吐舌，口角流涎，或伴神疲体倦，面色不华，食少纳差，大便秘结，舌质胖，苔少，脉细缓或细弱，指纹淡红。

（3）痰瘀阻滞证：发育迟缓，肢体不遂，筋脉拘挛，屈伸不利，言语不利，耳窍不聪，反应迟钝，或伴吞咽困难，喉间痰鸣，口角流涎，或伴癫痫发作，舌胖有瘀斑瘀点，苔厚腻，脉沉涩或脉沉滑，指纹暗滞。

（4）肝强脾弱证：发育迟缓，伴手足震颤，肢体扭转，表情怪异，或四肢抽动，时作时止，或吞咽困难，言语不利，口角流涎，或伴面色萎黄，神疲乏力，不思饮食，大便稀溏，舌淡，苔白，脉沉细或弦细，指纹淡红。

（5）脾肾两亏证：发育迟缓，运动落后，出牙延迟，囟门迟闭，肢体痿软，肌肉松弛，头颈低垂，头颅方大，甚者鸡胸龟背，肋骨串珠，多卧少动，言语低微，神疲倦怠，面色不华，纳呆食少，便溏，小便清长，舌淡红，苔薄白，脉沉细无力，指纹色淡。

3. 治疗

（1）基本治疗：治法健脑益聪，化瘀通络。以督脉及足少阳、足阳明经穴及夹脊穴为主。

主穴：百会、四神聪、夹脊、合谷、足三里、悬钟。

1）肝肾亏虚证

体针：肝俞、肾俞、三阴交。

配穴：上肢瘫痪者，加曲池、手三里、外关、后溪；下肢瘫患者，加环跳、阳陵泉、委中、太冲；易惊、夜卧不安者，加神庭、印堂、内关、神门。

针刺手法：平补平泻法。

2）心脾两虚证：

体针：心俞、脾俞、神门、血海、通里、梁丘。

配穴：四肢无力者，加曲池；颈软加天柱；吞咽无力，口角流涎者，加地仓、颊车；食欲不振者，加中脘；语言迟滞者，加哑门、通里、廉泉。

针刺手法：以补法为主。

3）痰瘀阻滞证

体针：膈俞、脾俞、血海、丰隆。

配穴：口角流涎者，加地仓、颊车；吞咽困难者，加廉泉、天突；言语不利者，加劳宫、通里、廉泉。

针刺手法：补泻兼施。

4）肝强脾弱症

体针：脾俞、胃俞、肝俞、太冲。

配穴：握拳不展，腕指屈曲者，加阳谷、阳溪、阳池、八邪；尖足者，加解溪、申脉、照海；关节僵硬拘急者，加尺泽、委中。

针刺手法：补泻兼施。

5）脾肾两亏症

体针：三阴交、脾俞、肾俞、气海。

配穴：腰软无力者，加腰阳关、腰部夹脊穴；肢体痿软、肌肉松弛者，加曲池、外关、伏兔；纳呆食少、腹胀便溏者，加中脘、天枢。

针刺手法：针用补法。

操作：主穴用毫针补法或平补平泻法；主穴可分为两组，即夹脊穴为一组，其余穴为一组，隔日交替使用。每日1次，每次留针30分钟或用速刺法，不留针。配穴按虚补实泻法操作。

百会为督脉穴，督脉入络脑，故能健脑调神。四神聪为经外奇穴，有健脑益智之功。悬钟为髓会，可益髓补脑，强壮筋骨。足三里培补后天之本，化生气血，滋养筋、骨、脑、髓。合谷调理气血，化瘀通络。夹脊穴通阳活络、强脊。

（2）其他治疗

1）头针法：选额中线、顶颞前斜线、顶旁1线、顶旁2线、顶中线、颞后线、枕下旁线。用1.5寸毫针迅速刺入帽状腱膜下，然后将针体与头皮平行，推送至所需的刺激区，留针2～4小时，留针时可以自由活动，隔日1次。

2）电项针疗法

项针主穴：风池、供血、翳明。口角流涎者可加廉泉，语音不清加外金津玉液、舌中（聚泉）。

操作：快速进针，平补平泻，每穴行针20秒后出针，3岁以内患儿手法捻转平补平泻，可不留针。3岁以上患儿可以留针10到20分钟，本法应与头针同时进行。

电针：前臂旋前者加纠内旋、髋关节外展外旋者加内髀关、足外旋者可加下血海、足内翻者可加纠内翻。

3）针康法：选顶区、顶前区，若患儿平衡障碍加枕下区，吞咽困难加项区，语言障碍加颞区。操作：选择相应的刺激区，采用丛刺、长留针、间断行针法，针后捻转，200次/分，捻转5分钟，留针6～8小时。同步进行相应的康复训练，如运动疗法、作业治疗等。

4）穴位注射法：选大椎、足三里、阳陵泉、曲池、合谷。用10%葡萄糖注射液、维生素注射液等，每次每穴注入0.5～1ml，隔日1次。

5）耳针法：选枕、皮质下、心、肾、肝、脾、神门。毫针刺，或用揿针埋藏或用王不留行籽贴压。

（二）孤独症

儿童孤独症（autistic disorder：infantile，childhood autism）又叫自闭症，是儿童广泛性发育障碍（pervasive developmental disorder PDD）的一种类型。以男孩多见，我国报道为6.5∶1～9∶1起病于婴幼儿期，主要表现为不同程度的言语发育障碍，人际交往障碍，兴趣狭窄和行为方式刻板。约3/4的患者伴有明显的精神发育迟滞，部分患者在智力普遍低下的背景下，某一方面的智力相对较好或非常好。中医古代文献无（孤独症）的病名，但有关于孤独症的记载”阎孝忠《阎氏小儿方论》“论……心气不足，五六岁不能言”。《幼幼集成·赋禀》认为：“夫人之生也，秉两大以成形，藉阴阳而赋命，……有情无情悉归于厚，非物之厚，由气厚也……有知无；皆归于薄，非物之薄，由气薄也”。但综观古代医家的各种描述，儿童孤独症当属中医的“语迟”“清狂”“无慧”“胎弱”“呆病”等范畴。

1. 病因病机 中医理论认为孤独症病因病机多为先天胎禀不足，后天失于调养，以致精血不足，脑髓失充，精明之府失养其病位在脑，同心、脾、肝、肾有密切联系。肾为先天之本，藏精生髓，具有促进骨骼生长发育和滋生骨髓、脑髓、脊髓的作用。《医方集解》言：人之精与志皆藏于肾，肾精不足则志气衰，不能上通于心，故迷惑善忘也”。心主神志，心藏神。人体生命活动的外在表现以及人的精神、意识、思维活动都是（神）的具体表现。自闭症儿童不认亲疏，表情淡漠，不喜交际，听而不闻，言语重复，语言难以理解，行为怪异，兴趣狭窄，貌聪无慧等表现皆因心神失养所致。肝主疏泄，具有条畅气机和调畅情志的作用，长期肝气郁结，升发不利，气机失常，气血津液不能很好地上疏于脑，直接反映在情绪甚至精神的改变上，表现出内心及行为上的内向孤独，最终会导致自我封闭的状态。

2. 辨证分型

（1）心肝火旺：孤独症初期表现为精神压抑，其情绪波动与病情变化相关。病程日久，肝久郁则化火，导致性情急躁，可能出现攻击自伤等过激反应；肝火上攻则导致面目红赤，其临床表现为便秘尿黄。肝主气机，长期的肝气郁结，气机无法畅达，升发不利，必然导致患儿生长发育迟缓，内心及行为上逐渐“内向”封闭，最终导致自闭症的产生。

（2）痰迷心窍：气郁生痰，痰浊化火，上蒙心窍，易导致神智痴呆、表情冷漠和举止异常，故自闭症儿童重复动作，孤独离群，不会与人建立正常的联系。而气郁化火，火热至内，易扰乱心神，自闭症儿童失眠、多动、注意力分散、脾气暴躁等皆因其所致。

（3）肾精亏虚：肾为先天之本，藏精生髓，具有促进骨骼生长发育和滋生骨髓、脑髓、脊髓的作用。先天肾精不足，易导致脑失所养，而脑为元神之府，与精神活动存在密切的关系，故胎元损伤导致胎儿先天禀赋不足可能是产生自闭症的原因之一。而临床上精亏髓少，骨骼失养，则会导致患儿动作迟缓，智力迟钝。

3. 治疗

（1）基本治疗：治疗以靳三针为主。

主穴及定位：四神针（百会穴前后左右各旁开1.5寸）、定神针（印堂、阳白各上5分）、颞三针（耳尖直上入发际2寸及同一水平前后各1寸共3穴）、颞上三针（左耳尖直上入发际3寸及同一水平前后各1寸共3穴）、脑三针（脑户、双脑空）、智三针（神庭、双本神）、醒神针（人中、少商、隐白）、手智针（内关、神门、劳宫）、足智针（涌泉、泉中、泉中内）、舌三针（上廉泉、廉泉左、廉泉右）。

配穴：心肝火旺型加少府、行间；痰迷心窍型加丰隆、大陵；肾精亏虚型加太溪。

操作：选用1寸毫针，采用捻转进针法。四神针各向前后左右平刺0.5～0.8寸；颞三针、颞上三针均向下平刺0.5～0.8寸；智三针向平刺0.5～0.8寸；定神针、脑三针向下平刺0.5～0.8寸；醒神针各穴直刺0.2～0.3寸（速刺，不留针）；手智针的内关穴直刺0.5～0.8寸，神门穴直刺0.3寸，劳宫穴向合谷穴方向斜刺0.5寸；足智针的涌泉穴向太冲穴方向斜刺0.5～0.8寸，泉中穴、泉中内穴直刺0.5寸；舌三针向上（舌根部）直刺0.5～0.8寸。

根据临床症状选择配穴，配穴刺法：合谷、太冲、少府、行间、丰隆、大陵穴用泻法；太溪穴用补法，均采用提插补泻手法。

留针45分钟，每5～10分钟捻针1次，每天针刺1次，每周6次，治疗4个月为1个疗程。

（2）其他治疗

耳穴：取肝、肾、心、脑点随症配穴：以语言障碍为主者配合贴压口、舌；以刻板行为为主者配合贴压内分泌、交感、神门；以社交障碍为主者配合贴压脑干。

注：靳三针疗法最大的特色在于起效快、疗效显著、显效率高、病症改善幅度大，重度儿童自闭症的患者有必要进行1个及几个以上疗程的治疗，疗程的增加对于症状的改善起到明显的效果。孤独症治疗，要采用综合性措施进行干预治疗，主要包括物理治疗、认知训练、感觉统合训练以及言语训练等。运用靳三针疗法配合综合性干预疗法，则可最大程度地提高儿童自闭症的治疗效果。

（三）精神发育迟缓

精神发育迟缓（mental retardation，MR）是指个体在发育成熟前（通常指18岁以前），由于精神发育迟滞、智力发育障碍或受阻，而导致的智力功能明显低于同龄水平，同时伴有社会适应困难为主要特征的一种综合征。临床表现为认知、语言、运动发展落后、对环境反应迟钝、多动、注意障碍、心理活动表浅及情感幼稚等，其中注意力障碍是影响和决定智力状况的重要因素。中医古代文献中没有“精神发育迟缓”、“智力低下”的名称，但就其临床所表现的智能低下、发育迟缓、肢体软弱、言语障碍、流涎、少言寡语、囟门迟闭等症状，属于祖国医学的“五迟”、“五软”、“痴呆”、“解颅”等病范畴。《医宗金鉴·幼科心法》云：“小儿五迟之症，多因父母气血虚弱，先天有亏，皆肾气不足之故。”故临床多从亏虚论治而投以填补。脑为元神之府，清灵所寄。不容他物，若瘀血阻于脑府，诚如王清任所说的“脑气与脏气不接，气血无法上注于脑，脑失所养，精髓枯萎”。故从瘀论治，以通窍髓使血气畅达而致和平，复脑府之清灵，实为治疗本病的关键。

1. 病因病机 中医认为，本病的发生是由于患儿先天禀赋不足，后天失养所致。婴儿的形成，是秉承父母的精华，融合父精母血，孕育成胞胎。人的气血精液，也迎合四季变化，有充盈，有亏乏。在孕育初期，气血的充盈对胎儿的禀赋起到至关重要的作用。否则易先天不足而致五迟。对此古代文献多有记载，如元代《活幼口议·卷第九》说：“乃父精不足，母气衰羸，滋育涵沫之不及，护爱安存之失调，方及七八个月以生，又有过及十个月而生者。”《医宗金鉴》中记载：“小儿五迟之证，多因气血虚弱，先天有亏，故儿生下筋骨软弱，行步艰难，齿不速长，坐不能稳，皆肾气不足之故。”有分娩难产，窒息缺氧，颅脑损伤出血，或黄疸、脑炎、惊风、外伤等损伤心脑，或缺乏教养，与外界接触过少，或哺喂不当，长期营养不良等，此多与脾胃失调有关，尤其乳食失节，生活失宜，以及疾病影响等，致使脾胃损伤，进而五脏失养，影响生长发育。婴幼儿运动发育迟缓护理或喂养不当或高热、外伤、脑炎、脑膜炎等疾病困遏，加之延误治疗或治疗欠佳等致阴阳俱损，生长停滞致小儿各项发育指标迟缓。由此可见，本病由先天禀赋不足，后天调养失宜产生，而且以先天禀赋不足为主因，多属虚证，以心、脾、肝、肾亏虚为主，以上各种病因多造成患儿心脾气血不足，或肝肾阴精亏虚，上不能充髓而养脑，外不能滋养筋骨肌肉，以致精明之府失于聪慧，肢体萎软，神智、活动皆逊于正常同龄儿童，表现为运动发育迟缓，语言发育迟缓，或伴有学习困难，应人、应物能力低下等。

2. 辨证分型 关于本病的中医辨证分型未见相关的文献报道。参考五软、五迟辨证分型分为以下两型：

（1）肝肾不足：筋骨发育迟缓，坐、立、行走、牙齿的发育都迟于同龄小儿，头项萎软，天柱骨倒，甚至4～5岁时，尚不能行走；亦有10岁左右时，行而不稳，或头项软弱倾斜，不能抬举。偏阳虚者，平素活动甚少，疲倦喜卧，懒言，面色不华，全身乏力，舌苔薄白，舌质淡，脉沉弱；偏阴虚阳亢者，多动难静，神烦不安，手足心热，口干舌红，苔少脉细数。

（2）心脾两亏：语言迟钝，智力低下，四肢萎软，口角流涎，咀嚼吮吸乏力，头发生长迟缓，肌肉松弛，纳食欠佳，苔少，脉细。

3. 治疗

（1）基本治疗

主穴：四神聪、百会、风池、内关、合谷、足三里、神庭、脑户、脑空、肾俞、绝骨。

配穴：对有肢体障碍的患儿，取肩井、曲池、外关、合谷、后溪、环跳、伏兔、阳陵泉、委中、悬钟、解溪、足临泣等。语言障碍者加哑门、通里、廉泉；反应迟钝加神门、大钟；多动者加太冲透涌泉、合谷透劳宫；遗尿加肾俞、关元；流涎者加地仓、承浆；颈软无力者加天柱、大椎。虚证用补法，实证用泻法，无明显虚实者用平补平泻法。得气后留针30分钟，每日1次，3个月为1个疗程。

（2）其他治疗

1）靳三针

主穴：（四神针）百会穴前、后、左、右各旁开1.5寸处共四个穴位，（脑三针）脑户穴和左右脑空穴共3穴，（智三针）神庭穴为第1针，左右两本神穴为第2、第3针，（颞三针）耳尖直上2寸为第一针左右旁开各1寸是第二第三针。

配穴：肝肾不足者加肝俞、肾俞、三阴交。心脾两亏心俞、脾俞。阴虚阳亢，多动少静者加（手智针）内关、神门、劳宫（双侧）。偏阳虚，自闭沉静者加（足智针）涌泉、泉中（涌泉下足正中心凹陷处）、足底正中处泉中旁（泉中向外旁开1寸）。语言障碍者加（舌三针）上廉泉及左右旁开1寸各一针，以及通里。

操作：患儿取坐位，或由家属坐位在后抱住患儿，让患儿坐在其腿上，采用一次性针灸针。头部穴位采用平刺方法进针，四肢部穴位采用直刺方法进针捻转进针，留针捻转行针2次。每次行针3分钟。四肢部穴位根据补虚泻实的原则进行提插补泻手法。

2）针康法：选用顶区、顶前区、额区、枕下区、颞区。操作：选择相应的刺激区，采用丛刺、长留针、间断行针法，针后捻转，200次/分钟，捻转5分钟，留针6-8小时。同步进行相应的康复训练，如认知+构音训练、作业治疗等。

3）耳穴：耳穴取脑干、皮质下、肾、心、神门，用小磁珠或王不留行籽，左右耳穴交替贴压，每次2～4穴；每周治疗3次，10次为1疗程，3个疗程为观察周期，每疗程间隔时间1周。

4）头针：选四神聪、额中线、额旁1线、顶中线和枕上正中线、顶颞前斜线等。

（四）注意力缺陷多动障碍

注意力缺陷多动障碍（attention-deficit hyperactivity disorder，ADHD）是以注意力不集中、活动过度和冲动行为为特征的疾病。是一种常见的儿童时期神经精神病综合征，以多动、注意力不集中、参与事件能力差但智力基本正常为其特征。属于中医学“脏燥”、“躁动证”的范畴，与健忘失聪亦有关联。中医学中没有与儿童注意力缺陷多动障碍完全对应的病名，但在历代典籍中有颇多相关症状的论述现代中医认为本病与心、肝、脾、肾四脏的功能失调相关，通过辨证论治，运用针灸治疗，能调节机体阴阳平衡和脏腑功能，明显改善患儿症状，显示出了独特的治疗优势。

1. 病因病机 本证的发生多与“肾虚”、“肝余”这一先天因素有关。肾属水，肝属木，如肾虚（肾阴不足），水不涵木，则可导致木气有余，疏泄太过而表现以肝为主的病证；先天禀赋不足，肾精虚衰，不能生髓充脑，脑海空虚，元神失养而发病；心主血脉而又主神志，脾主思虑，心脾两虚，气血生化不足，心神失养，而发本病。

2. 辨证分型

（1）阴虚阳亢：行为多动，难以自制，躁动易怒，情绪不稳，注意力不集中，常搞小动作等。兼见神志涣散，多动多语，指甲、发泽不荣，舌红而干，脉细数或弦细数。

（2）心脾两虚：寐难梦多，精神疲倦，神志涣散，面色萎黄，纳少便溏，舌淡，苔白，脉细缓。

3. 治疗

（1）基本治疗

治法：育阴潜阳，安神定志。取头部奇穴、背俞穴，平补平泻，以达补益肝肾，开窍醒脑之效。

主穴：百会、四神聪、风池、神门、太冲、太溪、神庭、印堂。

配穴：阴虚阳亢加三阴交、侠溪；心脾两虚加心俞、脾俞；痰热内扰加大陵、丰隆；烦躁不安加照海；食欲不振加中脘、足三里，遗尿加中极、膀胱俞。

操作：风池、太冲用毫针泻法，太溪用补法，其余主穴用平补平泻法；四肢穴位可用速刺法，不留针，头部穴位留针30分钟，每日或隔日1次。配穴按虚补实泻法操作。

百会可安神定志，益智健脑。四神聪可镇静安神，清头明目，醒脑开窍。太溪为肾经原穴，育阴潜阳。太冲、风池镇肝潜阳。神门宁心安神。印堂、神庭有安神镇静之功。

（2）其他治疗

1）耳针法：选脑、脾、心、肝、肾、皮质下、肾上腺、交感、枕。毫针刺用中等刺激，或用揿针埋针或用王不留行籽贴压。

2）针康法：选用顶区、额区。操作：选择相应的刺激区，采用丛刺、长留针、间断行针法，针后捻转，200次/分，捻转5分钟，留针6～8小时。同步进行相应的康复训练。

（五）抽动障碍

抽动障碍（tics disorders）是指一些无目的的、突发的、快速的、无节律的反复进行的异常动作、异常声音或者异常的肌肉收缩现象。多见于5-10岁的儿童，持续时间长，可自行缓解或加重。半产、难产、剖宫产儿多患此病，其中以剖宫产儿进多见。另外，性格内向、行为异常、胆小、性格执拗、人格发育不全的孩子亦多见。中医则将本病归属“慢惊风”、“肝风”、“抽风”范畴。钱乙在《小儿药证直诀》一书亦说：“凡病或新或久，皆引肝风，风动而上于头目，不能任，故目连眨也”，又因小儿肝常有余，肾常虚，肝阳易亢、纯阳之体，故心、肝、肾等脏腑阴血亏虚，阴不制阳而化风；脾常不足，脾虚生痰，痰湿扰动心神或化火伤阴，扰动肝风。本病属于“肝风”、“抽搐”、“筋惕肉瞤”、“瘛疭”、“慢惊风”等范畴。

1. 病因病机 本病与先天不足、产伤、窒息、感受外邪、情志失调等因素有关。多由五志过极，风痰内蕴而引发。本症所产生的病位是在肝与心，脾，肾的功能失调，并且又因风、火、痰内扰而引起的病症，属本虚标实之症。肝主疏泄，属厥阴为风木之脏，其性条达且体阴而用阳，易致肝阳上亢内风上扰；木制土性，肝木失疏则易累及脾土，使脾之健运失司而内蕴痰浊，痰浊内蕴，风痰裹挟累肝，肝脏更失条达，诸症难去故肝风妄动之不由自主动作，如挤眼、撅嘴、皱眉、摇头、仰颈、耸肩，以及怪声秽语等，均与肝有关。若情志失调，则气机不畅，郁久化火，引动肝风；若禀赋不足，或后天失养，脾肾受损，脾失健运，水湿潴留，聚液成痰，痰气互结，壅塞胸中，蒙蔽心神而发本病。若素体真阴不足，或热病伤阴，或肝病及肾，肾阴亏虚，水不涵木，虚风内动也会发为本病。

2. 辨证分型

（1）气郁化火：频频眨眼、皱眉、努嘴。耸鼻，抽动有力，口出异声秽语，兼见面赤颧红，烦躁易怒，大便秘结，小便短赤，舌红苔黄，脉弦数。

（2）脾虚痰聚：胸闷作咳，喉中声响，秽语抽动，兼面黄肌瘦，精神不振，纳少厌食，舌淡苔白或腻，脉沉滑或沉缓。

（3）阴虚风动：形体消瘦，两颧潮红，性情急躁，睡眠不宁，五心烦热，舌红绛，苔光剥，脉细数，为阴虚风动。

3. 治疗

（1）基本治疗

治法：醒脑调神，平肝熄风。以足厥阴、督脉穴为主。

主穴：百会、四神聪、印堂、肝俞、筋缩、太冲、太溪。

配穴：气郁化火加大椎、曲池；脾虚痰聚加足三里、丰隆、太白；阴虚风动加风池、三阴交；睡眠不宁加安眠、神门、三阴交，注意力不集中加四神聪、大陵；情绪烦躁加神门、心俞；眨眼、抠鼻加太阳、迎香；口角抽动加地仓、颊车；发音不清、秽语加廉泉、金津、玉液。局部配穴：抽动出现在面部主要配地仓、颊车；抽动出现在颈部主要配天柱、人迎；抽动出现在上肢主要配外关、肩髃；抽动出现在下肢主要配照海、丰隆；耸鼻主要配迎香、素髎等，以缓解局部的肌肉抽动，从而达到治疗疾病的目的。

操作：气郁化火者用泻法，脾虚痰聚者用平补平泻，阴虚风动用补法。每日1次。督脉入络脑，选用百会、印堂可醒脑调神，促进头部气血运行。四神聪可镇静安神，清头，醒脑。肝俞、太冲平熄肝风。太溪滋阴潜阳。筋缩舒筋止搐以治标。

（2）其他治疗

1）头针法：顶中线、额中线、顶颞后斜线。顶旁1线、顶旁2线。将2寸毫针刺入帽状腱膜下，快速行针，使周部有热感，或加用电针，留针30分钟。

2）耳针法：取皮质下、脑点、神门、枕、颈、肘、腕、指、膝、肝、脾、肾、心。每次选取3～5穴，毫针用轻刺激。亦可用揿针埋藏或用王不留行籽贴压。

3）针康法：选用额区、顶区、顶前区。操作：选择相应的刺激区，采用丛刺、长留针、间断行针法，针后捻转，200次/分，捻转5分钟，留针6～8小时。同步进行相应的康复训练。

针灸治疗本病疗效较好，可控制和减轻抽动症状，应早期诊断，坚持治疗。患儿看电视、玩电子游戏，饮用含兴奋剂的饮料，过多服用巧克力等各种原因均可使疾病复发或加重。

（六）脑炎后遗症

幼儿在正常生长发育过程，受到乙脑嗜神经病毒、结核杆菌或病毒的侵袭，致中枢神经系统不同程度的损害。在脑炎急性期后，患儿出现瘫痪、失语、肢体强直或失明、吞咽困难、神志不清、痴呆、烦躁不安、哭笑无常等症状，严重影响儿童的生长发育，甚至残损。儿童脑炎后遗症，属中医学“温病”范畴，是由湿热疫毒侵袭所致。本节主要探讨针灸治疗儿童脑炎后遗症。

1. 辨证分型

（1）阴虚阳亢伴痰热蒙闭心窍：低热口干，烦躁不眠，哭笑无常，手足乱动，不识亲人，失语。

（2）肝肾阴亏伴痰蒙心窍：手足肢节拘急，肢体强直，屈伸不能，伴心烦易怒，口干喜冷饮。

（3）痰浊蒙闭心窍：痴呆不语，神志不清或哭笑无常，流涎，痰多，吞咽困难，项背强直，目睛上视，四肢拘急。

2. 治疗

（1）基本治疗

治法：近部取穴，补法。

主穴：四神聪、上星、前庭、印堂、太阳、率角、风池。

风池穴改善脑部血液循环，有利于脑功能恢复，余穴均有改善脑局部病灶作用。

操作：每日1次，每次留针30分钟，10次为1个疗程，休息3日。

（2）其他治疗：

1）头针疗法

处方：神志痴呆者选额中线。面瘫、肢瘫、失语者顶颞前斜线。

操作：毫针刺入皮下，快速捻转，每分钟200转，留针30分钟，其间行针2次，每次1～2分钟，10次为1个疗程，休3日。

2）项针疗法

处方：风池、供血、四神聪。口角流涎者可加廉泉，语音不清加外金津玉液、舌中（聚泉）。

操作：四神聪可用捻转手法，每日1次，留针30分钟。6天后休息1天。

3）针康法：可根据患儿不同的肢体障碍选择相应的针刺区域，操作同前。

（七）癫痫

癫痫是由多种病因引起的，以脑内神经元过度兴奋放电所致的突然、反复、短暂的部分或整个脑功能障碍为特征的慢性疾患。癫痫在临床上属疑难病。它给患儿的日常生活带来了严重影响，属中医“痫病、痫证”范畴。中医在长期实践中对癫痫的治疗积累了丰富的经验，其中针灸疗法比较常用并取得了很大进展。针灸治疗始见于《灵枢》“暴挛痫眩，足不任身，取天柱”的记载。晋代《脉经》取阳陵泉（绝骨）治疗“癫痫”；《针灸甲乙经》中仆参等五个穴位的主治涉及本证，《针灸资生经》则用灸百会中脘风池的方法治疗。

1. 病因病机　中医学认为，癫痫之形成，大多由于七情失调，先天因素，脑部外伤，饮食不节，劳累过度，或患其他病之后，造成脏腑功能失调，痰浊阻滞，气机逆乱，风阳内动上扰，闭塞心窍，壅塞经络所致。《黄帝内经》认为癫痫为胎病属“巅疾”，癫痫病位在脑，涉及心、肝、脾诸脏，风、火、痰、瘀、虚的病理因素中以痰居首位，临床上所见患者以与痰有关的证型多见。

2. 治疗

（1）基本治疗：标本缓急、分期论治。

1）发作期：按照“急则治其标”原则，癫痫急性发作期以解痉醒脑为主。

治法：醒神开窍。选穴：以手厥阴、督脉及足少阴经穴为主。

主穴：合谷、水沟、百会、涌泉、后溪、太冲。

操作方法：毫针泻法。水沟用雀啄手法，以眼球充泪为度。针刺合谷穴双穴。

医者意守针下，辨别气感，根据针下之感，虚则补之，实则泻之，持续捻针，促其清醒。清醒后再针百会、太冲、涌泉。水沟、百会为督脉穴，后溪通督脉，督脉入络脑，故针刺可醒脑开窍。涌泉为肾经井穴，可激发肾气，促进脑神的恢复。合谷、涌泉、太冲穴均在大脑有较大代表区，因而针刺有醒脑开窍的作用。

2）间歇期：以督脉、任脉和手、足厥阴、足阳明经穴为主。

治法：豁痰开窍、息风定痫。

主穴：印堂、鸠尾、间使、太冲、丰隆

配穴：痰火扰神者加曲池、神门、内庭。风痰闭阻者，加合谷、阴陵泉、风池。心脾两虚者，加心俞、脾俞。足三里肝肾阴虚者，加肝俞、肾俞、太溪、三阴交。瘀阻脑络者，加膈俞、内关。

操作：毫针刺法，虚则补之，实则泻之，攻补兼施。印堂可醒脑调神开窍，鸠尾为任脉络穴。任脉为阴脉之海，可调理阴阳，平抑风阳，间使为心包经穴可疏通心包经气血。太冲平熄肝风、丰隆为豁痰化浊的要穴。

（2）其他治疗

1）头针疗法

主穴：额中线、额旁线、顶中线、枕上正中线、枕上旁线。

操作：主穴每次只取一区。每日一次或隔日一次，每次留针 30 分钟每隔 10 分钟运针 1 次，频率：每分钟 200 转。10 次为 1 个疗程，休息 3 天。

2）穴位注射：皮试针头抽取牛黄醒脑注射液，分别注射于大椎、风池、内关、足三里。

3）耳针：取耳穴神门、心、肾、皮质下、缘中、枕、胃为常规选穴，痰多者加脾、大肠，抽搐甚者加肝。平时用压丸或指针刺激上述穴位 2 ~ 3 次。

（八）脑积水

小儿脑积水是儿科常见的疑难病之一，是一种以颅内脑脊液存量增多，脑室系统或（和）蛛网膜下腔扩大为主要特征的病症。多由于脑脊液分泌过多或（和）循环、吸收障碍引起，其病程缠绵，且病变多端。中医在小儿脑积水的防治方面具有悠久的历史和独特的优势，早在《诸病源候论》就对本病有了比较详细的记载：“解颅者，其状小儿年大，囟应合而不合，头缝开解是也”本病多属于中医学中“解颅”、“囟填”范畴。

1. 辨证分型 脑积水辨证分为虚实两型。实证辨为阳热雍结，阻塞窍络，脑水受阻，治以清热通络，化疲利水；虚证辨为先天禀赋不足，脾肾虚弱，治以益脾肾，调经血。实证因素，如瘀、痰、湿、风邪等，脑积水并不是单一的脏腑病变，常见脾、肾、肝、脑连合受累，总体上呈本虚标实，虚实夹杂之候，在疾病的发展过程中本病的证候具有动态演变的特性。

2. 病因病机 历代医家认为本病的证候多责于肾，与肺、脾密切相关。水液在人体内的代谢有赖于肺的宣发和肃降、脾的运化与肾的气化功能以及三焦水道的通利。当肺气不足，腠理失司，热毒之邪易侵袭入里，外邪犯肺易致肺失宣肃；后天失养以致脾失健运；先天不足以致肾失气化；病理产物阻碍三焦以致水道不利，可影响水液代谢而致本虚标实、虚实夹杂而发解颅。

3. 治疗

（1）基本治疗

治法：化瘀、利水、消痰。以调任督，理胃俞，通三焦，利水道为原则选穴配方。

主穴：百会透四神聪、三焦俞透肾俞、三阴交透复溜。风府、风池。再随症加减水沟、支沟、合谷、水分、水道、中极、足三里、阴陵泉、风府、风池、大椎、命门、腰俞、殷门、委中、承山、悬钟。等穴。以 30 次为 1 疗程，间歇 10 天再继续。

（2）其他治疗：电项针疗法。

处方：风池、供血。伴呕吐者加内关，伴腹胀者加天枢、中脘。口角流涎者可加廉泉。语音不清加外金津玉液、舌中（聚泉）。

操作：风池、供血间侧连接，正极在上，负极在下，选疏波，使头颈部，前后摆动。6 日为 1 个疗程，每日 1 次。适于后天性脑积水。

（李晓光）

第十四章

脑性瘫痪的手术治疗

第一节　概　述

在对脑性瘫痪的诸多治疗方法中，当然最重要的是各种训练方法，特别是近年来，由于早期诊断和早期治疗理念的形成，广泛应用了 Bobath 法等多种运动治疗方法，并且从 0 岁的患儿开始即进行积极的训练，因而取得了减轻障碍程度的效果。尽管如此，仍然有许多病例为了矫正其变形、改善运动功能和日常生活方面的功能还需要通过手术治疗的方法来达到目的。

原则上，脑瘫的手术适应证，应该是以患儿能够达到步行程度的发育为前提。也就是说，在预计患儿将来可能有步行能力的前提下，方可考虑手术治疗。但是，在目前对于一些即使不具有步行能力的患儿，为了达到某种目的也考虑进行手术治疗的方法。在进行手术之前，要对患儿进行详细的评定，但是因为医生、治疗师、患儿的家长或患儿本人对手术治疗所期待的要求不同，因此，在为每一个脑瘫患儿设定治疗方案时，可能难以用符合所有人的想法的、统一的方法和思路去进行评定。所以，如果计划对患儿实施手术治疗，应该事先向患儿和其家长详细说明手术的目的和预期的效果等，取得相互理解，达到医务人员与患者及其家长的共识，使手术前、后都能使患儿和家长满意。

一、脑性瘫痪的手术治疗的对象与原则

（一）手术的对象

多数为痉挛型患者，因为脑瘫的手术治疗是以矫正患儿的变形为主体的，而痉挛型是多发变形的类型，所以手术适应证多为痉挛型患儿。

（二）手术的部位

对脑瘫的手术治疗多为下肢，其目的是为了取得立位和步行的稳定性，这一点无论对患儿还是对其家长都是非常期待的重要结果，同时也是康复治疗中比较重要的目的。

对上肢进行手术治疗的目的是为了改善其运动性，但适应证比较少，仅占脑瘫矫形手术约 5%。

（三）手术的原则

1. 下肢手术的原则　对下肢变形进行的矫正手术，原则上是要针对可能有独立步行能力的患儿。但是，有些患儿尽管可能不会获得步行能力，可是家长和患儿本人希望通过手术治疗达到某些目的，比如，希望得到步行的能力，或是为了改善日常生活动作的能力，或者是为了便于他人对患儿的照料等原因，也可以结合患儿和家属的意愿酌情进行手术治疗。

在进行下肢手术时应遵循以下原则：

（1）手术的部位：部位的选择一般是按照首先是髋关节，然后是膝关节，最后是踝关节的顺序，即手术是依从中枢部（近位部）向末梢部（远位部）的顺序来进行。

（2）以横轴上的手术为主：在对下肢进行的手术之中，主要应该是在横轴上进行，如对髋关节内收和足部内、外翻变形等的矫正手术等，这种手术不能使患儿的步态有太大的改变。与此相比，在纵轴上的手术如矫正膝关节的屈曲、尖足变形的手术则有可能有使变形加重或者未能达到改善步行的步态的目的，反而使其不如术前的危险性。

2. 足部手术的原则　对足部的手术后其变形有复发倾向，当患儿的变形只局限于足部时，一般来说该患儿的运动发育都是较好的，所以通过对明显的足部变形的手术后能得到良好的效果，可以得

到使患儿的运动功能达到正常化的结果。但是，这种手术往往有复发的倾向，如果有变形的复发，可以再次进行手术治疗。

3. 痉挛型双瘫患儿的手术原则 痉挛型双瘫患儿的主要变形是下肢的交叉（scissors deformity）样变形，临床上表现运动发育的不成熟，手术的效果未必有预想的好。对这类患儿进行手术治疗时，应该是首先进行髋关节、膝关节的手术，然后再决定是否需要对足部的变形进行矫正手术。一般来说，对这类患儿实施足部的矫形手术的几率较少。

4. 对有不随意运动的患儿的手术原则 有不随意运动的脑瘫患儿，因为其少有变形，所以手术的适应证较少。有时在青年期为了控制不随意运动可以进行肌腱固定术或肌腱移行术等手术。这两种手术最好是在患儿的生长发育停止后再进行。如果这一类型患儿的临床症状中合并存在有痉挛型的表现，则需要进行针对痉挛型所引起的变形的手术。总之，对这类患儿在决定是否手术以及手术的方法时一定要慎重。

5. 对身体左右侧的变形有差别患儿的手术治疗原则 当患儿的变形程度和类型在身体的左右两侧有差别时，进行手术矫正时要注意对两侧的手术要科学的、分别的选择不同的术式，切不可因手术而更加加重了两侧的差别。

6. 手术时针对的关节肌的原则 在骨骼肌之中，有单关节肌和跨越两个关节的两关节肌，在进行矫形手术时，原则上是要针对一个变形进行手术，对多个变形同时进行手术治疗具有一定的危险性。在进行矫形手术时，最好是首先是对多个变形的其中的一个变形进行手术，之后要观察经过，根据情况再对其它的变形进行矫正手术。

7. 髋关节脱位的预防与处理 如果患儿有先天性髋关节脱位，或者有明显的髋关节内收变形，并且已经有髋臼形成不全的情况，应该从幼儿期开始应用髋外展的矫形器尽量地进行保守治疗，同时要进行追踪观察，一旦发现髋臼形成不全的程度加重，就应积极进行手术治疗，手术的目的是改善髋关节的变形，防止髋关节脱位的发生。

对髋关节脱位的处理是很重要的问题，髋关节脱位多见于运动发育未成熟的病例，对其治疗原则上是尽可能在早期进行手术治疗，但是决定是否进行手术一定要慎重。通过手术可以改善步行的状态，取得坐位的稳定，从而改善日常生活动作能力。在进行手术之后，要应用髋关节外展的矫形器等进行彻底的管理，这一点相当重要。

（四）手术治疗与精神发育的关系

选择手术治疗的患儿最好是其精神发育已经到了一定的程度，也就是说患儿的智能程度可以达到有自己进行活动或具有做什么事情的欲望。尤其是以改善上肢的功能为目的的手术，患儿本人要有明确的应用手和上肢的意愿，否则即使进行了手术也无补益。

二、手术适应年龄

手术的适应年龄是一个相当重要的问题，在学龄前期训练是有效的，所以应采取这种保守治疗方法。近年来，对脑瘫的训练治疗多数从0岁即已经开始，同时由于许多患儿的家长也直接参与到训练中，当患儿到达学龄期时，家长对自己的孩子的现在和将来的发育状况已经有了比较清楚的理解，因此在学龄期前后患儿有了明显的变形时，自然地想到要应用手术的方法来改善其变形。

（一）不同部位与病型的手术实施时期

1. 下肢的变形矫正手术实施时期 脑瘫患儿的变形多发生在学龄期前后，所以一般来说下肢的手术应该在学龄期的前后进行为宜。当然，即使是在这一时期也要依据患儿的变形的程度和运动发育的情况来决定是否进行手术治疗。手术时机的选择应遵循如下原则。

（1）只要患儿已经有了明显的变形即需要进行手术治疗，不能单纯地考虑年龄的大小。如果在学龄前期变形已经相当明显，这样，患儿即使是具有潜在的步行能力，也会因为变形的存在而妨碍步行能力的发育，所以为了达到使这类患儿获得步行的能力的目的，在此时期也需要进行手术治疗。

（2）即使过了学龄期如果变形不明显也不需要手术治疗。

总之，不能单纯只根据年龄决定手术与否，要根据变形的程度、对运动功能有否影响、能否导致过度矫正等问题来决定实施手术的时期。

2. 上肢变形矫正手术的实施时期 上肢的手术应该在患儿12～13岁以后进行，因为这一时期患儿可以有改善自己的手与上肢的功能的意愿，同时手术后可以主动地应用手与上肢，使手术的目的得以实现。

3. 髋关节脱位的实施手术时期 对于髋关节脱位除了进行上述的早期处理以外，还应该根据患儿的各方面情况早期进行手术治疗，具体的方法将在本章第三节中叙述。

4. 控制不随意运动的实施手术时期　为了控制不随意运动而进行的肌腱固定术、对外翻变形的Grice手术应该在患儿的低年龄时期进行。对大年龄患儿只用肌腱固定术矫正变形是不充分的，还应进行肌腱移行术。更大一些的患儿要对其外翻变形进行固定，此时再用Grice手术来矫正则比较困难。

（二）运动发育与手术年龄的关系

究竟在运动发育龄至几岁进行矫形的手术，各家有不同的看法。有的主张在生长发育成熟之前进行，也有的主张要等待到患儿的生长发育停止之后，还有的学者认为，如果明显的变形放置不管会使已经形成的变形习惯化或固定化，同时患儿学习到的均是错误的运动方式，难以体验正确的运动模式，所以应早期进行手术为好。目前，多数学者对这一看法较为认同。

在临床实践中对于脑瘫患儿手术时期的选择不可能去对应上述的某一种说法。因为，这一疾病的变形和运动发育的程度在每一个患儿都各有不同，手术的目的也是各种各样的，很难用一个统一的标准去规定某一个患儿究竟在哪一时期手术为最好。可参考如下几点。

1. 运动发育较好的病例　一些运动发育良好，有可能获得实用的步行能力，而变形又非常明显的病例，多数都有足的变形。对于这样的病例，应该在学龄期前后积极地进行手术治疗。虽然这样的病例的变形在手术后有明显的复发倾向，但是很少会引起过度矫正的现象，其复发也可以通过再次的矫正手术得以解决。对于明显的变形，如果不予手术治疗而等待至生长发育停止时期，往往会引起骨和关节的变形，这时再通过肌腱的手术来矫正就已经很困难。因此，最好是在12～13岁进行手术治疗为好。

2. 运动发育不成熟的病例　与运动发育较好的病例相反，如果运动发育尚未成熟，即使可以步行也缺乏实用性，或者需要应用拐等的辅助来步行的病例，手术治疗不仅不能取得令人满意的效果，还可能导致过度矫正的不良的后果。所以，对于这样的病例应经过详细观察之后，慎重的依据不同的目的决定是否进行手术，决定手术后要选择适当的实施手术时期。

早期进行肌腱移行术容易引起复发和过度矫正的后果，所以这类手术最好是在生长发育停止后进行，对于骨与关节的手术应该等待到患儿生长发育停止的16～17岁时进行。

三、手术治疗的术式

对脑瘫患儿变形的矫形手术最好是以单纯的手术为主，其中包括肌腱切断术、肌腱延长术等，这样手术的效果较为恒定。

（一）肌腱延长术、肌腱切断术

肌腱延长术、肌腱切断术是矫形手术中比较单纯的手术方法，因为其手术效果比较稳定，所以也是在矫形中最受推崇的手术方式。

（二）肌腱移行术

1. 手术实施的时期　一般是在患儿的生长发育停止以后进行，若对小年龄患儿实施这样的手术，在手术后近期的效果较好，但是远期效果较差。经过长时间的观察，往往有复发和导致过度矫正的倾向，表现为关节的可动范围明显受限，所以如果对小年龄患儿实施这类手术治疗，其效果并不稳定。

2. 手术的方式及后果　在决定手术和术式时比较困难的问题是，究竟肌腱紧张到何种程度时需要手术治疗，以及应该将这紧张的肌腱移向何处等，这些问题都要根据患儿的变形的实际情况进行具体对待。另外，有些手术术后会导致不良后果，例如，针对膝关节屈曲变形而进行的髌韧带下降术（patellar advancement）虽然可以取得使膝关节伸展的效果，但是经过长时间的观察，可以见到有的病例又出现了明显的影响膝关节屈曲的障碍，使患儿呈棒状步行的状态。所以在选择手术时要考虑到预期的结果，并要向患者和其家属说明。

（三）神经切断术

神经切断术要针对不同的变形进行不同的手术方式。

1. 髋关节内收变形　在进行髋关节内收肌切断术的同时并用闭锁神经前支切除术。

2. 尖足变形　可行胫骨神经支切除术，但是有复发倾向。

（四）骨、关节的手术

1. 关节固定术　此种手术方式效果较为稳定。

2. 骨的手术　对骨进行的手术多为对髋脱位的处理，应该早期进行，并要加强术后的管理。

对脑瘫患儿所进行的手术一定要根据患儿的情况选择最适当的术式。

四、患儿的运动发育和手术的适应证的关系

对脑瘫患儿进行手术治疗时，应该结合患儿的运动发育情况，具体可从以下几方面来考虑运动发育与手术适应证的关系。

（一）有独立步行能力的病例

手术治疗多数适合于运动发育较为正常，有独立步行能力的患儿，对这类患儿所进行的手术多半都是足部的手术，手术效果比较良好，也不会引起使步行状态显著恶化的后果。一般来说，运动发育越接近正常水平，变形越局限，手术适应证越多，效果也越好。

（二）有独立步行可能的病例

有独立步行的可能，但是其步行无实用性或者需要用拐等辅助用具进行步行的病例，多半为痉挛型双瘫的患儿。这类型病例常表现为两下肢的剪刀样变形，运动发育不成熟，手术效果不稳定。对这类患儿应进行髋和膝部的手术，通过手术可以矫正变形，但是并不是所有的病例都能因手术而改变其步行的状态。运动发育越不成熟，变形越多发，手术效果越不好。

（三）不能独立步行的病例

不能独立步行，只能取坐位或坐位也困难的病例，运动发育的未熟性更为明显，即所谓的重症患儿不是手术治疗的对象。对于这类患儿，如果期望能用拐的辅助来步行，而其变形又较严重难以达到预期的目的时，或者髋关节明显变形，使日常生活动作或他人难以对其照料的情况下，可以进行相应的变形矫正手术，达到改善因变形而带来的诸多不便的目的。

五、手术后的管理

（一）石膏固定

实施矫形手术后要用石膏固定，固定的时间根据手术的不同而有长短。一般，肌腱切断术、肌腱延长术后要固定3~4周，肌腱移行术为4~5周。骨和关节的手术后的石膏固定时间要更长些，在整形外科手术中固定时间最长。

在实施石膏固定的期间内，要使非固定的肢体和躯干积极地进行运动，如果是上肢的手术，则要在手术后3~4天开始进行步行运动，如果下肢的手术要从术后3~4天开始乘坐轮椅进行移动运动。

（二）应用矫形器

在除去石膏以后，要每天24小时应用矫形器2~3周的时间。应用矫形器可根据手术的部位和方法，如果是上肢的手术则应用腕关节矫形器、肘关节矫形器等。下肢的手术应用踝足矫形器或膝踝足矫形器。应用时间是2~3周，其后再改用夜间矫形器，时间为1年至4~5年。手术后的训练以恢复和增强肌力和各肌肉间的平衡为目标，要应用步行用矫形器持续地进行步行训练，应用时间因病情而异，一般是6个月至2~3年。

应用矫形器、对患儿的训练的方法和时间要依据患儿的情况及手术的方法、手术后对病情的观察结果决定。例如，对髋脱位的处理原则是，当应用石膏固定时，要使两髋关节呈外展、外旋位，并在两膝关节处放一木棒之类的物品。固定的部位应是从大腿开始至足部，时间为1~3个月，其后应用带有髋外展调节装置的髋膝踝足矫形器（HKAFO）6个月~1年，并且要一天24小时应用。然后，白天自由，仅用夜间矫形器。

另外在矫形手术中还有髋臼成形术、骨盆骨截骨术、髋关节成形术、股骨大转子切除术等。上述的手术应用石膏固定和矫形器的应用要比普通的整形外科手术应用的时间长，而且固定的部位要从腰部开始至足部，并在其后应用髋矫形器进行体重负荷训练。

无论何种手术应用矫形器都要有始有终，否则会使手术的效果丧失，特别是重症的髋脱位患儿，如果不能正确的应用矫形器会导致不利后果。

（柴 瑛）

第二节 各肢体的手术治疗

一、上肢的手术治疗

人类上肢的功能，越是末梢的部位越高度、越精细，而脑瘫患儿的变形和功能障碍却恰恰是越是末梢部位越严重。对于上肢进行手术的目的是恢复具有运动功能障碍的末梢部位的关节的精细调节能力即高度的运动能力，但是即使通过手术治疗，也难以得到恢复这种高度的运动能力，一般来说，手术治疗只可以起到矫正变形的作用。

（一）上肢手术的适应证

以偏瘫患者占大多数，一般的手术年龄为12~13岁以后。

（二）脑性瘫痪痉挛型的上肢变形的特征

此型患儿的上肢变形主要有肩关节内收、肘关

节屈曲、前臂旋前、腕关节掌屈或尺侧屈、拇指内收、手指屈曲变形等。这类患者可以保持上肢的中枢侧的某种程度的随意运动能力，但越接近末梢部障碍越重，有的病例可能完全丧失随意运动能力。

（三）对上肢手术的目标

1. 对于完全丧失随意运动能力的病例 如果只是单纯地进行矫形手术，难以得到恢复运动功能的效果。

2. 对于随意运动功能高度障碍的病例 如果通过手术矫正变形，可望恢复随意运动功能。

3. 对于具有某种程度的随意运动功能的病例 通过对手和上肢的矫形手术治疗可以增强随意运动的功能。

以上三点之中只有第三类患者是手和上肢矫形手术的适应证，第一二类患者的手术治疗与其说是为了治疗莫如说是为了达到美容的效果。

（四）手和上肢的手术的目的

1. 减弱屈肌的痉挛 恢复肌肉间的平衡，发挥肌肉的潜在性功能。

2. 增强伸肌肌力。

3. 固定关节和制动。

希望通过上述几点恢复上肢和手的高度的运动能力。

（五）对手和上肢变形的矫正和手术方法

1. 幼儿期变形的矫正方法 对幼儿期的手和上肢的变形可以采取保守治疗方法，将变形的手或上肢用石膏固定于矫正位上，时间为 1～2 个月。然后应用矫形器，开始时要 24 小时都应用，其后改用夜间矫形器，应用的时间要根据变形的矫正情况，大多数都需要较长的时间。通过这样的处理后一般能矫正变形，使手和上肢的运动功能得以有效的恢复。

2. 手术治疗及方法

（1）腕关节掌屈变形的手术：对腕关节有明显的掌屈变形难以应用矫形器被动矫正，但是在腕关节的掌屈位上手指尚有某种程度的随意运动的病例，可以进行前臂屈肌解离术、手指屈肌解离术和腕关节固定术（wrist arthrodesis）等。前臂屈肌解离术后应该在术后长时间的应用矫形器，因为如果在短时间内中止应用矫形器往往有复发的倾向。如果在进行前臂屈肌解离术同时或在其后并用腕关节固定术，效果会更好。

（2）明显的腕关节掌屈、手指屈曲变形：对于有明显的腕关节掌屈、手指屈曲变形，而且在腕关节掌屈位上也见不到随意运动的病例，没有以改善运动功能为目的的手术适应证，手术的目的只是为了美容。

（3）中度腕关节掌屈变形：对于有中度腕关节掌屈变形，可以被动地使腕关节成为中间位，而且在这一姿位上手指明显的屈曲，在腕关节掌屈位上手指的随意运动虽然有困难但仍可以进行一些随意运动的病例，可以进行前臂屈肌解离术，手术后经过观察在必要时可再进行关节固定术。

（4）轻度腕关节掌屈变形：对于轻度腕关节掌屈变形，腕关节易于被动的背屈，但是在自动的伸展手指时腕关节呈某种程度的掌屈和尺侧屈的病例，可以首先应用腕关节矫形器进行矫正。应用矫形器的目的是使腕关节呈轻度背屈和桡侧屈，手指伸展，拇指呈对立位的外展位。应用时间要长，应用以后再观察经过，视情况决定手术与否。对这类患者恰当的手术方式是腕关节固定术或前臂屈肌解离术。

（5）改善手功能的手术：手的功能最重要的是抓握，为了矫正变形使手的抓握功能得以改善，可以进行拇收肌（adductor pollicis）的起始部和第 1 骨间背侧肌（first dorsal interossei）的切断术。有时，也可以进行将桡侧腕屈肌（flexor carpi radialis）向拇长展肌（abductor pollicis longus）移行的手术。

（6）脑瘫痉挛型患者的手的手术治疗：痉挛型患者的上肢和手的运动功能越末梢部位越重，但是在中枢侧的肌群一般具有活泼的随意运动能力。所以，为了达到恢复手指的功能的目的，可以进行将中枢侧的肌群向瘫痪的手部移行的手术。例如，肱桡肌（brachioradialis）在多数病例中具有活泼的随意运动能力，手术中可以将其延长至前臂的末梢部，然后再将这一肌腱移行至指伸肌（extensor digitorum），通过这样的手术可以某种程度的恢复手指的随意运动能力。另外，也可以进行将桡侧腕短伸肌（extensor carpi radialis brevis）和桡侧腕长伸肌（extensor carpi radialis longus）向其他的肌腱移行的手术。

二、下肢的手术治疗

下肢这一肢体在患儿是否能进行步行这一问题上具有重要的意义，而且在步行中最重要的部位则是中枢侧的髋关节。当一个患儿的中枢部的髋关节获得了稳定性，无论其末梢部足的变形多么严重，也是可能步行的，可以说步行动作与末梢侧的变形的轻重没有直接的关系。为此，在中枢侧的髋关节稳定的状态下，通过手术方法改善了末梢侧的变形之后，即使是没有充分地恢复或者完全没有恢复末梢侧的随意运动能力，仍然能够改善患儿的步态。也可以说对于下肢来说，手术的目的是获得稳定性，这一点与获得运动性相比更为重要。

在脑瘫患儿中下肢的变形多数见于痉挛型，其中最有手术治疗价值的是痉挛型双瘫的患儿。这类患儿的下肢的剪刀样变形包括髋关节内旋、内收，膝关节屈曲，足的外翻尖足等。这类患儿的运动发育不成熟，即使具有实用的步行能力，其步态也是异常的。另外，其中有一些病例虽然可以步行但缺乏实用性，不得已而应用拐辅助步行，也有的病例根本就不能步行。

（一）手术的选择原则

1. 可以自力步行的病例

（1）髋关节稳定的病例：一部分患者的髋关节内收肌和外展肌基本保持平衡，髋关节比较稳定，很少需要手术治疗。

（2）髋、膝关节明显变形的病例：对这类患儿可以进行髋内收肌（adductor tenotomy）切断术，术后观察经过，可以再进行膝屈肌解离术。一般情况下多是髋关节与膝关节的手术同时进行。在经过上述手术之后，根据情况在必要时可再针对足部的变形进行手术治疗。

2. 自力步行困难的病例 可以用拐辅助步行或者即使用拐辅助也难以步行的病例，可以先进行髋关节的手术，然后再进行膝关节的手术，或者髋与膝关节同时进行手术治疗。这类病例多数有足部的外翻尖足变形，即舟底样变形，但是对这样的变形很少进行手术治疗。

（二）下肢的手术类型

1. 髋内收肌肌腱切断术 进行手术的方式是，从长收肌（adductor longus）的起始部开始，沿着该肌肉的走行进行切口，约5～6cm长，切断筋膜，暴露出髋内收肌肌群。首先切断长收肌肌腱和股薄肌（gracilis）肌腱，根据患儿的体征可以再行短收肌（adductor brevis）和大收肌（adductor magnus）的肌腱切断术。在进行这一手术时一定要注意切莫损伤闭孔神经前支（anterior branch of the obturator nerve）。必要时可进行对附着于小转子上的髂腰肌（iliopsoas）进行肌腱切断术。有时也进行髋内收肌和闭孔神经前支同时切断的手术治疗方法。

2. 针对髋内旋变形的手术 髋内旋变形多数合并膝的屈曲，在解剖学上，具有使髋内旋作用的肌肉有臀小肌（gluteus mini-mus）和阔筋膜张肌（tensor fascia latae），另外臀中肌（gluteus medius）的前部肌纤维、半腱肌（semitendinosus）、半膜肌（semimenbranosus）也具有使髋内旋的作用。还有，在膝的屈曲位上，股薄肌（gracilis）也具有使髋内旋的作用。所以，为了矫正髋关节的内旋变形而进行的矫正，可进行针对臀小肌、阔筋膜张肌的手术。除此以外，也可以通过对臀中肌、半膜肌、半腱肌和股薄肌进行手术来矫正。

（1）内侧膝关节屈肌解离术：当髋关节内旋合并膝关节屈曲变形时，通过内侧膝屈肌解离术可以使髋关节的内旋得以明显改善，也可以对股薄肌、半膜肌、半腱肌进行解离术。

（2）半腱肌移行术：对于有明显的髋关节内旋的病例，可以首先切断半腱肌附着于胫骨的部分，然后将其通过大腿后侧的皮下，移行至股骨外侧髁的前侧面。这样的手术可以获得使髋关节外旋的力量，从而减轻髋关节的内旋。

（3）臀中肌、阔筋膜张肌移行术：应用Barr手术方法和其变法减轻髋关节内旋。Barr手术方法：

1）于踝关节内侧做皮肤切口，远侧起自胫后肌腱的止点，越过肌腱表面向近侧延伸恰至内踝后侧，由此处转而沿胫骨内侧缘向近侧延长5～7.5cm。自其止点游离肌腱，尽可能地保留其长度。

2）切开腱鞘并向近侧游离肌腱，直至肌腹的远侧5cm可以活动为止。仔细保护支配肌肉的神经血管。再做一个前侧皮肤切口，远侧起自踝关节水平，恰在胫前肌腱外侧向近侧延长7.5cm。于胫骨前肌腱与长伸肌腱之间向深部分离，仔细保护足背动脉；恰于踝的近侧显露骨间膜。

3）在骨间膜上开一个宽大的窗，但避免撕裂胫骨或腓骨的骨膜。将胫后肌腱于两骨间穿过骨间膜窗，注意肌腱不要扭结、扭转或受压迫，支配肌肉的血管神经不要受损伤。在十字韧带下面穿过肌腱，如有必要可将十字韧带切断以解除对肌腱的压迫。

4）通过一长约2.5cm的横行切口显露第3楔骨或第3跖骨基底部。牵开伸肌腱，“十”字形锐性切开骨膜并翻转骨膜瓣。

5）根据肌腱的方向在骨上钻一孔，大小足够容纳肌腱；用抽出钢丝将肌腱附着于骨上。足底面的扣子要确实地垫好。用两个“8”字丝线将骨膜瓣缝于肌腱上。缝合伤口。

（4）股骨转子间外旋骨截骨术：在脑瘫患儿中的大多数病例可以见到由于股骨颈部的前倾角增大而引起的髋关节内旋，对这类患儿中的大龄儿可以进行股骨转子间外旋骨截骨术。

3. 对膝关节屈曲变形的手术　对膝关节屈曲变形的手术方式有如下几种：

（1）神经切断术：Stoffel 应用切断支配膝关节屈肌的神经的手术方法，通过这种手术可以改善膝屈肌的痉挛，从而改善膝关节屈曲变形。

（2）髌韧带下降术：对于可以被动地伸展膝部，但自动伸展有障碍的病例，Chandler 应用髌韧带下降术或其变法（patellar advancement，advancement of patellar by plication method）来进行矫正，但是这种手术有时会引起胫骨骨端线（epiphysis）的障碍和膝关节的过伸展，所以 Baker 主张用将髌韧带在其附着部切断，然后将断端用螺钉固定于这一肌肉附着部的下方位于胫骨的内侧部的外骨膜的骨瓣（osteoperiosteal flap）之下的手术方法。

（3）髌韧带下降术与髌支持带切断术：Eggers 认为进行髌韧带的延长术这样的手术方法对于膝关节伸展来说，只是延长了髌韧带而并没有延长髌支持带（patellar retinacula），所以膝关节的伸展力并不能传达到膝的肌腱，并不能得到使膝关节自动伸展的效果，因此可以在进行髌韧带下降术后再进行髌支持带切断术。本法的效果是可以使膝关节能被动的伸展也能自动伸展，但是不能改善步行中的髋关节与膝关节的屈曲变形，这是由于在步行时髋关节屈曲的结果而导致了膝关节的屈曲。

（4）膝屈肌移行术：为了改善髌韧带下降术与髌支持带切断术后所出现的步行时的髋关节与膝关节的屈曲变形姿态，要考虑改善髋、膝关节的伸展机构。此时，可以将膝部的所有屈肌的末梢腱移行至股骨的髁部，通过这样的将两关节肌转换为一关节肌的手术不仅可以改善膝关节的屈曲变形，也可以改善髋关节屈曲变形。其缺点是使膝关节的屈曲力完全丧失和引起膝关节的过伸展。为此，在进行膝屈肌移行术时可进行部分的膝屈肌的移行术，而不是将全部膝屈肌进行移行。另外，Seymour 等学者对由于膝屈肌的挛缩而导致髋关节屈曲受限的病例，进行膝屈肌起始部的解离术。

4. 膝屈肌解离术　膝屈肌解离术要分几个步骤，手术的方式是从腘窝部开始，首先向中枢侧和内、外两侧进行 S 状切口，切开筋膜后暴露出半腱肌筋膜，然后切开包裹此肌的筋膜，将半腱肌进行 Z 状延长术。然后对股薄肌进行单纯地切断术，将半膜肌和股二头肌（biceps femoris）的筋膜进行全周径切断。

对肌肉的解离手术时应选择的哪一块肌肉要依据膝关节屈曲变形的程度来决定，通过上述的手术治疗，可以获得膝关节充分的伸展力量，而且术后也不会产生膝部的过伸展。一般来说，脑瘫患儿的下肢内侧屈肌群的挛缩程度要重于外侧屈肌群，两者的差别在幼儿期即已经明显的显现出来。所以，主张在幼儿期只进行半腱肌的手术，不进行股二头肌、半膜肌和股薄肌的手术。要观察经过，一旦膝关节出现明显的屈曲，就要进行膝屈肌解离术。

膝屈肌解离术要在 12 岁前后进行，因为在此时期进行手术矫正变形的效果好。手术后的一段时期，如果见到矫正的仍不充分，可以选择如下的手术方式。

（1）并用膝关节囊切开术。

（2）在进行膝屈肌解离术的同时进行髌韧带下降术。

（3）在其后应用髌韧带下降术，或者进行部分的膝屈肌移行术。

但是，因为髌韧带下降术的术后膝的伸展力要大于膝的屈曲力，会出现棒状步行，而且会使跪坐位发生困难，所以尽可能地不做这一手术。

（柴　瑛）

第三节　髋关节脱位的治疗

脑瘫患儿即使是在婴幼儿期髋关节在 X 线片上呈现为正常的影像，将来也有的病例发展成为髋关节脱位。特别是运动发育不成熟的患儿，髋关节脱位的危险性更大。

一、髋关节脱位的发生情况

对于脑瘫患儿发生髋关节脱位的几率，由于各家的调查对象不同，其结果也各不相同。通过对各类患儿群的调查得出如下几点看法。

1. 诊断为发育迟缓的小儿　如果在 0 岁时无髋关节的变形，无论是在其后被诊断为脑瘫还是在神经学方面已经发育为正常的小儿，均见不到髋关节脱位，髋臼角也没有显著性差异。

2. 在脑瘫患儿中，越是很少负荷体重的重症儿其股骨的颈体角和前倾角也越增大。

3. 无步行能力的脑瘫患儿 在日常生活中髋关节的姿位呈内旋位的一组患儿髋臼角明显增大，而且在其后进展为髋关节脱位和半脱位者也都是属于这一组的病例。

4. 运动发育越不成熟，髋关节变形越重，髋关节脱位和半脱位机会越多。

所以对重症的痉挛型脑瘫患儿要从婴儿期开始进行定期的髋关节检查，一般每6个月~1年要检查一次。尤其是从1岁开始即已经有半脱位和髋臼角增大的病例更应引起注意。应该通过定期观测股骨头偏移百分比（migration percentage，MP）动态预测脑瘫儿童髋关节脱位与半脱位的风险（参照第七章），预测同时要切实地应用训练的方法治疗，其目的是使障碍尽可能地减轻，防止髋关节变形和脱位的发生。

二、髋关节脱位的诊断和处理

对于不同年龄组的脑瘫患儿的髋臼形成不全、髋关节脱位、半脱位等要采取不同的措施。

（一）先天性髋关节脱位

为了便于了解髋关节脱位的诊断，在叙述脑瘫的髋关节脱位之前首先简述先天性髋关节脱位的症状和诊断方面的知识。

1. 先天性髋关节脱位的原因 先天性髋关节脱位（congenital dislocation of the hip）是一种先天性畸形，我国的平均发病率为3.9‰，女性发病率多于男性，大约为6:1，一般以左侧髋关节的脱位为多。发病原因可能为髋臼形成不良及关节韧带松弛，或者是胎儿在子宫内胎位不正，承受不正常机械压力等影响了髋关节的发育而致脱位。

2. 先天性髋关节脱位的临床症状 在婴幼儿期因症状不明显，常不被家长所注意，往往是到了步行的阶段方就诊。在站立之前主要的体征有，患侧的下肢比健侧的下肢短，患侧的髋关节活动少且活动受限，踢蹬的力量较健侧弱。患侧下肢常处于屈曲位而不能伸直。检查时可见两侧大腿内侧皮肤皱折不对称，患侧的皮肤皱折加深并增多，会阴部增宽。当牵拉患侧下肢时有弹响声或弹响感，患侧的髋内收肌紧张、挛缩。

小儿站立之后，表现开始步行的时间晚于正常小儿，单侧脱位的患儿表现跛行，双侧脱位的患儿站立时骨盆前倾，臀部后耸，腰部前凸明显，腰背部凹陷，行走如鸭行步态。检查时让患儿呈仰卧位，使其双髋、膝关节屈曲90°，足底着床。可以见到两侧膝关节不在同一平面，患侧低于健侧。患侧的臀部（股三角）呈现凹陷状，触不到股动脉搏动。牵拉小腿进行推拉患侧的股骨时，股骨头可以上下移动，似打气筒样，称其为托伦登伦堡（Trendelenburg）征。另外可见内收肌紧张，髋关节外展活动受限。

3. 先天性髋关节脱位的检查方法 若有上述的症状和体征应进一步做如下检查。

（1）髋关节屈曲外展试验：患儿仰卧位，使其双膝关节和双髋关节各屈曲90°，然后检查者外展患儿的髋关节。如果外展受限，其范围在70°以内，可疑有髋关节脱位。

（2）Galeazzi征或Allis征：患儿仰卧位，双髋关节屈曲90°，足底着床，将其双腿并拢，双侧内踝对齐，患侧的膝关节平面低于健侧。

（3）弹进（Ortolani）及弹出（Barlow）试验：Ortolani试验的方法是：患儿取仰卧位，由一人固定骨盆，检查者的一手拇指置于股骨内侧的上段正对大转子处，其余的手指置于股骨大转子的外侧。另一只手将同侧的髋、膝关节各屈曲90°，并将髋关节逐渐外展。与此同时，位于大转子外侧的四个手指将大转子向前侧和内侧推压，此时可以听到或感觉到有“弹跳”，这是由于脱位的股骨头通过杠杆作用滑入髋臼所致。这一检查若有了“弹跳”即为阳性，可作为诊断先天性髋关节脱位的依据。

Barlow试验的方法是：患儿的体位和检查者的手所置的部位如同上述，检查时与Ortolani法检查相反，检查者的另一只手使患儿的髋关节逐步内收，拇指向后侧和外侧推压，如果股骨头从髋臼中脱出，亦可听到或感觉到“弹跳”，即为阳性。表示可能有髋关节脱位，如果目前还未脱位，但此检查结果为阳性时，应诊断为不稳定髋。

以上三项检查法不适宜3个月以上的小儿，因为这样的操作可能会引起副损伤。

（4）Trendelenburg征：也称为单足站立试验，适用于已经会站立、行走的小儿。正常的情况下，用单足站立时，由于负荷体重侧的臀中肌和臀小肌的收缩，使对侧的骨盆抬起，高于负荷体重侧的骨盆，只有这样才能保持身体的平衡。如果用患有先天性髋脱位侧的下肢单足站立时，因为该侧的臀中肌和臀小肌的松弛，对侧骨盆不但不能抬起，反而下降，为Trendelenburg征阳性（图14-1）。

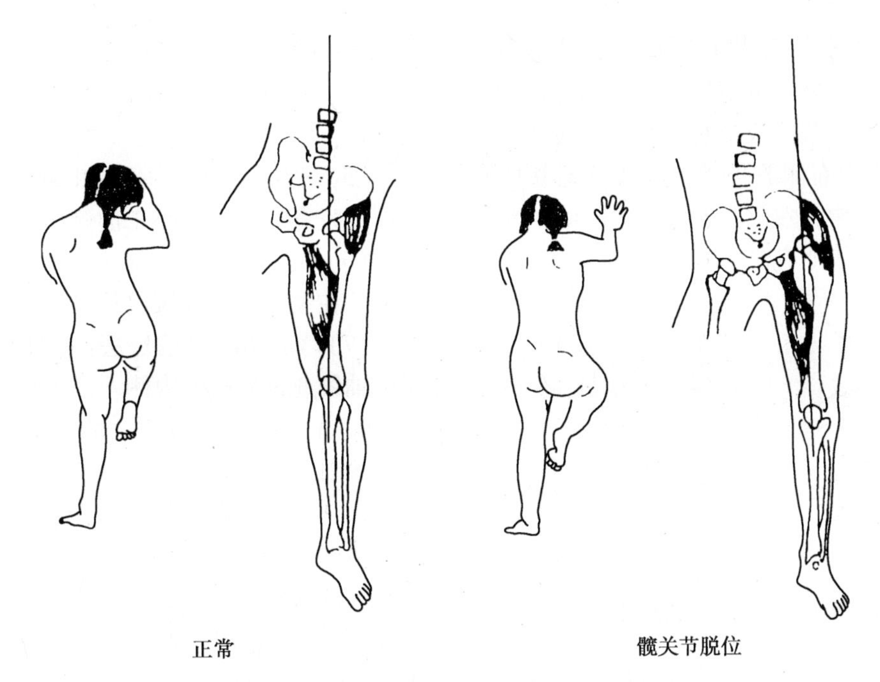

图 14-1　正常髋关节与髋关节脱位的比较

（5）辅助检查方法：应用 X 线检查，用髋关节正位像来判断是否有髋关节脱位（图 14-2）。

1）关节四区划分法（Perkin 方格）：应用图 14-2 中的各个线条将髋关节周围区分为四个区，也称为 Perkin 方格。

• 1—1′线：是通过双侧髋臼软骨也称为 Y 形软骨的中心点连一直线并加以延长的水平线，正常小儿的股骨头骺应在此线的下方。

• 垂直线 2—2′和 3—3′：是通过髋臼外上缘的两条垂直线，正常小儿的股骨头骺应在此线之内。

用上述几条线将髋臼分为四个区，正常情况下，股骨头的骨化中心在内下区内，如果不在此区内，可根据程度不同区分为脱位和半脱位（见图 14-2 中的左侧）。

2）Calve 线和 Shenton 线测量法：上弧线（3—3′）Calve 线（5—5′）：沿髂骨的髂前下棘至髋臼外缘划一条弧线，向下方延伸，再经过股骨颈上缘划一连续的弧线。当有髋关节脱位时，此弧线被破坏。

• 下弧线（4—4′）6—6′（Shenton 线）：沿闭孔上缘向外上方延伸，再沿股骨颈的下面、股骨干的内面划一弧线。当有髋关节脱位时，此弧线被破坏，也称为 Shenton 线中断（见图 14-2 中的左侧）。

3）高度与距离测量法

高度：是从股骨干骺端最高点至 1—1′线引的垂直线，正常值为 7～10mm，小于 5mm 为病理现象，考虑为髋关节脱位。

距离：切线 4—4′与水平 1—1′的交点至 7 的距离，正常值为 10～15mm，大于 20mm 为病理现象，考虑为髋关节脱位。

4）髋臼角测定法：切线 4—4′（通过髋臼内、外缘的切线，也可以说是从 Y 形软骨中心点向骨性髋臼顶部外侧上缘最突出点连线）与水平 1—1′的交角（角 A）。

髋臼角也称髋臼指数，正常新生儿为 30°～40°，1 岁为 23°～28°，3 岁为 20°～25°。大于此范围者表示髋臼发育不全，说明此髋臼窝较浅，即使股骨头的骨化中心在髋臼内，以后仍有可能发生脱位。

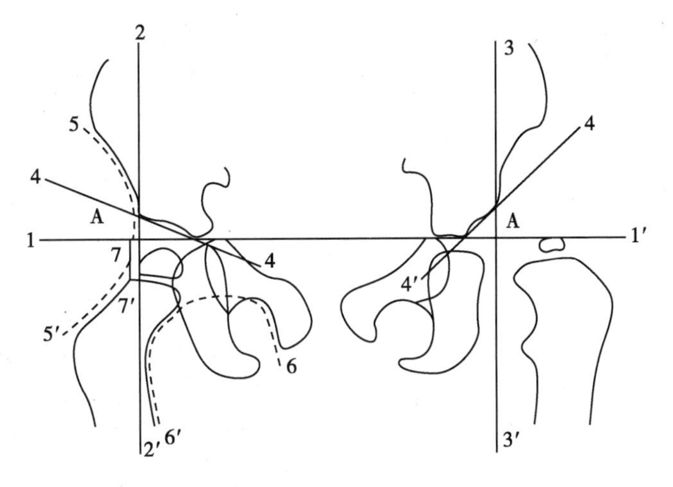

图 14-2　髋关节 X 线正位像判断脱位的方法
（右侧正常，左侧脱位）

5）Von Rosen 拍片法：使双侧下肢呈伸直并外

展、髋关节内旋位上拍X线片。画出股骨干中轴线，然后向上延长。在正常情况下，此线通过髋臼的内侧。当有髋关节脱位或半脱位时，此线通过髋臼外侧，图14-3中右侧股骨干中轴线的延长线在髋臼的内侧，为正常；左侧侧股骨干中轴线的延长线在髋臼的外侧，表明有髋关节脱位。

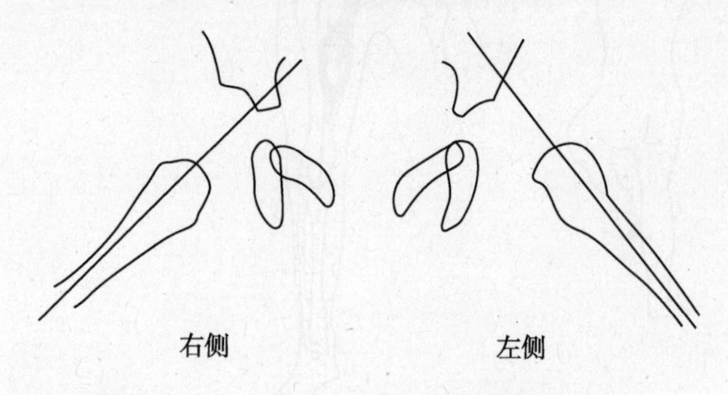

图14-3 Von Rosen拍片法判定髋关节脱位

6）头臼指数（acetabular head index，AHI）评定法：参照第七章。

4. 总结归纳髋关节脱位的X线诊断有如下几点：

（1）髋臼：浅，呈碟形或三角形，髋臼角增大。

（2）股骨头的改变

1）影像改变：骨骺的出现晚于健侧，外形小而不规则。股骨头脱位时可见其向外上方移位，脱出髋臼之外，半脱位时X线表现不明显。

2）X线测量：①股骨头外上方移位，位于Perkin方格的外上象限。②上、下弧线均不连续；c高度（h）线 <5mm；d距离（f）线 >20mm。

（3）股骨颈：短缩，股骨颈前倾角加大，最大可达90°。此角在患儿侧卧位上测量，小儿的正常值为25°~35°，成人为15°左右。

（4）股骨：发育细小，高度脱位时小粗隆发育较大。

（5）骨盆：患儿常采取患侧坐位，耻骨支和髂骨翼的发育均差，并小于健侧，骨盆向健侧倾斜。

（6）髋关节造影：髋关节脱位可使关节唇向内移位，在关节唇的外侧出现股骨头压迹。

（7）Von Rosen拍片法：在正常情况下，股骨干中轴线通过髋臼的内侧。

5. 先天性髋关节脱位的处理 本病关键是要早期诊断、早期治疗，治疗越早，效果越好。对已经确认是先天性髋关节脱位、半脱位和髋臼形成不全的病例，要进行保守治疗，并且要观察经过，预防髋脱位的发生。

（1）1岁以内的患儿：应用带蹬吊带法，如果生后8~9周发现有先天性髋关节脱位或半脱位，可以使用带蹬吊带6~9个月（图14-4）。

（2）1~3岁：轻症病例仍可以应用带蹬吊带法，如果使用4~6周仍不能复位者，可改用手法整复，石膏固定法。石膏固定采用“人字形石膏”，即在髋关节外展80°左右，膝关节微屈的状态下进行石膏固定，石膏固定后允许患儿带石膏踩地活动。

在脑瘫患儿中的先天性髋关节脱位病例也可以应用上述的方法进行治疗。

（3）明显的髋关节变形病例：对于有明显的髋关节变形病例，可以根据其需要，如上所述，从婴幼儿期开始应用髋关节外展的矫形器。或者积极地进行髋内收肌切断术、髂腰肌肌腱切断术，以期恢复肌肉间的平衡，预防髋关节脱位和半脱位。

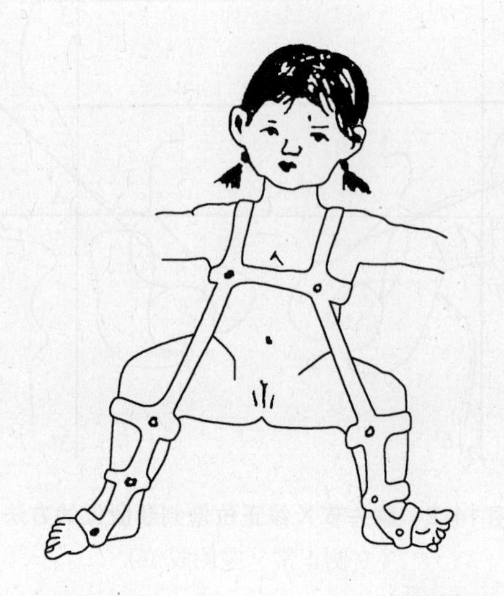

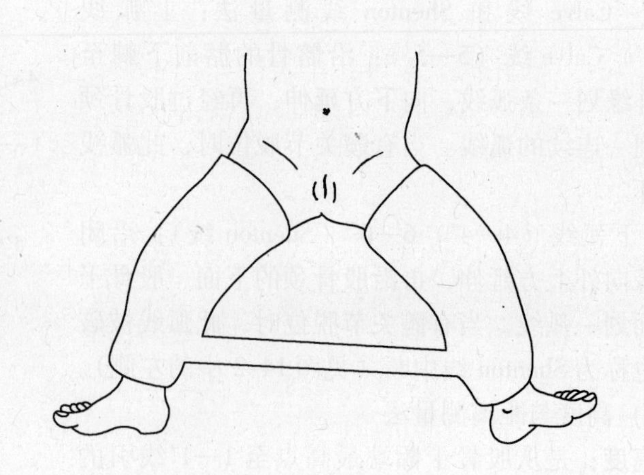

图14-4 带蹬吊带法治疗髋关节脱位

（二）脑性瘫痪患儿的髋关节脱位

髋关节脱位是重度痉挛型脑瘫患儿常见的问题，髋关节脱位不仅导致步行障碍，也引起坐位、卧位的不良姿势，甚至影响全身的状态，所以应引起高度重视。

1. 髋关节脱位的产生原因　脑瘫患儿的髋关节脱位与先天性髋关节脱位不同，后者是在出生时即有的，而脑瘫患儿往往出生时髋关节是正常的，在1～2岁之前髋关节在X线上几乎在正常范围。其后，由于长期的异常的外力作用产生髋关节脱位。这种异常的外力就是指患儿在成长时期髋关节周围肌肉的不均衡（muscle imbalance）。

主要的表现出不均衡的肌肉是内收肌和髂腰肌，当这两块肌肉痉挛和短缩，而臀大肌和臀中肌力量减弱，于是就形成了很强的屈曲、内收的力量和弱小的伸展、外展力量，其结果是导致股骨头向外侧偏移而从髋臼窝脱出（图14-5）。这种情况常见于明显的肌肉痉挛、神经学上呈现未成熟的整体模式的重症患儿。因为，髋关节会随着痉挛的加重而发生变形，痉挛越重，髋关节的内收、内旋的变形就越重，而且在以后运动发育也越不成熟。另外，障碍程度越重股骨颈部的前倾角和髋臼角就越大，于是逐渐地出现髋臼形成不全，随着髋臼形成不全程度的加重，会引起股骨头向侧方移动。并因此而增强了髋关节的屈曲变形，至学龄期的前后，进展为髋脱位或半脱位，其中多数为一侧性。重症患儿多表现为神经学方面的不成熟，即由于原始反射的残存，导致身体姿势的左右差别，髋关节周围肌肉之间的紧张性不均衡，并因此引起的不良姿位，这些都是发生髋关节脱位和半脱位的重要原因。

脱位症状一般发生在患儿的7岁前后，有这一时期，由于身体的成长速度快、运动性增强以及因入学而减少训练等因素使病情加重，所以在这一时期必须对患儿进行适应新环境的训练。过了这一时期的患儿几乎没有从半脱位进展至完全脱位的，因为这时虽然仍然有肌肉的不均衡，但是与髋关节本身的稳定性相关的关节囊、韧带等软组织的性能和骨骼的性能都已经明显增高，故可阻止髋关节脱位的发生。

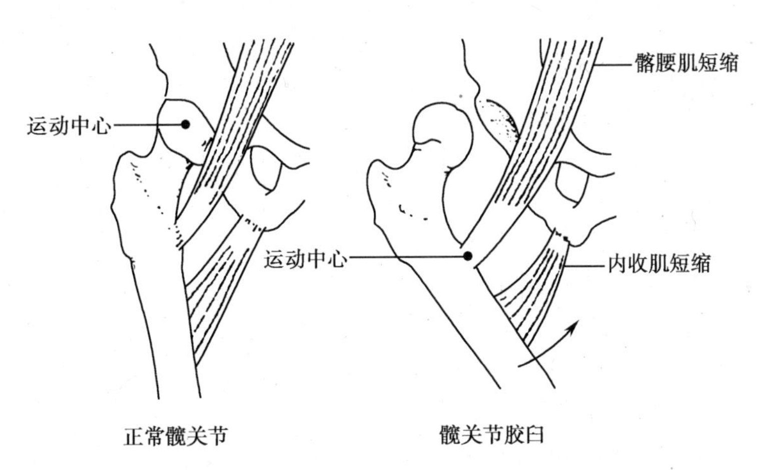

图14-5　髋关节脱位的产生原因示意图

2. 髋关节脱位所产生的功能障碍

（1）髋关节的支持功能低下：用脱位侧的下肢负荷体重时会引起不良姿位，同时也引起立位和步行的障碍。

（2）髋关节可动范围受限：患侧髋关节呈内收屈曲位，致使身体成为非对称的姿位。在坐位上骨盆后退，使坐位平衡不佳。如果不予以处理可导致脊柱的侧弯。另外，由于大腿的分开受限，使对会阴部的护理以及穿、脱裤子发生困难。

（3）疼痛：由于软组织被牵拉以及软骨的损伤而引起疼痛，这种疼痛又会加重肌肉的痉挛，从而形成恶性循环。另外，疼痛还可引起患儿情绪不佳、睡眠障碍、摄食障碍等，以致全身状态的不佳。

当然，上述的三项症状并不是所有患有髋关节脱位的患儿都存在的，如果是两侧髋关节脱位，也有的患儿股骨部位的活动良好而无疼痛。

3. 对不同年龄的脑性瘫痪患儿髋关节脱位的手术治疗

（1）婴幼儿期（1～3岁）：对婴幼儿期的髋关节脱位，要同先天性髋关节脱位一样进行积极地处理，可以应用保守治疗法的整复术和肌解离术。髋关节脱位多发生在重症患儿，这样的病例肌肉的痉挛程度严重，同时身体的一般状态不佳，如果无论手术还是保守疗法都有困难，不得已的情况也只好放置。

（2）学龄前期（3～5岁）：对幼儿期的髋臼形成不全、髋关节半脱位首先应通过对髋内收肌的切断手术来恢复肌肉间的平衡，可进行两侧髋内收肌的切断，然后用石膏将两髋关节固定于外展位上。过了3周拆掉石膏后，因髋内收肌已经被抑制，下肢可能会从术前的全伸展模式变换为全屈曲模式，即成为所谓的蛙状肢位（frog leg position），这是因为神经发育未成熟而易产生整体模式的缘故。如果为了抑制这种屈曲模式而积极地进行伸展的训练，如立位等训练的话，可能会再次出现伸展模式占优势的状态，也有可能再次出现脱位。此后，对于需要再次手术治疗的病例，应该对所有髋关节周围肌群的短缩和过紧张状态进行逐一的评定，充分研究患儿的姿势、运动模式，决定手术的术式，手术的指征如下。

1）髋外展30°以下的内收肌挛缩：可行髋内收肌切断术。

2）托马斯（Thomas）试验20°以上的髋关节屈曲挛缩：可行髂腰肌切断术或将其向前方移行。

3）大腿后侧肌群（腘绳肌）的挛缩：腘角40°以下，对各肌肉分别进行延长术。

4）下肢严重的全伸展模式以及在大腿后侧肌群延长术后预计可能出现膝屈曲的病例：可将股直肌在起始部切断，与髂腰肌的两端吻合。这种手术方法是为了防止仅仅切断内收肌而导致的屈曲模式占优势的状况，对引起屈曲模式的髂腰肌、大腿后侧肌群进行解离，因而取得伸展模式（内收肌）和屈曲模式（髂腰肌、大腿后侧肌群）的平衡。同时，对于伸展模式占优势的病例，可以通过这种手术方式同时可以再加上属于伸展模式的股直肌，以取得平衡。

对于重症痉挛有一侧髋关节完全脱位、呈整体伸展模式的病例可以进行两侧内收肌的切断和髂腰肌的切断，和大腿后侧肌群的延长术，同时，为了整复脱位，还可以切断脱位侧的作为髋关节屈肌的股直肌。通过上述一系列的手术，可以整复脱位，使患儿的髋关节外展、伸展并膝关节的伸展变得容易，进而可使扶持立位也变得容易。另外，坐位也可以取髋外展位，同时，由于大腿后侧肌群的解离，使骨盆的后倾减轻，坐位的平衡得以改善。在椅子坐位上，脱位侧的膝关节已经变得容易屈曲，而另一侧的膝关节常有伸展现象。这些明显的效果说明了在进行手术之前所考虑的将股直肌作为膝关节的屈曲肌而进行治疗的方法的有效性。因为股直肌是两关节肌，虽然是在起始部进行切断，也可对膝关节产生影响。

（3）学龄期：重症痉挛型的患儿多数在早期，即三四岁时进展成髋关节半脱位。而运动发育水平较高，可以保持立位并可以应用辅助用具步行的中度患儿则多在五六岁时进展为髋关节半脱位。半脱位的患儿在到了入学的年龄，即六七岁时可在一年间的短时期内迅速的进展至完全脱位。这时如果单纯地进行软组织的解离手术，常可导致骨性变形，所以应该进行骨的手术。要在改善引起脱位的重要原因肌肉的不均衡的同时对产生的继发变化即股骨颈前倾角的增大和髋臼窝形成不全症状进行处置，以利于髋关节脱位的整复和整复后的保持。X线上见到的外翻髋几乎完全源于髋臼窝的增大，在CT片上更容易确认。对股骨颈前倾角增大至50°～70°的病例可以进行股骨旋转截骨术，以求得向心性的改善。对于髋臼角30°以上的髋臼形成不全的病例可进行沙尔特骨盆截骨术（Salter，Pemberton）。

（4）年长儿的完全脱位：脱位以后经过很长时间的病例，如果应用对学龄期患儿所进行的治疗方法仍然不能整复，在严重影响到姿势的对称性时可进行股骨头切除术。如果为了扩大关节活动范围，可以切至股骨头以下。这种手术的缺点是虽然可以改善坐位的姿势，但是却增加了不稳定性，使患儿在坐位时需要辅助。

对此一时期可能有自力步行能力并同时伴有髋臼形成不全的髋关节半脱位的病例可进行骨盆内移截骨术（Chiari）（图14-6），也可进行髋臼形成术。

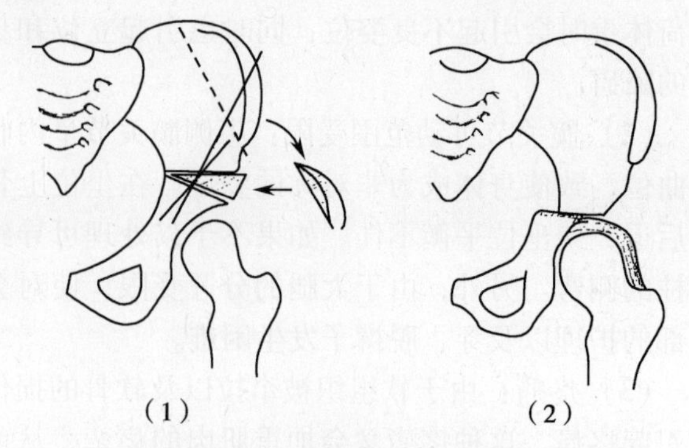

图14-6 骨盆内截骨术示意图

（5）没有自力步行希望的重症儿：无自力步行希望的重症儿的多数都进展至髋关节脱位，因此，为了避免髋关节变形的加重也需要进行髋关节脱位的处理。如果放置不管，随着患儿年龄的增大，两下肢的长度差会越来越明显，在用拐辅助步行的病例其步态会越来越差，给看护带来一定的困难。特别是即使用拐也难以步行的重症病例，由于被放置而致明显的髋关节脱位。为了减轻对这些病例的护理的困难，可以进行肌解离术、用钢丝牵引或髋关节囊关节形成术（Colonna）等。

需要注意的是，对处理髋关节脱位的肌解离术要和对股内收肌群切断术和髂腰肌的处理同时进行，另外，处理髋关节脱位以后的管理要比手术本身更为重要，术后要在相当长的时间内终日应用髋关节外展的矫形器，其后还要应用夜间矫形器，必须彻底的保持髋关节的外展位。通过这样的管理也可以明显的改善髋臼形成不全，也有可能由于这样的管理而避免了以后再次进行手术。

4. 手术后的训练

（1）早期的训练：手术后因有石膏的固定以及全身状态不佳，可以从早期开始进行在床上的训练。一般可在手术后的第二天拔去引流管，但是为了防止尿液污染内收肌的手术部位，可在术后的第3～4天再拔去导尿管。一旦拔去引流管和导尿管就要积极地进行体位交换等训练。同时在床上进行石膏固定以外部分如上肢和躯干的伸展训练。因为此时尚不能取坐位，所以在患儿进食时要寻求使口腔运动顺畅的体位。手术后约一周时可以开始在训练室进行训练。这时因为有石膏的固定，患儿较容易取立位，但立位的训练仍然是以上肢和躯干的伸展为中心。同时，也要进行为将来立位做准备的在立位上用下肢负荷体重的训练和上肢的伸展支持训练等。

（2）后期的训练：手术后三周拆去石膏后，应用布带等对髋关节予以固定后进行ROM的训练。训练中要注意尽量不要使患儿产生疼痛和肌肉的痉挛，如果想要在髋、膝关节的伸展位上一次获得屈曲的全活动范围，就会引起疼痛，所以要慎重的、缓慢地进行。同时也尽量不要使患儿产生对训练的恐惧感，疼痛和恐惧是导致痉挛的原因，其结果是加重疼痛和不快感，从而形成恶性循环。另外，使髋关节内收屈曲的训练有导致再次脱位的危险性，所以在ROM的训练时，要使髋关节只达到内收、外展的中间位即可，不可再向内屈曲。布带固定两周后，可以改换为髋关节外展矫形器，应该应用能使髋关节在外展30°的位置上可以屈伸的矫形器。在这一时期，由于髋关节的活动范围已经增大，只有在最大屈曲位上才能引起疼痛，所以除了进行ROM的训练外，也应同时进行坐位、立位平衡的训练。如果大龄儿在手术前已经具有立位的水平，而且能确实的负荷体重，也可进行步行的训练。

5. 治疗效果 手术应该达到三个目的，即髋关节脱位的整复、恢复髋关节的可动性和支持性。如果确实达到了这些目的，则可以矫正非对称姿势、消除疼痛，并使患儿能够取坐位和立位。同时，也可便于护理和给予活动的协助。另外，可以改善睡眠、加深呼吸，使排便通畅，使情绪得以改善。

（柴 瑛）

第四节 对尖足变形的手术治疗

在对脑瘫患儿所进行的手术疗法的下肢的手术中，可以说大多数是对尖足变形的矫正手术。在足部最常见的变形就是尖足变形，运动发育越好，尖足变形的程度越重。在各种类型中痉挛型偏瘫多为内翻尖足，痉挛型双瘫则多为外翻尖足，而且，运动发育越不成熟，越多见到外翻尖足、舟状底变形、踇趾外翻等。运动发育成熟度最差，连坐位都不可能的重症病例，踝关节反而呈过度的背屈位。

对有可能发育至具有实用的、自力的步行能力的病例多数是只进行对尖足变形的矫正手术。如果变形只限于足部的局部，手术效果较好，但也有复发的可能性。

一、一般概念

（一）手术的方法

根据在膝关节伸展位上踝关节背屈的程度不同而采取不同的手术方式。

1. 病例1 在膝关节伸展位上，踝关节背屈0°以上有困难，但是在膝关节屈曲90°时踝关节较易背屈且可达0°以上的病例，表明该患儿的腓肠肌（gastrocnemius）有挛缩，但是比目鱼肌（soleus）无挛缩。对此类患儿可以进行腓肠肌腱膜切离术（aponeurotic division of the gastrocnemius）和跟腱的部分切离术（incomplete tenotomy of heel cord）。

2. 病例2 无论是膝关节伸展位还是屈曲位踝关节均不能背屈0°以上的病例，表明腓肠肌和比目鱼肌均有挛缩。对此类患儿可以进行跟腱延长术（heel cord lengthening）。

3. 其他的尖足矫正术 除了上述的手术方法外，对尖足的矫正手术还有如下几种。

（1）胫骨神经支切断术（neurectomy of branch of tibial nerve）。

（2）腓肠肌起始部两头切断术（distal transplantation of the heads of origin of the gastrocnemius）。

（3）腓肠肌切断术（gastrocnemius recession）。

（4）腓肠肌肌腱延长术（lengthening of the aponeurosis of the gastrocnemius）。

（5）跟腱移行术（heel cord advancement）。

（二）手术的年龄和手术适应证的选择

尖足变形的矫正手术应在患儿的学龄期前后进行，手术的适应证和手术的实施时期要在观察患儿的足部变形的同时充分考虑运动发育情况的基础上再决定。

1. 重度尖足变形 对于重度的尖足变形如果早期不予处理而等待至生长发育停止时期，常会导致骨和关节的变形，而且，这时再通过肌腱的手术来矫正变形就已经很困难。所以重度的尖足变形要在12～13岁之前进行手术治疗，以期得到恢复足部的肌肉之间的平衡，改善步态的疗效。

2. 中度尖足变形 运动发育比较未熟的病例中，即使有自力步行的可能其步行也缺乏实用性，或者需要用拐辅助步行，对这样的患儿的矫形手术应该首先从中枢侧开始，即依从髋→膝的顺序，在进行了中枢部的手术之后再考虑进行矫正尖足变形的手术。但是要知道，在学龄前期进行手术，特别是在3～4岁时进行的矫形手术，以后的复发率较高。

（三）关于过度矫正问题

在尖足的矫形手术中常见到跟腱延长术术后发生的过度矫正的现象，这类手术多是针对运动发育尚未成熟有自力步行可能，但又缺乏实用性或需用拐辅助步行的病例。过度矫正的原因多为手术适应证的选择错误或者跟腱过度延长，对这样的病例的再次矫正要比对初次矫形术后又复发的病例的再次矫正要困难。

过度矫正后如果置之不管，时间长了会因异常的姿位而导致骨、关节的变形、肌腱的走行异常等不利后果。也可以使导致髋、膝关节变形的加重和姿势与步态的显著恶化。

对于过度矫正的处理方法，不可应用跟腱再缩短的手术，因为这样的手术方法不会有效。可以进行胫骨前肌移行术（posterior transfer of tibialis anterior）和足关节的前方骨性制动手术（anterior bony arthrorisis of the ankle joint）。在进行尖足的矫正手术时，术中踝关节的被动背屈虽然可以超过0°而达到正常范围，但是应该矫正到感觉有一定的抵抗的程度。

二、对内翻尖足变形的矫正手术方法

对于轻度的足内翻首先应该应用踝足矫形器进行矫正，并观察经过，必要时再进行手术矫治。

由于胫骨后肌痉挛而导致的明显内翻并引起挛缩的病例，应进行矫正内翻的手术，常用的手术的方法如下：

（一）胫骨后肌延长术

这一手术是最普通的矫形手术方法，从内髁部开始向中枢侧切开皮肤，切口5～6cm，将胫骨后肌（tibialis posterior）肌腱做Z状切断并延长（图14-7）。

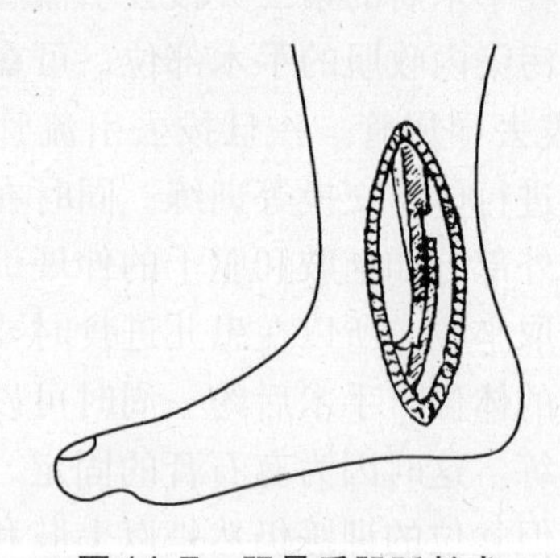

图14-7 胫骨后肌延长术

（二）胫骨后肌附着部切断术

这一手术的术式简单，有导致足外翻变形的危险性。但是，经过长期观察未发现有出现外翻尖足变形的病例，术后效果较好（图14-8）。

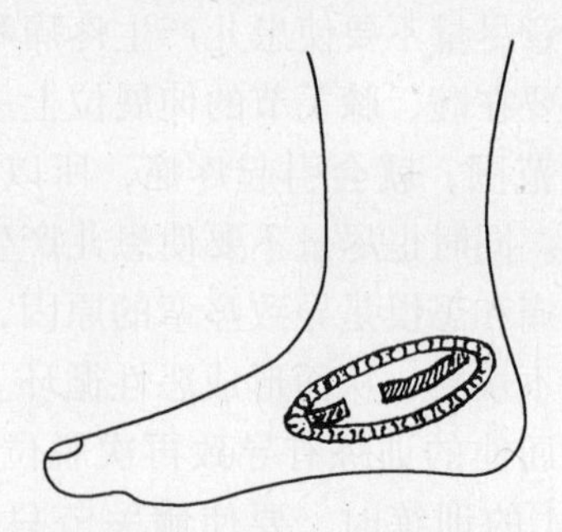

图14-8 胫骨后肌附着部切断术

（三）胫骨后肌部分肌腱切断术

在接近胫骨后肌附着的部位将其肌腱切除 1/2～1/3，然后在此部位的上方（中枢侧）2～3cm 处，在肌腱上一切口的对侧将肌腱切除 1/2～1/3。如果限制了足外翻可以将胫骨后肌延长约 1cm。这一手术方法对挛缩很明显的病例的内翻尖足矫正并不充分（图 14-9）。

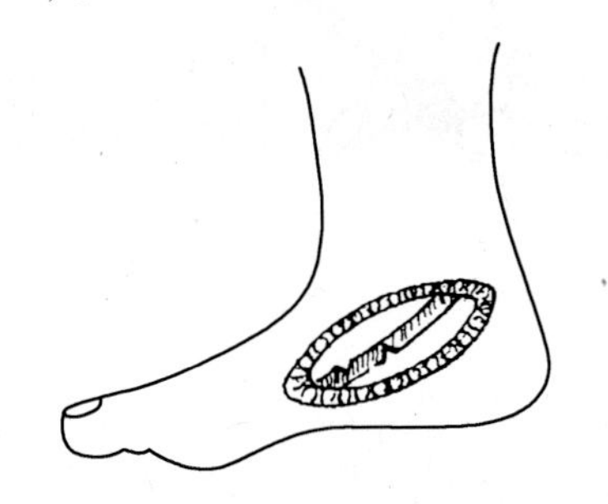

图 14-9 胫骨后肌部分肌腱切断术

（四）胫骨后肌延长术

胫骨后肌延长术（sliding lengthening of the posterior tibial muscle）的方法是，在胫骨髁部的上方，小腿的下 1/3 处切开皮肤，露出胫骨后肌，对其肌腱进行两处切除术。其中对上方侧的肌腱实行横切，下方处肌腱实行斜切，将足部矫正至外翻位（图 14-10）。

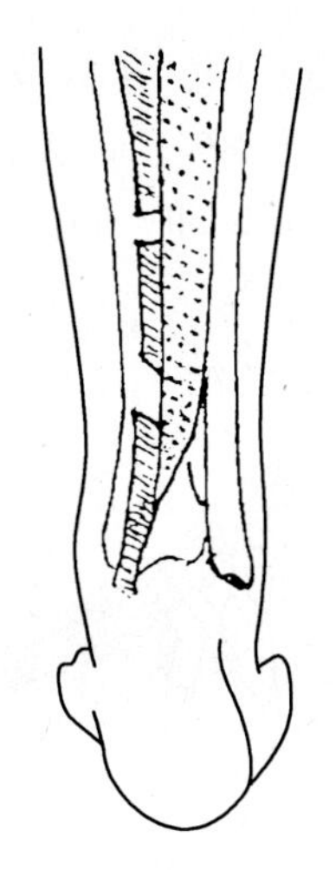

图 14-10 胫骨后肌延长术（sliding 法）

（五）胫骨后肌移行术

胫骨后肌移行术（transplatation of the tibialis posterior tendon）的方法是，将胫骨后肌在其附着部切断，然后将其断端通过胫、腓骨骨间膜移行至足背。移行的部位最好是移至中间楔骨（intermediate cuneiform bone）和外侧楔骨（lateral cuneiform bone）（或称第 2、3 楔骨），这种移行方法要比移行至骰骨（cuboid bone）为好（图 14-11）。

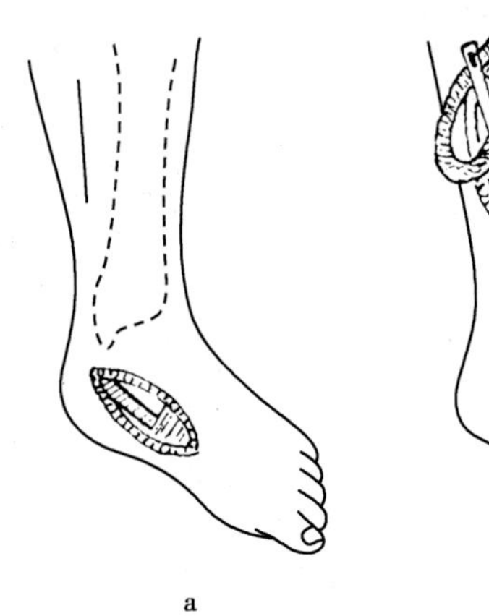

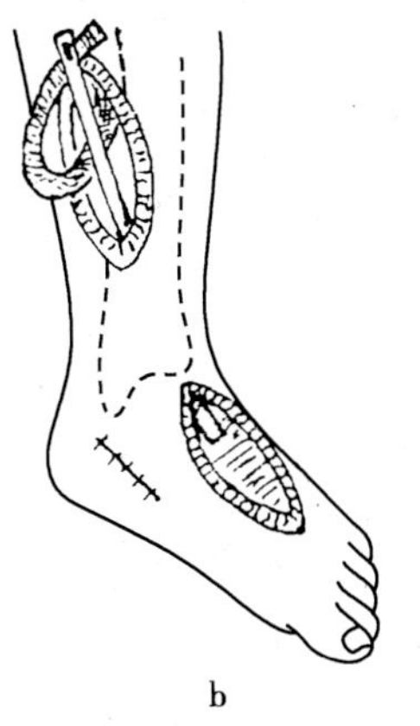

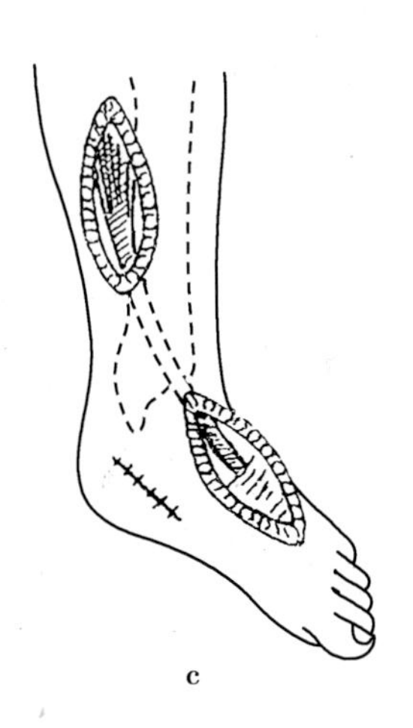

a b c

图 14-11 胫骨后肌移行术

在小儿期进行胫骨肌移行术短期效果较好，但是经过长时间的观察，往往有复发和过度矫正的倾向。特别是在过度矫正方面，常易引起踝关节的活动范围明显受限的现象。所以，本手术方法应在小儿的生长发育停止后再进行效果较好。但是，在这一年龄阶段有时骨、关节的变形已很明显，单纯只通过肌腱移行的手术来矫正尖足已经有一定的困难，有时还需要进行跟骨截骨术（calcanea osteotomy）和三关节固定术（triple arthrodesis）。

（六）胫骨后肌分割移行术

胫骨后肌分割移行术（split transfer of tibialis posterior）的方法是，在胫骨后肌的附着部将其切断 1/2 部分，然后将胫骨后肌从中间一分为二的切开直至需要移行的部位。再将肌腱的游离端通过胫、腓骨的后面移至足的外侧，移行至腓骨短肌（peroneus brevis）之上（图 14-12）。

（七）跟腱前方移行术

图 14-10 中，将跟腱从 C 处移行至 D 处，于

是，在图14-13（a）中，在脚放平的情况下，小腿三头肌的肌力减低48%，而在（b）足跟离地的情况下，支撑力（push-off）只减少了15%。

（八）胫骨前肌移行术

如图14-14将胫骨前肌向后方移行至跟骨处。

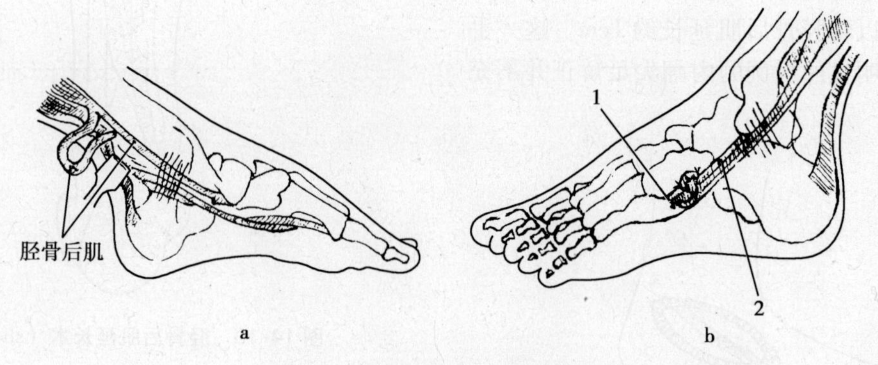

图14-12 胫骨后肌分割移行术

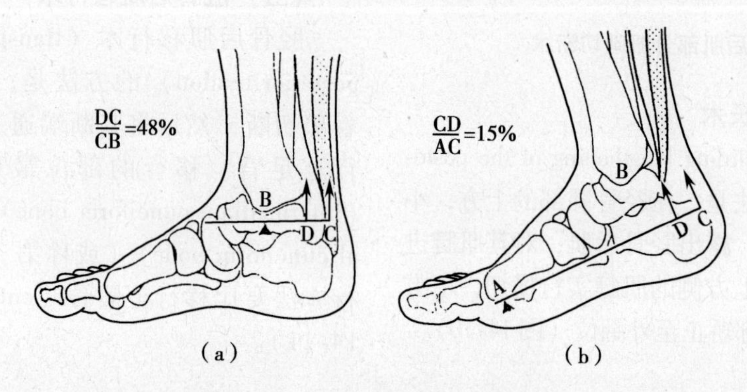

图14-13 跟腱前方移行术的原理

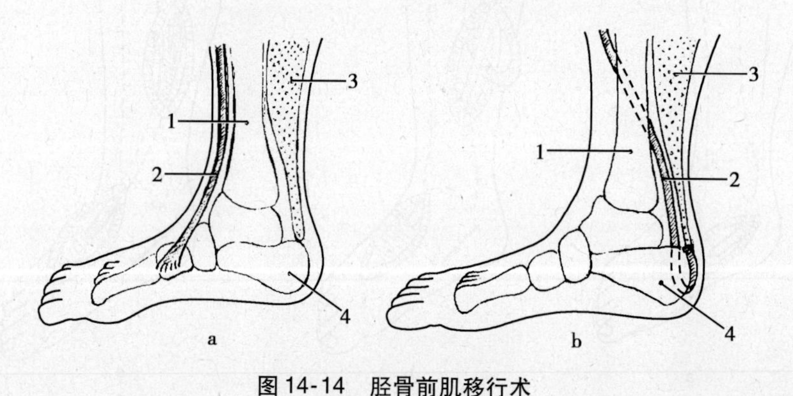

图14-14 胫骨前肌移行术

a. 手术前；b. 手术后

1：胫骨；2：胫骨前肌；3：腓肠肌；4：跟骨

对于尖足变形的各种手术的并用的适应证，要依据尖足变形的程度来决定，做某一肌腱延长术时，一定要注意不要过度的延长，以免带来过度矫正的不利后果。

三、对外翻尖足变形的手术治疗

外翻尖足变形是脑瘫痉挛型双瘫的下肢剪刀样变形中的部分现象，是较常见的变形。在少年时可能仅在起立和步行时呈现出舟状足底变形，随着年龄的逐渐增长，会成为固定的变形。

对于外翻尖足变形，同样在早期应该应用踝足矫形器进行保守治疗，观察经过。Grice主张，当外翻变形非常明显时，即使舟状足底尚未固定，也可进行距跟关节的关节外固定术（subtalar extraarticular arthrodesis），这种手术方法也可以应用于因弛缓性瘫痪而致的足部外翻变形。本法近年来派生出许多变法，其应用原则是，对幼小的患儿也可以进行此手术，虽然是在生长发育完成之前进行的，但是不会带来踝关节的运动受限的后果，并可由此而避免将来进行三关节固定的手术。在固定术中应用的移植骨可以取自胫骨、髂骨和肋骨（图 14-15）。

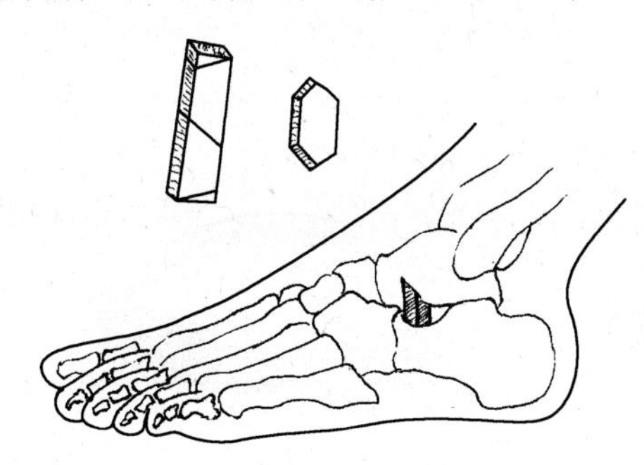

图 14-15　距跟关节的关节外固定术

这种手术方法的效果取决于手术的技术，如果移植骨选择的部位好、骨愈合的也好，则效果就好。如果移植的部位不适合，可能会使移植骨从移植床转位或者移植骨过大而过度的矫正了足的外翻，反之过小又会矫正的不足，或者移植骨被吸收。进行此手术之后要在相当期间内避免用足负荷重量，并要进行相应的训练。

（柴　瑛）

第五节　对有不随意运动类型患儿的手术治疗

有不随意运动的不随意运动型脑瘫患儿要比痉挛型患儿的关节变形少一些，所以手术的适应证也少。此类患儿若同时与痉挛型混合存在，或者是为了控制其不随意运动也需要进行手术治疗。对有不随意运动的患儿的肌腱的手术方式只有将有不随意运动的肌肉改换为其他的肌肉，但是即使进行了这种手术，术后被改换的其他的肌肉也不可避免地要参加到不随意运动中去，因而仍然会制造出与原来相同的变形。特别是进行肌腱移行术，常会引起这样的结果。因此有的学者认为对于不随意运动型的患儿的手术之中，只有对骨、关节的手术是有价值的手术。有的学者则认为，对有选择的病例进行肌腱切断或者神经切断术，可以减少不随意运动。

不随意运动较为局限的病例手术效果较好，但如果不随意运动是全身性的而且不随意运动较为明显的病例，有时通过手术治疗反而会加重变形，或手术后形成与原来相反的变形，或者使全身的不随意运动增强等不良后果。所以，对有随意运动的患儿的治疗应该是首先进行训练、应用矫形器、石膏固定等治疗手段，然后经过长时间的观察，在确认不能引起不随意运动增强的情况下，再考虑手术治疗，这样往往能得到较好的效果。

一、控制不随意运动的肌腱固定术

一般来说，不随意运动的表现是，上肢重于下肢，远位关节重于近位关节，并引起各种动作的困难。特别是在足部，在步行时从摆动期至支撑期的期间，由于胫骨后肌的不随意运动而形成内翻尖足，从而使步态恶化。虽然不随意运动而致的内翻尖足一般情况下是可逆的，但是如果长时间的、反复的出现，或者与痉挛型混合存在，则会导致挛缩样的变化。因为不随意运动而致的内翻尖足用石膏固定或应用矫形器可以得到改善，但有的病例会相反的引起全身的紧张性增强。如果用上述方法长时间仍无效果，则应考虑手术治疗。对这类患儿如果用肌腱切断术或肌腱移行术，会破坏肌肉间的平衡，有很大的复发和引起相反的变形的危险性，所以进行关节固定术更为合理。另外手术的年龄也有一定的限制，在早期为了改善因不随意运动引起的异常姿位和步态而进行的手术治疗，手术时不要过大的改变肌肉间的平衡，尽可能的维持肌腱的生理状态，手术时只是去除或减少足部的不随意运动。也可以说合理的手术方式可以抑制引起不随意运动的异常的肌腱收缩，改善足的内翻尖足。为此，应进行胫骨后肌固定术，控制足关节的异常运动，改善内翻尖足。

二、手术适应证

手术治疗要选择具有如下条件的病例：

1. 在不随意运动中胫骨后肌的不随意运动最显著的病例步行时足部呈异常姿位，即明显的内翻尖足，步态不佳。

2. 全身性的、明显的不随意运动的病例不适宜手术治疗，手术对象尽可能是不随意运动只局限于下肢特别的足部的病例。

3. 手术适应于应用石膏固定和矫形器后，长时间观察未引起全身的不随意运动增强的病例。

4. 手术应在患儿年幼时进行，一般在 10 岁左右为好。

三、胫骨后肌固定术

1. 胫骨后肌无短缩的病例　从胫骨髁部开始

沿胫骨的下缘切开皮肤，切口约长7cm，然后切开小腿的筋膜，暴露出胫骨、胫骨后肌和踇长屈肌。从胫骨骨膜开始在胫骨上约每隔1cm处钻三个孔，穿上缝合线，同时将这一缝合线穿入胫骨后肌并将线打结，将胫骨和胫骨后肌缝合在一起，这样就将胫骨后肌固定于胫骨上（图14-16）。

2. 胫骨后肌有短缩的病例 当患儿的胫骨后肌有短缩且被强度地牵拉向末梢侧时，手术的方式应该是在足的外展、外旋位上进行，对这样的病例的固定术中胫骨的三个钻孔要分别高于胫骨后肌的三个缝合孔约1cm，也就是说胫骨的3个钻孔要分别在胫骨后肌的3个缝合孔的中枢侧（上方）的1cm处，经这样固定处理可以减轻或除去胫骨后肌的紧张（图14-17）。

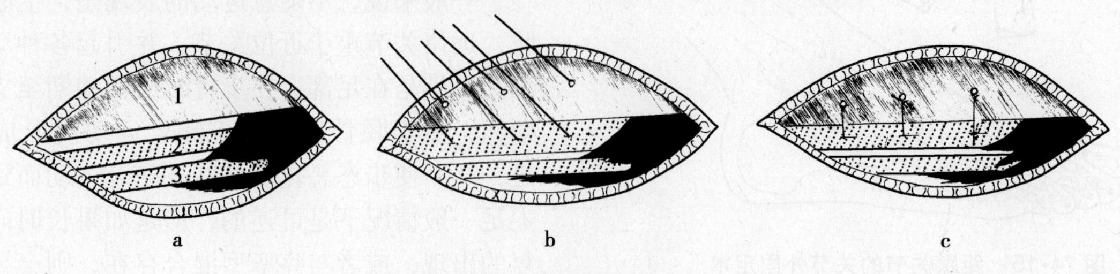

图14-16 胫骨后肌固定术

（无短缩时的手术方式）

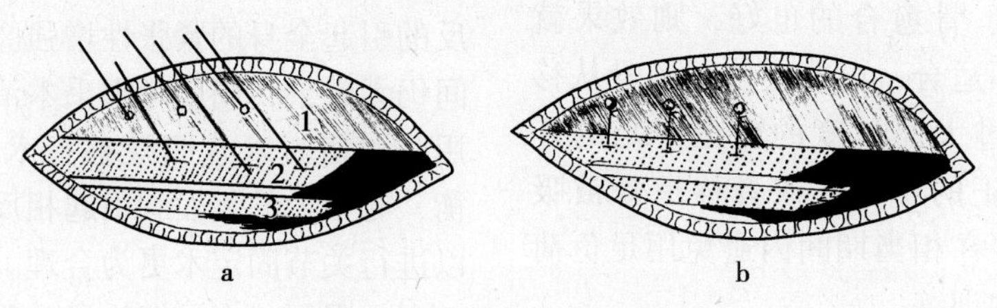

图14-17 胫骨后肌固定术

（有短缩时的手术方式）

当患儿已经到了生长发育停止的时期，用胫骨后肌固定术则不会充分矫正不随意运动，此时进行胫骨后肌移行术效果较好。为了控制由于不随意运动而致的异常姿位而进行的肌腱肌固定术不只限于胫骨后肌，也可以考虑对其他的肌肉进行固定术。如在有非常明显的内翻尖足变形的病例中，引起内翻尖足的原因不只胫骨后肌的痉挛，如果也同时有胫骨前肌非常明显的痉挛，也可以考虑进行胫骨前肌移行术。

关于上肢的手术，有的患儿表现为上肢呈前举位或后举位，或者上肢前举或后举运动受限，对这种异常姿位的控制较为困难的病例也可以考虑用肌腱固定术。

四、脊柱侧弯矫正术

脑瘫患儿常常见到伴随髋关节变形的脊柱侧弯，越是发育未成熟的重症和极重症患儿侧弯越重，而且脊柱的侧弯会随着年龄的增大而加重。因为这种障碍是重度的，所以矫正侧弯的手术适应证少，手术也相当困难。

矫正脊柱的侧弯除了手术方法外，也可以应用矫正的石膏或者脊柱的矫形器实施保守治疗。但是，对这类患儿的治疗比较困难，即使是应用上述方法来维持已经变形的现状也非易事。

（柴 瑛）

第十五章

其他运动障碍疾病的康复治疗

第一节　颅裂与脊柱裂的康复治疗

一、概念与分类

（一）概念

颅裂（cranium bifidum）和脊柱裂（spina bifida）是由于胚胎发育障碍引起的骨缺损而导致一系列症状的疾病。

颅裂的发生部位，依发生的多少为序，依次为枕骨大孔、颈椎和鼻根部。

脊柱裂可发生于脊柱的任何部位，同济医科大学的朱贤立曾统计了1061例此类患者，其结果是脊柱裂的好发部位以骶椎为多，有833例，约占发病人数的82%，其次为胸腰椎部。

（二）分类

1. 颅裂的分类　是由于颅骨的形成障碍而导致的颅骨的缺损，可区分为隐性和显性两种类型。

（1）隐性颅裂（cranium bifidum occulta）：是指只有颅骨缺损而无颅腔内容物膨出的现象。

（2）显性颅裂（cranium bifidum apertum）：又称为囊性颅裂（cranium bifidum cysticum）或囊性脑膜膨出（cystic meningocele），根据膨出的内容物的不同又将显性颅裂区分为以下4种。

1）脑膜膨出（meningocele）：膨出的内容物为脑膜和脑脊液。

2）脑膨出（encephalocele）：膨出的内容物为脑膜和脑实质，不含脑脊液。

3）脑膜脑囊状膨出（cystic meningoencephalocele）：膨出的内容物为脑膜、脑实质和部分脑室，脑实质和脑膜之间有脑脊液（图15-1）。

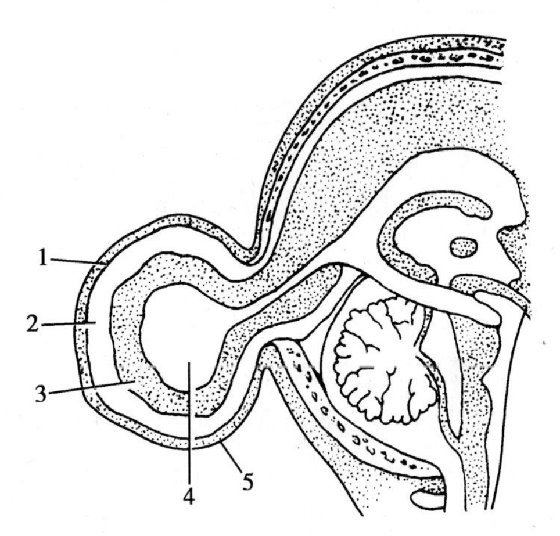

图15-1　脑膜脑囊状膨出示意图

1. 脑膜；2. 脑脊液；3. 脑组织；4. 部分脑室；5. 头皮

4）脑囊状膨出（cystic encephalocele）：膨出的内容物为脑膜、脑实质和部分脑室，但是在脑实质和脑膜之间没有脑脊液的存在。

2. 脊柱裂的分类　脊柱裂是由于椎弓愈合障碍而形成的脊椎管后方的骨性保护如棘突及椎板缺如形成裂隙，使椎管向背侧开放。脊柱裂可区分为如下几种。

（1）隐性脊柱裂（spina bifida occulta）：是指有椎管的缺损，但椎管未完全开放，无脊髓膜、神经组织的脱出，但是也伴有椎管内的各种病变。

（2）显性脊柱裂（spina bifida apertum）：是指椎管完全开放，使脊髓膜、神经组织从裂孔处脱出，多合并脑积水等其他疾病，由于中枢神经受损，也影响智能的发育。

1）脊膜膨出（meningocele）：脊膜囊样膨出，其内只含脑脊液，不含脊髓神经组织。

2）脊髓脊膜膨出（myelomeningocele）：膨出物含有脊髓神经组织（图15-2）。

3）脊髓膨出（myelocele）：脊髓的一段呈平板式的暴露于外界。

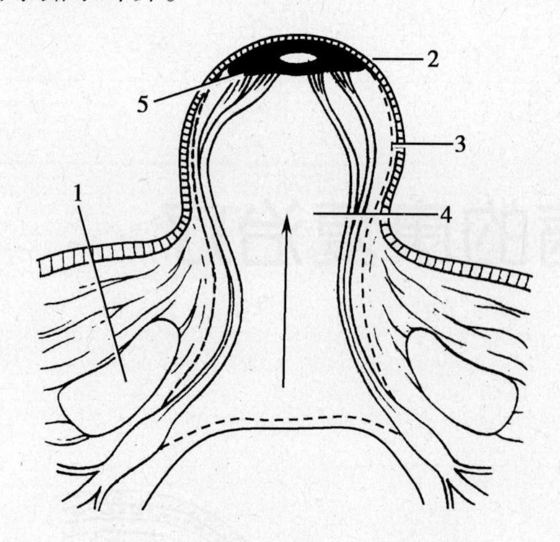

图 15-2 脊髓脊膜膨出（横断面观）
1. 椎弓；2. 皮肤；3. 脊膜；4. 脊髓腔；
5. 脊髓及其扩张的中央管

二、临床症状

（一）颅裂的临床症状

位于颅底的颅裂压迫局部组织可引起局部的功能障碍，还可以影响相应的脑神经的功能，出现脑神经损害的症状和体征。位于颅盖部的脑膜脑膨出，可合并脑发育不全、脑积水等其他脑畸形，故可有肢体瘫痪、挛缩或抽搐等脑损害的症状。

临床的治疗方法是手术关闭颅裂处的缺损，切除膨出的肿块，一般在出生后半年至1年时实施手术为宜。对于引起的其他神经系统症状应进行康复治疗。

（二）脊柱裂的临床症状

脊柱裂病变部位的脊髓功能障碍可引起的下肢不同程度的弛缓性瘫痪和膀胱、肛门括约肌功能障碍症状。某些隐性脊柱裂患儿在成长过程中排尿障碍逐渐加重，到了学龄期仍然有尿失禁，常可导致泌尿系统的感染。脊柱裂可以引起身体方面和精神方面的障碍，以及由于下肢的瘫痪而使其肌力不均衡或形成不良的姿位、变形或关节脱位等。

显性脊柱裂都需要手术治疗，手术的时机在出生后1～3个月。对于引起的其他神经系统症状应进行康复治疗。

三、康复治疗

（一）颅裂康复治疗的目标

1. 确保在入学前获得步行能力 根据患儿的不同病情，尽可能地使之达到接近正常的运动发育水平，或者针对患儿的不同年龄阶段性的促进其运动发育水平。主要着重于预防脊柱、下肢的变形和促进稳定的立位姿势。

2. 使患儿学习并获得生活的自理能力。

3. 对于脊柱裂患儿要训练患儿达到排尿管理方面的自立。

（二）对脊柱裂的不同时期的康复治疗方法

1. 婴儿期

（1）观察和检查要点

1）注意观察下肢的自然位置和自发运动，了解患儿运动和智能发育水平。

2）通过患儿对针刺激的逃避反应等反射和反应来判断瘫痪的水平，即脊髓损害的位置及其定位症状。在新生儿期，如果下肢瘫痪的水平是在第2腰椎以上，则患儿会呈现出蛙状肢位，如果是第3、4腰椎则表现为髋关节屈曲，膝关节伸展，如果是第5腰椎以上，则会出现跟足位（只足跟着地）。

3）检查脊柱和下肢有否变形。

4）了解膀胱和直肠的功能状态及有无脑积水等其他合并疾病。

（2）康复治疗

1）尽早进行髓膜瘤的切除手术。

2）在仰卧位上，要早期进行被动运动，保持各关节的正常可动范围，预防发生上述的几种姿位上的变形和挛缩。

3）在俯卧位上，要防止髋关节屈曲，同时要促进颈部的伸展和上肢的支持性，可以应用小儿感兴趣的玩具诱导小儿活动的欲望。

4）坐位上，如果小儿已经可以竖颈，则可以开始进行坐位的训练。这类小儿在取坐位时，因为躯干和臀部肌肉的肌力低下，所以容易向前方倾倒。在进行坐位的训练时一定要注意设法防止，比如可以在小儿的大腿部放一个圆滚等物品，预防小儿的倾倒。当小儿可以用上肢支撑取坐位之时，可以让其骑坐在柔软的大玩具之上，使小儿体验身体竖直的感觉，同时促进足底的支持性，为立位训练做准备。

5）如果已经有了下肢的变形而妨碍患儿取足底支持的直立姿势，可以在1岁之前应用石膏固定或手术的方法进行矫正，为立位支持做准备。

2. 幼儿期（1～3岁）

（1）腰髓3、4水平以下的截瘫：这类患儿大部分可以在1岁之前发育至扶物站立或扶物向侧方行走的阶段，训练的主要目标和方法如下。

1）多设置让患儿在立位上游戏的场面，使其体验立位的感觉。

2）步行训练时可应用牵患儿的手或应用助行器进行训练的方法。

3）应用矫形器，在训练中根据患儿的不同情况应用相应的矫形器，例如踝关节不稳定的患儿可以应用踝足矫形器，或者应用包括膝关节的膝踝足矫形器。

（2）腰髓3、4水平以上的高位截瘫：这类小儿一般难以保持立位，训练的主要目标和方法如下。

1）应用膝踝足矫形器或髋膝踝足矫形器进行立位训练，使患儿在立位的游戏中体验立位的感觉。

2）步行训练可应用平行杠、助行器等辅助器具进行，所应用的助行器要在相当于小儿的腰部部位设置支持设备，以控制患儿的立位和步行的姿势，在患儿3岁左右时可根据其情况考虑应用拐杖。

3）重症患儿：过了3岁以后仍然不能独自站立的重症患儿，可以应用轮椅等辅助器具保持患儿的坐位并使其应用轮椅进行移动。

3. 学龄前期（4～6岁）

（1）尽可能早期让患儿入幼儿园，进行集体生活，同时要进行日常生活动作的训练。

（2）脊柱裂的患儿在智能方面可有非语言性能力的低下，特别是画画、模仿书写等视觉和运动协调方面的发育迟缓。所以在4岁左右要进行智力测验，并根据情况进行训练和指导。

4. 学龄期

（1）这类患儿具有下肢和足部感觉的障碍，所以要特别注意外伤和因矫形器压迫所致的创伤。另外，长时间处于坐位会引起坐骨部位的褥疮。因此，要指导家长或教师注意每天检查这些部位，并且要采取相应的措施如定时进行这些部位的活动或应用软垫等防止褥疮的发生。

（2）继续对下肢进行肌力的强化训练和步行训练，随着步行能力的提高而逐渐减少辅助器具的应用。即使是坐轮椅的患儿也同样要进行起立、立位和步行的训练，训练的目的是防止下肢关节的挛缩和变形。

（3）体格发育方面，因患儿的活动量少而常有肥胖的倾向，所以要让患儿积极参加体育活动如游泳等。与此同时，要给予合理的膳食。

四、脊柱裂的合并障碍及预防、治疗方法

（一）髋关节变形

脊柱裂的患儿常出现髋关节的脱位、半脱位和屈曲挛缩，并因此而影响步行能力。所以要定期对髋关节进行检查，一旦出现脱位或半脱位就要进行相应的治疗。

（二）膝关节变形

1. 第5腰椎水平以上的截瘫患儿　如果患儿伴有髋关节的伸肌瘫痪，则在立位上取下肢屈曲位较为稳定，这是引起膝关节屈曲变形的原因。

对于膝关节的变形，可以应用矫形器进行矫正，用矫形器难以矫正者可通过手术方法矫正，如进行膝屈肌延长术等。但是要注意由于屈膝的肌肉是两关节肌，除屈曲膝关节外也参与髋关节的伸展活动，所以在手术之前要测量髋关节屈曲位上的膝关节伸展的角度（即腘角），一定要根据腘角和膝关节伸展的角度来决定手术进行与否以及如何进行。

2. 第3、4腰椎水平的截瘫患儿　这类患儿因为其不稳定性而导致立位上膝关节的屈曲和外翻，可应用膝踝足矫形器或髋膝踝足矫形器维持立位上的稳定和矫正膝关节的屈曲及外翻。

（三）足部变形

足部因肌肉瘫痪而导致的不均衡以及负荷体重等因素可引起各种变形，使足底不能完全着地。大龄的患儿因为体重的增加可以出现蹈趾底部的外翻变形，或第3～5跖骨头的足底部的变形以及足跟变形等。

为了预防这些变形，可应用能够使足底完全着地的、负荷体重的矫形器。对已经形成的变形可根据变形的程度进行手术矫治。

五、脊柱裂患儿的泌尿系管理

脊柱裂患儿同时伴有神经源性排尿障碍，常表现为尿频、尿失禁等症状，可导致泌尿系统的感染、肾功能障碍等继发疾病，是不容忽视的问题。

要准确掌握患儿的日常生活状态和排尿规律，指导患儿及家长养成患儿的生活的规律性和定期排尿的习惯。要对患儿进行排尿的训练，必要时可进行留置导尿或应用抗胆碱药物。或者应用电刺激、膀胱扩大术等扩大膀胱的容量。

（陈秀洁　宋福祥）

第二节 分娩性臂丛神经麻痹

分娩性臂丛神经麻痹（obstetric brachial plexus palsy，OBPP）又称新生儿产伤，1872 年，Duchenne 首先报告了 4 例出生时的上肢麻痹，其后，在 1874 年 Erb 推断了出现麻痹的障碍部位。1885 年，Klumpke 报道了臂丛神经的下位麻痹的病例。

分娩性臂丛神经麻痹是小儿科、骨外科及康复医学科经常见到的疾病，发病率各国报告不一，为 0.38‰～5.1‰。目前，由于分娩技术的进步，其发生率已经明显减少。日本神奈川县立儿童医疗中心康复科作业治疗室接受此类病儿的统计结果是，20 世纪 70 年代为 119 名，平均年收治 11.9 名。80 年代收治 99 名，平均年收治 9.9 名。90 年代的 5 年间收治 16 名，平均年收治 3.2 名。

一、原 因

分娩性臂丛神经麻痹主要是分娩时引起的臂丛神经损伤，其主要原因为巨大儿、头位分娩的肩难产、胎方位判断错误、胎儿体重判断错误而强行自然分娩、肩位分娩时手法不正确或后头部娩出困难时强力牵拉胎儿的肩部和颈部等造成的。

（一）头位分娩

1. 肩难产 多见于巨大儿，由于在头娩出后肩的娩出困难而采用强力压前肩法，使胎儿头颈部尽力向对侧肩的方向牵拉，导致臂丛上干处于紧张状态致其损伤，这是臂丛神经麻痹的主要原因。

2. 胎方位判断错误 由于对胎儿的胎方位判断错误，助产时在使胎头外旋转时误将胎头转向对侧，致使胎儿的头部和肩部向相反方向分离，因而拉宽了第一肋与喙突间的距离致使臂丛神经损伤而致麻痹。

（二）肩先露

肩先露（shoulder presentation）时胎儿身体与母体纵轴相垂直，在助产时可能会出现以下情况。

1. 胎儿的肩娩出时助产的手法不正确 而使胎儿的臂以外展方式娩出，致臂丛神经下干处于紧张状态，从而造成下干损伤麻痹。

2. 胎儿的后头部娩出困难 用强力牵拉胎儿肩部、颈部的方法助产，可致臂丛神经完全性麻痹。

二、臂丛神经的解剖与损伤原因的关系

（一）臂丛的组成和位置

臂丛（brachial plexus）由第 5～8 颈神经前支和第 1 胸神经前支大部分纤维组成，先经斜角肌间隙穿出，位于锁骨下动脉的后上方，继而经锁骨后方进入腋窝。臂丛的五个来源反复分支、组合后，最后形成三个束。在腋窝内，三个束分别从内侧、后方、外侧包围腋动脉中段，因而分别称为臂丛内侧束、后束和外侧束（图 15-3）。

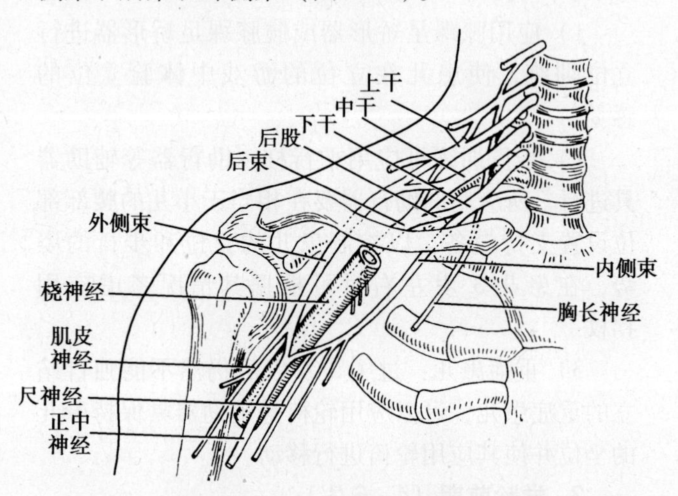

图 15-3 臂丛神经的组成

（二）臂丛神经的区分及损伤时症状

臂丛神经是支配上肢的主要神经，可区分为神经干、神经束、上干和下干以及分支。

1. 臂丛神经干

（1）上干：由颈 5，6 神经合成。

（2）中干：由颈 7 神经延伸形成。

（3）下干：由颈 8、胸 1 神经合成。

2. 臂丛神经束

（1）外侧束：由上干和中干的前股合成。

（2）内侧束：由下干的前股延伸而成。

（3）后束：由三个干的后股合成。

3. 上、下臂丛的区分

（1）上臂丛：由颈 5、6、7 神经组成。

（2）下臂丛：由颈 8、胸 1 神经组成。

4. 各分支的功能和损伤时症状

（1）腋神经：肌支支配三角肌和小圆肌，皮支分布于肩部及臂的上 1/3 外侧的皮肤。

腋神经损伤的主要表现：臂不能外展、旋外的力量减弱。同时由于三角肌萎缩而致肩部的骨突耸起，而失去圆隆的外观。另外，有肩部及臂的上 1/

3 外侧皮肤的感觉障碍。

（2）正中神经：主要支配肱桡肌、尺侧腕屈肌和尺深屈肌尺侧半以外的前臂肌前群。另外还支配除拇收肌以外的鱼际肌、第 1、2 蚓状肌。皮支分布于掌心和鱼际的皮肤以及桡侧 3 个半手指的掌侧面及其中节、远节手指背面的皮肤。

正中神经主干损伤的主要表现：前臂不能旋前，屈腕及腕外展力弱；拇指、示指和中指不能屈曲，拇指不能对掌，鱼际肌萎缩，手掌变得平坦。另外，有掌心和鱼际的皮肤以及桡侧 3 个半手指的掌侧面及其中节、远节指背的皮肤感觉障碍。

（3）肌皮神经：支配肱桡肌、肱二头肌和肱肌以及前臂外侧的皮肤。

肌皮神经损伤的主要表现：屈肘的力量减弱，前臂外侧皮肤感觉障碍。

（4）尺神经：肌支主要支配尺侧腕屈肌、尺深屈肌的尺侧半、小鱼际肌、第 3、4 蚓状肌、骨间肌和拇收肌。尺神经的手背支分布于手背尺侧半以及小指、环指和中指尺侧半的皮肤。

尺神经主干损伤的主要表现：屈腕力弱，环指和小指末节不能屈曲，同时不能屈曲掌指关节和伸手指间关节，拇指不能内收，各指的内收外展动作丧失。小鱼际平坦，4、5 指掌指关节伸直，手指间关节屈曲，掌骨间出现深沟，所以呈现出“爪型手”。另外，小鱼际和小指的感觉丧失。

（5）桡神经：肌支支配肱桡肌和前臂肌的后群，皮支分布于手背桡侧半和桡侧两个半手指近节背面的皮肤。桡神经主干支配肱三头肌并发臂后皮神经、前臂后皮神经等分布于臂背面和前臂背面的皮肤。

桡神经主干损伤的主要表现：不能伸腕和伸指，前臂不能旋后；由于伸肌瘫痪，举起前臂时呈“垂腕”征；前臂背面及手背面桡侧半皮肤感觉障碍。

根据上述解剖关系和肌肉的瘫痪情况可间接判定臂丛神经麻痹的部位和程度。

（三）臂丛神经的走行

组成臂丛神经的诸神经根出颈椎椎间孔后在前中斜角肌间穿出，分出臂丛神经的 3 个干。当臂丛神经行经锁骨和第一肋骨之间时与腋动脉一起被胸锁筋膜固定在第一肋骨上，然后从肱骨喙突下经过。当外力使第一肋骨与喙突的距离加宽时，臂丛神经受强力牵拉而损伤。

三、分型及临床表现

（一）上臂丛麻痹

上臂丛损伤时，因为颈 7 神经单独支配的肌肉的障碍不明显，所以其症状与上干神经损伤的症状相似。即腋神经支配的三角肌麻痹而致肩外展障碍和肌皮神经支配的肱二头肌麻痹所致的屈曲肘关节的功能障碍。

典型表现是上肢松弛地悬垂于体侧，肩关节内收内旋，肘关节伸展，前臂旋前，患肢不能做外展外旋及屈肘等活动。

上臂丛麻痹是分娩性臂丛神经麻痹中最常见的类型，约占所有病例的 70%。

（二）下臂丛麻痹

下臂丛损伤的临床症状与下干神经损伤相同，又称前臂或干臂型麻痹。主要影响尺神经和正中神经，临床表现为尺神经和部分正中神经和桡神经麻痹，出现患侧屈腕功能部分或完全丧失，手指屈伸功能丧失，并有手内部肌肉麻痹的表现，而肩、肘关节活动基本正常。

下臂丛麻痹较少见，约占分娩性臂丛神经麻痹病例的 3%。

（三）全臂丛麻痹

即组成臂丛的 3 个干均损伤，造成患肢运动与感觉全部障碍，表现为患侧上肢的整体弛缓性麻痹，全部关节主动活动功能丧失。如损伤接近椎间孔可出现霍纳综合征，即患侧面部不出汗，上睑下垂，眼裂变窄，瞳孔变小，尺神经分布区感觉障碍。

全臂丛麻痹约占新生儿臂丛神经麻痹病例的 27%。

四、预后的评定

日本的须藤成臣对其收治的 122 例此病病例进行了追踪观察，根据恢复的程度判定为如下四种。

- **优**：完全恢复。
- **良**：未完全恢复，仍遗留有麻痹，但是其功能并不影响日常生活。
- **可**：残存有麻痹，影响日常生活。
- **不可**：几乎未恢复。

122 例中，评定为优的病例占 27.9%。评定为良的病例占 38.5%，评定为可的病例占 30.3%，评定为不可的病例占 3.3%。可见分娩性臂丛神经麻痹的病儿中可有约 33.6%（可与不可）遗留有重症的上肢功能障碍。

另外，通过应用肌电图监测恢复过程中的肌肉，可以观察到，评定为优的病儿其瘫痪的肌肉一般是在生后3个月以内恢复。评定为良的病儿恢复的较迟，一般是从生后的4～5个月开始恢复，到10～13个月才能恢复。

分娩性臂丛神经麻痹与成人的臂丛神经麻痹不同，有自然恢复的可能性，但需要一定的时间，而且容易伴有骨关节的变化和出现神经错误支配而导致的功能障碍的特征。

五、康复治疗

（一）新生儿期～婴儿期的康复

小儿出生后发现有臂丛神经麻痹要立即使其患侧上肢取下垂于体侧的姿位，并且要使其呈内旋位（porter' stip position）。在肩关节周围的肌肉之中，冈上肌、冈下肌、小圆肌、三角肌的麻痹恢复较慢，所以在生后的早期就会产生因肩胛下肌、胸大肌麻痹而致的患侧上肢的内收内旋挛缩。另外，有时还会合并肱骨的近位骨端部的损伤，骨端线向肩关节的后方偏离，而致肩关节的半脱位和肩肱关节的内旋内收变形。上述各方面的问题是在康复治疗应注意的要点。

1. 对损伤神经的保护 在生后1～2周，将患侧的衣服袖口用别针固定在肩处，以保护损伤的神经。

2. 运动疗法 在新生儿期即应针对肩的内收、内旋和前臂旋前挛缩进行功能训练等，并要尽可能地从早期开始。在对神经进行保护的同时要一边维持关节的活动范围一边观察麻痹的恢复情况。

3. 指导家长配合康复 在每次诊察时都要向患儿的家属说明麻痹的恢复情况和存在的主要问题，同时要鼓励家长有耐心地、持续不断地进行关节活动范围的训练，这一点特别重要。当小儿上肢的运动开始活泼的时期，无论在医院还是在家里都要利用玩具诱导患儿进行向各方向伸出和伸展患侧上肢的自动运动，如让小儿用患侧手拿着玩具伸出去交给检查者或伸出上肢去取远处的玩具等活动。

4. 应用矫形器 对于分娩性臂丛神经麻痹的矫形器应用，经过很多学者的临床实践研究认为不应该应用敬礼位矫形器或外展矫形器，其原因是长期应用这类矫形器会导致继发的关节变形。对全臂丛神经麻痹的病例可以应用使腕关节背屈的矫形器，当然要注意选择适应性和预防挛缩的发生。

5. 注意点 麻痹本身导致骨关节继发性变化的发生率很高，如骨萎缩、骨端骨核的发育受抑制、肩峰变细小、喙突延长、桡骨头的角状变化，前臂骨的短缩等，在进行康复治疗的过程中注意到这些变化。

（二）幼儿期～小儿期的康复

在受损神经麻痹恢复的停止时期，应该对残留麻痹的障碍程度进行评定，如果有适应证要进行功能再建手术。同时，要考虑到障碍对将来在学校的学习和生活中可能发生的影响，并对其采取相应的措施。

1. 对功能障碍的评定 可以通过对小儿的各个关节的功能的评定来判断患侧上肢整体功能，评定的项目如表15-1所示。

表15-1 上肢功能评定表

评定得分	肩外展	肩外旋	手到颈	手到背	手到口
1	不良姿位		功能丧失		
2	30°以下	0°	不可	不可	手可到颜面，但困难（吹笛的动作）
3	30°～90°	0°～20°	可，但有困难	可到腰部	可，但有困难
4	90°以上	20°以上	可容易地做到	可到背部	可到口
5	正常活动范围，可进行目的动作				

注：表中所示是对肩、肘的功能评定，可代用对上肢功能的评定

表15-1的评定可用于选择功能再建手术的适应证，并可根据手不能上举、手不能到头、手不能到口等情况断定患儿在洗脸和穿、脱衣服时的困难性。如果评定结果是2分以下，则可断定该患儿几乎丧失了上肢的功能，特别是肩关节和肘关节的功能丧失。

2. 功能再建手术的适应证 各个关节表现为下列情况时为手术适应证。

（1）肩关节：①外展70°以下；②外旋20°以下；③挛缩或者不良姿位；④麻痹性半脱位。

（2）肘关节：①前臂以下的手指的功能尚可，但是作为其支持机构的肘关节不能屈曲。②肘关节虽然能够屈曲，但是不能进行手到口的伸展动作。

（3）前臂：①旋前功能不全；②旋后挛缩。

（4）手指：拇指对指功能不全。

3. 康复治疗　考虑在手术治疗的同时，要根据患儿的智能发育情况设法引发患儿应用患侧上肢，如，为其制定以向各方向伸展为主的两只手共同动作的康复训练程序。另外，要在使患儿进行递给他人物品、用手蒙脸的“藏猫猫”游戏、上举双手等活动中评定障碍情况。

由于一侧上肢的障碍，患儿在日常生活动作中不能应用患侧上肢，影响了动作进行的速度和准确性，所以难以保证日常生活动作的完全自立。为了为以后生活做准备，在这一时期，康复的目标是获得两只手进行的动作的能力和动作的灵巧性，为此，可应用加热后可改变形状的塑料材料制作使腕关节背屈的矫形器，装上矫形器进行精细动作和两手共同的动作的训练。

4. 骨关节的变化　在这一时期可能发生的比较明显的骨关节变化有肩的麻痹性半脱位、肘的变形、桡尺关节的变形等，另外患侧上肢短于健侧上肢，两者的长度差可达2～7cm。

但是，如果从出生既开始设计比较周密的康复计划，并在医院和家庭进行系统的康复训练，可以防止或减轻上述的变形的发生。

5. 神经错误支配

（1）神经错误支配的概念和症状：神经错误支配是因臂丛神经麻痹引起的，是在幼年和少儿时期出现的一个较大的问题。神经错误支配是在神经的恢复过程中产生的，作为神经错误支配的较具代表意义的临床表现是，患肢在肘屈曲的时候，肘关节的伸肌也同时出现收缩的现象（图15-4）。

图15-4中为一6岁男孩，为左侧全臂丛麻痹。可见当患侧肩上举时出现肘屈曲和腕关节的背屈；在肘关节屈曲的同时，出现肩的上举和腕关节的背屈，为SHE-ESH型。

对156例臂丛神经麻痹患者的调查结果表明，发生神经错误支配的为45例。其中在121例上臂丛麻痹病例中有13例，45例全臂丛麻痹中有32例。在31例下臂丛麻痹中未见神经错误支配病例。

（2）神经错误支配的诊断标准

1）在进行肩关节屈曲、外展等动作时伴有肘关节与手的联合运动。

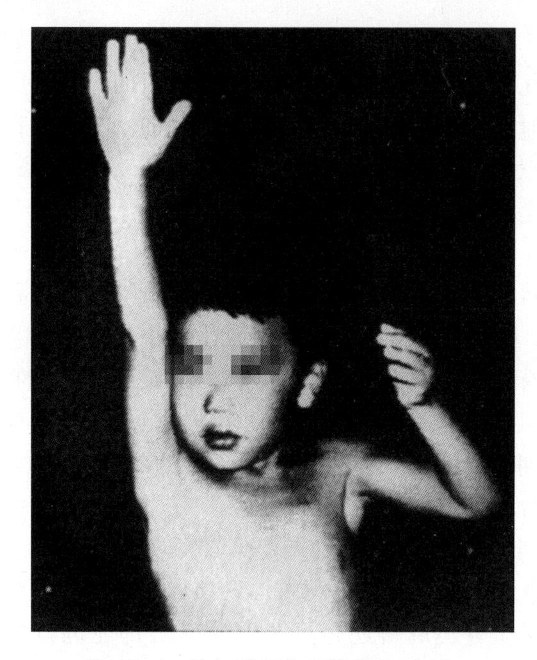

图15-4　神经错误支配的姿位（左）

2）在进行肘关节的动作时伴有肩或手的联合运动。

3）动作中可见到拮抗肌的收缩。

4）患侧上肢常常表现出一定的姿位，而这种姿位与关节活动范围、肌力、挛缩无关。

（3）神经错误支配的分型：依据上述的诊断标准以及肩的活动和肘关节的活动可将神经错误支配区分为以下五型。

• 肩（S）在活动时也伴有肘（E）、手（H）的活动，有两种类型。

1）S-E型。

2）S-E-H型。

• 肘（E）在活动时也伴有肩（S）、手（H）的活动，有三种类型。

3）E-S型。

4）E-S-H型。

5）E-H型。

上述五型很少单独存在，多数情况下是1）和3）或者是2）和4）组合存在。在临床上根据上述标准对分娩性臂丛神经麻痹患儿进行判定，结果神经错误支配的发生率为26%～28%。

（4）对神经错误支配的治疗

1）神经阻滞术：对于神经错误支配的肌群有必要进行处置，通过这种处置有可能使一些目的动作成为可能，但是由于程度的不同，也有的不能达到功能再建的目的。

具体的方法是进行拮抗肌的神经阻滞术，如当患儿在想要屈曲肘关节时作为拮抗肌的肱三头肌会同时发生收缩，所以肘关节难以屈曲。为此，在对肱三头肌的运动点进行阻滞后肘关节便可以屈曲，于是可以进行手到口的动作。

2）作业治疗：①如果患肢是利手，则要引导患儿将利手转换到健侧手，同时要对新的利手进行训练，使之可以进行学习和日常生活中的动作。②对于有神经错误支配的患侧肢体要训练患儿在控制拮抗肌的同时完成分离动作，这样做虽然不一定得到所期待的效果，但是最起码能得到在肩、肘活动中的分离动作。③当患儿入学后，在学校的生活中会遇到体育和音乐课中实际操作方面的困难，对这类患儿应采取其能够进行的体育项目，如跳绳就是无论是全臂丛麻痹还是不全臂丛麻痹都能进行的运动。又如，当难以完成吹笛子的动作时，可以让患儿应用只用一只手就可以吹奏的笛子。总之，要设计和寻找那些患儿力所能及的音乐和体育项目，让患儿和其他正常儿一样，参与到音乐和体育课程中去。④在这个时期，患儿会产生如何认识自己的疾病以及如何接受障碍的事实等方面的问题，作为医生和治疗师要尽早从心理方面对患儿进行矫治，防止发生自卑等心理问题而影响康复治疗和今后的生活和学习。

（三）青春期以后的转归和康复治疗

为了了解分娩性臂丛神经麻痹患者青春期后的预后转归，日本的学者对神奈川县立儿童医疗中心在20年间收治的98名分娩性臂丛神经麻痹患者中的24名进行了的追踪调查，主要了解患者步入社会后在社会生活适应方面的问题，对其评价的结果如下。

1. 转归

（1）恢复状态：24名患者麻痹的类型区分为，上臂丛型14名，全臂丛型9名，下臂丛型1名。对这些患者评定的结果是，“可”者10名，“良”者14名。其中评价为“可”的10名患者曾经实施了功能再建术。

在日常生活动作方面，可以使用麻痹侧上肢者7名，占29.2%。麻痹侧上肢起辅助作用者16名，占66.6%。不能使用麻痹侧上肢，残留肌力低下的全臂丛麻痹者1名，占4.2%。

（2）恢复的内容：经过实施一些康复措施，例如转换了利手等，仍然叙述有上肢活动不灵活者4~7名，占16.6%~29.2%，其中，在上肢的动作中最感到困难的是梳头动作。

（3）患者的出路：24名患者中，有7名为大学或大专毕业生，有14名就业，有两名结婚后成为家庭主妇。这些患者中，有一部分对自己的肢体活动障碍感到困惑，大部分患者都积极参与到学习生活和社会生活之中，甚至参与有趣味的体育活动。

2. 康复治疗 此期的分娩性臂丛神经麻痹患者已经处于学习或社会生活阶段，应该一边进行学习或工作一边进行屈肘、提肩等功能的训练，巩固既往治疗结果，并要促进学习新的功能动作。

（四）祖国传统方法治疗

1. 按摩治疗

（1）治疗目的：增强肌力，促使受损神经及上肢功能恢复。

（2）治法；通经活络，行气活血。

（3）处方：掐揉五指节、老龙、按揉大椎、秉风、天宗、肩髃、肩井、曲池、手三里、合谷、极泉。并做肩、肘、腕关节的摇、屈伸活动。

（4）操作方法

1）患儿取坐姿，按摩师以拇指自大椎循肩井、天宗、肩贞、肩髃等部位往返操作5分钟。

2）按揉肩髃、臂臑、曲池、手三里、外关、合谷等，上下往返5分钟。

3）用食、中、无名指按摩中府、云门，并转向极泉处，往返1~2分钟。

4）按摩师左手拇、示指固定患儿肩、肘、腕关节处，做适当的屈、伸、摇被动运动各5~10次。

注意：对婴儿进行按摩时手法宜轻柔，切忌粗暴过重手法。做被动运动时，动作要缓和，切忌硬扳强拉。

2. 针灸治疗

（1）直流电刺激：直流电仪器：用D-L1型直流电疗机，正极置于左锁骨下凹陷处，负极置于左外关穴处。

用法：电流强度40~60mA，用疏波和密波隔日交换1次，1次/天，每次20分钟，12次为1疗程。

（2）电针灸：取穴：肩贞、中府、曲池、合谷、少海、手三里、臂臑、臂骨禺等穴交替使用。

方法：1次/日，每次30分钟，接电针治疗仪，12次为1疗程。

六、康复程序总结

分娩性臂丛神经麻痹的康复是涉及患者一生的事情，应该设计从新生儿开始至青春期的康复治疗计划，尽可能地减少残留的麻痹的程度。以下图示具体的康复治疗程序（图 15-5）。

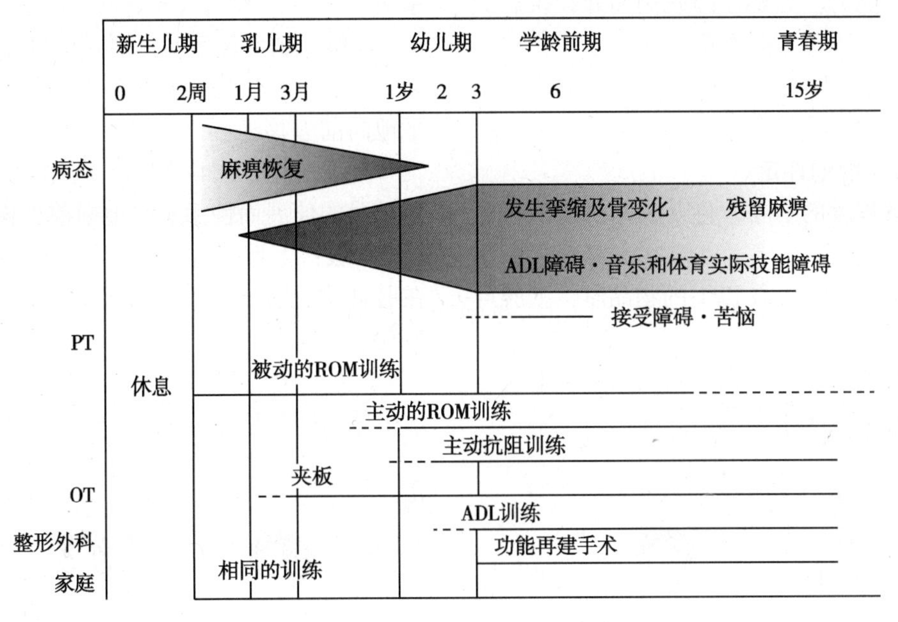

图 15-5　臂丛神经麻痹的康复程序

七、预　防

分娩性臂丛神经麻痹对个人、家庭、社会均可造成不可估量的损失，因此对其的预防甚为重要。

预防的措施主要在妇产科，肩难产和臀位分娩是臂丛神经麻痹的主要原因，另外接生方法不正确也是不容忽视的因素，做好产前预测，提高产科质量是预防新生儿臂丛神经麻痹的关键。孕妇在产前要尽量正确地估计胎儿的体重，识别肩难产的信号，掌握剖宫产指征与头位及臀位的分娩机制，接生时做到紧张而不忙乱，正确采取臀难产的各种处理方法，确保母婴安全。

做好肩难产的产前预测，凡估计胎儿体重≥4000g 者，应建议剖宫产。

一般肩难产的发生率为 3% ~12%，胎儿体重达 4500 以上者肩难产的发生率提高为 8.4% ~14.6%。B 超提示胎儿胸径大于双顶径 1.5cm，胸围大于头围 1.6cm 或肩围大于头围 4.8cm 易致肩难产。分娩过程中肩难产的预测指标有，第二产程延长，中位产钳失败或胎头娩出后胎颈回缩等均提示肩难产。对于肩难产，产科医生应采取相应的接产措施，避免发生臂丛神经损伤。

（陈秀洁　宋福祥）

第三节　神经肌肉疾病的康复

以杜兴进行性肌营养不良为例说明神经肌肉疾病的康复。

一、杜兴进行性肌营养不良的疾病进展过程

此病是进行性疾病，其进展过程可分为几个阶段。

1. 初发症状　患儿家长发现患儿的运动功能发育水平低于正常的同龄儿，如跑的运动发育迟缓、走路易跌跤、不会跳跃等。

2. 起立和步行时的症状　待过了 3 ~5 岁后出现登攀性起立的症状，同时在立位上可见明显的腰椎前弯、下肢内旋和动摇性步态。这种症状是由于臀中肌和臀大肌肌力减弱，步行时无力，而用躯干来代偿所致。

3. 假性肥大　出现假性肥大，起立与步行时呈现尖足。

4. 肌肉萎缩　肌肉的萎缩首先从腰带肌群开始，然后是肩胛带、四肢近位肌群，最后波及四肢末梢的肌肉。肌肉萎缩后使肌力进行性低下。

相应年龄的身体发育障碍、运动能力的发育障

碍及肌肉的变性共存，全身的骨骼肌受侵害。所以，过了5~6岁后，可见患儿与正常儿有着明显的差异，至10岁左右，几乎所有患儿都会丧失已经获得过的步行能力。当然，因病例而异，疾病的进展有个体差异，不可等同看待。

二、运动功能评定方法

（一）上肢功能的评定

依功能障碍程度的不同，将上肢的功能障碍区分为9级。

1级：用利手持重500g以上的物品时，上肢可向前方并垂直上举。

2级：用利手持重500g以上的物品时，上肢可举至前方，与躯干呈90°。

3级：利手徒手时，上肢可向前方并垂直上举。

4级：利手徒手时，上肢可举至前方，与躯干呈90°。

5级：利手徒手时，肘关节可屈曲90°以上。

6级：上肢在桌子上，通过肘的伸展而使手水平地向前方移动。

7级：上肢在桌子上，利用躯干的反作用力，通过肘的伸展而使手水平地向前方移动。

8级：上肢在桌子上，利用躯干的反作用力，在肘伸展之后通过手的运动使手水平地向前方移动。

9级：上肢在桌子上，仅通过手的运动，使手水平地向前方移动（图15-6）。

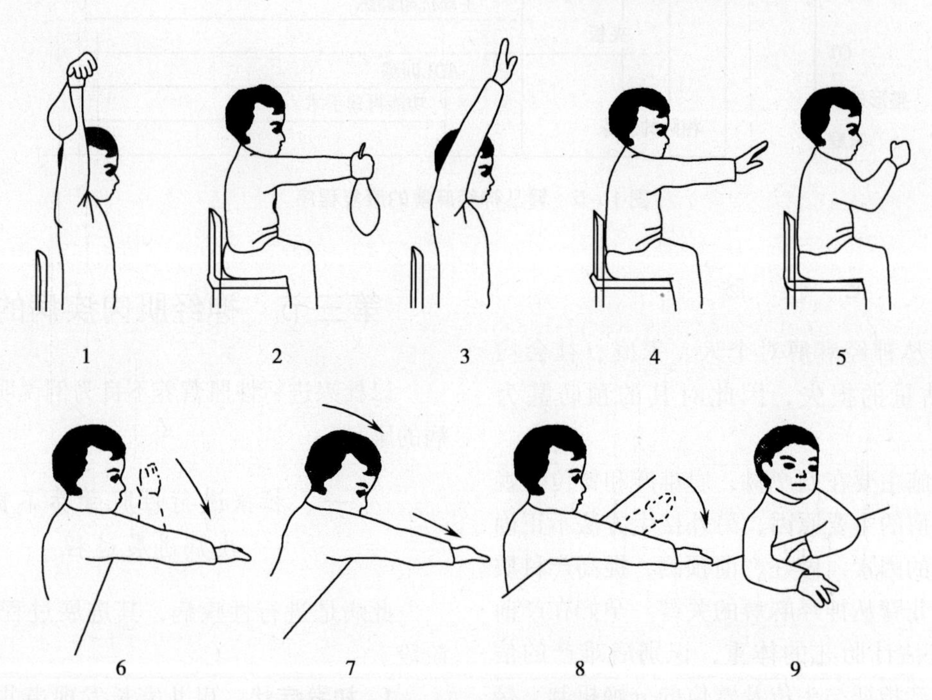

图15-6 上肢功能障碍程度分度

（二）以躯干、下肢为中心的功能障碍程度评定

将此病的疾病过程（stage）分为8个阶段，其中，Ⅰ~Ⅳ级是可以步行组，Ⅴ~Ⅷ级是不能步行组。

Ⅰ级：可以上、下楼梯

a. 无需手的协助。

b. 需用手扶持膝部。

Ⅱ级：可以上、下楼梯

a. 需用一只手扶持栏杆。

b. 需用一只手扶持栏杆，手扶膝。

c. 两手扶栏杆。

Ⅲ级：可从椅子上站起

Ⅳ级：可以步行

a. 独步5m以上。

b. 不能独步，可抓物走5m以上。

①步行器；②栏杆；③牵手。

Ⅴ级：四爬。

Ⅵ级：腹爬。

Ⅶ级：可以保持坐位。

Ⅷ级：不能保持坐位。

（三）肌力的评定

肌力的评定按神经病学中的检查方法进行，根据临床经验，此类患者首先出现肌力低下的肌肉是，颈前屈、肩伸展、髋伸展和大腿内收的肌肉，而四肢末梢的肌群在疾病的初期障碍较轻。另外，颈伸肌、胫骨后肌、手指的固有肌肉则需要相当的时间才出现肌力低下。在下肢的CT中可见到缝匠肌、股薄肌的障碍较其他肌肉要轻，可见，在此疾病中各肌肉的肌力低下是有选择性的。

（四）关节挛缩和变形的评定

1. 关节挛缩和变形的产生原因

（1）由于肌力低下而至肌肉的解剖学和病理学改变而引起肌肉的萎缩、肌腱、筋膜的短缩。

（2）肌力减弱至平衡的丧失以及重力的原因、习惯的姿位或姿势等导致挛缩与变形。

2. 下肢的挛缩与变形 关节出现挛缩的顺序与肌力减弱的顺序是并行的，在下肢最早出现的是髋关节屈曲、外展挛缩，之后出现的是踝关节的背屈受限。在尚可以步行的时期，即可见到大腿后侧肌群、髂胫韧带、阔筋膜张肌等肌肉和韧带短缩，而膝关节屈曲挛缩则表现轻微。

上述的挛缩是导致丧失步行能力的原因，所以在早期进行运动功能的评定时就应该注意到。

在患儿的足部，由于肌力的弱化而致立位时的扁平足，在步行能力丧失以后则移行为内翻凹状尖足的挛缩变形，进一步可形成蹲趾外翻等变形。

3. 上肢的挛缩、变形 在患病的早期由于肌肉的弱化和弛缓性，使肩关节和肘关节成为动摇的关节，其后肘关节从开始时的过度伸展发展至屈曲挛缩，一般是在患儿丧失步行能力之后出现，同时还可出现前臂的旋前。腕关节和手指的挛缩在接近疾病的末期出现，可见手指的屈曲或伸展的挛缩变形，但是手指特别是手指尖的运动能力始终存在。

4. 躯干的挛缩变形 躯干的挛缩变形主要有脊柱的后弯、前弯和侧弯等异常姿势，至步行能力丧失时还会出现回旋等多种多样的变形，其中最明显的是侧弯和迅速产生的、进行性的胸廓变形。

关节的挛缩、变形与肌力低下两者互为因果，形成一种恶性循环，加重运动功能的障碍程度，严重影响日常生活动作能力。

（五）日常生活动作能力的评定

此病的患儿的日常生活动作能力的丧失，在早期是因下肢、躯干的能力丧失导致的，其后是由于上肢功能减退而致的日常生活动作能力低下。

当患儿的功能处于疾病过程的Ⅲ级时，还基本能维持日常生活动作，达到Ⅴ级不能步行时，日常生活动作能力也急速下降，此时需要依靠矫形器进行起立、步行或者需要应用轮椅。在13、14岁之前还可以进行四爬移动，四爬早期手支撑于床时是手指尖向外，以后因前臂旋前则成为手指尖向后方的姿位，肘关节呈屈曲位，像是被锁住一样的屈曲。腹爬运动可呈多样性的模式。可以巧妙地应用躯干和上肢进行移动，上肢的运动障碍因种种的代偿动作和共同动作而呈现出复杂的动作模式。

在日常生活动作中，移动能力低下或丧失，排泄、更衣、入浴等自立能力丧失，自我护理能力需要部分协助或完全协助。但是，手指的功能，如进食、写字等动作能力到最终仍然存在。

另外，需要注意的是，患儿的智能与情绪等也与日常生活动作能力有关。

（六）呼吸、循环功能的评定

此病因呼吸肌的肌力低下而致换气障碍，肺功能在十四五岁以后明显低下，逐渐形成肺泡性换气的慢性呼吸功能不全，17岁左右肺活量只在正常的50%以下。

由于左心室后壁的纤维化而影响心脏功能，所以应定期检查心电图等，并根据其变化进行必要的治疗。

（七）其他方面的评定

由于患儿的营养和体力问题常可导致体重方面的问题，在14岁左右体重明显增加，在此以后因为体内消耗量的减低，体重的增加更加迅速。过度的肥胖会影响运动与日常生活动作能力，也给看护带来一定的困难。

三、运动功能训练

（一）下肢功能训练

对下肢功能训练的初期目标是，维持起立、步行能力，此时可应用手法治疗，可应用站立架训练立位。当肌力的低下进展后，要注意防止失用性萎缩，此时的训练目标应该定在维持肌力和防止关节挛缩方面。

训练方法可应用起立、步行和伸张运动，具体做法如下。

1. 针对由于阔筋膜张肌、髂胫韧带短缩引起的髋关节屈曲、外展 可以让患儿俯卧于训练床上，训练士在其一侧，用一只手按压患儿的臀部，使一侧下肢的膝关节屈曲，训练士的另一只手放在膝关节的下方并向上方抬起大腿，使阔筋膜张肌和髂胫韧带牵伸（图15-7a）。

2. 针对由于大腿后侧肌群和小腿三头肌的短缩而致的膝关节屈曲、内翻尖足 可以让患儿仰卧于训练床上，使其臀部在床沿处。训练士用一只手扶持其一侧膝部，另一只手握持患儿的同侧的足跟部，将前臂放于患儿的足底部，向上方抬起下肢，使大腿后侧肌群和小腿三头肌牵伸（图 15-7b）。

3. 为了使患儿的髋、膝、足关节伸展可将患者固定于站立架上，同时也可进行下肢负荷体重的训练。

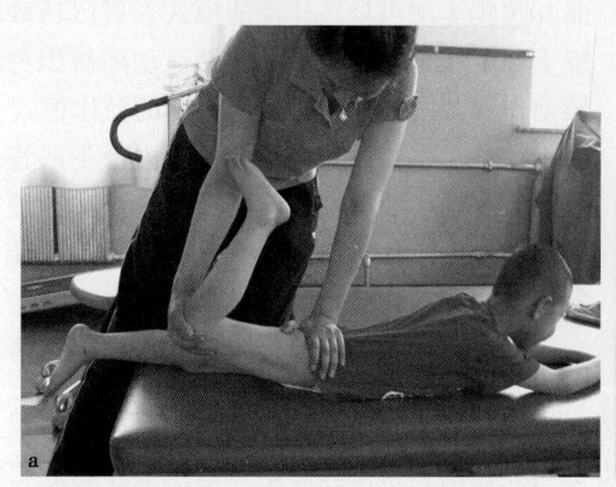
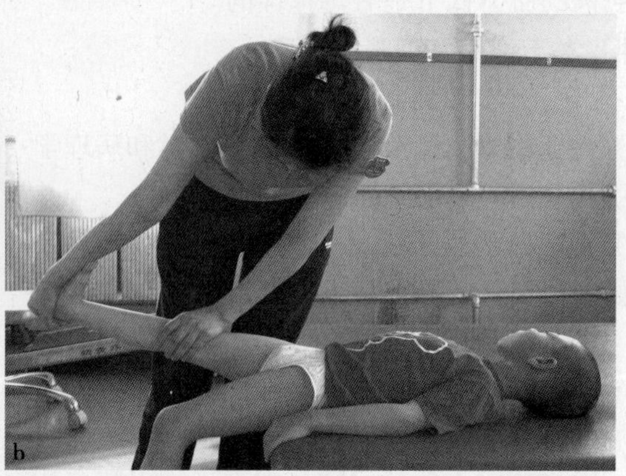

图 15-7 下肢的牵伸运动训练

4. 其他训练方法

（1）可以让患儿进行游泳、骑自行车等体育运动，或进行某种力所能及的游戏，达到维持体力的目的。

（2）进行起立动作的训练，注意在进行之前应该首先进行下肢牵伸运动的训练。

（3）应用器械或徒手进行四肢的自动抵抗、自动协助、他动运动的训练。

要使患儿养成每日按时进行训练的习惯，要通过各种训练尽可能地延长患儿的步行能力存在的时间。

（二）上肢功能训练

1. 丧失步行能力之后 可以应用器械或徒手进行对肩、肘、腕关节的自动抵抗、自动协助、他动运动的训练，也可以进行徒手的牵伸运动训练。

2. 上肢的日常生活动作训练

（1）训练的重点之一是起立和坐位姿势的稳定性，应该针对每个患儿的不同特点制作相应的坐位椅子以及立位的矫形器。

（2）作业治疗：可以应用陶艺、绘画、书法、乐器以及应用手指尖的作业如手工艺、计算机操作等精细动作的训练。另外，可进行力所能及的体育活动。其目的是提高生活质量，使患儿可应用不同的方式进行与社会、他人的交流。

（三）呼吸训练

在患儿的病情进展到不能步行的阶段，呼吸功能低下是并发的，所以应该进行维持横膈、肋间肌、腹肌等呼吸肌的肌力的训练。同时也应进行胸廓可动性的训练，训练的方法如下：

1. 深呼吸、发声练习、吸气训练、腹式呼吸训练等。

2. 抵抗呼吸训练、徒手扩张胸廓、舌咽呼吸法等。

（四）应用矫形器

进行站立与步行训练时可应用膝踝足矫形器（KAFO），坐位时应用坐位保持具和躯干矫形器。完全丧失步行功能时可应用轮椅。

（五）心理问题的训练

此病的特点是幼儿期出现症状，患儿在病情不断进展的过程中渡过学龄期，至 10 岁左右丧失步行这一重大的运动功能。这一过程会给患儿的精神发育带来一定的影响，在学龄期会出现对学校和学习的厌烦心理、反抗心理或消极心理，这样会造成或多或少的心理障碍。度过了青春期以后由于身体障碍而导致的各方面经验的不足及学习方面的空白，使智能的发育也受到影响。另外，由于基本的生活习惯的形成障碍和情绪、行动发育的迟缓，也影响社会适应性的发育。

对此病患儿，在医院中要在训练的课程中注意上述问题，可以通过让患儿与同龄的正常儿进行各方面内容的比赛，以及进行维持原来功能的训练，可以用此方法来改善其心理障碍。在家庭中患儿容易产生依赖心理，同时，在家庭内进行训练更易产生厌烦情绪，要向家长说明这些情况，指导其注意上述的因素。

无论在家庭内还是在医院中，都应培养患儿对学业、体育运动及学校生活的兴趣和生活的欲望。

总之，进行性肌营养不良是一种进行性疾病，需要医疗、教育、社会福利等部门的共同配合，对患儿进行综合的康复。

（宋福祥）

第四节　神经源性疾病

Werdnig-Hoffmann 病是神经源性疾病中的一种，本节以此病为例说明对此类疾病的康复治疗方法。

一、康复的目的

Werdnig-Hoffmann 病是进行性疾病，其发病的时间、到达疾病的高峰时的运动功能以及其后的功能低下的速度等方面都会有明显的个体差异。由于本病的Ⅰ型从出生时就有重度的肌紧张低下，预后不佳，所以康复的对象主要是Ⅱ型。

康复的目的之一是最大可能地预防继发障碍，其二是结合疾病的自然进程给予发育方面的援助，三是应用辅助用具、矫形器、器械等给患儿生活方面以援助，同时要保障对患儿进行教育。

二、康复治疗程序

（一）运动疗法的程序

1. 关节活动范围的训练　因为患儿多采取坐位姿势，所以易迅速的发生下肢的屈曲挛缩和脊柱向利手侧倾斜的变形。患儿在进行某种程度的日常生活动作时往往适应了上述的变形，而且多数情况下，即使是进行训练也难以避免变形的进展。在变形之中，侧弯和胸廓的变形对预后有一定的影响，应该积极的预防和延缓其发展速度。

2. 呼吸训练　因为颈部和胸廓的肌肉从早期开始即易受到障碍，而横膈的功能可以维持到最后，所以应该从早期开始指导，反复地进行腹式呼吸的练习。同时，要维持胸廓的柔软性和指导在咳嗽时如何的排痰，如侧卧位、拍背等。

3. 发育援助和维持肌力　目前尚不能防止因疾病进展而致的肌力低下，但是可在由于体格发育而改善的时期给予发育方面的援助，如要设法预防失用性的肌力低下，当然要避免过度的训练，可以通过促进和维持实际的起居动作能力来进行训练。在训练过程中，应该选择适当的辅助用具、矫形器和电动轮椅等予以辅助治疗。

4. 姿势管理　对于如何调整患儿在日常生活中室内的坐位、轮椅上的坐位姿势，应该考虑到患儿的易疲劳性以及预防挛缩变形等方面因素。在椅子或轮椅的坐位中，可以设计固定患儿的带子以保持患儿的坐位稳定和防止意外。

（二）作业治疗的程序

1. 发育援助　此病患儿的智力正常，所以大部分可以入学，作业治疗师应该考虑到患儿在学校中的各方面情况给予相应的发育方面的援助。

2. 姿势管理以及 ADL 的援助　从有效率的桌子上的作业、ADL 这一点出发，探讨患儿的坐位姿势，制作和应用适当的自助具。

3. 确保交流的手段　当患儿的疾病症状进行至严重时，用笔进行交流也出现困难，但是仍然保持着智能水平，所以要设法保持其交流的手段，如应用计算机等方法，需要康复技术人员根据患儿的情况进行设计。

目前，我国的儿童康复还只限于脑瘫和孤独症等疾病上，对于进行性肌营养不良、神经源性疾病等重症的患儿尚很少进行康复治疗。今后，如何开展这类患儿的治疗，是儿童康复工作者肩负的使命。

（宋福祥）

第十六章

康复医学中的辅助用具

在康复治疗的过程中，除了应用物理治疗、作业治疗等之外，还需要应用一些辅助用具来提高和保持治疗的效果。同时还可应用辅助用具来矫正障碍儿的异常姿势，起到辅助徒手治疗的作用。

第一节　保持姿势的用具

保持姿势的用具也可称为姿势保持具，是为了辅助在日常生活中自立地保持必要的姿势有困难的障碍儿而设计、制作的保持各种姿势的用具的总称。其中包括有，坐位姿势保持具、立位姿势保持具、卧位姿势保持具等。

一、坐位姿势保持具

（一）用途

用于有高度变形或显著肌紧张异常障碍儿的坐位训练时、进食时、学习时保持其坐位的姿势。对于脑瘫患儿来说，应用坐位保持具可以使骨盆稳定，如果再给躯干以适当的支持，可得到改善功能的效果，如可使喘鸣和流涎减少，可以提高咀嚼、咽下功能和上肢的操作性，对于以杜兴肌营养不良为代表的肌紧张低下疾病可以延长其坐位的时间，使脊柱伸展，增加对躯干的支持性。从而最大限度地引发出残存的功能。

（二）制作要求

1. 具有可调节性　用具的高度、长度和宽度要能够根据障碍儿的情况进行调节坐位靠背的角度等，要求具有可调节装置，以便于处于成长期中的小儿使用。

2. 具有可移动性　在支持具的下方安装上轮子，以便于移动。

3. 应用的材料　可应用各种各样的材料，如木质材料、金属材料、塑料、柔软的材料、厚纸板等。

4. 制作的基本原则　无论用什么样的材料制作，都要根据不同疾病的特点进行设计和制作。患儿坐于坐位保持具中应该达到如下目的：

（1）脑瘫患儿

1）使患儿呈反射抑制姿位，以减轻原始反射的影响。

2）减轻肌紧张，使之接近正常。

3）控制异常的运动模式。

4）尽可能的取身体上半身成一直线的姿势。

5）促进正常的神经运动发育。

6）预防变形。

7）使体重分散，防止褥疮的发生，提高坐位的耐久力。

（2）杜兴进行性肌营养不良患儿

1）延缓变形的进展。

2）最大限度地发挥上肢的功能。

3）解除部分压迫，增加患儿的舒适性。

4）提高取坐位能力，减少呼吸系统的合并症。

5）能轻松地接受他人对其移动等的协助。

（三）适应证

这种用具适用于躯干的瘫痪、肌力低下、变形、挛缩以及运动障碍的患者。产生上述障碍的主要疾病有，以脑瘫为中心的运动障碍、重度精神发育迟缓、高位脊柱裂、骨/关节疾病、神经肌肉疾病等。同时，要根据不同的病情选择相应的坐位保持具。

幼儿期：可以有相应其生长发育的坐位保持具和用于坐位训练的坐位保持具，所以多用可以调节尺寸大小的木制品。

学龄期：则要根据特定的使用目的来选择，如作业用、学校用、家庭用等，特别是在学校应用的应该重视移动的功能，而在家庭用的则应该重视舒适性。

（四）制作的处方

1. 评定

（1）对功能障碍的评定

1）功能障碍的特点：保持坐位的能力；运动发育的水平；瘫痪的类型和肌力低下的分布；引起姿势异常的异常运动模式；知觉障碍等。

2）变形与挛缩的情况。

3）呼吸、循环功能。

4）上肢的功能、摄食功能。

5）精神、心理的状况。

6）其他：所患疾病的特征；全身状态、合并症的有无。

（2）对使用环境的评定

1）人处环境的评定：看护者的希望；看护能力。

2）对物理环境的评定：使用环境；经济方面的问题。

2. 根据评定的结果设计坐位支持具

（1）对挛缩与变形的评定的具体内容及应用：对变形与挛缩主要是评定患儿有无以下情况，脊柱的侧弯；包括颈部肌肉在内的背部肌群短缩，如后弯、前弯等；骨盆回旋、倾斜；髋关节伸展、屈曲挛缩、关节脱位；大腿后侧肌群短缩等。

评定的要点是判断有无固定的变形、关节屈曲的程度等，根据此决定采型时应修正的程度。当然，仅仅依靠坐位保持具来预防变形是困难的，还应并用躯干矫形器或手术疗法等。

（2）精神、心理状况及环境的评定：由于患儿的智能障碍、脑功能障碍、经验不足等因素也会在运动功能的原因以外影响着坐位的功能。另外，也要评定患儿对接受坐位保持装置的态度以及看护者对其的理解等，以采取必要的对策。根据患儿应用坐位保持具的场所设计成为移动的、可折叠式的等等。也对选择框架的强度等有指导意义。同时也要考虑到经济实力，选择相应价格的材料。

通过上述的各方面评定，综合考虑坐位保持具的设计方案。

2. 设定处方　依据使用的目的和对患儿的评定结果设定制作保持具的处方。

（1）坐席的形成方法

1）普通型坐位保持具：适用于能够较好地控制头部的病例和保持坐位的能力无变化的病例。

2）靠背可向后方调节式普通型坐位保持具：适用于头部、躯干不稳定的病例和进行坐位训练的病例。

3）模板型坐位保持具：用塑料等材料制作的模板型坐位保持具适用于合并高度变形的病例。

4）可变调节型：适用于低紧张型的病例。

（2）框架的构造

1）木制：适用于在家庭内使用。

2）金属制：适用于需要重量轻又需增加强度的情况。

3）轮椅：适用于需要移动的情况。

（3）应附加的功能

1）调节角度的功能：靠背可向后方调节式的坐位保持具适用于全身状态不佳等问题的病例。而大多数的脑瘫患儿则应设置靠背有前倾的功能。

2）尺寸可调节功能：适用于成长期的患儿。

3）其他：如有可折叠的功能，便于装载于汽车等交通工具中。

（4）靠背和坐面间的角度

1）可调整90°以上：适用于：①髋关节伸展挛缩；②低紧张、肌力低下；③呼吸功能不全；④起立性低血压。

注意：不能用于过强的伸展、存在伸展反射的病例。对坐位时以骶髂关节支持身体、上体难以屈曲和精神活动低下的患儿要慎用。

2）固定于90°以下（基本型可在90°～100°间进行调整）：适用于：①髋关节屈曲、伸展挛缩；②重症伸展模式。

注意：避免导致髋关节屈曲变形和对腹部的压迫。

（5）坐席整体的倾斜度

1）可以后倾：适用于：①低紧张、弛缓性瘫痪；②为了抑制骨骼的变形时；③为达体重从臀部向背部分散的目的；④重视舒适性的坐位；⑤起立性低血压、坐位的耐久性低下。

注意：避免导致活动性低下。

2）可以前倾：适用于：①为了控制伸肌时；②活动时（功能的坐位）。

注意：不适合长时间的坐于此保持具上。

3）坐垫等向侧方倾斜：适用于：①有左右不对称的变形；②主要是以训练为目的（在左右有功能的不均衡时）。

注意：对有脊柱侧弯的病例有注意应用三点支持的原则，即胸部的两侧和头部倾向侧的臀部，见图16-1中箭头所示。

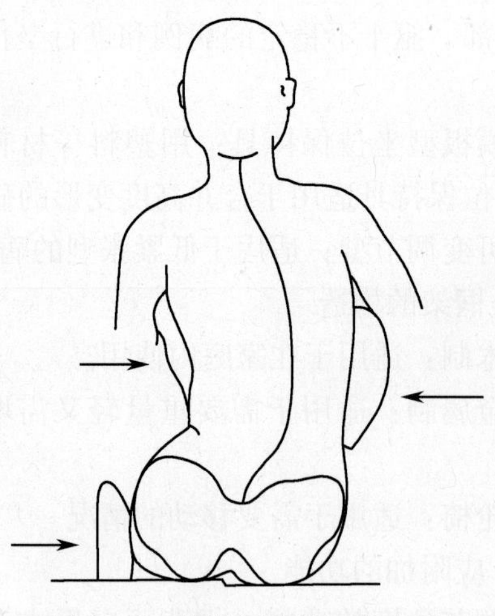

图 16-1 脊柱侧弯的三点支持

(6) 骨盆的倾斜度

1) 前倾位：适用于伸展模式占优势的病例。

注意：需要有腰椎的可动性。

2) 正中位：即左右对称的正中位（图 16-2a）。设计具有稳定性的、有曲度的坐面（图 16-2b）。

注意：①如果患儿比较容易呈前倾坐位或者因低紧张容易前屈时可使坐席后倾。②如果患儿比较容易呈后倾坐位，为了防止过度伸展和骶骨坐位可以加用能使髋关节成 45° 角的皮带。

3) 后倾位：适用于躯干的支持能力差的情况。图 16-3 所示的是各类的坐位保持具。

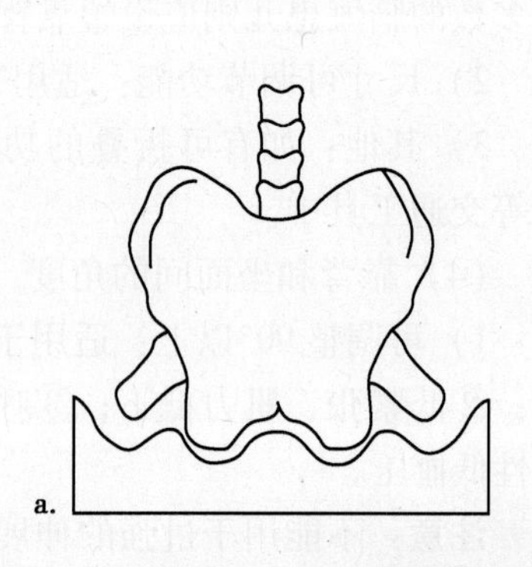

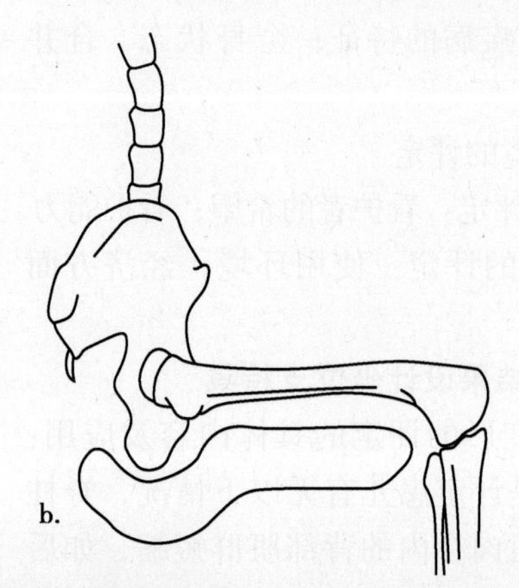

图 16-2 骨盆的正中位

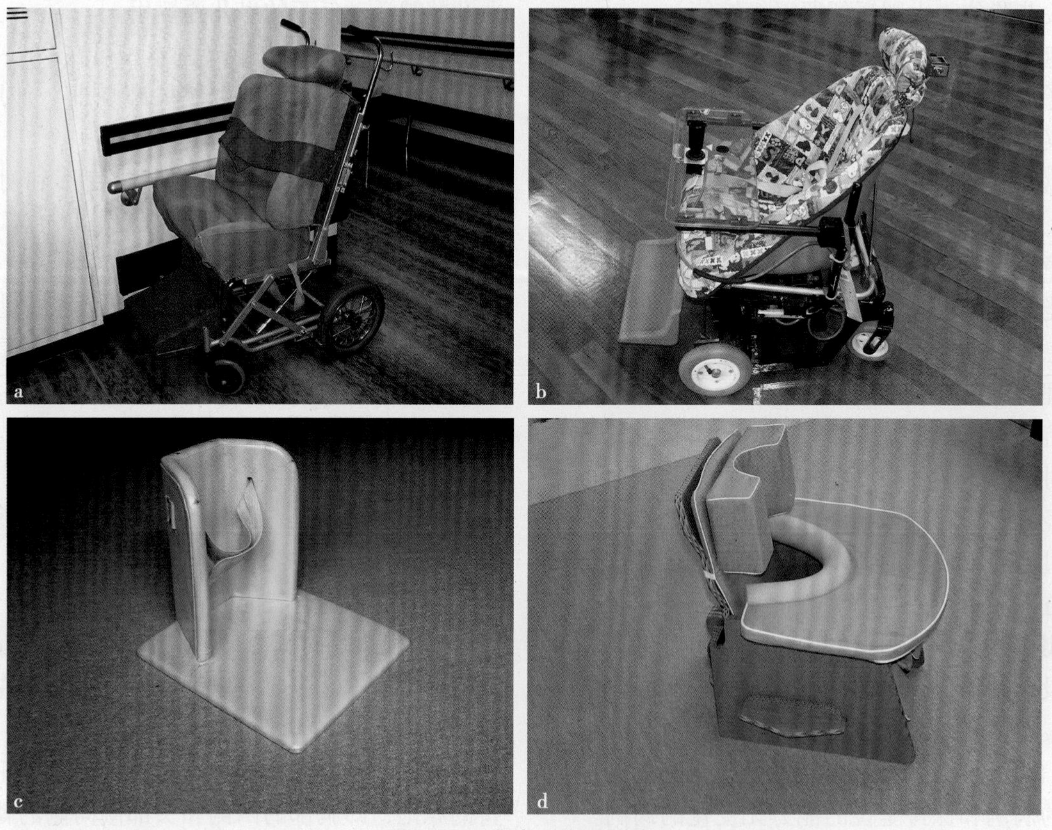

图 16-3 各类坐位保持具

a、b 为前倾位，c、d 为正中位

二、轮　椅

轮椅其实是可活动的坐位保持具，因为可以移动，也可以作为患儿移动的器具，根据其特点可区分为普通型和手推型两种。

（一）制作的基本原则

在制作轮椅时要以身体计量学为基础进行椅面、椅背等长、宽、高的计算，椅子的高度也同样需要根据患儿的身材和障碍特点等，可应用前面叙述的评定方法对患儿进行综合的评定，除了要依据患儿的障碍特征外，还要对应患儿的生长发育。例如，靠背的高度和角度以及宽度、支架的高度和长度、坐位板的深度和宽度等。但是，不能因为考虑到患儿在生长发育中，为了长时间的使用而将轮椅制作的过大，这样会使之难以驱动，也难以矫正不良姿势。目前，已经研究出具有调节功能的轮椅，这种轮椅不仅可根据患儿的身材调节高度和宽度，也可以适应发育和训练而调节其功能的变化，如变化驱动能力等。为了更好地适应患儿的需要，今后应继续开发轮椅的功能。

轮椅坐席的构成、椅面和靠背之间的角度等与前面叙述的坐位保持具的思考方法相同。同时要考虑到轮椅的可操作性，如车轮的位置、轮椅的零件、车轴和患儿身体的位置关系、两轮间的距离等都要根据患儿的情况达到可操作性、实用性等。另外，还要考虑到安全性，要不容易倒等。

（二）轮椅的类型

1. 普通型　主要适用于脑瘫中的双瘫、脊柱裂造成的下肢麻痹、进行性肌营养不良的四肢肌力低下等，使步行能力受限，而上肢的功能较好的患儿。这些患儿多数可以独立的保持坐位，但是在轮椅上要引发出上肢的驱动能力，所以为了防止不良的代偿动作和变形、挛缩，要使轮椅的尺寸适当。

2. 手推型　基本原则与普通型相同，根据应用的目的来选择坐席的质量。以移动为目的时，要重视减轻看护人的工作量以及患儿的舒适性。以保持坐位为目的时，与上述的坐位保持具同样（图16-4）。

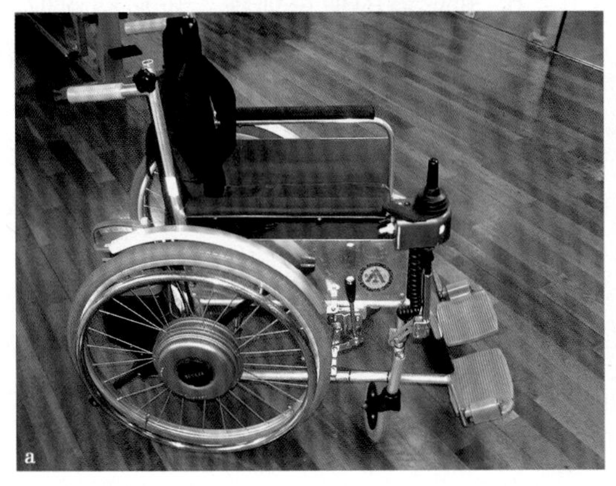
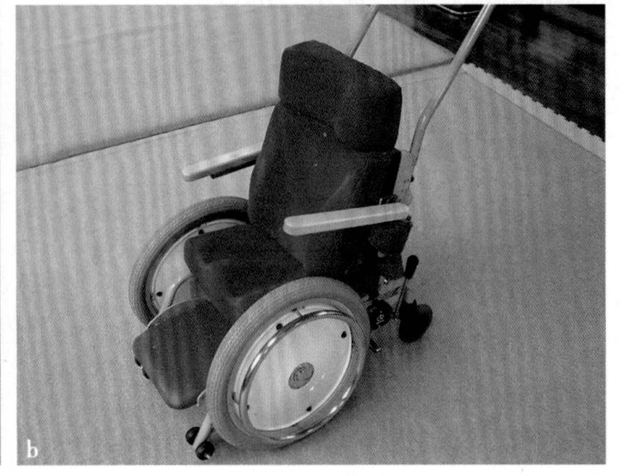

图16-4　轮椅

a. 为普通型；b. 为手推型

（柴　瑛）

第二节　矫形器

一、概　述

（一）概念

矫形器是用于人体四肢和躯干等部位，通过生物力学原理的作用以预防、矫正畸形，治疗和补偿其功能的器械。历史上，矫形器的名称很多，国际上曾把矫形器称为支具、夹板、矫形器械、支持物、矫形装置；国内也曾称为支架、支具、装具，近年来这类产品已被统称为矫形器。

矫形器是康复治疗的基础措施，由于肢体功能随发育发生动态的变化，所以在治疗过程中要注意纠正畸形和恢复功能两者的辩证统一。矫形器的处方制定和实际制作需要多学科的知识，如生物力学、工程力学、工艺学、材料学、神经生理学、康复治疗学、临床医学、行为医学等。同时，也需要由康复医师、治疗师、矫形技师等多学科的专业人员分工协作，共同努力，才能制作出较为适合的、应用有效的矫形器。

（二）基本功能

1. 稳定和支持 可以通过限制关节的异常活动或范围达到稳定关节、减轻疼痛或恢复其承重能力等功能。

2. 固定和保护 通过对病变肢体或关节的固定可以起到保护作用，以促进病变的愈合，如用于治疗骨折的各种矫形器。

3. 预防、矫正畸形 多用于儿童，生长发育时期由于骨、关节生长存在生物可塑性，应用矫形器能得到一定的矫正效果。

4. 支撑体重 可起到支撑体重的作用。

5. 改善功能 可通过矫正异常姿势而改善肢体等的功能。

（三）分类

1. 按人体的装配部位区分

（1）上肢矫形器。

（2）下肢矫形器。

（3）脊柱矫形器。

2. 按矫形器的作用、使用目的区分

（1）即装矫形器。

（2）保护用矫形器。

（3）稳定矫形器。

（4）减轻负荷用矫形器。

（5）功能用矫形器。

（6）站立用矫形器。

（7）步行矫形器。

（8）夜间矫形器。

（9）牵引矫形器。

（10）功能性骨折治疗用矫形器。

3. 按主要制造原料区分

（1）塑料矫形器：热固性塑料、热塑性塑料。

（2）金属矫形器：钢、不锈钢、铝合金、钛合金。

（3）皮制矫形器：牛、羊、猪皮。

（4）布制矫形器。

4. 按其他原则分

（1）模塑矫形器。

（2）外动力矫形器。

（3）标准化矫形器。

（四）矫形器临床工作程序

1. 处方前检查 处方前检查最好是以会诊形式从体检和心理学检查两个方面进行。检查内容包括一般状况、病史、体格检查、ROM、肌力、目前使用矫形器情况等，并据此拟定矫形器处方。

2. 处方 康复医师应根据患者情况开具最合适的矫形器处方，应包括目的、要求、品种、材料、固定范围、体位、作用力的分布、使用说明等。

矫形器处方是根据总体治疗方案需要制订的，由矫形器技师承担执行责任。

3. 矫形器装配前的治疗 主要用以增强肌力、改善关节活动范围和协调功能，消除水肿，为使用矫形器创造好的条件。

4. 矫形器的制造、装配 由矫形器技师按矫形器处方进行制作，包括设计、测量、绘图、取模、制造、装配等程序。完成半成品后为患者试样、自检、调整。

5. 初检（试穿） 开出处方后，康复医生第二个重要任务是初检，初检是对穿戴矫形器患者进行的系统生物力学检查，也是交付患者进行训练前的检查。初检要了解矫形器是否达到处方要求、舒适性及对线是否正确、动力装置是否可靠，必要时进行调整。

6. 矫形器的使用训练 矫形器初检满意后移交物理治疗师进行适应性使用训练。包括教会患者穿脱矫形器，穿上矫形器进行一些活动及适当的训练。物理治疗师通过各种临床的客观检查、评定，认为矫形器的装配和适应性使用都比较满意了再安排进行终检。

7. 终检（评检） 终检是临床康复工作第三项主要任务，应当在外科治疗、一般医学治疗、矫形器装配、康复训练工作完成以后进行。终检工作应由医生、治疗师、矫形器技师等康复专业人员共同协作完成。其主要内容包括：矫形器生物力学性能复查、矫形器实际使用效果评定、残疾人身体、心理残疾康复状况的评定等。合格后才能交付患者使用。

8. 随访 对需长期使用矫形器的患者，应3个月或半年随访一次，以了解使用效果及病情变化，需要时应对矫形器做修改调整。

二、各类矫形器及其功能

（一）躯干矫形器

1. 概念 躯干矫形器是用作支持、固定从颈椎至骶椎的脊柱康复用具，在解剖学上根据固定部位的不同而区分为颈椎矫形器，胸腰骶椎矫形器，腰椎矫形器，腰骶椎矫形器四类。另外，对于侧弯症还有特殊的侧弯症矫形器。

应用躯干矫形器的目的是，矫正变形，预防变形的进行以及作为治疗目的的局部固定，固定不稳定的脊柱使姿势稳定等。

为了发挥矫正变形的矫正力，要应用三点支持的原则，此为制作躯干矫形器的要点（图16-5）。

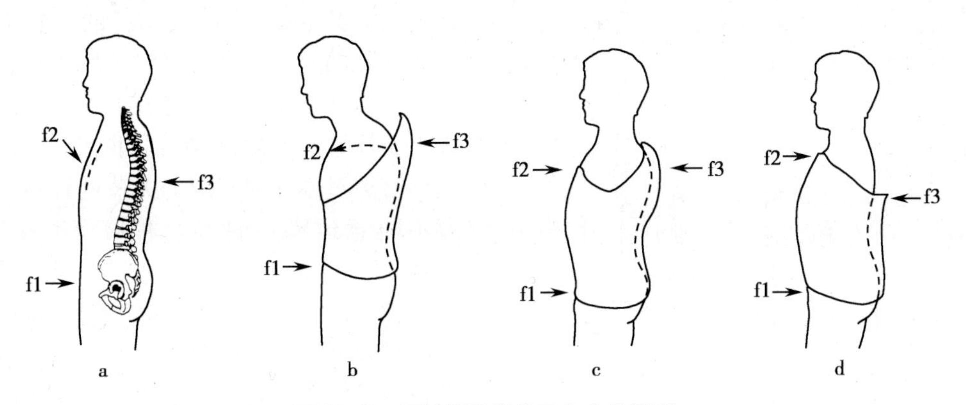

图16-5 躯干矫形器的三点支持原则

2. 对不同疾病的功能 应用躯干和下肢矫形器的目的是为了预防变形、矫正变形、修正变形的目的。以及控制肌紧张减轻痉挛，减轻疼痛，保护损伤。

（1）肌肉疾病：肌肉疾病多发生躯干变形，同时由于躯干肌肌力低下而难以保持姿势，因异常姿势而致脊柱功能性变形，逐渐的招致挛缩，并成为固定性的。但是，预防发生和防止进行不能依赖矫形器，因为，很难使矫形器发挥矫正的作用。而是应该同时在日常进行关节活动范围的训练。

为了固定不稳定的躯干可应用以坐位为主的躯干矫形器，要依三点支持的原则进行制作。但是应引起注意的是过分的固定躯干可影响胸廓的运动而抑制呼吸。

（2）脑瘫：脑瘫患儿如果出现了躯干变形，多数被称为重症身心障碍儿，为了维持姿势可以应用坐位保持装置，比用躯干矫形器的效果要好。

（3）脊柱裂：为了预防脊柱裂所产生的躯干变形的进展可以应用躯干矫形器，但要注意防止发生褥疮。因为患儿感觉低下，被压迫的部位无疼痛反馈，持续压迫会导致皮肤损伤。对易发生褥疮的部位；如髂骨棘、肋骨下角、椎弓棘、骶髂关节等应该用柔软的物品垫上。

小儿脊髓损伤有时也可导致躯干变形，在应用矫形器时应注意躯干的可动性，为了提高日常生活动作的能力，不要固定躯干的整体，矫形器的目的只是为了坐位的稳定而设计。

（4）脊柱侧弯症：特发性脊柱侧弯症青春期型在青春期后发病，呈进行性者多为女姓，其原因不明。脊柱在冠状面上向侧方弯曲，同时出现椎体的回旋，从而使胸廓变形。弯曲的状态是胸椎部右凸，腰椎部左凸，在成长期多为进行性。

对于特发性脊柱侧弯症可以应用矫形器矫正脊柱向侧方突出和回旋，同时起到防止进展的作用，当然有应用三点支持的原则。

（二）下肢矫形器

所谓的下肢矫形器就是为了控制骨盆带以下的关节，装在下肢的矫形器。

1. 概述

（1）下肢矫形器的分类

1）足部矫形器：包括足弓垫（托）、托马氏跟及矫形鞋。

2）踝足矫形器（AFO）：也称为短下肢矫形器，主要用于踝关节及足部的各种障碍，控制踝和足部，矫正与预防足变形。

3）膝踝足矫形器（KAFO）：控制膝、踝和足部。

4）骨盆带膝踝足矫形器：控制髋、膝、踝、足部的支具。

5）髋矫形器：控制髋关节的矫形器。

6）膝矫形器：控制膝关节的矫形器。

7）骨盆带矫形器：控制髋、膝关节的矫形器（图16-6）。

8）下肢夜间矫形器；应用于尖足变形、腓肠肌痉挛、痉挛型脑瘫有剪刀步态，髋关节有内收内旋、屈曲变形等情况。

（2）下肢矫形器的适应证：应用下肢矫形器的目的是通过固定关节和制动来辅助步行、保持立位、免负荷和矫正等。主要应用于脑瘫、脊柱裂、

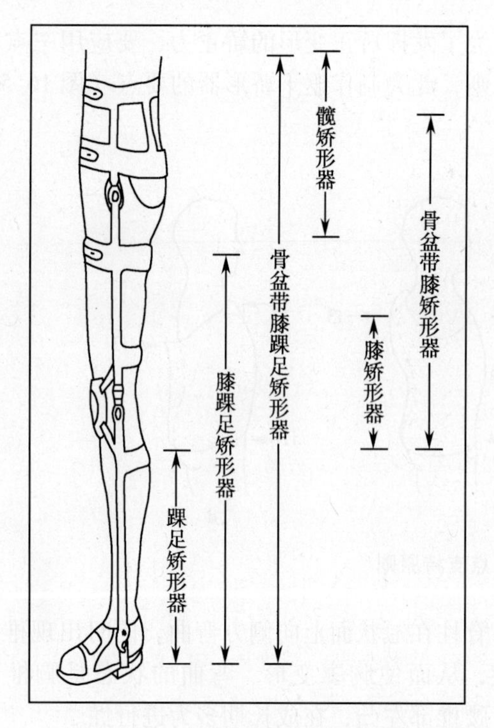

图 16-6 下肢矫形器的分类及名称

进行性肌营养不良等疾病中的下肢瘫痪，同时也可应用于先天性骨疾病和足部变形。

2. 下肢矫形器在不同疾病的应用

（1）脊柱裂：脊柱裂的临床表现为下肢的弛缓性瘫痪，由于肌力不均衡而导致特有的变形，一般来说对已经形成的变形和挛缩用矫形器矫正是不可能的，但是可以应用矫形器达到阻止挛缩和变形进展的目的。对于膝关节的屈曲挛缩可应用膝矫形器，踝关节的尖足、足跟变形可应用可塑制品制作的踝足矫形器。同样，此病患儿因有感觉低下，要防止皮肤损伤和褥疮的发生。

（2）脑瘫：脑瘫这一疾病应用矫形器主要是针对痉挛型，其目的是抑制在步行时因痉挛而导致的异常运动。另外，也应用于固定关节、预防和矫正伴有痉挛的关节挛缩。

对不随意运动型的异常运动应用矫形器来矫正是不恰当的，因为如果应用矫形器抑制了某一关节的异常姿位和不随意运动，会导致全身肌紧张的亢进或引起其他的不随意运动。再者，不随意运动型脑瘫患儿的肌紧张在安静时是低下状态，基本是不产生关节的挛缩，所以不适用一般的矫形器疗法。如果是痉挛与不随意运动合并存在，在制作矫形器之前有通过模具对相应的关节进行制动，同时要观察不随意运动的部位、程度等，并进行必要的处理。

（3）神经肌肉疾病：神经肌肉疾病和神经变性疾病呈弛缓性瘫痪，肌紧张低下。应用下肢矫形器的目的是关节制动和预防关节挛缩的进展。在疾病早期，为了预防关节挛缩可应用夜间矫正矫形器。已经形成挛缩和变形后，为了使变形的姿位发挥功能，可应用代偿的矫形器。如尖足挛缩可以用矫形器补充足的高度，使足的接地面积加大，起到使立位稳定的作用。

3. 各类下肢矫形器的临床应用

（1）足部矫形器

1）改变足的负荷：足部矫形器是针对足部的变形，通过分散足部在负荷体重时的压力分布的方法发挥矫正力，以达到部分减少负荷的目的。包括足弓垫（托）、托马氏跟及矫形鞋，足弓垫（托）可直接放入普通的鞋或整形鞋中。

这种足部矫形器主要适用于第五腰椎以下麻痹，但可以行走的脊柱裂患儿，因为此类患儿的足部变形，在负重时压力集中在某一部位。同时因为足底部的感觉缺失，一旦损伤就难以治愈。而且，由于足的变形足底压力的分布发生改变，容易形成褥疮。这种情况下，可以通过应用足底矫形器来改变负荷的分布，从而治愈足底部的感染、压疮等（图 16-7）。

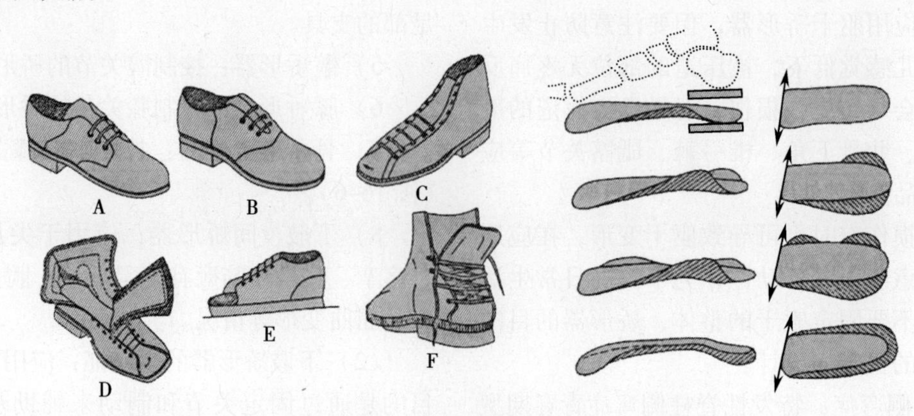

图 16-7 足部矫形器

与此相同的先天性无痛觉症也可因神经症性关节炎症和病理性骨折而致足部变形以及因感觉缺失而致的难治性溃疡，也可以应用足底矫形器予以治疗。

2）矫正足先天畸形：足部矫形器适用于先天性内翻足、外翻扁平足、外翻足等的矫正。

（2）踝足矫形器（AFO）：应用踝足矫形器（AFO）主要用于踝关节及足部的各种障碍，矫正与预防足变形。

对踝关节的制动和对足部的制动，可用于脊柱裂、外伤和肿瘤所致的小儿神经障碍，主要是脑瘫、神经肌肉变性疾病。

1）脊柱裂：为了辅助脊柱裂的患儿步行多采用踝足矫形器（AFO），如果是踝关节不能控制的情况应用时，如果不能对踝关节经常制动，可将矫形器的接缝固定或者缩小其活动范围，达到使踝关节稳定的目的。

2）脑瘫：①适应证：a. 独步困难或者应用矫形器和步行辅助具可以步行的痉挛型患儿常常出现的问题是，在步行时的内、外翻尖足，或者是由于尖足变形而引起的步行支撑期不稳定、摆动期足与地面接触的问题，这样情况可应用踝足矫形器。b. 由于足的内翻和下肢的内旋导致患儿在步行时易跌跤及踝关节的捻挫。也可应用踝足矫形器。②应用的实际：a. 防止尖足：应用对矫形器的接缝的调节来达到预防尖足的目的，即将其固定于0°，或者后方0°制动、前方20°制动，或者前方不制动。痉挛型脑瘫患儿如果是在支撑期以肌力低下为主要问题时，则需要加上前方的制动，以达到支撑期踝关节稳定的目的。b. 防止尖足伴有膝关节的过伸展：痉挛型脑瘫患儿在步行的支撑期出现尖足的同时还有膝关节的过伸展，这种情况也可以应用踝足矫形器来调节踝关节的角度的方法，控制膝关节的过伸展。具体的方法是将足的后部垫高，这种方法虽然没有控制尖足，但这样可使小腿轴倒向前方，从而将膝关节推向重心线的前方，使膝关节发生屈曲，从而防止其过伸展。c. 矫正内旋：脑瘫患儿还存在着下肢内旋的问题，可将一弹簧安放在从骨盆带外侧至小腿外侧的部位，通过弹簧的弹性产生外旋的力量，矫正内旋。但是，如果患儿没有耐受这种弹簧的肌力的话，由于膝关节屈曲会使外旋力减弱。此时如果想要适应膝的屈曲，又会强化全身的屈曲，这样会弱化抗重力的功能，所以这种情况时最好不用弹簧去矫正。

3）神经肌肉疾病：神经肌肉疾病与脊柱裂同样主要障碍是肌力低下，并因而导致关节的控制能力低下，致使关节不稳定。如失去了对踝关节的控制而引起足下垂，在走路时极易跌跤，对这样的情况可以应用踝足矫形器。并且在其上设有接缝，应用接缝进行固定，或者缩小前方的制动角度，后方固定在0°上，可防止足下垂。同时由于接缝的存在，使侧方也稳定。另外，由于肌力弱，应该在踝足矫形器上加上金属支柱，踝足矫形器应用具有可塑性的轻便的材料制作，通过接缝随意地控制踝关节，称为动踝踝足矫形器（图16-8）。

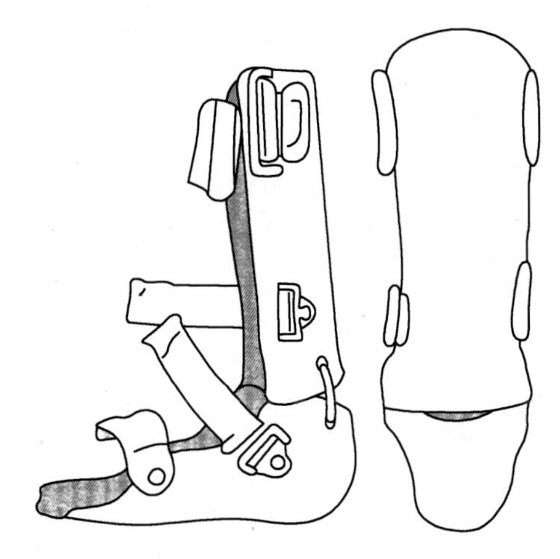

图16-8　动踝踝足矫形器

（3）膝踝足矫形器（KAFO）的临床应用：膝踝足矫形器（KAFO）应用于需要同时控制膝、踝关节时。

1）脊柱裂患儿：膝踝足矫形器（KAFO）主要是用于第1～3腰椎水平的脊柱裂患儿，这类患儿的作为膝关节伸展肌的股四头肌功能丧失。对这类患儿除应用KAFO外，还需应用拐等其他辅助用具。但是，在使用KAFO时，有患儿在步行的摆动期没有迈出下肢的肌力，同时作为髋关节伸展肌的臀大肌的功能也缺失，所以在立位时髋关节的伸展需要借助于使用两个拐杖的双上肢的肌力，而不是完全依赖于KAFO。因此说脊柱裂患儿只有在小儿期适用KAFO，青年期后就失去了实用价值。

2）脑瘫患儿：对于脑瘫患儿可以将膝踝足矫形器（KAFO）安装在稳定的木板上，这样的矫形器既可用做立位训练，也有助于矫正关节的挛缩。

制作时矫形器的踝关节和膝关节基本上要呈0°，足部要平行或稍稍外旋。膝部的接缝固定于善于站立位，且在膝关节的前面加上保护膝部的装置（图16-9）。

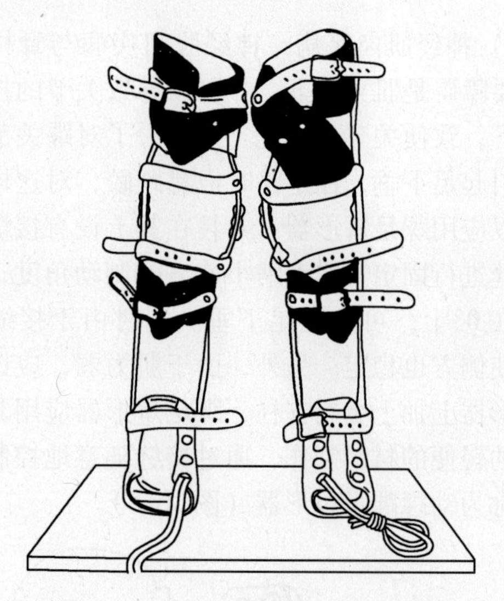

图 16-9 膝踝足矫形器安装在木板上

如果患儿缺乏对髋关节的控制能力，则要加上骨盆带矫形器。早期应用这种矫形器的目的是训练患儿的站立能力，并使之逐渐地适应并习惯立位，同时也可矫正髋关节的屈曲挛缩。

3）神经肌肉疾病：在杜兴进行性肌营养不良的患儿进展到不能步行时可使用带有弹簧的膝踝足矫形器，使足部的接缝呈跖屈位，同时弹簧可使膝关节伸直。患儿一旦应用了轮椅，就会急速的产生关节的挛缩和肌力的低下。所以从医学的角度来看，应该尽可能地应用这种矫形器延长步行或辅助步行的时期。

4. 针对各种症状所应用的矫形器

（1）尖足：有尖足的患儿在步行时摆动相踝关节背屈不足，常与足内翻或外翻同时存在。此时出现的代偿性运动有，摆动相时同侧屈髋、屈膝的活动增加，尖足常见的病因是胫前肌无活动或腓肠肌异常紧张等。

由此原因导致的尖足，如果矫形器设置不当会引起舟状足。如图 16-10 所示。a. 软底矫形鞋，b. 由a 形成舟底足。

如果鞋底过软，在步行过程中会引起足前部上翘而形成舟状足。对于这样的情况，可以把鞋底的前部和足跟部加高（图 16-10c），使足底成舟状，可预防鞋内的足变形，而且走路时也会感到舒适。

（2）扁平外翻足：表现为步行时足向外侧倾斜，支撑相足内侧触地，可有足趾屈曲畸形。可以导致舟骨部位胼胝生成和足内侧（第一跖骨）疼痛，明显影响支撑相负重。步行时身体重心主要落在踝前内侧。踝背屈往往受限，同样影响胫骨前向移动，增加外翻。严重畸形者可导致两腿长度不等，跟距关节疼痛和踝关节不稳。早期支撑相可有膝关节过伸，足蹬地缺乏力量，摆动相踝关节跖屈导致肢体廓清障碍（膝关节和髋关节可产生代偿性屈曲）。主要是腓骨长肌、腓骨短肌、趾长屈肌、腓肠肌、比目鱼肌过度活跃或痉挛，胫前肌、胫后肌活动降低或肌力下降。

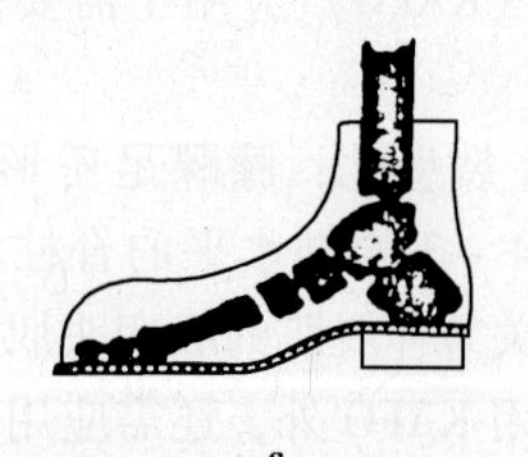

a

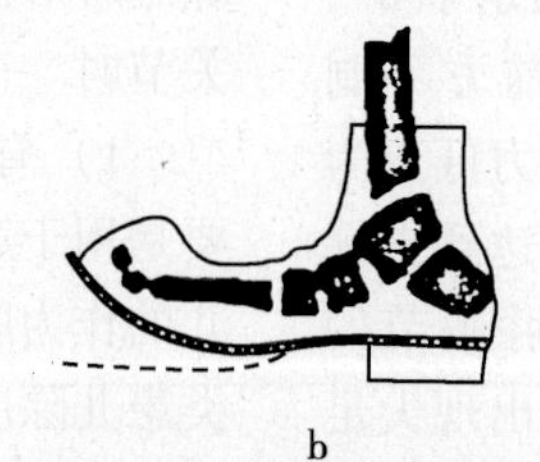

b

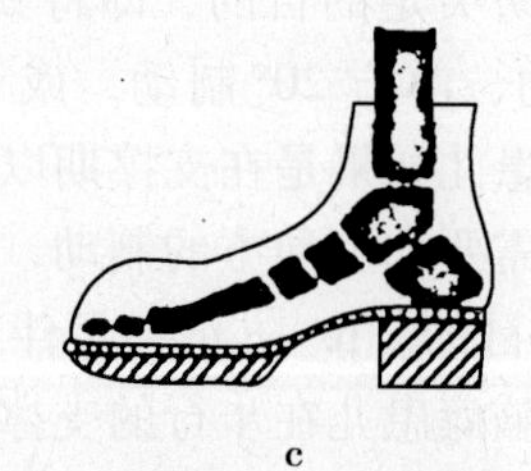

c

图 16-10 预防舟状足模式

可用与患儿脚长宽相等的内侧纵弓托（足弓托）（图 16-11），目的是向上向外托起足弓，改变站立时足底的支点，使支撑面扩大，当患儿站立时，体重的负荷均匀地分配在足底上，重心落在支撑面内，重心稳定，身体呈平衡状态，极大地防止足外翻。也可使用托马氏鞋跟，特点是：鞋跟的内缘比外缘高 0.3～0.5cm，并向前延长到舟状骨下方，其目的是起到足弓托的作用，增加对足弓的支持力，适用扁平外翻足及平底足的矫正。

（3）足趾屈曲痉挛：支撑相足趾保持屈曲，常伴有足下垂和内翻。穿鞋时足趾尖和跖趾关节

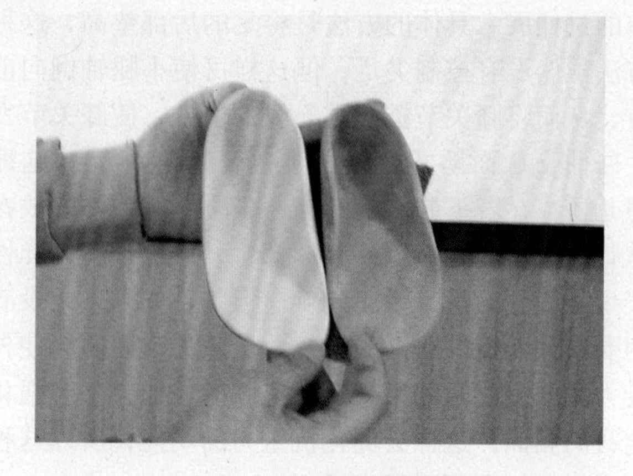

图 16-11 内侧纵弓托

背面疼痛，伴有胼胝生成。主要是由于趾长屈肌、踇长屈肌活动时间明显延长，腓肠肌和比目鱼肌异常活跃，趾长伸肌活动减弱。用海绵固定足底与足趾，最好使足趾有轻度背屈，入睡也不拿掉。

（4）膝关节过度伸展：一般是代偿性改变，多见于支撑相早期。常见的诱因包括：一侧膝关节无力导致对侧代偿膝过伸；跖屈肌痉挛或挛缩导致膝过伸；膝塌陷步态时采用膝过伸代偿；支撑相伸膝肌痉挛；躯干前屈时重力线落在膝关节中心前方，促使膝关节后伸以保持平衡。可以应用膝矫形器（图16-12）。

（5）髋关节过分内收：表现为剪刀步态，患者在步行时髋关节内收，与对侧下肢交叉，步宽或足支撑面缩小，致使平衡困难，不能向前运动。内收肌痉挛或过度活动即内收和外展肌群不平衡是主要的原因。还涉及髂腰肌、耻骨肌、缝匠肌、内侧腘绳肌和臀大肌。

（6）髋关节过度屈曲：主要表现为支撑相髋关节屈曲，特别在支撑相中后期。主要是由于髂腰肌、股直肌、髋内收肌过度活跃，而伸髋肌和棘旁肌减弱。伸髋肌无力可导致躯干不稳，髋关节后伸困难；伸膝肌无力及踝关节跖屈畸形可导致伸髋肌过用综合征，导致伸髋肌无力；髋关节过屈时膝关节常发生继发性屈曲畸形，加重步态障碍。可应用髋外展矫形器（图16-13）髋关节，这种矫形器的髋外展角度可以调节。

也可以应用运动髋矫形器（图16-14）这种矫形器允许髋关节和下肢进行一定量的、有利于恢复的运动。

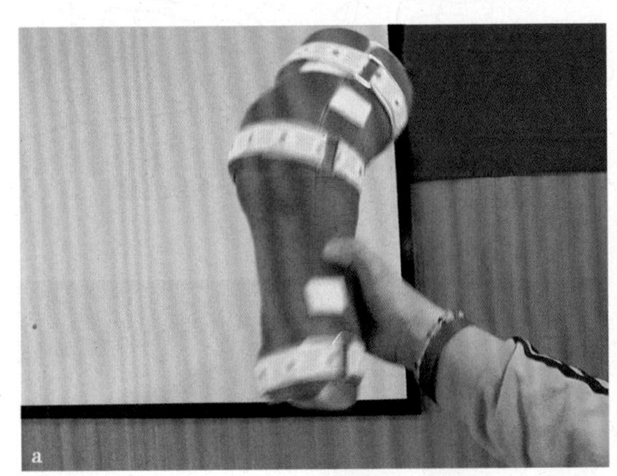

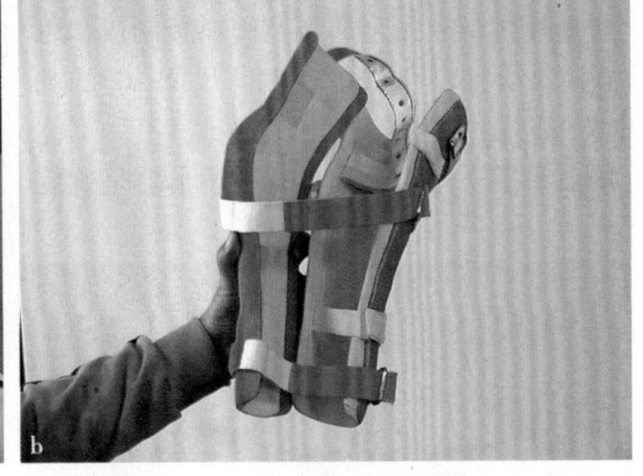

图16-12　膝矫形器

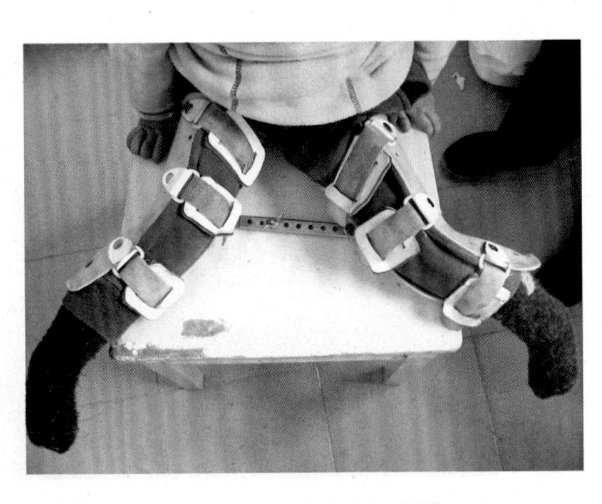

图16-13　髋外展矫形器

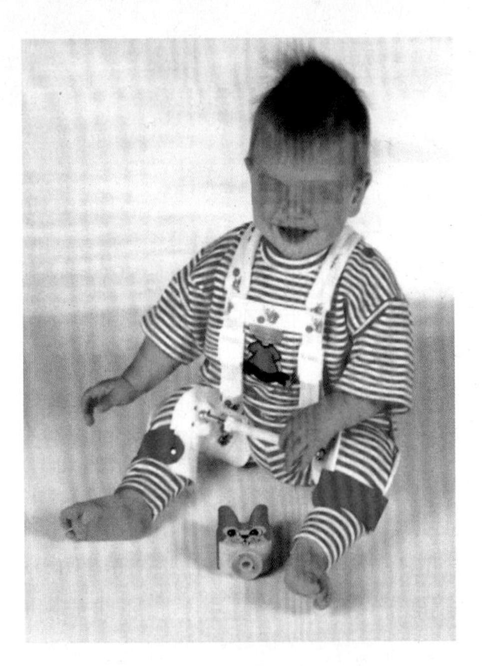

图16-14　运动髋矫形器

（三）上肢矫形器

1. 手部矫形器（HO）与腕手矫形器（WHO）

（1）拇指对掌矫形器：多用金属条或塑料板做成，限制腕关节背屈和内收，使拇指保持对掌位，适用于对掌功能障碍的患儿（图16-15）。

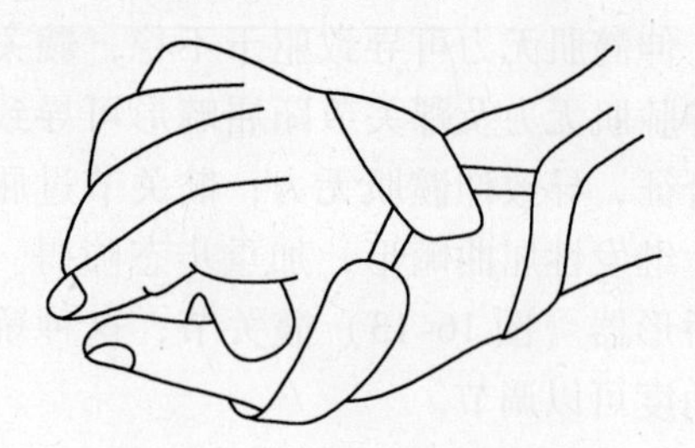

图16-15 拇指对掌矫形器

（2）指间关节伸展矫形器：用金属条、钢丝或塑料板制成，可使指间关节伸展，用在指间关节挛缩的屈曲状态，使之伸展（图16-16）。

（3）护腕矫形器：用金属条及塑料板制成，可使腕关节固定在背屈20°~30°，偏向尺侧10°的功能位（图16-17）。

（4）螺旋形腕关节矫形器：这种矫形器呈螺旋形，从手掌开始经过手背到前臂环绕呈螺旋状，固定腕关节在功能位（图16-18）。

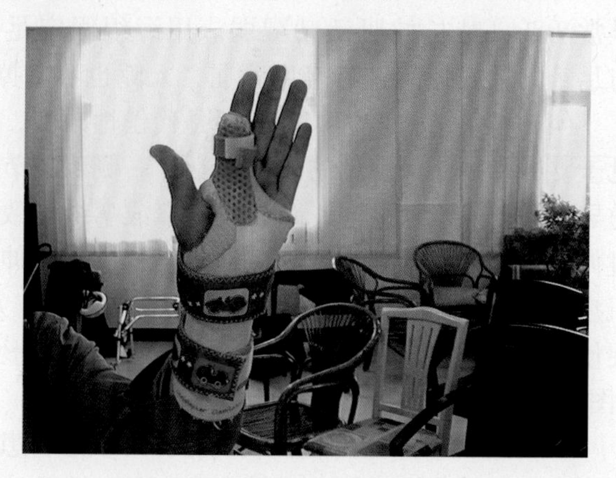

图16-16 指间关节伸展矫形器

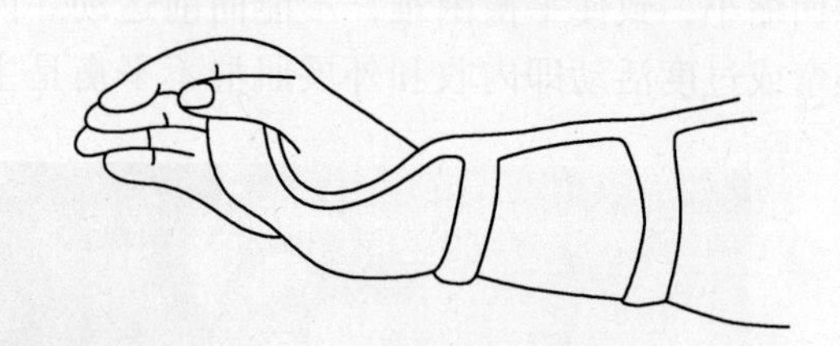

图16-17 护腕矫形器

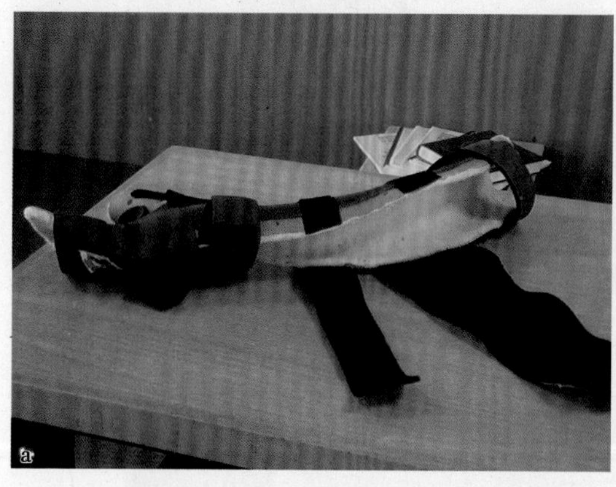

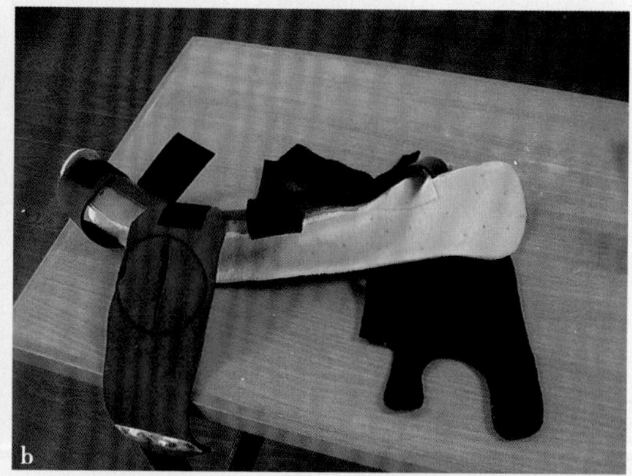

图16-18 螺旋形腕关节矫形器

（5）腕关节伸展矫形器：在螺旋式各种护腕的基础上增加一弹性橡皮筋，使腕关节伸展，矫正掌屈腕下垂（图16-19）。

（6）腕关节外展矫形器：在前臂与手掌之间，用橡皮筋相连固定在手掌尺侧，可矫正腕关节内收及向桡侧偏斜（图16-20）。

（7）拇指内收矫形器：适用于拇指内收的患儿，将患儿的拇指固定于外展位（图16-21）。

2. 肘矫形器（EO） 适用于肘屈曲或肘过伸的患儿，将患儿的肘关节固定在伸直位，防止肘关节的屈曲挛缩变形（图16-22）。

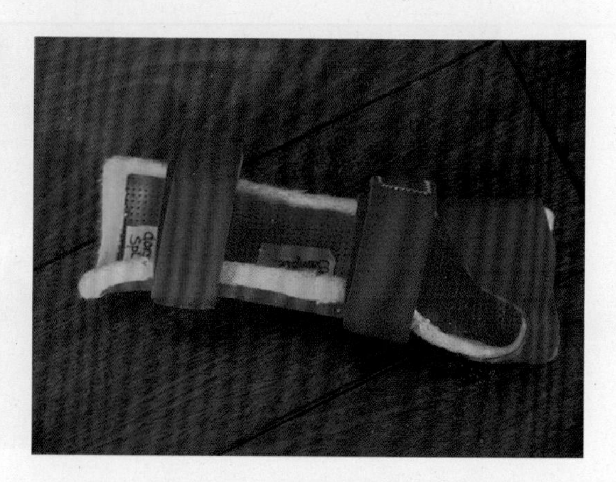

图16-19 腕关节伸展矫形器

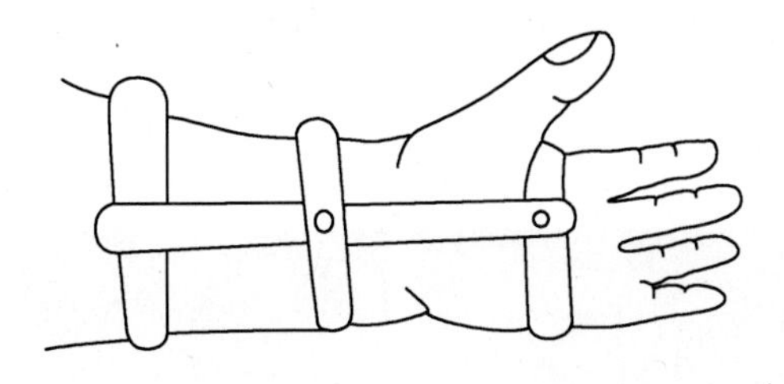

图 16-20　腕关节外展矫形器

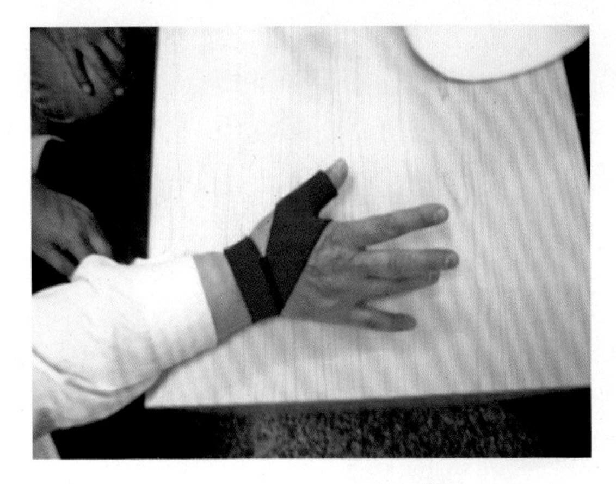

图 16-21　拇指内收矫形器

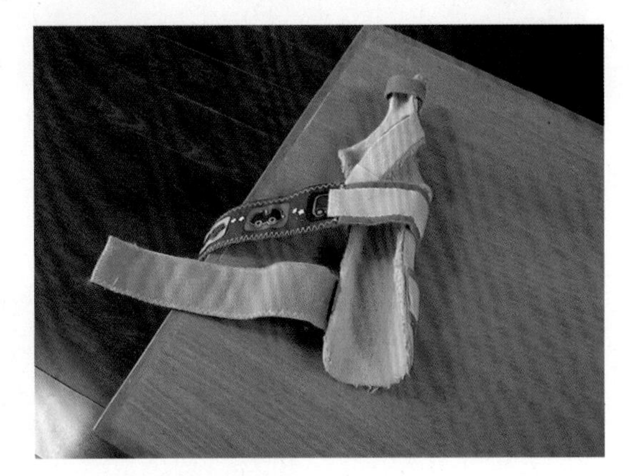

图 16-22　肘矫形器

（柴　瑛）

第三节　其他辅助用具

为了辅助运动障碍儿进行力所能及的移动活动，可以应用辅助用具，促使和发展移动的能力。

一、爬 行 器

对于尚不能爬行的患儿，或者处于爬行移动阶段的但有异常模式的运动障碍儿，可以应用各种各样的爬行器进行爬行的训练和进行移动。如图 16-23 中带轮的三种爬行器，其中上面有患儿的一种可以用于痉挛型双瘫、双下肢强直伸展无交替活动的患儿，将臀部和双下肢固定，应用上肢进行爬行，可防止因上肢的过度运动导致双下肢的联合反应而增强肌张力。

二、俯卧位支持用具

当患儿在俯卧位当时不能抬起胸部和头部时。可以应用一些辅助用具促通。如图 16-23 中左下角的即是一种，这种用具前放有一凹槽，可将患儿的胸部放入其中，下方有一圆柱体，可以分开内收、内旋的双下肢。另外，三角垫、滚筒等均可作为俯卧位支持用具应用（图 16-24）。

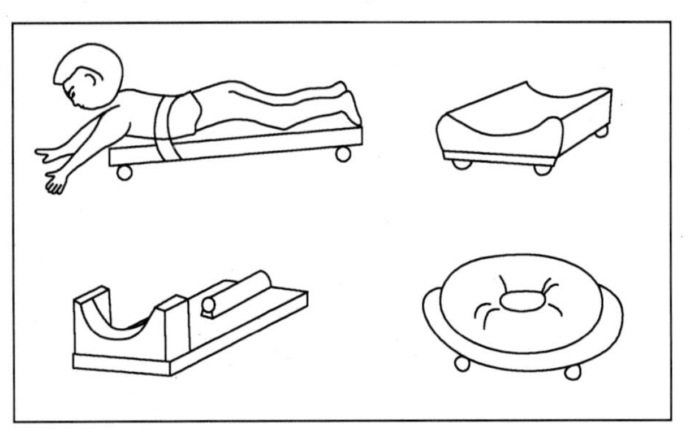

图 16-23　爬行器和俯卧位支持具

三、坐位移动辅助用具

在患儿尚不能步行但又需要训练下肢的活动能力时，可应用各种坐位移动辅助具，可应用市售的三轮脚踏车，也可用图 16-25 中的坐位移动辅助用具。根据患儿的异常姿势和运动模式的特点，分别应用不同的坐位移动辅助用具。如图中右侧的患儿因内收肌紧张，而应用圆柱式坐席。左侧的患儿坐位的稳定性较好，采用平板式坐席。总之要根据患儿的不同情况选择或制作坐位移动辅助用具。

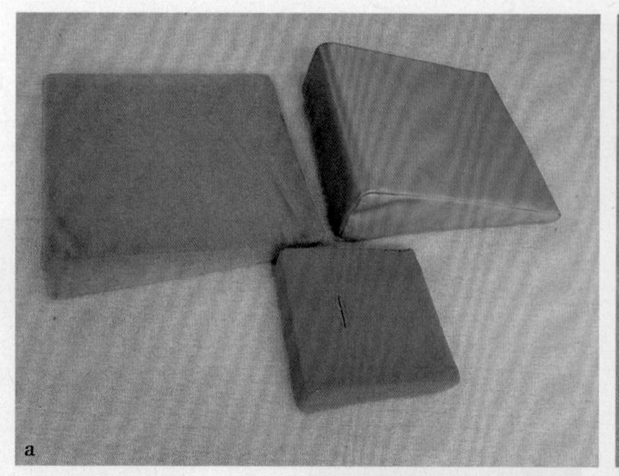

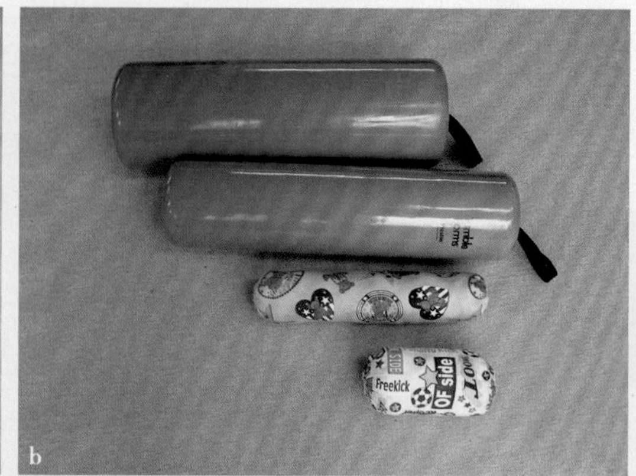

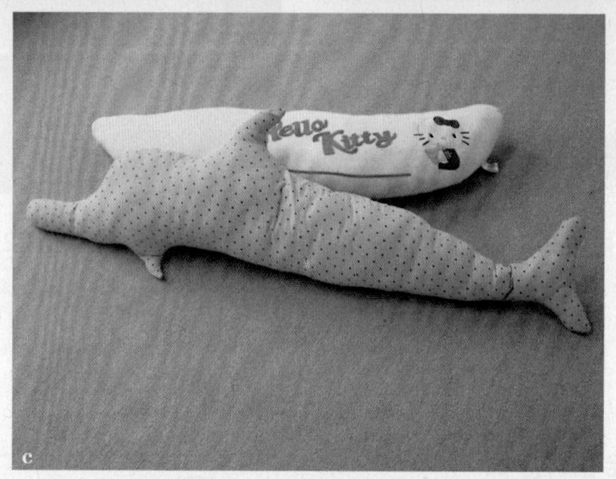

图 16-24 俯卧位支持用具

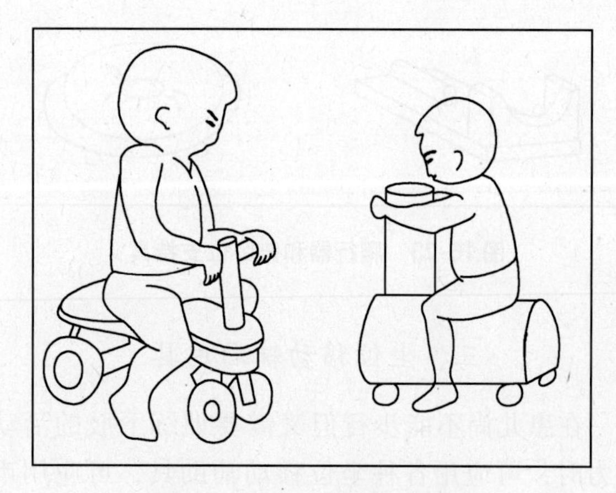

图 16-25 坐位移动辅助用具

四、立位辅助用具

是为了进行站立训练而应用的辅助用具，根据患儿的立位的能力和异常的姿势模式采用不同的站立辅助用具（图 16-26）。

五、步行辅助具

（一）助行器

助行器适用于步行训练，临床应的助行器多种多样，有带轮和不带轮两种。主要适用于小年龄儿童，带轮的助行器有一定的危险性，应用时应注意保护患儿（图 16-27）。

（二）拐

对于有需要辅助步行的患儿，还可以应用拐。拐的种类很多，包括四角拐、三角拐、腋拐、肘拐等。根据患儿的步行能力情况，予以应用不同类型的拐。

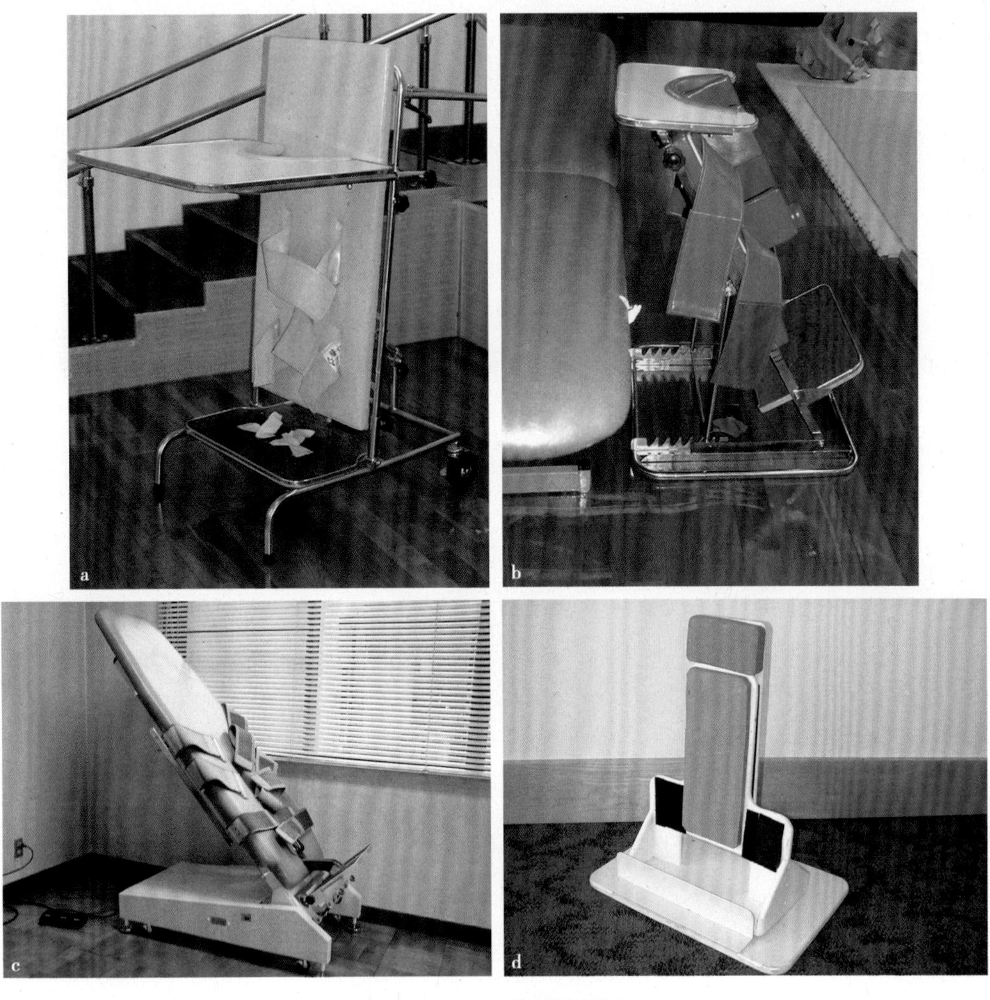

图 16-26 立位辅助用具

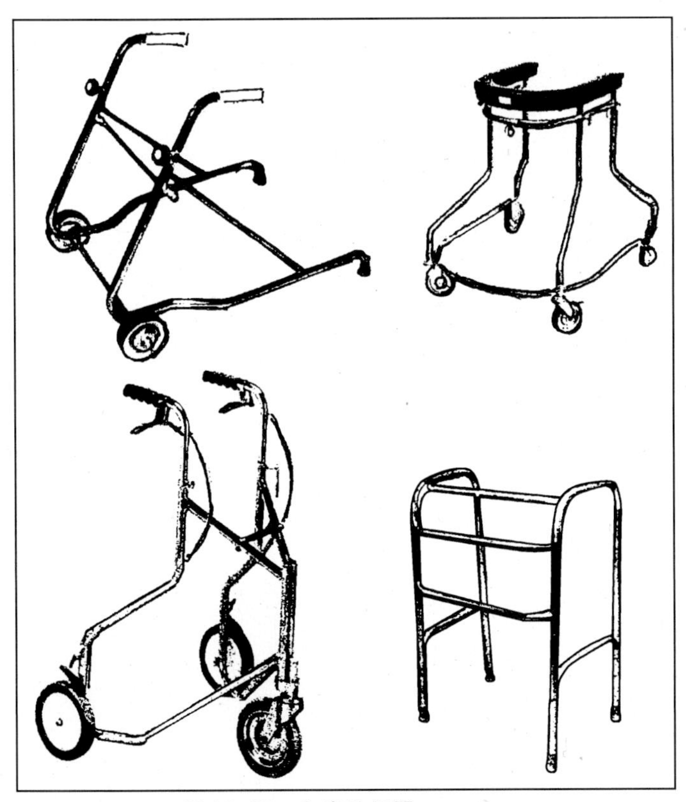

图 16-27 各类助行器

（柴 瑛）

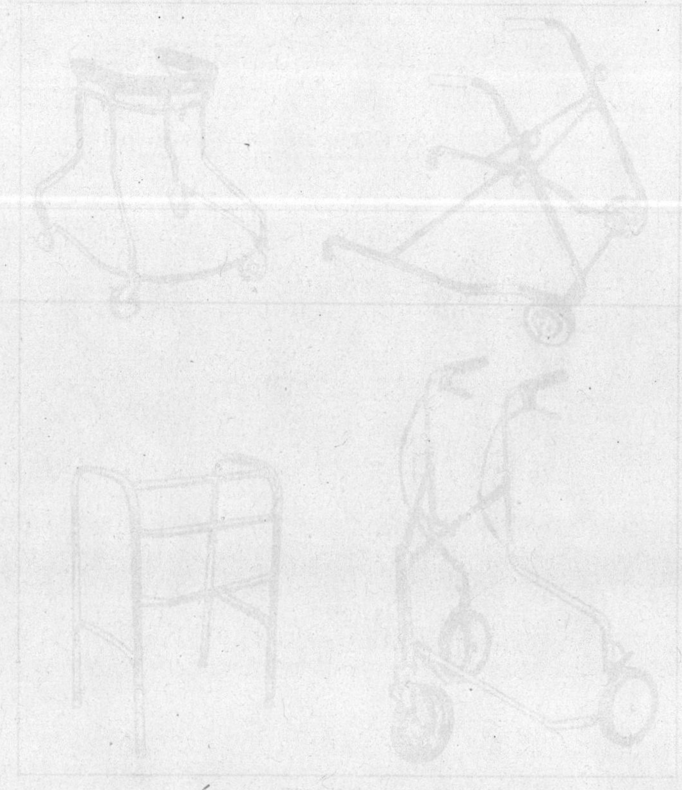

第三篇

儿童精神医学

3

第十七章

儿童精神障碍

第一节 儿童精神医学概述

环境对儿童的影响、儿童与他人的关系、儿童在幼儿园和学校的生活等多方面，精神医学工作者对上述各问题进行综合的评定，并进行医学的诊断、治疗。更重要的是，要研究并实施对各种精神疾病的预防方法。总之，精神医学的目的是使儿童的精神发育正常，在精神方面健康的成长。

当前，儿童精神疾病明显增多，诸如孤独症、精神发育迟缓等疾病在门诊病儿中占有相当的比例。在社会竞争如此激烈的今天，如何使儿童的身体与精神同时健康的发育，是医学工作者面临的严峻问题，也是一项艰巨的任务。

一、儿童精神医学的发展史

世界上儿童精神医学是从十九世纪中期开始出现的，其时在瑞士开设了收治精神发育迟缓儿的机构。1909 年，Healy w 成立了少年精神障碍研究所，并于 1915 年出版了名为《少年的各种不良行为》一书。当时，在世界各地兴起了“精神卫生运动”，成立了由精神科医生、心理医生、社会工作者等组成的临床小组，对精神疾病进行系统的研究。同时，也产生了访问教师的制度。

1930 年，Kanner L 在 Johns Hopkins 大学设置了儿童精神科门诊。以此为契机，在世界各大学的医学部纷纷开设了儿童精神医学的课程。

1933 年，Tramer M 出版了幼儿精神医学（Kinderpsychiatrie）的教科书。1934 年，发行了有关幼儿精神卫生的杂志，即 Zeitschrift fur Kinderpsychiatrie 这一杂志。1935 年 Kanner L 出版了当时被称为精神医学的圣经（Bible）的教科书—儿童精神病学（child psychiatry）。1937 年，在巴黎召开了以 Heuyer G 为会长的第一届国际儿童精神医学学会，从此这一学会定期召开，2002 年在印度的新德里召开了第十五届国际儿童精神医学学会。

至 1940 年，世界各国的精神医学发展令人瞩目，在相当多的国家的医院内设置了精神医学科。

1943 年，由 Kanner L 首次报告了早期儿童孤独症，从此开始了对孤独症的研究。

在美国，1943 年由 Gardner 首先设立了美国儿童精神病学校（American Academy of child psychiatry）。1957 年，Kanner L 和 Robinson F 被指定为世界上最早的儿童精神科专职医生。

1960 年以后，精神科医生对儿童精神发育中的生物学侧面有了新的认识，对家族性的精神医学的相关问题有了进一步的认识。1970 年开始，对精神障碍的实质有了更进一步的认识，并开始尝试对其进行新的诊断分类。

在亚洲，对儿童精神医学也早有认识，1990 年在日本京都举办了第十二届“世界儿童青年精神医学会”，在会上充分讨论了关于难民、妓女、滥用药物、虐待儿童、器官移植、人工授精等问题。会上讨论的不只是精神障碍的问题，也同时对引起精神障碍的相关问题如心理社会的问题、政治的问题、经济的问题等进行了深入的探讨，可见精神医学所涉及的范畴更加广泛。

目前，具有世界水平的国际精神医学会有，国际儿童青年精神医学会（IACAPAP）、国际青年精神医学会（ISAP）、世界婴幼儿精神保健学会（WAIMH）、世界精神医学会（WPA）、儿童青年精神医学委员会（Section of child and Adolescent Psychiatry）。在亚洲，欧洲、美国、澳大利亚都有儿童青年精神医学会，其简称分别为（ASCA-

PAP）、（ESCAP）、（AACAP）等。

我国的精神医学发展几乎与世界同步，在上一世纪就有关于儿童精神卫生的书籍出版。目前，对孤独症、注意力缺陷多动障碍、精神发育迟缓的研究已经比较深入。在许多医疗机构都设有儿童精神医学科或小儿行为与发育学科，对这些疾病的治疗也卓有成效。

二、儿童精神医学的特点

（一）儿童精神发育的特点

儿童的精神发育与身体其他方面的发育比如运动发育等相同，都是循序渐进的发育过程。在儿童早期的精神发育途中，各种心理功能尚未分化，在日常生活、学习等诸方面对环境有明显的依赖性。随着身体与精神方面的生长发育，儿童生活的场景逐渐地由家庭向幼儿园、学校、社会扩展，精神发育也逐渐成熟。如果在精神发育的过程中出现了问题，首先表现出的是与发育阶段不相适应的与人的交流问题。但是，不同发育时期的儿童的精神发育水平各有其特点，只有在详细了解儿童的精神发育的特征，熟知儿童的各个发育阶段上与人交流的技能，才能评定每个儿童的精神发育状况。精神发育的评定与运动发育评定的方法不同，可以通过儿童游戏、绘画、进行音乐活动时的表现来了解其与人交流能力。必须知道，在儿童不同的精神发育阶段会出现各种不同的精神医学症状，而且由于精神方面的问题常可导致儿童的各种能力的退行。

（二）儿童精神疾病治疗中的问题

精神疾病的治疗不同于其他疾病的治疗，在治疗中不仅仅依靠医生和治疗师，还必须有患儿家长、教师和患儿本人的共同协作。医生和治疗师除了对患儿进行训练、治疗外，还应该做如下工作。

1. 对患儿的家长进行精神辅导（counselling）。

2. 与幼儿园或学校的教师共同探讨、共同进行患儿的教育。

3. 注重儿童精神发育 要知道患儿在接受治疗期间，其精神方面仍然是在继续的成长、发育之中，所采取的治疗和教育措施不可阻碍或抑制患儿的成长和发育。要致力于解决患儿所存在的问题，并在解决问题之后使患儿得以成长发育。

（三）精神障碍的预防

1. 第一级预防 儿童精神医学在预防精神疾病方面起到相当重要的作用，因为多数的青年、成人的精神障碍是发生于儿童期的，因此对婴幼儿期小儿进行精神保健，对其进行精神发育方面的指导、启发，是非常重要的时期，此即第一级预防。

2. 第二级预防 为了早期发现、早期预防儿童精神方面的问题，可通过基层儿儿童保健组织、医院儿科等部门组织一个相应的网络，逐级的对小儿进行监测，以便早期发现、早期诊断、早期治疗。

3. 第三级预防 当发现小儿有精神问题时要及时地进行治疗、教育和康复。

（陈秀洁）

第二节 一生的精神发育

所谓精神发育不仅是指情绪的发育，也包括以脑发育为基础的认知功能、知觉和运动功能的发育。因此儿童精神发育的理论，可以应用于对儿童进行精神分析，关于儿童精神发育的分期，有许多学者进行了深入的研究，在此介绍的是美国的精神分析医生艾利克森（Erikson）的分期方法，他创立了心理社会发育理论，将人类的精神发育分为从出生至老年的八个阶段。

一、婴儿期

此期为月龄0～12个月的小儿，信任与不信任的内在纠葛构成了这一时期的发育危机，还有将此期又分为更细小的分期方法。

（一）婴儿期精神发育特点

1. 以与母亲的关系为中心 小儿的精神发育特点是以与母亲的关系为中心，通过母亲喂小儿乳汁，对小儿的爱抚、抱等，使小儿产生了对母亲的挚爱情结，母亲对小儿的各种爱抚的活动是形成重要的母子（女）关系的羁绊。小儿通过这一羁绊关系，并通过母亲的各种姿态，学习到对世界的信赖感，这也是小儿最早掌握的最基本的信赖感，也可以说是促使小儿掌握了即使面对困难也不会放弃自己的希望的感觉。

2. 辨别母亲和他人的能力 小儿在2～3个月时尚不能辨别母亲和其他人的区别，见到任何人都会笑。到7～8个月时见到陌生人则会表现出不安或哭泣。在这一时期，母亲对小儿的关照是小儿精神发育的至关重要的条件。如果6个月以后的小儿长期见不到母亲，则会出现特有的无力症状，这也将会影响今后的精神发育，或许使小儿在今后的精神发育方面有重大的障碍，称这种现象为剥夺母爱现象。

3. 情绪的发育 此期小儿情绪的发育非常迅速，可以获得喜、怒、惊、恐、厌恶、兴趣等基本的感情。2个月时可出现微笑和喜悦的表示，3个月时出现对事物产生兴趣的感情发育，6个月后可因母亲的表情而调节自己的情绪，7~9个月可有恐惧和愤怒的表情。小儿以上述的发育为基础形成了“自己的情绪核心”。

在小儿精神发育的初期，需要积极地给予他各种体验的机会，如果得到了被表扬的体验，使之产生喜悦的刺激体验，会对小儿在其后获得调节自己情绪的能力有很大的帮助。而且，这些积极地体验在小儿今后学习模仿的感觉中也具有极其重要的意义。小儿通过这些体验可以使基本的情绪向复杂的情绪发展，如产生罪恶感、廉耻感、对事件的担心，以及抑制自己的情绪等。

（二）婴儿期的分期

根据婴儿期小儿的特点，又将其分为前、后两部分，前半部分的特点是，精神构造的发育尚未分化，不能充分地认识自己本身的内、外区别，而常常是将内、外融合为一体化的倾向占优势。后半部分的小儿进入断乳阶段，已经可以区别开自己与母亲及母亲与他人。不同的学者分别给这前、后两部分命名。

1. 弗洛伊德（Freud S）的分期 将0~12个月的小儿称为口唇期，又将口唇期分为以下两期。

（1）吸引期：是指小儿通过吸吮乳汁而获得口腔黏膜快感的时期。

（2）食入期：又称为口唇狂期（sadism），是指小儿用刚刚萌出的牙齿咬食物的时期。

2. Klein M 的分期

（1）分裂妄想态势（schizoid paranoid position）：是指小儿不能把好的自己和不好的自己统合在一起的阶段，常把不好的自己投影于外界，容易形成“不好的外界和好的自己”的世界的认识。

（2）抑郁态势（depressive position）：是指已经进入了可以将好的自己和不好的自己统合在一起的阶段，是为了预防他人的攻击而保护自己的发育过程。

3. Winicott DW 的分段法

（1）绝对依存阶段：在此阶段表现为母子一体化，小儿通过对母亲的100%的适应和各种体验而形成自我。

（2）相对依存阶段：小儿通过反复地将对象破坏和再创造而使本身体贴和同情他人的情感得以发育。

4. Mahler MS 的分段法

（1）正常自闭期：中枢神经系统尚未发育成熟，因此绝对的依存于母亲。

（2）共生期；母子的关系仍然是一体化，但或多或少有些分离。

（3）分化期；从生后7个月开始，小儿已经不再黏着母亲，不只是希望母亲抱，已经开始有自己的活动。

（4）练习期

1）第一阶段：从生后9个月开始，可以离开母亲自己应用玩具玩耍并取得乐趣，但是，当感到不安时又会回到母亲身边，以补充自己情绪的能量。

2）第二阶段：从步行开始，小儿看到了在卧位上见不到的外界，非常热衷于这些体验。

二、儿童前期

为1~3岁阶段，也称幼儿期。此期是以发达的肌肉为基础的心理活动发育时期，心理社会危机是信任对不信任阶段。

（一）精神发育的特点

1. 肛门括约肌发育 由于肛门括约肌的发育而产生排便的快感，与此同时大便的滞留同样也可使小儿产生快感，所以称此期为肛门期，这一时期是训练如厕和良好排便习惯的时期。

2. 肌肉发育 从精神上与身体上均与母亲分离，确立了个人的能力，可以表达自己的意图和想法。在这一时期，家长对小儿的许多事情都表现出控制的愿望，或者禁止他干什么，或者允许他干什么，而小儿则表现出与之对抗的情绪。

一般情况下，这一时期是在父母的援助下进行形成自我程序的过程。此时期基本可以形成饮食、就寝、去托儿所等规律化的生活习惯。一旦形成了自律性，也就形成了对自己的自然的、较高的评价的心理过程，基本可以自制。但是在这一时期小儿与父母的关系不如上一期那样融洽，不能忍受父母的批评，产生了羞耻感和怀疑心理，所以 Eriksos 总结了这一期的特征是“自立、羞耻、疑虑”。到了3岁左右，许多复杂的自我功能开始发育，如现实的判断力、时间概念、空想、语言交流等。并且可以离开母亲，对其他小朋友表示关心，为下一阶段的发育做准备。

（二）再接近期的概念

Mahler 将此期称为再接近期，因为这一时期的小儿无论是从身体方面还是精神方面都可与母亲分离开来。但是，小儿与母亲可分的只是距离，从心理上还是有强烈的接触母亲的欲望，倘若母亲不在身边常常出现发脾气等的分离反应。也有不少的小儿表现出再三地让母亲抱他，而当母亲真去抱他时却又拒绝，称这种现象为再接近。

与这一时期相关的疾病有强迫性障碍和境界性人格障碍。

三、游戏期

指3～6岁的儿童，即幼儿园时期的儿童，心理危机的主要表现为“主导性对内疚”阶段。

如果在上一期已经确立了自律性的感觉，则此期儿童以好奇心为动因，注意力集中于以生殖器为中心的身体以及家庭内有性爱色彩的人与人关系，例如与父亲、母亲的三角关系等。但是，在父母的背后却有憎恨父母的倾向（oedipus complex）。心灵的舞台从母子关系转移到基本的家庭成员，但是因缺乏实际的体验机会，有想要做些什么事情的空想性。所以，对此期儿童来说，游戏和童话非常有益于精神的发育。

此期儿童精神发育的重要一点是好奇心，因为这种对任何事物的好奇心，会产生反复的对某一事物进行探索、调查的行为，并以此为基础形成了自发性。在这一期孩子们喜欢制订计划，并组织实施。孩子对任何事物都感兴趣，喜欢刨根问底，例如，儿童常常会问：世界是什么样的？为什么要这样做？等问题。或者把玩具拆开，或者试着扮演医生和护士，或者大量地提出令父母困扰的问题。

应提出的是，自发性并不是无限性的，这种因自发性而产生的行为常常被家长禁止或惩罚，从而使其形成内在化，会产生“罪恶感”即内疚，所以说发挥儿童的自发性是克服罪恶感的有效方法。因此，家长一定要与儿童的好奇心产生共鸣，给儿童的问题以明确的答复，引导儿童将自己的行为变为社会允许的形式，克服自发性和罪恶感的进退两难（dilemma）的境地。用这样的方法战胜母子或父子关系不佳的情况，使儿童出现谦虚、和蔼的性格倾向。

四、学龄期

学龄期即儿童后期，为6～12岁的时期，这一阶段基本确立了对待工作的基本态度，心理社会的危机表现为“勤奋对自卑阶段”。儿童在此期确立了信任感、自立感和自发性的感觉精神世界，开始了人生的旅途。儿童开始关心家庭以外的事物，开始掌握社会技能和工作技能，从精神分析的角度来看称此期为潜伏期。

在此期应该使儿童参与创造性的工作，使之完成一个生产过程，促使儿童形成与“勤奋”相关的观念的发育。

此期的儿童可以向许多人学习社会技能，如兄弟姐妹、高年级同学、老师等，这些人都对儿童的学习起到一定的作用。当儿童进入学龄期后，主要活动场面是在学校，所以父母的作用变得暧昧。

值得注意的是，在这一时期，如果儿童把以勤奋的学习技能为主的学习动力依赖于学习成绩单或受表扬，或者是来自于父母、朋友和老师的物质奖励。这些方式虽然容易使这类儿童产生自信心和对自己拥有的能力的感受，但是，往往并不能促使学习成绩持续的上升，反而会下降。或者，在体育运动和社会活动中没有受到夸奖的儿童，容易导致他对自己缺乏自信，甚至产生认为自己是“劣等”的感觉。从这一点来看，在当前有的学校按学生的能力编班的教学方式，对儿童的勤奋性的培养究竟有多大帮助，值得讨论。

五、青春期前期

青春期前期也称青年期，即12～18岁的时期，第二性征在此期出现，这一阶段的心理危机是“自我统合对角色混乱阶段”。

这一时期的儿童尚未达到从心理上与亲人完全分离，但是，本能的活动性提高。再次出现“子仇父爱现象”，即在精神分析学中的伊迪普斯情结（Oedipus complex），有时令父母难以对应。

本能的活动常出现防卫的手段，经常和同年龄、同性别的儿童组成集团，对在集团中所经历的归属感、约束力、遵从性和权威性等有反抗心理，也与其他集团有对抗性，充分反映了自己的内心世界。所以，在集团内的各种体验可以与克服自己的本身的问题相结合，这一点对儿童的精神发育是起到重要作用的。

进入中学时代，即进入了青春期后容易与亲友中的同性产生亲密的关系，从双亲所给予的能量中解放出来，出现了自我意识，对自己本身充满爱意。因为其能量的供给是来自父母两性的双方，所以儿童在这一期两性的精神特征增长，并将自己理想化。这种青春期的自爱心理，是在自立性确立之后产生的，是将来成人后自我理想的基础。

此期儿童有时难以控制有关性爱的冲动，尚不能接受自己的正在变化着的身体，常有与异性的空想关系。

六、青春期后期

18～22岁时期，在这一时期，集团的倾向淡薄，向一对一的关系发展，首先出现的是所谓柏拉图式（platonic）的纯精神的关系阶段，其后进入通过书信建立所说的“二人世界”的关系阶段。这些交往的方式是使儿童青年掌握社会性的重要课程。继而向具有现实性的方向即具有性爱倾向的方向发展，也可以说是陷入了恋爱状态。但是，这种恋爱只不过是试验时期，如果一个儿童、青年不经过这一过程而直接进入早熟的性关系过程，有可能给将来的人格形成带来一定的影响。

另一方面，这一时期的心理、社会方面的表现是Erikson EH所认为的“自我同一性”，具体表现是，在处理性对象的过程中、在与家人、友人等其他的对象的关系中、在社会上求职和政治的、宗教的生活中错误的认识自己的形象，认为自己在这些各种各样的场合中都是一个样子。这是将过去的无数的同一性统合起来，在这一时期再构成的缘故。如果这一过程出现障碍，会引起过度的同一性意识、选择性的回避和孤立、拒绝与他人相处、否定的同一性等精神障碍。

七、成年期

20～40岁，心理危机是亲密对孤立阶段。意味着长时间的依赖社会的现象结束，开始独立生活，具备社会责任、权利和义务。这一阶段的危机是“亲密与孤独”。终于获得了独立，具有与同辈之间发生相互依存的动机，如朋友、恋人等。相反，容易自我陶醉、无目的地广泛社交，造成人际关系失败。这一时期，特别是20岁左右，活动涉及多方面，除了就职、市民活动、高等教育外，结婚、成为父、母亲等新的角色不断增加。形成的人格特征是“爱情”，即忍让对方的不同差异、相互献身。

八、成熟期

40～60岁，心理危机是创造对停滞阶段主要为获得繁殖感而避免停滞，体验关怀的实现。确立了自我在社会中的地位，责任心增大的同时，体力衰退。此阶段或是显示创造力，工作富有成就且能赡养家庭；或是一事无成，一心专注自己而产生停滞感。

九、老年期

60岁以后，心理危机是完善对沮丧阶段。主要为获得完善感而避免失望和厌恶感，体验智慧的实现，是人生的最后阶段。如果认为自己的一生实现了最充分的人生愿望，则获得完善感；如后悔过去，恐惧死亡，则对人生感到失望。

成年期、成熟期与老年期已经不属于儿童，为了连贯地了解人的精神发育的分期，在此进行了简单的介绍。

（陈秀洁）

第三节 儿童期精神障碍的原因及主要疾病

儿童期精神障碍的原因可分为身体方面的原因（内因）和心因（外因）两类，身体原因又可分为体质的原因和身体疾病及外伤等原因。心因则包括环境因素和儿童对环境因素反应所表现出的自身气质。所以对于精神疾病不能用一元化原因去解释，应该考虑到是各种相互作用的结果。与此同时，因注意到对一个人个精神功能尚未分化的儿童，还要考虑到发育的因素。

一、身体方面的原因

（一）体质的因素

1. 遗传因素 一个正常人的表现型是从父母遗传来的基因的组合以及与环境因素相互影响的综合表现，当某一儿童罹患疾病时，也同样受遗传因素和环境因素两方面的影响，所患的疾病如果是受遗传因素的影响较大，即称其为遗传性疾病。引起儿童期精神障碍的遗传疾病的原因有如下几种。

（1）染色体异常：引起的疾病占引起精神障碍的遗传疾病的5%～10%，是由于高龄产、接受放射线照射等原因导致染色体的数目异常和形态异常如分离异常、断裂等而致病。

染色体异常包括两种类型：

1）常染色体异常：①Down综合征：每出生1000人有1人发病，此病患儿95%有中度至重度精神发育迟缓，临床上患儿或者是表现为性格温顺、不怕生人和听话；或者与此相反，性格执拗、顽固、只认死理等。其中25%可以有精神症状，在儿童期或青年期有破坏行为、不安障碍、刻板反复行为等。②Prader-Willi综合征：每出生10 000～15 000人中有一人发病，此类患儿的智商平均为60～70者约占总数的40%，40%为轻、中度精神发育迟缓，20%为重度精神发育迟缓。此病患儿在儿童期表现性格温顺、不怕生人，至青春期时会有攻击行为，至成人期则可能表现出躁郁症、恐惧等精神疾病。③猫叫综合征：每5000～20 000人有一人发病，在胎儿期即可见到发育障碍。出生时为小头，小头可持续至成人阶段，精神发育迟缓多数为重度（IQ 20～30）。

2）性染色体异常：①Kleinfelter综合征：男性发病，染色体核型多数为XXXY或XXXXY，每出生500名男孩有一人发病。表现为身长高于同龄儿童，运动方面表现笨拙，其中以50%有语言发育障碍，特别是语言表达的障碍。②Tuner综合征：女性发病，染色体核型为XO或XXqi、XXp，每出生2000～8000名女孩有一人发病。此类患儿动作IQ偏低，学习数学和科学感到困难，身材矮小，呈未熟倾向，但不表现出精神障碍的症状。③过剩X综合征：女性发病，染色体核型为XXX，每出生1500名女孩有一人发病，轻度精神发育迟缓，智能稍低于正常的平均水平，可有听觉障碍和语言的理解和表达困难。如果X染色体多于3条，会表现为重度的精神发育迟缓，但是极少见。④脆弱X综合征：X染色体的长臂*q*23.3处有脆弱的部位，是以精神发育迟缓为主要症状的X性连锁遗传病，每出生1000～2500人中有一人发病，在已经明确原因的精神发育迟缓疾病中其发生率仅次于Down综合征。若为男性患儿则表现为重度至中度的精神发育迟缓，身体症状是在青春期以后，有88%有睾丸的异常肥大。若为女性患儿则33%有精神发育迟缓，多为轻度，但也有重症者，常出现学习困难。另外，有回避他人视线的倾向。

（2）单基因异常：因单基因异常而致的精神疾病占引起精神障碍的遗传疾病的15%～20%，是单一的基因异常引起的疾病。

1）常染色体显性遗传疾病：①常染色体显性遗传疾病发生率为10 000～60 000∶1；②虽然少有同型结合体，但是一旦因其发病就会成为重症并危及生命；③分离比原则上是50%；④患病者是从上一代遗传而来的疾病，并可遗传至下一代；⑤男性和女性均可发病。

此类型患者1/3至半数有精神发育迟缓和癫痫发作，有时还可见到自闭行为、多动、攻击性、自伤行为等，与广泛性发育障碍有关。

2）常染色体隐性遗传疾病：常染色体隐性遗传疾病的发生率为7.000∶1，其特征：①因变异基因的异型结合体而发病；②同型结合体不表现出临床症状，为基因携带者；③患儿的双亲均为基因携带者；④男性和女性均可发病；⑤此病是少有的疾病，近亲结婚的家庭中患病者多。苯丙酮尿症为单基因异常中常染色体隐性遗传疾病的代表疾病。

3）X性连锁遗传病：X性连锁遗传病可区分为X性连锁显性遗传病和X性连锁隐性遗传病两种，在临床上见到的几乎都是后者，其特征：①患病者几乎全为男性；②患者的母亲为基因携带者，其所生的男孩约半数发病；③患病者的儿子是正常的，并不将异常遗传给孙子；④本病是通过女性基因携带者向下一代遗传。

伴有精神症状的Lesch-Nyhan综合征为此遗传形式的代表疾病，发生率为出生的男孩中每10 000～100 000名有一人发病。几乎所有病例均有精神发育迟缓，两岁左右突然出现自伤行为，10岁以后逐渐减轻。

（3）多基因异常：2个以上的不同部位的基因以同一形式被发现者称其为同义遗传，即多基因遗传病。多基因遗传病占引起精神障碍的遗传疾病的65%～70%，其中包括原因不明的疾病，发生率约为出生人数的3%，儿童的精神发育迟缓和智能的变化多数是多基因异常造成的。

2. 影响胎儿的因素　在胎儿期因受各种因素的影响，在儿童期发现有精神症状，主要的致病原因有感染、代谢疾病、药物、放射线等。

（1）感染：主要的感染有弓形体、梅毒、风疹病毒、巨细胞病毒、单纯疱疹病毒等，这些感染引起中枢神经系统的症状，统称为TORCH综合征。

（2）代谢疾病：母亲妊娠时患有糖尿病、甲状腺功能低下、妊娠中毒症等可影响胎儿和婴幼儿的神经系统的发育。

1）糖尿病：葡萄糖是脑组织发育不可缺少的物质，所以如果孕母的糖尿病未得到有效的控制，胎儿因高血糖导致胰岛素过度的分泌，出生后因高胰岛素血症而致低血糖，或者婴幼儿期持续的低血糖等都可引起不可逆的脑的损害。这种低血糖如果在小儿生后 1 个月前后进行治疗可避免发生精神发育迟缓，如果持续 1 年以上，则会毫不例外地导致智能障碍。

2）甲状腺功能低下症：从母体带给胎儿的甲状腺激素对胎儿的神经系统起着重要的作用，Haddowd 等曾报告对 62 名甲状腺功能低下的孕母所生的儿童进行了 7 ~ 9 年的精神发育追踪检查，结果在母亲妊娠时未经治疗的 48 名儿童中有 4 名有不同程度的精神发育迟缓。

3）药物及烟、酒：在母亲妊娠时服用药物及饮酒、吸烟对胎儿的中枢神经系统有相当的影响。母亲在妊娠中大量饮酒，所生的小儿会出现发育迟缓、中枢神经系统的功能障碍、特征性的颜面异常等，称其为胎儿性酒精综合征（fetal alcohol syndrome，FAS）。若小儿未表现出上述的所有症状则称为不全型胎儿酒精综合征（not all type of fetal alcohol syndrome）。胎儿性酒精综合征的儿童表现有精神发育迟缓、多动、注意力障碍、学习障碍，症状出现率与饮酒的量成正比。

孕母大量吸烟，是子宫内胎儿发育延迟的重要原因之一，除了由于尼古丁引起的胎盘障碍外，一氧化碳与血红蛋白结合形成 HbCO 影响对胎儿的供氧，导致儿童期结束后的发育迟缓等。

药物影响的代表药物有水银等，水银可以通过胎盘影响胎儿，导致胎儿水俣病，所有的水俣病患儿均有精神发育迟缓，不仅表现智力水平低，还有记忆、理解和判断能力的低下，以及感觉过敏等症状。

4）放射线：通过对日本广岛的原子弹爆炸后的调查得知，由于孕母接受放射线照射可导致胎儿的脑发育障碍，致使在儿童期有重度的精神发育迟缓，表现为智能指数低、学习障碍等。尤其是在妊娠 8 ~ 25 周时接受了放射线照射，对胎儿脑的影响最为明显。

3. 出生时的因素 出生时的影响因素主要有早产、宫内发育延迟和分娩障碍，由于分娩障碍而导致的胎儿窒息、异常分娩如产钳、胎头吸引、剖宫产等，可因物理的外力和缺氧缺血而引起颅内出血等，继而导致精神发育迟缓等，此因素与脑瘫的致病因素相同，详见脑瘫的病因章节。

（二）身体疾病和外伤

1. 中枢神经系统感染 中枢神经系统感染主要有化脓性脑膜炎、病毒性脑膜炎、结核性脑膜炎、真菌性脑膜炎等的后遗症而引起的精神障碍，都是因为感染后导致脑的损伤所致。

近年来引人注目的儿童期因 A 群和 β 溶血性链球菌感染后所出现的强迫性障碍和抽搐，称其为小儿自身免疫神经精神医学障碍（pediatric autoimmune neuropsychiatric disorders associated with group A β-hemolytic streptococcal infections，PANDAS）。

2. 头部外伤 由于头部外伤而致精神障碍，如外伤急性期后的智能低下、适应能力低下、学习困难等神经学和精神医学的问题。

3. 不涉及脑的身体疾病和外伤 有些并未涉及脑的身体疾病和外伤，也会给患儿带来心理上的影响。如患有慢性身体疾病的儿童常有抑郁症状或者有不安、过低的评价自己等心理问题。临床上多见由于哮喘、经常腹痛、镰状红细胞贫血、恶性肿瘤、糖尿病等慢性疾病的困扰而致的抑郁症状，如自杀倾向、生活不能自理等。

二、心　因

（一）气质的原因

儿童在婴幼儿期的气质与儿童期的精神障碍有关，如果在婴幼儿期表现情绪不良、过于敏感、顺应性差，则以后在心理、精神方面常出现问题。例如，在婴幼儿期对不熟悉的人和事表现出超于正常儿童的恐惧、非常的警惕或者回避者，在儿童期会出现不安的精神问题。在婴幼儿期表现对新奇的事物不感兴趣和顺应性差，以及不安和抑郁等内向的性格的小儿，则在儿童期反而会表现为具有攻击性等的外向性的性格。

当然，儿童的气质与环境因素有着密切关系，是内在因素与环境因素相互作用的结果。

（二）环境的原因

儿童的心理的、社会的适应性是出生前的遗传因素和出生后的环境因素相互作用的结果，两方面的原因决定儿童的精神发育。环境因素是指来自儿童所在的家庭、幼儿园、学校中的父母、小朋友、同学、教师的影响以及这些场合的中的影响儿童精神发育的其他因素。

1. 家庭内的因素

（1）婴幼儿期的对人关系：人生的最初体验的对人行为是生后 3 ~ 6 个月的挚爱行为，将这一挚爱行为分为四群。

1）A 群：不安定-回避型。

2）B 群：安定型。

3）C 群：不安定-反抗型。

4）D 群：混乱型。

父母对各个不同类型小儿的养育方式也常常采取相应的态度，如对待 B 群常采取的是安定的态度，而对待 A、C、D 群常是采取拒绝的、不一致的和混乱的态度，并因此而导致患儿以后的行为的问题。如 D 群出现破坏性的、攻击的障碍和解离性障碍，B 群对环境的变化出现不适应和行为的问题等。

（2）父母离婚：由于父母离婚而引起的对孩子的抚养、经济状况等诸问题给予儿童的精神刺激会导致儿童出现精神方面的问题，同时也影响儿童人格的发育。不同的年龄出现不同的问题，如 3～5 岁的儿童会出现精神发育的退行，5～8 岁的儿童会出现恐怖和幻想，8～12 岁的儿童会出现易怒，至青年期就会出现自杀和冲动行为。

（3）儿童受虐待：儿童因各种原因而受父母、养父母等人的虐待也会导致精神障碍和人格发育的障碍，如出现受虐待时的记忆和感情的解离、抑郁性人格障碍、攻击性人格障碍、强迫性人格障碍等。

2. 学校的原因 学校是儿童精神发育的重要影响因素，在学校内长期受人欺负的儿童会影响其社会的、情绪的、心理的发育。同时，由于多种其他的原因，可使儿童出现逃学、不安障碍、人格障碍精神分裂和抑郁症等精神问题。

三、儿童精神障碍的主要疾病

（一）精神发育迟缓

可根据障碍程度区分为以下五类。

1. 轻度精神发育迟缓。
2. 中度精神发育迟缓。
3. 重度精神发育迟缓。
4. 极重度精神发育迟缓。
5. 不能特定的重症度的精神发育迟缓。

（二）学习障碍

1. 读字障碍。
2. 算术障碍。
3. 书写表达障碍。
4. 不能特定的学习障碍。

（三）广泛性发育障碍

广泛性发育障碍（pervasive developmental disorder，PDD）包括如下几种。

1. 儿童孤独性障碍。
2. 阿斯伯格综合征（Asperger's syndrome，AS）。
3. 儿童瓦解性精神障碍。
4. 不能特定的广泛性发育障碍（PDD-NOS）。
5. Rett 综合征。

（四）注意缺陷和破坏的行动障碍（注意力缺欠/多动性障碍）

1. 注意力缺陷多动障碍混合型。
2. 注意力缺陷多动障碍以注意力缺陷为主型。
3. 注意力缺陷多动障碍以多动、冲动性为主型。
4. 不能特定的注意力缺陷多动障碍、行为障碍。
5. 行为障碍。
6. 反抗挑战性障碍。
7. 不能特定的破坏的行动障碍。

（五）交流障碍

1. 表达性语言障碍。
2. 理解、表达混合性语言障碍。
3. 音韵障碍。
4. 口吃症。

（六）运动能力障碍

发育性协调运动障碍。

（七）抽动障碍

1. Tourettes 病。
2. 慢性运动性或声音性抽动障碍。
3. 一过性抽动障碍。
4. 不能特定的抽动障碍。

（八）排泄障碍（遗粪症）

1. 便秘并伴有溢流性失禁。
2. 便秘不伴有溢流性失禁。

（九）幼儿期或小儿早期的哺乳、摄食障碍

1. 异食症。
2. 幼儿期或小儿早期的哺乳障碍。
3. 反刍性障碍。

（十）幼儿期或青年期的其他障碍

分离不安障碍。

（十一）选择性缄默

（十二）幼儿期或小儿早期的反应性爱着障碍

（十三）整体运动障碍

（十四）不能特定的幼儿期、小儿期或青年期障碍

（陈秀洁）

第十八章

精神发育迟缓

第一节 概 述

一、概 念

精神发育迟缓（mental retardation，MR）是指智能发育落后、社会适应行为障碍的状态。多年来，许多学者曾应用多种不同的名称对此疾患状态命名，如精神薄弱（mental deficiency）、精神低能（mental subnormality）、精神残障（mental handicap）、智力薄弱（feeble mindedness）、精神幼稚病（oligophrenia）等。也曾应用过精神发育不全、智力低下、智力缺陷、大脑发育不全等。也有的学者称其为“弱智”。国际上曾将其统一称为智力低下（mental retardation，MR）。国际精神发育迟缓学会1995年开始统称为智的功能障碍（intellectual disability）。

1. 我国的定义 指一组起病于18岁以前精神发育不全或受阻的综合征；以在发育阶段的技能损害为主要特征，包括认知、语言、运动和社会能力等不同程度的低下。其病因、病程和病理机制虽然不是单一的，但是均表现为智力低下伴社会适应能力缺陷。也可以同时伴有躯体疾病或其他精神障碍。

由于各种原因引起的精神发育的持久性的延迟或停滞，并因此出现智力低下，表现处理自己周围事物的能力和适应社会生活能力的低下的一种疾病状态。

2. 美国的定义 美国的精神薄弱学会（AAMD）对精神发育迟缓的定义是，精神发育迟缓是发育中期出现的智力水平显著低于平均水平，同时伴有社会适应行为（adaptive behavior）障碍的状态。所谓的社会适应行为或者说是适应能力，是指一个人处理日常生活及其在社会环境中求生存的能力，如传达意图、管理自己、家庭生活、社会的/对人功能、利用地域资源、自律性、学习能力、工作、闲暇、健康、安全等方面的能力。美国精神发育迟缓协会对社会适应能力的定义是，有效的满足个人环境中自然的、社会的需要的能力，主要包括两方面，一是发挥和保护自己独立性的程度，二是圆满地完成所接受的社会责任的程度。

3. 精神发育迟缓的诊断要点

（1）智能水平低于平均智商的2个标准差以上，或智商（IQ）在70以下。

（2）与患儿生活年龄相应的适应行为发育不全。

（3）在发育期的18岁之前发病。

二、患病率

精神发育迟缓的患病率因诊断概念不一和调查方法上的差异，不同的国家和地区报告不一，从0.86%至5.6%。世界卫生组织（WHO）1977年报道为1000名0～15岁儿童中精神发育迟缓的患病人数为：重度4名（4‰），轻度30名（3%）。在1985年又有报道，与此结果大致相同，即患病率为3%，其中，中、重度为1‰～4‰。各国对重度的精神发育迟缓的患病率的报道为，美国（1903年）报道为0.33%，英国（1960年）为0.499%，丹麦（1972年）为0.369%，日本（1984年）为0.49%。精神发育迟缓的患者中85%是轻度，男女比为1.5∶1。

我国在1988年对全国8个省、市进行了智力低下的流行病学调查，其结果总患病率为1.2%。其中农村为1.41%。城市为0.7%。男童患病率为1.24%，女童为1.16%。各不同年龄组的患病率为，出生~2岁0.76%，3~6岁1.1%，7~9岁1.44%，10~14岁1.5%。严重程度的比率为，轻度占所有患儿的60.6%，中度22.7%，重度9.6%，极重度7%。地域的差别为，农村高于城市。性别的差异，男女之比为1.5~1.8∶1。

当前，具有高危因素的新生儿，特别是早产未熟儿、低出生体重儿的增加，使精神发育迟缓患儿也相应增加，有超过典型的脑瘫患儿的患病率的趋势。

三、分　类

精神发育迟缓的分类有多种方法，列举如下。

（一）根据智能水平分类

此种分类法是根据患儿的智商的高低进行分类。

1. 斯坦福-比奈（Stanford Binet）分类法

（1）临界状态：IQ为68~80。

（2）轻度：IQ为52~67。

（3）中度：IQ为36~51。

（4）重度：IQ为20~35。

（5）极重度IQ<19。

斯坦福-比奈分类法是根据教育、社会适应等方面的不同领域的课题制定成标准化的评定量表来测定智商，平均智商是100，标准差是16，正常人的智商分布于81~132之间。当测得的智商低于平均智商32时（标准差的2倍）可作为诊断精神发育迟缓的依据。

2. 日本的分类法

（1）白痴：IQ为0~25。

（2）重度：IQ为25~35。

（3）中度：IQ为35~50。

（4）轻度：IQ为50~75。

3. WHO ICD 10分类标准

（1）边缘：IQ为70~85。

（2）轻度：IQ为50~69。

（3）中度：IQ为35~49。

（4）重度：IQ为20~34。

（5）极重度：IQ<20。

4. 美国精神学会（DSM—IV）分类标准

（1）轻度：IQ为50~70或55~70。

（2）中度：IQ为35~49或40~54。

（3）重度：IQ为20~34或25~39。

（4）极重度：IQ<20或25。

5. 我国的分类标准　1989年，我国制定了精神发育迟缓的分类标准（表18-1）。

表18-1　我国的精神发育迟缓分类标准

分度	智商（IQ）	相当年龄	适应能力缺陷程度
轻度	50~69	9~12岁	轻度
中度	35~49	6~9岁	中度
重度	20~34	3~6岁	重度
极重度	<20	<3岁	极重度

（二）根据病理群和低文化群分类

Penrose将精神发育迟缓分为病理群（pathological class）和低文化群（subcultural class），两群的不同点见表18-2。

表18-2　精神发育迟缓的二分法

	病理群	低文化群
神迟滞程度	重度	轻度
出现率	0.4%	2%
性别差	男性为多	女性为多
智能程度	中度、重度、极重度	轻度
医学的问题	病理性的、常伴有身体的合并症	生理性的，身体的合并症少
原因	外因性、环境因素	内因性、遗传因素
不孕倾向	有	无
与家族的关系	父母、同胞中精神发育迟缓少，家庭生活比较富裕，重视教育的人多	父母、同胞中精神发育迟缓多，家境贫寒，对教育放任
治疗效果	通过教育方法的疗育，收效甚微	通过教育疗育可获得明显疗效

四、临床表现

不同程度的精神发育迟缓有各自的表现。

（一）临界状态

日常生活可以完全自理，可以独立地应用交通工具。可接受小学六年级的教育，通过职业训练后，可以在无保护的情况下就业。

（二）轻度精神发育迟缓

在精神发育迟缓的患儿中占75%～80%，其临床表现如下。

1. **语言能力方面** 一般语言能力的反应尚可，通过学校学抽象记忆的知识如阅读、背诵文章等方面无太大困难。可以应付日常生活中的一般交谈，所以此型患儿在学龄前期或短期接触时不易被发现。

2. **学习方面** 可以接受小学4～5年级的教育。有学习困难，在入学后会发现患儿的领悟力低下，缺乏对事物之间的相同和不同之处的辨别能力和分析与概括能力，缺乏想象和推理能力。理解抽象的概念困难，对其只能从具体的角度去考虑和认识。作文感到吃力，难以将自己的思想和认识形成书面文字，只可以简单地阅读和计算简单的试题。

3. **社会生活能力方面** 有一定的交往能力，日常生活可以自理，但常常显得笨手笨脚，缺乏主见，依赖性强，对环境变化的适应能力差。往往表现为温顺、安静、循规蹈矩。经过若干次训练后可利用交通工具。

4. **生活和工作能力方面** 经过特殊训练至成人后可以在保护下或他人的照顾下从事具有一定技能的工作。

（三）中度精神发育迟缓

约占精神发育迟缓患儿的12%。

1. **语言、运动发育方面** 从幼小时即可发现语言与运动发育缓慢，运动发育迟缓可随着小儿生长发育逐渐地向接近正常方向发育。在语言方面词汇贫乏，其中一部分患儿发音不清，不能确切地表达自己的意思和思想。

2. **学习能力方面** 阅读和理解能力有限，数学概念模糊，甚至不能学会简单的计算和数数。只能达到小学1～2年级的读、写水平。

3. **社会性及生活能力方面** 有一定的模仿能力，可以学会简单的生活和工作技能，经过耐心训练可以从事简单、重复的劳动，可以在社区生活。与亲人或常接触的人有感情，可建立比较稳定的关系。除特殊情况外，不能应用交通工具。不能真正意义上的就业，在特殊的设施中，经过训练后可做有限的工作。

（四）重度精神发育迟缓

约占患儿总数的7%～8%。

1. **病因** 几乎均有显著的生物学原因，多合并脑部的损害、畸形、脑瘫、癫痫等。

2. **精神与运动发育明显落后** 精神与运动发育落后在早期出现，多数在出生后不久即被发现。几乎不能接受教育。

3. **语言能力方面** 语言发育水平很低，仅能学会简单的语句，自我表现能力差或者几乎不说话，理解他人的语言很困难。

4. **社会性和生活能力方面** 此型患儿缺乏社会行为能力，在监护下可能从事无危险的极简单的体力劳动。利用交通工具非常有限或几乎不能利用。

5. **特异症状** 反复地重复单调、无目的的动作和行为，如点头、奔跑、自残等。

（五）极重度精神发育迟缓

占精神发育迟缓儿的2%左右。

1. **原因** 此型原因明确，多为先天代谢疾病、染色体疾病、中枢神经系统严重畸形等。

2. **语言能力方面** 无语言能力，自己不会说话，也不能理解他人说话的意思，仅有以哭闹等原始的情绪方式的表现能力。

3. **社会性和生活能力方面** 不能认识周围环境和亲人，完全无安全意识，不会躲避危险。可能不能步行，需要特殊的交通工具。不可能就业，生活能力极低，生活几乎完全需要他人照料。此型患儿常因生活能力低下而夭折。

4. **特异症状** 常有攻击行为和破坏行为。

（陈秀洁）

第二节 原因

精神发育迟缓并非是一个疾病单位，可以说是一种综合征，导致精神发育迟缓的原因繁多，与脑瘫一样，将其原因分为出生前、围产期和出生后三个时期。

一、出生前的原因

出生前的原因（prenatal causes）是精神发育迟缓的主要原因，约占引起精神发育迟缓的原因的半数。主要有染色体异常、先天代谢异常、内分泌障碍、先天感染症、畸形综合征、脱髓鞘疾病、家族性疾病等。

（一）染色体异常（chromosomal disorders）

致精神发育迟缓的染色体病有三种，各具特异症状。这些疾病的特征在许多书中已经详细描述，在本书中不再赘述，只列举疾病名称。

1. 性染色体异常 Turner 综合征（45，-X）；Klinefelter 综合征（47，XXY 和 48，XXXY）；脆性 X 染色体综合征〔46，fra（x）（q27）。

2. 常染色体异常 猫叫综合征（46，5p⁻）；4p 部分缺失（46，4p⁻）；18 p 部分缺失（46，18p⁻）；18 q 部分缺失（46，18q⁻）；Down 综合征（47，-21 和 46/47，+21）；18⁻ trisomy（47，+13）；D-trisomy（47，+13）。

3. 染色体离断综合征（chromosome breakage syndrome） 是指对患者的细胞培养时可见到多数染色体的离断，主要的疾病有，Fanconi 贫血、Bloom 综合征、毛细血管扩张性失调症（ataxia telangiectasia）、色素性干皮症（xeroderma pigmentosum）、先天性角化异常症（congenital dyskeratosis）等。

（二）具有精神发育迟缓的畸形综合征

所谓畸形综合征是指患儿的症状、体征中具有几种异常的形态，并推测其发生的背景中有共同的原因。畸形综合征的大部分患儿有轻度至重度的精神发育迟缓。

1. De Lange 综合征 重度精神发育迟缓，整体发育落后，多毛，两眉连在一起，口唇薄，口角下垂。

2. Rubinstein－Taybi 综合征 轻度精神发育迟缓，拇指和足趾指距宽，鼻根部宽，眼裂下斜，身长矮小，发育障碍。

3. Hallerman－Streiff 综合征 中度精神发育迟缓，身材矮小，鸟样颜貌，小鼻，毛发稀少，小眼球，牙齿异常。

4. Seckl 综合征 重度精神发育迟缓，身材矮小，小头症，鼻梁突出，鸟样颜貌，耳位低，下颌小。

5. Smith－Lemli－Opitz 综合征 中度精神发育迟缓，生长发育障碍，并指，尿道下裂，眼睑下垂，鼻翼外翻，隐睾，为常染色体隐性遗传病。

6. Sotos 综合征 中度精神发育迟缓，幼儿期生长发育过于旺盛，巨头，前额部突出，眼裂下斜，两眼角间距离过大。

7. Beckwith－Wiedemann 综合征 轻度精神发育迟缓，巨人症，肥胖，巨舌、眼球突出，大嘴，骨骼过成熟，前囟开大，火炎状血管瘤。

8. Sjogren－Larson 综合征 中度精神发育迟缓，鱼鳞症，痉挛性瘫。

9. Prader－Willi 综合征 中度精神发育迟缓，肥胖，身材矮小，外生殖器形成不全。15 号染色体 q11、12 缺失。

10. Laurence－Moon－Biedl 综合征 轻度精神发育迟缓，肥胖，视网膜色素变性，多个手指并指，性腺功能低下，心脏和肾脏畸形，肌紧张低下，白内障，常染色体隐性失调症。

11. Cockayne 综合征 中度精神发育迟缓，身材矮小，小头症，小脑失调症状，对日光过敏，颅内有钙化。难听，视神经萎缩，常染色体隐性遗传的变性疾病，老人样颜貌。

12. Menkes Kinky hair 综合征 中度精神发育迟缓，卷发，头发短，难治性癫痫，发育障碍并肌紧张低下，白内障，肾输尿管障碍，伴件隐性遗传。

13. Orofaciodigital 综合征 中度精神发育迟缓，腭裂，唇裂，鼻翼形成不全，手指形成不全，口腔内小带。

14. 胎儿性酒精综合征 中度精神发育迟缓，发育不全，上唇菲薄，人中形成不全，眼裂短小，小头症。

（三）先天代谢异常

先天代谢异常症（inborn errors of metabolism）中有许多伴有精神发育迟缓者，本文简单介绍其临床特征和实验室检查。

1. 氨基酸代谢异常

（1）苯丙酮尿症（phenylketonuria，PKU）：为常染色体隐性遗传病，幼儿期发病，精神、运动发育迟缓，惊厥，行为异常，皮肤及毛发颜色变浅，尿味呈鼠尿味或霉味。

实验室检查，新生儿期即见血中苯丙氨酸含量增高，大于 1.22mmol/L，尿中苯丙酮酸及对位羟苯乙酸阳性，尿二氯化铁试验阳性。

（2）Hartnup 病：为色氨酸转运障碍所致的氨基酸代谢异常病，为常染色体隐性遗传。临床表现有糙皮病，皮肤对光过敏，间歇性共济失调，发作性精神病症状。50% 的患者有精神发育迟缓。

实验室检查可见尿中有中性氨基酸，如色氨酸、丙氨酸、丝氨酸、苏氨酸等。

（3）同型半胱氨酸尿症（homocysteinuria）、半胱氨酸血症：是由于胱硫醚合成酶缺陷或其辅酶的合成障碍而致病，是一种常染色体隐性遗传病。临床上分为三型，Ⅰ型为典型的半胱氨酸血症，Ⅱ、Ⅲ型是同型半胱氨酸尿症。

患儿在婴儿期可见生长发育落后，3岁后出现眼睛的晶状体半脱位，60%的患儿有进行性智力低下，并有惊厥等神经系统症状。

确定诊断依据血液氨基酸分析，在各种体液中，同型半胱氨酸、同型胱氨酸、蛋氨酸含量增高。

2. 糖代谢异常

（1）半乳糖血症（galactosemia）：是由于在乳糖代谢过程中酶的缺陷而致的半乳糖代谢障碍使半乳糖在机体内积聚。主要缺陷的酶有，半乳糖激酶、半乳糖-1-磷酸尿苷转移酶（GPUT）、尿苷二磷酸半乳糖-4-异构酶。

在新生儿期出现黄疸、肌张力低下，肝脏肿大。婴儿期可进展为肝硬化，脾大等。若有中枢神经受损则在早期表现肌张力低下，惊厥等，婴儿期表现为精神发育迟缓，语言及运动发育障碍，共济失调和锥体外系症状。

实验室检查可在尿中发现还原物质，用层析法或其他方法证实此还原物质为半乳糖。

（2）遗传性果糖不耐症：遗传性果糖不耐症是因果糖-1-磷酸醛缩酶缺乏使果糖代谢障碍而致病，为常染色体隐性遗传病。乳儿期发病，表现为呕吐，有时有意识障碍，惊厥、肝损伤、精神发育迟缓。

实验室检查见血液、尿液中果糖增加，有氨基酸尿。

（3）高乳酸高胆红素血症：是因胆红素酸羟化酶缺乏而致病，为常染色体隐性遗传病。乳儿期发病，表现呕吐，运动失调，肌紧张低下，精神发育迟缓。

实验室检查，血中乳酸、胆红素值增高，苯丙酸增高。

3. 脂质、黏多糖代谢异常

（1）GM_2 神经节苷脂病：GM_2 神经节苷脂病为常染色体隐性遗传病。是由于氨基己糖苷酶（hexosaminidase）的缺乏而致病，该酶包括两种同工酶，分别称为A与B，A酶由一条α链和β链组成，B酶是由2条β链组成的。所以，若α链缺陷只影响A酶的活性，β链的缺乏则影响A与B酶两者的活性。α链缺乏在临床上称为神经节苷脂病Ⅰ型，即Tay－Sachs病。β链缺乏则称为神经节苷脂病Ⅱ型，即Sandhoff病。

Ⅰ型患儿出生时正常，5个月以内生长发育也正常，至1岁左右出现肌张力严重减低，呈现蛙状姿位等肌张力低下的临床表现，并有视力障碍，对周围环境反应迟钝或无反应。可有惊厥，头围增大等，多于2～4岁死亡。迟发型进展缓慢，表现为共济失调，舞蹈样手足徐动症及构音障碍等。

此病的诊断主要依据测定血浆、白细胞、成纤维细胞的β－氨基己糖苷酶A的活性。

（2）异染性脑白质变性：异染性脑白质变性又称脑白质营养不良（metachromatic leukodystrophy），致病原因是芳香硫脂酶A（Arylsulfatase A）的缺乏，使脑硫脂分子上的硫酸根不能被水解脱落，其结果是在溶酶体内有脑硫脂的蓄积。脑硫脂是神经髓鞘的构成成分，所以脑硫脂的水解异常会累及中枢神经的白质而致病，本病为常染色体隐性遗传病。

临床表现因不同类型的患者而有很大的差异，分为晚期型、少年型和成年型三种类型（参考第五章）。

实验室检查可见尿沉渣中大量的异染性颗粒，脑脊液中蛋白增高。确定诊断则需测定白细胞或成纤维细胞中的芳香硫脂酶A的活性。

尸体解剖检查可以见到脑内脱髓鞘改变及显著的异染性颗粒沉积，胶质细胞明显减少。

（3）球形细胞脑白质营养不良（globoid cell leukodystrophy）：又称为Krabbe病，是由于β-半乳糖脑苷脂酶（galactocerebroside β-galactosidase）的缺陷而致病，使半乳糖神经酰胺沉积在溶酶体内，是常染色体隐性遗传病。病变主要累及脑白质，尤其在基底神经节、桥脑和小脑的脱髓鞘区。

• 临床表现：分为两型，婴儿型表现为出生时正常，3个月左右发病，易激惹，肌张力增高呈强直性痉挛，癫痫发作，智力低下并迅速发展，晚期出现角弓反张，多在3岁前死亡。迟发型在10岁前后症状明显，其症状同婴儿型，进展缓慢。

• 实验室检查：脑脊液蛋白质增高。辅助检查：头部CT可见脑室周围白质脱髓鞘改变。确诊需要依据白细胞和成纤维细胞中的β－半乳糖脑苷脂酶的活性测定。

4. 其他代谢异常

（1）Lesch－Nyhan综合征：是一种性连锁隐性遗传病，是由于次黄嘌呤-鸟嘌呤磷酸核糖转移酶（HPRT）先天缺陷或完全消失致体内嘌呤代谢异常而致病。

临床表现：出生时正常，生后数月隐袭起病，初期可有肌张力低下，精神运动发育落后。其后肌张力增强，出现舞蹈样手足徐动和锥体外系异常的症状，腱反射亢进，继而下肢强直。最后不能独坐与行走。有自残行为，智商多在50以下。

实验室检查：血中尿酸增高，可达10～12/dl，确定诊断需测定HPRT的活性，可用成纤维细胞培养，红细胞培养，肝活检等。

（2）Lowe综合征：原因不明，是一种性连锁隐性遗传病，也称其为眼、脑、肾综合征。乳儿期发病，有精神发育迟缓，白内障，肾性酸尿症，眼球震颤，肌张力低下，惊厥，佝偻病。

实验室检查：氨基酸尿，糖尿，蛋白尿，尿氨减少。血液pH低，CO_2减少，血中的氯含量升高。

（四）脑形成发育障碍

脑形成发育障碍（developmental disorders of brain formation）均伴有精神发育迟缓，主要有以下几种。

1. 神经管闭锁障碍 如无脑症等。

2. 脑形成障碍 如Dandy－Walker综合征等。

3. 细胞移动障碍 如灰白质转移症等。

4. 神经内障碍。

5. 获得性脑障碍 如脑穿通畸形等。

6. 原发性小头畸形。

（五）综合征障碍

综合征障碍（syndrome disorders）均伴有精神发育迟缓，主要有以下几种。

1. 神经皮肤综合征 包括结节性硬化、神经纤维瘤病、脑面血管瘤病等。

2. 肌肉疾病 假性肥大性肌营养不良，分两型，即杜兴（Duchenne）肌营养不良（DMD）和贝克（Becker）肌营养不良（BMD）等。

3. 眼障碍 无眼球综合征等。

4. 颅骨颜面障碍。

5. 骨骼障碍 如Klippel/Feil综合征等。

（六）环境因素

环境因素（environmental influences）而致精神发育迟缓的有以下几种。

1. 子宫内营养障碍。

2. 药物、毒物等致畸物质，如水银中毒的水俣病等。

3. 孕母疾病。

4. 孕母妊娠中接受X线照射、应用麻醉药物、酒精中毒、生活秩序紊乱等。

二、围产期因素

围产期因素（perinatal causes）是致小儿精神发育迟缓的危险因素，分为子宫内障碍和新生儿期障碍两种。

（一）子宫内障碍（intrauterine causes）

1. 急性胎盘不全。
2. 慢性胎盘不全。
3. 异常分娩。
4. 多胎。
5. 妊娠中毒症。

（二）新生儿期障碍（neonatal disorders）

1. 缺氧缺血性脑病（HIE）。
2. 颅内出血。
3. 颅内出血后脑积水。
4. 脑室周围白质软化（PVL）。
5. 新生儿惊厥。
6. 呼吸障碍。
7. 感染症。
8. 出生时头部外伤。
9. 营养障碍。
10. 代谢障碍。
11. 早产、过期产。
12. 低出生体重。

三、出生后因素

出生后因素（postnatal causes）有如下几项。

（一）头部外伤（head injuries）

1. 脑震荡。
2. 脑挫伤。
3. 颅内出血。
4. 蛛网膜下腔出血。
5. 脑实质出血。

（二）感染症（infections）

1. 脑炎。
2. 脑膜炎。
3. 真菌感染症。
4. 寄生虫感染症。
5. 迟发性病毒感染症。

（三）脱髓鞘疾病（demyelination disorders）

1. 感染后障碍。
2. 免疫后障碍。

（四）变性疾病（degenerative disorders）

1. 症状性障碍 如Rett综合征等。

2. 脑灰白质营养不良 如Friedreich运动失调等。

3. 脑白质营养不良 如Cockayne综合征等。

4. 神经髓鞘炎蓄积症（sphingolipidosis）。

（五）惊厥性疾病（seizure disorders）

1. 急性中毒性脑病。

2. Reye综合征等。

3. 中毒。

4. 代谢障碍。

（六）营养障碍（malnutrition）

恶性营养不良征（kwashiorkor）等。

（七）环境阻断（environmental deprivation）

1. 缺乏关爱或受虐待。

2. 心理社会的不利因素。

3. 慢性社会/感觉阻断。

（陈秀洁）

第三节 诊 断

精神发育迟缓的诊断与脑瘫的诊断相同，外因性的和原因不详者在生后数月内难以确定诊断，原因明确的及重度精神发育迟缓可以早期诊断。轻度精神发育迟缓患儿可能在1岁半或2岁左右才被父母发现，甚至到学龄期方能确定诊断，也可能有的患儿至学龄期因学习成绩欠佳始来就诊。对精神发育迟缓的诊断一定要反复地进行智能检查，还要追踪观察其发育情况，要慎重地进行诊断。

一、诊断方法

（一）询问患儿的生育史和发育史

从生育史中探寻病因，要详细询问患儿出生前、出生时、出生后情况以及从新生儿开始的发育史，要注意幼儿期发育有明显的个体差异，另外应动态观察患儿的发育情况。

（二）早期发现的方法

1. 新生儿筛查 对新生儿进行PKU、半乳糖血症、先天性甲状腺功能低下、先天性代谢疾病等的筛查。

2. 识别特殊的颜貌和先天性缺陷。

3. 早期症状

（1）出生后的前几个月，表现异常安静，嗜睡，不哭不闹，甚至饥饿时也不哭。

（2）2个月仍不会哭，表情呆滞。

（3）对周围的人、物品、声音无反应，近似听而不闻，视而不见的盲聋儿。

（4）清醒时磨牙。

（5）哭声平直，音调缺乏变化，从给予刺激开始至小儿反应发出哭声的时间间隔较长。

（6）6个月不会咀嚼，吃奶无力，吞咽困难。

（7）6个月还躺在床上在眼前玩自己的手。

（8）到了两三岁还把玩具放在自己的口中。

（9）到两三岁还常流涎。

（10）对玩具缺乏兴趣，或整天拿着一个简单的玩具不离手。

（11）从整天的嗜睡变为多动、注意力不集中。

（12）3岁后仍无语言，或者只有简单的语言，口齿不清。

（三）行为发育评定

早期诊断是早期疗育的基础，在新生儿期除了进行新生儿行为的评定外，还应进行神经学的评定。小儿生长发育后，在进行发育评定同时还要进行姿势反应的评定和相应年龄的行动发育评定。为了能正确的评定小儿，在此介绍正常小儿的行动发育标准，用以评定患儿的发育情况。

1. 正常儿的行为发育

（1）新生儿的正常行为发育

1）出生时原始反射已经发育到最高水平，可以充分诱发出所有的原始反射。

2）姿势紧张良好，自发运动活泼。

3）可以诱发出对视觉和听觉的方位反应。

4）啼哭有力，吸乳能力佳。

5）喂奶期间可以与母亲对视。

6）可诱发出头的控制能力。

7）对情绪的刺激有一定的反应。

（2）1~3个月小儿的正常行为发育

1）通过了新生儿的行动发育项目。

2）头的矫正反应出现。

3）自发活动活跃，如注视、喃喃自语、哭、笑等。

4）哭泣的方式和颜面表情逐渐地增加丰富性。

（3）3个半月~4个月小儿的正常行为发育

1）已经确立睡眠与觉醒的规律性。

2）在安静的场所可以进行宛如与人对话的发音游戏；对怪脸等表情可发出笑声。

3）在肘支持的俯卧位上可以向周围看；可自发的、短暂的注视人和物体；可向声音的方向转头。

4）可以发现未见过的场所与自己经常所处的

场所的不同。

5）可以从大人正在准备的气氛中发现自己过去体验过的诸如授乳、洗澡和外出等事物，并对其表现出自己的情绪。

6）一看到人和玩具动作就活泼。

7）会发唇音或在口唇处形成气泡。

（4）6个月小儿的正常行为发育

1）出现俯卧位上的平衡反应。

2）会用玩具游戏，手可抓自己的脚玩耍。

3）注意力集中的注视人、物及场所，兴趣盎然地寻找声音的方向。

4）当与小伙伴在一起时表现出高兴，若中断了与小伙伴的接触或未被他人理睬时会表现出愤慨或哭泣。当他情绪不好时可因人的出现或给予玩具而安静。

5）可见到小儿对伙伴的挚爱行动；对他人的颜面表情和声音的抑扬顿挫有反应。

6）开始咀嚼食物的运动；反复进行音节的嬉戏。

7）当他要发出复杂的音阶时可以见到其舌的活动游戏。

（5）9个月小儿的正常行为发育

1）注意自己周围的物品，持续的注视人的活动或父母的对话等。

• 专注地看着玩具，过一会儿就会向其伸手。

• 当去医院检查时，会专注的注视检查者，其后会回头看母亲然后再注视检查者。

2）为了引起其他人的注意而喊出声。

3）对自己的家人和外人表现出明显不同的行动，有对不熟悉的环境表现出恐惧的倾向。

4）从小儿的行动中可以观察到他对上下、内外、远近等空间关系的理解。

5）集中力初步发育；用手抓饭吃，但吃饭时会撒落，抓得一塌糊涂。

6）自主性发育，开始淘气（从四爬移动开始，探索活动越来越多）。

7）有目的的动作越来越多，对母亲对其的照料可以以共同作业的形式给予一定的协助。

8）高兴地做将物品递给他人的游戏。

（6）18个月小儿的正常行为发育

1）喜欢平衡的游戏。

2）注视发出声音的活动，可以倾听声音并对其产生极大的兴趣。

3）可与人交谈，交谈中掺杂着一些他人能理解的语言和一些不明白缘由的语言。

4）会拉着玩具走，会抱着布娃娃玩耍，可模仿做家务。

5）一听到“吃饭了”就会到饭桌前等待。

6）可笨拙地使用勺子；自立的意志已经发育，当他人想喂他饭时，会推开他人的手而想要自己吃。

7）开始自己脱袜子和鞋。

8）央求他人为其读书。

9）会指出身体的各部位。

（7）2岁小儿的正常行为发育

1）进入探索事物的年龄。

2）可以象征性地表现眼前没有的事物（思考的初步发育阶段），例如，露出其手臂或臀部时就会说“打针了”；玩简单的转圈游戏；像母亲那样给布娃娃喂饭，或让布娃娃躺在床上等。

3）即使他有非常想要的物品，也会因听从他人的劝说而耐心地等待。

4）语言的数量增多，会说主谓语句。频繁地发问“这是什么”，反复问物品的名称。

5）吃饭时撒落逐渐减少。

6）可告知大小便。

7）会穿鞋和脱衣服。

8）可帮助大人做简单的家务。

9）会踏着椅子去取高处的物品。

2. 评定的方法 根据正常小儿的行动发育规律可初步判断被评定小儿的行为发育方面是否有问题，各不同时期的小儿的评定要点如下。

（1）新生儿：对新生儿的判断比较困难，其标准能力应具备如下四点：

1）出生后原始反射的发育已经达到最高水平。

2）已经可以诱发出对声音和光的刺激的方位反应。

3）可以诱发出对头的控制能力。

4）对刺激有情绪反应。

被评定小儿的各项行为反应达到相应的标准判断为正常。也可以应用NBAS判断新生儿的行为。

对于新生儿，除了上述的行动发育的观察外，还可应用新生儿行为评定量表（neonatal behavioral assessment scale，NBAS），此量表由美国著名的儿科专家布雷译尔顿（T. B. Brazelton）编制，应用于出生3天至4周的新生儿的发育检查。

NBAS共设有27个行为项目，分别归纳在六大类之中：①习惯化（habituation）：指当同一刺激（光线和声音）呈现多次时，新生儿对其的反应逐渐减弱的现象。②朝向反应（orientation）：指新生儿对有生命的刺激物（如人）和无生命的刺激物（如玩具）的朝向。③运动控制的成熟性。④易变特点：指新生儿从觉醒到深睡的状态的变化、皮肤颜色的变化、活动水平的变化、兴奋达到最高点的变化。⑤自我安静下来的能力。⑥社会适应能力：指对微笑及接受拥抱时的反应。

（2）1～3个月：1～3个月的小儿随着头矫正反应的发育，全身抗重力姿势的保持功能也逐渐发育，与此同时，精神方面的功能也在发育。此期的精神发育迟缓诊断要点是，首先要评定是否通过了新生儿的行为发育项目，然后检查头的矫正反应及自发运动，如注视、喃语、哭笑等。对自发行动少的小儿要格外引起注意。

（3）6个月以后小儿

1）评定是否通过了3个半月至4个月小儿的行动发育标准，依次类推，9个月时评定6个月、12个月时评定9个月的行动发育标准是否通过。

2）根据小儿自律的姿势反应的发育标准检查小儿各项反应的发育情况。

精神发育迟缓儿除了有姿势反应发育不全外，常伴有许多发育的左右差。轻症的精神发育迟缓儿9个月前诊断较为困难，在9个月以后行为发育延迟才明显表现出来。除此之外，精神发育迟缓儿还常伴有刻板性、多动性、执着性、攻击性、自伤行为以及孤独症倾向，其中最多见的是多动性。

（四）智能发育评定

近年来对精神发育迟缓的认识逐渐加深，又提出广泛性障碍（pervasive developmental disorders）的概念，即包括智能低下及孤独症的精神发育迟缓。广泛性障碍表现患儿各方面的发育不均衡，其中有运动发育、探索、操作、行动、日常生活动作、语言功能等。最近教育界还注意到在发育不均衡这一障碍之中还有学习障碍（learning disabilities，LD）。

有关智能发育的评定方法的研究已经历经多年，目前有多种多样的智能检查方法应用于临床，在许多的书籍中有详细的记载。

在诊断精神发育迟缓时常用的智能测查方法有如下几种。

1. 筛查方法

（1）丹佛发育筛查检查（Denver developmental screening test，DDST）：此法适应于0～6岁的小儿，共有105个项目，分布在4个能区。

1）应人能（个人-社会适应行为）：与人交流和生活自理能力，如微笑、认生人、用杯喝水、穿衣等。

2）应物能（精神动作-适应性）：眼与手的协调能力、握物、捏小丸、搭积木等。

3）语言能：测查听声音、发音、牙牙学语、理解大人的指示、用语言表达自己的要求等。

4）动作能（粗大运动）：姿势、平衡、坐、爬、立、走、跑、跳的能力。

（2）绘人智能测验（draw A test）：是一种能引起儿童兴趣的、简便易行的智能测验方法，在美国、日本等国家被较为广泛的应用。可以测定儿童的智能成熟程度，儿童可以在绘人作品中表现出注意力、记忆力、观察力、想象力和创造力，以及空间知觉和方位知觉，体现出儿童智能由具体形象思维向抽象逻辑思维的发展，亦可以看出儿童绘画的技能和手眼协调等精细动作的发育。适用于4～12岁的儿童。具体测验方法如下。

1）绘人智能测验可以采用个人测验和集体测验两种方法。个人测验可以了解受试儿童绘画时的情况、意图、感情及其对事物的认识能力。集体测验省人力和时间，可做大面积筛查用。

2）用具：一张16开白纸，一支铅笔和一块橡皮。

3）在测验前要和儿童搞好关系，尽量消除儿童的紧张情绪，争取合作，使儿童在轻松愉快的环境中完成测验。

4）绘人测验的要求：主试者对儿童说："我要求你画一个全身的人，可以画任何一种人，但必须是全身的"，"可以画男人也可画女人，男孩或者女孩，随你便"。注意不要让儿童画机器人，也不可画动画片里的人或唱歌、跳舞的人。要防止儿童仿画墙上的肖像或书刊杂志封面上的人像。

5）绘人测验不限时间，但多在10～20分钟内完成，快者在1～2分钟即可完成。画时可用橡皮擦，或用纸的背面重画一张。

绘人测验评分方法：共50项，每一项得1分，满分计50分。具体评分标准如表18-3所示。

以上评分标准是参照日本的小林重雄所制定，由首都儿科研究所修订后的标准。评分后查表（表18-4），可得知被测儿的智商。

其他方法还有图片词汇测验（peabody picture vocabulary test，PPVT）；瑞文渐进模型试验（Raven progressive matrices，RPM）；分类测验（set test）等。

表 18-3　绘人测验评分表

1. 头	轮廓清楚，什么形状都可得分。无轮廓者不得分
2. 眼	有眼睛即可，点、圈、线均可得分。只画一只眼睛者得半分
3. 下肢	只要能画出下肢，形状不论，线状也可，不过一定要有两条腿。如两条腿并拢在一起，也必须能看出是两条腿。若画的是穿裙子的女孩，只要腰与脚之间有相当的距离能代表下肢的部分，也可以得 1 分
4. 口	只要能画出口来，形状与部位无关，但不能在脸的上半部
5. 躯干	有躯干即可，形状不论，卧位也可
6. 上肢	形状不限，只要能表示是胳膊，无手指也可
7. 头发 A	不限发丝形状，只要有就行，一根也可
8. 鼻	有鼻即可，形状不限（只画鼻孔时算 37 项得分本项不得分）
9. 眉毛或睫毛	眉毛或睫毛有一种即可
10. 上、下肢连接 A	上、下肢的连接大致正确，是从躯干出来的即得分
11. 耳	必须有双耳，形状不论，但不能与上肢混同。侧面像者画出一个也可，正面只画一个得半分
12. 衣着	有衣、裤、帽子之一即可，表明有衣着仅画钮扣、衣兜、皮带也可
13. 躯干长度	躯干的长度要大于宽度，长宽相等者不得分。要有轮廓，在纵、横的最长部位比较其长与宽
14. 颈	有颈部，形状不限，能将头部与躯干分开即可
15. 手指	有手指能与臂分开即可，数与形状无关
16. 上、下肢连接 B	上肢都连接在肩部或相当于肩处，下肢由躯干下部出来
17. 头发 B	在头的轮廓上画上头发，比第 7 项要好些，完全涂抹也可
18. 颈的轮廓	清楚地画出将头与躯干连接起来的颈的轮廓，只画一根线的不算
19. 眼的形状	眼睛的长度大于眼裂之开阔度，双眼一致
20. 下肢的比例	下肢长于躯干，但不到躯干的 2 倍，宽度要小于长度
21. 两件以上衣着	衣着有 2 件以上，如有帽子及皮带，或上衣和鞋等。应为不透明的，能将身体遮盖起来，分不清是衣服还是身体的不得分
22. 全身衣服不透明	齐全地画出衣裤，均不透明（必须第 12、21 项都得分）
23. 双瞳孔	双眼均画有瞳孔，眼轮廓内有明显的点或小圆圈
24. 耳的位置和比	耳的长度大于宽度，侧位时有耳孔。耳的大小适当，要小于头部横径的二分之一
25. 肩	画出肩的轮廓，角与弧形均可
26. 眼的方向	两眼瞳孔的位置应一致
27. 上肢的比例	上肢要长于躯干，要长大于宽。但上肢下垂时不能超过膝部，如膝部不清楚时可以以腿的中点算。若左右上肢的长度不同时，可以以长的一侧算
28. 手掌	画有手掌，能将手指与胳膊区分开
29. 手指数	两手必须各有五指，形状无关
30. 头的轮廓	画有正确的头形，有轮廓
31. 躯干的轮廓	正确地画出躯干的形状，而不是简单的椭圆或方形
32. 上下肢的比例	上下肢有轮廓，尤其是与躯干的连接处不变细
33. 足跟	有明显的足跟的轮廓，画出鞋的后跟也可
34. 衣服 4 件以上	如帽子、鞋、上衣、裤、领带、皮带、纽扣、袜等，各种形式均可，必须有 4 件或更多
35. 足的比例	下肢和足都有轮廓，足的长度比厚度大，形状不论。足的长度应是下肢的三分之一以上，十分之一以下
36. 指的细节	全部手指有轮廓，长大于宽，形状须正确，其中有一个手指不画轮廓也不给分

续表

37. 鼻孔	鼻有鼻孔，如只画鼻孔也可以，在侧位上有个凹窝也可
38. 拇指	拇指与其他手指分开，短于其他手指，位置正确
39. 肘关节	必须以某种形式表示出有肘关节，角或弧形均可，画单侧也可以
40. 前额及下颌	分别为眉毛以上及鼻以下的部位，要各相当于面部的三分之一，侧位有轮廓也可
41. 下颌	清楚地表示出下颌，正位时在口以下有明显的下颌部位，侧位时也要明确
42. 画线 A	线条清楚、干净，应该连接的地方都连接，不画无用的交叉、重复或留有空隙
43. 鼻和口的轮廓	鼻和口均有轮廓，口有上唇和下唇，鼻不可只画直线、圆或方形
44. 脸	脸左右对称，眼、耳、口、鼻等均有轮廓，比较协调，若为侧位，头、眼的比例要正确
45. 头的比例	头的长度是躯干的二分之一以下，身长的十分之一以上
46. 服装齐全	服装齐全，穿着合理，符合身份
47. 下肢的关节	显示有膝关节，如跑步的姿势等。正位时须表示出膝关节
48. 画线 B	虽第 42 项已给分，但如线条清晰、美观、有素描的风格，画面整洁可再给 1 分
49. 侧位 A	侧位时，头、躯干以及下肢都要有正确的侧位
50. 侧位 B	比第 49 项更进一步

表 18-4 人体像得分与智能年龄的对应关系

绘人得分	智能年龄	绘人得分	智能年龄
4	4 岁	13	6 岁 3 个月
5	4 岁 3 个月	14	6 岁 6 个月
6	4 岁 6 个月	15	6 岁 9 个月
7	4 岁 9 个月	16	7 岁
8	5 岁	17	7 岁 3 个月
9	5 岁 3 个月	18	7 岁 6 个月
10	5 岁 6 个月	19	7 岁 9 个月
11	5 岁 9 个月	20	8 岁
12	6 岁		

2. 常用诊断量表

（1）盖塞尔发育量表（Gesell development schedules）：适用于 4 周 ~3 岁的小儿，共 500 余项，63 个检查场面。主要有 4 个能区。

1）应人能：也称为个人社会文化行为，即对所处的社会文化环境的个人反应能力。

2）应物能：也称为适应行为，包括手眼协调，对周围事物的探究和分析综合能力。

3）语言能：包括对他人语言的模仿和理解能力。

4）运动能：包括粗大运动和精细运动能力，如坐、走、跑、姿势、平衡；手指抓握、操作物品的能力。

依年（月）龄分为 4 周、16 周、28 周、40 周、52 周、18 个月、24 个月、36 个月共 8 个分量表。依照婴儿年（月）龄在规定的项目内进行测试，根据得分推算出小儿的成熟年（月）龄，然后除以实际生活年（月）龄，再乘以 100，即为每个能区的发育商（DQ）。

如果应人能的 DQ <86，则表明患儿存在某种损伤。若 4 个能区的 DQ 均为 <75 ~ 65，则可疑是严重的精神发育迟缓。

（2）比奈法（Binet）法：在目前主要应用于智能发育的测查，19 世纪初曾被应用于心理检查。此量表的制定是根据人类的智力水平是随着年龄的增长而直线上升的规律，依据正常儿的智力发育的顺序性制定的各种测试课题，将某一年（月）龄的小儿之中 70% ~75% 能解决的课题定为该年（月）龄组应该完成的测试课题，如果某小儿能解决相应于自己的生活年（月）龄的全部课题，则这小儿的智能发育年（月）龄就相当于自己的实际年（月）龄，其智商就是 100。

在 Binet 法中具有测查精神方面功能的项目，可以通过这些项目判断被测小儿的智能发育中抽象功能的发育水平。虽然这一种方法是一种总体的评定方法，而不是专门测查精神、心理功能的方法。但是可以从总体上得知小儿的智力水平，也有助于精神发育迟缓的诊断与分度。

3. 韦氏量表 适用于儿童的韦氏量表（Wechsler）分为两种。

（1）韦氏儿童智力量表（Wechsler intelligence scale for children，WISC）：该量表适用于6～16岁的儿童。包括语言性下位检查和动作性下位检查两项。

1）语言性下位检查的项目：①常识：了解小儿所掌握的知识范围。②类似性课题的检查：测定推理力、上位概念的发现力。③算术与单词：分别测定小儿的计算能力和对单词的定义、概念的理解能力。④理解能力：对各种状况的理解能力，解决问题的能力。⑤背数：测定小儿的记忆力、注意集中力。⑥填图：测定小儿的认知和空间方位的判定能力等。

2）动作性下位检查的项目：①测定完成绘画能力：了解小儿的知觉概念。②绘画排列：测定小儿掌握整体状况的能力。③积木图案的排列：测定小儿掌握空间关系的情况。④组合能力：了解小儿从部分向整体的洞察能力。⑤判断符号：了解小儿的对照力、记忆力、注意力。⑥迷宫：了解小儿的观察、判断能力。

（2）韦氏学前儿童智力量表（Wechsler preschool and primary scale of intelligence，WPPSI）：适合3～6岁半儿童，测验项目与形式与WPISC基本相同。

上述两量表测定结果按量表规定评分，然后换算为离差智商值，包括总智商（FIQ）、语言智商（VIQ）、操作智商（PIQ）。总智商低于70，考虑为智力低下。

我国对韦氏量表进行了修订，分别称为《中国韦氏儿童智力量表》（C—WISC）和《中国修订韦氏幼儿智力量表》（C—WYCSI）。

Wechsler量表在语言性检查一项中有许多需要应用语言的项目，如问题的构成、解答问题等项。在动作性检查中，则无须完全应用语言，如应用图形、记号、数字、积木等的测查，后者即使语言能力差的小儿也能解决。所以此量表对于语言性功能和动作性功能有解离的小儿也同样能进行正确的判断。

4. 发育量表测定 对于小婴儿或者语言的理解和表达能力尚未成熟的早期幼儿及发育延迟的重症精神发育迟缓儿则难以应用Binet法和Wechsler量表进行评定。因此有许多学者根据小儿各时期的发育规律设定了问答式的发育量表，通过询问小儿的母亲或其身边的其他人以及直接观察小儿的行动来评价小儿各方面的发育。常用的有，日本的“远城寺式幼儿的分析的发育检查法”、“津守式乳幼儿精神发育问答表”、“新版K式发育检查表”等。

（四）社会适应能力检查

社会适应能力量表可对一个人的日常生活自理能力和社会交往能力做较充分的客观判断，从而测定小儿的社会适应能力，也称其为社会适应行为。目前常用的社会适应行为量表有，美国智力迟缓协会修订的《适应性行为评定量表》（AAMD—ABS）和《温兰社会成熟量表》（Nihira social maturity scale）等。

我国目前有如下两个量表：

1. 婴儿-初中学生社会生活能力量表 为北京医科大学左启华教授在1958年对日本的《S—M社会生活能力检查表》的修订版，用于评定6个月～14岁或15岁儿童的社会生活能力，可协助精神发育迟缓的诊断。

全量表共设132项，6个领域。

（1）独立生活能力：评定进食、更衣、排泄、个人卫生和集体卫生情况。

（2）运动能力：评定走、上楼梯、过马路、串门、外出活动的能力。

（3）操作能力：评定抓握物品、做家务、使用工具的能力。

（4）沟通能力：评定语言表达与理解、日常语言的应用技能等。

（5）社会化能力：评定独立性、自律、自控、关心他人等状况。

此量表简便易行、费时短，比较适用。

2. 儿童适应行为量表 儿童适应行为量表是由湖南医科大学于1990年编制的测定儿童适应行为的量表，类似AAMD的ABS。共设59个项目，3个因子和8个分量表。

（1）独立功能因子：又分为4个分量表，包括感觉运动、生活自理、劳动技能、经济生活四项，评定与自助有关的行为技能。

（2）认知功能因子：又分为2个分量表，包括语言发育和空间定向。评定语言功能、日常知识应用技能和认知功能。

（3）社会/自制因子：分为两个分量表，包括个人取向和社会责任。评定个人自律、遵守社会规范等方面的行为能力。

此量表分为城市版和乡村版，评定结果以适应行为离差商（ADQ）表示，反映被评定的儿童的总适应行为水平，可判断有无适应行为缺陷。

（五）临床检查

1. 临床所见

（1）患儿的外部特征：如身长、体格（肢体的长、短、比例等）、头围、头的形状、皮肤纹理（通贯手等）、口腔的腭弓、耳位、发际、特殊颜貌、特征性畸形（并指、多指等）。

（2）身体的合并症

2. 辅助诊断 根据需要进行如下检查，头部X线、CT、MIR、脑电图、血液生化检查、尿液检查、染色体检查等。

3. 功能方面检查 运动障碍、知觉、感觉障碍、语言障碍等。

（六）精神医学方面的评定

观察患儿的表情、对事物的态度、语言状况、与人交流状况、对人关系、行动的特征等。

部分患儿有明显的精神医学方面的问题，将在精神发育迟缓的合并症中叙述。

（七）婴幼儿期精神发育迟缓的诊断标准

1. 一般的诊断标准

（1）运动发育延迟：运动发育与精神发育均延迟，但运动发育延迟的程度要低于智能发育延迟的程度。

（2）精神发育迟缓：根据行动发育检查、反射的检查、握物方式检查的结果等进行判断有无精神发育迟缓。

（3）对周围不关心，反应迟钝：通过检查小儿的追视、语言交流情况、对物品的反应等判断其反应程度。

（4）社会适应行动的发育延迟。

2. 美国精神病学会精神障碍诊断和统计手册（DSM—Ⅳ）的诊断标准

（1）智力水平显著的低下，IQ<70。其中婴儿只做临床判断，不做测定。

（2）目前适应功能有缺陷和缺损，即患儿不符合其文化背景和相应年龄水平的应有的水平。至少要有下列各项中的两项，语言交流、自我照料、家族生活、社交或人际关系、交往技巧、应用社区设施、掌握自我方向、学习和技能、业余消遣、健康卫生与安全等各方面的缺陷或缺损。

（3）于18岁之前起病。

如果只有智力不足而无适应能力低下者，不能诊断为精神发育迟缓。相反，只有适应能力低下而无智力不足者也不能诊断为精神发育迟缓。

（陈秀洁）

第四节 合并症及精神医学问题

一、合并症

（一）癫痫

癫痫与精神发育迟缓、脑瘫、行为异常是共同以脑障碍为基础的综合征，是形成器质性脑综合征的症状之一。癫痫是精神发育迟缓较常见的合并症，癫痫与精神发育迟缓的关系有两种可能，一种是在癫痫的基础上合并精神发育迟缓，另一种是在精神发育迟缓的基础上合并癫痫。在精神发育迟缓的患儿中，合并癫痫的比率要高于一般的人群。Rutter等在1970年报告了统计结果，各度精神发育迟缓合并癫痫的比率为：轻度6%、重度30%、极重度50%。日本的大冢在1988年报告为，各种程度的精神发育迟缓合并癫痫的比率为，轻度11%、中度24%、重度42%。可见，精神发育迟缓的程度越重合并癫痫的比率越高。

癫痫患者合并精神发育迟缓的比率，日本的大田报告，在2378名癫痫患者中，精神发育迟缓为410例，占17.2%。癫痫的始发年龄越低合并精神发育迟缓的比率越高。另外，若癫痫的原因是外因性的，则合并精神发育迟缓的比率更高。

（二）运动障碍

精神发育迟缓患儿并发运动障碍有两种表现：

1. 一过性的运动障碍 这种运动障碍是作为精神发育迟缓的早期症状之一，常出现运动发育迟缓，如松软婴儿的肌紧张异常等一过性的运动障碍，常随着患儿的生长发育而消失。

2. 精神发育迟缓的重复障碍 这种合并的运动障碍是永久性的运动障碍，与精神发育迟缓同样，可伴随患儿的终生。

（三）感觉障碍

在精神发育迟缓患儿中合并视觉障碍和听觉障碍者相当多见，发生率在10%以上。临床上常常将高度听力障碍的小儿误诊为孤独症，与此相反，又常漏掉精神发育迟缓儿的视、听觉障碍。所以在对精神发育迟缓患儿评定时要特别引起注意。

（四）重症身心障碍

重症身心障碍是日本独自应用的疾病名称，是指重度的精神发育迟缓和重度的肢体残疾的合并障碍。以脑障碍为背景，从医学的角度看，此病包含多种病态。

二、精神医学问题

（一）双重诊断的概念

在精神科领域里，自从精神障碍的诊断统计手册第三版（DSM—Ⅲ）问世以来就确立了多轴诊断的思考方法。在DSM—Ⅳ中详细叙述了诊断的内容，即为五轴的诊断方案。具体来说是：第一轴：精神科疾病；第二轴：智能障碍、心理问题；第三轴：身体疾病；第四轴：心理社会问题；第五轴：适应能力缺陷。在诊断精神发育迟缓时还要加上精神科的问题的诊断，即所谓的双重诊断（dual diagnosis）。

（二）并发的精神问题

经多年研究结果表明，在精神发育迟缓中合并精神科问题的比率约为1/3～1/2，明显高于普通人群。其中主要的是智能障碍、心理、社会问题、发育障碍及与原发疾病相关的行动障碍，或者是合并精神疾病后继发的行动异常。

为了支援精神发育迟缓患儿的社会生活，不能只注意患儿的智能障碍和生活能力等方面的受限问题，还要强调掌握精神科的问题和精神健康方面的问题。在精神发育迟缓这一疾病状态中，要特别注意其中的精神医学问题，对两方面做出双重的诊断。

1. 精神发育迟缓并发的精神发育障碍

（1）孤独症和广泛性发育障碍：在孤独症患儿中约有半数有精神发育迟缓，且多数有语言障碍。伴有重度精神发育迟缓者还常常合并癫痫、知觉过敏、冲动性亢进等，所以常出现情绪和行为方面的问题。

（2）注意力缺陷多动性障碍：精神发育迟缓常合并注意力缺陷多动性障碍（ADHD），随着年龄的长大多动的症状可能会逐渐减轻，也有的精神发育迟缓患儿持续存在着冲动性和集中力困难的临床表现。

2. 合并精神疾病

（1）统合失调症（精神分裂症）：精神发育迟缓合并精神分裂症的比率各家报告不一，为1.3%～6.2%，尽管研究对象不同，基本上一致的认为是3%。临床表现为精神的混乱状态，奇异的行为和运动，并有幻觉、妄想等。此并发疾病多在10～20岁左右发病，预后较好。

（2）感情障碍：精神发育迟缓的感情障碍常表现为抑郁症或抑郁状态、神经症、情绪异常等。

1）抑郁状态：不能发语的重度精神发育迟缓的抑郁症状是非特异性的，与一般的抑郁症无区别。精神发育迟缓的程度不同其表现的抑郁症状也不同。各种程度的精神发育迟缓的抑郁症状主要有如下几种：①不快感和悲伤感。②生活节奏改变，睡眠和摄食障碍。③活动性的变化。④不高兴、不开心。

重度和极重度精神发育迟缓患儿的抑郁症状有：自我攻击（autoaggression），刻板行动，便秘。轻度和中度的精神发育迟缓患儿的抑郁症状有：死亡欲望，对自己的评价过低，多数身体症状，幻觉，妄想。

2）双重性感情障碍：重度精神发育迟缓患儿可见躁狂与抑郁的混合状态等迅速发生变化的双极性感情障碍，与一般的双极性感情障碍相比有周期短的倾向。

3）神经症的抑郁状态：轻度和中度的精神发育迟缓患儿常见不安、强迫等神经症的抑郁状态，另外还常见性格脆弱。重度和极重度的精神发育迟缓患儿，当环境变化或因对他本人来说是比较强烈的刺激会引起攻击性、自伤、不安、恐慌等精神方面的症状，或闭门不出，形成无欲状态等。

（3）行为障碍：目前认为精神发育迟缓是以脑损伤为背景的器质性脑综合征（organic brain syndrome），如果出现了持续的、明显的行为异常，并因此而阻碍了活动的发育，继而使患儿参加社会生活受限，将这样的行为的逸脱称为行为障碍。

1）主要的行为障碍类型：①异食（pica），患儿可能喜欢吃头发、线头、纸、脏的物品、虫、金属、烟等自己身边的非食用品。②刻板行动：所谓的刻板行动是指患儿出现一些不可思议的行动，如摇晃自己的身体、摇头、摇晃某种物体，不停地旋转，形成反复的、原始的、自己刺激的非功能性运动。并由于专心于这些运动而明显阻碍了正常的活动，有时会伴有兴奋和自伤。这种刻板行为动见于重度精神发育迟缓。③自伤（self-injurious behavior，BIS）：是指引起身体或组织损伤的反复的刻板行动，如拧、拉、搔、咬自己的皮肤，或者撞头、抠脸、拽头发，手指插向眼睛或肛门等。自伤在精神发育迟缓患儿中所占的比率约为8～14%，程度越重自伤的比率越高。伴有自伤的、有精神发育迟缓的疾病主要有，Lesch—Nyhan综合征、Cornelia de Lange综合征、PKU、Touretee S综合征等。

2）特定的综合征和特定的行为异常：多数的

运动障碍是在环境、心理社会因素影响的基础上形成的，又在后天有所发展，其中脑的障碍则作为背景的疾病而直接与行为异常相结合。如 Lesch—Nyhan 综合征的口唇周围的自伤等。

3）强度行为障碍：强度行为障碍（challenging behavior）是指重度精神发育迟缓的患儿所表现出的一定程度的激烈的行为问题。诸如自伤、他伤、破坏行为、情绪爆发、从家里跑出去、多动、抵触行为等频发的、多数的异常行为。患儿本人常产生混乱，不能对应周围事物的一种严重状态。

（陈秀洁）

第五节 治 疗

虽然精神发育迟缓患儿的心理发育缓慢，但也是正在发育的儿童，同样具有与普通儿童相同的基本的心理发育规律和基础。而且随着年龄的增长、接触环境的范围扩大，其智能、心理发育也会有所发展。许多科学研究证明，如果对精神发育迟缓患儿运用有系统、有组织的教育和训练方法，会得到意想不到的效果。

对精神发育迟缓患儿的康复工作主要从医疗、教育、训练和生活指导等方面进行，要设法开发患儿的潜在能力，使这种潜在能力和保留下来的一定能力得到最大限度的发挥和发展。引导患儿向自理生活、适应社会以及自立于社会的方向发展。

一、发育评定与治疗

从治疗的观点出发，在对新生儿进行检查与评定的过程中，应该把各个新生儿看做具有个性的一个独立的人，要最大限度地诱发他的反应和行动，从评定和检查中发现他具有的最好的反应和行动。同样，在对幼儿的精神发育迟缓的诊疗过程中可以在发现异常的原因的同时发现小儿具有的各种能力。可以说，对于有可能是精神发育迟缓的高危儿来说，发育评定的本身就是治疗。

二、治疗的理念

日本学者黑田认为，动物的中枢神经系统并非是一个自身闭锁的组织，中枢神经在发育过程中，形成了一个与外界相通的开放的系统。人类的中枢神经系统的新皮质部分是相当发达的，为了充分发挥中枢神经系统的功能，必须接受外界的刺激。对于人类来说，环境的作用是相当重要的刺激因素，在从出生开始，逐渐生长发育成为成人的过程中，除了自己本身的内在因素外，大多都是在与环境因素的相互作用中而逐渐发育成熟的。人类这种取之于社会，从社会体验中进行学习的过程是发育的必须条件。所以为了促进脑的发育，要从新生儿开始，首先要尊重他的人性，与此同时要培养他的自发性，使小儿对环境自发地发挥作用，这是构成精神和运动功能两方面发育的基础。精神功能方面的构造是关系着将来的持续的集中力的发育，而运动功能方面的发育关系着持续的保持姿势，两者是相互关联的关系。所以说如果无视这种自发性的培养，就不能保证中枢神经系统的全面的发育，这就是当今对精神发育迟缓患儿进行治疗的理念。

三、新生儿的治疗

高危新生儿将来有可能会导致各类障碍，如精神发育迟缓、学习障碍、孤独症、脑瘫等。而且这类高危儿在新生儿期就有可能会出现多种异常，其中包括有自主神经系统、运动系统、状态调节系统、相互作用系统等多种行动能力的低下。如果在这期间改善这些异常的行动能力，可以促进小儿的认知适应行动的发育。Piagat 认为，在认知行动的发育过程中，必须重视从早期开始促进小儿的感觉-运动学习能力。相反，如果从早期就使可能成为精神发育迟缓或脑瘫的小儿失去了感觉-运动的刺激，有可能会导致将来的继发障碍。

对新生儿的刺激方法有：

1. 控制新生儿的意识水平 即睡眠与觉醒的节律性。

2. 进行感觉感受器水平的评定和诱发 如诱发对声音、光、触觉、母亲的脸等的反应以及各种原始反射，如觅食、吸吮反射等。

3. 每日给予适当的感觉刺激 如皮肤的抚触、用声音与之交流、听音乐等。

4. 改善小儿的感觉统合能力 经常给予前庭觉的刺激，如抱着小儿进行各方向的活动等。

5. 促进适当的适应行为和行动 对洗澡时的水温改变的适应能力和对不同味道的乳汁的适应能力等。

对于新生儿的治疗应该从保温箱内的管理期开始，要和新生儿的母亲一起进行 NBAS 的评价，同时促进小儿的适应行动的发育。另外应注意的是，要尽早的让母亲和新生儿在一起，有条件时可从 NICU 就开始，其目的在于给小儿以关爱与援助。

四、治疗与教育

（一）对精神发育迟缓患儿的生活指导

精神发育迟缓患儿由于智能水平、生活能力、社会适应能力低下，表现出生活不规律，自发性减少及行动能力差等各方面问题，所以在对其进行疗育时要针对这些方面予以相应的生活指导。

1. 生活的节律性　对于人类来说，无论是身体功能方面还是精神功能方面都具有一定的节律性，所以确立每日的生活节律性是非常重要的疗育方法。婴幼儿的发育的基础之一，是通过适应每天以太阳光为基础的外环境的周期变化来建立自己活动性的节律，在此所说的节律性就是睡眠与觉醒的节律。睡眠的中枢在丘脑下部，由感觉神经通路的侧支传入的冲动具有驱动并维持网状体的赋活体活动的作用，而网状体的赋活体的作用是维持人类的意识水准的，也可以说觉醒和睡眠是在中枢神经系统的调节下形成节律的，同时也受刺激大小的影响。精神发育迟缓患儿非常容易受周围环境的影响，所以为了确立他的睡眠-觉醒的节律，要充分考虑到周围各类环境的状况，根据不同的环境采取相应的调整。最好的睡眠-觉醒规律是早睡早起。

2. 合理的饮食　要给患儿合理、充足、规则的饮食，并要培养规则的排便习惯。

3. 提供相应的场所和玩具　要为患儿设定相应的场所和适当的玩具，目的在于使患儿活泼地游戏与运动，促进患儿意识水平的提高。

4. 促进日常生活动作的发育　诱导患儿并协助他做自己身边的事物，尽可能地让患儿自立地、在可能的范围内自己料理日常生活中的各种事情，如更衣、进食、排泄、入浴等日常生活动作，也可以让他协助做一些家务事。

通过以上的生活指导可以使患儿掌握规律的、正确的生活习惯，诱发自发性的产生，促进运动行动的发育。生活指导要根据患儿的年龄循序渐进地进行。

（1）新生儿时期，可以在母亲或治疗师的膝上给小儿穿、脱衣服，通过这种动作可以强化姿势反应、协调的动作及其两者间的相互作用。

（2）当小儿发育到7～9个月的发育阶段水平时，可以通过鼓励小儿用手去抓食物，并送入口中的活动促进小儿的自主性、集中性、精细性的发育。

（3）18个月的发育阶段上要进行排泄的训练，这种训练并不是单纯为了排出尿、便和排泄的动作训练，更重要的是培养小儿的兴趣和与母亲协力地进行排泄动作。

生活指导要有顺序性，如对排泄动作的指导，Brazelton建议在地板上放一便盆，可以将这便盆当做小儿的专用椅子，平时小儿可在其上进行多种动作，如穿衣服等。持续上述动作一周以后，除去小儿的尿布后再让小儿坐于便盆上进行排泄动作的训练。这种缓慢进行的方法非常必要，可以给小儿以新奇的感觉。同时当小儿失去自己身体上的一部分物品如尿布或排泄物时不至于感到恐慌。若对前一段的做法已经引起小儿的关心，就可进入第二阶段，即将更换了的尿布扔入便盆之中，通过这一动作向小儿说明并展示了尿盆的用途。通过这一过程使小儿对此动作的了解和用眼睛看到的事物达成一致性，或许某一天小儿也会对便盆的本来用途加以应用了。从此以后，可以依照自己的意愿一日几次的将尿、便排泄到便盆中。

在早期治疗中，对小儿的指导一定要根据小儿本身的意愿，只有这样才能充分发挥他的自主性。

（二）物理疗法

1. 新生儿和婴儿早期　未熟儿和高危儿在新生儿和幼儿早期有时会表现出对外界的刺激的敏感性增高，容易产生应激反应，即紧张。这种现象可以从自主神经功能、运动功能、各种状态的调节方面表现出来，客观上可以通过上述的行动发育评定来判断。

对于这类新生儿和小儿在给予刺激时要谨慎，注意保持小儿的生理的稳定性和恒常性。具体的做法有，让小儿在俯卧位上睡眠或玩耍，或者用被将小儿包上，使其上下肢处于安定状态。或者母亲处半卧位，让小儿俯卧在母亲的胸部，将小儿的胸部紧贴在母亲的胸部上等。上述方法可以使小儿较容易的保持稳定性和恒常性。

2. 过敏儿　是指对普通的刺激就会产生惊吓反应和角弓反张的小儿，对这类小儿要尽量减少或避免和小儿接触。但是这样一来，小儿会在无刺激的状态下睡眠或不断地哭泣，而且越减少或避免与小儿接触，就会越使小儿感受的刺激减少，则会影响小儿的发育，其结果是形成恶性循环。所以要在可能的范围内给小儿以刺激，刺激的方法有：注视小儿、用语言与小儿进行交流、抚触刺激、前庭刺激、深部感觉刺激等。

刺激时的注意事项：

（1）刺激范围要窄，并且要等待反应，因为这类小儿对刺激的反应是需要时间的。

（2）刺激要适当，给予时要谨慎，首先要从单一的刺激开始，待使用较为成熟后，方可对刺激进行强化，并且要进行重复的刺激。

（3）要根据小儿对刺激的过敏程度的不同给予不同的、相应的刺激。

3. 6个月以后的小儿 6个月以后的小儿精神发育迟缓的表现和主要问题已经比较清楚，可以开始实施家庭的应用技术和技能的运动疗法。精神发育迟缓患儿的运动功能发育较好，但是值得注意的是，这样的小儿即使已经会走，或者也能登上高处，但是他在进行这些动作所需要的集中力和平衡反应的发育还是要明显地落后于矫正反应和保护伸展反应的发育。所以可以应用运动疗法中的强化平衡反应的手技来训练，如立位的保持的训练、立位打秋千、平衡板上训练等。

Rood认为，人类的反应系统与精神、身体、交感神经有着密切的关系，其中与副交感神经有关的功能是在反应的持续性和进行性之中准备将其变化为活动性方面，这与运动功能密切相关。为了强化副交感神经，可以进行背部的按摩、做深呼吸运动，进行上肢或下肢负荷体重的训练等。

4. Bobath法的应用 可以应用Bobath法进行前庭功能、集中力等的训练，对不同小儿采取不同的手技。

（三）作业治疗

中枢神经系统的功能成熟程度与各种各样的刺激密切相关，感觉刺激包括皮肤刺激、深部感觉、前庭觉、视觉、听觉等。所以在对伴有感觉统合障碍的精神发育迟缓患儿进行作业治疗时，应该给予适当的感觉刺激。具体的方法可以通过如会话、摄食、更衣、洗脸、写字、协助做家务等日常生活动作及游戏、体育活动等方面活动提高小儿的适应行动能力。另外感觉统合训练有助于提高精神发育迟缓患儿的前庭功能、视知觉功能等。

1. 进行作业治疗时的困难性

（1）即使是对正常儿是极普通的刺激对于精神发育迟缓患儿来说也可能成为不快的或过度的刺激，并可由此而产生防御反应，表现为啼哭、拒绝完成训练课题，或者表现多动倾向。

（2）由于精神发育迟缓患儿对治疗室会很敏感，或者对作业治疗师表现出排外的情绪所以设定治疗场面较为困难。

基于上述情况，作业治疗师要与物理治疗师同样，在训练时要从适当的感觉刺激开始，逐渐地进行强化。另外要充分的评价患儿的潜在能力，根据患儿的发育情况采取相应的训练方法。

2. 作业疗法具体应采取的方法

（1）在与患儿一起游戏的过程中进行粗大运动、平衡运动、精细运动的训练。

（2）促进知觉、认知功能发育的游戏，来提高患儿的认知功能和知觉功能。

（3）通过上述训练强化小儿的集中力和持续力。

（4）通过游戏促进语言功能的发育，或者采取以促进对人关系为目的的游戏方法。

（5）作业治疗师要与患儿的母亲或保姆共同对小儿进行摄食、更衣、排泄、清洁和问候他人等基本生活技能的方面训练，促进各方面功能的提高。

（6）作业治疗师要指导患儿的父母或其他养育他的人，让他们明白避免对患儿在各方面的过度的刺激，同时要在家庭内对患儿的人与人的关系方面、患儿的问题行动方面进行相应的疗育。

（四）言语疗法

轻度、中度精神发育迟缓患儿常常以语言发育迟缓为初发症状，由于父母首先发现了语言方面的问题而带小儿前来就诊。精神发育迟缓患儿的语言发育迟缓多数与行动发育水平一致。

根据日本保护精神薄弱儿研究所的报告，对包括21-三体患儿在内的精神发育迟缓患儿进行了疗育前后的效果对比，其结果可见智商的变化没有显著的差异。而在适应行动的发育水平方面，治疗前后的变化有显著差异。同样，在与人交流活动中的语言的理解和表达方面治疗前后的变化有显著差异。

言语言疗法的具体方法有如下几点：

（1）在患儿的发育早期，应该进行强化摄食功能、语言呼吸功能、用口做游戏等语言能力方面的生活指导。

（2）当小儿发育至学习语言阶段时，应再加上听觉刺激的训练。

（3）让患儿通过生活中的各种体验来促进患儿学习视觉、触觉、深部感觉、嗅觉、味觉等感觉刺激。也可以让患儿阅读各种绘画的书籍作为日间课题。

语言治疗师要在自己的专业范围内根据患儿的实际情况设定训练方法。

（五）社会康复

对精神发育迟缓患儿的疗育目标是使患儿取得

社会自立，促进患儿整体人格的发育。因此进行社会康复会有相当大的作用。其具体方法如下：

1. 社会康复与医学康复同时进行 从幼儿期开始，与医学康复同时进行以培养患儿行动能力为目的的社会康复，以达到使患儿获得社会性的效果，治疗目标是使精神发育迟缓患儿尽可能的正常化，可以通过让患儿体验各种行动来培养其行动能力。

2. 社会康复与家庭生活 谈到精神发育迟缓患儿的社会康复，首先应该将社会康复放在他的家庭生活之中。众所周知，如果剥夺了小儿对感觉-运动的体验机会，会导致神经系统的功能障碍或功能的丧失。所以要避免小儿与母亲分离，以免剥夺了他接受感觉刺激的机会。比如，从新生儿开始进入康复设施治疗而不得已与母亲分开，或者父母对于重症的脑障碍患儿感到绝望而放弃，对其不关心和不给予爱护，很少与之交流或很少顾及。若遇这种情况，应该向其父母说明这样做的不利点，指导家长对患儿的各种刺激或训练方法。尽可能地增加父母与患儿接触的机会，给患儿以各种感觉-运动的刺激。这一点无论对医务工作者还是患儿家长都是至关重要的，决不可忽视。

在家庭内，包括父母在内的家庭所有成员，都必须加入到精神发育迟缓患儿的治疗中来。具体应做如下的事情：

（1）建立适合患儿的生活节律，为患儿设定一个适合接受各种刺激的、有利的环境。

（2）承认精神发育迟缓患儿的人格，尊重患儿的自主性，不要因剥夺了患儿的权利和义务而扼杀了他的社会性发育的萌芽。

（3）培养患儿正确、规律的社会生活习惯，让患儿成为做家务的帮手。这样会有利于患儿的精神功能和适应行动的发育。

（4）通过各种统合功能的训练和疗育，使患儿体验丰富的生活内容，有助于社会性功能的发育和提高。

3. 治疗的方式 对精神发育迟缓患儿的治疗要采取不分离的原则，也称其为一体化的原则。即不要将此类患儿与正常小儿隔离开来，而是要将他们融入正常小儿之中，即正常儿与精神发育迟缓患儿一体的原则。只有这样才能使患儿接受感觉-运动的刺激，接受正常的行动、社会能力的刺激。同时也使正常小儿理解精神发育迟缓儿，为精神发育迟缓患儿的社会化、家庭化建立基础。当前，促进障碍儿的自立生活（independent living，IL）的康复理念越来越被多数人所接受，给康复医学提出了新的课题。目前在世界各地盛行让精神发育迟缓患儿脱离疗育设施，在家庭或社区中进行疗育的新的治疗精神发育迟缓患儿的理念方法。

精神发育迟缓患儿的临床表现因其基础疾病的不同而各具不同的特点，虽然各病例之间会有共同点，但是各个病例间仍然有很大的差异，所以不能对此类患儿一概而论。在进行疗育时要针对不同的病例的不同特点，采取相应的疗育措施。

大脑的高层次的功能不仅是新皮质在发挥作用，大脑的边缘系统和脑干部也同样发挥着作用。可以说，脑干在小儿出生时就已经器质性的发育成熟。例如，脑干的网状体具有调节意识水准的作用。在生后 3 个月时即可确立睡眠与觉醒的节律。另外，在脑干还有感觉统合中枢、自主神经系统和内分泌系统的中枢。这些中枢与大脑的边缘系统密切结合，调节人类的精神功能和身体功能。大脑的边缘系统是引起本能的冲动和感情的区域，也是新皮质功能的精神能源。无论是对精神发育迟缓患儿还是对正常儿来说，强化脑干部和大脑边缘系统的功能都是非常重要的，也是不可忽视的。作为康复医学工作者对精神发育迟缓患儿采取相应的措施，如确立患儿的生活节律、设立以日常生活动作、游戏及体育活动为重点的学龄前教育体系，一定会提高疗育效果。

（陈秀洁）

第十九章

孤独症谱系障碍

孤独症谱系障碍（autism spectrum disorders，ASD）是一类神经发育障碍性疾病，以社会交往及交流障碍、兴趣狭窄、刻板与重复行为为主要特点。美国精神医学协会发布了第五版《精神障碍诊断与统计手册》（DSM-Ⅴ），已将儿童孤独症（autistic disorder；infantile，childhood autism）、阿斯伯格综合征（Asperger）、未分类的广泛性发育障碍统称为ASD。

第一节　儿童孤独症

一、概　述

Leo Kanner于1943年首次提出了“早期婴儿孤独症”的概念，虽然不同的患儿表现各异，但其具有共同的特点是：

1. 不能与包括父母在内的周围的人建立情感联系。

2. 极度孤独。

3. 语言发育迟缓，已经掌握的语言并不能起到与人沟通的作用。

4. 经常从事一些简单形式的游戏活动。

5. 少数患儿在智力低下的背景上出现岛状的特异的功能　即可能在某一方面具有孤立性的才能。

以后又有的学者将其特征减少到两个，即自闭性孤独和强迫地要求保持一个样。Rutter在1956年将孤独症的特点总结为如下几点：①缺乏社会兴趣和反应。②语言障碍，表现为无语言或语言形式奇特。③异乎寻常的动作和行为，如游戏形式僵硬、局限，动作具有刻板、重复、仪式性以及强迫性行为。④起病于出生后30个月内。

从Kanner报告幼儿孤独症之后，其概念和诊断标准历经多次改变，在Rutter和Schopler等人在1968年的归结报告之后，成为DSM-Ⅲ（美国精神障碍诊断与统计手册第三版）（1980）、DSM-Ⅲ-R（1987）、DSM-Ⅳ（1994）和ICD-10（1992）诊断孤独症的三大核心症状，只是在命名上，DSM系统命名为孤独症，而ICD-10则称为儿童期孤独症。此两系统都将孤独症归类于广泛性发育障碍（PPD）。2013年5月，美国精神医学协会发布了第五版《精神障碍诊断与统计手册》（DSM-Ⅴ），其中将ASD定义为：以社会交往和社会交流缺陷以及限制性重复性行为、兴趣和活动两大核心表现为特征。它包括DSM-Ⅳ中四种独立的障碍：儿童孤独症、Asperger综合征、儿童瓦解性障碍以及未分类的广泛性发育障碍。

二、流行病学资料

早期的流行病学研究数据显示，典型孤独症的患病率每万名儿童中2～5人。近年来，ASD的发病率显著上升，由美国孤独症和发育残疾监控网（ADDM）发布的数据表明，2000年美国ASD的患病率为0.67%，2006年的数据为0.9%，2014年最新数据为1.47%，即相当于68例儿童中就有1例为ASD儿童。目前我国尚没有全国性的ASD相关流行病学研究数据。该病男孩发病较多，西方报道男女比例为3～5∶1，我国报道为6.5～9∶1。目前认为，城市与农村的儿童孤独症患病率无明显差异。

孤独症患病率增加有几种解释。一是孤独症诊断条件的变化。将孤独症的定义扩大到只要三大特征而不必有良好精细动作和认知潜能的条件，这种概念首先被DSM-Ⅲ接受，但DSM-Ⅲ-R又将条件放得比 DSM-Ⅲ宽，到 DSM-Ⅳ才又紧缩了一些，但都比 Kanner 的条件宽了许多。因此综合来说，ASD 诊断概念的改变及扩展，是孤独症患病率增加的主要因素。二是专业人士对 ASD 的认知增加，许多相关领域专业人士对孤独症的特征有较多的了解，使得大家对典型和非典型的孤独症认识提高，尤其是近年来对智能正常的非典型孤独症和 Asperger 综合征的注意力和诊断能力提高，也会提高 ASD 患病率。三是儿童发展学者对正常幼儿的社会、情绪、语言和非口语沟通的发展有更多认识，发展出系统的评估方法，有助于早期发现和诊断发展偏差的儿童。四是父母对子女的关心和了解增加是另一个孤独症增加的因素。现代网络信息的飞速发展，父母亲能很容易从网络上得到相关的信息，使得父母能够更早地发现或怀疑子女发展有不正常现象，从而增加早期诊断的几率。五是孤独症患病率增加的现象和相关立法有关。近十年来，首先从英国开始系统地对 18 个月大的儿童进行孤独症筛查工作。目前许多国家都对 18 个月幼儿进行系统的筛查，将诊断孤独症的年龄由 3 岁提早到 18 个月，这也会增加孤独症的患病率。六是有些环境因素、疫苗等也可能是孤独症发病的原因，这些因素都可能导致孤独症患病率增加。

三、正常小儿的社会交往与交流方面的发育

为了正确诊断孤独症，应该了解正常小儿的社会交往和交流方面的发育规律。

（一）出生~1 岁

1. 出生后不久　既有与他人应用视线和微笑进行交往和交流。

2. 2~3 个月时　可用“啊”、“哦”、“呜”、“嗷”等声音和音节对他人做出应答。

3. 6 个月以后　在社会交往和交流方面可有明朗的分化和发育。

（1）7、8 个月的小儿，可以模仿学习各种身体语言。如“挠挠”、“拍手”等。

（2）可以与他人玩“藏猫猫”游戏（将人脸藏起后再出现时，小儿会有明显的反应如欢笑、寻找被藏起的人脸等活动和动作）。

（3）可以伸出双手要求他人抱，即开始了用姿势语言与人进行交流活动。

（4）在独步之前出现用手指指示事物的行动。

1）叙述性指示：小儿会通过手指的动作指示某种物品，如此向他人表达对物品的认识和见到这物品时的感情，称这种指示为叙述性指示。

2）命令性指示：通过用手指示向他人表达自己想要某一物品的想法，称其为命令性指示。

在这种时候，小儿会一边用手指指示某种物品，一边将视线转向他人，也可同时伴有声音或喃喃自语。这种行动具有重要的意义，表示在小儿的心目中已经有了自己、对方和物品这三种人和事物之间的关系的概念，并且能够用自己的手指和视线将这些传达给对方。

（二）1~2 岁

过了 1 岁的小儿大部分已经开始独步，活动的范围增大。在精神方面，小儿在对待人和事物的关系当中是以自己为主体的构图逐渐明了，发育中的要点如下。

1. 依恋行为　此期的小儿表现出明显的对母亲的依恋行为（attachment behavior），当母亲在其身旁时表现出很安心的表情，离开母亲则表现出不安的情绪。具体表现在从小儿会爬时就已开始以爬行移动的方式追随在母亲的身后，到了独立步行时这种行为就更加明显，当母亲在家中这儿、那儿移动时，小儿也会以蹒跚的步态随着母亲移动。

如果此期的小儿喜欢独处，并不介意母亲在自己的身旁与否，应该考虑是缺乏依恋行为。

2. 共同注意行动（joint attention behavior）是指如下的一些行动：小儿将拿在自己手中的玩具给他人；用手向他人指示自己感到有兴趣的事物，同时有与事物和人相关的视线交流；摆弄一个玩具等物品，当感到有趣时会有欢笑的声音，并且将这物品拿给他人去看等。

3. 象征性游戏　18 个月~2 岁的小儿可以进行象征性游戏，例如把一个箱子当做汽车驱动其前进等这样的将一种物品比拟作另一种物品来应用的游戏。这种象征性的功能（symbolic function）是小儿获得语言功能的基础。

4. 语言

（1）小儿开始初语的时间有着明显的个人差异，一般情况下，过了 1 岁的小儿可以用单字与人交流，也可以通过拟声表达多种意思，如用“汪汪”表达狗的名字、狗的行动和对狗的感情等。

（2）语言功能从用单字向用两个字发育，可说重叠的两个字，如“妈妈”、“婆婆”等。

（3）非语言交流能力：尚不会用两个字的语言表达自己的意图的小儿，可用语言以外的手段即非

语言手段进行交流。这种交流方式在小儿的与人交流中起着重要的作用，如上所述，将用手指示、表情和视线等组合在一起来表达自己的意志等。当他人用同样的方式与小儿进行交流时，小儿也能注意到并理解之。

（三）2岁

1. 可以应用玩具做游戏，同时可将亲近的成人纳入自己的游戏之中。

2. 可进行有交往的游戏，小儿不只是对成人一方的活动有反应，还可以与其进行相互交流的游戏。

3. 可说两个字或3个字的语言，并可理解3个字以上的较长的文字的内容。

4. 喜欢一边看图画书一边听他人讲解。

5. 为了得到亲人的呵护，应用频繁地呼叫来引起亲人的注意。

6. 对人的感情的发育方面有微妙的变化，对母亲等有着亲密关系的人具有完全的信赖感，而对不认识的成人具有高度的戒备心，可见对不同的人持有不同的感情的微妙分化。

四、病　因

Kanner于1943年首先提出孤独症的诊断以后，也同时提出了孤独症的病因，认为是由于父母亲在情感方面的冷漠和教养的问题所造成的。经过许多学者数十年的广泛研究，目前已经证实孤独症与父母亲教养方式无关，认为一部分孤独症的父母与患儿不能正常的相互交往的原因在于患儿。

有关学者对孤独症的病因开展了极为广泛的研究，越来越多的证据表明生物学因素（主要是遗传因素）和胎儿宫内环境因素在孤独症的发病中具有重要的作用，这几点已经成为目前对孤独症的病因研究的热点。其他因素还有免疫因素、营养因素等。目前还有的学者认为孤独症的发生可能是外部环境因素（感染、宫内或围产期损伤等）作用于具有孤独症遗传易感性的个体所导致神经精神系统发育障碍的疾病。

（一）遗传因素

1991年Folstein和Piven报道孤独症的单卵双生子同病率为82%，双卵双生子同病率为10%。流行病学调查也确认孤独症同胞患病率为3%，远远高于一般群体，存在家族聚集现象。家族中即使没有同样的患者，但也可以发现存在类似的认知功能缺陷，例如语言发育迟缓、精神发育迟缓、学习障碍、精神障碍和显著内向的性格等，这些都表明孤独症的发病存在着遗传学基础。

进一步研究发现，诸如脆性X染色体综合征、结节性硬化、苯丙酮尿症以及Rett综合征等遗传性疾病的症状与孤独症有关。然而，多数孤独症患儿并没有上述遗传性疾病，因而近年来大量的有关研究集中在寻找其他有关染色体和基因异常，来自母亲的15号染色体长臂、X染色体、7号染色体长臂区域异常被认为与孤独症有关，其中15号染色体长臂部位，被认为与阅读障碍有关，而阅读障碍也是孤独症的表现之一，因而受到重视。另外，有关16号染色体、22号染色体异常也有相关报道，部分孤独症患者16号染色体短臂存在再发微缺失和重复引起学界高度关注。

采用分子生物学技术，也发现了一些可能与孤独症相关的所谓候选基因（Candidate Genes），例如5羟色胺载体基因（Serotonin transporter gene）和候选基因（c-Harvey-ras oncogene）（HRAS）。需要指出的是，有关孤独症儿童染色体和基因异常的研究结果并不一致，多数学者认为，孤独症很可能不是一个单基因遗传性疾病，多基因遗传可能性较大。

尽管近年来ASD基础研究取得了很大进展，但将所有已发现的遗传因素合并起来，也仅能解释10%～20%的ASD患儿，进一步鉴定ASD的易感基因仍是其遗传学研究的重要问题。

（二）感染和免疫因素

一些学者研究了免疫和感染因素在孤独症病因中所发挥的作用，在感染方面，先天性风疹病毒感染、巨细胞病毒感染被认为可能与孤独症发病有关。近年又有报道注射麻疹、腮腺炎、风疹疫苗可能与孤独症存在相关关系，这些发现均提示孤独症与免疫系统异常有关。但是研究结果不一，仍然需要继续进行探索。

（三）环境因素

2011年7月由斯坦福大学医学院医学博士Joachim Hallmayer领导的一项最大样本研究，对192对双胞胎进行直接评估，同卵双生子的孤独症一致性概率要低很多，仅为70%。异卵双生子的孤独症重叠率为35%，比预期高很多。而不同年龄的兄弟姐妹之间只有15%的重叠率，结论是在潜在遗传方面，双胞胎共处的环境对婴儿患孤独症的风险有着重大的影响。这提示，孤独症的非遗传因素方面，或者说是环境方面的各种风险因素，涉及从怀孕到出生期间子宫的环境，需要进一步的研究来准确的找出这些影响的本质以及对大脑早期发育的影响的方式。

（四）出生时的不利因素

有的学者报道，小儿在出生前、出生时和出生后的不利因素对脑的损伤与孤独症的发病有关，但也对此有不同的意见，尚待研究。

五、发病机制

尽管病因不明，通过大量的神经病理学、神经生理学和神经影像学的研究，一般认为，孤独症是一种神经系统发育障碍性疾病。许多学者从多方面对孤独症的发病机制进行了研究，但是，至今仍然不十分清楚，以下是一些学者的研究和初步认识，尚待进一步研究和阐明。

（一）神经影像学方面

借助神经影像学技术的飞速发展，采用如正电子发射体层摄影（PET）、功能性磁共振成像（fMRI）和单光子发射电子计算机体层扫描（SPECT）、弥散张量成像（diffusion tensor imaging. ryn）、弥散光谱成像（diffusion spectrum imaging，DSI）和脑磁波描记术（magnetoencephalography. MEG）等技术发现部分孤独症患儿的边缘系统、脑干、小脑以及相关皮层在结构和代谢方面有异常。如有学者发现在认脸部表情的测验时，ASD 患者的楔形区（fusiform face area，FFA）的反应较对照组低。在社会认知实验时，ASD 在杏仁核（amygdala）的反应亦较对照组低。还有一些研究结果则和镜像神经元系统（mirror neuron system，MNS）有关。MNS 和模仿有密切关系，最近有研究发现同理心（empathy，即移情）和 MNS 有关，台北阳明大学研究者发现，在同理心测验时，ASD 在部分 MNS 的反应活性较对照组低，而缺乏同理心是 ASD 的重要社会情绪表征，显示 ASD 的 MNS 有障碍。

（二）神经病理学方面

一些研究者通过动物模型研究，发现大脑边缘系统可能与孤独症有密切关系，边缘系统中主要是杏仁核和海马对声音、光线、味道和与感情以及恐惧相关的刺激的应答。已经发现孤独症个体对这些刺激的反应存在着障碍，通过外科手术损伤或去除杏仁核可以在动物身上重现孤独症儿童的攻击行为和情感淡漠行为。而另一些症状如社会行为退缩、强迫行为、不了解危险处境、不能从记忆库存中提取信息、不能调节自己以适应新事物或环境等则与海马回的受损有关。海马回是负责学习和记忆的一个中枢，孤独症儿童在遇到新情况时不能运用以往储存的信息可能与海马回有关。动物试验中，损伤其海马回可以发现在动物身上重现了刻板行为、自我刺激行为和多动行为。

（三）神经生化方面

有的学者研究发现，孤独症个体存在神经递质的异常，主要涉及血液 5-羟色胺（5-HT）水平增高、血浆中肾上腺素和去甲肾上腺素增高、而血小板中肾上腺素和多巴胺下降以及阿片等神经介质异常。这些异常机制的进一步阐明有可能带来治疗方面的突破。

六、ASD 的症状

（一）婴幼儿期症状

1. 社会交往障碍症状

（1）当母亲抱着婴儿喂奶时，婴儿并不看着母亲的脸，或者回避与母亲的视线对视。

（2）对父母讲话的声音不感兴趣，不像正常婴儿那样会注意地去听和看。

（3）没有要求他人抱他的意图和行动，当别人伸出手欲抱他时也不会伸出手或抬起身去应答；在抱起他时会感到小儿很少将自己的身体靠在抱他的人的身上，令抱他的人感到抱时很困难。

（4）对父母给予的赞美和亲吻无反应，逗引他和与之玩“藏猫猫”的游戏时也无反应；对用手势的交流活动漠不关心；当小儿被放在一旁没有人理会他时，他反而更开心些。

（5）见到陌生的人无恐惧和陌生的感觉，不会像正常小儿那样，父母抱他时表现非常高兴，而陌生人抱时则表现拒绝或哭闹。

（6）孤独症患儿在此期会出现一些情绪方面的异常的变化，如睡眠过多而显得很“老实”。或者与此相反，睡梦很浅，对声音过敏，易惊醒，睡眠时间短。或者有无原因的烦躁、哭闹等表现。

2. 语言交流障碍 缺乏与母亲之间进行的“语言发生前的准备阶段”，如在婴儿期少有用“啊”、“哦”、“呜”、“嗷”等声音和音节对母亲做出应答，少有牙牙学语和喃喃自语的声音。

一般来说，小儿的母亲应该可以在这一时期敏感地注意到小儿缺乏上述的对人的关系的行动。

（二）幼儿期的症状

1. 社会交往障碍

（1）缺乏用语言性的交流和非语言性的交流能力，也缺乏对他人的语言的反应能力，小儿对他人的指令和呼叫他的名字无反应，常常被父母怀疑为“耳聋”。

（2）对母亲无依恋的表现，会走路以后也不会追随着母亲到处走。

（3）当见到其他同龄的小儿时常表现出故意回避的现象，缺乏与其他小儿在一起玩的兴趣。

（4）不能与其他小儿建立伙伴的关系，不会与其他小儿相互谦让，也不关心他人。

（5）不会用手势、姿势等身体语言来表达自己的意愿和进行情感交流，典型的表现是缺乏与他人的视线交流。

（6）在家或幼儿园中常常是独处，不与小朋友交往，回家后也不会将幼儿园的事情向父母讲述。

2. 语言交流障碍

（1）常以哭闹和尖叫来表示自己的要求，可以拉着他人的手去取所需要的物品，但是，不会应用在社会交流中应用的表情或点头、摇头等身体语言表示自己的意愿。

（2）少用“用手指示”某种事物的方法与他人进行沟通，更缺乏用自己的视线与他人进行交流。

（3）2岁时的孤独症小儿常有明显的对事物的兴趣方面的偏执现象，如一个小儿已经决定做某一件事但在进行中间拒绝他人的加入，例如，一个小儿正在看一本图画书时，当他人要加入一起看时，小儿会什么都不说地将手中的图画书交给这个人，然后自己改为去做其他事情，或者因他人的加入而引起了小儿的恐慌等情绪方面的改变。

（4）有一部分孤独症患儿可能表现为在1岁左右时已经可以用单字或两个字来表达自己的意思，但是，到了1岁半至2岁的期间却完全丧失了这种表达能力，呈现一种出现—消失的曲线型经过。

（5）在另一方面，孤独症小儿可能对有兴趣的事物表现出具有相当的知识，比如对某一场所的物品的摆放位置具有非常详细的、准确的记忆能力等。或者表现出出色的技能，如对构成图形、操作某种机械相当有能力等。称这种现象为“岛状”功能，如果单纯的凭这一点来评价一个小儿的发育情况，则有可能会错误地下结论。

（三）学龄期和青年期的一般症状

1. 社会交往障碍 此期患儿对同胞和父母有亲热的表现，但很少主动与父母交往。缺乏对周围人的兴趣，轻症者有结交朋友的愿望，但对别人的兴趣和情绪缺乏反应，并因此而妨碍他与他人建立友谊。

2. 语言交流障碍

（1）此症患儿语言发育迟滞，有1/2到5岁仍不会说话。

（2）会说话的患儿其说话的方式表现刻板、重复、语调平淡而缺乏变化，无抑扬顿挫的声调改变。

（3）讲话总是以自我为中心，而且即使存在语言功能也不主动与人交谈。这类患儿常常是“对人说话”，而不是“与人交谈”。

（4）学龄期的患儿或许懂得他人的手势，但是自己从来不会去应用这一手势。

（5）学龄期的患儿会表达自己的喜、怒、哀、乐，但是常常是表达得过分，也不会用面部表情来表达。

（6）青春期患儿仍然保留有语言的异常，当他迷恋于某一个问题时，会反复地对其发问，难以理解复杂的、抽象的语言。

3. 不寻常的行为方式

（1）对事物的兴趣非常狭窄，或存在不寻常的依恋行为：孤独症儿童对一般儿童所喜爱的玩具和游戏缺乏兴趣，尤其不会玩需要想象力的游戏，而对一些通常不作为玩具的物品却特别感兴趣，如车轮、瓶盖等圆的可旋转的东西，有些病儿还对塑料袋、门锁、某些水果等产生依恋行为，或者对电视广告、天气预报等发生特殊的兴趣。

（2）刻板行为：患儿要求日常生活环境要一成不变，一旦发生变化就会焦虑不安。如物品的摆放位置或自己的玩具等发生变化等，就会表现出不安或大发脾气。大多数ASD儿童都拒绝学习和从事新的活动，或者只吃某种固定的食物、只坐固定的位置等。

（3）强迫性或仪式性的动作：患儿反复地重复一种动作，如摆弄自己的双手、弹手指、扭曲手臂等动作。或者反复地问同一个问题，或者沉湎于记忆家庭成员的姓名、出生年月日、国家首都的名字、某类地名等。

4. 感觉和动作异常

（1）对疼痛的感觉迟钝，或者过于敏感，如拒绝他人的亲吻与搔痒等，也可能感觉迟钝和过敏发生在同一个患儿的身上。

（2）对强烈的光线和突如其来的声音无反应。

（3）对站在他面前的某个人视若不见，而只注意到这个人的身体的一部分如手、眼睛等。

（4）异常的活动与行为，如在某处摩擦自己的身体的一部分，拍击某种物品、撞自己的头、咬硬的物品等。

（5）喜欢玩旋转的游戏，而且，多次的旋转也不会眩晕。

（6）明显的多动，常因此而被误认为多动症。

（7）对某一些刺激相当的敏感，如汽笛的声音、犬吠的声音等，并因此声音而表现出惊恐不安或用手捂住耳朵。

5. 智能与认知障碍

（1）ASD患儿中只有25%智商（IQ）能够达到70左右，有25% IQ为50～70，其余的50% IQ低于49。根据孤独症患儿的智商值将其分为伴有智力低下和不伴有智力低下的两类，伴有智力低下者刻板行为出现率高，与社会交往的障碍、自伤和癫痫的发生率也高。

（2）认知障碍主要表现在不理解语言和身体语言如手势等，缺乏象征性的活动、缺乏推理性和逻辑性以及对游戏的规则和行为规范等缺乏认识。

6. 其他特征　ASD儿童表现情感平淡或者与之相反，对事物反应过度或不相称，常不明原因地长时间哭泣或大笑，难以制止。对其他小儿感到恐惧的事物如高楼、虫子等则表现为无所畏惧。

七、学龄期与青年期问题发生机制

（一）行为上的问题特征

ASD儿童的行为上的特征和表现是与状况不相应的、与场合不相称的、让他人难以理解的行动，同时作为患儿自己也并不明确其行动的意思，也可以说患儿所表现的是未分化的、缺乏社会性的行动。

（二）行为问题的原因

之所以出现这些行为上的问题，是与患儿的行动的动因和冲动性有关的，也可以说是与依恋行为有着密切的关系，即与接近·回避动因有关。容易陷入接近·回避动因的儿童，一般都具有容易有强烈的对欲望和要求的不满足、恐慌和不安感的倾向，在这样的情况下，因为他们具有非常强烈的回避欲望和要求的心理，所以即使是发生了接近的行动，却在母亲想要抱他之时诱发了他的回避行动，而一旦发生了回避行动后母亲将他放置又会诱发他的接近行动，如此形成了恶性循环（图19-1）。

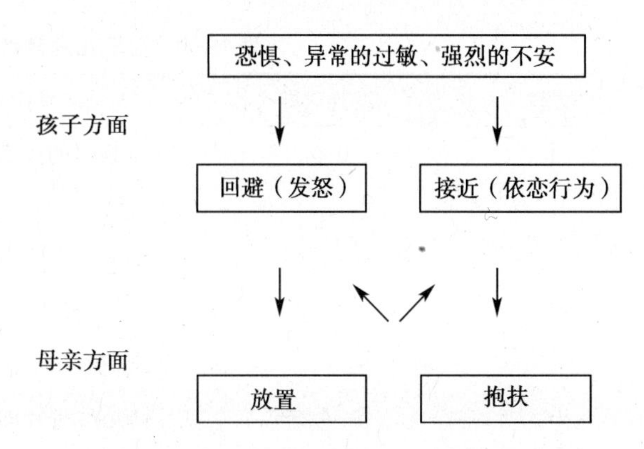

图19-1　接近·回避动因的恶性循环示意图

由于这种恶性循环的建立使患儿难以与母亲或其他亲人之间建立起依恋的关系，使依恋行为的形成发生困难。

为此，患儿即使是有了某种欲望和要求，也非常容易陷入这种恶性循环之中，并且因此而更增加患儿的对欲望和要求的不满足，使之产生冲动性，随着病情的进展，这种冲动性越来越明显。另外，因为这一原因患儿即使是想要做什么，也难以向他人表达，使冲动性逐渐的带有攻击的色彩，患儿难以控制自己的行动，不能按自己的意志去进行某种行动。

ASD儿童因为依恋行为的形成不全而得不到安全感，所以对外界有着异常的戒备心理，并因此而使原有的知觉过敏更加加重。同时，由于缺乏安全感容易引起对外界刺激的不愉快的情绪，对外界知觉多数带有迫害的色彩。其实，在患儿的内心是存在着对亲人强烈的依恋欲望的，但是由于强烈的戒备心理，同时由于接近·回避动因的恶性循环，使这种愿望难以形成，也是导致患儿产生强迫性的原因。

八、孤独症的诊断

（一）早期发现

所谓的早期发现就是在疾病的症状尚未明了之前的阶段，即几乎无症状时被发现，比如通过对新生儿的筛查发现先天代谢疾病，这是一种应用基本的生物学特征来发现疾病的方法。但是，孤独症这一疾病的本身包含着多重相关发育障碍，是不能像代谢疾病那样应用某种生物学特征来早期发现的疾病，对于此病只能通过在患儿身上出现的轻微的行为方面的特征来进行诊断。在行为方面的特征有两个方面，一是在正常情况下不出现的行为，二是因某种疾病而使某些行为缺如或从正常偏离。

小儿的各种发育障碍可能的出现年龄见表19-1。

表 19-1 婴幼儿发育障碍的分类及发现的可能时期

类型	发现时期	发现的线索	障碍的种类
Ⅰ	0岁	生物学的线索	①脑性瘫痪 ②精神发育迟缓中的一部分
Ⅱ	0~1岁	精神运动的发育状况	精神发育迟缓
Ⅲ	1~2岁	与人交往、游戏交流	①精神发育迟缓中的一部分 ②ASD
Ⅳ	3~4岁	①适应集体的行为 ②社会的行为 ③语言功能	①ASD ②发育性语言障碍 ③学习障碍

ASD儿童的主要症状是在社会相互交往、交流和对事物的兴趣三方面有着质的异常，所以通过对小儿在这三方面的评价结果可能在1~2岁时早期发现。

有关ASD婴幼儿早期表现的预警举例如下：

（1）6个月后，不能被逗乐，眼睛很少注视人。

（2）10个月左右，对叫自己名字没反应，听力正常。

（3）12个月，对于言语指令没有反应，没有咿呀学语，没有动作手势语言；不能进行目光跟随；对动作模仿不感兴趣。

（4）16个月，不说任何词汇，对语言反应少，不理睬别人说话。

（5）18个月，不能用手指指物或用眼睛追随他人手指指向，没有显示给与行为。

（6）24个月，没有自发的双词短语。

任何年龄段出现语言功能倒退或社交技能倒退。一些研究学者证明，“呼名反应”比其他方法能够更早地筛检孤独症。具体方法是看1岁左右的孩子是否对叫名作出反应（3秒内）。加利福尼亚大学研究者研究2组婴儿共150名，后来诊断孤独症的孩子中有半数在1岁的姓名测试中不能通过，不同类型发育延迟的孩子中39%不能通过测试。

目前有许多学者注重于研究开发筛查孤独症的工具，如英国有着重于评定小儿共同注意行动和象征性游戏的筛查量表（CHecklist for Autism Toddlers，CHAT），这一量表应用于年龄小于1岁6个月小儿的孤独症筛查。日本也开发了YACHT-18量表（Young Autism and other developmental disorders CHeckup Tool），同样应用于年龄小于1岁6个月小儿的孤独症筛查。

（二）早期诊断方法

1. 询问 首先可询问家长和其他养育者，了解小儿在社会交往和与人交流以及语言理解和表达方面的发育情况，存在哪些问题，询问的问题如下：

（1）孩子是否喜欢被摇荡，是否喜欢坐在父母的膝上颠跳。

（2）孩子对其他孩子是否感兴趣。

（3）孩子是否喜欢爬楼梯。

（4）孩子是否喜欢捉迷藏或躲猫猫游戏。

（5）孩子是否可以用示指指出某些他感兴趣的物品或者是他想要问的东西。

（6）孩子是否能很好地玩一些小玩具。

（7）孩子能否将东西拿到父母面前让他们看等。

2. 在集体中直接观察小儿 通过对小儿的观察，了解小儿的情况，但是并不是只凭在诊室中短时间的观察就可以下结论，正确的评定小儿则需要设定观察的计划和预计的时间，最好是将小儿放在一个集体之中进行观察。

（1）参加人员：实施在集体中观察小儿之时，应该是多学科的人员参加，除医生之外，还包括临床心理工作者、语言治疗师、听觉训练师、保育员、社会工作者等。诸多各职业的人员通过集中的诊断后设定疗育程序，按着这一程序进行对小儿的疗育实践。这一疗育程序要设法能够使患儿产生进行社会交往的动机和欲望，经过反复多次的实践，从中找出较为合理的疗育程序，可以使计划的疗育顺利地进行。值得注意的是，各种职业的人员要以精神科医生为中心，精神科医生要与其他成员共同探讨所观察到的信息，并将在各自专业领域里的专门知识综合在一起，制定治疗计划。

（2）观察的方法：将小儿放在如幼儿园等集体场合之中，使其参加其中的活动流程，各种职业的人员要对小儿在集体中的一切活动进行观察，经过一段时间的观察后要一边观察一边导入对小儿的疗育，其目的是在进行诊断的过程中给予患儿及其家长以疗育的动机和方法。同时，治疗者也可以通过诊断过程中的疗育实践，选择有针对性的、行之有效的方法。

3. 与小儿单独接触时的观察

（1）在与小儿接触时，小儿有无与你的目光的对视；

（2）观察的时候可用各种方法吸引小儿的注意，如指着房间内的某种物品或玩具对小儿说：“你看那儿有一个布娃娃”，然后观察小儿的反应，正常小儿应该是不仅看你的手，还去看布娃娃。

（3）准备一些可操作的玩具，如玩具茶壶和杯子等，对小儿说：“你能不能倒一杯水给你妈妈喝?”然后看小儿能否按你的指示装扮着倒茶并给他的妈妈。

（4）给小儿一些积木，指示他用其搭成一座塔，看他能否去搭，能搭几层而不倒。

（5）问小儿：“灯在哪里?”或“指给我看，灯在哪里?”，正常小儿应该是用手去指灯。

（三）ASD 相关评定量表举例

1. 孤独症儿童行为量表（ABC 量表）

孤独症儿童行为量表（autism behavior checklist，ABC）有 57 个描述孤独症儿童的感觉、行为、情绪、语言等方面异常表现的项目，可归纳为五个因子，即感觉、交往、躯体运动、语言、生活自理五项。

Ⅰ. 项目内容：

（1）喜欢长时间的自身旋转。

（2）学会做一件简单的事，但是很快就“忘记”。

（3）经常是没有想要接触环境或进行交往的要求。

（4）往往不能接受简单的指令（如坐下，来这儿等）。

（5）不会玩玩具（如对于玩具是没完没了地转动或乱扔、揉等）。

（6）视觉辨别能力差，如对一种物体的特征（大小、颜色等）的辨别能力差。

（7）无交往性微笑（无社交性微笑，即不会与人点头、打招呼、微笑）。

（8）代词的运用常颠倒或混乱（如把“你”说成“我”等）。

（9）长时间的一直拿着某件东西不放手。

（10）当他人对儿童说话时，他似乎不是在听人说话，以致怀疑小儿的听力有问题。

（11）说话音调不合理，无抑扬顿挫感、无节奏。

（12）长时间的摇摆身体。

（13）想要去拿一件什么东西，但又不是身体所能达到的地方（即对自身与物体间的距离估计不足）。

（14）当环境和日常生活规律发生改变时会产生强烈反应。

（15）当他和其他人在一起时，呼唤他的名字，对自己的名字无反应。

（16）经常做出前冲、旋转、脚尖行走、手指轻掐轻弹等动作。

（17）对其他人的面部表情或情感没有反应。

（18）说话时很少用“是”或“我”等词。

（19）有某一方面的特殊能力，似乎与智力低下不相符合。

（20）不能执行简单的含有介词语句的指令（如把球放在盒子上或把球放在盒子里）。

（21）有时对很大的声音并不产生吃惊的反应（可能让人感到儿童是聋儿）。

（22）经常拍打手。

（23）发大脾气或经常发点脾气。

（24）主动回避与别人的眼光进行接触。

（25）拒绝与别人的接触和拥抱。

（26）有时对很痛苦的刺激如摔伤、割破皮肤或注射等不发生反应。

（27）身体表现很僵硬，很难抱住。

（28）当抱着他时，让人感到他的肌肉松弛（即小儿不紧贴着抱他的人）。

（29）以姿势、手势表示所渴望的东西，而不倾向用语言表示。

（30）常用脚尖走路。

（31）用咬人、撞人、踢人等方式伤害他人。

（32）不断地重复短句。

（33）游戏时不模仿其他儿童。

（34）当强光直接照射眼睛时常常不眨眼。

（35）以撞头、咬手等行为来自伤。

（36）想要什么东西不能等待（一想要什么马上就要得到什么）。

（37）不能指出 5 个以上物体的名称（注：能指出 5 个则评为 0，一个也不会则评为 4 分）。

（38）不能发展任何友谊（不会和小朋友来往

交朋友)。

(39) 当周围有许多声音的时候常常捂着耳朵。

(40) 经常做旋转的动作而碰撞物体。

(41) 在训练其排大小便方面有困难(不会控制大小便)。

(42) 一天只能提出5个以下的要求(注:达到或超过5个则评为0,一个不会提则评为4分)。

(43) 经常容易受到惊吓或非常焦虑、不安。

(44) 在正常光线下出现斜眼、闭眼、皱眉。

(45) 若没有别人的经常帮助,就不会自己给自己穿衣服。

(46) 一遍一遍重复一些声音或词。

(47) 瞪着眼看人,好像要"看穿"似的。

(48) 重复别人的问话和回答。

(49) 经常不能意识自己所处的环境,并且可能对危险情况不在意。

(50) 特别喜欢摆弄某种单调的东西,或着迷于某种游戏、活动等(如来回地走或跑、没完没了地蹦、跳、拍打或敲打)。

(51) 对周围的物品喜欢触摸、嗅和(或)品尝。

(52) 对生人常无视觉反应(对来人不看)。

(53) 纠缠在一些复杂的仪式行为上,就像缠在魔圈内(如走路一定要走一定的路线,饭前或睡前或干什么之前一定要把什么东西摆在什么地方或做什么动作,否则就不睡不吃等)。

(54) 经常毁坏东西(如玩具、家里的一些用具很快就弄破了)。

(55) 在2岁半以前就发现该儿童发育延迟。

(56) 在日常生活中至少会用15个但又不超过30个短句来进行交往(注:达到30句则评为0,不到15句则评为4分)。

(57) 长期凝视着一个地方(呆呆地看一处)。

除上述各项以外,该儿童还有什么其他的问题请详细叙述。

Ⅱ. 评定方法及判断标准:

本量表适合于年龄从8个月小儿开始至28岁成人的评定,要向家长或抚养人详细进行解释,之后再进行填写,每项内容说出后请家长用"是"与"不是"来回答。回答为"不是"的项目为0分,回答为"是"的项目,则需要再继续依照每项后面的分值计算。

临界分数为53分,考虑有孤独症的可疑,应在过一时期再次进行评定,目前也有学者认为达到30分即为临界值。总分为67分以上的儿童则支持ASD诊断。值得注意的是,该量表并非诊断量表,分数仅能作为是否诊断ASD的参考,如一个智力水平很低的儿童,用该量表评定,可能得分很高,但究其原因可能是由于认知水平较低引起的。

2. 儿童期孤独症评定量表

儿童期孤独症评定量表(childhood autism rating scale, CARS)由15项内容组成,由评定者使用。包括5个评定项目。

Ⅰ. 项目内容:

(1) 人际关系

• 1分,与年龄相当:与年龄符合的害羞、自卫及表示不同意。

• 2分,轻度异常:缺乏一些眼光接触,不愿意,回避,过分害羞,对检查者反应有轻度缺陷。

• 3分,中度异常:回避人,要使劲打扰他才能得到反应。

• 4分,严重异常:强烈地回避,儿童对检查者很少反应,只有检查者强烈地干扰,才能产生反应。

(2) 模仿(词和动作)

• 1分,与年龄相当:与年龄相符的模仿。

• 2分,轻度异常:大部分时间都模仿,有时激动,有时延缓。

• 3分,中度异常:在检查者极大的要求下才有时模仿。

• 4分,重度异常:很少用语言或运动模仿别人。

(3) 情感反应

• 1分,与年龄相当:与年龄、情境相适应的情感反应——愉快不愉快,以及兴趣,通过面部表情姿势的变化来表达。

• 2分,轻度异常:对不同的情感刺激有些缺乏相应的反应,情感可能受限或过分。

• 3分,中度异常:不适当的情感示意,反应相当受限或过分,或往往与刺激无关。

• 4分,严重异常:极刻板的情感反应,对检查者坚持改变的情境很少产生适当的反应。

(4) 躯体适应能力

• 1分,与年龄相当:与年龄相适应的利用和意识。

• 2分,轻度异常:躯体运用有点特殊——某些刻板运动、笨拙,缺乏协调性。

• 3分,中度异常:有中度特殊的手指或身体姿势功能失调的征象，摇动旋转手指摆动，脚尖走。

•4分，重度异常：如上所描述的严重而广泛地发生。

（5）与非生命物体的关系

•1分，与年龄相当：与年龄相适应的应用和探索。

•2分，轻度异常：轻度的对东西缺乏兴趣或不适当地使用物体，像婴儿一样咬东西，猛敲东西，或者迷恋于物体发出的吱吱叫声或不停地开灯、关灯。

•3分，中度异常：对多数物体缺乏兴趣或表现有些特别，如重复转动某些物体，反复用手指尖捏东西，旋转轮子或对物品的某部分着迷。

•4分，严重异常：严重的对物体的不适当的兴趣、使用或探究，如上述的情况频繁的发生，则很难使儿童分心。

（6）对环境变化的适应

•1分，与年龄相当：对改变产生与年龄相适应的反应。

•2分，轻度异常：对环境改变产生某些反应，倾向于维持对某一物体活动或坚持相同的反应形式。

•3分，中度异常：对环境改变出现烦躁、沮丧的征象，当干扰他时很难被吸引过来。

•4分，严重异常：对改变产生严重的反应，假如坚持把环境的变化强加给他，儿童可能逃跑。

（7）视觉反应

•1分，与年龄相当：适合年龄的视觉反应，与其他感觉系统是整合方式。

•2分，轻度异常：有时必须提醒儿童去注意物体，有时全神贯注于“镜像”，有的回避眼光接触，有的凝视空间，有的着迷于灯光。

•3分，中度异常：经常要提醒他们正在干什么，喜欢观看光亮的物体，即使强迫他，也只有很少的眼光接触，盯着看人，或凝视空间。

•4分，重度异常：对物体和人的广泛严重的视觉回避，着迷于使用“余光”。

（8）听觉反应

•1分，与年龄相当：适应年龄的听觉反应。

•2分，轻度异常：对听觉刺激或某些特殊声音缺乏一些反应，反应可能延迟，有时必须重复声音刺激，有时对大的声音敏感，或对此声音分心。

•3分，中度异常：对听觉不构成反应，或必须重复数次刺激才产生反应，或对某些声音敏感（如很容易受惊，捂上耳朵等）。

•4分，重度异常：对声音全面回避，对声音类型不加注意或极度敏感。

（9）近处感觉反应

•1分，与年龄相当：对疼痛产生适当强度的反应，正常触觉、嗅觉、味觉。

•2分，轻度异常：对疼痛或轻度触碰、气味、味道等有点缺乏适当的反应，有时出现一些婴儿吸吮物体的表现。

•3分，中度异常：对疼痛或意外伤害缺乏反应，比较集中于触觉、嗅觉、味觉。

•4分，严重异常：过度的集中于触觉的探究感觉而不是功能的作用（吸吮、舔或摩擦），完全忽视疼痛或过分地作出反应。

（10）焦虑反应

•1分，与年龄相当：对情境产生与年龄相适应的反应，并且反应无延长。

•2分，轻度异常：轻度焦虑反应。

•3分，中度异常：中度焦虑反应。

•4分，重度异常：严重的焦虑反应，可能儿童在与检查者见面的一段时间内不能坐下，或很害怕，或退缩等。

（11）语言交流

•1分，与年龄相当：适合年龄的语言。

•2分，轻度异常：语言迟钝，多数语言有意义，但有一点模仿语言。

•3分，中度异常：缺乏语言或有意义的语言与不适当的语言相混淆（模仿言语或莫名其妙的话）。

•4分，重度异常：严重的不正常言语，实质上缺乏可理解的语言或应用特殊的离奇的语言。

（12）非语言交流

•1分，与年龄相当：与年龄相符的非语言交流。

•2分，轻度异常：非语言交流迟钝，交往仅为简单的或含糊的反应，如指出或去取他想要的东西。

•3分，中度异常：缺乏非语言交往，儿童不会利用或对非语言的交往作出反应。

•4分，重度异常：特别古怪的和不可理解的非语言的交往。

（13）活动水平

•1分：与年龄相当：正常活动水平——不多动也不少动。

•2分：轻度异常：轻度不安静或有轻度活动

缓慢，但一般可控制。

•3分：中度异常：活动相当多，并且控制其活动量有困难，或者相当不活动或活动缓慢，检查者很频繁地控制或以极大努力才能得到反应。

•4分：重度异常：极不正常的活动水平，要么是不停，要么是冷淡的，很难得到儿童对任何事件的反应，差不多不断地需要大人控制。

（14）智力功能

•1分，与年龄相当：正常智力功能——无迟钝的证据。

•2分，轻度异常：轻度智力低下——技能低下表现在各个领域。

•3分，中度异常：中度智力低下——某些技能明显迟钝，其他的接近年龄水平。

•4分，重度异常：智力功能严重障碍——某些技能表现迟钝，另外一些在年龄水平以上或不寻常。

（15）总的印象

•1分，与年龄相当：不是孤独症。

•2分，轻度异常：轻微的或轻度孤独症。

•3分，中度异常：孤独症的中度征象。

•4分，重度异常：非常多的孤独症征象。

Ⅱ．评定方法及标准：

本量表按1～4级评分，最高分为60分。判定的标准是：总分低于30分则评为非孤独症，总分在30～36分，并且低于3分的项目不少于5项，评定为轻度至中度孤独症，总分等于或大于36分，并且至少有5项的评分高于3分，则评为重度孤独症。

3. 克氏孤独症行为量表

克式孤独症行为量表（clancy autism behavior scale）是在国外应用较多的孤独症筛查量表，由14个项目组成（表19-2）。

表19-2 克氏孤独症行为量表

行为表现	反应强度		
	从不（0分）	偶尔（1分）	经常（2分）
1. 不易与别人混在一起			
2. 听而不闻，好像是聋子			
3. 当教他学什么时强烈反抗，如拒绝模仿、说话和动作			
4. 不顾及危险			
5. 不能接受日常习惯的变化			
6. 以手势表达需要			
7. 莫名其妙地微笑			
8. 不喜欢被拥抱			
9. 不停地动，坐不住，活动量大			
10. 不望对方的脸，避免视线的接触			
11. 过度偏爱某种东西			
12. 喜欢旋转的东西			
13. 反复又反复地做些怪异的动作或玩耍动作			
14. 对周围不关心			

说明：克氏以总分7分为划分点，可有效的区分孤独症儿童和对照组儿童，如正常儿童、脑瘫儿童、听力障碍儿童及精神发育迟缓儿童等。

台湾谢清芬经应用后修改加上“从不”、“偶尔”、“经常”三者分别记为0、1、2分，以14分为划分点。

该量表对筛查孤独症和孤独症倾向的敏感度高，但特异性不高。规定“从不”的项目3项以下，“经常”的项目6项以上可作为诊断孤独症的参考依据。

4. 修正的婴幼儿孤独症检查量表（M-CHAT）

该量表用于筛查16～30个月儿童，共23项，由家长填写。

Ⅰ．项目内容：

（1）喜欢你摇他或是把他放在你的膝盖上等等之类的事吗？

（2）对其他孩子有兴趣吗？

（3）喜欢爬东西，如上楼梯吗？

（4）喜欢玩捉迷藏吗？

（5）会假装，例如讲电话或照顾洋娃娃，或假装其他事情吗？

（6）曾用示指指着东西，要求要某样东西吗？

（7）曾用示指指着东西，表示对某样东西有兴趣吗？

（8）会正确玩小玩具（例如车子或积木），而不是只把它们放在嘴里、随便乱动或是把它们丢掉？

（9）曾经拿东西给你（家长）看吗？

（10）会注意看你的眼睛超过一、两秒钟吗？

（11）曾对声音过分敏感吗？

（12）看着你的脸或是你的微笑时会以微笑响应吗？

（13）会模仿你吗？（例如：你扮个鬼脸，你的孩子会模仿你吗？）

（14）听到别人叫他/她的名字时，他/她会回应吗？

（15）如果你指着房间另一头的玩具，你的孩子会看那个玩具吗？

（16）走路吗？

（17）会看你正在看的东西吗？

（18）会在他/她的脸附近做出一些不同寻常的手指动作吗？

（19）会设法吸引你看他/她自己的活动吗？

（20）你是否怀疑你的孩子听力有问题？

（21）能理解别人说的话吗？

（22）有时候会两眼失焦或是没有目的的逛来逛去吗？

（23）碰到不熟悉的事物时会看着你的脸，看看你的反应吗？

Ⅱ. 评定方法及判断标准：

以上项目均用“是”或“否”作答，第11、18、20、22项选“是”，其余各项选“否”时，即判断该项为阳性；总阳性判断标准：总共23项中≥3项阳性或6项核心项目中（核心项目为第2、7、9、13、14、15项）≥2项阳性为ASD高风险，需进一步随访、观察和评估。

5. ADI-R和ADOS量表 诊断ASD的国际化评定量表，即ASD诊断的“金标准”，该量表则包括询问父母的ADI-R（autism diagnostic interview-revised）和观察检查患者使用的ADOS（autism diagnostic observation scale），ADI-R和ADOS有适合不同年龄患者使用的版本。

（四）ASD的诊断标准

1. ICD-10孤独症诊断标准

（1）3岁前出现功能发展异常或障碍（3项至少要有1项）①社交沟通情境之理解性或表达性语言；②选择性社交依恋或交互性社会互动；③功能性或象征性游戏。

（2）社交互动性：社会互动方面有质的障碍（4项至少要有2项）：①不会适当使用注视、脸部表情、姿势等肢体语言以调整社会互动；②未能发展和同伴分享喜好的事物、活动、情绪等有关的同伴关系；③缺乏社会情绪的交互关系，而表现出对别人情绪的不当反应，或不会依社会情境而调整行为，或不能适当地整合社会、情绪与沟通行为；④缺乏分享别人的或与人分享自己的快乐。

（3）沟通方面质的障碍（4项至少要有1项）：①语言发展迟缓或没有口语，也没有用非口语的姿势表情来辅助沟通之企图；②不会发动或维持一来一往的交换沟通信息；③固定、反复或特异的方式使用语言；④缺乏自发性装扮的游戏或社会性模仿游戏。

（4）狭窄、反复、固定僵化的行为、兴趣和活动（4项至少要有1项）：①执着于反复狭窄的兴趣；②强迫式地执着于非功能性的常规或仪式；③刻板的和重复的动作；④对物品的部分或玩具无功能的成分的执着。

ASD诊断：

（1）孤独症：（2）、（3）、（4）合计至少6项。

（2）非典型孤独症：发病年龄大于3岁或症状数未达6项。

（3）Asperger综合征：（2）至少2项，（4）至少1项，（3）中0项，且2岁前有单字，3岁前可用词、短句沟通及有生活自理能力，后来有正常之语言和智能。

2. DSM-V中ASD诊断标准

（1）现在或过去在多种情景内的社会沟通和社会互动方面表现出质的损伤：

1）缺乏社交或情绪互动；

2）非口语沟通行为的应用有显著损伤；

3）无法发展、维持并理解符合其发展水平的社会关系；

（2）行为、兴趣或活动的模式相当局限，重复刻板，表现为下列各项中的至少两项：

1）表现出刻板重复的动作行为、沉迷于某一物体或重复性言语。

2）表现出对惯例的同一性坚持，固执于一些仪式性的言语或非言语动作。

3）表现出对少数兴趣异乎寻常的高度集中。

4）表现出对环境中的感觉刺激反应过度、反应不足或是对某种感觉刺激表现出异常的兴趣。

(3) 以上症状一定是在发育早期就表现出来的；

(4) 以上症状的出现严重影响了社交、工作或是其他重要领域的正常功能；

(5) 此障碍无法以智力障碍或整体发展迟缓作更佳解释。由于智力障碍常常作为孤独症谱系障碍并发症，因此在做孤独症谱系障碍同智力障碍的共病诊断时，患者的社会沟通能力应低于正常发展水平。

在DSM-V中，增加了孤独症谱系障碍程度分类，详见表19-3。

表19-3 孤独症谱系障碍程度分类

障碍程度	社会交往	刻板/重复性行为
Ⅰ级：需要极大支持	言语或非言语社会沟通表现出严重损伤，导致社会功能严重受损；很少主动发起社交行为，对他人发起的社交行为也极少回应	行为模式刻板，对环境中的改变极度不适应；重复刻板的行为显著影响各方面的功能，很难改变其对事物或兴趣的专注性
Ⅱ级：需要较多支持	言语或非言语社会沟通表现出明显损伤；即使在有支持情况下仍表现出社会功能的损伤；很少主动发起社交行为，对他人发起的社交行为也极少或异常回应	行为模式刻板，对环境中的改变很难适应；常表现出明显重复刻板行为并影响着多种情景中的功能；很难改变其对事物或兴趣的专注性
Ⅲ级：需要支持	在无支持的情况下表现出明显的社会沟通损伤；较难主动发起社交行为，对他人发起的社交行为表现出明显的异常；可能表现出对社交行为较少的兴趣	行为模式的刻板显著影响单一或多情景中的功能；不同活动之间的转换表现出困难；组织和计划问题影响独立性

九、ASD的鉴别诊断

（一）难听

难听的患儿与孤独症患儿同样对声音的反应能力低下，但是非语言性的交流能力正常，另外难听的患儿听力检查可证明听力的损伤，而孤独症患儿的听力是正常的。

（二）精神发育迟缓

精神发育迟缓儿表现整体的认知和精神的发育迟滞，智商低于同龄小儿，也伴有社会适应能力的低下和语言发育迟滞。但是多无刻板动作，人际交往能力的障碍不似孤独症小儿那样明显，与他人的视线对视常无障碍。

（三）发育性语言障碍

发育性语言障碍可分为两种类型。

1. 感受性语言障碍 表现为对语言的理解能力和表达能力发育均延迟，但是无孤独症患儿的刻板动作及不寻常的行为形式等症状。

2. 表达性语言障碍 表现为对语言的理解能力正常，语言的表达功能发育迟滞，可以用身体语言与人进行交流和交往。

（四）选择性缄默症

患儿有语言表达能力，但是讲话有明显的选择性，在某些场合可以喋喋不休的说话，而在某些社交场合却闭口一句话不说，反而用身体语言与人进行交流，能理解他人的语言，此症多出现在学龄儿童。

（五）被剥夺儿

是由于小儿被剥夺了接受适当的外界刺激的机会而产生的对人的反应能力的缺乏或此方面的发育停滞，同时还常伴有焦虑、敏感等精神症状。但无孤独症患儿的刻板动作及不寻常的行为形式等症状。

（六）强迫症

强迫症患儿具有刻板行为，不能控制的反复进行某种动作，如反复洗手等。但是，患者可以向他人叙述病痛之苦，有自己克制强迫性动作的意愿，孤独症患儿则无此表现。

（七）儿童少年精神分裂症

大多在少年期发病，在发病前有一正常发育阶段。精神分裂症病儿常呈现自闭、情感平淡、在交往中情感反应不适宜和角色功能丧失，不合逻辑的思维，以及出现妄想和幻觉等。精神分裂症可有间歇发作。孤独症在发病年龄、发育过程、临床特征、病程及结局方面均与精神分裂症有明显区别，但也有少数ASD儿童，在少年期之后发作精神分裂症，若其ASD未于精神分裂症发病前诊断，要仔细从病史上作鉴别诊断。

十、治　疗

（一）孤独症的早期干预

1. 早期干预的目的　孤独症的早期干预与其他疾病的早期治疗的目标是一致的，就是为了取得治疗的效果的即效性，减轻治疗所花费的时间、精力和费用，防止疾病的进行和并发症的发生，改善疾病的预后。也可以说是在孤独症的第二次、第三次的症状尚未成为多样化，行动的偏执尚未固定化之前进行治疗，以达预防二次、三次的症状的发生的目的。例如，防止孤独症患儿对特定事物兴趣的狭窄或者是过于专注，以及以后的固定化，或者是因上述原因而引起的恐慌情绪等。上述的症状都是从孤独症的基本症状进展而来的二次或三次继发症状。又如，孤独症儿童到了学龄期以后，由于社会交往的连续失败而导致的拒绝上学状态也是在孤独症的基本障碍上加上的二次、三次障碍因素的结果。早期干预的目的之一就是要达到使患儿远离这些症状的效果。

2. 早期干预的内容

（1）对患儿的疗育：之所以称为疗育，是因为对孤独症的治疗不单纯是临床医学意义上的治疗，要从医疗和教育、养育两方面着手进行。

所应用的方法主要是，通过指导患儿游戏的方法、学习处理日常生活中的事物的能力、指导其在集体中的行动、进行认知方面的训练等等。通过上述方法达到改善症状、学习新知识的目的。是一种较为特殊的治疗方法，所以也称其为疗育。

（2）援助患儿的家长

1）援助患儿家长的意义：对其父母或其他养育者的援助是孤独症早期疗育的一大重要支柱，通常是首先由家长发现了小儿的障碍并带其就医，家长会出现对自己孩子患病的各种疑问和不安的情绪以及各种担忧心理，如孩子是否有病？如果有，是什么样的疾病？能否治愈？我们应该怎么办？等等问题，这是正常的反应。医生要给予同情、理解和关爱。要让家长了解孤独症这一疾病的特点，取得家长的理解和配合治疗。尤其在评定的时候，家长对孩子的了解程度，决定着评定结果的准确性，所以必须是在家长平和的心态下进行。另外，也需要家长的配合才能在治疗中不断地发现问题，寻求解决的方法。

2）援助家长的课题：要使家长从为孩子的病情而苦恼的情绪中尽早的解脱出来，与治疗者共同担当起在家庭中对患儿的指导的责任。还需要家长学习有关孤独症的知识，学习如何接触孤独症的病儿。要让家长参观治疗的场面，对患儿的家长和其他养育者提供育儿知识的援助，可以通过个别的交谈、学习会议、演讲会、恳谈会等形式，指导家长以如何应对患儿的症状，促进患儿精神健康的援助。

（二）早期疗育

1. 确立疗育的目标和顺序　首先要正确地认识到孤独症并不是因为患儿父母的养育和教养方式不当而引起的，而是由于儿童在精神发育的过程中出现内在的特定的偏移导致的，其发病的病理过程中在情绪和认知两个方面出现了异常，而且用其中一方面的病理过程并不能说明另一方面的病理过程。因此，治疗者不能千篇一律地应用同一种方法去治疗每一个孤独症患儿，一定要根据每个患儿的不同特点去制定治疗的目标、计划和程序。

2. 建立与母亲的依恋关系　通过母亲基本上满足患儿的一些要求，给予舒适的生活条件和丰富多彩的生活内容，可以顺利地使患儿与母亲建立起依恋关系，而这种依恋关系是促进婴幼儿正常发育的基本条件。例如，当婴儿对母亲或环境的反应很淡漠的时候，母亲要多抱抱他，多与之进行目光的对视，多与之进行语言的交流。尽管婴儿尚无语言的发育，但是如果母亲拥抱他、亲吻他、用玩具或语言去联系他，仍然会使婴儿做出反应。每日反复地去做，久而久之，就会逐渐地使小儿报以微笑或呀呀做声，即做出了反应。就这样逐渐地建立起与母亲的依恋关系。

3. 集团化治疗方法　曾经有许多学者反对将孤独症小儿放入集团之中，认为这样不仅难以得到治疗效果，而且对于患儿来说让他在集体之中是给予了过高的课题，所以认为应该对集体治疗的方法采取慎重的态度。但是，众多的学者认为，为了对应孤独症患儿的社会交往和交流的特异的障碍，应该从早期阶段以集团化的形式为患儿提供具有疗育内容的课题，这样可以得到治疗的效果。值得注意的是，在进行集团化疗育的时候，一定要适当的把握治疗者对患儿的指导关系和患儿之间的伙伴关系，同时还必须要针对每一个患儿进行个别的指导，这就需要较高的技术水平。要将集团化治疗作为给予患儿社会化课题的场所，同时也是患儿对环境和课题做出应答的场所，所以说这是一种将个别的对应以集体的形式进行的方法，要知道集团化治疗绝不是不问青红皂白地、简单的对应方法。

4. 早期介入丹佛模式（early start Denver model，ESDM） 是由美国加州大学MIND研究所发展心理学教授Sally Rogers和自闭症之声的首席科学官Geraldine Dawson共同开发的一种针对年龄在12～48个月大孤独症儿童的早期综合性行为干预方法。

ESDM干预方法寻求防止随着年龄增长而带来的越来越巨大的负面影响，通过两种方式来提高儿童社交学习能力：①带领孩子参与日常生活中的合作和互动社交活动，以便建立良好的人际关系和象征性沟通，形成社交知识和社交经验的传递。②高强度教学，用于弥补儿童因过去缺乏进入社交世界而导致的社交学习能力缺陷。

（1）ESDM的原则与基础：早期介入丹佛模式的治疗原则建立在丹佛模式（DM）、核心反应训练（关键技能训练PRT）和应用行为分析（ABA）的理论基础上，方法上融合了以人际关系为中心的发展模式和应用行为分析的教学实践。

1）ESDM用到的ABA的教学原则：①必须有一些刺激物可以暗示儿童做出反应，儿童必须注意到这刺激。②儿童必须在刺激之后立即做出一个行为。③儿童在做对以后要得到一些反馈或结果，以表示做对了。④泛化：儿童更快、容易、频繁地对刺激做出反馈后，需泛化在不同的场景使用新的技巧和行为。

2）ESDM用到的PRT原则：①强化儿童的尝试。不要期望儿童每次都做得很好。奖励尝试会提升动机和持久性，也可以减少挫败和不想要的行为。②在现有的技能基础上提出新的要求，这些更难的任务也可以提升动机、减少挫败。③强化刺激与儿童的反应或行为有直接关系。强化刺激从儿童的初始选择出发，立刻跟着希望的行为。比如孩子说“车?”，训练者应说：“车，车在这里”。④在活动中轮流。找到平衡的互动，使得每个参与者都有机会领导和跟随—分享互动的控制权。⑤指令要清楚地发出。必须得到孩子的注意力、确保刺激物是恰当的、在要求的行为之前发出。⑥给儿童选择权，跟随他们的领导。使用儿童的选择可以练习目标技巧，训练者可以建立儿童的动机，充分利用强化刺激，强化儿童的自发行为。

（2）ESDM的训练流程

1）评估：ESDM把儿童的早期发展分为8个领域：接受型沟通、表达型沟通、社交技能、游戏技能、认知技能、精细运动技能、大运动技能、自理技能。每个领域都分4个技能级别，分别大概对应于发展年龄阶段：12～18个月、18～24个月、24～36个月、36～48个月。每个领域的每个级别有若干个目标，这些目标从易到难顺序排列，达到这些目标的绝大多数或者全部就代表孩子已经在这个领域达到这个级别的水平了。先评估孩子在这8个领域都通过了哪个级别的哪几个目标，评估孩子在8个领域分别达到了哪个级别。

2）训练目标的制定：通过评估后，确定儿童所处的级别水平。将儿童在8个领域里面最简单的还不会的目标设为训练目标，每个领域定3个左右目标，目标不能定得太容易，也不能太难，12周内应有可能全部完成。

3）训练计划的实施：在之后的12周内，设法帮助儿童完成定下来的这些目标，在过程里不断的评估，充分思考当前的教学方法是不是能帮儿童学会这些目标技能，如果没有进展或进度太慢，应考虑调整教学方法。12周后，总结成果，理想状态应该是已经完成或者超额完成当初定下的目标。再做一次评估，评估儿童当前在8个领域的能力级别，不断重复步骤1～3，直至儿童将8个领域的4个级别的任务目的全部完成。

5. 统合疗育 所谓的统合疗育（integration）是指不是在特别的治疗场合中进行对有发育障碍的儿童的治疗，而是在通常的教育和保育的场所，让患儿与正常的小儿在一起，对其进行指导的思考方法和实践。在统合的思想指导下，让患儿和更多的小儿进行相互交往是其社会性的发育不可缺少的、积极的因素。这种方法可以在幼儿园中广泛地进行。

目前对于孤独症儿童应用统合疗育是否能取得充分的效果，尚无结论，因为对于具有重症的社会交往障碍的患儿来说，想要通过统合疗育取得充分的效果还是不可能的，所以统合疗育最好是在专门的机构与早期疗育并用。

（三）教育训练治疗

1. 波特奇早期教育法（portage early educa-

tional method）　此法是应用于0～6岁儿童的早期教育方法，有的学者将其用于孤独症儿童的疗育，可以达到弥补患儿行为方面的缺陷，促进正常发育的目的，分为以下六个领域。

（1）对婴儿进行刺激：婴儿期所接受到的刺激，可以影响小儿的发育和学习的过程。

（2）学习社会技能：对于小儿来说的社会技能是指他在与家人或小朋友共同生活和相互交往中所采取的适当的行为和技能，这一领域的技能的发育将直接影响到小儿获得其他领域的技能和对环境的适应能力。

（3）语言训练：小儿如果超过3岁仍然不会说话，则以后学习说话的机会就相对的小了，所以要早期进行语言训练。

（4）训练日常生活动作能力：尽可能地让患儿自己进行洗漱、如厕、穿脱衣服等日常生活动作。

（5）训练认知功能：按照正常小儿的认知功能的发育顺序训练小儿的记忆、对事物的认识、颜色、图像、物品的形状、空间方位等的认识能力。

（6）运动训练：主要是粗大运动训练和精细运动训练。

2. 行为矫正治疗方法　行为矫正治疗（behavior modification therapy）是以学习的理论和操作性条件反射的原理和技巧为基础的一种治疗方法。认为人的行为不论是正常的（功能性的）还是病态的（非功能性的），都是经过学习而获得的，并且也可以经过学习而更新、增加和消除其行为的结果。小儿在学习的过程中，如果学习的行为是受到大人奖赏、认同和满意的，则小儿就有信心和动力去学习，并且容易掌握和强化。反之，如果大人对小儿所学习的行为不认同，则小儿的学习就会缺乏信心和动力，就不容易掌握学习的内容。所以利用奖赏的方法可以提高小儿对学习的兴趣以及通过学习而出现合适的行为并维持之，而利用处罚的方法则可以使小儿知道哪些行为是不当的，避免不适合的行为出现和使已经出现的不当行为减轻或消退。

为了正确地矫正小儿的行为，首先，家长和幼儿园教师等与小儿亲密接触者应该以身作则，使小儿耳濡目染正确的社会规范和行为，这是他学习的最直接的途径。

训练的目标要按照循序渐进，先易后难的原则，同时训练的方法要灵活多样，不可一成不变。

3. 结构化教学法

（1）结构化教学法的来源　结构化教学法（treatment and education of autistlc and related communication handicapped children，TEACCH）是由美国北卡罗拉纳州大学精神科学系的一个专门研究、支援和推行孤独症儿童教育的部门在“自闭症与沟通障碍儿童的治疗与教育计划”中提出来的。结构化教学法，也称系统教学法（structuared teaching），就是根据儿童的学习特点，有组织、有系统地安排学习环境、学习材料及学习程序，让儿童按照设计好的结构从中学习的一种教学方法。它的基本思想是把教学空间、教学设备、时间安排、交往方式、教学手段等方面作系统安排，形成一种模式，使教学的各种因素有机地形成一体，全方位地帮助孤独症儿童进行学习。经过三十年的研究，结构化教学已成为一项对孤独症儿童治疗和教育非常有效的综合性教育措施。

（2）结构化教学法的理念与原则

1）家长为结构化教学法实施的协助者，也是主要的训练者，家长应在获得专业技术支持后，熟练掌握结构化教学法的训练技巧，密切结合现实生活中的实用原则，随时调整训练计划，为儿童开展对应阶段的训练学习，避免一成不变的学习形式。

2）个性化原则：结构化教学计划因材施教，为每个孤独症儿童设计一套适合个人的个别化教学法。因此，个性化原则是结构化教育的重要特点之一。

3）个别化教学的制定要参考孤独症儿童心理教育评核（PEP）评估结果：个别化教学的基础数据要参考PEP（孤独症儿童心理教育评核）评估结果，以此作为观察日常问题行为和设计教学计划的参考。在对儿童进行全面细致的个体化评估后，根据孤独症儿童能力和行为特点设计个别化的训练内容，通过个体化、系统的教育和训练，可全面提升儿童的沟通和生活技能，矫正他们的异常和不良行为，让儿童尽早能够融入主流社会当中。

（3）结构化教学的策略：结构化教学法中有五个重要的组成部分，其中包括两个策略和三个表现形式。

1）两个策略：①视觉安排：相对于听觉信息，孤独症儿童对于视觉信息的输入和处理更加擅长，通常以视觉来分辨及认识环境。因此，把环境、材料及程序做出适当的安排，让儿童利用视觉辨别的能力明白该做什么，怎样做，什么时候做完。视觉安排需要选择儿童可理解的方式，借助有序地组织安排，把重要的资料清晰地表示出来，可用文字、图片、物件排放等形式表示活动内容，供儿童使用，这也称为视觉提示，视觉提示要求所做的提示必须一目了然。②常规建立：建立从左到右的常规，自上而下的常规，先后常规和完成常规，帮助孤独症儿童较好地组织资料及计划自己的活动，提高他们解决问题和理解环境的能力，应付环境及减少焦虑。在结构化教学中帮助儿童建立使用时间程序表的常规，要求儿童开始下一项工作时，先看看自己的程序时间表。还有个人工作系统中的指示常规，要求儿童在独立工作时，根据预先给予的指示完成工作。

2）三个表现形式：①环境安排：环境安排就是把儿童活动的区域清楚地划分出来，给儿童确定一个范围，建立清楚的界线，再通过视觉提示让他们明白其中的活动及与活动内容有关的要求，让儿童一看就清楚相应活动应在哪个区域里完成，例如工作的地方、玩耍的地方。②程序时间表：程序时间表的制定可以帮助儿童了解他每日或某段时间所需要的活动。程序时间表可以通过实物、照片、图片或者文字的形式清晰地排列出来，让儿童知道活动的先后顺序及时间将如何运用，帮助他们理解每一次的转变，可以安静的适应变化，降低焦虑，减少情绪反应，使其在社交上有更好的表现。③个人工作系统：就是将视觉安排、环境安排、常规及时间程序表的理念串联起来，通过特定的教学材料而建立的一个教学系统，把儿童需要完成的工作有组织、有系统地展示出来，让儿童一看就知道做什么、如何开始、怎么做、什么时候完成，从而帮助儿童掌握独立完成工作的技巧，为成人期独立生活做准备。

儿童的个人工作系统由待完成工作区、工作区和完成区三部分组成。待完成工作区主要摆放儿童所要使用的工作盆，每个工作盆上都贴有提示标志。工作区处摆放适合儿童使用的桌椅，桌子上放有儿童使用的工作条，工作条上贴有儿童的照片或名字和需完成工作的提示标志及儿童最后会得到的奖励，其中儿童的照片或名字一定要醒目，儿童所获奖励可以放在工作盆中让儿童自己拿取，也可以让儿童拿奖励照片向家长换取。在工作开始前要先告诉儿童会有什么工作要做，有多少工作要做，工作如何开始，如何完成以及工作完成后的活动是什么。

3）儿童工作过程为：①在桌子上找到自己的工作条，按照从左到右（或从上到下）的顺序取下提示标志；②到待工作区进行标志匹配找到工作盆；③回到工作区坐好，按照常规和视觉提示完成工作；④将已经完成的工作送到完成区；⑤待所有工作都完成后换取奖励。

结构化教学的两个策略要通过以上三个表现形式来体现，利用儿童的视觉辨认能力，让他们很容易就能理解身边环境、对象、活动程序和材料的意义。

（4）结构化教学法训练计划的制订流程：结构化教学的训练计划应参考 PEP 评估结果、儿童的特点和教学环境等多方面的因素来制定。一般可分为三个阶段，第一阶段主要是帮助儿童熟悉工作环境，调整情绪，建立常规，熟悉训练流程；待儿童可熟练操作后需加大工作强度与难度，进入第二阶段的训练，主要帮助儿童学会控制情绪，适应环境转换，主动并有组织、有系统地完成工作。最后，第三阶段的训练是将结构化教学的策略延伸到社区活动等群体活动中，让儿童更好地融入社会生活中。

（四）精神统合疗法

精神统合疗法（psychological integrative therapy，PIT）的具体做法有如下三种：

1. 给患儿建立安全感 在刚刚接触孤独症患儿时他的自闭的世界是对治疗者牢固地关闭着的，作为治疗者要尊重和理解儿童的自闭世界，要给予患儿一个较为狭小的、适宜的治疗场所，使患儿在治疗的场所中获得自闭性的快乐。同时要对他的个人的世界毫无伤害，使他知道治疗者并无伤害他的意图，使之树立起安全感。这种安全感一旦建立起来，患儿就会对玩具、游戏等产生兴趣，会自动地玩起来。精神统合疗法非常重视儿童的游戏，因为游戏对儿童来说是一种自体的、能动的、创造性的活动，非常有益于孤独症患儿的能力的培养。

2. 治疗者参与并共享儿童的自闭世界 在治疗时治疗者要深入到患儿自闭的世界中去，一定要让患儿感到在治疗的场所能与治疗者平安相处，要与患儿一起进行游戏活动，努力与患儿共同感到游戏的乐趣，逐渐成为自闭的伙伴。让患儿感到治疗者是关心他的人，是必要的人，并以此为契机，积极地把患儿引入到新的精神世界中去。

3. 鼓励患儿与他人交流的意愿 治疗者在与患儿共同游戏的过程中，要设法增加患儿的快乐感，诱导患儿放弃自我封闭的游戏形式，寻找新的伙伴，使患儿的精神世界有一个质的转变。

（五）应用行为分析法

1. 概念　应用行为分析法（applied behavior analysis therapy，ABA）也称为行为分析训练法，心理学家 Ivar Lovaas 教授针对孤独症儿童最突出的行为障碍问题，从 20 世纪 60 年代开始进行了 30 多年的专门研究，创建了一套完整的、科学的行为训练操作体系。也是国际行为分析协会倡导的行为分析学说，认为行为并不是由心理决定的，而是因行为发生的环境所造成的，所以环境的改变可以改变或延续某种行为模式。因此通过改变或重新构筑孤独症患儿的环境，就可以达到纠正其行为的目的。具体地说是将复杂的任务分解成为许多小的部分，而且要使每一个部分都要建立在上一部分的基础上，当儿童回答或反应正确时要给予鼓励，使之成为“强化物”，对于回答或反应错误要采取纠正、忽略或重做。

2. 理论依据

（1）行为学理论：“依据外部条件对人的行为产生巨大的影响（即人的行为可被控制和被操纵）”的思想来改变人的行为。

（2）斯金纳的强化理论：即操作强化论，认为只要方法得当，就可以通过控制外部刺激（强化）条件来改变人的行为。

3. 情景设计　训练的环境要求是，视觉和听觉的刺激少、相对固定。

（1）房间的布置尽量要简单，以暗色调为主。周围不要放可以吸引儿童注意力的物品，甚至墙壁也只需要白色。条件允许可在墙壁的适当位置安装观察用的单向透视镜。

（2）训练室只放一张桌子和两把椅子，以便进行一对一的训练，椅子的高度要使儿童和训练人员能够相互对视为原则。

（3）在训练过程中可以根据需要增加指导者在一旁协作。

（4）在课堂内根据训练的需要可以放置必要的教具。

4. 训练方式

（1）一对一教学：一对一的个别训练主要适用于参与能力、模仿、语言、认知和精细动作等项目的训练，也适用于生活自理、听一步指令和粗大运动的训练。

在训练时要正确地选择可以影响儿童行为能力的强化物，首先进行一对一的训练，然后随着儿童在训练中获得的新行为能力和能力的发展情况，逐步地将儿童带入小组或团体中做泛化指导，使在个别训练中所学得的行为在团体或生活实际中的以发展。

（2）以活动为基础的教学：适用于教授儿童同他人一起游戏、交往、语言理解和语言表达等项目的训练。

（3）偶发事件中的教学：在日常生活中，即在家庭、社会中尤其是社会交往、社会适应等活动，抓住机会促使儿童运用已经学会的知识、技能和展示已经养成的行为和习惯。并要抓住机会自然地教给儿童知识、技能，培养儿童良好的行为、习惯。

5. 时间要求　每次训练的时间要根据儿童的年龄、整体水平，其中包括注意力、身体状况、情绪、刻板行为等综合决定。一般每周训练 6 ~ 7 天，每天 5 ~ 6 个小时。从一对一的操作练习开始，逐步泛化，尽快开始加入小组或集体操作练习课。

6. 不同年龄的训练时间　2 岁以前的儿童主要进行以活动为主的教学，一般每次 10 ~ 15 分钟；3 ~ 4 岁儿童一般每次 15 ~ 20 分钟；4 ~ 5 岁儿童一般每次 20 ~ 25 分钟；5 岁以上儿童一般每次 30 分钟左右；学龄前儿童一般每次 35 分钟左右；学龄期儿童一般每次 40 分钟左右。

7. 具体的训练技术——分解式操作教学　分解式操作教学（discrete trial teaching，DTT）也称回合操作教学法、离散单元教学法，是一种具体的 ABA 技术。

（1）DTT 的特点

1）将每一项要教的技能（skill）分成小步骤，然后一步步地进行学习。

2）强化性（intensive）教学，反复训练每个步骤。

3）应用提示帮助儿童做出正确反应。

4）使用强化物和强化手段。

（2）DTT 的环节：在训练过程中包括多种操作，每项操作都有明确的开始和结束，具体过程由三个环节组成。

1）给儿童发出指令或要求。

2）促使儿童对指令或要求做出反应。

3）对儿童的反应进行强化或提示加强，即得到结果。

当一个操作的三个环节完成后，稍微停顿后再给下一个指令，即开始新的操作。

（3）DTT 的五元素

1）指令：①指令的概念：指令是指让儿童做

什么事情时所说的话，也就是用语言给儿童以刺激，用以表达训练者的要求，如“坐下”、“看老师”等，指令是DTT的第一要素。②发指令时应遵循的原则：a. 简明易懂，不要拖泥带水：多数孤独症儿童在语言理解方面有障碍，因此训练者要熟悉每个儿童的情况，了解个体的语言理解程度，以便在给予他们指令时能选择最准确的语言和最适合的长度。例如，如果被训练的儿童只能理解简单的名词和动词，如果对他说：“把桌子上的那个红球给我”这个指令显然就超出了他所能理解的范围，儿童自然也就不会做出正确的反应。这时应该用扼要的、儿童能理解的指令，如“拿球”、“拿球给老师”、“把球拿给老师”等。又如，当儿童发脾气大哭时，妈妈可能会对他说：“不哭了，不哭了，再哭妈妈就不喜欢了”，由于儿童的语言理解水平不能处理指令中所包含的所有词汇，很多孤独症的儿童不能理解“不”字的含义，同时“喜欢”也是一个较为抽象的词，使孤独症患儿很难理解。此时他往往是只听懂了“哭”这一词，当然就只能继续地哭下去。这时，在处理行为问题时指令的作用是要告诉儿童应该怎样做，而不是告诉他不要去做什么，所以应发出的指令是提醒他“闭上嘴、安静”，同时要伴随有示意性的身体动作。恰当的指令应是：“站起来”、“洗脸去”等等，以引导儿童从问题行为转向正性行为。b. 及时、适时：为了能使孤独症儿童对指令做出反应，首先是要让儿童听到指令。而孤独症儿童在训练时常表现出注意力的分散，所以要抓住他们注意力集中的瞬间发出指令，这样对他们能听到指令非常有帮助。可以应用儿童感兴趣的玩具等物品来进行训练，如某一儿童对玩具汽车很感兴趣，训练者就可以利用他对汽车的注意力和兴趣进行训练，如当儿童去拿汽车时，训练者要在他的手还未碰到汽车之前及时地发出指令：“拿汽车”，使儿童的自发的动作成为了对一个指令的正确反应，同时训练者一定要在儿童做出（完成）反应后立即给予强化。重复训练后就可以使儿童理解指令，建立起听到指令—做出反应的行为模式。在训练中下达指令时，也可以把儿童喜欢的物品如玩具、糖等拿起来放在训练者的脸边，向儿童发出“看我”的指令，一旦儿童看了训练者就再给一个指令，如“拍拍头”等，儿童完成后立即将玩具或糖给他，作为对他的强化。c. 指令分步的必要性：如在训练孤独症儿童洗脸时，发出指令为：“洗脸去”，完整的反应应该是儿童走进卫生间完成所有的动作后走出来，但是，对于孤独症儿童来说他们在理解一件事情发生的连续性和顺序性方面有困难，因此在反应和动作的连贯性上有一定的困难。所以，可以将这一指令分解为几步，如“打开水龙头”、“用手捧水洗脸”、“关上水龙头”、“拿毛巾擦脸”。这些分步的指令是非常必要的。当这个儿童已经能够熟练地、连续地完成洗脸过程中的所有动作，就没有必要再将指令进行分步了，要根据儿童对于一件事情的理解和操作能力来判断指令分步的必要性。经常出现的错误做法是，发出指令后，儿童并不理会，即没有做出反应，家长也就不再坚持，这就等于发出了一个“不必要指令”。例如，妈妈对儿童说：“宝宝，过来”，儿童没有反应。这时如果家长以自己走了过去的方式来表示坚持让儿童对“过来”这一指令做出反应，其结果会起负面作用，那就是让儿童感到如下两点，一是可以不对指令做出反应，二是对指令的内容错误的理解，即“过来”应该是妈妈到我这里来，而不是我走到妈妈那里去。d. 可实现性：训练者要对被训练儿童做出反应的能力有正确的评价，要根据儿童能够做到正确反应来制定训练的课题，例如，一个儿童尚不会拿剪刀，就给他“剪一个圆圈”的指令则是没有可实现性的，也就是说这是一个“无效指令”。过多的无效指令会降低儿童对指令的反应速度，也可降低对训练的兴趣。在前面所说的“不必要指令”也是无效指令。

训练者在每次发出指令后，都要给儿童3～5秒的时间进行反应；另外，随着儿童的进步，指令可以逐渐的复杂化。

掌握好指令的原则和技巧，是操作ABA训练方法的基础。所以，家长和教师在生活和训练中要反复练习，灵活运用，掌握训练孤独症儿童的基本功，这是训练成功的重要环节。

在日常生活中我们随时随地都在不断地发出指令，同时也在不断地接受指令并做出反应，这是人类在社会生活中的一种最基本的交往形式。对于孤独症儿童来说，因为他们的主要障碍是社会交往障碍，因此在训练时如何让他们能听懂指令、理解他人的意愿并做出正确的反应，是训练中的基础。

对孤独症儿童的训练是随时随地的，是贯穿在日常生活的方方面面之中的，为了使儿童能做出正确的反应，训练者就要遵循上述发指令的原则。

2）辅助：辅助是在训练中的一种附加刺激，

通过辅助有意识地引发儿童的正确反应。应用辅助的目的是加速儿童的学习，减少障碍。①辅助的开始时机：一般在连续两次操作失败以后。②辅助的方法：包括身体辅助、手势辅助、目光辅助和语言辅助等。③辅助的过程：由多至少，然后逐渐撤消。

3）个体反应：是指儿童在听到指令后行为表现，有可能是正确的，也有可能是错误的。

4）强化：即训练者对儿童做出的正确反应的奖励，要即时的给予。在开始时要用一级强化物，即物质方面的奖励，但是量不宜过大。在使用一级强化物的同时要伴有夸奖的语言、动作和鼓励的表情等。以后由一级强化物上升到二级强化物，即精神方面的奖励，就是予以表扬。这是训练孤独症儿童使之进步的核心。

强化物应该放在儿童能看到的位置，让他明确知道听指令就会有好处。在进行赞赏时，除了说“很好”、“真棒”以外，也应明确表明你所强化的是什么行为。例如，指令是“把火车给我”，儿童果真把火车给你了，作为强化的语言应该是，“真好，把火车给老师了”，这就具体了什么样的反应是“真好”。注意，一定要奖励正确的反应，而不要奖励非正确的反应，即所谓的“奖善不奖恶”。

5）暂停：指在一个指令之后，下一个指令之前的时间空隙。

（4）DTT 五元素的操作程序如下所示：

指令→正确反应→强化→停顿

指令→无反应→辅助→强化→停顿

举例 1：

训练者：“拿皮球，放进筐里”。

儿童：将皮球拿起，放进筐里。

训练者：说：“真棒!”，同时给一点儿童喜欢的物品。

举例 2：

训练者：“乐乐，坐下”。

儿童：仍然站着。

训练者：帮儿童坐下，说：“乐乐，真棒!”。

（六）核心反应训练

1. 概念　核心反应训练（pivotal response treatment，PRT）与回合式教学（DTT）共同起源自应用行为分析 ABA，由加州大学心理学教授凯戈尔（Robert Koegel）等人于二十世纪七十年代创立。但核心反应训练（PRT）与回合式教学（DTT）有很大的不同，和 DTT 相比，PRT 技术对儿童的作用表现为：表现的动机更强，新技能的泛化更普遍，反应的自发性更高，行为的问题更少。PRT 技术充分利用儿童和成人的互动动机，并创造重复的学习机会。PRT 通过以下因素有效地强化动机：如儿童的选择、次序、强化尝试，以及穿插的各种维持性任务。PRT 通过不同的前提，有目的性地设立了具有多重线索的刺激因素，让儿童掌握对不同的相关前提如何表现出同样的行为，以建立儿童对各种线索的反应能力。PRT 成功地应用于孤独症儿童的教学过程中，教学目的包括：语言技能、游戏技能、模仿、肢体动作和社交行为。

2. 教学策略及操作技巧

（1）应用与儿童目标和反应直接有关的强化物：就是使儿童的行为在行为的自然后果中得到奖励。以一个孤独症儿童在生活中学说常用语言为例，在想打开门而自己又开不了门的情况下，他如能说开门，就有人帮助他把门打开。这便是自然奖励实际应用的例子，因为孤独症儿童的行为和行为结果之间存在着逻辑的联系。他如果说了开门后只得到大人的口头表扬，这样的行为和行为结果之间并不存在着逻辑的联系，这是人为的奖励。如果儿童的行为技能经常得到自然的奖励物，儿童就比较容易适应将来的自然环境。当然，在有些训练项目中，特别是在训练的初级阶段，训练人员用人为的奖励物品如食物等来提高儿童参与训练的兴趣是有其必要性的。但要注意的是，如果训练人员不能经常用自然奖励的方法而只会用语言或食物等等去奖励目标行为，长此以往会影响儿童的语言和行为的持续发展。

（2）将儿童的选择融入教学过程：PRT 既强调儿童有选择活动内容和奖励项目的机会，也强调训练者必须进行一定的控制，从而对儿童进行必要的引导。在实际工作中往往可以看到两种不尽如人意的情况。一是有些训练人员为儿童安排好一切，儿童只能听从指令。另一种情况是有些训练人员什么都由着儿童。分享控制权就是要防止这两种极端。训练人员一方面要知道，孤独症儿童与人们一样，在做自己喜欢的事情时就特别有动力。例如，儿童玩积木，训练人员应该把积木给儿童玩，甚至与儿童一起玩积木和谈论与此有关的事。这样，儿童不仅在玩耍中学习，而且还渐渐明白他们使用语言的重要性，从而在今后增加了使用语言的动力。但另外一方面，孤独症儿童往往会做带有自我刺激性的重复动作和刻板行为。在这些情况下，训练人员就不能由着儿童，而应实行必要的控制，如把儿童的注意力和兴趣转移到有意义的活动上。

（3）将需学会的任务穿插在先前已掌握的任务中：训练人员要在干预中为孩子创造成功的机会。在教育过程中必须穿插训练新旧技能，使孩子的学习动力和自信心得以保持和提高。换言之，训练人员要让孩子先有机会使用已有的知识和技能，在此之后慢慢引入新的知识和技能。这样能使孩子体验到成功的感觉，从而避免因为贪多求胜所导致孩子学习动力的消减。

（4）奖励儿童的合理努力：无论儿童当时表现的准确性如何，治疗师都应强化儿童参与所期望行为的努力或尝试。合理的努力是指儿童必须注意家长的要求。儿童的努力必须与所要求的技能相联系。以及这种努力必须是在一定的时间内做出的。根据PRT的要求，既要奖励儿童达标的技能和行为，又要奖励儿童的努力，以提高儿童的学习动力。例如在语言教育中，只要儿童开口，即便发音错了也应予以奖励。然后逐步引导正确发音。在训练的初期，儿童的表现往往不能达到教师或家长所期望的指标，即使儿童已经有了一定的进步之后，他们的技能也难免有这样那样的缺陷。为了帮助儿童保持学习的兴趣，训练人员要注意不断地奖励儿童的合理努力，并通过渐进的方式达到目标。如果训练人员要等到儿童做出比较完美的技能才给予奖励，就会无意中打击了儿童学习的兴趣和动力。大量文献表明，奖励儿童的合理努力对提高教育效果有积极的作用。

（5）运用有条件奖励的方法：有条件奖励方法（contingent reinforcement）施行的目的是为了让儿童明白，他们必须要用自己的努力及进步来换取大人的奖励和表扬。PRT要求训练人员在运用该方法时要注意及时奖励儿童所表现出来的技能和为此所做的努力，同时不能有意无意地奖励不适当的行为。如果训练人员能够系统地、一致地运用有条件奖励的方法，久而久之儿童就有可能形成良好行为的习惯。根据ABA的原则，训练人员应适时逐渐、系统地递减奖励的频率和数量，使儿童不必在每一行为后都期待大人的奖励。

（6）培养对外界事物与人的多方面注意力：孤独症儿童通常过度地注意外界事物或人的一个方面而忽视其他方面，而这种选择性注意使他们常常对外界事物和人的多样性不能给予关注与适应。例如，一个孤独症儿童可能会按照大人指令去拿一个杯子。但当大人把大杯和小杯以及白杯和白碗放在一起时，要儿童去拿白的小杯子，儿童往往会不知所措，甚至会因为被搞糊涂而大发脾气。这就要求训练者在训练儿童时要注意给予有关事物多种形式的指令。例如，家长可以在日常生活中用尽可能多的形容词来要求儿童注意事物的多种形式，并对此有所反应。如果训练者能注意训练儿童去注意事物的多种形式，儿童就能够对事物的多样性有恰当的反应。与此相应，他们对社会环境和周围人们也会有更多的注意和关心。

3. 强调家长培训与家长参与的必要性 从起源上说，PRT是为了对孤独症儿童家长进行ABA培训而设计发展出来的。凯戈尔在其临床实践中注意到，传统的ABA对孤独症儿童的干预，一般都是由经过训练的专业人员来执行完成的。但孤独症儿童家长的有关知识能力和家长对其儿童教育的参与，是孤独症儿童预后的重要决定因素之一。凯戈尔强调，PRT不仅要注重专业人员对孤独症儿童的教育，而且也要注重专业人员对儿童家长进行有关教育方法的训练。根据PRT的原理，教育孤独症儿童，不仅可以由专业人员来进行，也可以或者说最好是由受过训练的家长来配合进行。所以，专业人员在拟定孤独症儿童的教育计划时，不仅要制订关于儿童的具体发展目标，同时也要制订有关家长的具体培训目标。家长要学会运用PRT的操作方法去帮助儿童逐渐提高沟通技能、社交技能，克服孤独症儿童常有的行为问题等等。

但PRT同样有其一定的适用范围和限制条件。例如，美国加州大学圣地亚哥校区的一项实验表明，如果一个孤独症儿童具有一定的行为特征，如对普通玩具较感兴趣、能够与大人有所接触、不回避与他人进行目光接触并且刻板行为较少，则其在PRT的干预教育后往往有较好效果。如果一个孤独症儿童有着与此相反的行为特征，则对PRT的干预教育较少有反应。耐人寻味的是，这些儿童如果转而接受传统ABA的干预教育即回合式教育法，他们反而表现出了显著的进步。这也从另外一个方面说明，对应用行为分析必须有全面的了解。在此基础上，对不同的孤独症儿童，有必要选择应用行为分析的不同干预方法。只有这样，才能取得比较理想的效果。

（七）听觉统合疗法

听觉统合训练（简称为AIT）由法国耳鼻喉科医生伯纳德（Guy. Bernard）所创，该疗法充分利用现代数码电子科技设备，利用一组特别声音与音乐作为一种整体的听力训练程序，通过让患儿聆听经过过滤和调配的音乐来达到矫正听觉系统对声音处理失调的现象，并刺激脑部活动，从而达到改善受试者语言障碍、交往障碍、情绪失调和行为紊乱的目的。

其原理有以下几方面：

（1）滤去过度敏感的频率，使大脑听觉皮质重新组织，促进对所有频率的知觉，减少对听觉信号的歪曲；

（2）改善中枢的听觉加工处理过程；

（3）锻炼听小骨及相关肌肉群张力，使声音有效传导；

（4）使受训者更清楚的接受声音，从而使其能更好地学习声音与行为、事物及事件的关系。

该疗法目前已在国内广泛应用。

（八）对行为障碍的干预

1. 介入接近、回避动因的恶性循环　要设法介入前述的接近·回避动因的恶性循环，最大的课题是使患儿得到亲人的挚爱，建立起依恋行为，使恶性循环得以缓解。这样可以使患儿表现出安心的心理，他人也可感觉到其情绪的变化。此时最关键的是当患儿的行为方面从表面上看是非社会的、甚至是反社会的时候，一定不要用我们正常人的价值观去判断和对待，更不要粗暴地去制止，要根据患儿内心世界的情绪和行动去试图读懂他的行为的意图，并采取正确的对待方法。

2. 缓和冲动性、攻击性　当患儿出现了冲动性、攻击性时，常常是难以制止，强行制止有时甚至会出现危险。这时应该应用药物进行治疗，主要是应用抗精神病药物，使非常兴奋的情绪得以稳定，在缓和患儿的冲动性的同时，制止其攻击行动。

（九）药物疗法

因为本病病因不清，所以治疗只是对症应用一些抗精神病药物、抗抑郁症药物和抗强迫症的药物等，以达到缓解症状和控制症状的目的，从而有利于训练和治疗，也便于家长的照料。

1. 氟哌啶醇　剂量为0.25～6.0mg/d，分2～3次口服，可以有减少刻板重复动作、退缩、活动过度、自伤、伤人和极度不安等症状的作用。

2. 哌迷清　剂量为1～6mg/d，1次服用。适用于情感淡漠、行为退缩等症状。

3. 氯丙嗪　开始剂量为25mg/d，如果效果不佳，可每隔一日加用25mg，直至见效为止，最大剂量为5mg/(kg·d)。此药具有较强的抗抑郁作用，适用于孤独症伴抑郁症、活动过度活动和冲动。

（十）中医治疗

1. 针灸　取穴：百会、大椎、风池、肾命、内关、外关等穴位。

2. 药物　小儿智力糖浆、静灵口服液等药物，用于注意力不集中、反应迟钝的患儿。也可根据患儿情况辨证分型给予中药汤剂治疗。

（马冬梅）

第二节　阿斯伯格综合征

一、概　念

阿斯伯格综合征（Asperger's syndrome，AS）是广泛性发育障碍之中与孤独症并列的最大的一组疾病，其特征是典型的孤独症样社会交往异常，并伴有兴趣狭窄和活动内容的局限以及刻板或重复动作。但是，没有语言和认知的发育延迟，多数此症的小儿智力正常，但有明显的行动方面的笨拙。

Asperger综合征由澳大利亚的小儿科医生Hans Asperger最先报告，故而得名。英国的Lorna Wing等学者又进行了进一步的研究，确定了本综合征的诊断标准等。

Asperger综合征与孤独症同样，多见于男童，男女发病的比例是8∶1。

二、诊断标准（DSM-Ⅳ）

（一）社会交往方面

1. 在与他人眼光对视、颜面表情、身体姿势、身体语言、应用多彩的非语言行动与他人进行相互交流及反应方面有明显的障碍。

2. 常难以与他人建立起与自己年龄相适应的良好关系。

3. 缺乏乐趣和兴趣，也缺乏自发地寻求将完成的某项事物与他人共享的行为，例如不能把自己感兴趣的物品拿给他人看，或者不能将其拿起来或不能向他人指示。

4. 缺乏对人的或精神方面的相互性。

以上四项中至少存在两项。

（二）行动、兴趣和活动受限和反复的刻板样式

1. 常以异常的刻板样式行动对待某种对象或

事物 只沉湎于限定的一种或一种以上的自己感兴趣的事物。

2. 顽固地沉湎于特定的非功能的习惯的或仪式性的动作。

3. 经常做刻板的、反复的奇异的动作 如手或手指扭曲得啪嗒啪嗒作响，或者是进行复杂的全身的动作。

4. 持续的热衷于某种物体的一部分。

以上四项中至少存在一项。

（三）因以上障碍而导致在就业方面或其他重要领域的功能的显著障碍

（四）在临床上无显著的语言发育迟缓

此类型患儿在2岁前可用单字，3岁前可以传达有意思的句子。

（五）认知功能发育障碍

除了对人的关系以外，在认知功能方面的发育、与小儿年龄相适应的管理能力方面的适应行动及小儿时期的对环境的好奇心方面无明显的发育延迟。

（六）症状尚未达到特定的广泛性发育障碍或精神分裂症的诊断标准

在上述的诊断标准中（一）与（二）与孤独症诊断中的社会性障碍和行动、兴趣方面的障碍是基本一致的，Asperger综合征除此以外的特征大多数是笨拙和与孤独症相同的知觉过敏。

在发育障碍患儿所表现的临床特征可因年龄的增大和经过治疗而发生变化，在对这类小儿的追踪随访过程中可以见到在3岁左右完全符合孤独症诊断标准者，其中约有半数在其后语言的发育明显进步，到了6岁的时候，就不再符合孤独症的诊断标准，而符合Asperger综合征的诊断标准。

孤独症与Asperger综合征两者诊断的区别是，当小儿有社会性障碍和行动和兴趣方面的障碍时，应该根据其语言功能的发育情况来鉴别。具体的是按2岁前可用单字，3岁前可以传达有意思的句子为正常的标准来衡量。即在不伴有智能障碍的具有孤独症症状的小儿当中，如果初语出现时间延迟，而且在其后的幼儿期语言发育也明显延迟的小儿应诊断为孤独症。而对初语的出现时间并不延迟，而在幼儿期语言的发育时间稍稍延迟者则应诊断为Asperger综合征。

三、原 因

此征与孤独症一样，病因尚不清楚，最近有的学者认为，这也是一种以社会性障碍为中心的疾病，所谓的Asperger综合征莫如说是不伴有智能障碍的孤独症。

其病因可能是因为这类患儿在应用脑中的某些功能的部分时与正常小儿不同，从而导致在实际中采取了与正常小儿不同的策略去完成课题，也可以说是执行功能的障碍。

四、临床症状

（一）幼儿期

1. 孤独症的行动表现 Asperger综合征在幼儿期的行动与孤独症的幼儿期表现基本相同，多数患儿缺乏与人的对视和与亲人分离时的不安感。但与孤独症患儿相比较为轻微，其中多数患儿在3岁前能确立对养育者的依恋行为。

2. 在幼儿园教育中的表现 当小儿开始接受幼儿园的教育时，出现了明显的不适应集体行动的现象，如不服从保育员的指示，不能融入集体活动之中，只是沉湎于自己感兴趣的事或物。Asperger综合征患儿感兴趣的事物主要有：数字、文字、标识、汽车的种类、电车的种类、时刻表、公共汽车的线路图、世界天气预报、世界地图、国旗等所谓商品的目录类物品，在这些方面知识有时显得颇为丰富。因为上述原因，患儿在幼儿园中表现接受能力的方面较正常小儿差，同时活动比较缓慢，常给保育员带来不小的麻烦。

3. 语言的发育无明显的延迟 能会话，但是不擅长双方向的会话。

4. 有知觉的过敏性 如讨厌接触特定的声音，或者讨厌他人的触摸等。

（二）学龄期

1. 学习行动障碍 患儿难以适应学校生活中的集体行动，并因此而出现学习行动的障碍。如不服从教师的指示、只去上自己感兴趣的课，而经常在自己不感兴趣的课中缺席。又如，第一节课是患儿感兴趣的图画课，患儿会专心致志地去画画，下课铃声响过后会仍然在继续地画，当他人制止时会引起患儿的惊恐和不安等情绪。

2. 语言方面

（1）理解较难的语言有困难：患儿虽然精通语言，但是只能在表面上肤浅地理解和应用某些较难的词汇，例如难以理解比喻的词汇和开玩笑的语言，这是因为这类患儿对语言功能中的共同主观功能部分发育不完全或理解的不充分。

（2）对文章的理解障碍：对文章的内容理解较

为困难或者与之相反，是因对字义过度的理解而导致错误，例如因为教师说了："今天换一下座位"的话，在第二天来上学时，患儿表现出既想坐在原来的座位上又表现出惊恐不安的情绪。

（3）对语言的记忆缺乏整体性：在对语言的记忆方面，因不能整理语言之间的关系而导致在其脑海中记忆的都是感情的、视觉的片段，所以患儿不能正视时间的顺序，常出现突然地想起了很久以前的事情，即时间的滑动现象（time slip 现象）。

（4）易受人欺负：与孤独症患儿一样，在集体中常出现行动的困难，其困难程度因病情的不同而异，并因此而常常成为被人欺负的对象。小学低年级的儿童对被人的欺负现象表现出不在乎的态度，而到了高年级则会表现出激烈的、过度的反应，长期被欺负会给儿童带来多种不良的影响。

（5）沉湎于幻想：此征小儿中的多数至学龄期后常沉湎于幻想之中，在大多数的场合中或者是沉湎于自己感兴趣的事物之中，或者是专注于电视中播放的一个场面，或许看电视的同时幻想着自己在扮演着其中某一个角色，独自在反复地嘟嘟囔囔地说着什么台词类的语言。这种沉湎于幻想的情况可以从入小学至小学高年级一直持续到中学阶段，常被误诊为精神病中的幻觉和妄想症状。

（三）小学高年级

1. 社会性改善　从小学 4、5 年级开始至 5、6 年级，教师会发现患儿不遵守学校和社会规则的困扰骤然减少，与此同时，患儿开始注意周围的人和事，一改从前的"一切与我无关"的态度，出现了一个转折。

同时，一部分患儿开始注意到自己被人欺负的现象，并可以有对抗的倾向。但是，有不少的患儿在此时期仍然被人欺负，可导致患儿出现大吵大闹的现象。

2. 形成对人关系的不适应状态　大多数患儿可从被欺负的困扰中解脱，但是仍然有一部分患儿继续受到侵害，并因此而经常发生恐慌的情绪，继而就出现了对人关系的不适应状态。这是因为患儿长期处于被人欺负的体验之中，错误地认为人与人之间的关系就应该是这种迫害和被迫害的关系，这种心理思维逐渐地被固定化，从而产生了对社会中的人和物等的不适应状态。所以，即使在现实情况下被人欺负的现象已经明显减少，但是通过时间的滑动，在自己的脑海中常常闪现（flash back）出曾经被欺负的画面，仍然影响患儿处理与人的关系，产生了对人关系的不适应状态。

（四）青年期以后

1. 对人关系的不适应状态的转归　过了小学高年级以后，如果患儿在受人欺负时得到了他人的保护，可使其逐渐地从对人关系的不适应状态中解脱出来，虽然在学校中仍然是比较孤立的，但可以不受干扰的度过学校的生活，将来可能成为对社会有用的人。但是，其中部分患儿仍然会持续的存在对人关系的不适应状态，会导致产生强迫性行为、拒绝上学等精神科的合并症。

2. 自己同一性障碍　到达青春期以后，其中有的病例会出现自己同一性障碍，即欲仿效某种人和事，要求自己甚至家人与其相同。例如患儿读了某一伟人的传记后，觉得这个伟人真伟大，于是就要求家里的人和他一起去过伟人所处年代的生活，如果传记中描述了这一伟人在幼儿时的贫苦生活状况，患儿就要求家里的人和他一起去过那样的贫穷生活等。

这种自己同一性障碍若发展下去会导致性同一性的障碍。

3. 精神病样症状　Asperger 综合征的患儿可能出现散在的精神病样症状，如妄想、幻觉、一个人喃喃自语或自发地笑等反应性精神病症状。精神病样症状可能会成为社会性障碍的原因。Asperger 综合征从幼儿期开始即有对人关系的障碍和社会性障碍，有不少患儿是沉湎于孤独的幻想的高功能者。

五、诊　断

要根据上述的临床症状和本综合征的诊断标准进行诊断，正确的诊断本身也是治疗的一部分。但是，迄今为止，仍然有许多医生尚不知道此综合征的存在，即使是儿科专家也常常将此综合征误诊。例如，在被诊断为学习障碍的小儿之中有不少是孤独症患儿，而在孤独症患儿中的非语言性学习障碍者几乎都是以 Asperger 综合征为主的广泛性发育障碍。要知道广泛性发育障碍小儿的学习障碍与一般的学习障碍有本质上的差异，前者的学习障碍是在社会性的障碍的基础上发生集体行动的障碍而导致的，而一般的学习障碍小儿是见不到明显的集体行动障碍的，更无孤独症患儿的刻板动作等其他症状。

六、治　疗

（一）教育治疗

Asperger 综合征的治疗与其他广泛性发育障碍

的治疗一样，是以教育治疗为主要治疗方法。要从小儿的早期开始用教育治疗的方法对应患儿的各种适应社会和学习的不利条件，可以得到一定的疗效。据日本的衫山登志郎调查的结果，接受早期教育治疗的患儿要明显的比未接受过早期教育治疗的患儿在学龄期的适应性好得多，而且以后的社会适应能力也好，至青春期时其自己同一性的障碍也相对轻。

经过早期教育治疗的患儿多数能形成对养育者的依恋关系，与此相反，确定诊断较迟，即未接受早期教育治疗的患儿会有形成这种依恋关系的障碍。同时，未经诊断则导致养育者不知道小儿的病情，对小儿的某些表现不理解，常常误以为小儿是调皮、不听话，并因此对其进行斥责和批评等实行不当的教养方式，结果导致小儿对养育者依恋关障碍的加重。

接受过早期教育治疗的患儿大部分成为被动型，少部分仍然可能成为积极奇异型。

早期教育治疗的方法最好是采取个别的教育方法，病儿中的高功能者其认知机构与正常小儿是不相同的，特别是在小学低年级时期，在普通的学校学习会出现困难。应该采取让患儿在普通的学校的相应的年级中接受特殊教育的方法，如果能应用正确的方法，可以明显地提高患儿的智商。

至青年期，则应该让患者和那些与其具有大致相同的不利条件的人在一起进行交流，这一方法非常的重要。目前，在日本组织了全国性的发育障碍者的自助会，患者可以通过参加自助会的方式，进行与他人交流、交往和相互援助。

（二）药物治疗

对一些症状可以应用抗精神病的药物，但是，用量要小于精神病患者，一般极小的量就可有效。

1. 频繁发生的惊恐情绪者 可应用匹莫奇特（Pimozide）或称为哌迷清 0.4～1.0mg，或应用哌甲酯（perphenazine）或称为利他林 0.3～1.0mg。

2. 频繁发生不愉快的记忆 可应用新的抗抑郁药 SSRI 25～50mg。

3. 强迫行为和抑郁 可应用氯米帕明（clomipramine）或称为氯丙咪嗪 10～50mg。

在这类患儿之中有一部分智能较高、语言能力也好的所谓高功能者，这样的患儿常自己能发现本身的所存在的与他人的不同之处即异常的表现，并可因此而引起情绪等的改变。所以，对于此类患儿应将对其的诊断、所存在的主要问题及治疗的方法告诉本人，并要提示他如何对应自己的问题等，这也是治疗中的一个重要环节。

七、转　归

因为此征的发现比较晚，所以对其转归的研究尚不充分，资料较少。

Asperger 综合征经治疗好转的比率，1985 年 Rumsey 报告为 21%，1989 年 Szatmari 报告为 87%，1992 年 Venter 报告为 27%。

本征与非高功能的孤独症相比预后较好，但是，通过对此征患者就业后的调查结果发现很少有能在无智能障碍的人群中稳定地工作者，说明此综合征也未必是一种乐观的疾病。

（马冬梅）

第二十章

注意缺陷多动障碍

一、概　述

注意缺陷多动障碍（attention deficit hyperactivity disorder，ADHD）是以注意力不集中、活动过度和冲动行为为特征的疾病，属于精神医学中的破坏性障碍范畴。

本病是儿科门诊中很多见的疾病，几乎占精神科门诊的半数。14 岁以下小儿的患病率为 7% ~9%，半数以上在 4 岁前发病，男孩发病率多于女孩，男女患病率之比为 4 ~6∶1。日本的山崎晃登报告的该病患病率为，学龄期儿童3% ~5%，男女比率为 4 ~9∶1。同卵双生的儿童若其中一人患病，则另一名患病的可能性为 55% ~92%。

二、对注意缺陷多动障碍的认识过程

对于此病的认识历经了较漫长的过程，迄今为止仍未统一。

1920 年，Hohman 和 Ebaugh 报告了在 1917 年至 1918 年大流行的昏睡性脑炎（Economo's disease）之后，出现的脑炎后行动障碍症状，如反社会行为、易刺激性、冲动性、情绪不稳定和多动性等，但是未涉及到知觉认知障碍。

1947 年，Strauss & Lehtine 发现了因脑损伤而致的知觉认知障碍和行动障碍症状，他将在围产期有过脑损伤和曾受到感染的小儿称为脑损伤儿，其后遗症状有情绪的可变性、不安定、冲动性、注意力不集中、知觉混乱等。Strauss & Lehtine 将出现的这类症状统称为微细脑障碍（minimal cerebral damage，MBD），这种诊断名称曾经应用于临床一段时间。但是，在其后，大多数学者认为，MBD 的诊断给人以“器质性”病变的印象，这样的诊断方法会导致错误地认为此病患者的脑在功能方面的异常，或者认为精神问题方面有广泛性障碍的危险性，不利于对疾病的理解。其后，MBD 的诊断名称逐渐从文献中消失。

19 世纪 70 年代以后，Douglas 认为，持续的注意力及冲动性控制的障碍比多动性更为重要，并且实验应用刺激中枢的药物进行治疗，使症状得到了一定的改善。研究结果表明，这类患儿到了青春期以后，多动症的症状消失了，但持续的注意力及冲动性的控制障碍仍然存在。因此，提出了以下几点：①注意力的集中、构成、持续方面；②冲动反应的抑制方面；③对应相应状况的觉醒水平方面；④求得即时的强化四个方面的障碍是持续的注意力及冲动性控制障碍的原因。这种认识方法为以后美国学者认识注意力及冲动控制的障碍有很大的影响，美国精神病学会《精神障碍与统计手册》（DSM-Ⅲ）中记载的注意缺陷障碍（attention deficit disorder，ADD）的症状是，①多动性不是特有的症状，在其他精神障碍如不安、孤独症等之中也可见到。②因为活动性是由各种各样的因素构成的，所以在明确的识别其正常和异常时出现困难。③多动性会因状态的改变而发生变化。

1983 年，Loney 进行了历史性的重要研究，认为应该将具有攻击性和行为问题的儿童的症状识别为多动性或者是 ADD + H.，1987 年 DSM-Ⅲ-R 将 ADHD 正式地归入破坏性行动障碍之中。

1992 年世界卫生组织（WHO）的《国际疾病分类》（ICD-10）中对此病采用了多动性障碍的诊断名称，之所以不用注意缺陷的诊断名称是因为“儿童尚不能接受心理学过程的一些知识，在遇到一些问题时或者会感到不安，或者是沉湎于其中，或者是处于梦想的无感情的阶段。从行动的观点来看待注意缺陷的话，这种症状是构成多动综合征的中心”。这一认识方法与北美和英国的研究者的想法有一些差异。

1994 年 Barkley 等认为注意缺陷群和多动性、冲动性群有着本质的区别，在 DSM-Ⅳ中将注意缺陷/多动性障碍区分为注意缺陷优势型和多动性/冲动性优势型两类。并且进行了如下四项重要的研究课题，①关于预后问题，注意缺陷的症状可以持续较长的时间，而多动性·冲动性的症状则会随着年龄的增大而有减少的倾向，可见两个症状群有着不同的临床经过。②关于合并症问题，多动性/冲动性优势型与反抗性和反社会行为有着密切的关系。③两个症状群的性别差异、合并症、对药物疗法的反应有着明显的差异，所以在临床上要采取不同的对应方法。④对 380 例患儿的调查结果显示，除了上述的两种类型外，还有两种类型的症状同时存在于同一儿童的情况，即所谓的混合型，所以应该将此病分为三群。

在 DSM-Ⅳ中规定诊断标准为：①注意缺陷；②多动性和冲动性，在 7 岁前发病，两组症状群均在两种以上场面见到，症状持续 6 个月以上。

DuPaul 等以上述的在 DSM-Ⅳ中的标准为基础上，通过对 22 个学校 4666 名 4 ~ 20 岁的学生的调查资料进行统计学处理后，制定了 ADHD Ration Scale Ⅳ（ADHDRSⅣ），具体内容将在诊断一题中叙述。

我国在《中国精神疾病分类方案及诊断标准》（CCMD-Ⅱ-R）中将此病称为儿童多动性障碍，1995 年我国自然科学名词审定委员会又定名为注意缺陷伴多动障碍。

可见目前此病的名称尚未统一，一般多应用 DSM-Ⅳ中的诊断标准和名称。

三、病 因

对 ADHD 的病因的研究已经多年，但尚无定论，可能有如下几种原因。

（一）围产期原因

如果在母亲妊娠的过程中和围产期中有问题，则患此病的几率比正常对照组儿童高 2 倍。如母亲因素的母孕期健康状况不佳、母亲为 20 岁以下的初产、妊娠中毒症、子痫等，胎儿因素的胎儿期的各种障碍、出生时头部外伤和其他的分娩时的障碍等。

（二）遗传学因素

可能与多巴胺受体等基因有关，可能是一种“多基因性疾病”。

（三）脑功能的障碍

头部 CT 或 MIR 中有时可见到额叶的皮质、小脑的一部分、大脑基底核等处，至少有两处的神经元群有问题。或者，右前额叶的皮质、尾状核、苍白球等处有小的问题。

（四）神经介质的代谢障碍

作为与遗传因素相关的问题，神经介质特别是儿茶酚的代谢障碍，可能与本病有关。另外，自古以来就知道铅中毒与本病有关，铅中毒的小儿中有 1/3 被诊断 ADHD。

（五）食物问题

目前有食物添加剂和被漂白的砂糖与 ADHD 的发病有密切的关系，但是，究竟是哪一种食品，是什么原因尚未确定。

（六）葡萄糖代谢障碍

有的学者认为葡萄糖代谢障碍导致额叶的功能低下，可能与 ADHD 的症状有关。

（七）甲状腺激素的分泌障碍

目前有与甲状腺激素的分泌有关的基因异常的报告，也有 ADHD 的患儿应用中枢刺激剂无效时应用甲状腺激素有效的报告。

四、临床症状

（一）幼儿期

1. 好动，不安静，对任何人都不感到生疏。

2. 不是用手而只用肘部激烈地进行着爬行和转动活动，在开始独步时见到过度的运动。

3. 在幼儿园中不能始终如一的在教室中学习，一点点小的事情就会产生注意力的涣散。

4. 不能参加集体活动，脾气暴躁，难交朋友。

5. 语言发育迟缓，说话的方式和能力低于同龄小儿。

（二）学龄期

1. **移动性多动** 不安静，好动，很难坐在座位上。

2. **非移动性多动** 即使能坐在座位上也多见身体和肢体的活动。

3. **冲动性** 一点点小的刺激就会立刻产生注意力涣散。

4. **传导性** 注意力集中的时间很短，激烈地向感兴趣的人或物活动。

5. 常常干扰他人的谈话，或者常在他人谈话时插嘴。

6. 与他讲话时常似听不到，常常丢掉或忘掉物品。

7. 学习成绩明显的不佳。

8. 动作笨拙。

9. 当患儿发现自己的缺点时，常常表现为或者是陷进去，或者是与之相反，去攻击他人。

10. 临床检查和辅助检查 可见视觉和运动系统的不统合，脑电异常、神经学的四肢肌张力减低或称为神经学的软体症（soft signs）等。

（三）青春期

1. 多动倾向减少，但仍然存在注意力集中的困难。

2. 明显的学习成绩不佳。

3. 常与父母、教师和朋友产生冲突，或者出现反抗情绪，陷入幻想世界等。

4. 主张一些独特的思考方式，讲歪理，沉湎于过去的、令人讨厌的事情的记忆中。

5. 有时出现反社会的行动，但是，对自己信赖的人的教诲又会超乎想象的去接受。

（四）成人期

1. 一般的认识

（1）不安静、冲动、不拘小节。

（2）顽固、缺乏忍耐力，常易发生对自己需求的不满。

（3）不能长时间地持续地工作，经常更换职业。

（4）常不满足于自己的工作，直至最后辞职，与上司的关系不好等。

（5）常出现情绪的不安，感情障碍和滥用药物等。

2. Karkley 的认识 对于上述的症状的出现顺序，也有不同的看法，Karkley 的教科书中叙述的本病的症状出现顺序为：

（1）多动性。

（2）知觉运动障碍。

（3）情绪不稳定。

（4）缺乏整体的运动协调性。

（5）注意缺陷。

（6）冲动性。

（7）记忆和思考障碍。

（8）特异的学习障碍。

（9）说话和听话的障碍。

（10）不定的神经学软体症。

五、诊断

（一）诊断标准

美国精神疾病诊断与分类第四版（DSM-Ⅳ）诊断标准如下：

1. 症状 A 或 B 有一项成立

A. 下列注意缺陷的症状有六项（或以上）时常出现，持续至少 6 个月，已达适应不良并与其发展阶段不相称的程度。

注意缺陷（inattention）：

（1）无法专注于细节的部分，或在做学校作业或其他的活动时，出现粗心的错误。

（2）很难专注于工作或游戏活动。

（3）对他（她）说话时，好像都没在听。

（4）很难遵照指示做事或无法完成功课、家事或工作（并不是对立性行为或无法了解指示的内容）。

（5）组织规划工作及活动有困难。

（6）逃避或不愿意做需要持续性动脑的工作（如学校或家庭作业）。

（7）弄丢工作或活动必须要用的东西（如玩具、学校作业、钱币、书、工具或文具。

（8）很容易受外在刺激影响而分心。

（9）在日常生活中忘东忘西的。

B. 下列多动-冲动的症状有六项时常出现，已持续至少 6 个月，达适应不良并与其发展阶段不相称的程度。

多动（hyperactivity）：

（1）在座位上手脚动个不停或局促不地的扭动。

（2）在教室或其他必须坐着的场合，会任意离开座位。

（3）在不适当的场合乱跑或爬高跑低（在青少年或成人可仅限于主观感觉到静不下来）。

（4）很难安静地玩或参与休闲活动。

（5）总是一直动或是像马达驱动着一般停不下来。

（6）话很多（在 ICD-10 中此症状归纳于冲动）。

冲动（impulsivity）：

（7）在问题还没问完前就冲口回答。

（8）在游戏中或团体活动中，很难等待轮流。

（9）打断或干扰别人（如插嘴或打断别人的游戏）。

2. 有些造成损害的多动-冲动或注意缺陷的症状，在 7 岁以前即出现。

3. 此症状造成的某些损害存在于两种或两种以上的情景（如在学校或工作场所及在家中）。

4. 必须有明确证据显示社会、学业或职业劳动存在着临床重大损害。

5. **排除疾病** 症状不是出现在广泛发育障碍、精神分裂症或其他精神病性障碍的病程中，也无法与其他精神障碍（如心境障碍、焦虑障碍、分离障碍或人格障碍）来解释。

（1）在以上2组症状中每组在有6项以上，至少持续6个月，达到难以适应的程度，并与相应年龄的发育水平不相一致；

（2）多动-冲动和注意缺陷都出现7岁以前；

（3）某些表现存在于两个以上的场合，如在学校、在工作室、在家等；

（4）在社交、学业或职业等功能方面有临床缺损的明显证据；

（5）排除广泛发育障碍、精神分裂症或其他精神障碍的可能，其症状不能用其他的精神障碍来解释，如心境障碍、焦虑障碍、分离性障碍或人格障碍等。

儿童注意缺陷多动障碍可以区分为ADHD组合型、以注意缺陷为主型和以多动-冲动为主型，诊断时应予以明确。

（二）鉴别诊断

1. **正常儿童的多动** 正常的儿童在3~5岁时，尤其是男童，也可以表现出好动和注意力集中时间的短暂，但是，缺乏上述的诊断标准中的多项症状。而且，多动常常是有一定原因的，如外界的无关的刺激过多、疲劳、学习的目的不明确、平时未养成规律的生活习惯等。除去这些原因后，儿童表现正常。

2. **不伴有注意缺陷多动障碍的特定的学习困难** 儿童无注意缺陷多动障碍的症状，只是表现坐立不安、学习时注意力涣散。常常是因为某种原因而对学习感到厌烦导致的，如因为学习中遇到困难、或因成绩不好而受到责罚或批评等挫折之后发生的学习困难。

3. **不伴有注意缺陷多动障碍的品行障碍** 这类患儿表现出与年龄不相符的明显违反社会规范或道德准则的行为，如损害公共利益等。但是，无注意缺陷多动障碍的临床表现，神经发育并不迟缓，智力正常，用兴奋剂治疗无效。

4. **适应障碍** 是一种常发生在男童、6岁以后出现的现象，严格说并不是疾病，由于环境的改变等原因而产生的类似注意缺陷多动障碍的表现，这种表现的持续时间少于6个月。

5. **精神发育迟缓** 此类患儿可能会表现出上课时不能听进去老师的讲课内容，也不理解。在家中对父母指示的事情也同样不能理解和遵从去做。因为对诸多事物的不理解而表现出坐立不安、注意力涣散和以冲动等类似注意缺陷多动障碍的临床表现。但这类患儿的生长发育史中可见到运动、语言的发育迟滞，IQ多在70以下，社会的适应能力普遍低下。

六、治 疗

（一）药物治疗

1. **中枢兴奋剂** 应用中枢兴奋剂治疗ADHD的历史是从1937年开始的，主要应用于多动和注意力涣散，多见的临床实践证明有一定的疗效。

（1）哌甲酯（methylphenidate，MPD）（利他林）

1）药理作用：作用于大脑皮质，加强皮质的兴奋性，并可使抑制过程易于积聚，也有的学者认为此药是调节多巴胺能和肾上腺能神经的药物。可以通过血脑屏障，血药浓度较低。对注意缺陷儿童的无目的性、不安和持续的注意力不集中症状均有改进的效果。

2）剂量：0.1~0.6mg/kg，临床上也可按年龄计算，如7岁或7岁以上的儿童在治疗开始时可在早餐时服10mg，午餐时服5mg，如果服用一周尚未见效，可以在每次增加5mg，每日总量不可超过30mg。对于学龄儿童，为了完成家庭作业可在下午再服一次，剂量为午餐时的一半。为了减少副作用，在双休日或节假日可以停服。

3）副作用及对应方法：常见的副作用是食欲减低和不易入睡，也可能有胃痛和头痛。如果出现上述副作用通过减少剂量即可以消除，或者在坚持服用一段时间后这些副作用也可以消失。为了避免因食欲不振而影响生长发育，不应不间断的、长时间的大剂量应用。另外，要注意测量患儿的身高和体重。伴有癫痫的患儿，应用此药可有使癫痫发作的阈值降低的可能，还可能出现过敏反应。

4）用药的注意点：①兴奋剂的应用指征是针对患儿有不安定、注意力不集中、与同伴关系不良、学习成绩差以及因患儿的状况时其家庭遭受痛苦等，而绝不是一诊断为注意缺陷多动障碍就必须应用。②要根据疗效来决定是否继续服用，如果服用后疗效满意，可以在服用3个月或以上之后，进行减量并观察之。然后决定适合的用量和服用时间。③6岁之前的儿童，要慎重的应用，应该首先通过幼儿园的教师或家长进行教育和训练后，如果症状严重不缓解方可应用。④有明显的症状时一定要应用，不能认为等儿童长大后会自然的好转而延误用药时机。⑤在服用此药3小时后，随着血中的浓度的下降，多动症状又会明显出现，所以用药的时间应该结合患儿的学校的时间表。

（2）苯异妥因：也是中枢兴奋药物，用药剂量为：每日一次，服用37.5mg开始，观察一周，疗效不佳时每日加用10mg，最大剂量为80mg/日。

关于中枢刺激药物的应用，不同的国家有不同的情况。在美国，应用中枢刺激药物治疗ADHD和发作性睡病（narcolepsy），但是此药不应用于6岁以下的儿童，也禁止长期服用此药。1995年，在美国曾经对5～8岁的儿童中的2.8%应用了MPD，1998年对确诊ADHD的儿童中的5%应用MPD。DuPaul等报告，由于中枢刺激药物治疗的儿童50～75%可以在行动、学习能力和社会功能方面得到改善。但是，也有相反的报告说应用此药的ADHD儿童5%～50%无效。在日本却很少应用此药治疗ADHD的患儿。总之，中枢刺激药物决不是治疗ADHD的万能药物，也不是唯一的药物，尚需要进一步进行研究。

此药疗效出现时间为用药后的一周左右，药物排泄缓慢。能改善注意力不集中，增强自制能力。

（3）其他：可应用三环类抗抑郁药，如丙米嗪、去甲丙米嗪等。剂量是从每日早、晚各服12.5mg开始，如疗效不明显，可以加至早、晚各25mg。此类药物副作用较大，应慎用。

（4）对冲动性的治疗药物：对于过度的兴奋，因一点点小事就在家庭中出现暴力倾向的患儿可应用少量的镇静药物，如果在用药中的嗜睡状态下出现觉醒水平下降或症状加重时必须停药。如果有脑电图的异常可以并用卡马西平（carbamazepine），也有在用药一周至10天的时候出现嗜睡的现象。

2. 脑代谢赋活剂 从理论上讲，为了促进中枢神经系统的成熟，可以应用脑代谢赋活剂，但是目前尚无确认哪一种药物有效。

3. 其他 为了达到调整生活的场面和学习场面，形成生活的节律性的目的，可以应用必要的药物治疗。应根据患儿的多动、注意力不集中的程度和内容、在家庭、幼儿园及学校中的生活和学习态度、摄食方式和食量、睡眠情况等多方面的状况选择适当的药物，可选用（methylphenidate，MPD），其作用机制多巴胺和去甲肾上腺素类似。

（二）非药物治疗

1. 感觉统合训练 目前认为ADHD的儿童是因为不能适当地控制外界来的刺激，也不能采取相应的反应而导致的临床上的一系列表现。人类处理外界刺激的功能是与大脑边缘系统和间脑的功能相关的，所以，如果给予适当的刺激以及进行协调运动的训练可以促进大脑边缘系统和间脑功能的成熟，在8、9岁至14、15岁期间，可以某种程度地改善行动的控制能力。

目前应用的方法之一是感觉统合训练，治疗的关键的是进行平衡运动、协调运动、眼和手的协调等的训练，这种训练要有毅力地、不间断的进行。关于感觉统合训练的具体方法请阅读第十一章。

2. 取得教师与家长的配合 如果教师与家长不了解患儿的病情，常给患儿以缺乏教养的评价，或者认为这一儿童是一个屡犯错误的“坏孩子”。并且因此对患儿进行批评、训斥、甚至体罚，这些手段可能会使患儿一时的表现老实，但不久就会故态复发。如果经常地被训斥和体罚会导致患儿出现反抗、暴力倾向及使ADHD的症状更加明显和顽固存在。

所以，在进行治疗前必须对教师、家长及其他亲近的人宣教本病的一些常识，让他们知道患儿的表现是一种病态，而非故意的行为，尽量不要采取批评、训斥和体罚的手段对待患儿。在学校和家庭中应以鼓励、表扬为主，在患儿有进步时还要给予适当的奖励。即使是患儿的行为达到不能容忍的程度，仍然要以说服教育为主，必要时撤去所给予的奖励。总之，在对ADHD的患儿的治疗中，教师和家长起着相当重要的作用，如果他们不予配合，则难以达到治疗的效果，或者会失去已经得到的效果。

3. 认知训练 Douglas曾经提供一个通过认知训练来治疗ADHD的方法，具体的做法是，让患儿在大人的指导下按照图纸所示的步骤和方法装配一架纸的飞机、坦克等模型，要求患儿必须认真地、完全按照图纸的要求去做。而且，要在每进行了一个步骤之后，用语言将这一步骤的制作过程说出来。通过这种方法可以起到使患儿学习自我调节和自我督促的作用。中枢神经系统对外界刺激的信息的处理机构的成熟需要相当长的时间，所以要不断地给患儿尽量多的各种刺激，一定用给予类似上述的刺激，即可以通过刺激在中枢的调节之后再经过患儿的活动反映出来的能够得到反馈的课题。

4. 行为矫治训练 行为矫治训练是应用教育学的原理，给患儿提供一个在相应的环境中的较为狭小的空间，用一定的方法引导患儿继续学习，学习的方法可以是许多患儿在一起的集体的学习，也可根据情况进行一对一的学习方法。让患儿学习的课题要循序渐进地从易到难，治疗者要在患儿表现出适当的行为时给予奖励，求得患儿能够保持这种适当的行为。当不当的行为出现时，要加以漠视，或者暂时的剥夺一些权利，以表示惩罚。决不可对患儿的不当行为过分的注意，反复的用语言强调“不可以这样做”，这样会给患儿以暗示，反而强化了这一行为。对适当的行为也不可漠视，以免患儿对此淡化，时间长了又会失去。总之，要掌握适当的奖惩度，可将学校中的奖励“小红花”的方法应用于患儿的行为训练之中。

5. 其他治疗方法 在本篇的总论中介绍了许多精神疾病的治疗方法，可以借鉴。

（陈秀洁）

第二十一章

抽动障碍

一、概　述

（一）抽动

抽动是指不自主的、无目的的、重复的和快速的肌肉收缩动作，分为运动性抽动和发声性抽动两种形式，每种抽动形式又根据复杂的程度分为简单的和复杂的两种类型。

1. 运动性抽动　主要表现为运动的异常者称为运动性抽动（motor tics），其中又分为两种，即简单性运动抽动和复杂性运动抽动。简单性运动抽动是指突然、迅速、孤立和无意义的运动，如眨眼、挤眉、皱额、吸鼻、张口、伸脖、摇头、耸肩等。复杂性运动抽动表现为突然的、似有目的的复杂的行为动作，如"做鬼脸"、眼球转动、拍手、弯腰、扭动躯干、踩脚等，还包括模仿行为等。

2. 发声性抽动　表现为声音异常者称为发声性抽动（vocal tics），表现为反复发出不自主的、无意义的、单词的声音，如"嗯"、"啊"等或类似动物的叫声、清嗓声、吸鼻声等。其中又分为三种，即单纯发声性、复杂发声性和特异发声性抽动。复杂发声性是指反复发出似有意义的词语声，包括单词、词组、短句、秽语、模仿性语言和重复性语言等。

（二）抽动障碍

抽动障碍（tics disorder）是一种起病于儿童和青少年时期，具有明显遗传倾向的神经精神性障碍，主要表现为不自主的、反复的、快速的一个部位或多部位肌肉运动抽动和发声抽动，并可伴有注意力不集中、多动、强迫性动作和思维或其他行为症状。抽动可以有意图的停止一定的时间，但是，是一种不能抵抗的不随意运动。病程不一，可是短暂性或慢性的，甚至为持续终身。

DSM-Ⅳ中认为此病与图雷特式障碍（Tourette's disorder）是属于同一个疾病谱，通常将图雷特式障碍称为 Gilles de la Tourette 综合征或 Tourette 综合征，欧美常应用缩略语 TS 来表示。一过性的抽动障碍至 TS 之间范围相当广，两者是否具有连续性目前还不能定论。

本症多在 5～10 岁发病，男孩多于女孩。

二、临床表现

患儿表现为突然的、间歇性的、重复的、无规律性的刻板样运动，如作愁眉苦脸状，眨眼，咂嘴，耸肩或使肩做向内、向外的运动，或腹部肌肉的刻板收缩，颈部的扭转等多种多样的异常运动。复杂性运动性抽动出现协调性的类似正常的运动或动作，但无目的性，如触摸、击打某处、跳跃、奔跑等，有时呈难以描述的异常动作。发声性抽动如尖叫、喉鸣声、用鼻子吸气声等。这些运动或声音急速的、反复地进行，如果设法使小儿有意识的控制抽动症状，多数可以暂时停止，但是小儿可表现出不愉快的感觉。异常的运动或声音的抽动在有精神刺激时增强，睡眠中消失。

复杂运动性抽动中还包括阵挛性抽动（clonic tics）和肌张力不全抽动（dystonic tics），阵挛性抽动表现为激烈并短暂的肌肉收缩，肌张力不全抽动表现为持续性的肌肉收缩并伴有身体的扭曲或异常姿势。

特异的发声性抽动包括秽语症、反响语言和反复语言三种。秽语症是指不能为社会所接受的、常常是猥琐的语言；反响语言是指患儿反复地重复别人所说的话等；反复语言是指患儿反复地重复自身的语言或声音。

复杂的抽动比单纯的抽动的动作缓慢，刚一见到时常使人认为是一种有目的性的动作的感觉。而且，与抽动相关的部位或者在抽动开始之前常有不适的感觉，或者在抽动一开始会有得到解放的感觉。

为了便于掌握抽动症的症状，用表来表示（表21-1）。

表21-1 抽动障碍的症状

	单纯性抽动	复杂性抽动
运动性抽动	眨眼、瞬目、眼球转动（有时只可见到白色的球结膜）、口角歪斜、耸鼻、皱眉、摇头、伸颈、耸肩等	颜面的表情变化、扭动身体、跳跃、触摸人或物、踢地面、闻物品的味道等
发声性抽动	作“空空”的咳嗽声音、打扫嗓子的声音、抽动鼻子作声、发出动物的叫声或吼声等奇异的声音	反复地说并不符合状况的单词或句子等，特异性声音抽动：秽语、反响语言、反复语言

三、病　因

抽动障碍是一种心因性疾病，目前认为这是一种有生物学基础的疾病，患者可能是具有容易发生抽动的素质和遗传的因素。

1. 遗传的因素 通过对双胞胎和家族的研究，认为此病具有家族聚集性，所以考虑与遗传因素有关，并认为可能是常染色体显性遗传。但目前尚未有定论，因为还没有发现本病的遗传基因。

2. 心因性 常常是由于某种原因形成一种癖好，如因鼻炎等原因而致鼻部的不适，患儿用一种活动鼻部的方法使自己感到舒服，日久之后逐渐形成为一种癖好，成为习惯性的动作，以后一旦遇到刺激就又出现，反复多次的出现后可以逐渐地增强，最终而形成心因性的抽动障碍。

3. 征候性 见于一些疾病，如一氧化碳中毒、病毒性脑炎、艾滋病、风湿性舞蹈病、脑外伤后、染色体异常、Wilson病、应用某些药物或服用汽油等情况下出现的抽动。另外，在多动症、行为异常、Rett综合征等疾病中有时也可见到抽动症状。

4. 环境因素 有的学者报告抽动障碍与胎生时和围产期的某些障碍因素有关，同卵双生子中发生抽动症时，出生体重低的小儿表现症状重，也有人报告抽动症的轻重与母亲妊娠前3个月时的紧张、重度呕吐、嗳气等有关。

目前最受人注目的环境因素是溶血性链球菌感染后的自身免疫疾病（pediatric autoimmune neuropsychiatric disorders associated with streptococcal infections，PANDAS），这是从溶血性链球菌感染后所产生的小舞蹈病与TS中的症状及病态相近而推测的，但是尚难以用此原因来解释TS的大多数病例。

抽动障碍的患儿常以在家庭和学校在所受到的刺激为诱因，或者因某些诱因而使症状加重，所以考虑到与心理的刺激有关，不同的小儿对心理刺激的承受能力不同，产生的作用和临床症状也不同。

四、诊断与鉴别诊断

（一）诊断

1. 诊断方法和分类 此病可以通过对症状的观察和倾听家长的详细叙述进行诊断。18岁之前发病的抽动症，根据抽动的性质和时间又将抽动症区分为以下三个种类。

（1）一过性的抽动：是指抽动症状持续4周以上，但是在一年以内。

（2）慢性运动性抽动或慢性发声性抽动：指运动性抽动或发声性抽动的症状持续一年以上。

（3）TS：多样性的运动性抽动合并发声性抽动，并持续一年以上。

2. 诊断标准

以下介绍的是DSM-Ⅳ的诊断标准：

（1）图雷特式（TS）障碍

1）具有多样性的运动性抽动以及一种或一种以上的发声性抽动症状，但是，并不是以上症状一定要在存在于同一个时期，而是分别存在于病程在的某一时期（抽动是突发的、急速的、反复的、非律动性的、刻板的运动或声音）。

2）抽动在一天当中多次出现（通常是每次发作的期间内要抽动数次），几乎是每天都出现，或者是在一年以上的期间内间歇性出现，但是不可在这一期间内连续3个月以上的时间无抽动症状。

3）由于抽动而导致患儿的痛苦或者显著地影响了社会的、职业的等其他重要的领域的功能。

4）18岁以前发病。

5）排除这一障碍是由于物质（如精神刺激剂）的直接的生理学作用或者是一般的身体疾病如亨亭顿舞蹈病（Huntington's chores）或病毒脑炎后遗症而导致的。

（2）慢性运动性或发声性抽动障碍（chronic motor or vocal tic disorder）

1）一种或多种运动性抽动或者是发声性抽动（即突发的、急速的、反复的、非律动性的、刻板的运动或声音）存在于疾病的某一时期，但是见不到两种抽动同时存在。

2）抽动在一天当中多次出现（通常是每次发作要抽动几次），几乎是每天都出现，或者是在一年以上的期间内间歇性出现，但是不可在这一期间内连续3个月以上的时间无抽动症状。

3）由于抽动而导致患儿的痛苦或者显著的影响了社会的、职业的等其他重要的领域的功能。

4）18岁以前发病。

5）排除这一障碍是由于物质（如精神刺激剂）的直接生理学作用或者是其他疾病，如亨亭顿舞蹈病（Huntington's chores）或病毒脑炎后遗症而导致的。

6）不符合TS的诊断标准。

（3）一过性抽动障碍（transient tic disorder）

1）一种或多种运动性抽动和/或者是声音性抽动（即突发的、急速的、反复的、非律动性的、刻板的运动或声音）。

2）抽动在一天当中多次出现，几乎是每天都出现，至少连续4周，但是不能连续12个月以上。

3）由于抽动而导致患儿的痛苦或者显著地影响了社会的、职业的等其他重要的领域的功能。

4）18岁以前发病。

5）排除这一障碍是由于物质（如精神刺激剂）的直接生理学作用或者是其他疾病如亨亭顿舞蹈病（Huntington's chores）或病毒脑炎后遗症而导致的。

6）不符合TS或慢性运动性或声音性抽动障碍的诊断标准。

注：如果符合上述症状就不是特定的抽动障碍，是急性的或者是一时性的抽动反复性的出现。

（4）不能特定的抽动障碍（tic disorder not otherwise specified）：不符合特定的抽动症的诊断标准但又具有抽动症特征的疾病，例如抽动的症状持续时间不足4周，或者是在18岁以后出现的抽动等。

3. 重症的判定方法 可从以下三方面判断是否是重症病例。

（1）抽动症状的轻重程度：运动性抽动波及全身，或者声音性抽动的声音很大或秽语等复杂的声音抽动。同时，因为抽动症状而使患儿表现不能写字或进食，或者身体疼痛，或者出现自伤、他伤或破坏行为等直接影响到生活的情况判定为重症。

（2）因抽动带来的影响程度：因为自己的抽动症状而影响他人，并因此而脱离周围环境或被他人欺负等，患儿为此而烦恼。对自己的评价低，对社会的适应能力低下。

（3）伴随症状的轻重程度。

（二）鉴别诊断

需要和舞蹈病、颤搐（ballismus）、手足徐动、张力障碍、肌阵挛等不随意运动相鉴别。抽动障碍具有以瞬目开始的颜面的快速运动，可以随意地控制，在睡眠中减轻或消失，可因心理的因素而发生变化等特征。

在与肌阵挛以外的癫痫鉴别时，可根据抽搐的特征、有无意识障碍和脑电图检查等临床资料进行。

与一些习惯性的动作相鉴别，习惯性动作的运动较慢，持续时间长，并且可以随意的中断。

五、治　疗

（一）对患儿家长的指导

首先要告诉患儿的家长和教师，此病是一过性的障碍，使其理解此病，从而减轻不安心理，也不要因为认为出现的症状是患儿调皮所致而予以斥责和惩罚，并指导家长正确地观察患儿的症状和临床经过。

其次，要指导家长和教师对患儿进行心理教育和支持疗法，并且使家长和教师对患儿所处的环境予以调整，去除刺激因素和诱发因素，防止发展为慢性抽动。

（二）对患儿的指导

对待患儿要热情、耐心，可以给患儿以暗示，告诉他这并不是什么病，不要担心。使之不对此症产生过度的担心和忧虑，有些轻症患儿可能只通过暗示就可以停止了抽动。

对于重症的患儿则要积极地进行治疗。

（三）药物治疗

药物治疗适用于重症的病例，但是对于非重症的病例如果家中和患儿本人表现出极度的不安时也可以应用。

1. **苯二氮杂䓬类药物** 苯二氮杂䓬类（benzodiazepine）药物，如水合氯醛、氟硝安定等。

本类药物有出现依赖性的可能，所以要短期应用，避免长期应用。

2. **神经阻断药** 具抗多巴胺作用的神经阻断药

主要有氟哌啶醇、硫必利（泰必利）等，为具有抗多巴胺作用的神经阻断药，有学者报告对TS有效，对一过性抽动和慢性抽动也有效。

其副作用是可引起锥体外路症状和影响欲望和认知，当出现副作用时要减量。

3. **利培酮（risperidone）** 具有多巴胺和5-羟色胺的双重作用，比神经阻断药有效，且不易引起锥体外路症状，认为是一种"非定型"的神经阻断药，目前在美国被广泛应用。

4. **氯压定（clonidine）** 是一种 α_2 去甲肾上腺素动力药，比神经阻断药的有效性差，但副作用轻，常用于抽动伴有ADHD的患儿。

（四）拮抗抽动的运动疗法

对于有明显的特定的抽动症状、药物治疗效果不佳时可以进行针对抽动症状的运动，有时可以起到减轻症状的作用。这种方法虽然不是治疗抽动障碍的特异疗法，但可以减轻患儿的紧张和不安，并可阻止抽动症状的加重，但是，不可长期的单纯地应用这一种方法进行治疗。

（五）认知训练

主要应用于抽动障碍的同时伴有其他障碍的患儿。

（六）患儿与家属的小组治疗

当慢性抽动障碍的患儿和其家属均有孤立感时，可以将患儿与其家属组织成为一个小组，在小组中进行必要的治疗。

六、预 后

抽动障碍的患儿中的多数是一过性的，其抽动症状多在一年之内消失。以TS为中心的慢性抽动障碍常在10~15、16岁时症状最重，以后逐渐减轻，也有的其症状可以完全消失。至于一过性的抽动障碍在什么情况下、因什么原因可以成为重症即TS，目前还不清楚。

（陈秀洁）

第二十二章

学习障碍

第一节 概 述

一、概 念

（一）精神医学观点

智能发育正常的儿童，到了某一年龄就会表现出对阅读、书写文字和计算等学习方面的兴趣，并且有学习和获得这些技能的愿望。但是，有一部分儿童，或者是不能掌握这些技能、或者是不能应用这些技能，其发生原因并不是因为他脱离了社会，也不是因为贫困等原因而没有得到学习的机会。而且这种学习方面的困难会长期持续，在ICD-10中将这些在学习阅读、书写文字和计算等方面的技能产生困难的现象称为学力（学习能力）的特异发育障碍（specific developmental disorder of scholastic skills）。在DSM-Ⅳ中将其称为学习障碍（学习能力障碍）（learning disorders，LD）。

1. 美国的定义 1975年「全体障碍儿童教育法」（又名公法94-142）的学习障碍定义，是以科克（Kirk）1968年的定义为蓝本，并结合医学界的意见提出：学习障碍指儿童在理解或运用语文的心理历程中，有一种或一种以上的异常，以至于在听讲、思考、说话、阅读、书写、拼字或演算等方面显现能力不足的现象。这些异常包括知觉障碍、脑损伤、轻微脑功能失调、阅读障碍和发展性失语症等情形。此一词并不包括以视觉、听觉、动作障碍、智能不足或环境、文化、经济等不利因素为主要因素所造成的学习问题。

目前认为这种障碍是因为大脑的一部分功能障碍的结果，换言之，是在发育过程中，与阅读、书写文字和计算等方面的神经生理发生异常所致。

美国“全国学习障碍联合会”（NJCLD）的定义是：LD是指听、说、读、写、推理或数学等方面的获取和运用上表现出显著困难的一群不同性质的学习异常者的通称。这些异常现象是个人内在的，一般认为是由于中枢神经系统功能失常所致。个体内在自控行为、社会认知与交往中的问题可能与学习无能同时存在，但这些问题不在LD范畴之中，同时，LD也可能与其他残障（如精神发育迟滞，情绪紊乱等）或外界不利条件（如文化差异，教育缺失或不良）相伴发生于同一个体，但LD并非后者的直接后果。

2. 世界卫生组织（WHO）的定义 学习障碍是指从发育的早期阶段起，儿童获得学习技能的正常方式受损。这种损害不是单纯缺乏学习机会的结果，不是智力发展迟缓的结果，也不是后天的脑外伤或疾病的结果。这种障碍来源于认识处理过程的异常，由一组障碍所构成，表现在阅读、拼写、计算和运动功能方面有特殊和明显的损害。

3. 日本的定义 1999年，日本学习障碍以及类似学习上有困难儿童学生指导方法调查研究协作者会议的定义是：LD，一般是指总体的智力发育并不迟缓，而是表现在听、说、读、写、计算或是推理能力等特定的学习和使用方面显示出各种各样显著困难的状态。其原因与中枢神经系统某些功能障碍有关，视觉障碍、听觉障碍、智力障碍、情绪障碍等以及环境的因素不是产生LD的直接原因。

4. 俄罗斯的定义 俄罗斯特殊教育学者们把LD儿称为心理发展迟缓儿童。心理发展迟缓是一个心理教育概念。学者们认为：心理发展迟缓儿童是从儿童整个心理活动发展方面的障碍来确定的。主要有两个特征：第一，儿童现有的心理发展水平与其实际年龄水平不相符。第二，儿童所产生的学习障碍不是长期存在的，即是暂时的。儿童总是能够在完成任务过程中使用所给的提示或帮助，掌握解题原则，并把这一原则转移到其他类似问题的解决上。

5. 中国台湾省的定义 中国台湾省学者的定义是：LD是指在听、说、读、写、算等能力与运用上有显著的困难者。LD可能伴随其他障碍，如感觉障碍、智能不足、情绪困扰；或由环境因素所引起，如文化刺激不足，教学不当所产生的障碍，但不是由前述状况所直接引起的结果。LD通常包括发育性的LD与学业性的LD，前者如注意力缺陷、知觉缺陷、视-动协调能力缺陷和记忆力缺陷等，后者如阅读能力障碍、书写能力障碍和数学障碍。

6. 我国对学习障碍的认识 长期以来，我国教育工作者是在“差生”、“双差生”、“后进生”、“学业不良”等名义下进行LD的相关研究，很少探讨LD的界定。20世纪80年代以来，出现了“学习困难”、“学习无能”、“学习障碍”等词语，以“学习困难”的出现频率为最高，这几个概念一直在混淆使用。一些研究者对学习障碍的界定，时常简化为“差生”或“学习成绩低下”。例如，把智商在正常水平、学习的主要科目成绩不及格或低于平均成绩一个标准差以上的儿童认定为LD儿，或把因学习差而留级、被教师评定为学习能力差的儿童认定为LD儿。到目前为止，我国学术界对LD还没有一个统一明确的界定。课题组在长期研究的基础上，结合我国国情，对LD的定义如下：

（1）LD儿的总体智商（IQ）基本在正常范围内，也有的偏低或偏高。

（2）在听、说、读、写、计算、思考等学习能力的某一方面或某几方面表现为显著困难。

（3）大多数LD儿伴有社会交往和自我行为调节方面的障碍。

（4）其原因是个体内在的大脑中枢神经系统功能不全所致。

（5）需要排除由于弱智、视觉障碍、听觉障碍、情绪障碍等或由于受经济、文化水平的影响，未能接受正规教育的原因所产生的学习方面的障碍。

（二）教育学的观点

在教育学范畴中的学习障碍的概念，还包括由于脑的功能障碍而阻碍了在学校的教育活动。因此，学习障碍除了上述的阅读、书写文字和计算方面的障碍外，还包括推论能力的障碍和非语言性的学习障碍，即意味着运动、动作能力及与社会适应性相关的能力的障碍。

总之，学习障碍是指儿童基本上无全面的智能发育迟缓，但是，听、说、读、写、计算或推理能力几方面之中有特定的学习和应用方面的明显困难的状态。

随着知识经济的到来，学习能力对于个体的发展显得越来越重要，由于各种原因被忽略的学习障碍现象也越来越多地被发现。据统计，普通学校在校学生学习障碍的发生率大约是3%～6%。学习障碍的存在，影响着个体受教育水平。不仅如此，学业上的失败还会给学习障碍儿童造成自我概念较低、情绪困扰、社会交往退缩等多方面的问题，以至于影响他们的终身发展，不利于全民素质的提高。因此学习障碍是一个很值得研究的课题，越来越多地受到人们的关注。由于学习障碍儿童的一个突出的特征是学业失败，以往的学习障碍研究，主要聚集于学龄儿童，针对儿童的学业进行，但是其种种干预效果并不理想，学习障碍儿童通过训练后，某方面的能力在原来的基础上确实有所提高，但与正常儿童相比，这种提高是远远不够的。如果进行早期干预，与后期的教育训练相比有事半功倍的效果。1986年9月美国国会通过的99-457公法，专门强调了对所有障碍儿童（包括学习障碍儿童）在出生至6岁期间进行干预的重大意义。目前众多学者开始关注学习障碍的早期干预，他们以神经生物学、脑科学、心理学等研究为基础，从脑结构及功能可塑性、心理发展的关键期等方面，对早期干预的理论依据作了深入、全面、细致的分析。

二、类　型

1. 注意力异常 根据诊断及统计手册（DSM）对注意力缺陷及多动症提出的诊断标准，包括不专注、冲动和多动这三种。据估计学习障碍学生在专注行为的表现显著低于一般学生，而有15%注意力缺陷及多动的学生被诊断为学习障碍。

2. 记忆力异常 记忆力异常在学习障碍学生中常见的有短期记忆的编码分类和从长期记忆库中检索数据发生困难。

3. 知觉异常 知觉异常包括听觉处理缺陷和视觉处理缺陷。

4. 思考异常 思考异常者则在形成概念、组织与统合上有困难，这些异常都可能影响所有的学习。

5. 语言异常 此障碍会使学习障碍学生的沟通技巧发生困难，因而无法有效地与人交谈，也连带影响其文字的学习，如阅读和书写等。

6. 阅读障碍 80%的学习障碍学生出现阅读的困难，阅读困难包括认字和理解两方面。

7. 书写障碍 书写障碍包括写字和书写表达两方面。

8. 数学障碍 运算障碍和阅读障碍一样，是学习障碍中出现数学障碍的一种严重状态，即表现无法学习数学的概念和运算。

另外一种与多数学习障碍分类系统不同的，也是由临床经验推论而来，将学习障碍类型依障碍的严重程度来分，即轻、中、重度学习障碍。

三、特 征

（一）认知能力

1. 视知觉 经研究发现，学习障碍儿童无法很快的确认字或随时将字在脑中形成视觉形象以便协助他们确认，所以他们在确认字时需要较长的时间，另外，要在没有其他的干扰状况下才能确认出视觉刺激。

2. 听知觉 学习障碍儿童在对声音的分析方面存在障碍，如在正确找出音节或词的界线方面、在再认声音，如区别熟悉或不熟悉的字声方面，或者是在找出熟悉的字中所缺少的音方面都比一般学生表现出能力差。

3. 注意力和记忆力 学习障碍儿童非常容易分心，他们很难将注意力集中在相关刺激上，而且在做一件事的时候难以持续他们的注意力，并因此无法很快地把学习建立到自动化阶段，因此他们随时需要过多的注意。学习障碍儿童的记忆力也有缺陷，他们在记忆力和记忆策略的使用上都较一般儿童差。

（二）学业表现方面

表现学业上有困难是学习障碍的主要特征之，主要表现在以下几方面：

1. 阅读困难 阅读的困难是多数学习障碍儿童都会出现的问题，学习障碍儿童常见的阅读困难有阅读习惯、朗读、理解和表达方式等四方面的问题。

2. 书写困难 书写方面的困难表现在保证字体功整、字的正确和文句通畅方面的出现困难。他们和一般学生相比较，写字的速度慢、书写时只用有限的词汇和很短的句子或经常出现技术性的错误。

3. 数学困难 早期被发现有阅读困难的学习障碍儿童到后来也会出现数学学习的问题，因为数学学习也和阅读相同需要注意、记忆等认知能力，读、写或算是学习障碍儿童在学业表现上主要的困难。

（三）语言

很多学者认为阅读和语言方面的障碍都是代表个体在思考时运用符号有困难。语言障碍又分接收、处理和表达三方面。

（四）适应行为

研究使用适应行为量表，也发现学习障碍儿童虽然在自理、沟通、社会、学业和职业生活等方面，其表现比智能不足学生好，但却比一般学生差。

（五）社会情绪与行为

1. 自我概念 对学习障碍者的自我概念的研究，其结果并不一致。学习障碍儿童在智力、社交地位和外表的自我评价较差，但在社会适应方面的自我概念评价并未见显著差异。

2. 制控 所谓的制控是指个人对自己成败的原因的探究结果即“成败归因”，制控往往会影响个人的动机和学习习惯。当比较学习障碍学生在不同学习情境之成败归因时，发现内控型的学习障碍学生在低结构化的情境中表现较佳，而外控型的学习障碍学生在高结构化的情境中表现较好。

3. 气质 学习障碍儿童在“任务导向”、“个人/社会的弹性”和“对环境刺激的反应程度”等三个分量表都显示较非学习障碍学生差。

4. 社会行为表现

（1）社会行为研究，小年龄的学习障碍儿童在注意力方面表现较严重；到了青少年阶段，学习障碍儿童易导致犯罪的行为问题较严重。

（2）内在问题行为研究，学习障碍学生在退缩、不成熟和人格问题等方面较非学习障碍儿童表现严重。

5. 同学关系 有些研究结果显示学习障碍学生得到同学的拒绝较非学习障碍学生多；与此相反，有些结果发现学习障碍学生受同学接纳的程度较非学习障碍学生高。

6. 社会认知 学习障碍学生在非自我取向的表现较非学习障碍学生差；在理解非语言沟通的表现方面，学习障碍学生显著的较非学习障碍同学的理解力差；在道德发展方面学习障碍学生和非学习障碍学生的差异尚未得到一致的结论。

7. 社会问题 在解决社会问题的能力方面，学习障碍学生也被证实较非学习障碍学生差，但并不比低成就和低能力的学生差。

四、原 因

学习障碍的原因在目前并未明确，有许多学者进行了多方面的研究。

(一) 基因遗传

在对双胞胎或家族系谱的研究中发现，学习障碍有基因遗传的因素（Myers and Hammil，1990），史利尔（Sliver，1971）在556位具神经生理异常的学习障碍儿童发现有家庭遗传的因素，这种家族性的遗传被认为是由于一个或一组基因的异常所造成的。

除此之外，性染色体的异常也被发现和学习障碍有关。研究学者发现，第23对性染色体异常的模式为（X，O）的儿童会出现视动协调不好，在韦氏儿童智力测验的作业量表测验时分析有智商较低的现象，且容易有书写方面的问题。第23对性染色体的模式为（XXX）的儿童则发现在多项认知能力上有普遍低下的现象，但不至于造成智能不足。而第23对性染色体的模式为（XYY）的儿童则发现应用语文量表测验时智商低，而且阅读能力发展迟缓。

(二) 不同阶段发展的变异

造成脑损伤或脑功能受损在个体的发育阶段中可分为出生前、出生时和出生后三个时期。出生前时期常见的原因除上述遗传性因素造成先天异常或染色体的因素外，营养不良、疾病、服用药物不当、或Rh血型不合等，都是出生前可能造成学习障碍的因素出生。

脑出血或脑缺氧是造成出生时脑损伤的主要原因，大脑皮质的神经细胞最无法承受缺氧的损伤，只要缺氧超过五分钟，细胞就会出现永远无法复原的伤害，中枢神经系统缺氧的时间长短和脑部受伤的程度有直接的相关。

此外，出生后的个体疾病也可能造成脑部受伤，如感染性的脑病变（如脑膜炎）、脑血管疾病、脑肿瘤或癫痫等。外力受伤如车祸、意外伤害、战争等，也可能造成脑损伤或脑功能失调的现象（如脑震荡）。

(三) 大脑皮质的功能失调

大脑皮质的功能失调，是解释学习障碍原因时最常被引用的，也将可能是对特殊教育最有意义的说法。因为这一观点可以协助我们发现学习障碍学生的障碍和优势，以发展适当的教学策略和材料（Kirk and Gallapher，1989）。目前以大脑皮质功能失调说明学习障碍的原因者，主要有三种：大脑病变、大脑功能偏侧化和前庭功能失调。

(四) 生化系统不平衡

有些学者认为体内生化系统的不平衡也可能是造成学习障碍的原因之一，这种未知的生化系统不平衡对人体大脑的影响就像苯丙酮尿酸症，因为体内缺乏某种酶，导致无法转换体内的氨基酸而累积成为毒素，以致伤害脑部的发展。这种未知的生化系统不平衡，可以从某些药物可以改善学习障碍的结果获得支持。

(五) 环境因素

1. 早期发展时期经验的剥夺 是指在婴幼儿时期的行动受到不当的限制，例如父母保护过度或家庭环境限制，而剥夺幼儿应有的感官探索和动作发展，如视、听觉的刺激或爬行运动等。幼儿教育学者简淑真表示，都市的家庭中，由于环境的限制造成小孩在动作发展阶段未能充分发展，导致大量儿童被认为是感觉统合失调。另外，婴幼儿长期的疾病也可能剥夺了儿童发展应有的学习经验。与父母的关系不当，如长期的分离或与大人的互动机会过少，也可能造成学习障碍。

2. 行为问题 美尔斯等（Mayers et al，1990）举出下列行为特质也可能和学习障碍有关，不寻常的爱哭、睡眠习惯不佳、饮食不规律、过度精力充沛或昏睡等行为，这些行为和1960年代汤姆斯（Thomas）所提的气质论中的“难伺养型”（difficult temperament）的气质相类似。

3. 营养不良 早期发展阶段的营养不良会造成因婴幼儿的发展迟缓，尤其是对脑部的影响，综合有关贫乏和营养不良对儿童发展影响的研究，发现虽然营养不良不一定会造成学习障碍，但是在早期发展时，严重的营养不良会影响中枢神经系统的发育，因此这和学习障碍也有间接的关系。

4. 文化和语言上的差异 文化和语言上的差异会增加儿童学习时的困难性和使其受到挫折。而在美国，文化和语言上的差异往往和低社会地位有密切相关。美国学者柯菲尔（K. A. Kavale）认为文化经济不利的环境造成儿童脑功能损伤的机会大，因为在经济不利环境下，儿童疾病未得到适当照顾、营养不良或父母因工作而无法提供适当养育等的比率较一般儿童为高，因此文化经济不利因素的环境和学习障碍也有间接的关系。

5. 教育机会的缺乏 儿童因家庭迁移的次数过多、长期病弱或父母过度忽视教育的重要性，可能造成儿童的学习机会较同龄儿童为低。此外，教师的教学不当也会造成儿童排斥学习，这些长期的学习机会剥夺也会造成儿童的学习困难。美国很多研究学习障碍的学者发现目前接受特殊教育的学习障碍者可能未必有知觉上的困难，可能只是不当的教学所致。

五、早期发现

由于目前认为导致学习障碍的原因主要是中枢神经功能失调，这种失调在某种程度上势必影响儿童其他方面的发展。目前，教师或家长怀疑一个儿童是否存在学习障碍，仍主要以他的阅读、写作、算术等学习技能的异常为依据，而这些技能的异常通常要到学龄期需要是时候才应用它们，同时，当学习障碍儿童的学业成就与其本身的智力水平极不相符时，才会突出表现出来。其实，学习障碍并不只在学业上表现出失败，在学业失败之前往往表现出一些方面的问题，如动作发展迟缓，语言发展问题等等。这些就是早期发现的依据，早期发现的途径有以下几种：

1. 生育史、病史、家庭史检查 某些已知可以引起损伤的事件与以后学习障碍之间的关系已被证明。如母亲妊娠期间的阴道流血、酗酒、服药、疾病或营养不良等；出生时的产程过长或过快、难产、早产、臀位产或羊水早破、胎位不正、脐带绕颈等；出生后婴儿的高热、脑炎、脑膜炎、铅中毒、药物中毒、严重营养不良或头部损伤等，这些因素造成了一个学习障碍的高危儿群。另外，也有研究表明，学习障碍是可以遗传的，赫尔曼（1959）对有诵读困难的同卵双生子和异卵双生子的对照研究发现，同卵双生子中每对双生子同有诵读困难的发生率高于异卵双生子。所以，在对学习障碍的早发现过程中，家庭史检查也是很重要的。

2. 医学检查 医学检查是对儿童神经系统结构与功能进行检查，是一个客观的指标，也是早期发现学习障碍的一个重要途径。检查的内容有脑电图、心电图、电生理（脑干诱发电位）等。但这类检查有异常也并非学习障碍的特异诊断依据，必须与其他方面的诊断相结合。幼儿在这些方面检查结果的异常只是增加了学习障碍潜在的几率，当然结果正常也不能说明没有潜在学习障碍的可能性。医学检查只能为诊断提供一些客观的依据，至于如何对它们进行解释，与LD的相关性有多高，还有待进一步的研究。

3. 发展量表 研究发现，韦氏智力量表学前阶段的信息和句子子测验在预测学生的阅读表现上有很高的准确率（信息子测验测的是科普知识，句子子测验测的是复述渐进复杂句子的能力）。这个研究及其结果告诉我们，一些心理发展量表可以作为预期学习障碍的工具。当然，也可以考虑重新编制一些更具有针对性的量表，把考查的方面定在儿童更早期发展的相关功能方面，这对于学习障碍的早期发现会更有效。

4. 观察动作、行为 一些研究表明，幼儿某些看似因为年龄小而不能成就的行为实际上是学习障碍高危的一种表现。例如，幼儿对他人说话没有反应，如果这些话是适合于他的年龄阶段的，可能并不是由于贪玩，而是存在言语理解的障碍；幼儿不会搭积木、玩拼图，可能不是由于智力落后，而是存在知觉运动障碍；幼儿很容易被外界事物干扰，这有可能是注意力缺损。作为学习障碍的主要原因之一的感觉统合失调在幼儿身上的表现可能就是由于眼肌的张力失常，眼球的运动不平稳，看不准球的位置而接不好球；或者因感受方向、辨认距离能力不佳而屡碰器具及他人；或者因家庭系统活动量不足，且调整作用不良而好动、分心等。

父母是观察幼儿日常行为观察的最佳人选，当幼儿在相应年龄阶段出现种种的偏差行为时，父母可能没有察觉到，或者即使察觉到了，也常常以各种想当然的理由去解释而忽略了，以至于错过了早期干预的时间。所以，父母对幼儿行为密切的注意和观察是十分重要的。

（陈秀洁）

第二节 治疗

对学习障碍儿童治疗的重点在于早期发现和早期干预，要特别关注那些具有高危出生史的儿童，一旦发现儿童有学习问题时及时就诊，及时进行心理发育的评定。目前认为的治疗方法是应进行综合干预，一方面对病儿进行有针对性的教育训练，另一方面对整个家庭及相关养育者进行心理咨询与指导。一般原则是以接纳、理解、支持和鼓励为主，实施时注意个体化的原则，忌高起点、超负荷的训练。训练不仅要针对提升有困难的能力，更要着眼于如何利用已有的正常的能力，以达到影响学业成就程度的最小化。

一、早期干预

早期干预在一定程度上依赖于早发现，发现越早、越准确，早期干预就越及时、越有针对性，也就越有成效。在儿童的早期生活中，最重要的莫过于父母。要使对于学习障碍的早期干预取得成效，父母不仅必须付出相当的努力，还要选择正确的教养方式，以取得理想的效果。

（一）提供足够的营养

婴幼儿期是人一生中生长发育最快的阶段，对营养素的需要量相对较大，也更容易缺乏。早期发育阶段的营养不良可造成婴幼儿的发展迟缓，尤其是对脑部有影响，这和学习障碍有着间接的关系。科学喂养，平衡膳食，培养良好的饮食习惯是提供足够营养的保障。在婴儿时期应大力提倡母乳喂养，按时添加辅食。提倡食物来源的多样化，粗细粮搭配，荤素菜搭配，五色菜搭配，饮食定时、定量，不偏食。必要时还可以根据孩子的自身情况，在医生等专业人士指导下，补充一些营养制剂。特殊儿童可能还需要特殊的营养配置。

（二）语言能力的培养

研究表明，学习障碍常常是学龄前期言语或语言障碍的延续，所以，培养幼儿的语言能力是对学习障碍进行早期干预的重要方面。左脑真正承担语言开始于五岁左右，所以五岁以前损伤任何一侧大脑都不至于造成语言能力永久性丧失。

语言能力培养的时间可以早到0岁，因为婴儿已能感受声音刺激并做出反应，能辨别言语和非言语。为此，家长应该做如下几点：

1. 多和孩子说话 虽然他并不了解你在说什么，但言语刺激较其他刺激对于孩子来说是一种奖励，他可以从父母的言语中获得积极的情绪体验，有助于形成安全型的依恋。而且从幼儿期开始，孩子对语言中的语音差异已很敏感，多向孩子说话有利于强化这种感受力。

2. 创造语言环境 一个丰富、轻松、有趣的语言环境，能使孩子在受到足够多的语言刺激的同时，增强他的语言理解能力。例如，可以把语言文字的描述与直观形象材料的展示相结合；可以一边做一边说，以反复强化物品、动作和语言的联系；让孩子多听成人交谈等。另外，书面的读物也是一种很好的语言刺激，家长可以拿着书给孩子讲故事，亲子共读，从玩书到读书，对孩子的语言发展都很有帮助。

3. 鼓励孩子说话 通过对话可以检验和培养孩子的言语理解能力，激起孩子说话的兴趣。应鼓励孩子用语言表达自己的想法，但不要强迫；对于孩子开口说话，哪怕是一个词，父母也要给予及时的反馈，可以是语言的表扬，也可是微笑或拥抱等方式的表达。应善于用这种强化的方式有选择地奖励儿童对成人语言的模仿和他的语言中符合规范的部分，但不要刻意地去纠正其语言中的错误。可以通过玩游戏的方式让他模仿父母说话，如角色游戏；让孩子多和其他孩子接触，因为他们之间通常有说不完的话。

（三）动作技能的训练

儿童的动作和身体协调能力是认知的基础，如果儿童跳过某一个运动发展阶段，将来有可能产生学习问题。大多数学习障碍孩子的运动协调能力都比较差，表现得笨手笨脚。这种情况可通过早期干预得到一定程度的改善。

1. 发展身体协调技能 翻、滚、爬、走、跑、滑、跳、抓球等这类活动能提高儿童的忍耐力，能促进儿童形成积极的身体印象并提高自尊水平。使用球、圈、沙包、绳、毽等玩具可以引发儿童进行运动的欲望，使他们在运动中表现出主动性与积极性，使身体得到全面的锻炼。

2. 训练动手技能 可以在家中摆放适合的玩具，如小汽车、积木、拼盘等，吸引孩子的注意，培养儿童对操作物体的兴趣。保护孩子的“破坏性”。当他动手去拆卸某些物品时，父母不要横加阻拦。鼓励孩子用筷子而不用勺吃饭。折纸手工、捡豆子、画画、涂色、剪贴、拍球等活动有助于儿童动手能力的发展。

3. 培养自理能力 在日常生活中，鼓励儿童自己的事情自己做，如自己穿衣服、穿鞋、系扣子、系鞋带。孩子能够独立完成的事，父母不要急于上前帮助他们，而是在旁边用言语指导和给予鼓励，即使他一开始做得不好，也不要着急，要相信孩子，一步一步地来，不要急于求成，给孩子造成压力。

（四）感觉统合训练

感觉统合是指将人体各部分感觉信息输入大脑，经过大脑的统合作用，完成对身体内外知觉作出反应。感觉统合失调是LD的一个重要原因。感觉统合训练对于阻止LD的发生有重要的作用。

1. 触觉刺激 由于触觉输入与其他感觉输入相比，具有更重要、面积更广泛的性质，所以感觉治疗通常由触觉刺激开始。可使用质地不同的工具交替擦拭儿童全身的皮肤，如新毛巾与丝绸、松软的刷子与丝瓜瓤；父母用手对儿童进行全身的抚摩是最好的触觉刺激，同时这也能增进亲子交流。

2. 前庭刺激 感觉统合训练中，刺激内耳前庭是一项很具威力的方式，前庭刺激和触觉具有促进其他感觉的统合作用。由于前庭和姿势反应有密切的关系，可透过姿势反应使前庭趋于正常。治疗方式也分两种，即被动式和主动式。被动式是由外力推动儿童来完成，可让儿童躺着或坐在吊床中，然后加以摇摆和旋转。一些对于前庭刺激过分敏感、容易感到被其威胁的儿童，则要采用主动式，由儿童自己用双手在地板上轻轻推动身体，或拉着前头的绳子来摇摆自己，而不用他人推动旋转或摆动。

3. 本体感觉刺激 本体感觉又称深部感觉，是由来自身体内部的肌、腱、关节等处的刺激引起的感觉，包括位置觉、运动觉和震动觉。本体感觉刺激是促进本体感受信息输入神经系统的重要方法，而最大的感觉刺激来源为地心引力对身体的作用。可让儿童俯卧，四肢高举离开地面，此时他的躯干背部、臀部和肩胛肌肉都处于反抗地心引力的状态，以提高儿童的本体感受能力。

总之，对学习障碍的早期干预是可行的，是帮助学习障碍儿童今后适应学习乃至帮助具有学习障碍的成人适应社会的最佳途径。正如Wolery所说，对学习障碍的诊断越早，我们便能越快地制定出方案进行干预；如果能识别学习障碍发生高危的儿童，我们就可以阻止障碍的真正发生。

二、各类学习障碍的表现和治疗

（一）阅读障碍

1. 概念 阅读障碍（dyslexia，reading disorder）是指儿童本身与其整体能力相比，阅读文字的能力发育明显延迟的表现。

2. 病因

（1）认知功能障碍：视觉对图形的认识能力、记忆能力等的整体减低是导致阅读文字的困难的重要原因。

（2）神经生理学原因：有关神经生理学的原因。许多学者正在进行对大脑左、右半球的功能的研究，目前对此有两种认识方法。

1）认为是由于左半球的成熟迟缓，而导致左、右大脑半球的功能的分化而引起阅读文字的困难。

2）左、右大脑半球之间的联系发生了障碍而导致的阅读文字的困难。

究竟哪一种认识方法更为正确，尚待继续研究。

（3）遗传因素：通过对同卵双生儿的研究推断在语言认知能力方面的障碍与半数与遗传因素有关。

3. 诊断 在此介绍的是DSM-Ⅳ的诊断标准。

（1）阅读文字的能力明显低于正常儿童：本人的生活年龄、被测定的智能水平以及与年龄相应的教育程度等方面所应该具有的水平。

阅读文字的能力与整体的智能水平及学习的机会有着密切的关系，所以在评价有否阅读文字能力障碍之前应该评定患儿的智力水平和了解所受教育的情况。另外，对阅读文字的正确性、速度以及理解能力都要进行标准化检查，测定儿童的这些方面的水平。

（2）阅读文字的能力的障碍明显：影响到患儿的与需要阅读文字能力有关的学业成绩和日常活动。语文课、算术的文章题等。

（3）如果儿童有感觉器官的缺陷，如视力的缺陷等的情况下，其阅读文字的困难性超过感觉器官的缺陷所导致的程度。

4. 治疗 可通过应用有针对性的治疗教育程序来进行阅读文字能力和认知能力的训练，治疗后可以在短时间内达到治疗的目标，但是，目前尚不能确定其远期效果。

要在儿童尚未因为有阅读文字障碍而形成自卑感之前给予必要的心理方面的辅导，同时对其阅读能力进行训练和指导，尤其是家长，要在儿童放学以后督促他继续进行阅读课堂上所学习的课文，父母要认真地去听和指导。

总之，要在日常生活中持续地进行训练和指导。

当儿童学习阅读的能力非常的困难，不能用阅读的方式来学习和传达自己的意思时，可通过声音以外的手段来补偿。在日常的学习之中，不要只依赖于读字，可以用语言来说明，或以实物、图像作为提示的线索，可以对表达起到一定的作用。

（二）写字表出障碍

1. 概念 写字表出障碍（disorder of written expression）是 DSM-Ⅳ的称谓，在 ICD-10 中称为特异的缀字障碍（specific spelling disorder），也有的书中称为写字障碍（dysgraphia）。

写字能力障碍即缀字能力的障碍，即缺乏用口头进行组词的能力和将其正确的书写出来的能力。这一障碍的主要症状是在缀字能力的发育方面具有特异的、明显的障碍，同时，不能用精神发育迟缓或视力或不适当的学校教育等问题来解释这一障碍的原因。

2. 症状 中国语是以汉字为中心的语言体系，并应用汉语拼音标记汉字的读音方法。书写拼音有困难的儿童，难以从语音上想起汉字的读音，所以也不能将其作为文字书写表达出来，或者即使能书写也需要相当的时间。

正常情况下，在学习汉字的时候一定要将每个汉字从视觉上去认知并记忆，与此同时，还要记忆其发音的方法。在书写汉字时则一定要首先想起视觉的记忆，如果儿童对复杂图形的视觉记忆·再生有困难，则汉字的书写也会发生困难。另外，因为认识汉字不只是要认识它的形态，还要知道其读音，这样才是完整地学会了一个汉字。因此当对文字的视觉认知有困难时，就不仅表现在书写方面的困难，也同时表现出读字的困难。所以，在临床上见有书写文字障碍的患儿，常常同时伴有阅读的障碍。

3. 诊断 在此介绍的是 DSM-Ⅳ的诊断标准。

（1）书写文字的水平明显低于正常儿童：本人的生活年龄、被测定的智能水平以及与年龄相应的教育程度等方面所应该具有的水平。

为了明确儿童的书写能力水平，应进行标准化的书写文字能力的检查，书写文字障碍表现在文字方面的重大的错误、字形差、文字的排列顺序混乱、文章中的语法和标点符号的错误及文章的段落构成错误等。

（2）书写文字的能力的障碍明显影响到患儿的与需要书写文字能力有关的学业成绩和日常活动。如抄笔记、写作文困难，而导致语文成绩差。

（3）如果儿童有感觉器官的缺陷，如视力的缺陷等的情况下，其书写文字的困难性超过感觉器官的缺陷所导致的程度。

4. 治疗 因为书写文字障碍的不同患儿有着不同的神经生理学背景，所以对不同的患儿要采取不同的训练方法进行治疗。患儿在书写能力方面的障碍如果不能及时的纠正，往往会越来越加重，所以发现问题要及早进行训练。应该设计出针对儿童特点的训练方法和程序，例如，如果儿童是以读字障碍为主，则应以训练其拼音方面的能力为主。如果是以书写汉字方面的障碍为主，则应进行与汉字的构成方面有关的训练。

（三）算数障碍

1. 概念

（1）算数障碍：算数障碍（mathematics disorder）是指与其他学科相比，算数的能力显著低下，当然要排除由于智能障碍或不适当的教育而引起的算数障碍。

（2）计算障碍：计算障碍（dyscalculia）是指加、减、乘、除等基本的算数困难，是一种对应于伴有脑障碍的失算的发育障碍。

在临床上见到计算障碍、算数障碍的几率很少，所以与其他的学习障碍相比为了进行诊断的评价机会少。但是，与阅读障碍相比，计算障碍容易被社会所接受。

2. 诊断 在此介绍的是 DSM-Ⅳ的诊断标准。

在患儿接受过相应的教育和获过学习的机会的情况下，标准的计算能力明显的低于相应的年龄和智能水平。显著影响了需要算数能力的学业成绩和日常生活。如果有感觉器官的缺陷，算数能力的困难性超过感觉器官缺陷所导致的困难程度。

3. 算数障碍的类型 在此介绍的是 Badiand 的分型。

（1）与空间认知障碍有关的计算障碍：患儿不存在心算和数学理论方面的障碍，但是在笔算时常出现数字的位数排列的混乱，所以产生计算结果的错误。有这种障碍的患儿倒着复述数字发生困难，区分不清楚表的长针和短针，所以缺乏时间的感觉，Asperger 综合征的患儿常出现这种障碍。

（2）阅读障碍型的计算障碍：这类患儿在阅读数字的时候或者是将位数数反，或者是加上一个多余的0，使计算的结果出现错误。

（3）在加、减、乘、除的四则运算混乱的计算障碍中伴有记忆障碍。

（4）由于想起记忆的障碍而致的计算障碍：会背诵小九九，但是难以想起来，或者是对将小数点点在何处的事感到困难。

（5）混合型：各种计算障碍常混合存在。

4. 原因 目前，与计算能力和算数能力相关的大脑功能还不十分清楚，所以还不明了这一障碍的成因和其病理过程。因计算障碍的类型不同，与其相关的大脑的部分也不同。例如，空间性的计算障碍可能和与右半球相关的空间认知功能有关。

5. **治疗** 应用教育指导的方法进行对患儿的直接训练，可以应用口头说明、图示以及通俗易懂的图形、形象的数字单位等进行训练。计算的训练用实物来说明可使儿童容易理解。

（陈秀洁）

参考文献

1. Anita C, Shelly J, Elizabeth A. Theory and Practice. 蔡鸿儒，虚以，吴雅玲，等译. 台湾：合记图书出版社，2000：169-191
2. Brooks VB. Motor control：how posture and movements are govened. phys. Physical Therapy，1983，63：664-673
3. Farwell J，Flannery JT. Cancer in relatives of children with central-nervous-system neoplasms. New England Journal of Medicine，1984：311（12）：749-753
4. Fiorentino MR 著. 小池文英訳. 脳性麻痺の反射検査. 东京：医歯薬出版株式会社，1986：24-38
5. Forssberg，H. Ontogeny of human locomotor control I. Infant stepping，supported locomotion and transition to independent locomotion. Experimental Brain Research，1985，57（3）：480-493
6. Furusawa M. Therapeutic exercise for children with spastic spinal paraplegia. Journal of Japanese Physical Therapy Association，1996，23：497-506
7. Halar EM，Bell KR. Contracture and other deleterious effects of immobility. Rehabilitation . Medicine，Principles and Practice，J. B. Lippincott，Philadelphia，1988：448-462
8. KanoY，Ohta M，Nagal Y. et al. A family study of Tourette syndrome in Japan. Am J Med Genet，2001，105，414-421
9. Marylou R，Rarnes Carolyn A，Crathfield Carolyn B Herizo. 真野行生監訳. 運動発達と反射. 東京：医歯药出版株式会社，1985：48-56；1985：23-25
10. Muraki，T，et al. Correlation between rotation range of motion of neck and rolling over in aged . subjects，Phys Ther Sci 1993 5：41-44
11. Rosenbaum PL，Leviton A，Paneth N，et al. Proposed definition and classification of cerebral palsy，April 2005. Dev Med Child Neurol，2005：8，571-576
12. Rumsey J，Rapoport J sceery WR. Autistic children as adults：Psychiatric，socilal，and behavioral outcome. J Am Acad Child Psychiatry，1985，24，465-473
13. Shumway-Cook A，Woollacott MH. Development of postural control. Motor Control：theory and practical applications（Butler JP，ED）. Williams & Wilkins，1995：143-168 Ⅱ，The C. V. Musbu. 1989：795-817
14. Tantam D. Asperger's sydrome in adulthood. Autism and Asperger syndrome. Ftith U（ed）. Cambridge University Press，Cambridge. 1991：147-183
15. Thelen，E. Treamilii-elicited stepping in seven-month-old infants. Child Development，1986，57：1498-1506
16. Venter A，Lord C，Schopier E. A follow-up study of high-functioning autistic children. J child Psychology Psychiatry. 1992，33，241-253
17. Yamazaki K. Training and education of child mental health professions in Japan. in；Shimizu M（ed），Recent Progress in Child and Adolescent Psychiatry. Springer-Verlag. Tokyo，1996：209-215
18. 半澤 直美，须藤 成臣. 分娩麻痹. J Clin Reh 5，1995：738-741
19. 北原 佶. 心理療法. 陣内保一，安藤德彦，伊藤利之. こどものリハビリテ-ション. 東京：医学書院，1999：90-92
20. 北原 佶. 運動発達的機構. 小児医学，1987，20（5）：793-795，792-801
21. 北原 佶. 運動発達とその障害. PTジヤ-ナル 2000，34：509-515
22. 北原 佶. 中村 隆一. 乳幼児の運動発達. 津山直一编：脳性麻痺の研究. 同文書院，1985：151-169
23. 北住 映二. 小児科・内科的問題，健康管理. 五味重春. 脳性麻痺. 東京：医歯薬出版株式会社，1990：343-348
24. 伯树令，应大军. 系统解剖学. 第 5 版. 北京：人民卫生出版社，2002：322
25. 蔡方成. 小儿诱发电位. 吴希如，林庆. 小儿神经系统疾病基础与临床. 北京：人民卫生出版社，2000：278-281
26. 陈秀洁，李晓捷. 小儿脑性瘫痪的神经发育学治疗法，第 2 版. 郑州：河南科学技术出版社，2012：20-21，41-47，66-76，95-123

27. 李树春. 小儿脑性瘫痪，第2版. 郑州：河南科学技术出版社，2012：229-249
28. 陈秀洁. 小儿脑性瘫痪的定义、分型和诊断标准. 中华物理医学与康复杂志，2007，29（5）：309
29. 冲 高司. 二分脊椎の療育とリハビリテ-ション. 陣内 保一，安藤 德彦，伊藤 利之. こどものリハビリテ-ション. 東京：医学書院，1999：240-246
30. 村井 正直訳. 集団指導療育. Hari Maria，Akos Karoly 著. Konduktiv pedagogia. 東京：医歯薬出版株式会社，昭和56年，98-110，131-151
31. 村松 和浩. 協調運動のみかた. Clin Neurosci . 1995，13：79-81
32. 村田 丰久. こどもの精神障害的診断. 山崎 晃资，牛岛 定信，栗田 広. 现代児童青年精神医学. 大阪：永井書店，第一版第二次印刷. 2003：53-58
33. 大澤真木子，福山 幸夫. 進行性筋ジストロフィ-症. 福山 幸夫. 小児神経学の進歩. 第12集 1983，31
34. 大築 立志. たくみの科学. 東京：朝倉書店，1992，134-139
35. 飛松 好子. 補装具，体幹・下肢装具. 陣内 保一，安藤 德彦，伊藤 利之. こどものリハビリテ-ション. 東京：医学書院，1999：354-358
36. 福山 幸夫. ミトコンドリア病. 日本臨床. 1987，45：1331
37. 福田 道隆，近藤 和泉. 運動発達. 陣内 保一，安藤 德彦，伊藤 利之. こどものリハビリテ-ション. 東京：医学書院，1999：37，42，44
38. 富雅 男. ボイタ法. 五味 重春. 脳性麻痺. 第2版. 東京：医歯薬出版株式会社，1990，141-156，160，168，174，181-192
39. Vάclav Vojta Annegret peters. ボイタ法の原理. 富雅 男訳，译. 東京：医歯薬出版株式会社，2002，1-2，21-28，33-38，91-111，114-126
40. 佐藤 郁夫. 分娩障害. 産婦人科の世界（夏季増刊），1998：4，22-29
41. 高橋 正樹. 他. 訳. ペンクトエングストローム著. からだにやさしい車椅子のすすめ. 車椅子ハンドブック. 东京：三輪書店，1994：290
42. 葛坚. 眼科学. 北京：人民卫生出版社，2005：271，307，387，400
43. 弓场 裕之. 痙直型片麻痺児の步容改善をめざして. 纪伊 克昌監修. ボバ-ス概念のハンドブック. 大阪：パシフィックサプライ株式会社，1998；36-37
44. 宫尾 益知. 小児の電気生理学的検査. 陣内 保一，安藤 德彦，伊藤 利之. こどものリハビリテ-ション. 東京：医学書院，1999：307-309
45. 古澤 正道. 中等度痙直型両麻痺幼児の步行訓練. 纪伊 克昌監修. ボバ-ス概念のハンドブック. 大阪：パシフィックサプライ株式会社，1998：34-35
46. 古澤 正道訳. Boehme R 著。筋リリ-ス-神経発達学的治療への応用. 東京：協同医書出版，1996，19-38
47. 郭友华，燕铁斌. Christina WY Hui-Chan. 低频电刺激治疗脑卒中偏瘫痪者的临床研究进展。中华物理医学与康复杂志，2005，26：507-509
48. 贺静松，项雅梅. 运用汤氏头皮针法治疗小儿脑瘫40例. 上海针灸杂志，1994，13（6）：55
49. 秦秀娣. 汤氏头针治疗脑瘫34例临床观察. 辽宁中医杂志，2000，27（9）：421
50. 贺静松. 汤氏头针定位. 上海针灸杂志，1998，17（3）：1
51. 花田 雅憲. 児童青年期精神医学の歷史と特徴. 臨床精神医学講座.
52. 松下正明，花田雅憲，山崎晃资. 児童青年期精神障碍. 東京：中山書店，1998，311
53. 黄华玉，史惟，陈洁清等. 改良 Ashworth 量表在痉挛型脑瘫儿童下肢肌张力评定中的信度研究. 中国康复理论与实践，2010，16（10）：973-975
54. 吉丸 博志，古庄 敏行. ポリジ-ン遺伝. 柳瀬 敏幸. 人类遗伝学基础と応用. 東京：金原出版社，2000：69-78
55. 纪伊 克昌，今川忠男訳. 脳性麻痺の類型别運動発達. 东京：医歯薬出版株式会社，1987：66-68，91-95
56. 纪伊 克昌. 脳性麻痺のためのNDT. 纪伊 克昌監修. ボバ-ス概念のハンドブック. 阪：パシフィックサプライ株式会社，1998：28-29
57. 纪伊 克昌. 神経発達学的治療. 五味 重春编：脳性麻痺. 第2版. 東京：医歯薬出版株式会社，1990：141-156
58. 江钟立. 人体发育学. 北京：华夏出版社，2006：20-22，78-83
59. 焦顺发. 头针. 太原：山西人民出版社，1982：200
60. 今川 忠男. 感覚運動発達. 今川 忠男訳. 脳性まひの早期治療. 东京：医学書院，1991：18-60
61. 今川 忠男監訳. 脳性麻痺の早期診斷. 第2版. 東京：医学書院，2003：1-15，16，26-37

62. 酒井 正樹．行動の発现機構と階層性について．伊藤 正男．脳の统御機能6，行動発现と脳．東京：医歯薬出版株式会社，1981，237-255
63. 李宽．感觉统合训练对感觉统合失调儿童行为的影响研究．中国优秀硕士学位论文全文数据库．
64. 福里奥，菲威尔．Peabody 运动发育量表．李明，黄真，译．北京：北京大学医学出版社，2006
65. 李胜利．S-S 法语言发育迟缓检查法汉语版的研究．2002
66. 李树春．小儿脑性瘫痪．郑州：河南科学技术出版社，2000：37，190-193，257-264
67. 李树春．小儿脑性瘫痪家庭防治．哈尔滨：黑龙江科学技术出版社，1990：3-30
68. 李晓捷，唐久来，等．脑性瘫痪的定义、诊断标准及临床分型．中华实用儿科临床杂志，2014，29（19）：1520
69. 李晓捷．人体发育学．第 2 版．北京：人民卫生出版社，2008
70. 李毓秋，张厚粲，朱建军．韦氏儿童智力量表（中文版）第 4 版六分测验简版及其在智力残疾评定中的作用．中国康复理论与实践，2011：17（12）：1101-1104
71. 里宇 明元．脳性麻痺のみかた—早期診断．J Clin Rehabilitation，1992，8：682-692
72. 励建安，孟殿怀．步态分析的临床应用．中华物理医学与康复杂志，2006，28（7）：500-503
73. 栗田 広．こどもの精神障害的分類．山崎 晃资，牛岛 定信，栗田 広．现代児童青年精神医学．大阪：永井書店，2003：44-45
74. 林庆，李松．小儿脑性瘫痪．北京：北京医科大学出版社，2000：37
75. 林庆．2004 年全国小儿脑性瘫痪专题问题研讨会纪要．中华儿科杂志，2005，5：262
76. 林庆．全国小儿脑性瘫痪座谈会纪要．中华儿科杂志，1989，27（3）：162-163
77. 林学俭．头针治疗儿童脑性瘫痪．上海中医药杂志，1981，10：26.
78. 铃木 恒彦．脳性麻痺の早期診断．陣内 保一，安藤 德彦，伊藤 利之．こどものリハビリテ-ション．東京：医学書院，1999：107-109
79. 铃木 俊明．健常者におけるF 波の特性．PTジヤ-ナル．1990，24：49-52
80. 铃木 俊明．脳卒中片麻痹患者の安静时 F 波の特性．PTジヤ-ナル．1993，27：277-281
81. 刘启雄，陈炜，万子超．感觉统合训练在脑瘫康复中的临床应用．医学信息，2013，26：328-329
82. 刘振寰，张红雁．头针为主治疗脑性瘫痪 210 例临床观察．中国针灸，1999，19（11）：651
83. 柳澤 健．随意運動と反射运動．石川 齋，武富 由雄．理学療法技術ガイド．東京：文光堂，1989，409-415
84. 満留昭久．筋電図・神経伝導速度．渡辺 一功編．小児神経疾患診療ハンドブック．南江堂，1988：203-215
85. 美国 CPN．中国康复医学会．爱得基金会．西安脑瘫儿童康复培训班讲义
86. 米曙光．头针滞针法结合体针速刺治疗小儿脑瘫 362 例临床观察．针灸临床杂志，2000，16（3）：28
87. 内山 靖．運動失調症の軀幹協調能と移動能力．総合リハ，1990，18：715-721
88. 欧安娜，余雪萍．引導式教育-伴兒同行-運動障碍兒童康复訓練手册．香港：精文社，2002：5-10，34-36
89. 彭增福．靳三针疗法．上海：上海科技文献出版社，2000：14
90. 齐力，董为伟．电刺激小脑顶核改善缺血性脑损害的研究进展．国外医学脑血管疾病分册．1996，4-33
91. 前川 喜平．臨床小児神経学．東京：南山堂，1990：25-36，115-118，121-125，144-146，159-163，315-328，307-312
92. 浅田 美江．診断と評価．五味重春．脳性麻痺．東京：医歯薬出版株式会社，1990，35-43
93. 青木 扶美，中村 隆一．運动障害の発達診断学．総合リハ．1987，15：693-698
94. 清 水康夫．自閉症の療育．陣内 保一，安藤 德彦，伊藤 利之．こどものリハビリテ-ション．東京：医学書院，1999：180-188
95. 邱卓英主译．详细分类与定义．世界卫生组织．ICF-CY 国际功能、残疾和健康分类．儿童和青少年版
96. 穐山 富太郎．精神遅滞の療育．陣内保一，安藤 德彦，伊藤 利之．こどものリハビリテ-ション．東京：医学書院，1999：168-178
97. 三浦 幸子．こどもの臨床心理劇．武藤 安子．発達臨床．東京：建帛社，1993：109-138
98. 山登 志郎．Asperger 症候群．山崎 晃资，牛岛 定信，栗田 広．现代児童青年精神医学．大阪：永井書店，2003：137-143
99. 山崎 晃资．大学病院における児童精神科医療の现状と課題．精神医学，1999，41：1261-1269
100. 山崎 晃资．注意欠陥/多動性障害．山崎 晃资，牛岛 定信，栗田 広．现代児童青年精神医学．大阪：永井書店，2003：156-164
101. 上林 靖子．学習障害、学力（学習能力）の特異的発達障害．山崎 晃资，牛岛 定信，栗田 広．现代児童青年精神

医学．大阪：永井書店，2003：91-95
102. 深瀬 宏．手術．五味 重春．脳性麻痺．第2版．東京：医歯薬出版株式会社，1990：282-317
103. 深瀬 宏．下肢に対する整型外科手術．整型外科．1976：27，557
104. 神原 洋一．運動発達和精神発達．白木和夫，前川喜平．小児科学．東京：医学書院，1997：22-27
105. 石川 齋，武富 由雄．理学療法技術ガイド．東京：文光堂，1989：54，143-149，180-186
106. 石堂 哲郎．二分脊椎の泌尿器科的管理．陣内 保一，安藤 德彦，伊藤 利之．こどものリハビリテ-ション．東京：医学書院，1999：251-254
107. 史惟．脑瘫儿童上肢功能障碍的评价与治疗．中国康复理论与实践杂志，2007（12）doi：10．3969/j．issn．1006-9771．2007．12．010
108. 史惟，朱默，翟淳，等．基于ICF-CY的脑瘫粗大运动功能测试量表内容效度分析．中国康复理论与实践，2013，19（1）：13-18
109. 苏荣坤，王旭梅，马颂．少儿气质性格量表中文版的信效度研究．中华行为医学与脑科杂志，2013，22（8）：126
110. 孙克兴，张海蒙．头针治疗小儿性瘫痪文献述评．上海针灸杂志，2004，23（8）：38-41
111. 太田 昌孝．チック・Tourette 症候群．松下 正明．児童青年期精神障碍．臨床精神医学讲座Ⅱ．東京：医学書店，1998：155-163
112. 谭霞灵，张致祥，梁卫兰．汉语沟通发展量表使用手册．北京：北京大学医学出版社，2008：1-16
113. 陶国泰．儿童青少年精神医学．南京：江苏省科学技术出版社，1999：209-211，218-228
114. 卓大宏．中国康复医学．北京：华夏出版社，2003：163-164，1411-1412，1419-1423，1426
115. 田双荣，刘萍，梁春萍．针刺治疗脑性瘫痪42例．针灸临床杂志，1999，15（4）：12.
116. 王和平．特殊儿童的感觉统合训练．北京：北京大学出版社，2013：2
117. 王秋根，张秋林．脑瘫．上海：军大出版社，2001：1-30
118. 梶浦 一郎，古澤 正道，山川 友康．脳性麻痺のリハビリテ-ション．東京：南山堂，1987：202-215
119. 吴端文．感觉统合．台湾：华都文化事业有限公司，2012：144-147
120. 吴希如，林庆．小儿神经系统疾病基础与临床．北京：人民卫生出版社，2000：319-321，562-566，568-570，658-662，668-673，693-696
121. 吴兆方，姜赤秋，姜琨，等．游戏式训练对脑瘫儿童家庭环境及疗效的影响．中国康复理论与实践，2010，16（7）：628-630.
122. 西條 富美代，丸山 仁司．姿勢制御障害，歩行障害．石川齋，武富由雄．理学療法技術ガイド．文光堂，1989：166-167
123. 细田 多穗，柳澤 健编．理学療法ハンドブック．第2版．東京：協同医書出版社，1991：28-31，46-53
124. 项立敏，朱风仙，杜丽娜．头皮针结合关刺、恢刺、毛刺治疗脑瘫32例．上海针灸杂志，1997，16（1）：11
125. 小池 纯子．補装具，姿勢保持具・車いす．陣内 保一，安藤 德彦，伊藤 利之．こどものリハビリテ-ション．東京：医学書院，1999：342-350
126. 小池 文英．他．座位保持装置の適応と处方．総合リハ．24．1996：717-723
127. 小此木 启吾监译．乳幼児精神医学．東京：岩崎学術出版社，1988：12-14
128. 小神 博．全国第五届小儿脑性瘫痪康复技术培训班．（讲学讲义），佳木斯，1979
129. 须藤 成臣．分娩麻痹．陣内 保一，安藤 德彦，伊藤 利之．こどものリハビリテ-ション．東京：医学書院，1999：312-317
130. 须藤 成臣．分娩麻痹のリハビリテ-ション．日小整会誌．1995，5：188 -192
131. 徐东浩，史惟，李惠，等．脑瘫儿童精细运动功能测试量表的效度和反应度研究．中国康复医学杂志，2008，23（11）：1010-1013.
132. 徐云萍，王莉萍，张少敏，等．中西医结合治疗小儿脑性瘫痪流涎症．医学理论与实践，2001，14（11）：1100
133. 许云祥．张家维教授飞针疗法经验述要．中国针灸，2001，21（11）：685
134. 鹽田 浩平．異常形態発生の成因と発生機構．矢田 纯一，中山 健太郎．小児科学．東京：文光堂，2000：180-192
135. 燕铁彬，许云影．综合痉挛量表的信度研究．中国康复医学杂志，2002，17（5）：265
136. 杨红，史惟，徐秀娟，等．象征性游戏测试的心理测量学特性研究．中国循证儿科杂志，2007，2（2）：108-114.
137. 中村 纪夫．脳腫瘍．中村纪夫．新小児科大系．13卷E（小児神经学Ⅴ）．東京：中山書店，1985：48
138. 中村隆一．姿勢反射について．津山直一，铃木 良平，穐山 富太郎．脳性麻痺研究Ⅰ．協同書院，1977：23-24
139. 中岛 洋子．精神遅滞．松下 正明．児童青年期精神障碍．臨床精神医学讲座Ⅱ．東京：医学書店，1998：29-59

140. 中井 久永. 芸術療法. 精神科 MOOK. 吉松和哉. 精神療法の実際. 东京：金原出版社，1986：74-80
141. 周雪娟. 小儿脑瘫康复治疗 上海：上海科学技术出版社，2004：2-30
142. 朱华静，孙克兴，邢春燕，等. PEDI 量表的信度研究. 中国康复理论与实践，2009，15（9）：810-811
143. 朱默，史惟. 儿童功能独立检查量表的研究及应用. 中国儿童保健杂志，2006，14（5）：500-502
144. 朱贤立. 颅脑和脊髓先天畸形. 外科学，第6版. 北京：人民卫生出版社，2000：264-266
145. 王翠，席宇诚，李卓，等. Alberta 婴儿运动量表在正常婴儿中的信度研究. 中国康复医学杂志，2009，24（10）：896—899
146. van Meeteren J，Nieuwenhuijsen C，de Grund A，et al. Using the manual ability classification system in young adults with cerebral palsy and normal intelligence. Disability & Rehabilitation，2010，32（23）：1885-1893.
147. 史惟，李惠 苏怡，等. 中文版脑瘫儿童手功能分级系统的信度和效度研究. 中国循证儿科杂志，ISTIC，2009，4（3）：262-269
148. 有馬 正高，北原佶. 小児の姿勢. 改訂第3版. 東京：診断と治療社，2012
149. 廖元贵，吴毅，史惟，等. 痉挛型脑瘫儿童髋关节脱位的风险研究. 中国康复理论与实践，2009，15（9）：825-826
150. Shi W，Yang H，Li C，et al. Expanded and revised gross motor function classification system：study for Chinese school children with cerebral palsy. Disability & Rehabilitation，2013
151. 李胜利. 言语治疗学，第2版. 北京：华夏出版社，2014
152. 李晓捷，陈秀洁，姜志梅. 实用小儿脑性瘫痪康复治疗技术，第2版. 北京：人民卫生出版社，2016
153. 毕胜，燕铁斌，王宁华. 运动控制原理与实践，第3版. 北京：人民卫生出版社，2009

中英文名词对照索引

K

L

M

N

O

P

W

X

Y

Z

55检